全国中医药专业技术资格考试大纲与细则

中医儿科专业

（中级）

国家中医药管理局专业技术资格考试专家委员会　编写

中国中医药出版社
·北　京·

图书在版编目（CIP）数据

全国中医药专业技术资格考试大纲与细则．中医儿科专业：中级/国家中医药管理局专业技术资格考试专家委员会编写．—北京：中国中医药出版社，2018.11
ISBN 978－7－5132－5230－0

Ⅰ．①全…　Ⅱ．①国…　Ⅲ．①中国医药学－资格考试－自学参考资料 ②中医儿科学－资格考试－自学参考资料　Ⅳ．①R2

中国版本图书馆 CIP 数据核字（2018）第 226952 号

中国中医药出版社出版
北京市朝阳区北三环东路 28 号易亨大厦 16 层
邮政编码　100013
传真　010 64405750
肥城新华印刷有限公司　　印刷
各地新华书店经销

开本 787×1092　1/16　印张 63.25　字数 1533 千字
2018 年 11 月第 1 版　2018 年 11 月第 1 次印刷
书　号　ISBN 978－7－5132－5230－0

定价　221.00 元
网址　www.cptcm.com

如有印装质量问题请与本社出版部调换（010－64405510）

社长热线　010 64405720
购书热线　010 64065415　010 64065413
微信服务号　zgzyycbs

书店网址　csln.net/qksd/
官方微博　http://e.weibo.com/cptcm

淘宝天猫网址　http://zgzyycbs.tmall.com

全国中医药专业技术资格考试大纲与细则

《中医儿科专业》（中级）

编写委员会名单

专业主编

汪受传（南京中医药大学）
吴力群（北京中医药大学）

专业主审

俞景茂（浙江中医药大学）

学科主编（以姓氏笔画为序）

王自勤　王新佩　孔军辉　刘　盼　刘春香
李　杨　李　冀　李兴广　李秀惠　杨建红
汪受传　宋乃光　张永涛　张金钟　陆小左
郭　华　郭霞珍　翟双庆

学科编委（以姓氏笔画为序）

王均宁　王俊宏　任献青　孙士玲　李新民
肖和印　吴力群　宋捷民　张国霞　范　颖
季之颖　姜之炎　姜智慧　袁宝权　韩力军
樊巧玲　潘　涛　魏　红

编写说明

为进一步贯彻国家人力资源和社会保障部、卫生部及国家中医药管理局关于全国卫生专业中（初）级技术资格考试的有关精神，进一步体现中医药中（初）级专业技术资格考试的目标要求，国家中医药管理局人事教育司委托国家中医药管理局中医师资格认证中心，于2011年组织有关专家，对2006年版临床中医学、中西医结合医学、中药学、中医护理学中（初）级专业技术资格考试大纲以及2007年版全科医学（中医类）专业技术资格考试大纲进行了修订，形成了2011年版《全国中医药中（初）级专业技术资格考试大纲》（以下简称新大纲）。

新大纲体现了国家中医药管理局培养优秀临床人才"读经典，做临床"的思想导向；突出了中医、中西医结合、中药、中医护理四类临床专业中（初）级技术人员基础知识的临床综合运用能力及实践能力的测试；合理调整了考试科目设置，合理增加了与各专业相关学科的内容。

新大纲在中医、中西医结合临床专业层面与本科层次，以及中药3个级别、中医护理2个级别层次在考试科目设置及内容上均体现了差别。

新大纲注重了考试专业作为一个整体的表现形式。将20个专业考试大纲以"基础知识"、"相关专业知识"、"专业知识"、"专业实践能力"四个考试科目进行学科排序，并在具体内容上进行了4个方面的标识。

为了配合新大纲的实施，国家中医药管理局中医师资格认证中心组织全国中医药专业技术资格考试专家委员会，依据新大纲编写了与之相配套的《2011年版临床中医药专业技术资格中（初）级考试大纲细则》（以下简称大纲细则）。

本书是新大纲的具体细化。其内容涵盖临床中医、中西医结合、中药、中医护理四类20个专业（中级、初级师、初级士三个层次）、50个考试学科。《大纲细则》以20个专业分类，分别装订成书。

本书既是全国中医药专业技术资格考试命审题专家命题用书，也是临床中医、中西医结合、中药、中医护理专业即将晋升为中（初）级专业技术资格的考生临床实践、复习备考的权威性参考书。

借此机会，感谢王永炎院士、张伯礼院士、李连达院士、石学敏院士以及其他十几位专业主审，对《大纲细则》书稿严格把关，提出精辟意见，对保证书稿质量发挥了重要作用。20个专业主编、55个学科主编及其编委在本次《大纲细则》编写中起到了主体作用，在此一并致谢！

由于时间仓促，2011年版《全国中医药专业技术资格考试大纲与细则》中不当之处在所难免，敬请有识之士不吝斧正，以便我们适时修订完善。

国家中医药管理局中医师资格认证中心

2011年11月21日

目　录

大　纲

大纲细则

第六单元　医德修养与评价 …… 661

大　纲

第一部分 基础知识

考试学科	单元	细目	要点	考试科目
中医基础理论	一、阴阳五行学说	（一）阴阳学说在中医学中的应用	**1.** 说明人体的组织结构	**1**
			2. 说明人体的生理功能	**1**
			3. 说明人体的病理变化	**1**
			4. 用于疾病的诊断和治疗	**1**
		（二）五行学说在中医学中的应用	**1.** 说明五脏生理功能及相互关系	**1**
			2. 说明五脏病变的相互影响	**1**
			3. 指导疾病的诊断	**1**
			4. 指导疾病的治疗	**1**
	二、藏象	（一）藏象学说的概念和特点	**1.** 藏象的基本概念	**1**
			2. 藏象学说的特点	**1**
			3. 五脏、六腑、奇恒之腑的功能特点	**1**
		（二）心	**1.** 主要生理功能	**1**
			2. 生理特性	**1**
			3. 与形、窍、志、液、时的关系	**1**
		（三）肺	**1.** 主要生理功能	**1**
			2. 生理特性	**1**
			3. 与形、窍、志、液、时的关系	**1**
		（四）脾	**1.** 主要生理功能	**1**
			2. 生理特性	**1**
			3. 与形、窍、志、液、时的关系	**1**
		（五）肝	**1.** 主要生理功能	**1**
			2. 生理特性	**1**
			3. 与形、窍、志、液、时的关系	**1**
		（六）肾	**1.** 主要生理功能	**1**
			2. 生理特性	**1**

考试学科	单元	细目	要点	考试科目
中医基础理论	二、藏象	（六）肾	3. 与形、窍、志、液、时的关系	1
		（七）胆	胆的生理功能	1
		（八）胃	胃的生理功能	1
		（九）小肠	小肠的生理功能	1
		（十）大肠	大肠的生理功能	1
		（十一）膀胱	膀胱的生理功能	1
		（十二）三焦	三焦的生理功能	1
		（十三）脑	脑的生理功能	1
		（十四）女子胞	女子胞的生理功能	1
		（十五）脏腑之间的关系	1. 脏与脏之间的关系	1
			2. 腑与腑之间的关系	1
			3. 脏与腑之间的关系	1
	三、精气血津液神	（一）精	1. 人体之精的生成、贮藏与施泄	1
			2. 人体之精的分类与功能	1
		（二）气	1. 气的生成	1
			2. 气的生理功能	1
			3. 气的运动	1
			4. 气的分类	1
		（三）血	1. 血的生成	1
			2. 血的运行	1
			3. 血的生理功能	1
		（四）津液	1. 津液的生成、输布与排泄	1
			2. 津液的生理功能	1
		（五）神	神的生成与功能	1
		（六）气与血的关系	1. 气为血帅	1
			2. 血为气母	1
		（七）气与津液的关系	1. 气能生津	1
			2. 气能行津	1
			3. 气能摄津	1
			4. 津能生气	1
			5. 津能载气	1

考试学科	单　元	细　目	要　　点	考试科目
中医基础理论	三、精气血津液神	（八）精血津液之间的关系	1. 精血同源	1
			2. 津血同源	1
		（九）精气神之间的关系	1. 气能生精、摄精	1
			2. 精能化气	1
			3. 精气化神	1
			4. 神驭精气	1
	四、经络	（一）经络学说	1. 经脉与络脉的区别	1
			2. 经络系统的组成	1
		（二）十二经脉	1. 十二经脉的走向交接规律	1
			2. 十二经脉的分布规律	1
			3. 十二经脉的表里关系	1
			4. 十二经脉的流注次序	1
		（三）奇经八脉	1. 奇经八脉的主要特点	1
			2. 督脉的循行部位及基本功能	1
			3. 任脉的循行部位及基本功能	1
			4. 冲脉的循行部位及基本功能	1
			5. 带脉的循行部位及基本功能	1
		（四）经络的生理功能	1. 沟通联系作用	1
			2. 运输渗灌作用	1
			3. 感应传导作用	1
			4. 调节作用	1
		（五）经络学说的应用	1. 阐释病理变化及其传变	1
			2. 指导疾病的诊断	1
			3. 指导疾病的治疗	1
	五、病因	（一）六淫	1. 六淫共同的致病特点	1
			2. 六淫各自的性质和致病特点	1
		（二）疠气	1. 疠气的致病特点	1
			2. 疫疠发生与流行的因素	1
		（三）七情内伤	七情内伤致病的特点	1
		（四）饮食失宜	1. 饮食不节	1
			2. 饮食不洁	1

考试学科	单　元	细　目	要　点	考试科目
中医基础理论	五、病因	（四）饮食失宜	3. 饮食偏嗜	1
		（五）劳逸失度	1. 过度劳累	1
			2. 过度安逸	1
		（六）痰饮	1. 痰饮的形成	1
			2. 痰饮的致病特点	1
		（七）瘀血	1. 瘀血的形成	1
			2. 瘀血的致病特点	1
			3. 瘀血的病证特点	1
		（八）先天因素	1. 胎弱	1
			2. 胎毒	1
	六、发病	（一）发病的基本原理	1. 正气不足是疾病发生的内在因素	1
			2. 邪气是发病的重要条件	1
		（二）影响发病的主要因素	1. 环境与发病	1
			2. 体质与发病	1
			3. 精神状态与发病	1
		（三）发病类型	1. 感邪即发	1
			2. 徐发	1
			3. 伏发	1
			4. 继发	1
			5. 复发	1
			6. 合病与并病	1
	七、病机	（一）邪正盛衰	1. 邪正盛衰与虚实变化	1
			2. 邪正盛衰与疾病转归	1
		（二）阴阳失调	1. 阴阳偏胜	1
			2. 阴阳偏衰	1
			3. 阴阳互损	1
			4. 阴阳格拒	1
			5. 阴阳亡失	1
		（三）气的失常	1. 气虚	1
			2. 气滞	1
			3. 气逆	1

考试学科	单　元	细　目	要　点	考试科目
中医基础理论	七、病机	（三）气的失常	4. 气陷	1
			5. 气闭气脱	1
		（四）血的失常	1. 血虚	1
			2. 血行失常	1
			3. 血热	1
		（五）气与血关系失调	1. 气滞血瘀	1
			2. 气虚血瘀	1
			3. 气不摄血	1
			4. 气随血脱	1
			5. 气血两虚	1
		（六）津液代谢失常	1. 津液不足	1
			2. 津液输布、排泄障碍	1
		（七）津液与气血关系失调	1. 水停气阻	1
			2. 气随津脱	1
			3. 津枯血燥	1
			4. 津亏血瘀	1
		（八）内生“五邪”	1. 风气内动	1
			2. 寒从中生	1
			3. 湿浊内生	1
			4. 津伤化燥	1
			5. 火热内生	1
		（九）疾病传变	1. 疾病传变的概念	1
			2. 病位传变	1
			3. 病性转化	1
			4. 影响疾病传变的因素	1
	八、防治原则	（一）预防	1. 未病先防	1
			2. 既病防变	1
		（二）治则	1. 正治与反治	1
			2. 治标与治本	1
			3. 扶正与祛邪	1
			4. 调整阴阳	1

考试学科	单　元	细　目	要　点	考试科目
中医基础理论	八、防治原则	（二）治则	5. 调理精气血津液	1
			6. 三因制宜	1
内经	一、气·阴阳·五行		阴阳的基本概念、属性特征	1
	二、藏象		1. 奇恒之腑、五脏、六腑的生理功能特点	1
			2. 藏象的概念、藏象学说的基本内容	1
			3. 谷食精气的输布运行过程	1
			4. 宗气、卫气、营气的循行及作用	1
	三、病机		1. “阳虚则外寒，阴虚则内热，阳盛则外热，阴盛则内寒”的机理	1
			2. “百病生于气”的发病学观点	1
			3. 六淫的致病特点	1
			4. 病机十九条	1
			5. 五脏藏五神及五腑虚实证候	1
	四、病证		1. 热病治疗大法与饮食宜忌	1
			2. “五脏六腑皆令人咳”的病机	1
			3. 行痹、痛痹、着痹的成因	1
	五、诊法		辨别阴阳属性的重要性与四诊合参	1
	六、论治		1. 正治法与反治法	1
			2. 因势利导治则	1
	七、养生		1. 人生长壮老的规律，肾气与生长、发育、生殖的关系	1
			2. 养生原则及意义	1
伤寒论	一、太阳病辨证论治	（一）太阳病本证	1. 中风表虚证（桂枝汤证）	1
			2. 伤寒表实证（麻黄汤证、大青龙汤证、小青龙汤证）	1
		（二）太阳病变证	1. 太阳蓄水证（五苓散证）	1
			2. 太阳蓄血证（桃核承气汤证）	1
			3. 热证（麻黄杏仁甘草石膏汤证、葛根黄芩黄连汤证）	1

考试学科	单　元	细　目	要　点	考试科目
伤寒论	一、太阳病辨证论治	（二）太阳病变证	4. 脾虚证（小建中汤证）	1
			5. 阴阳两虚证（炙甘草汤证）	1
			6. 热实结胸证（小陷胸汤证）	1
			7. 痞证（半夏泻心汤证、旋覆代赭汤证）	1
	二、阳明病辨证论治	（一）阳明病本证	1. 阳明病热证（白虎加人参汤证）	1
			2. 阳明病实证（调胃承气汤证、小承气汤证、大承气汤证）	1
		（二）阳明病变证	湿热发黄证（茵陈蒿汤证）	1
	三、少阳病辨证论治	（一）少阳病本证	少阳病本证（小柴胡汤证）	1
		（二）少阳病兼变证	少阳病兼变证（大柴胡汤证）	1
	四、太阴病辨证论治	太阴腹痛证	太阴腹痛证（桂枝加芍药汤证）	1
	五、少阴病辨证论治	（一）少阴病本证	1. 少阴寒化证（四逆汤证、真武汤证）	1
			2. 少阴热化证（黄连阿胶汤证、猪苓汤证）	1
		（二）少阴病兼变证	1. 兼表证（麻黄细辛附子汤证）	1
			2. 疑似证（四逆散证）	1
	六、厥阴病辨证论治	厥阴病本证	1. 寒热错杂证（乌梅丸证）	1
			2. 厥阴病寒证（当归四逆汤证、吴茱萸汤证）	1
			3. 厥阴热利（白头翁汤证）	1
	七、霍乱病辨证论治	霍乱病辨治	霍乱病辨治（理中丸证）	1
	八、阴阳易瘥后劳复病辨证论治	瘥后劳复证	瘥后劳复证（竹叶石膏汤证）	1
金匮要略	一、痉湿暍病篇	（一）痉病证治	柔痉证治（瓜蒌桂枝汤证）	1
		（二）湿病证治	1. 风湿在表证（麻黄杏仁薏苡甘草汤证）	1
			2. 风湿兼气虚证（防己黄芪汤证）	1
	二、中风历节病篇	历节病证治	1. 风湿历节证（桂枝芍药知母汤证）	1
			2. 寒湿历节证（乌头汤证）	1
	三、血痹虚劳病篇	（一）血痹证治	血痹重证（黄芪桂枝五物汤证）	1
		（二）虚劳病证治	1. 虚劳失精证（桂枝加龙骨牡蛎汤证）	1

考试学科	单　元	细　目	要　点	考试科目
金匮要略	三、血痹虚劳病篇	（二）虚劳病证治	2. 虚劳腰痛证（肾气丸证）	1
			3. 虚劳不寐证（酸枣仁汤证）	1
	四、肺痿肺痈咳嗽上气病篇	（一）肺痿证治	1. 虚热肺痿（麦门冬汤证）	1
			2. 虚寒肺痿（甘草干姜汤证）	1
		（二）肺痈证治	1. 邪实壅滞证（葶苈大枣泻肺汤证）	1
			2. 血腐脓溃证（桔梗汤证）	1
	五、胸痹心痛短气病篇	（一）胸痹证治	1. 胸痹病机	1
			2. 类证鉴别	1
			3. 胸痹主证（瓜蒌薤白白酒汤证）	1
			4. 胸痹急证（薏苡附子散证）	1
		（二）心痛证治	心痛急证（乌头赤石脂丸证）	1
	六、腹满寒疝宿食病篇	腹满证治	1. 脾胃虚寒证（大建中汤证）	1
			2. 寒实内结证（大黄附子汤证）	1
	七、痰饮咳嗽病篇	痰饮证治	饮停心下证（苓桂术甘汤证）	1
	八、消渴小便不利淋病篇	（一）消渴证治	肺胃热盛，气津两伤（白虎加人参汤证）	1
		（二）小便不利证治	上燥下寒水停证（瓜蒌瞿麦丸证）	1
	九、黄疸病篇	黄疸证治	1. 湿热并重证（茵陈蒿汤证）	1
			2. 湿重于热证（茵陈五苓散证）	1
	十、妇人妊娠病篇	（一）癥病证治	癥病漏下证（桂枝茯苓丸证）	1
		（二）腹痛证治	肝脾失调证（当归芍药散证）	1
	十一、妇人杂病篇	（一）崩漏证治	虚寒夹瘀证（温经汤证）	1
		（二）梅核气证治	气滞痰凝证（半夏厚朴汤证）	1
温病学	一、温热类温病	（一）主要温热类温病的传变规律	1. 风温病的传变规律	1
			2. 春温病的传变规律	1
			3. 暑温病的传变规律	1
		（二）温热类温病主要证治	1. 卫分证治（银翘散、桑菊饮）	1
			2. 气分证治（宣白承气汤、清燥救肺汤）	1
			3. 营分证治（清营汤）	1
			4. 热陷心包证治（清宫汤、安宫牛黄丸、紫雪丹、至宝丹）	1

考试学科	单　元	细　目	要　点	考试科目
温病学	一、温热类温病	（二）温热类温病主要证治	5. 热盛动风证治（羚角钩藤汤）	1
			6. 血分证治（犀角地黄汤）	1
			7. 真阴耗竭证治（加减复脉汤）	1
			8. 虚风内动证治（三甲复脉汤、大定风珠）	1
			9. 后期正虚邪恋证治（黄连阿胶汤、青蒿鳖甲汤）	1
	二、湿热类温病	（一）主要湿热类温病的传变规律	1. 湿温病的传变规律	1
			2. 伏暑病的传变规律	1
		（二）湿热类温病主要证治	1. 湿温病初发证治（三仁汤、藿朴夏苓汤）	1
			2. 湿困中焦证治（雷氏芳香化浊法、三仁汤）	1
			3. 湿阻膜原证治（雷氏宣透膜原法）	1
			4. 湿热中阻证治（王氏连朴饮）	1
			5. 湿热蕴毒证治（甘露消毒丹）	1
			6. 湿热酿痰蒙蔽心包证治（菖蒲郁金汤、苏合香丸、至宝丹）	1
			7. 暑湿郁阻少阳证治（蒿芩清胆汤）	1
			8. 暑湿弥漫三焦证治（三石汤）	1
			9. 余湿留恋证治（薛氏五叶芦根汤）	1
	三、温毒类温病	温毒类温病主要证治	1. 大头瘟毒盛肺胃证治（普济消毒饮）	1
			2. 烂喉痧毒燔气营（血）证治（凉营清气汤）	1
中药学	一、中药的产地	产地	主要道地药材	1
	二、中药炮制	炮制目的与方法	1. 炮制目的	1
			2. 常用炮制方法	1
	三、药性理论	（一）四气	1. 四气所表示药物的作用	1
			2. 四气对临床用药的指导意义	1
		（二）五味	五味所表示药物的作用	1
		（三）升降浮沉	1. 影响升降浮沉的因素	1
			2. 升浮与沉降的不同作用	1
			3. 升浮沉降对临床用药的指导意义	1
		（四）归经	1. 归经的理论基础和依据	1

考试学科	单　元	细　目	要　点	考试科目
中药学	三、药性理论	（四）归经	2. 归经理论对临床用药的指导意义	1
		（五）毒性	1. 毒性的含义	1
			2. 不良反应及副作用	1
			3. 正确对待中药的毒性	1
			4. 引起中药中毒的主要原因	1
			5. 掌握药物毒性对指导临床用药的意义	1
	四、中药的配伍与用药禁忌	（一）中药的配伍	1. 配伍的意义	1
			2. 配伍的内容	1
		（二）中药的用药禁忌	1. 配伍禁忌	1
			2. 妊娠用药禁忌	1
			3. 证候用药禁忌	1
			4. 服药时的饮食禁忌	1
	五、中药的剂量与用法	（一）剂量	确定剂量的因素	1
		（二）用法	1. 特殊煎法	1
			2. 服药法	1
	六、解表药	（一）概述	1. 解表药的性能特点	1
			2. 解表药的功效	1
			3. 解表药的适应范围	1
			4. 解表药的使用注意事项	1
			5. 各类解表药的性能特点	1
			6. 各类解表药的功效	1
			7. 各类解表药的适应范围	1
		（二）发散风寒药	麻黄、桂枝、紫苏、生姜、香薷、荆芥、防风、羌活、白芷、细辛、藁本、苍耳子、辛夷的性能、功效、应用、用法用量、使用注意及相似药物功用异同点	1
		（三）发散风热药	薄荷、牛蒡子、蝉蜕、桑叶、菊花、蔓荆子、柴胡、升麻、葛根、淡豆豉的性能、功效、应用、用法用量、使用注意及相似药物功用异同点	1
	七、清热药	（一）概述	1. 清热药的性能特点	1
			2. 清热药的功效	1

考试学科	单　元	细　目	要　　点	考试科目
中药学	七、清热药	（一）概述	3. 清热药的适应范围	1
			4. 清热药的使用注意事项	1
			5. 各类清热药的性能特点	1
			6. 各类清热药的功效	1
			7. 各类清热药的适应范围	1
		（二）清热泻火药	石膏、知母、芦根、天花粉、竹叶、淡竹叶、栀子、夏枯草、决明子、谷精草、密蒙花的性能、功效、应用、用法用量、使用注意及相似药物功用异同点	1
		（三）清热燥湿药	黄芩、黄连、黄柏、龙胆草、秦皮、苦参、白鲜皮的性能、功效、应用、用法用量、使用注意及相似药物功用异同点	1
		（四）清热解毒药	金银花、连翘、穿心莲、大青叶、板蓝根、青黛、贯众、蒲公英、紫花地丁、野菊花、重楼、拳参、土茯苓、鱼腥草、金荞麦、大血藤、败酱草、射干、山豆根、马勃、白头翁、马齿苋、鸦胆子、半边莲、白花蛇舌草、山慈菇、熊胆、白蔹的性能、功效、应用、用法用量、使用注意及相似药物功用异同点	1
		（五）清热凉血药	生地黄、玄参、牡丹皮、赤芍、紫草、水牛角的性能、功效、应用、用法用量、使用注意及相似药物功用异同点	1
		（六）清虚热药	青蒿、白薇、地骨皮、银柴胡、胡黄连的性能、功效、应用、用法用量、使用注意及相似药物功用异同点	1
	八、泻下药	（一）概述	1. 泻下药的性能特点	1
			2. 泻下药的功效	1
			3. 泻下药的适应范围	1
			4. 泻下药的使用注意事项	1
			5. 各类泻下药的性能特点	1
			6. 各类泻下药的功效	1
			7. 各类泻下药的适应范围	1
		（二）攻下药	大黄、芒硝、番泻叶、芦荟的性能、功效、应用、用法用量、使用注意及相似药物功用异同点	1

考试学科	单元	细目	要点	考试科目
中药学	八、泻下药	（三）润下药	火麻仁、郁李仁、松子仁的性能、功效、应用、用法用量、使用注意及相似药物功用异同点	1
		（四）峻下逐水药	甘遂、京大戟、芫花、商陆、牵牛子、巴豆的性能、功效、应用、用法用量、使用注意及相似药物功用异同点	1
	九、祛风湿药	（一）概述	1. 祛风湿药的性能特点	1
			2. 祛风湿药的功效	1
			3. 祛风湿药的适应范围	1
			4. 祛风湿药的使用注意事项	1
			5. 各类祛风湿药的性能特点	1
			6. 各类祛风湿药的功效	1
			7. 各类祛风湿药的适应范围	1
		（二）祛风寒湿药	独活、威灵仙、川乌、蕲蛇、木瓜、乌梢蛇、蚕砂、伸筋草、寻骨风、松节、海风藤、路路通的性能、功效、应用、用法用量、使用注意及相似药物功用异同点	1
		（三）祛风湿热药	秦艽、防己、桑枝、豨莶草、臭梧桐、络石藤、雷公藤、丝瓜络的性能、功效、应用、用法用量、使用注意及相似药物功用异同点	1
		（四）祛风湿强筋骨药	五加皮、桑寄生、狗脊、千年健、鹿衔草的性能、功效、应用、用法用量、使用注意及相似药物功用异同点	1
	十、化湿药	（一）概述	1. 化湿药的性能特点	1
			2. 化湿药的功效	1
			3. 化湿药的适应范围	1
			4. 化湿药的使用注意事项	1
		（二）具体药物	藿香、佩兰、苍术、厚朴、砂仁、白豆蔻、草豆蔻、草果的性能、功效、应用、用法用量、使用注意及相似药物功用异同点	1
	十一、利水渗湿药	（一）概述	1. 利水渗湿药的性能特点	1
			2. 利水渗湿药的功效	1
			3. 利水渗湿药的适应范围	1
			4. 利水渗湿药的使用注意事项	1
			5. 各类利水渗湿药的性能特点	1

考试学科	单　元	细　目	要　点	考试科目
中药学	十一、利水渗湿药	（一）概述	6. 各类利水渗湿药的功效	1
			7. 各类利水渗湿药的适应范围	1
		（二）利水消肿药	茯苓、薏苡仁、猪苓、泽泻、冬瓜皮、玉米须、葫芦、香加皮的性能、功效、应用、用法用量、使用注意及相似药物功用异同点	1
		（三）利尿通淋药	车前子、滑石、木通、通草、瞿麦、萹蓄、地肤子、海金沙、石韦、冬葵子、灯心草、萆薢的性能、功效、应用、用法用量、使用注意及相似药物功用异同点	1
		（四）利湿退黄药	茵陈、金钱草、虎杖、垂盆草的性能、功效、应用、用法用量、使用注意及相似药物功用异同点	1
	十二、温里药	（一）概述	1. 温里药的性能特点	1
			2. 温里药的功效	1
			3. 温里药的适应范围	1
			4. 温里药的使用注意事项	1
		（二）具体药物	附子、干姜、肉桂、吴茱萸、小茴香、丁香、高良姜、花椒的性能、功效、应用、用法用量、使用注意及相似药物功用异同点	1
	十三、理气药	（一）概述	1. 理气药的性能特点	1
			2. 理气药的功效	1
			3. 理气药的适应范围	1
			4. 理气药的使用注意事项	1
		（二）具体药物	陈皮、青皮、枳实、木香、沉香、檀香、川楝子、乌药、荔枝核、香附、佛手、薤白、柿蒂、大腹皮的性能、功效、应用、用法用量、使用注意及相似药物功用异同点	1
	十四、消食药	（一）概述	1. 消食药的性能特点	1
			2. 消食药的功效	1
			3. 消食药的适应范围	1
			4. 消食药的使用注意事项	1
		（二）具体药物	山楂、神曲、麦芽、谷芽、稻芽、莱菔子、鸡内金的性能、功效、应用、用法用量、使用注意及相似药物功用异同点	1
	十五、驱虫药	（一）概述	1. 驱虫药的性能特点	1
			2. 驱虫药的功效	1

考试学科	单元	细目	要点	考试科目
中药学	十五、驱虫药	（一）概述	3. 驱虫药的适应范围	1
			4. 驱虫药的使用注意事项	1
		（二）具体药物	使君子、苦楝皮、槟榔、南瓜子的性能、功效、应用、用法用量、使用注意及相似药物功用异同点	1
	十六、止血药	（一）概述	1. 止血药的性能特点	1
			2. 止血药的功效	1
			3. 止血药的适应范围	1
			4. 止血药的使用注意事项	1
			5. 各类止血药的性能特点	1
			6. 各类止血药的功效	1
			7. 各类止血药的适应范围	1
		（二）凉血止血药	小蓟、大蓟、地榆、槐花、侧柏叶、白茅根、苎麻根的性能、功效、应用、用法用量、使用注意及相似药物功用异同点	1
		（三）化瘀止血药	三七、茜草、蒲黄、花蕊石、降香的性能、功效、应用、用法用量、使用注意及相似药物功用异同点	1
		（四）收敛止血药	白及、仙鹤草、棕榈炭、血余炭、藕节的性能、功效、应用、用法用量、使用注意及相似药物功用异同点	1
		（五）温经止血药	艾叶、炮姜的性能、功效、应用、用法用量、使用注意及相似药物功用异同点	1
	十七、活血化瘀药	（一）概述	1. 活血化瘀药的性能特点	1
			2. 活血化瘀药的功效	1
			3. 活血化瘀药的适应范围	1
			4. 活血化瘀药的使用注意事项	1
			5. 各类活血化瘀药的性能特点	1
			6. 各类活血化瘀药的功效	1
			7. 各类活血化瘀药的适应范围	1
		（二）活血止痛药	川芎、延胡索、郁金、姜黄、乳香、没药、五灵脂的性能、功效、应用、用法用量、使用注意及相似药物功用异同点	1

考试学科	单　元	细　目	要　点	考试科目
中药学	十七、活血化瘀药	（三）活血调经药	丹参、红花、桃仁、益母草、泽兰、牛膝、鸡血藤、王不留行、凌霄花的性能、功效、应用、用法用量、使用注意及相似药物功用异同点	1
		（四）活血疗伤药	土鳖虫、马钱子、自然铜、苏木、骨碎补、血竭、刘寄奴的性能、功效、应用、用法用量、使用注意及相似药物功用异同点	1
		（五）破血消癥药	莪术、三棱、水蛭、斑蝥、穿山甲的性能、功效、应用、用法用量、使用注意及相似药物功用异同点	1
	十八、化痰止咳平喘药	（一）概述	**1.** 化痰止咳平喘药的性能特点	1
			2. 化痰止咳平喘药的功效	1
			3. 化痰止咳平喘药的适应范围	1
			4. 化痰止咳平喘药的使用注意事项	1
			5. 各类化痰止咳平喘药的性能特点	1
			6. 各类化痰止咳平喘药的功效	1
			7. 各类化痰止咳平喘药的适应范围	1
		（二）温化寒痰药	半夏、天南星、白附子、白芥子、皂荚、旋覆花、白前的性能、功效、应用、用法用量、使用注意及相似药物功用异同点	1
		（三）清化热痰药	川贝母、浙贝母、瓜蒌、竹茹、竹沥、天竺黄、前胡、桔梗、胖大海、海藻、昆布、海蛤壳、浮海石、瓦楞子的性能、功效、应用、用法用量、使用注意及相似药物功用异同点	1
		（四）止咳平喘药	苦杏仁、紫苏子、百部、紫菀、款冬花、枇杷叶、桑白皮、葶苈子、白果的性能、功效、应用、用法用量、使用注意及相似药物功用异同点	1
	十九、安神药	（一）概述	**1.** 安神药的性能特点	1
			2. 安神药的功效	1
			3. 安神药的适应范围	1
			4. 安神药的使用注意事项	1
			5. 各类安神药的性能特点	1
			6. 各类安神药的功效	1
			7. 各类安神药的适应范围	1
		（二）重镇安神药	朱砂、磁石、龙骨、琥珀的性能、功效、应用、用法用量、使用注意及相似药物功用异同点	1

考试学科	单　元	细　目	要　点	考试科目
中药学	十九、安神药	（三）养心安神药	酸枣仁、柏子仁、首乌藤、合欢皮、远志的性能、功效、应用、用法用量、使用注意及相似药物功用异同点	1
	二十、平肝息风药	（一）概述	1. 平肝息风药的性能特点	1
			2. 平肝息风药的功效	1
			3. 平肝息风药的适应范围	1
			4. 平肝息风药的使用注意事项	1
			5. 各类平肝息风药的性能特点	1
			6. 各类平肝息风药的功效	1
			7. 各类平肝息风药的适应范围	1
		（二）平抑肝阳药	石决明、珍珠母、牡蛎、代赭石、刺蒺藜、罗布麻的性能、功效、应用、用法用量、使用注意及相似药物功用异同点	1
		（三）息风止痉药	羚羊角、牛黄、珍珠、钩藤、天麻、地龙、全蝎、蜈蚣、僵蚕的性能、功效、应用、用法用量、使用注意及相似药物功用异同点	1
	二十一、开窍药	（一）概述	1. 开窍药的性能特点	1
			2. 开窍药的功效	1
			3. 开窍药的适应范围	1
			4. 开窍药的使用注意事项	1
		（二）具体药物	麝香、冰片、苏合香、石菖蒲的性能、功效、应用、用法用量、使用注意及相似药物功用异同点	1
	二十二、补虚药	（一）概述	1. 补虚药的性能特点	1
			2. 补虚药的功效	1
			3. 补虚药的适应范围	1
			4. 补虚药的使用注意事项	1
			5. 各类补虚药的性能特点	1
			6. 各类补虚药的功效	1
			7. 各类补虚药的适应范围	1
		（二）补气药	人参、西洋参、党参、太子参、黄芪、白术、山药、白扁豆、甘草、大枣、饴糖、蜂蜜的性能、功效、应用、用法用量、使用注意及相似药物功用异同点	1

考试学科	单　元	细　目	要　点	考试科目
中药学	二十二、补虚药	（三）补阳药	鹿茸、紫河车、淫羊藿、巴戟天、仙茅、杜仲、续断、肉苁蓉、锁阳、补骨脂、益智仁、菟丝子、沙苑子、蛤蚧、冬虫夏草、韭菜子的性能、功效、应用、用法用量、使用注意及相似药物功用异同点	1
		（四）补血药	当归、熟地黄、白芍、阿胶、何首乌、龙眼肉的性能、功效、应用、用法用量、使用注意及相似药物功用异同点	1
		（五）补阴药	北沙参、南沙参、百合、麦冬、天冬、石斛、玉竹、黄精、枸杞子、墨旱莲、女贞子、黑芝麻、龟甲、鳖甲的性能、功效、应用、用法用量、使用注意及相似药物功用异同点	1
	二十三、收涩药	（一）概述	1. 收涩药的性能特点	1
			2. 收涩药的功效	1
			3. 收涩药的适应范围	1
			4. 收涩药的使用注意事项	1
			5. 各类收涩药的性能特点	1
			6. 各类收涩药的功效	1
			7. 各类收涩药的适应范围	1
		（二）固表止汗药	麻黄根、浮小麦、糯稻根须的性能、功效、应用、用法用量、使用注意及相似药物功用异同点	1
		（三）敛肺涩肠药	五味子、乌梅、五倍子、罂粟壳、诃子、肉豆蔻、赤石脂的性能、功效、应用、用法用量、使用注意及相似药物功用异同点	1
		（四）固精缩尿止带药	山茱萸、覆盆子、桑螵蛸、金樱子、海螵蛸、莲子、芡实、椿皮的性能、功效、应用、用法用量、使用注意及相似药物功用异同点	1
	二十四、涌吐药	（一）概述	1. 涌吐药的性能特点	1
			2. 涌吐药的功效	1
			3. 涌吐药的适应范围	1
			4. 涌吐药的使用注意事项	1
		（二）具体药物	常山、瓜蒂、胆矾的性能、功效、应用、用法用量、使用注意及相似药物功用异同点	1
	二十五、攻毒杀虫止痒药	（一）概述	1. 攻毒杀虫止痒药的性能特点	1
			2. 攻毒杀虫止痒药的功效	1

考试学科	单　元	细　目	要　点	考试科目
中药学	二十五、攻毒杀虫止痒药	（一）概述	3. 攻毒杀虫止痒药的适应范围	1
			4. 攻毒杀虫止痒药的使用注意事项	1
		（二）具体药物	雄黄、硫黄、白矾、蛇床子、蟾酥、大蒜的性能、功效、应用、用法用量、使用注意及相似药物功用异同点	1
	二十六、拔毒化腐生肌药	（一）概述	1. 拔毒化腐生肌药的性能特点	1
			2. 拔毒化腐生肌药的功效	1
			3. 拔毒化腐生肌药的适应范围	1
			4. 拔毒化腐生肌药的使用注意事项	1
		（二）具体药物	升药、轻粉、砒石、铅丹、炉甘石、硼砂的性能、功效、应用、用法用量、使用注意及相似药物功用异同点	1
方剂学	一、概述	（一）方剂与治法	1. 方剂与治法的关系	1
			2. 常用治法	1
		（二）方剂的组成与变化	1. 方剂配伍的目的	1
			2. 方剂的组方原则	1
			3. 方剂的变化形式	1
		（三）常用剂型	常用剂型的特点及临床意义	1
	二、解表剂	（一）概述	1. 解表剂的适用范围	1
			2. 解表剂的应用注意事项	1
		（二）辛温解表	1. 桂枝汤的组方原理、加减化裁及其与麻黄汤的鉴别应用	1
			2. 九味羌活汤的组方原理及加减化裁	1
			3. 小青龙汤的组方原理及加减化裁	1
			4. 香苏散的组方原理及加减化裁	1
			5. 正柴胡饮的组方原理	1
		（三）辛凉解表	1. 银翘散的组方原理、加减化裁及其与桑菊饮的鉴别应用	1
			2. 麻黄杏仁甘草石膏汤的组方原理、加减化裁	1

考试学科	单　元	细　目	要　　点	考试科目
方剂学	二、解表剂	（三）辛凉解表	3. 柴葛解肌汤的组方原理	1
			4. 升麻葛根汤的组方原理	1
		（四）扶正解表	1. 败毒散的组方原理、加减化裁及其与参苏饮的鉴别应用	1
			2. 麻黄细辛附子汤的组方原理及加减化裁	1
			3. 加减葳蕤汤的组方原理及其与银翘散的鉴别应用	1
	三、泻下剂	（一）概述	1. 泻下剂的适用范围	1
			2. 泻下剂的应用注意事项	1
		（二）寒下	1. 大承气汤的组方原理及其与小承气汤、调胃承气汤的鉴别应用	1
			2. 大黄牡丹汤的组方原理	1
			3. 大陷胸汤的组方原理	1
		（三）温下	1. 温脾汤的组方原理及其与大黄附子汤的鉴别应用	1
			2. 三物备急丸的组方原理	1
		（四）润下	1. 麻子仁丸的组方原理及其与五仁丸的鉴别应用	1
			2. 济川煎的组方原理及其与麻子仁丸的鉴别应用	1
		（五）逐水	1. 十枣汤的组方原理、应用注意事项	1
			2. 舟车丸的组方原理	1
		（六）攻补兼施	1. 黄龙汤的组方原理及其与新加黄龙汤的鉴别应用	1
			2. 增液承气汤的组方原理	1
	四、和解剂	（一）概述	1. 和解剂的适用范围	1
			2. 和解剂的应用注意事项	1
		（二）和解少阳	1. 小柴胡汤的组方原理及加减化裁	1
			2. 大柴胡汤的组方原理及其与小柴胡汤的鉴别应用	1
			3. 蒿芩清胆汤的组方原理及其与小柴胡汤的鉴别应用	1

考试学科	单　元	细　目	要　　点	考试科目
方剂学	四、和解剂	（三）调和肝脾	1. 四逆散的组方原理及加减化裁	1
			2. 逍遥散的组方原理、加减化裁及其与四逆散的鉴别应用	1
			3. 痛泻要方的组方原理及其与逍遥散的鉴别应用	1
		（四）调和肠胃	半夏泻心汤的组方原理及加减化裁	1
	五、清热剂	（一）概述	1. 清热剂的适用范围	1
			2. 清热剂的应用注意事项	1
		（二）清气分热	1. 白虎汤的组方原理及加减化裁	1
			2. 竹叶石膏汤的组方原理及其与白虎汤的鉴别应用	1
		（三）清营凉血	1. 清营汤的组方原理	1
			2. 犀角地黄汤的组方原理及其与清营汤的鉴别应用	1
		（四）清热解毒	1. 黄连解毒汤的组方原理及加减化裁	1
			2. 清瘟败毒饮的组方原理	1
			3. 凉膈散的组方原理	1
			4. 普济消毒饮的组方原理及其与银翘散的鉴别应用	1
			5. 仙方活命饮的组方原理及其与五味消毒饮的鉴别应用	1
		（五）清脏腑热	1. 导赤散的组方原理及其与清心莲子饮的鉴别应用	1
			2. 龙胆泻肝汤的组方原理及其与当归龙荟丸的鉴别应用	1
			3. 左金丸的组方原理及其与龙胆泻肝汤的鉴别应用	1
			4. 清胃散的组方原理、加减化裁及其与泻黄散的鉴别应用	1
			5. 玉女煎的组方原理及其与清胃散的鉴别应用	1
			6. 泻白散的组方原理及其与麻黄杏仁甘草石膏汤的鉴别应用	1

考试学科	单　元	细　目	要　点	考试科目
方剂学	五、清热剂	（五）清脏腑热	7. 苇茎汤的组方原理	1
			8. 葛根黄芩黄连汤的组方原理	1
			9. 芍药汤的组方原理及其与白头翁汤的鉴别应用	1
		（六）清虚热	1. 青蒿鳖甲汤的组方原理及其与清骨散的鉴别应用	1
			2. 当归六黄汤的组方原理	1
	六、祛暑剂	（一）概述	1. 祛暑剂的适用范围	1
			2. 祛暑剂的应用注意事项	1
		（二）祛暑解表	香薷散的组方原理及加减化裁	1
		（三）祛暑利湿	1. 六一散的组方原理、加减化裁	1
			2. 桂苓甘露饮的组方原理	1
		（四）清暑益气	清暑益气汤的组方原理及其与竹叶石膏汤的鉴别应用	1
	七、温里剂	（一）概述	1. 温里剂的适用范围	1
			2. 温里剂的应用注意事项	1
		（二）温中祛寒	1. 理中丸的组方原理及加减化裁	1
			2. 小建中汤的组方原理、加减化裁及其与理中丸的鉴别应用	1
			3. 吴茱萸汤的组方原理及其与理中丸、左金丸的鉴别应用	1
		（三）回阳救逆	1. 四逆汤的组方原理、加减化裁及其与参附汤的鉴别应用	1
			2. 回阳救急汤的组方原理	1
		（四）温经散寒	1. 当归四逆汤的组方原理及加减化裁	1
			2. 黄芪桂枝五物汤的组方原理及其与当归四逆汤的鉴别应用	1
			3. 阳和汤的组方原理及其与仙方活命饮的鉴别应用	1
	八、补益剂	（一）概述	1. 补益剂的适用范围及配伍规律	1
			2. 补益剂的应用注意事项	1
		（二）补气	1. 四君子汤的组方原理及加减化裁	1
			2. 参苓白术散的组方原理及其与四君子汤的鉴别应用	1

考试学科	单　元	细　目	要　　点	考试科目
方剂学	八、补益剂	（二）补气	3. 补中益气汤的组方原理	1
			4. 生脉散的组方原理及其与竹叶石膏汤的鉴别应用	1
			5. 玉屏风散的组方原理及其与桂枝汤的鉴别应用	1
			6. 完带汤的组方原理及其与参苓白术散的鉴别应用	1
		（三）补血	1. 四物汤的组方原理及加减化裁	1
			2. 当归补血汤的组方原理	1
			3. 归脾汤的组方原理、加减化裁	1
		（四）气血双补	1. 炙甘草汤的组方原理、加减化裁及其与生脉散的鉴别应用	1
			2. 八珍汤的组方原理及其与十全大补汤、人参养荣汤的鉴别应用	1
			3. 泰山磐石散的组方原理	1
		（五）补阴	1. 六味地黄丸的组方原理及加减化裁	1
			2. 大补阴丸的组方原理、加减化裁及其与六味地黄丸的鉴别应用	1
			3. 一贯煎的组方原理及其与逍遥散的鉴别应用	1
			4. 左归丸的组方原理及其与六味地黄丸的鉴别应用	1
		（六）补阳	1. 肾气丸的组方原理及加减化裁	1
			2. 右归丸的组方原理及其与肾气丸的鉴别应用	1
		（七）阴阳双补	1. 地黄饮子的组方原理	1
			2. 龟鹿二仙胶的组方原理	1
			3. 七宝美髯丹的组方原理	1
	九、固涩剂	（一）概述	1. 固涩剂的适用范围	1
			2. 固涩剂的应用注意事项	1
		（二）固表止汗	牡蛎散的组方原理及其与玉屏风散的鉴别应用	1
		（三）敛肺止咳	九仙散的组方原理	1
		（四）涩肠固脱	1. 真人养脏汤的组方原理及其与芍药汤的鉴别应用	1

考试学科	单　元	细　目	要　点	考试科目
方剂学	九、固涩剂	（四）涩肠固脱	**2.** 四神丸的组方原理及其与理中丸、痛泻要方的鉴别应用	1
		（五）涩精止遗	**1.** 金锁固精丸的组方原理	1
			2. 桑螵蛸散的组方原理及其与缩泉丸的鉴别应用	1
		（六）固崩止带	**1.** 固冲汤的组方原理	1
			2. 固经丸的组方原理及其与固冲汤的鉴别应用	1
			3. 易黄汤的组方原理及其与完带汤的鉴别应用	1
	十、安神剂	（一）概述	**1.** 安神剂的适用范围	1
			2. 安神剂的应用注意事项	1
		（二）重镇安神	**1.** 朱砂安神丸的组方原理	1
			2. 珍珠母丸的组方原理及其与磁朱丸的鉴别应用	1
		（三）滋养安神	**1.** 酸枣仁汤的组方原理	1
			2. 天王补心丹的组方原理及其与柏子养心丸的鉴别应用	1
			3. 甘麦大枣汤的组方原理	1
	十一、开窍剂	（一）概述	**1.** 开窍剂的适用范围	1
			2. 开窍剂的应用注意事项	1
		（二）凉开	**1.** 安宫牛黄丸的组方原理及其与牛黄清心丸的鉴别应用	1
			2. 至宝丹与安宫牛黄丸、紫雪的鉴别应用	1
		（三）温开	**1.** 苏合香丸的组方原理	1
			2. 紫金锭的组方原理	1
	十二、理气剂	（一）概述	**1.** 理气剂的适用范围	1
			2. 理气剂的应用注意事项	1
		（二）行气	**1.** 越鞠丸的组方原理及加减化裁	1
			2. 枳实薤白桂枝汤的组方原理及其与瓜蒌薤白白酒汤、瓜蒌薤白半夏汤的鉴别应用	1
			3. 半夏厚朴汤的组方原理	1
			4. 厚朴温中汤的组方原理及其与理中丸的鉴别应用	1
			5. 天台乌药散的组方原理及其与橘核丸的鉴别应用	1

考试学科	单　元	细　目	要　　点	考试科目
方剂学	十二、理气剂	（二）行气	**6.** 暖肝煎的组方原理及其与一贯煎的鉴别应用	**1**
		（三）降气	**1.** 苏子降气汤的组方原理	**1**
			2. 定喘汤的组方原理	**1**
			3. 旋覆代赭汤的组方原理及其与吴茱萸汤的鉴别应用	**1**
			4. 橘皮竹茹汤的组方原理及其与丁香柿蒂汤的鉴别应用	**1**
	十三、理血剂	（一）概述	**1.** 理血剂的适用范围及配伍规律	**1**
			2. 理血剂的应用注意事项	**1**
		（二）活血祛瘀	**1.** 桃核承气汤的组方原理及其与下瘀血汤的鉴别应用	**1**
			2. 血府逐瘀汤的组方原理及加减化裁	**1**
			3. 补阳还五汤的组方原理	**1**
			4. 复元活血汤的组方原理及其与血府逐瘀汤的鉴别应用	**1**
			5. 七厘散的组方原理及其与活络效灵丹的鉴别应用	**1**
			6. 温经汤的组方原理	**1**
			7. 生化汤的组方原理及其与温经汤的鉴别应用	**1**
			8. 失笑散的组方原理及其与金铃子散的鉴别应用	**1**
			9. 桂枝茯苓丸的组方原理及其与鳖甲煎丸的鉴别应用	**1**
		（三）止血	**1.** 十灰散的组方原理	**1**
			2. 咳血方的组方原理	**1**
			3. 小蓟饮子的组方原理及其与导赤散的鉴别应用	**1**
			4. 槐花散的组方原理	**1**
			5. 黄土汤的组方原理及其与归脾汤的鉴别应用	**1**
	十四、治风剂	（一）概述	**1.** 治风剂的适用范围	**1**
			2. 治风剂的应用注意事项	**1**
		（二）疏散外风	**1.** 川芎茶调散的组方原理及其与九味羌活汤的鉴别应用	**1**

考试学科	单　元	细　目	要　点	考试科目
方剂学	十四、治风剂	（二）疏散外风	2. 大秦艽汤的组方原理及其与地黄饮子的鉴别应用	1
			3. 牵正散的组方原理	1
			4. 小活络丹的组方原理	1
			5. 消风散的组方原理及其与防风通圣散的鉴别应用	1
		（三）平息内风	1. 羚角钩藤汤的组方原理及其与紫雪的鉴别应用	1
			2. 镇肝熄风汤的组方原理及其与建瓴汤的鉴别应用	1
			3. 天麻钩藤饮的组方原理及其与镇肝熄风汤的鉴别应用	1
			4. 大定风珠的组方原理及其与三甲复脉汤的鉴别应用	1
	十五、治燥剂	（一）概述	1. 治燥剂的适用范围	1
			2. 治燥剂的应用注意事项	1
		（二）轻宣外燥	1. 杏苏散的组方原理	1
			2. 桑杏汤的组方原理及其与桑菊饮的鉴别应用	1
			3. 清燥救肺汤的组方原理及其与桑杏汤的鉴别应用	1
		（三）滋阴润燥	1. 增液汤的组方原理及加减化裁	1
			2. 麦门冬汤的组方原理及其与炙甘草汤、清燥救肺汤的鉴别应用	1
			3. 益胃汤的组方原理及其与玉液汤的鉴别应用	1
			4. 百合固金汤的组方原理及其与咳血方的鉴别应用	1
			5. 养阴清肺汤的组方原理	1
	十六、祛湿剂	（一）概述	1. 祛湿剂的适用范围	1
			2. 祛湿剂的应用注意事项	1
		（二）燥湿和胃	1. 平胃散的组方原理及加减化裁	1
			2. 藿香正气散的组方原理及其与香薷散的鉴别应用	1

考试学科	单　元	细　目	要　　点	考试科目
方剂学	十六、祛湿剂	（三）清热祛湿	1. 茵陈蒿汤的组方原理及加减化裁	1
			2. 八正散的组方原理及其与小蓟饮子的鉴别应用	1
			3. 三仁汤的组方原理	1
			4. 甘露消毒丹的组方原理及其与三仁汤的鉴别应用	1
			5. 连朴饮的组方原理	1
			6. 二妙散的组方原理及加减化裁	1
			7. 当归拈痛汤的组方原理	1
		（四）利水渗湿	1. 五苓散的组方原理及加减化裁	1
			2. 猪苓汤的组方原理及其与五苓散的鉴别应用	1
			3. 防己黄芪汤的组方原理及其与玉屏风散的鉴别应用	1
			4. 五皮散的组方原理	1
		（五）温化寒湿	1. 苓桂术甘汤的组方原理	1
			2. 真武汤的组方原理及加减化裁	1
			3. 实脾散的组方原理及其与真武汤的鉴别应用	1
			4. 萆薢分清饮的组方原理及其与桑螵蛸散的鉴别应用	1
		（六）祛风胜湿	1. 羌活胜湿汤的组方原理及其与九味羌活汤的鉴别应用	1
			2. 独活寄生汤的组方原理及加减化裁	1
	十七、祛痰剂	（一）概述	1. 祛痰剂的适用范围及配伍规律	1
			2. 祛痰剂的应用注意事项	1
		（二）燥湿化痰	1. 二陈汤的组方原理及加减化裁	1
			2. 温胆汤的组方原理、加减化裁及其与蒿芩清胆汤的鉴别应用	1
			3. 茯苓丸的组方原理	1
		（三）清热化痰	1. 清气化痰丸的组方原理	1
			2. 小陷胸汤的组方原理及加减化裁	1
			3. 滚痰丸的组方原理	1
		（四）润燥化痰	贝母瓜蒌散的组方原理	1

考试学科	单　元	细　目	要　　点	考试科目
方剂学	十七、祛痰剂	（五）温化寒痰	1. 三子养亲汤的组方原理	1
			2. 苓甘五味姜辛汤的组方原理及其与苓桂术甘汤的鉴别应用	1
		（六）治风化痰	1. 止嗽散的组方原理	1
			2. 半夏白术天麻汤的组方原理及其与天麻钩藤饮的鉴别应用	1
	十八、消食剂	（一）概述	1. 消食剂的适用范围	1
			2. 消食剂的应用注意事项	1
		（二）消食化滞	1. 保和丸的组方原理	1
			2. 枳实导滞丸的组方原理及其与木香槟榔丸的鉴别应用	1
		（三）健脾消食	1. 健脾丸的组方原理及其与参苓白术散的鉴别应用	1
			2. 枳实消痞丸的组方原理	1
	十九、驱虫剂		乌梅丸的组方原理	1

注：

1. 组方原理指据证审机、立法遣药、合理配伍的逻辑联系。
2. 加减化裁主要是指《大纲细则》中涉及的常用加减、附方。
3. 鉴别应用指两首或两首以上方剂在主治、组成、配伍、功用等方面的对比分析。
4. 凡大纲中涉及的方剂，考生均应掌握其组成、用法、功用、主治。

第二部分　相关专业知识

考试学科	单　元	细　目	要　　点	考试科目
中医诊断学	一、问诊	（一）问诊的内容	1. 一般情况	2
			2. 主诉	2
			3. 现病史	2
			4. 既往史	2
			5. 个人生活史	2
			6. 家族史	2
		（二）问寒热	1. 问寒热的含义	2
			2. 寒热症状的常见类型、临床表现及意义	2
		（三）问汗	异常汗出的常见类型、临床表现及意义	2
		（四）问疼痛	1. 疼痛的性质及其临床意义	2
			2. 疼痛的部位及其临床意义	2
		（五）问头身胸腹	头晕、胸闷、心悸的临床表现及意义	2
		（六）问耳目	1. 耳部病变的临床表现及意义	2
			2. 目部病变的临床表现及意义	2
		（七）问睡眠	失眠、嗜睡的临床表现及意义	2
		（八）问饮食口味	1. 口渴与饮水异常的临床表现及意义	2
			2. 食欲与食量异常的临床表现及意义	2
			3. 口味异常的临床表现及意义	2
		（九）问二便	1. 大便异常的临床表现及意义	2
			2. 小便异常的临床表现及意义	2
		（十）问经带	1. 月经异常的临床表现及意义	2
			2. 带下异常的临床表现及意义	2
	二、望诊	（一）望神	1. 得神、少神、失神、假神的临床表现、相关鉴别及临床意义	2
			2. 神乱的临床表现及意义	2

考试学科	单　元	细　目	要　点	考试科目
中医诊断学	二、望诊	（二）望面色	1. 常色的分类、临床表现及意义	2
			2. 病色的分类、临床表现及意义	2
			3. 五色主病的具体临床表现及意义	2
			4. 望色十法的含义及具体内容	2
		（三）望形	形体强弱胖瘦的临床表现及意义	2
		（四）望态	动静姿态、异常动作的临床表现及意义	2
		（五）望头面	1. 望头部病变的临床表现及意义	2
			2. 望面部病变的临床表现及意义	2
		（六）望五官	1. 望目部病变的临床表现及意义	2
			2. 望口与唇病变的临床表现及意义	2
			3. 望齿与龈病变的临床表现及意义	2
			4. 望咽喉病变的临床表现及意义	2
		（七）望躯体	1. 望颈项病变的临床表现及意义	2
			2. 望手足病变的临床表现及意义	2
		（八）望皮肤	1. 皮肤色泽、形态异常的临床表现及意义	2
			2. 斑疹、水疱、疮疡的临床表现及意义	2
		（九）望排出物	1. 望痰、望涕的临床表现及意义	2
			2. 望呕吐物的临床表现及意义	2
	三、舌诊	（一）舌诊原理	舌与脏腑、经络、气血、津液的关系	2
		（二）正常舌象	正常舌象的特点及临床意义	2
		（三）望舌质	1. 舌色异常的表现特征及临床意义	2
			2. 舌形异常的表现特征及临床意义	2
			3. 舌态异常的表现特征及临床意义	2
			4. 舌下络脉异常的表现特征及临床意义	2
		（四）望舌苔	1. 望苔质的内容及临床意义	2
			2. 望苔色的内容及临床意义	2
		（五）舌质舌苔的综合分析及临床意义	1. 舌质舌苔的综合分析	2
			2. 舌诊的临床意义	2
	四、闻诊	（一）听声音	1. 声音异常的表现及临床意义	2
			2. 语言异常的表现及临床意义	2
			3. 呼吸异常的表现及临床意义	2

考试学科	单元	细目	要点	考试科目
中医诊断学	四、闻诊	（一）听声音	4. 咳嗽异常的表现及临床意义	2
			5. 胃肠声音异常的表现及临床意义	2
		（二）嗅气味	口气、病室气味异常的表现及临床意义	2
	五、脉诊	（一）诊脉概说	1. 寸口诊法的部位、原理及寸口分候脏腑	2
			2. 诊脉方法	2
			3. 脉象要素	2
		（二）正常脉象	1. 正常脉象的特点	2
			2. 胃、神、根的含义	2
		（三）常见病脉	1. 常见病脉的脉象特征及鉴别	2
			2. 常见病脉的临床意义	2
		（四）相兼脉	常见相兼脉的表现及临床意义	2
		（五）真脏脉	真脏脉的表现及临床意义	2
		（六）诊小儿脉	1. 小儿正常脉象的特点	2
			2. 常见小儿病脉的临床意义	2
	六、按诊	（一）按诊的方法与意义	1. 按诊的手法	2
			2. 按诊的意义	2
		（二）按诊的内容	1. 按虚里的内容及临床意义	2
			2. 按脘腹的内容及临床意义	2
			3. 按肌肤的内容及临床意义	2
			4. 按手足的内容及临床意义	2
			5. 按腧穴的内容及临床意义	2
	七、八纲辨证	（一）八纲基本证候	1. 表里证候的临床表现及鉴别要点	2
			2. 寒热证候的临床表现及鉴别要点	2
			3. 虚实证候的临床表现及鉴别要点	2
			4. 阴阳证候的临床表现及鉴别要点	2
		（二）八纲证候间的关系	1. 证候相兼的内容	2
			2. 证候错杂的内容	2
			3. 证候转化的内容	2
			4. 证候真假的内容及鉴别	2
	八、病性辨证	（一）六淫辨证	风淫证候、寒淫证候、暑淫证候、湿淫证候、燥淫证候、火淫证候的临床表现及意义	2

考试学科	单　元	细　目	要　点	考试科目
中医诊断学	八、病性辨证	（二）阴阳虚损辨证	**1.** 阳虚证、阴虚证的临床表现及意义	2
			2. 亡阳证、亡阴证的临床表现、鉴别要点及意义	2
		（三）辨气血类证候	**1.** 气虚类证的临床表现及意义	2
			2. 血虚类证的临床表现及意义	2
			3. 气滞类证的临床表现及意义	2
			4. 血瘀证的临床表现及意义	2
			5. 血热证的临床表现及意义	2
			6. 血寒证的临床表现及意义	2
			7. 气血同病类证的临床表现及意义	2
		（四）辨津液类证候	痰证、饮证、水停证、津液亏虚证的临床表现、证候鉴别与临床意义	2
		（五）辨情志证候	喜证、怒证、悲恐证、忧思证的临床表现及意义	2
	九、脏腑辨证	（一）辨心病证候	**1.** 心病各证候的临床表现	2
			2. 心病各证候的鉴别要点	2
		（二）辨肺病证候	**1.** 肺病各证候的临床表现	2
			2. 肺病各证候的鉴别要点	2
		（三）辨脾病证候	**1.** 脾病各证候的临床表现	2
			2. 脾病各证候的鉴别要点	2
		（四）辨肝病证候	**1.** 肝病各证候的临床表现	2
			2. 肝病各证候的鉴别要点	2
		（五）辨肾病证候	**1.** 肾病各证候的临床表现	2
			2. 肾病各证候的鉴别要点	2
		（六）辨腑病证候	**1.** 腑病各证候的临床表现	2
			2. 腑病各证候的鉴别要点	2
		（七）辨脏腑兼病证候	**1.** 脏腑兼病各证候的临床表现	2
			2. 脏腑兼病各证候的鉴别要点	2
	十、其他辨证方法概要	（一）辨六经病证	**1.** 太阳病证的辨证要点	2
			2. 阳明病证的辨证要点	2
			3. 少阳病证的辨证要点	2
			4. 太阴病证的辨证要点	2
			5. 少阴病证的辨证要点	2

考试学科	单　元	细　目	要　点	考试科目
中医诊断学	十、其他辨证方法概要	（一）辨六经病证	6. 厥阴病证的辨证要点	2
			7. 六经病证的传变	2
		（二）辨卫气营血病证	1. 卫分证的辨证要点	2
			2. 气分证的辨证要点	2
			3. 营分证的辨证要点	2
			4. 血分证的辨证要点	2
			5. 卫气营血病证的传变	2
		（三）辨三焦病证	1. 上焦病证的辨证要点	2
			2. 中焦病证的辨证要点	2
			3. 下焦病证的辨证要点	2
诊断学基础	一、症状学	（一）发热	1. 发热的病因	2
			2. 发热的临床表现	2
			3. 发热的伴随症状	2
			4. 发热的问诊要点	2
		（二）胸痛	1. 胸痛的病因	2
			2. 胸痛的问诊要点	2
		（三）腹痛	1. 腹痛的病因	2
			2. 腹痛的问诊要点	2
		（四）咳嗽与咯痰	1. 咳嗽的病因	2
			2. 咳嗽与咯痰的问诊要点	2
		（五）咯血	1. 咯血的病因	2
			2. 咯血的问诊要点	2
			3. 咯血与呕血的鉴别	2
		（六）呼吸困难	1. 呼吸困难的病因	2
			2. 呼吸困难的临床表现	2
			3. 呼吸困难的伴随症状	2
			4. 呼吸困难的问诊要点	2
		（七）发绀	1. 发绀的病因与临床表现	2
			2. 发绀的问诊要点	2
		（八）水肿	1. 水肿的病因	2

考试学科	单　元	细　目	要　点	考试科目
诊断学基础	一、症状学	（八）水肿	2. 水肿的问诊要点	2
		（九）恶心与呕吐	1. 恶心与呕吐的病因	2
			2. 恶心与呕吐的问诊要点	2
		（十）呕血与黑便	1. 呕血与黑便的病因	2
			2. 呕血与黑便的问诊要点	2
		（十一）腹泻	1. 腹泻的病因	2
			2. 腹泻的问诊要点	2
		（十二）黄疸	1. 黄疸的分类及其特点	2
			2. 黄疸的问诊要点	2
		（十三）皮肤黏膜出血	1. 皮肤黏膜出血的病因	2
			2. 皮肤黏膜出血的问诊要点	2
		（十四）抽搐	1. 抽搐的病因	2
			2. 抽搐的问诊要点	2
		（十五）意识障碍	1. 意识障碍的病因	2
			2. 意识障碍的临床表现	2
			3. 意识障碍的伴随症状	2
			4. 意识障碍的问诊要点	2
	二、问诊	问诊的方法及内容	1. 问诊的方法	2
			2. 问诊的内容	2
	三、检体诊断	（一）基本检查法	1. 视诊	2
			2. 触诊	2
			3. 叩诊	2
			4. 听诊	2
			5. 嗅诊	2
		（二）一般检查	1. 全身状态检查	2
			2. 皮肤检查	2
			3. 淋巴结检查	2
		（三）头部检查	1. 头颅检查	2
			2. 头部器官检查	2
		（四）颈部检查	1. 颈部姿势与运动	2
			2. 颈部皮肤、包块与血管检查	2

考试学科	单　元	细　目	要　点	考试科目
诊断学基础	三、检体诊断	（四）颈部检查	3. 甲状腺检查	2
			4. 气管检查	2
		（五）胸壁及胸廓检查	1. 胸部体表标志	2
			2. 胸廓检查	2
			3. 胸壁检查	2
			4. 乳房检查	2
		（六）肺和胸膜检查	1. 视诊	2
			2. 触诊	2
			3. 叩诊	2
			4. 听诊	2
			5. 肺与胸膜常见病的体征	2
		（七）心脏、血管检查	1. 视诊	2
			2. 触诊	2
			3. 叩诊	2
			4. 听诊	2
			5. 血管检查	2
			6. 循环系统常见病的体征	2
		（八）腹部检查	1. 视诊	2
			2. 触诊	2
			3. 叩诊	2
			4. 听诊	2
			5. 腹部常见疾病的体征	2
		（九）肛门、直肠检查	肛门、直肠指诊	2
		（十）脊柱与四肢检查	1. 脊柱检查	2
			2. 四肢检查	2
		（十一）神经系统检查	1. 中枢性与周围性面神经麻痹的鉴别方法	2
			2. 感觉功能检查	2
			3. 运动功能检查	2
			4. 中枢性与周围性瘫痪的鉴别方法	2
			5. 神经反射检查	2

考试学科	单　元	细　目	要　点	考试科目
诊断学基础	四、实验诊断	（一）血液的一般检查	1. 血红蛋白测定与红细胞计数	2
			2. 白细胞计数及分类计数	2
			3. 血小板检测	2
			4. 网织红细胞计数	2
			5. 红细胞沉降率（血沉）检查	2
		（二）血栓与止血检查	1. 毛细血管脆性试验	2
			2. 出血时间测定	2
			3. 凝血因子检测	2
			4. D－二聚体测定	2
			5. DIC 检查法	2
		（三）血型鉴定与交叉配血试验	1. ABO 血型系统的临床意义	2
			2. 交叉配血试验	2
		（四）骨髓检查	1. 骨髓细胞学检查的临床意义	2
			2. 骨髓增生度分级	2
		（五）肝脏病常用的实验室检查	1. 蛋白质代谢检查	2
			2. 胆红素代谢检查	2
			3. 常用血清酶检查	2
			4. 病毒性肝炎标志物检测的临床意义	2
		（六）肾功能检查	1. 内生肌酐清除率测定	2
			2. 血肌酐测定	2
			3. 血清尿素氮测定	2
			4. 血清尿酸测定	2
			5. 血浆二氧化碳结合力测定	2
			6. 浓缩稀释试验的临床意义	2
		（七）常用生化检查	1. 血清钾测定	2
			2. 血清钠测定	2
			3. 血清氯测定	2
			4. 血清钙测定	2
			5. 血清铁测定	2
			6. 血糖测定	2
			7. 糖耐量试验	2

考试学科	单　元	细　目	要　点	考试科目
诊断学基础	四、实验诊断	（七）常用生化检查	8. 血脂检查	2
		（八）酶学检查	1. 血清淀粉酶测定	2
			2. 血清心肌酶检测	2
		（九）心肌蛋白检测	1. 肌钙蛋白 T 测定	2
			2. 肌钙蛋白 I 测定	2
			3. 肌红蛋白测定	2
		（十）免疫学检查	1. 血清免疫球蛋白测定的临床意义	2
			2. 血清补体测定的临床意义	2
			3. 抗链球菌溶血素“O”测定	2
			4. 自身抗体检查的临床意义	2
			5. 肥达反应检测的临床意义	2
			6. 梅毒血清学检查的临床意义	2
			7. 艾滋病病毒抗体测定的临床意义	2
			8. 肿瘤标志物检测的临床意义	2
			9. 循环免疫复合物测定的临床意义	2
			10. C 反应蛋白测定的临床意义	2
		（十一）尿液检查	1. 正常尿液各种检查表现	2
			2. 尿液一般性状各项检查异常的临床意义	2
			3. 尿液化学检查异常的临床意义	2
			4. 尿液镜检异常的临床意义	2
			5. 尿沉渣计数的临床意义	2
		（十二）粪便检查	1. 粪便一般性状检查	2
			2. 粪便显微镜检查	2
			3. 粪便化学检查	2
			4. 粪便细菌学检查	2
		（十三）痰液检查	1. 痰液标本收集	2
			2. 痰液一般性状检查	2
			3. 痰液显微镜检查	2
		（十四）浆膜腔穿刺液检查	1. 浆膜腔穿刺液检查	2
			2. 渗出液与漏出液鉴别	2
		（十五）脑脊液检查	1. 脑脊液检查的适应证和禁忌证	2

考试学科	单　元	细　目	要　点	考试科目
诊断学基础	四、实验诊断	（十五）脑脊液检查	2. 常见中枢神经系统疾病的脑脊液特点	2
		（十六）生殖系统体液检查	1. 阴道分泌物检查	2
			2. 精液检查	2
			3. 前列腺液检查	2
	五、器械检查	（一）心电图检查	1. 常用心电图导联	2
			2. 心电图测量方法	2
			3. 心电图各波段的正常范围和临床意义	2
			4. 平均心电轴	2
			5. 房、室肥大的心电图表现	2
			6. 心肌缺血与心肌梗死的心电图表现	2
			7. 常见心律失常的心电图表现	2
			8. 心电图负荷试验适应证和禁忌证	2
		（二）肺功能检查	1. 肺容积检查	2
			2. 肺容量检查	2
			3. 通气功能检查	2
			4. 换气功能检查	2
			5. 血气分析及酸碱度测定	2
			6. 常见酸碱平衡紊乱的实验室检查结果	2
		（三）内镜检查	1. 上消化道内镜检查	2
			2. 下消化道内镜检查	2
			3. 纤维支气管镜检查	2
	六、影像诊断	（一）超声诊断	超声诊断的临床应用	2
		（二）放射诊断	1. 呼吸系统病变的基本 X 线表现	2
			2. 呼吸系统常见疾病的 X 线及 CT 表现	2
			3. 循环系统常见疾病的 X 线及 CT 表现	2
			4. 消化系统疾病的 X 线检查方法	2
			5. 消化系统常见疾病的 X 线、CT 及磁共振检查表现	2
			6. 泌尿系统常见疾病的 X 线、CT 及磁共振检查表现	2
			7. 骨与关节基本病变的 X 线、CT 及磁共振检查表现	2

考试学科	单　元	细　目	要　　点	考试科目
诊断学基础	六、影像诊断	（二）放射诊断	8. 骨与关节常见疾病的 X 线、CT 及磁共振检查表现	2
			9. 中枢神经系统常见疾病的 X 线、CT 及磁共振检查表现	2
			10. 冠状动脉造影检查的临床意义	2
		（三）放射性核素诊断	1. 甲状腺吸 ^{131} 碘功能测定	2
			2. 血清甲状腺素和促甲状腺激素测定	2
传染病学	一、传染病学总论	（一）传染病流行过程与特征	1. 传染病流行过程	2
			2. 传染病的特征	2
		（二）传染病的诊治与预防	1. 传染病的诊断	2
			2. 传染病的治疗	2
			3. 传染病的预防	2
			4. 近几年所发传染病的中医认识	2
	二、常见传染病	（一）病毒性肝炎	1. 病原学	2
			2. 流行病学	2
			3. 病机病理	2
			4. 临床表现	2
			5. 实验室检查及其他检查	2
			6. 诊断与鉴别诊断	2
			7. 治疗	2
			8. 预防	2
		（二）肾综合征出血热	1. 病原学	2
			2. 流行病学	2
			3. 病机病理	2
			4. 临床表现	2
			5. 实验室检查	2
			6. 诊断与鉴别诊断	2
			7. 治疗	2
			8. 预防	2
		（三）艾滋病	1. 病原学	2
			2. 流行病学	2
			3. 病机病理	2
			4. 临床表现	2

考试学科	单　元	细　目	要　点	考试科目
传染病学	二、常见传染病	（三）艾滋病	5. 实验室检查及其他检查	2
			6. 诊断	2
			7. 治疗	2
			8. 预防	2
		（四）流行性感冒	1. 病原学	2
			2. 流行病学	2
			3. 病机病理	2
			4. 临床表现	2
			5. 实验室检查	2
			6. 诊断与鉴别诊断	2
			7. 治疗	2
			8. 预防	2
		（五）流行性脑脊髓膜炎	1. 病原学	2
			2. 流行病学	2
			3. 病机病理	2
			4. 临床表现	2
			5. 实验室检查	2
			6. 诊断与鉴别诊断	2
			7. 治疗	2
			8. 预防	2
		（六）伤寒	1. 病原学	2
			2. 流行病学	2
			3. 病机病理	2
			4. 临床表现	2
			5. 实验室检查	2
			6. 诊断与鉴别诊断	2
			7. 治疗	2
			8. 预防	2
		（七）细菌性痢疾	1. 病原学	2
			2. 流行病学	2
			3. 病机病理	2

考试学科	单　元	细　目	要　　点	考试科目
传染病学	二、常见传染病	（七）细菌性痢疾	**4.** 临床表现	**2**
			5. 实验室检查	**2**
			6. 诊断与鉴别诊断	**2**
			7. 治疗	**2**
			8. 预防	**2**
		（八）近年新发、多发传染病	**1.** 近年新发的传染病概况	**2**
			2. 近年多发的传染病概况	**2**
	三、医院感染	消毒与隔离	**1.** 消毒	**2**
			2. 隔离	**2**
			3. 医院感染的预防	**2**
医学心理学	一、心理学基础知识	人的心理现象	**1.** 心理学的内容	**2**
			2. 认识过程：感觉、知觉、记忆、想象和注意	**2**
			3. 情感过程：情绪和情感的定义、分类和作用	**2**
			4. 个性的定义、内容和个性心理特征	**2**
	二、心理应激	应激反应	**1.** 应激、应激源及种类	**2**
			2. 中介机制和应激反应	**2**
			3. 应对与心理防御机制	**2**
	三、心身疾病	（一）心身疾病的概述	**1.** 心身疾病的特点	**2**
			2. 心身疾病的诊断要点	**2**
			3. 心身疾病的治疗原则	**2**
		（二）临床心身相关问题	**1.** 临床典型的心身疾病	**2**
			2. 睡眠障碍与疼痛心理	**2**
			3. 妇科和儿科心身疾病	**2**
	四、心理障碍	（一）心理障碍的概述	**1.** 心理障碍的判断标准	**2**
			2. 心理障碍的分类	**2**
		（二）神经症性障碍	**1.** 神经症性障碍的临床特征与常见症状	**2**
			2. 临床常见神经症性障碍：焦虑症、抑郁症、恐惧症、强迫症、神经衰弱	**2**
		（三）其他类型的心理障碍	**1.** 人格障碍及类型	**2**
			2. 行为不良	**2**
	五、心理健康	（一）心理健康概述	**1.** 心理健康的意义	**2**
			2. 心理健康的标准	**2**

考试学科	单　元	细　目	要　点	考试科目
医学心理学	五、心理健康	（二）心理健康的发展	1. 不同年龄的心理健康：婴幼儿、儿童期、青春期、中年期和老年期	2
			2. 不同群体的心理健康：家庭、学校和职业	2
	六、病人心理与医患关系	（一）病人的心理问题	1. 病人角色	2
			2. 病人的心理需要	2
			3. 病人的一般心理问题	2
			4. 各类病人的心理特点：门诊、住院和手术病人	2
		（二）医患关系	1. 医患关系的模式与重要性	2
			2. 医务人员的心理素质培养	2
			3. 医务人员与患者的沟通技巧	2
医学伦理学	一、医学的道德传统	（一）中国医学的道德传统	1. 中国医学道德规范	2
			2. 中国古代医学家的道德风范	2
		（二）外国医学的道德传统	1. 外国医学道德规范	2
			2. 外国医学家的道德风范	2
	二、医学伦理学的基本原则与范畴	（一）医学伦理学的基本原则	1. 不伤害原则	2
			2. 有利原则	2
			3. 尊重原则	2
			4. 公正原则	2
		（二）医学伦理学的基本范畴	1. 权利与义务	2
			2. 情感、良心	2
			3. 审慎、保密	2
			4. 荣誉与幸福	2
	三、临床诊疗的道德要求	（一）临床诊断的道德要求	1. 询问病史的道德要求	2
			2. 体格检查的道德要求	2
			3. 辅助检查的道德要求	2
			4. 会诊的道德要求	2
		（二）临床治疗的道德要求	1. 药物治疗的道德要求	2
			2. 非药物治疗的道德要求	2
	四、疾病预防的道德要求	（一）卫生防疫道德	1. 卫生防疫的道德内涵	2
			2. 卫生防疫的道德要求	2
		（二）中医“治未病”理论的道德内涵	1. “治未病”理论	2
			2. “治未病”实践的道德准则	2

考试学科	单　元	细　目	要　　点	考试科目
医学伦理学	五、医学研究道德	（一）人体试验的道德准则	1. 有利于医学和社会发展	2
			2. 维护受试者利益	2
			3. 受试者知情同意	2
			4. 严谨的科学态度	2
		（二）医学研究的伦理审查	1. 伦理审查程序	2
			2. 利益冲突的预防	2
	六、医德修养与评价	（一）医德修养	1. 医德修养含义	2
			2. 医德修养的途径、方法	2
		（二）医德评价	1. 医德评价及标准	2
			2. 医德评价方式	2
	七、医疗机构从业人员行为规范	（一）医疗机构从业人员行为规范总则	总则	2
		（二）医疗机构从业人员基本行为规范	基本行为规范	2
		（三）医师行为规范	具体行为规范	2
卫生法规	一、卫生法中的法律责任	（一）卫生法中的民事责任	1. 民事责任的概念及其特征	2
			2. 民事责任的构成	2
			3. 承担民事责任的方式	2
		（二）卫生法中的行政责任	1. 行政责任的概念及其特征	2
			2. 行政责任的构成	2
			3. 行政责任的形式	2
		（三）卫生法中的刑事责任	1. 刑事责任的概念及其特征	2
			2. 刑事责任的构成	2
	二、相关卫生法律法规	（一）《中华人民共和国执业医师法》	1. 执业医师享有的权利	2
			2. 执业医师在执业活动中应履行的义务	2
			3.《执业医师法》对医师在执业活动中提出的法定要求	2
			4.《执业医师法》规定的法律责任	2
		（二）《中华人民共和国药品管理法》	1. 药品必须符合法定要求	2
			2. 假药和劣药	2
			3. 特殊管理的药品	2

考试学科	单　元	细　目	要　　点	考试科目
卫生法规	二、相关卫生法律法规	（二）《中华人民共和国药品管理法》	4.《药品管理法》及相关法规、规章对医疗机构及其人员的有关规定	2
			5.《药品管理法》规定的法律责任	2
		（三）《中华人民共和国传染病防治法》	1. 法定传染病的分类	2
			2. 传染病防治方针与管理原则	2
			3. 传染病预防与疫情报告	2
			4. 传染病疫情控制措施及医疗救治	2
			5. 相关机构及其人员违反《传染病防治法》有关规定应承担的法律责任	2
		（四）《突发公共卫生事件应急条例》	1. 突发公共卫生事件的预防与应急准备	2
			2. 突发公共卫生事件的报告与信息发布	2
			3. 突发公共卫生事件的应急处理	2
			4.《突发公共卫生事件应急条例》规定的法律责任	2
		（五）《医疗事故处理条例》	1. 医疗事故的处理原则与分级	2
			2. 医疗事故的预防与处置	2
			3. 医疗事故的处理	2
		（六）《中华人民共和国中医药条例》	1.《中医药条例》制定目的与适用范围	2
			2. 国家发展中医药的方针、政策	2
			3. 发展中医药事业的原则与中医药现代化	2
			4. 中医医疗机构与从业人员	2
			5. 中医药教育与科研	2
			6. 中医药发展的保障措施	2

第三、四部分　专业知识与专业实践能力

考试学科	单　元	细　目	要　　点	考试科目
中医儿科学	一、儿科学基础	（一）小儿生长发育	**1.** 年龄分期	3
			2. 生理常数	3
		（二）小儿生理、病因、病理特点	**1.** 生理特点	3
			2. 病因特点	3
			3. 病理特点	3
		（三）诊法概要	**1.** 概述	3
			2. 望诊	3
			3. 闻诊	3
			4. 问诊	3
			5. 切诊	3
		（四）儿科治法概要	**1.** 中药内治疗法	3
			2. 中药外治疗法	3
			3. 小儿推拿疗法	3
		（五）儿童保健	**1.** 胎儿期保健	3
			2. 新生儿期保健	3
			3. 婴儿期保健	3
			4. 青春期保健	3
	二、新生儿疾病	（一）胎怯	**1.** 概述	3
			2. 病因病机	3
			3. 辨证论治	3、4
		（二）硬肿症	**1.** 概述	3
			2. 病因病机	3
			3. 辨证论治	3、4
		（三）胎黄	**1.** 概述	3
			2. 病因病机	3

考试学科	单　元	细　目	要　点	考试科目
中医儿科学	二、新生儿疾病	（三）胎黄	3. 诊断	3、4
			4. 辨证论治	3、4
			5. 西医疗法	3、4
	三、肺系疾病	（一）感冒	1. 概述	3
			2. 病因病机	3
			3. 辨证论治	3、4
			4. 多种疗法应用	3、4
		（二）咳嗽	1. 病因病机	3
			2. 辨证论治	3、4
		（三）肺炎喘嗽	1. 概述	3
			2. 病因病机	3
			3. 诊断	3、4
			4. 辨证论治	3、4
			5. 多种疗法应用	3、4
		（四）哮喘	1. 概述	3
			2. 病因病机	3
			3. 诊断	3、4
			4. 辨证论治	3、4
			5. 多种疗法应用	3、4
			6. 西医疗法	3、4
		（五）反复呼吸道感染	1. 概述	3
			2. 病因病机	3
			3. 诊断	3、4
			4. 辨证论治	3、4
	四、脾系疾病	（一）鹅口疮	1. 概述	3
			2. 辨证论治	3、4
		（二）口疮	1. 概述	3
			2. 辨证论治	3、4
			3. 外治疗法	3、4
		（三）胃脘痛	1. 概述	3
			2. 病因病机	3

考试学科	单　元	细　目	要　　点	考试科目
中医儿科学	四、脾系疾病	（三）胃脘痛	3. 辨证论治	3、4
			4. 多种疗法应用	3、4
		（四）泄泻	1. 概述	3
			2. 病因病机	3
			3. 辨证论治	3、4
			4. 多种疗法应用	3、4
		（五）厌食	1. 概述	3
			2. 病因病机	3
			3. 诊断	3、4
			4. 辨证论治	3、4
			5. 多种疗法应用	3、4
		（六）积滞	1. 概述	3
			2. 病因病机	3
			3. 辨证论治	3、4
		（七）疳证	1. 概述	3
			2. 病因病机	3
			3. 诊断	3、4
			4. 辨证论治	3、4
			5. 多种疗法应用	3、4
		（八）营养性缺铁性贫血	1. 概述	3
			2. 病因病机	3
			3. 诊断	3、4
			4. 辨证论治	3、4
			5. 西医疗法	3、4
	五、心肝疾病	（一）汗证	1. 概述	3
			2. 病因病机	3
			3. 辨证论治	3、4
		（二）病毒性心肌炎	1. 概述	3
			2. 病因病机	3
			3. 诊断	3、4
			4. 辨证论治	3、4

考试学科	单　元	细　目	要　点	考试科目
中医儿科学	五、心肝疾病	（三）多发性抽搐症	**1.** 概述	**3**
			2. 病因病机	**3**
			3. 诊断	**3、4**
			4. 辨证论治	**3、4**
		（四）惊风	**1.** 概述	**3**
			2. 病因病机	**3**
			3. 急惊风辨证论治	**3、4**
			4. 慢惊风辨证论治	**3、4**
			5. 惊风多种疗法应用	**3、4**
		（五）癫痫	**1.** 概述	**3**
			2. 病因病机	**3**
			3. 诊断	**3、4**
			4. 辨证论治	**3、4**
	六、肾系疾病	（一）急性肾小球肾炎	**1.** 概述	**3**
			2. 病因病机	**3**
			3. 诊断	**3、4**
			4. 辨证论治	**3、4**
			5. 西医疗法	**3、4**
		（二）肾病综合征	**1.** 概述	**3**
			2. 病因病机	**3**
			3. 诊断	**3、4**
			4. 辨证论治	**3、4**
			5. 雷公藤疗法	**3、4**
			6. 西医疗法	**3、4**
		（三）尿频	**1.** 概述	**3**
			2. 病因病机	**3**
			3. 辨证论治	**3、4**
		（四）遗尿	**1.** 概述	**3**
			2. 病因病机	**3**
			3. 辨证论治	**3、4**
			4. 多种疗法应用	**3、4**

考试学科	单　元	细　目	要　点	考试科目
中医儿科学	六、肾系疾病	（五）脑性瘫痪	1. 概述	3
			2. 病因病机	3
			3. 诊断	3、4
			4. 辨证论治	3、4
			5. 多种疗法应用	3、4
	七、传染病	（一）麻疹	1. 概述	3
			2. 病因病机	3
			3. 诊断	3、4
			4. 辨证论治	3、4
			5. 预防与护理	3、4
		（二）风疹	1. 概述	3
			2. 病因病机	3
			3. 辨证论治	3、4
		（三）猩红热	1. 概述	3
			2. 病因病机	3
			3. 诊断	3、4
			4. 辨证论治	3、4
			5. 西医疗法	3、4
		（四）水痘	1. 概述	3
			2. 病因病机	3
			3. 诊断	3、4
			4. 辨证论治	3、4
		（五）手足口病	1. 概述	3
			2. 病因病机	3
			3. 诊断	3、4
			4. 辨证论治	3、4
		（六）流行性腮腺炎	1. 概述	3
			2. 病因病机	3
			3. 辨证论治	3、4
		（七）传染性单核细胞增多症	1. 概述	3
			2. 病因病机	3

考试学科	单　元	细　目	要　　点	考试科目
中医儿科学	七、传染病	（七）传染性单核细胞增多症	3. 诊断	3、4
			4. 辨证论治	3、4
		（八）流行性乙型脑炎	1. 概述	3
			2. 病因病机	3
			3. 诊断	3、4
			4. 辨证论治	3、4
			5. 预防与护理	3、4
	八、其他疾病	（一）蛔虫病	1. 病因病机	3
			2. 诊断	3、4
			3. 辨证论治	3、4
		（二）夏季热	1. 概述	3
			2. 病因病机	3
			3. 辨证论治	3、4
		（三）紫癜	1. 概述	3
			2. 病因病机	3
			3. 诊断	3、4
			4. 辨证论治	3、4
		（四）皮肤黏膜淋巴结综合征	1. 概述	3
			2. 病因病机	3
			3. 诊断	3、4
			4. 辨证论治	3、4
		（五）高热	1. 概述	3
			2. 应急处理	3、4
		（六）惊厥	1. 概述	3
			2. 诊法提示	3、4
			3. 应急处理	3、4
		（七）急性心功能不全	1. 概述	3
			2. 诊法提示	3、4
			3. 应急处理	3、4
		（八）小儿液体疗法	1. 水、电解质和酸碱平衡紊乱	3、4
			2. 小儿液体疗法的基本疗法	3、4

大 纲 细 则

中医基础理论

第一单元 阴阳五行学说

细目一 阴阳学说在中医学中的应用

阴阳，是中国古代哲学的一对范畴，是对自然界相互关联的某些事物或现象对立双方属性的概括，并含有对立统一的内涵。阴和阳，既可以代表两种相互对立的事物和势力，又可以代表和用以分析同一事物内部相互对立的两个方面。

阴阳学说是研究阴阳的内涵及其运动变化规律，并用以阐释宇宙万物的发生、发展和变化的一种古代哲学理论。

要点一 说明人体的组织结构

人体是一个有机整体。组成人体的脏腑、经络、形体组织，既是有机联系的，又都可以根据其所在部位、功能特点划分为相互对立的阴阳两部分。如脏为阴，腑为阳；心在上应夏为阳中之阳，肾在下应冬为阴中之阴；背为阳，腹为阴等。

要点二 说明人体的生理功能

人体阴阳二气交感相错，相互作用，推动着人体内物质与物质、物质与能量之间的相互转化，推动和调控着人体的生命过程。并维系其协调平衡，使生命活动及各种生理活动有序进行，并稳定发挥。故《素问》说："阴平阳秘，精神乃治；阴阳离决，精气乃绝。"

要点三 说明人体的病理变化

阴阳学说用以阐释人体的病理变化，主要表现为分析病因的阴阳属性和分析病理变化的基本规律。

一般来说，六淫属阳邪；饮食居处、情志失调等属阴邪。而六淫之中，风邪、暑邪、火（热）邪属阳；寒邪、湿邪属阴。病理变化有阴阳偏盛、阴阳偏衰，以及阴阳互损等。如"阴胜则阳病，阳胜则阴病，阳胜则热，阴胜则寒"，"阳虚则寒，阴虚则热"。

要点四 用于疾病的诊断和治疗

1. 用于诊断

中医学诊断疾病包括诊察疾病和辨识证候两方面。

望、闻、问、切四诊所收集到的症状和体征，常用阴阳来进行分析。如四诊中，色泽鲜明者属阳，晦暗者属阴；脉浮、数、洪、滑等属阳，沉、迟、细、涩等属阴。

阴阳是"八纲辨证"的总纲，阳证可概括热证、实证、表证，阴证可概括寒证、虚证、里证。

2. 用于治疗

（1）确定治疗原则

阴阳偏胜的治疗原则：阴阳偏胜为邪气盛的实证，故治疗应“泻其有余”（实者泻之）。凡阴胜的实寒证，用“寒者热之”的治则；阳胜的实热证，用“热者寒之”的治则。因为阴胜可致阳气损伤（阴长阳消），阳胜可致阴液耗损（阳长阴消），“泻其有余”的同时，配用“补其不足”（补阳或补阴）之法。

阴阳偏衰的治疗原则：阴阳偏衰为正气不足的虚证，故治宜“补其不足”（虚者补之）。凡阴虚不能制阳而致阳相对亢盛（阴消阳长）的虚热证，宜用补阴；阳虚不能制阴而致阴相对亢盛（阳消阴长）的虚寒证，宜用补阳。此种治疗原则，称之为“阳病治阴，阴病治阳”。又称作“壮水之主，以制阳光”，“益火之源，以消阴翳”。若阴损及阳或阳损及阴而致阴阳两虚则应阴阳并补。

（2）药物性能

药性有寒、热、温、凉“四气”。其中寒、凉属阴，热、温属阳。能减轻或消除热证的药物，一般属于寒性或凉性；能减轻或消除寒证的药物，一般属于热性或温性。

药味主要有酸、苦、甘、辛、咸“五味”，还有淡味。其中辛、甘、淡属阳；酸、苦、咸属阴。

升降浮沉是指药物作用的趋向。升是上升，降是下降，浮是发散，沉是泄利。升浮之药，其性多有上升、发散的特点，故属阳。沉降之药，其性多有收涩、泻下、重镇的特点，故属阴。

细目二　五行学说在中医学中的应用

五行即木、火、土、金、水五种基本物质的运动变化。

五行学说是以木、火、土、金、水五种物质的特性及其相生、相克规律来认识世界、解释世界和探求宇宙事物运动变化规律的一种世界观和方法论。

要点一　说明五脏生理功能及相互关系

1. 说明五脏的生理特点

主要以五行的特性来说明五脏的生理功能。如木有生长、升发、舒畅、条达的特性，而肝喜条达而恶抑郁，有疏通气血，调畅情志的功能，故以肝属木。余依此类推，心属火，脾属土，肺属金，肾属水。

2. 构建天人一体的五脏系统

主要以五行特性的类比和推演络绎，建立了以五脏为中心的天人一体的五脏系统，从而使人体内外环境联结成一个密切相关的整体。（见事物属性五行系统归类表）

事物属性的五行归类表

自然界							五行	人体						
五音	五味	五色	五化	五气	五方	五季		五脏	五腑	五官	形体	情志	五声	变动
角	酸	青	生	风	东	春	木	肝	胆	目	筋	怒	呼	握
徵	苦	赤	长	暑	南	夏	火	心	小肠	舌	脉	喜	笑	忧
宫	甘	黄	化	湿	中	长夏	土	脾	胃	口	肉	思	歌	哕
商	辛	白	收	燥	西	秋	金	肺	大肠	鼻	皮	悲	哭	咳
羽	咸	黑	藏	寒	北	冬	水	肾	膀胱	耳	骨	恐	呻	栗

3. 说明五脏之间的生理联系

一是以五行相生说明五脏之间的资生关系。如肝生心，木生火，即肝藏血以济心，肝之疏泄以助心行血等。二是以五行相克关系说明五脏之间的制约关系。如肾制约心，水克火。即肾水可以上济心阴，以防止心火之亢盛等。三是以五行的制化和胜复来说明五脏之间的自我调节，以保持其整体的协调平衡和人体内环境的统一。

要点二　说明五脏病变的相互影响

五行学说可以阐释五脏病变的相互影响和相互传变。主要表现在如下方面：一是相生关系的传变，包括“母病及子”和“子病及母”两方面。二是相克关系的传变，包括“相乘”传变和“相侮”传变两方面。

此外，五行学说还用以阐释五脏发病与季节的关系。

要点三　指导疾病的诊断

主要在于分析四诊所收集的外在表现，依据五行属性归类和五行生克乘侮规律，以确定五脏病变的部位，并分析其传变趋势等。

从本脏所主的色、味、脉来诊断本脏病。如面色赤，口味苦，脉象洪，可以诊断为心火亢盛等。

要点四　指导疾病的治疗

1. 控制五脏疾病的传变

运用五行母子相及与相乘、相侮关系来说明五脏疾病的相互传变。临床上除针对病脏进行治疗外，还应注意其可能被传及的脏腑，采取预防性治疗措施，控制其传变。如《难经》说“见肝之病，则知肝当传之于脾，故先实其脾气”。疾病的传变与否，主要取决于脏气的盛或衰。而“盛则传，虚则受”，则是五脏疾病传变的基本规律。

2. 确定治疗原则

根据相生关系来确定治疗原则，可以概括为补母和泻子，即《难经》所谓的“虚者补其母，实者泻其子”。补母，即是针对具有母子关系的虚证而治，如肝虚补肾，因为肾为肝之母，所以补肾水可以生肝木。泻子，则是针对具有母子关系的实证而治，如肝实泻心，因为心为肝之子，所以泻心火有助于疏泄肝木。

根据相克关系来确定治疗原则，可以概括为抑强和扶弱，即泻其克者之强，补其被克者之弱。如肝木太过而乘脾土，肝木太过为强，必须泻之，脾土被乘为弱，必须补之。

3. 制订治疗方法

药物疗法方面，依据五行相生规律确定的治法，常用的有滋水涵木、益火补土、培土生金和金水相生等法。依据五行相克规律确定的治法，常用的有抑木扶土、培土制水、佐金平木和泻南补北等法。

（张国霞）

第二单元　藏象

细目一　藏象学说的概念和特点

要点一　藏象的基本概念

藏，是指藏于体内的内脏，包括五脏（肝、心、脾、肺、肾）、六腑（胆、胃、小肠、大肠、膀胱、三焦）和奇恒之腑（脑、髓、骨、脉、胆、女子胞）。

象，涵义有二：一是指表现于外的生理、病理现象，如“肝病者，两胁下痛引少腹，令人善怒”（《素问》）。二是指内在以五脏为中心的五个生理病理系统与外在自然环境的事物与现象类比所获得的比象，如心气通于夏，“南方赤色，入通于心”（《素问》）。

要点二　藏象学说的特点

1. 以五脏为中心的人体自身的整体性。
2. 五脏与自然环境的统一性。

要点三　五脏、六腑、奇恒之腑的功能特点

1. 五脏功能的共同特点

是化生和贮藏精气。故《素问》说：“所谓五脏者，藏精气而不泻也，故满而不能实。”

2. 六腑功能的共同特点

是受盛和传化水谷。故《素问》说：“所谓六腑者，传化物而不藏，故实而不能满也。”

3. 奇恒之腑功能的共同特点

是指形态类似于腑，而功能却与五脏相似。

细目二　心

心居于胸腔，在五行属火，起着主宰生命活动的作用，故《素问》称之为“君主之官”。

要点一　主要生理功能

1. 心主血脉

心主血脉，指运行在脉中的血液，依赖于心气的推动而循环于周身，发挥其濡养的作用。心、脉、血三者构成一个相对独立的循环系统，这个系统的生理功能，都由心所主，故称心主血脉。

心气充沛，血液才能在脉内正常地运行不息，营养全身，而见面色红润光泽，脉象和缓有力等外在表现。心气充沛，血液充盈和脉道通利为血液正常运行最基本的前提条件。如果心气不足，或血脉空虚，可见面色无华，唇甲色淡，脉象细弱无力等；若心血瘀滞，血脉受阻，可见面色灰暗，唇舌青紫，心前区憋闷和刺痛，以及脉象结、代、涩等表现。

2. 心藏神

心藏神，即心主神志，或称心主神明，或称心藏神。神有广义和狭义之分。广义之神，是指整个人体生命活动的外在表现；狭义之神，即是心所主之神志，是指人的精神、意识、思维活动等。由于人的精神、意识和思维活动不仅是人体生理功能的重要组成部分，而且在一定条件下，又能影响整个人体生理功能的协调平衡，所以《素问》说：“心者，君主之官也，神明出焉。”《灵枢》说：“心者，五脏六腑之大主也，精神之所舍也。”

由于血液是神志活动的主要物质基础，故心主神志的功能主要依赖于心血的营养作用。心主神志的功能正常，则精神振奋，神志清晰，思维敏捷，反应灵敏。如心主神志的功能异常，可出现失眠、多梦、健忘、神志不宁，甚至昏迷、谵狂等临床表现。

要点二　生理特性

1. 心主通明。心属火，华彩见于面，为五脏六腑之大主。
2. 心为阳脏而主阳气。
3. 心应夏为阳中之太阳。

要点三　与形、窍、志、液、时的关系

1. 心在体合脉、其华在面

（1）心在体合脉：心合脉，即是指全身的血脉都属于心。心与脉在结构上直接相连，而脉中的血液要依靠心气的推动方能运行不息。

（2）心其华在面：是指心的功能正常与否，可以从面部色泽的变化显露出来。若心气不足，则面色苍白、晦滞；心血虚弱，则面色无华；心血瘀阻，则面色青紫等。

2. 心在窍为舌

在窍为舌，又称舌为“心之苗”。舌的味觉功能和正确地表达语言，均有赖于心主血脉和心主神志的生理功能。心的功能正常，则舌体红活荣润，柔软灵活，味觉灵敏，语言

流利。

3. 心在志为喜

在志为喜，是指心的生理功能与喜有关。喜，一般来说属于对外界刺激产生的良性反应。喜乐愉悦有益于心主血脉的功能，但喜乐过度则可使心神受伤，精神亢奋可使人喜笑不休。

4. 心在液为汗

汗液，是津液通过阳气的蒸腾气化后，从玄府（汗孔）排出之液体。由于汗为津液所化生，血与津液又同出一源，所谓“汗血同源”，而血又为心所主，故有“汗为心之液”之称。

5. 心与夏气相通应

心与夏气相通应，是因为自然界在夏季以炎热为主，在人体则心为火脏而阳气最盛，同气相求，故夏气与心相应。

附：心包络

心包络，简称心包，是心脏外面的包膜，有保护心脏的作用，手厥阴心包经与手少阳三焦经相表里，故心包属于脏。在温病学说中，将外感热病中出现的神昏谵语等心神功能失常的病机，归之于“热入心包”或“痰热蒙蔽心包”等。

细目三 肺

肺位于胸腔，左右各一，覆于心上。肺通过肺系与喉、鼻相连，故称喉为肺之门户，鼻为肺之外窍。

要点一 主要生理功能

1. 肺主气，司呼吸

肺的主气功能包括：主一身之气和主呼吸之气。

肺主一身之气，是指一身之气都归属于肺，由肺所主。其一，肺的呼吸功能健全与否，直接影响着宗气的生成，也影响着全身之气的生成。其二，体现于对全身气机的调节作用。肺有节律地一呼一吸，对全身之气的升降出入运动起着重要的调节作用。所以说，肺主一身之气的作用，主要取决于肺的呼吸功能。

2. 肺主行水，通调水道

肺主行水，指肺气的宣发肃降作用，疏通和调节着全身水液的输布和排泄。共内涵有两方面：一是肺气宣发，将津液布散至全身以濡润之，且主司腠理的开合，调节汗液的排泄；二是肺气肃降，将体内的津液不断地向下输送，至其他脏腑以濡养之，并将脏腑代谢所产生的浊液，下输至肾，经过肾和膀胱的气化作用，生成尿液而排出体外。所以说“肺主行水”，“肺为水之上源”。如果肺的通调水道功能减退，就可导致水湿停聚，产生痰饮、尿少、水肿等病变。

3. 肺朝百脉，主治节

（1）肺朝百脉：是指肺具有辅心行血的作用，即全身的血液，都通过经脉而聚会于肺，通过肺的呼吸，进行气体交换，然后再输布到全身。

（2）肺主治节："治节"，即治理和调节。《素问》说："肺者，相傅之官，治节出焉。"肺的治节作用，主要体现于四个方面：一是肺主呼吸运动；二是随着肺的呼吸运动，治理和调节着全身的气机；三是由于调节着气的升降出入运动，因而辅助心脏，推动和调节血液的运行；四是肺的宣发和肃降，治理和调节津液的输布和排泄。因此，肺主治节，实际上是对肺的主要生理功能的高度概括。

要点二　生理特性

1. 肺为华盖，肺为娇脏

（1）肺为华盖：肺位于胸腔，左右各一，其位最高，故称"华盖"。

（2）肺为娇脏：因肺叶娇嫩，不耐寒热，易被邪侵，故又称"娇脏"。

2. 主宣发和肃降

（1）肺主宣发：所谓"宣发"，即是升宣和布散，是肺气向上的升宣和向外的布散。

（2）肺主肃降：所谓"肃降"，即是清肃、洁净和下降，是肺气向下的通降的作用。

肺主宣发和肃降的生理作用，主要体现于三个方面：一是通过肺的宣发，呼出体内的浊气；通过肺的肃降，吸入自然界的清气。二是将肺吸入的清气和由脾转输而来的津液和水谷精微，敷布至全身，宣发外达于皮毛，肃降下行而布散。三是通过宣发卫气，调节腠理之开合，将代谢后的津液化为汗液，排出体外；通过肃降将脏腑代谢后产生的浊液下输于肾和膀胱，成为尿液生成之源，并能肃清肺和呼吸道内的异物，以保持呼吸道的洁净。

肺的宣发和肃降，是相反相成的矛盾运动。二者功能失去协调，会发生"肺气失宣"或"肺失肃降"的病变，出现呼吸不利、胸闷、咳喘、咯痰、咯血以及鼻塞、无汗等症状。

要点三　与形、窍、志、液、时的关系

1. 肺在体合皮，其华在毛

（1）肺在体合皮：在体合皮，指皮肤依赖于卫气和津液的温养和润泽，是抵御外邪侵袭的重要屏障。由于肺具有宣发卫气，输精于皮毛等生理功能，故肺的生理功能正常，皮肤得养，则抵御外邪侵袭的能力亦较强。汗孔又称"气门"，亦有"宣肺气"的作用。

（2）肺其华在毛：由于肺合皮肤，故毫毛也要得到肺宣发的卫气和津液的温养和润泽。肺的功能正常，则毫毛光泽而不易脱落；若肺失宣发，则毫毛憔悴枯槁，并易脱落。

2. 肺在窍为鼻

肺开窍于鼻，鼻与喉相通而连于肺，故有"鼻为肺之窍"、"喉为肺之门户"的说法。

3. 肺在志为忧（悲）

悲和忧同属肺志，皆为人体正常的情绪变化或情感反应，是肺气生理功能的表现形式。过度悲伤或忧伤，则易伤肺。悲伤过度，可出现气短等肺气不足的症状。反之，肺虚

衰或肺宣降失常时，易产生悲忧的情绪变化。

4. 肺在液为涕

涕是鼻中的津液，并有润泽鼻窍的功能。鼻为肺窍，若肺寒，则鼻流清涕；肺热，则鼻流浊涕；肺燥，则鼻干涕少或无涕。

5. 肺与秋气相通应

肺主秋。肺与秋同属五行之金。时令至秋，暑去而凉生，草木皆凋。人体肺脏主清肃下行，同气相求，故与秋气相应，秋燥更易伤肺。

细目四　脾

脾位于中焦，在膈之下。人体的消化运动，主要依赖于脾和胃的生理功能，所以《素问》说："脾胃者，仓廪之官，五味出焉。"

要点一　主要生理功能

1. 脾主运化

运，即转运输送；化，即消化吸收。脾主运化，是指脾具有把水谷化为精微，并将精微物质转输至全身的生理功能。脾主运化功能可分为运化水谷和运化水液两个方面。

（1）运化水谷：即是对饮食物的消化和吸收。饮食入胃后，经过初步的消化，向下输送到小肠进一步消化，脾吸收其中的精微，然后转输至心肺，化生气血布散于周身。脾气健运水谷精微能够充分吸收，化生精、气、血、津液等，使脏腑、经络等组织得到充分的营养。反之，脾失健运，则机体的消化吸收功能减退，气血生化不足，出现腹胀、便溏、食欲不振，以至倦怠、消瘦等病变。所以称脾胃为"后天之本"、"气血生化之源"。

（2）运化水液：是指对水液的吸收、转输和布散作用。脾主运化水液能将水谷精微所化生的津液上输于肺，又能将代谢后的水液及时地转输至肺和肾，通过肺、肾的气化功能，化为汗和尿排出体外。因此，脾气健运与否影响津液的生成、输布和排泄。脾失健运，导致水液在体内停滞，聚湿、生痰，甚则引起水肿。

2. 脾主统血

脾主统血，即指脾有统摄血液在经脉之中流行，防止逸出脉外的功能。脾统血的主要机理，实际上是脾气的固摄作用。脾气充足，血液就能循其常道而行。如脾气虚弱，不能控制血液在脉中流行，则可导致便血、尿血、崩漏等出血病证，也称作"脾不统血"。

要点二　生理特性

1. 脾气主升

所谓"升"，是指脾气的运动特点，以上升为主。包括升清和升举两方面。所谓升清的"清"，是指水谷精微等营养物质。"升清"，是指脾将水谷精微等营养物质吸收和上输于心、肺、头目，通过心肺的作用化生气血，以营养全身，故说"脾以升为健"。

脾主升举以维持人体内脏相对恒定位置。若脾气不能升清，可出现神疲乏力、头目眩晕、腹胀、泄泻等症。若脾气（中气）下陷，则可见久泄脱肛，甚或内脏下垂等病证。

2. 脾喜燥恶湿

由于内湿、外湿皆能困遏脾气，致使脾气不升，影响正常功能的发挥，故脾脏喜干燥清爽，即所谓“脾喜燥恶湿”。

要点三　与形、窍、志、液、时的关系

1. 脾在体合肉，主四肢

（1）脾在体合肉：脾胃为气血生化之源，全身的肌肉，都需要依靠脾胃所运化的水谷精微营养，才能丰满壮实。因此，脾的运化功能障碍，致肌肉消瘦，软弱无力，甚至萎弱不用。

（2）脾主四肢：人体的四肢，同样需要脾胃运化的水谷精微来营养，以维持其正常的生理活动。脾气健运，四肢的营养充足，则活动轻劲有力；若脾失健运，四肢营养不足，则可见倦怠无力，甚或萎弱不用。

2. 脾在窍为口，其华在唇

（1）脾在窍为口：脾开窍于口，系指饮食口味等与脾的运化功能密切相关。

（2）脾其华在唇：口唇的色泽，与全身的气血是否充盈有关。由于脾为气血生化之源，所以口唇的色泽是否红润，也是脾胃运化功能的反映。

3. 脾在志为思

脾在志为思，是指脾的生理功能与思有直接关系。思虑过度，或所思不遂，易妨碍脾气的运化功能，致使脾胃之气结滞，脾气不能升清、胃气不能降浊，因而出现不思饮食、脘腹胀闷、头目眩晕等症。

4. 脾在液为涎

涎，为唾液中较清稀者，具有保护、润泽口腔的作用。在正常情况下，涎液上行于口，但不溢于口外。若脾胃不和，则往往导致涎液分泌急剧增加，而发生口涎自出等现象。

5. 脾与长夏之气相通应

脾与四时之外的“长夏”（夏至～处暑）相通应。长夏之季节，气候炎热，雨水较多，天阳下迫，地气上腾，湿为热蒸，合于土生万物之象，而人体的脾主运化，类于“土爰稼穑”，故脾与长夏，同气相求相通应。

细目五　肝

肝位于腹部，横膈之下。肝在五行属木，主动，主升。所以《素问》说：“肝者，将军之官，谋虑出焉。”

要点一　主要生理功能

1. 肝主疏泄

肝主疏泄，疏，即疏通；泄，即发泄、升发。肝的疏泄功能，主要表现在以下方面：

（1）调畅气机：气机，即气的升降出入运动。机体脏腑、经络等的生理活动，全赖气的升降出入运动。肝的疏泄功能对气的升降出入之间的平衡协调，起着调节作用。肝的疏泄功能异常，可出现两个方面的病理表现：一是肝失疏泄，气机的疏通和畅达受阻，从而形成气机郁结的病理变化；二是肝的升发太过，形成肝气上逆的病理变化。

血的运行和津液的输布排泄，亦有赖于气的升降出入运动。

（2）促进脾胃的运化功能和胆汁的分泌排泄：肝的疏泄功能可调畅全身气机，促进脾胃之气的升降。如肝的疏泄功能异常，影响脾的升清，见眩晕、食少、飧泄；或影响胃的降浊，见呕逆嗳气、脘腹胀痛、便秘。肝的疏泄有助于胆汁的分泌与排泄。肝气郁结，可影响胆汁的分泌与排泄，出现胁下胀满、疼痛、口苦、纳食不化，甚则黄疸等。

（3）调畅情志：情志活动虽由心主，但与肝的疏泄功能亦密切相关。肝的疏泄功能正常，则气机调畅，气血和调，心情开朗。肝的疏泄功能失常，若肝气郁结，则心情抑郁，多愁善虑；若肝气亢奋，则性情急躁，容易发怒。

（4）女子的排卵和月经来潮、男子的排精，亦与肝的疏泄功能密切相关。

2. 肝主藏血

肝主藏血，是指肝具有贮藏血液和调节血量的生理功能。肝内贮存一定的血量，可以制约肝气，同时亦有防止出血的作用。当机体活动剧烈或情绪激动时，肝脏就把所贮存的血液向外输布，以供机体的需要。当人体在安静休息及情绪稳定时，由于全身活动量少，机体的血液需要量相对减少，部分血液便藏之于肝。

肝的调节血量功能，是以贮藏血液为前提的，只有充足的血量贮备，才能有效地进行调节。并且这种调节，实际上是肝的疏泄功能对血液运行发挥作用的一种表现。

要点二　生理特性

1. 肝为刚脏

肝为刚脏，是指肝气主升主动，具有刚强躁急的生理特性而言。肝在五行属木，肝气性喜条达而恶抑郁。肝病常表现为肝气升动太过的病理变化，如肝气上逆、肝火上炎、肝阳上亢和肝风内动等。

2. 肝主升发

肝主升发，是指肝具有升发阳气以调畅气机的作用。肝气通于春，内藏生升之气，肝气升发则气血冲和，五脏安定，生机不息。由于肝气主升发之特性，决定了肝之病变以升发太过为多见。

要点三　与形、窍、志、液、时的关系

1. 肝在体合筋、其华在爪

（1）肝在体合筋：肝主筋，主要是由于筋有赖于肝血的滋养。肝的血液充盈，筋得其

养，才能运动有力而灵活。如果肝血衰少，筋失所养，则表现为关节活动不利，容易疲劳，或出现手足振颤、肢体麻木等症。

（2）肝其华在爪：爪，即爪甲，包括指甲和趾甲，乃筋之延续，故称“爪为筋之余”。肝血的盛衰，可影响爪甲的荣枯。

2. 肝在窍为目

肝的经脉上联于目系，眼目有赖于肝气之疏泄和肝血之营养，才能发挥正常的视觉功能，故说“肝开窍于目”。如肝之阴血不足，则两目干涩，视物不清；肝经风热，则目赤痒痛；肝阳上亢，则头目眩晕等。

3. 肝在志为怒

肝在志为怒，怒是人们在情绪激动时的一种情志变化。怒对于人体的生理活动，一般来说是一种不良的刺激，可使气血上逆，阳气升泄，故《素问》说：“怒则气逆，甚则呕血、飧泄。”

4. 肝在液为泪

肝开窍于目，泪从目出，具有濡润、保护眼睛的功能。如肝的阴血不足，可见两目干涩；肝经湿热，可见目眵增多、迎风流泪等。

5. 肝与春气相通应

肝与春气相通应，是因为春气一年之始，阳气始生，自然界生机勃发，一派欣欣向荣之象。而人体之肝则主疏泄，恶抑郁而喜条达，故肝与春气相通应。

细目六 肾

肾位于腰部，左右各一，故《素问》说：“腰者，肾之府。”由于肾藏“先天之精”，为脏腑阴阳之本、生命之源，故称肾为“先天之本”。

要点一 主要生理功能

1. 肾藏精，主生长发育、生殖

（1）肾藏精：是指肾对于精气具有闭藏的作用。肾对于精气的闭藏，主要表现在促进机体的生长、发育和生殖能力。

肾所藏的精气，包括“先天之精”和“后天之精”。“先天之精”是禀受于父母的生殖之精。“后天之精”是指出生以后，通过脾胃功能，从饮食中生成的水谷之精气，以及脏腑生理活动中化生的精气通过代谢平衡后的剩余部分，藏之于肾。“先天之精”有赖于“后天之精”的不断培育和充养，“后天之精”的化生又依赖于“先天之精”的活力资助。

（2）肾主生长发育：肾藏精，精化气，肾精所化之气为肾气，肾精足则肾气充，肾精亏则肾气衰。人体的生、长、壮、老、已的生命过程取决于肾精及肾气的盛衰。

（3）肾主生殖：青年时期，随着肾中精气的不断充盛，发展到一定阶段，产生了一种促进生殖功能发育成熟的物质，称作“天癸”，于是男子排泄精液，女子月经来潮，具备了生殖能力。如肾中精气不足，可导致生长发育不良、生殖功能低下等病变。

由于肾阴和肾阳是各脏阴阳之本，故在肾的阴阳失调时，会因此而导致其他各脏的阴阳失调。反之，其他各脏的阴阳失调，日久也必累及于肾，损耗肾中精气，导致肾的阴阳失调，这即是“久病及肾”的理论依据。

2. 肾主水

肾主水液，主要指肾中精气的气化功能，对于体内津液的输布和排泄、维持体内津液代谢的平衡，起着极为重要的调节作用。

肾中精气的蒸腾气化主宰着津液代谢，肺、脾等内脏对津液的气化作用，均依赖于肾中精气的蒸腾气化。特别是尿液的生成和排泄，更是与肾中精气的蒸腾气化直接相关，而尿液的生成和排泄，在维持津液代谢平衡中又起着极其关键的作用。如果肾中精气的蒸腾气化失常，既可引起关门不利，发生尿少、水肿等病理现象；又可引起气不化水，出现小便清长、尿量增多等病理现象。

3. 肾主纳气

肾主纳气，是指肾有摄纳肺所吸入的清气，防止呼吸表浅，以保证体内外气体正常交换的作用。《类证治裁·喘症》说：“肺为气之主，肾为气之根。”肺吸入之清气，必须下达于肾，说明肺的呼吸要保持一定的深度。若肾的纳气功能减退，摄纳无权，呼吸就表浅，可出现动辄气喘、呼多吸少等病理表现，这即称为“肾不纳气”。

要点二　生理特性

1. 肾为封藏之本。

2. 肾为水火之宅，主一身之阴阳。

3. 肾恶燥，肾为水脏，主藏精，主津液之气化燥则阴津受伤，久则耗损肾精，故恶燥。

要点三　与形、窍、志、液、时的关系

1. 肾在体合骨、生髓，其华在发

（1）肾在体合骨：骨的生长发育，有赖于骨髓的充盈及其所提供的营养。肾中精气充盈，精气生髓，才能充养骨髓。临床上小儿囟门迟闭，骨软无力，以及老年人骨质脆弱，易于骨折等，都与肾中精气不足有关。“齿为骨之余”，齿亦由肾中精气所充养。

（2）肾生髓：髓有骨髓、脊髓和脑髓之分，这三者均属于肾中精气所化生。因此，肾中精气的盛衰，不仅影响骨的生长和发育，也影响到脊髓和脑髓的充盈和发育。

（3）肾其华在发：发的生长，全赖于精和血。发的生长与脱落、润泽与枯槁，不仅依赖于肾中精气之充养，而且亦有赖于血液的濡养，故称“发为血之余”。

2. 肾在窍为耳及二阴

耳的听觉灵敏与否，与肾中精气的盈亏有密切关系。肾中精气充盈，髓海得养，则听觉灵敏；反之，肾中精气虚衰，髓海失养，则听力减退，或见耳鸣，甚则耳聋。故说肾开窍于耳。

二阴中前阴与肾的关系已见前述。粪便的排泄，本是大肠传化糟粕的功能，但亦与肾的气化有关，如肾阴不足时，可致肠液枯涸而便秘；肾阳虚损时，气化无权而致阳虚便秘

或阳虚泄泻等。

3. 肾在志为恐

恐与惊相似，但惊为不自知，事出突然而受惊；恐为自知，俗称胆怯。惊或恐，对机体的生理活动来说，均是不良的刺激。惊恐属肾，恐为肾之志，恐和惊的刺激，易致下焦胀满，甚至遗尿、或神志错乱等。

4. 肾在液为唾

唾为口津中较稠厚者，为肾精所化，咽而不吐，有滋养肾中精气的作用。故若多唾或久唾，则易耗损肾中精气。

5. 肾与冬气相通应

冬季是一年中最寒冷的季节，自然界的物类闭藏以度冬时。人体中肾为水脏，藏精而为封藏之本。同气相求，故以肾应冬。

附：命门

肾为五脏之本，内寓真阴和真阳，人体五脏六腑之阴都由肾阴来资助，五脏六腑之阳又都由肾阳来温养。命门之火亦即肾阳；命门之水亦即肾阴，命门亦即生命之门。

细目七　胆

胆为六腑之一，又隶属于奇恒之腑。胆与肝相连，有经脉相互络属而为表里。

要点　胆的生理功能

1. 胆贮藏和排泄胆汁

胆内藏清净之液，即胆汁。胆汁肝之余气所化生，汇集于胆，泄于小肠，以助饮食物消化。胆汁的化生和排泄，由肝的疏泄功能控制和调节。肝失疏泄，导致胆汁排泄不利，影响及脾胃的运化功能；若胆汁外溢，则可出现黄疸。胆汁直接有助于饮食物的消化，故为六腑之一；因胆本身并无传化饮食物的生理功能，且藏精汁，与胃、肠等腑有别，故又属奇恒之腑。

2. 胆主决断

胆主决断，是指胆在精神意识思维活动中，具有判断事物、作出决断的作用。胆气豪壮之人，剧烈的精神刺激对其所造成的精神影响较小，且恢复较快；胆气虚怯之人，在受到不良的精神刺激后，则易患发疾病，出现胆怯心惊、善恐、失眠、多梦等精神异常的表现。

细目八　胃

胃，又称胃脘，分上、中、下三部。即上脘、中脘和下脘。

要点　胃的生理功能

1. 胃主受纳水谷。受纳，是接受和容纳的意思。饮食入口，容纳于胃，故称胃为

"太仓"、"水谷之海"。机体的生理活动和气血津液的化生，都需要依靠饮食的营养，故又称胃为"水谷气血之海"。

2. 胃主腐熟水谷。腐熟，是饮食物经过胃的初步消化，形成食糜的意思。容纳于胃中的水谷，经过消化腐熟后，下传于小肠，其精微经脾之运化而营养全身。

3. 胃主通降。

细目九　小肠

小肠位于腹中，其上口在幽门处与胃之下口相接，其下口在阑门处与大肠之上口相连。

要点　小肠的生理功能

1. 小肠主受盛化物

小肠的受盛功能主要体现于两个方面：一是小肠能接受经胃初步消化之饮食物；二是指饮食物在小肠内必须贮盛停留相当的时间，以利于进一步消化和吸收。小肠的化物功能，是指将胃下输的食糜，进一步进行消化，化为精微。所以《素问》说："小肠者，受盛之官，化物出焉。"

2. 小肠主泌别清浊

小肠的泌别清浊功能，主要体现于三个方面：一是将经过小肠消化后的饮食，分别为水谷精微和食物残渣两个部分。二是将水谷精微吸收，把食物残渣向大肠输送。三是小肠在吸收水谷精微的同时，也吸收了大量的水液，故又称"小肠主液"。因此，临床上就有"利小便即所以实大便"的治法。

细目十　大肠

大肠亦居腹中，其上口在阑门处紧接小肠，其下端紧接肛门。

要点　大肠的生理功能

1. 大肠主传化糟粕

大肠接受经小肠泌别清浊后所剩下的食物残渣，再吸收其中剩余的水液，形成粪便，经肛门而排出体外。《素问》说："大肠者，传导之官，变化出焉。"

2. 大肠主津

大肠接受由小肠传下的含有大量水液的食物残渣，将其中的水液吸收，使之形成粪便，即所谓燥化作用。大肠吸收水液，参与体内的水液代谢，故说"大肠主津"。

细目十一　膀胱

膀胱位于小腹中央，为贮尿的器官。

要点 膀胱的生理功能

1. 膀胱贮存尿液

人体的津液代谢后的浊液则下归于肾，经肾气的蒸化作用，清者重归于体内参与水液代谢，浊者下归于膀胱，由膀胱来贮存。

2. 膀胱排泄尿液

膀胱中尿液的按时排放，是由肾气和膀胱之气激发和固摄作用调节的。肾气和膀胱之气作用协调，则膀胱开合有度，尿液正常排泄。若肾气和膀胱之气的激发和固摄作用失常，膀胱开合无权。既可出现小便不利，又可出现尿频、尿急、小便失禁等现象。

细目十二 三焦

要点 三焦的生理功能

三焦是上焦、中焦、下焦的合称，为六腑之一，并有“孤府”之称。一般认为，三焦是对人体某些部位和内脏等生理病理的概括。三焦的主要生理功能，一是通行元气，二为水液运行之道路。

1. 三焦主通行诸气和运行水液

（1）三焦通行诸气：三焦是诸气升降出入的通道，又是气化的场所。元气，是人体最根本的气。元气根于肾，通过三焦而敷布于五脏六腑，温养于全身，故三焦是元气运行之通道。

（2）三焦运行水液：《素问》说：“三焦者，决渎之官，水道出焉。”决，疏通之意；渎，沟渠。决渎，即疏通水道，说明三焦有疏通水道、运行水液的作用，是水液升降出入之道路。

2. 上、中、下三焦各自的生理特点

（1）上焦如雾：上焦的生理功能为主气的升发和宣散，但它不是有升无降，而是“升已而降”，故说“若雾露之溉”，因此《灵枢》将其概括为“上焦如雾”，即指上焦具有宣发卫气、布散精微的作用。

（2）中焦如沤：中焦的生理功能特点，《灵枢》概括为“中焦如沤”，即指脾胃运化水谷、化生气血的作用。

（3）下焦如渎：下焦的生理功能，在于排泄糟粕和尿液，故《灵枢》概括为“下焦如渎”，即指肾、膀胱和大小肠等具有分别清浊、排泄废物的作用。

细目十三 脑

脑居颅内，由髓汇集而成。《灵枢·海论》说：“脑为髓之海。”

要点　脑的生理功能

1. 脑主宰生命活动

“脑为元神之府”，元神来自先天，由先天之精化成，先天元气充养，元神藏于脑中，为生命之主宰。故《灵枢》说：“人始生，先成精，精成而脑髓生。”

2. 脑主精神意识

人的精神、意识和思维活动，和脑有一定关系。如明代李时珍明确提出脑与精神活动有关，称“脑为元神之府”；清·汪昂在《本草备要》中也有“人之记性，皆在脑中”的记载。

中医学的藏象学说是以五脏为中心的，故将脑的生理和病理统归于心而分属于五脏。

3. 主感觉运动

脑与人的感觉及运动功能有着密切的联系，如视、听、嗅等感觉和舌的语言运动皆归于脑。这是因为耳、目、鼻等都居于头部，都需依赖脑髓之濡养，才能发挥各自的作用。

细目十四　女子胞

女子胞，又称胞宫，即子宫，位于小腹部，在膀胱之后。

要点　女子胞的生理功能

1. 女子胞主月经和孕育胎儿

（1）主持月经：月经，又称月信、月事等。女子 14 岁左右，天癸至，月事以时下，即月经开始来潮。约到 49 岁左右，月经闭止。月经的产生，是脏腑经脉气血及天癸作用于胞宫的结果，胞宫是产生月经的场所。

（2）孕育胎儿：女子发育成熟之后，月经应时来潮，并有受孕生殖的能力。《类经·藏象经》说：“阴阳交媾，胎孕乃凝，所藏之处，名曰子宫。”受孕之后，月经停止来潮，脏腑经络血气皆下注于冲任，到达胞宫以养胎。

2. 女子胞与脏腑经脉的关系

（1）女子胞与冲、任二脉的关系：冲、任二脉同起胞中，其盛衰受着“天癸”的调节。冲脉为“血海”，任主胞胎，十二经脉气血充盈，溢入冲、任二脉，注入胞宫，发生月经，孕育胎儿。

（2）女子胞与心、肝、脾、肾等脏的关系：月经的来潮以及孕育胎儿，均离不开肾精的充盛、气血的充盈和血液的调节。因此，女子胞的功能与心、肝、脾、肾等脏的生理功能有关。

细目十五　脏腑之间的关系

要点一　脏与脏之间的关系

1. 心与肺

心与肺的关系，主要是心主血脉和肺主气之间的关系。肺主宣发肃降和“朝百脉”，能促进心行血；而血液正常的循环，营养于周身，方能维持肺呼吸功能的正常进行。由于宗气具有走息道而司呼吸、贯心脉而行气血的生理功能，所以联结心和肺中心环节主要是“宗气”。

2. 心与脾

心与脾的关系，主要表现在血液的生成和运行方面的密切联系。脾气健运，气血充盈，则心有所主。脾气健旺，脾的统血功能正常，则血行脉中，而不逸出于脉外。在病理上，若脾气虚弱，运化失职，气血生化无源，或脾不统血，导致血液妄行，均可引起血虚而心无所主。可见眩晕、心悸、失眠、多梦、腹胀、食少、体倦、面色无华等临床表现。

3. 心与肝

心与肝的关系，主要体现在血液运行和精神情志活动方面。心之行血功能正常，则肝有所藏；而肝不藏血，心无所主。故在临床上“心肝血虚”亦常同时出现。人的精神情志活动，虽由心所主，但与肝的疏泄功能亦密切相关。由于情志所伤，多化火伤阴，因而在临床上心肝阴虚、心肝火旺常相互影响或同时并见。

4. 心与肾

心与肾的关系，主要表现在心肾阴阳之间互相依存的关系。心在五行属火，位居于上而属阳；肾在五行属水，位居于下而属阴。心火必须下降于肾，肾水必须上济于心，心肾之间的生理功能才能协调，而称为“心肾相交”，也称“水火既济”。反之，若心火不能下降于肾而独亢，肾水不能上济于心而凝聚，心肾关系失调，出现失眠、心悸、怔忡、心烦、腰膝酸软，或见男子梦遗、女子梦交等一系列的病理表现，即称为“心肾不交”，也称“水火失济”。

5. 肺与脾

肺与脾的关系，主要表现于气的生成和津液的代谢两个方面。宗气的生成，主要依赖于肺的呼吸功能所吸入的清气和脾的运化功能所化生的水谷精气。津液的输布代谢，主要与肺的宣发肃降、通调水道和脾的运化水液、输布津液的功能有关。脾气虚损时，常可导致肺气不足；脾失健运，津液代谢障碍，水液停聚而生痰成饮，影响肺的宣发和肃降，出现喘咳痰多等临床表现。所以说“脾为生痰之源，肺为贮痰之器”。

6. 肺与肝

肺与肝的关系，主要表现于气机的调节方面。肺主降而肝主升，二者对于全身气机的调畅是一个重要的环节。若肝升太过，或肺降不及，则多致气火上逆，可出现咳逆上气，甚则咯血等病证，称之为“肝火犯肺”。相反，肺失清肃，燥热内盛，亦可影响及肝，使肝之疏泄不利，在咳嗽的同时，出现胸胁引痛胀满、头晕头痛、面红目赤等症。

7. 肺与肾

肺与肾的关系，主要表现于水液代谢和呼吸运动两个方面。肾为主水之脏，肺为“水之上源”，肺的宣发肃降和通调水道，有赖于肾的蒸腾气化；而肾的主水功能，亦有赖于肺的宣发肃降和通调水道。因此，肺失宣肃、通调水道失职，累及于肾，而致尿少，甚则水肿；肾的气化失司，关门不利，则水泛为肿，甚则出现喘咳而不得平卧。肺主呼气，肾主纳气。肾气充盛，肺吸入之清气方能下纳于肾。

此外，肺与肾之间的阴液也是相互资生的，肾阴虚与肺阴虚亦可互相损及而同时并见，出现颧红、骨蒸潮热、盗汗、干咳音哑、腰膝酸软等症。

8. 肝与脾

肝与脾的关系，主要表现在肝的疏泄对脾的运化功能的影响，以及在血的生成、贮藏及运行等方面。肝的疏泄功能正常，则脾的运化功能健旺。若肝失疏泄，影响脾的运化功能，可见精神抑郁、胸胁胀满、腹胀腹痛、泄泻便溏等症。脾运健旺，生血有源，且血不逸出脉外，则肝有所藏。若脾虚气血生化无源，或脾不统血，失血过多，均可导致肝血不足。

9. 肝与肾

肝与肾的关系，主要表现于血和精之间以及阴液之间的相互滋生的关系。肝肾之间有“肝肾同源”之说。肝藏血，肾藏精。肝血的化生，有赖于肾中精气；肾中精气的充盛，亦有赖于肝血的滋养。由于肝肾同源，所以肝肾阴阳相互制约，协调平衡。如肾阴不足可引起肝阴不足，阴不制阳而导致肝阳上亢，称之为“水不涵木”；如肝阴不足，可导致肾阴亏虚，而致虚火内生。另外，肝主疏泄与肾主封藏之间亦存在着相互制约、相反相成的关系，主要表现在女子的月经来潮和男子泄精的生理功能。

10. 脾与肾

脾与肾的关系，主要体现在先后天之本的相互促进方面。脾为后天之本，肾为先天之本。脾之健运，化生精微，须借助于肾阳的温煦；而肾中精气亦有赖于水谷精微的培育和充养，才能不断充盈。因此，脾与肾在生理上是后天与先天之间相互资助、相互促进的关系。如肾阳不足，不能温煦脾阳，可见腹部冷痛、下利清谷，或五更泄泻、水肿等症。若脾阳久虚，进而也可损及肾阳，形成脾肾阳虚之病证。

要点二　腑与腑之间的关系

1. 六腑生理功能的相互联系

六腑，是以“传化物”为其生理特点的，六腑之间的相互关系，主要体现于饮食的消化、吸收和排泄过程中的相互联系和密切配合。

饮食入胃，经胃的腐熟和初步消化，下传于小肠，小肠的进一步消化，泌别清浊，其清者为精微物质，经脾的转输，营养全身；其剩余之水液吸收后渗入膀胱；其浊者为糟粕，下达于大肠。渗入膀胱之液，经气化作用及时排出体外；进入大肠的糟粕，经传导与燥化，由肛门排出体外。在饮食的消化、吸收和排泄过程中，还有赖于胆汁的排泄以助食物的消化；三焦则是水谷传化的道路。由于六腑传化水谷，需要不断地受纳、消化、传导和排泄，虚实更替，宜通而不宜滞，有“六腑以通为用”和“腑病以通为补”的说法。

2. 六腑病理变化的相互影响

六腑之间在病理上亦可相互影响。如胃有实热，消灼津液，可致大肠传导不利，大便秘结；而大便燥结，便秘不行，亦可影响胃的和降，而使胃气上逆，出现恶心、呕吐等症。又如胆火炽盛，常可犯胃，导致胃失和降而见呕吐苦水。脾胃湿热，熏蒸肝胆，而使胆汁外泄，可发生黄疸病证。

要点三　脏与腑之间的关系

1. 脏腑表里配合关系的依据

主要为经脉络属、生理配合、病理相关。

2. 心与小肠

手少阴的经脉属心而络小肠，手太阳的经脉属小肠而络心，构成了表里关系。心火下降助小肠泌别清浊，小肠腑气通畅亦有助于心火下降。在病理方面，心有实火，可移热于小肠，引起尿少、尿热赤、尿痛等症。

3. 肺与大肠

肺气的肃降，有助于大肠传导功能的发挥；大肠传导功能正常，则有助于肺气的肃降。若大肠实热，腑气不通，可影响肺的肃降，产生胸满、喘咳等症。如肺失清肃，津液不能下达而肠燥，可见大便干结或便秘。

4. 脾与胃

胃主受纳腐熟，脾主运化，共同完成饮食的消化、吸收及其精微的输布，从而滋养全身，故称脾胃为“后天之本”。脾主升，胃主降，脾气升，则水谷之精微得以输布；胃气降，则水谷及其糟粕才得以下行。故《临证指南医案》说：“脾宜升则健，胃宜降则和。”胃为腑属阳，脾为脏属阴，胃喜润恶燥，脾喜燥恶湿，两脏燥湿相济，阴阳相合，方能完成饮食物的传化过程。

5. 肝与胆

胆附于肝，胆汁来源于肝之余气，胆汁所以能正常排泄和发挥作用，亦依靠肝的疏泄功能。

6. 肾与膀胱

肾与膀胱之间的关系主要体现在小便排泄方面。

（张国霞）

第三单元　精气血津液神

细目一　精

精，是构成人体和维持人体生命活动的最基本物质。中医学精的本始含义，是指具有繁衍后代作用的生殖之精。此称为狭义之精。从精华、精微之意的角度出发，人体之内的血、津液、髓以及水谷精微等一切精微物质，均属于精的广义范畴。

要点一　人体之精的生成、贮藏与施泄

1. 精的生成

（1）先天之精：禀受于父母，故《灵枢》说："两神相搏，合而成形，常先身生，是谓精。"

（2）后天之精：来源于水谷，又称"水谷之精"。

2. 精的贮藏

人体之精分藏于五脏，但主要藏于肾中。

3. 精的施泄

精的施泄有两种形式：一是濡养脏腑，并化气以推动和调控各脏腑的功能。二是化为生殖之精并有度的排泄以繁衍生命。

要点二　人体之精的分类与功能

1. 人体之精的分类

（1）先天之精：禀受于父母，源于父母的生殖之精。

（2）后天之精：源于饮食水谷。

（3）脏腑之精：指分藏于脏腑之中的精。

（4）生殖之精：源于肾精，由先天之精在后天之精的资助下合化而成，起着繁衍后代的作用。

2. 人体之精的功能

（1）繁衍生命：生殖之精，具有繁衍生命的作用。

（2）营养周身：精能滋养人体各脏腑形体官窍。

（3）化生血液：精可以转化为血，是血液生成的来源之一。

（4）化生为气：先天之精可以化生先天之气，水谷之精可以化生后天之气，再加上肺吸入的自然界清气，综合而成一身之气。

（5）精能化神：精是神化生的物质基础。

细目二 气

气是人体内活力很强运行不息的极精微物质，是构成人体和维持人体生命活动的基本物质之一。

要点一 气的生成

1. 气的生成来源

人体之气，源于先天之精所化生的先天之气（元气）、水谷之精所化生的水谷之气和自然界的清气。

2. 气的生成与相关脏腑的关系

（1）肾为生气之根。

（2）脾胃为生气之源。

（3）肺为生气之主。

要点二 气的生理功能

1. 推动与调控作用

人体生长发育及生殖功能的稳定、脏腑经络功能的协调、精气津液的生成及运行输布有序，既有赖于阳气的推动、激发等促进作用，又离不开阴气的宁静、抑制等调控作用，是阴阳二气推动与调控作用相反相成的结果。

2. 温煦与凉润作用

气的温煦作用，具体体现在：温煦机体以维持恒定体温；温煦周身各脏腑组织，以维持其生理活动；维持血和津液等液态物质的正常运行。

如果气的温煦作用失常，可以出现体温偏低、畏寒、四肢欠温，或脏腑经络功能低下，或血和津液运行迟缓等病理变化。

3. 防御作用

气有护卫肌表，抗御外邪的作用。气的防御作用，一方面防御外邪的入侵，另一方面还可驱邪外出。《素问·刺法论》说："正气存内，邪不可干。"

4. 固摄作用

固摄作用，是指气对血、津液、精等液态物质具有固护、统摄和控制作用，以防止其异常流失。

5. 中介作用

指气能感应传导信息以维持机体的整体联系。人体内的各种生命信息的感应传递，以及内外环境各种信息的交流和感应，均以气为中介物质而完成。

要点三　气的运动

1. 气机的概念

气的运动，称作“气机”。

2. 气的运动形式

气的运动以升、降、出、入为基本形式。气的运动应通畅无阻且升降出入运动之间必须保持平衡协调。

3. 气运动的意义

人体整个生命活动都离不开气的升降出入运动。同时，人与自然环境之间的联系和适应，亦与气的升降出入运动密切相关，气的升降出入运动一旦停息，也就意味着生命活动的终止。

4. 气的运动规律及气运动失常的表现形式

（1）脏腑之气的运动规律：脏腑之气的运动规律，体现为脏腑生理活动的特性，亦表现为脏腑之气运动的不同趋势。以五脏而分述之，则心肺位置在上，在上者宜降；肝肾位置在下，在下者宜升；脾胃位置居中，通连上下，为升降转输的枢纽。以六腑而论之，以降为顺。

（2）气运动失常的表现形式：主要表现为气滞、气逆、气陷、气脱、气闭等。

要点四　气的分类

1. 元气的概念、生成、分布与生理功能

（1）元气的概念：元气，又称“原气”、“真气”。是人体最基本、最重要的气，是人体生命活动的原动力。

（2）元气的生成：元气主要由肾藏的先天之精而化生。又依赖脾胃化生的水谷之精的充养。

（3）元气的分布：元气藏于肾中，实即为肾气，以三焦为通道，流布到全身，内而五脏六腑，外而肌肤腠理，无所不至。

（4）元气的生理功能：一是推动和调节人体的生长发育和生殖功能，二是推动和调控各脏腑、经络、形体、官窍的生理活动。

2. 宗气的概念、生成、分布与生理功能

（1）宗气的概念：宗气，是由谷气与自然界清气相结合而积聚于胸中之气，属后天之气范畴。

（2）宗气的生成：宗气是由肺从自然界吸入的清气和脾胃吸收转输的水谷之精气在胸中相结合而生成。

（3）宗气的分布：宗气积聚于胸中，通过上出息道，贯注心脉及沿三焦下行的方式而布散全身。

（4）宗气的主要功能：①走息道而司呼吸。②贯心脉而行气血。③宗气作为后天之气，对先天之气有重要的资助作用。

3. 营气的概念、生成、分布与生理功能

（1）营气的概念：营气，是行于脉中、富有营养作用的气，又称“荣气”、“营阴”。

（2）营气的生成：营气，主要由水谷精气中的精华部分所化生。

（3）营气的分布：营气分布于血脉之中，成为血液的组成部分，循脉上下，营运于全身。

（4）营气的生理功能：化生血液和营养全身。

4. 卫气的概念、生成、分布与生理功能

（1）卫气的概念：卫气，是行于脉外、具有护卫作用的气。卫气与营气相对而言，又称“卫阳”。

（2）卫气的生成：卫气亦由水谷精气所化生。但其特性是“慓疾滑利”，即活力特强，流动很迅速。

（3）卫气的分布：卫气运行于脉外，不受脉道约束，运行于皮肤、分肉之间，“熏于肓膜，散于胸腹”。（《素问·痹论》）

（4）卫气的生理功能：①护卫肌表，防御外邪入侵。②温养脏腑、肌肉、皮毛。③调节控制腠理的开合，控制汗液的正常排泄，以维持体温的相对恒定。

细目三　血

血是循行于脉中而富有营养的红色液态物质，是构成人体和维持人体生命活动的基本物质之一。

要点一　血的生成

水谷精微和肾精是血液化生的基础。它们在脾胃、心、肺、肾等脏腑的共同作用下，经过气化过程而得以化生为血液。

要点二　血的运行

血液的正常运行，与心、肺、肝、脾等脏腑的功能密切相关。

脉道是否通利，血寒或血热等，也是直接影响血液运行的重要因素。

要点三　血的生理功能

1. 濡养作用

血在脉中循行，内至脏腑，外达皮肉筋骨，不断对全身各脏腑组织起着充分的营养和滋润作用，以维持正常的生理活动。

2. 化神作用

血，是机体精神活动的最主要物质基础。

细目四　津液

津液，是机体一切正常水液的总称。它包括各脏腑组织的内在体液及其正常的分泌物，如胃液、肠液和涕、泪等。也是构成人体和维持人体生命活动的基本物质之一。

津和液中质较清稀，流动性较大，布散于体表皮肤、肌肉和孔窍，并能渗注于血脉，起滋润作用的，称为津；质较稠厚，流动性较小，灌注于骨节、脏腑、脑、髓等组织，起濡养作用的，称为液。津和液之间可以相互转化，故津和液常同时并称。

要点一　津液的生成、输布与排泄

1. 津液的生成

津液源于饮食水谷，通过脾胃的运化及小肠的泌别清浊、大肠主津等相关脏腑的功能而生成。

2. 津液的输布

主要依靠脾气的输布散精、肺气的通调水道、肾气的主水液而蒸腾气化，以及肝气疏泄，促进津液输布。此外，三焦水道的通利则保证津液的输布和畅通。

3. 津液的排泄

津液的排泄主要通过汗和尿的排泄来完成。此外，呼气和粪便也能带走少量水液。因此津液的排泄主要与肾、肺、脾的生理功能关系密切。

要点二　津液的生理功能

1. 滋润和濡养作用。
2. 充养血脉。

细目五　神

神是人体生命活动的主宰及其外在总体表现的统称。

要点　神的生成与功能

1. 神的生成

（1）精气血津液为化神之源。
（2）脏腑精气对外界环境的应答。

2. 神的功能

（1）调节精气血津液的代谢。
（2）调节脏腑的生理功能。
（3）主宰人体的生命活动。

细目六　气与血的关系

要点一　气为血帅

1. 气能生血

气能生血，是指血的组成及其生成过程，均离不开气和气的运动变化。

2. 气能行血

血属阴而主静，血不能自行，有赖于气的推动，气行则血行，气滞则血瘀。

3. 气能摄血

血在脉中循行而不逸出脉外，主要依赖于气对血的固摄作用。

要点二　血为气母

血对气的作用即血为气之母。

1. 血能养气

是指气的充盛及其功能的发挥均离不开血液的濡养。

2. 血能载气

血是气的载体，气必须依附于血而得以存于体内，赖血之运载而运行全身。

细目七　气与津液的关系

要点一　气能生津

气是津液生成的动力，津液的生成依赖于气的推动作用。

要点二　气能行津

气是津液在体内正常输布运行的动力，津液的输布及其化为汗、尿等排出体外，全赖于气的推动作用和升降出入运动。

要点三　气能摄津

气的固摄作用控制着津液的排泄，防止无故地流失。

要点四　津能生气

津液在输布过程中受到各脏腑阳气的蒸腾温化，可以化生为气。

要点五　津能载气

津液亦是气运行的载体。在脉外之气的运行必须依附于津液，不会漂浮失散而无归。

细目八　精血津液之间的关系

要点一　精血同源

精与血都由水谷精微化生和充养，化源相同；两者之间又互相资生，互相转化，并都具有濡养和化神等作用。

要点二　津血同源

血和津液的生成都源于水谷精气，由水谷精气所化生，且都具有滋润濡养作用，二者之间可以相互资生，相互转化，故称之为“津血同源”。

细目九　精气神之间的关系

要点一　气能生精、摄精

1. 气能生精

气的运行不息能促进精的化生。

2. 气能摄精

固摄肾精，使精聚而充盈。

要点二　精能化气

人体之精气在气的推动激发作用下可化生为气。

要点三　精气化神

精与气都是神得以化生的物质基础，神必须得到精和气的滋养才能正常发挥作用。

要点四　神驭精气

神以精气为物质基础，又能驭气统精。人体脏腑形体官窍的功能活动及精气血等物质的新陈代谢，都必须受神的调控和主宰。形为神之宅，神乃形之主，神安则精固气畅，神荡则精失气衰。

（郭霞珍）

第四单元　经络

细目一　经络学说

经络，是经脉和络脉的总称，是运行全身气血、联络脏腑形体官窍、沟通上下内外感应传导信息的通路系统。是人体结构的重要组成部分。

要点一　经脉与络脉的区别

经，有路径的意思；络，有网络的意思。经脉是经络系统的主干，有一定的循行径路；络脉是经脉的分支，纵横交错，网络全身。

要点二　经络系统的组成

经络系统，主要由经脉和络脉组成。经脉分为正经和奇经两大类，为经络系统的主要组成部分。此外，还有十二经别、十二经筋和十二皮部，是十二经脉的附属部分。络脉有别络、浮络、孙络之分。

1. 经脉

（1）正经：正经有十二，即手三阴经、手三阳经、足三阴经、足三阳经，合称十二经脉。十二经别是从十二经脉别出的经脉，具有“离、入、出、合”的循行特点。它区别于十二经脉，但仍属于正经的范围。

（2）奇经：奇经有八条，即督脉、任脉、冲脉、带脉、阴跻脉、阳跻脉、阴维脉、阳维脉，合称“奇经八脉”。奇经八脉不同于十二经脉，人的气血常行于十二经脉，当十二经脉气血有余时，则流注于奇经八脉，蓄以备用。

（3）连属部分，即经筋和皮部。经筋，是十二经脉之气“结、聚、散、络”于筋肉、关节的体系。具有连缀百骸，维络周身，主司关节活动的作用。皮部，是十二经脉功能活动反映于体表的部位，亦是络脉之气散布之所在。

2. 络脉

络脉包括别络、浮络、孙络三个部分。别络，是较大的和主要的络脉，共有十五。其中十二经脉和督、任二脉各有一别络，再加上脾之大络，合为十五别络。浮络，是循行于人体浅表部位而常浮现的络脉。因其浮而常见，故称为“浮络”。孙络，又叫孙脉，是最细小的络脉。

细目二　十二经脉

要点一　十二经脉的走向交接规律

手三阴经从胸腔走向手指末端，交手三阳经；手三阳经从手指末端走向头面部，交足三阳经；足三阳经从头面部走向足趾末端，交足三阴经；足三阴经从足趾走向腹腔、胸腔，交手三阴经。其中，阴经与阳经相交，是在手足部位；阳经与阳经相交，是在头面部位；阴经与阴经相交，是在胸部。

要点二　十二经脉的分布规律

1. 头面部

手足阳明经行于面部、额部；手太阳经行于面颊部；足太阳经行于头顶及头后部；手足少阳经行于头侧部。由于手三阳与足三阳在头面部交接，故说“头为诸阳之会”。

2. 四肢部

阴经分布在四肢的内侧面，阳经分布在四肢的外侧面，具体如下：

（1）上肢内侧面是：手太阴经在前缘，手厥阴经在中线，手少阴经在后缘。

（2）上肢外侧面是：手阳明经在前缘，手少阳经在中线，手太阳经在后缘。

（3）下肢内侧面是：足太阴经在前缘，足厥阴经在中线，足少阴经在后缘。（注意：内踝上八寸以下，足厥阴肝经在前缘，足太阴脾经在中线；八寸以上，足太阴脾经在前缘，足厥阴肝经在中线。）

（4）下肢外侧面是：足阳明经在前缘，足少阳经在中线，足太阳经在后缘。

3. 躯干部

十二经脉在躯干部分布的一般规律是：手三阳经行于肩胛部；手三阴经行于腋部；足太阳经行于腰背部；足少阳经行于侧面；足三阴经及足阳明经行于胸腹部，其中，自胸腹正中线向外的顺序依次为：足少阴、足阳明、足太阴、足厥阴。

要点三　十二经脉的表里关系

手太阴肺经与手阳明大肠经相表里，手厥阴心包经与手少阳三焦经相表里，手少阴心经与手太阳小肠经相表里；足太阴脾经与足阳明胃经相表里，足厥阴肝经与足少阳胆经相表里，足少阴肾经与足太阳膀胱经相表里。相为表里的两经，都在四肢末端交接，分别循行于四肢内外两个侧面的相对位置，分别属络于相为表里的脏腑（如手太阳经属小肠络心，手少阴经属心络小肠）。

要点四　十二经脉的流注次序

十二经脉分布在人体的内外上下，其经脉中的气血阴阳是流动不息，循环贯注的。其流注次序是从手太阴肺经开始，依次流至手阳明大肠经、足阳明胃经、足太阴脾经、手少阴心经、手太阳小肠经、足太阳膀胱经、足少阴肾经、手厥阴心包经、手少阳三焦经、足少阳胆经、足厥阴肝经，再流至手太阴肺经，如此首尾相贯，如环无端。

细目三　奇经八脉

要点一　奇经八脉的主要特点

奇者，异也。奇经，是不同于十二经脉（正经）的经脉。奇经八脉，是督脉、任脉、冲脉、带脉、阴跻脉、阳跻脉、阴维脉、阳维脉的总称。

奇经八脉与正经有所不同，主要有以下三个特点：一是分布不像十二经脉那样规则；二是同脏腑没有直接的相互属络关系；三是相互之间也没有表里配合关系。

要点二　督脉的循行部位及基本功能

1. 督脉的循行部位

主干：起于胞中，下出会阴，沿脊柱里面上行，至项后风府穴处进入颅内，络脑，并由项沿头部正中线，经头顶、额部、鼻部、上唇，到上唇系带处。

分支（从略）。

2. 督脉的基本功能

督脉行于背部正中，多次与手足三阳经及阳维脉交会，能总督一身之阳经，故称为“阳脉之海”。督脉行于脊里，上行入脑，并从脊里分出属肾，故与脑、脊髓、肾有密切联系。

要点三　任脉的循行部位及基本功能

1. 任脉的循行部位

起于胞中，下出会阴，经阴阜，沿腹部和胸部正中线上行，至喉咙，上行至下颌部，环绕口唇，分行至目眶下。

2. 任脉的基本功能

任脉行于腹面正中线，多次与手足三阴经及阴维脉交会，能总任一身之阴经，故称为“阴脉之海”。任脉起于胞中，与女子妊娠有关，故又称“任主胞胎”。

要点四　冲脉的循行部位及基本功能

1. 冲脉的循行部位

主干：起于胞中，下出会阴后，从气街部起与足少阴经相并，夹脐上行，散布于胸中，再向上行，经喉，环绕口唇，到目眶下。

分支（从略）。

2. 冲脉的基本功能

冲脉上行至头，下至于足，贯穿全身，成为气血的要冲，能调节十二经气血，故有“十二经脉之海”之称。冲脉又称为“血海”，与女子的月经有密切关系。

要点五　带脉的循行部位及基本功能

1. 带脉的循行部位

起于季胁，斜向下行到带脉穴，绕身一周。在腹面的带脉下垂到少腹。

2. 带脉的基本功能

带脉围腰一周，犹如束带，约束纵行诸脉。

细目四　经络的生理功能

要点一　沟通联系作用

人体的五脏六腑、四肢百骸、皮肉脉筋骨等组织器官之间的联系主要是依靠经络系统的沟通、联络作用实现的。

要点二　运输渗灌作用

人体气血通过遍布全身的经络系统运行到各组织器官，发挥营养作用。

要点三　感应传导作用

感应传导，是指经络系统对于针刺或其他刺激的感觉传递和通导的作用。

要点四　调节作用

经络在沟通、传导功能的基础上，又能调节功能活动，使人体复杂的生理功能互相协调，保持相对的平衡状态。

细目五　经络学说的应用

要点一　阐释病理变化及其传变

1. 经络是外邪内传脏腑的途径。
2. 经络是内脏疾病相互传变的途径。
3. 经络是内脏病变反映到躯体的途径。

要点二　指导疾病的诊断

包括循经诊断、分经诊断等。

要点三　指导疾病的治疗

包括指导针灸推拿治疗、指导药物治疗等。

（张国霞）

第五单元　病因

细目一　六淫

六淫，是风、寒、暑、湿、燥、火（热）六种外感病邪的统称。

风、寒、暑、湿、燥、火（热）本来是指六种自然界的正常气候，简称为“六气”。

要点一　六淫共同的致病特点

六淫致病一般具有以下的共同特点：

1. 季节性、地域性。
2. 外感性。
3. 相兼性。
4. 转化性。

要点二　六淫各自的性质和致病特点

1. 风邪的性质和致病特点

（1）风为阳邪，其性开泄，易袭阳位：风为阳邪，具有轻扬上浮，易袭阳位的性质，所以常伤及人体上部（如头面、咽喉等），见头痛、咽痒、面目浮肿等症状。故《素问·太阴阳明论》说：“伤于风者，上先受之。”风邪具有开泄外越的性质，故易使人体皮毛腠理开泄，出现恶风、汗出等症状。

（2）风性善行而数变：“善行”是指风邪致病具有病位游移、行无定处的特性，如行痹。“数变”是指风邪致病具有变幻无常和发病迅速的特性，如风疹之皮疹瘙痒，发无定处，此起彼伏。

（3）风为百病之长：风邪为六淫中的主要致病因素，具有兼邪同病的特性，其他五邪常依附于风邪侵犯人体，表现为风寒、风热、风湿等兼夹证。所以，风邪常为外邪致病的先导。古人常把风邪作为外感致病因素的总称。

2. 寒邪的性质和致病特点

（1）寒为阴邪，易伤阳气：寒为阴邪，故寒邪致病，为实寒证，并易损伤人体阳气，出现寒盛兼阳伤的虚实夹杂证。寒邪袭表，卫阳被遏可见恶寒；寒邪直中脾胃，损伤脾阳可见呕吐清水、腹泻、脘腹冷痛，以及食欲不振、肢冷、神疲等症。

（2）寒性凝滞：凝滞，即凝结、阻滞不通。寒邪侵犯人体，阻碍气血的运行，使之运行缓慢，甚至凝结不通，不通则痛，故寒邪伤人多见疼痛症状，如头痛、关节痛、腹痛等。

（3）寒性收引：收引，即收缩牵引。寒邪侵袭人体可使气机收敛，腠理、经络、筋脉收缩拘急。如寒邪侵袭肌表，使肌肤收缩而腠理闭塞，可见恶寒、发热、无汗；寒客筋脉，经脉牵引而拘急不舒，可见四肢拘急、屈伸不利。

3. 湿邪的性质和致病特点

（1）湿性重浊：重，即沉重、重着之意；浊，即秽浊。其致病特点一是表现为肢体困重不舒，如头重如裹，周身困重；着痹等。二是分泌物和排泄物多秽浊不洁，如湿邪引起的疮疡、湿疹等。其他如苔腻、面垢、眵多、便下黏液、妇女带下等，皆属湿邪的秽浊之性。

（2）湿为阴邪，易阻遏气机，损伤阳气：湿邪为有形之邪，侵犯人体后，最易阻遏气机，故致病常见胸闷脘痞、小便短涩、大便不爽等症。湿为阴邪，阴胜则阳病，故湿邪停留体内时间过久，还会进一步损伤人体的阳气。又因脾喜燥而恶湿，湿易困脾，所以湿邪尤其容易损伤脾阳，出现形寒怕冷、腹泻、水肿、尿少等症。

（3）湿性黏滞：其致病特点一是病程缠绵难愈或反复发作，如湿温病、湿痹、湿疹。二是湿病症状多黏滞不爽，如分泌物、排泄物滞涩不畅。

（4）湿性趋下，易袭阴位：湿类于水，水性就下，故湿邪亦有趋下的性质。其致病特点是症状多见于下半身，如下肢水肿、小便淋浊、泄痢、妇女带下等。故《素问·太阳阳明论》说："伤于湿者，下先受之。"

4. 燥邪的性质和致病特点

（1）燥性干涩，易伤津液：燥邪侵犯人体，易损伤津液，表现出各种干燥症状，如皮肤干燥皲裂、鼻干咽燥、口唇燥裂、小便短少、大便干结等。正如《素问·阴阳应象大论》说"燥胜则干"。

（2）燥易伤肺：肺为娇脏，喜润恶燥，又开窍于鼻，故燥邪自口鼻而入，最易伤肺。燥邪损伤肺津，影响肺的宣发肃降功能，导致干咳少痰，或痰黏难咯，或痰中带血，以及喘息胸痛等症。

5. 火（热）的性质和致病特点

（1）火热为阳邪，其性炎上：火热为阳盛之邪，阳胜则热，故其致病多见高热、烦渴、汗出、脉洪数等症。火性趋上，侵害人体，多在上部，尤以头面为多见，表现为目赤肿痛、咽喉肿痛、口舌生疮糜烂等。

（2）火热易伤津耗气：火热为阳邪，易伤人体津液，故其致病可在高热的同时，伴见口渴多饮、咽干舌燥、小便短赤、大便秘结等津液损伤之症。火热之邪又能损伤人体正气，从而导致全身性的功能衰退。

（3）火热易生风动血：火热之邪侵袭人体，燔灼肝阴，使筋脉失养，肝风内动，症见高热、四肢抽搐、颈项强直、角弓反张、两目上视、牙关紧闭等，称为"热极生风"。火热之邪侵入血分，使血行加速，甚至迫血妄行，而致各种出血，可见吐血、衄血、便血、尿血和皮肤斑疹等症。

（4）火热易致肿疡：火热之邪入于血分，聚于局部，腐蚀血肉而发为痈肿疮疡。火热之邪引起的疮疡，具有红、肿、热、痛的特点。

（5）火热易扰心神：火热之邪入于营血，尤易扰心神，出现心烦失眠、狂躁妄动、神昏谵语等症。

6. 暑邪的性质和致病特点

（1）暑为阳邪，其性炎热：暑为阳邪，其性炎热，致病多出现阳热症状，如高热、心烦、面赤、脉洪大。

（2）暑性升散，伤津耗气：暑为阳邪，其性上升，故致病易上犯头目，出现头昏、目眩；上扰心神，出现突然昏倒、不省人事。暑性发散，伤津耗气，暑邪伤人使腠理开泄，汗出过多而伤津，气随津泄而致气虚，故暑邪致病可见气短乏力、口渴喜饮、尿赤短少等症。

（3）暑多夹湿：盛夏季节气候炎热、气温较高，且雨水较多、湿度较大，故暑邪易夹湿邪侵犯人体，致病多为暑湿夹杂证，表现为发热、烦渴、四肢困倦、胸闷呕恶、大便溏泄而不爽、苔黄腻等。

细目二 疠气

疠气，是一类具有强烈传染性的外邪。在中医文献记载中，又有“疫气”、“疫毒”、“戾气”、“异气”、“毒气”、“乖戾之气”等名称。

要点一 疠气的致病特点

1. 传染性强，易于流行

疠气具有强烈的传染性和流行性，具有很强的致病性，它可通过口鼻等多种途径在人群中传播，从而造成流行。

2. 发病急骤，病情危重

疠气的毒力比一般的六淫之邪更强，热毒更甚，并常兼夹湿毒、毒雾、瘴气等秽浊之气侵犯人体，故比六淫发病更急，且来势凶猛，病情危笃，死亡率高。

3. 一气一病，症状相似

因为一种疠气引起一种疫病，故致病后症状相似。《素问·刺法论》说：“五疫之至，皆相染易，无问大小，病状相似。”

要点二 疫疠发生与流行的因素

疫疠的发生与流行，多与气候因素、环境因素、预防措施不当和社会因素有关。

细目三 七情内伤

七情即喜、怒、忧、思、悲、恐、惊七种情志活动，属精神致病因素，是内伤病的主要致病因素之一。

突然、强烈或长期持久的精神刺激，超过了人体本身生理活动的范围，使人体气机紊乱，阴阳气血失调，才会使人致病，称七情内伤。

要点 七情内伤致病的特点

七情直接损伤内脏，使脏腑气机逆乱，气血失常，导致各种病变发生。

1. 直接伤及内脏

七情损伤五脏可以损伤与之相对应的内脏。如喜、惊伤心，怒伤肝，思伤脾，悲、忧伤肺，恐伤肾。情志所伤的病证，以心、肝、脾三脏和气血失调为多见。

2. 影响脏腑气机

（1）喜、惊伤心：喜则气缓，惊则气乱。喜乐过度，能使心气涣散，神不守舍，导致心神不安或心神失常。

（2）怒伤肝：怒则气上。暴怒或常怒，使肝气上逆，血随气升，并走于上，常见头昏、头痛、面红、目赤，甚至呕血、昏厥。

（3）思伤脾：思则气结。思虑过度，可使脾气郁结，运化功能失常，出现食欲不振、脘腹胀满、便溏等症。

（4）悲、忧伤肺：悲则气消，忧则气郁。过度悲伤，使肺气消散而耗损，出现神疲乏力、声低息微等。肺司呼吸，忧愁太过，可使肺气郁结，呼吸不利而感到胸闷、气短。

（5）恐伤肾：恐则气下。过度的恐惧，使肾气不固，气泄于下，临床可见二便失禁，或骨酸痿厥、遗精等。

3. 情志异常波动，可使病情加重或迅速恶化。

细目四　饮食失宜

要点一　饮食不节

饥饱失常，是指饮食量没有适当的控制，过度饥饿或过度饱胀，二者皆可致病。

要点二　饮食不洁

饮食不洁可引起多种脾胃及肠道疾病，出现脘腹疼痛、呕吐、腹泻、痢疾，或引起肠道寄生虫病，重者可引起昏迷，甚至死亡。

要点三　饮食偏嗜

1. 五味偏嗜

五味与五脏各有其亲和性，长期偏嗜某味，则可使五脏功能偏盛偏衰，进而导致疾病的发生。

2. 偏寒偏热

过食生冷寒凉，使脾胃阳气受损，寒湿内生，可发生腹痛、泄泻等症。过食辛温燥热，使脾胃阴液受损，肠胃积热，可发生口渴、口臭、嘈杂易饥、便秘等症。

细目五　劳逸失度

要点一　过度劳累

1. 劳力过度

包括劳力过重或时间过长，耗损人体的精气而致病。

2. 劳神过度

思虑劳神太过，久之则耗伤心血，损伤心神而引起心神不安，见心悸、健忘、失眠、多梦等症；如损伤脾气，使脾运受到影响，则可见食欲不振等脾失健运的症状。

3. 房劳过度

房劳过度易伤肾中精气，出现腰酸膝软、精神委靡、头昏耳鸣、性功能减退，男子可有遗精、早泄、阳痿，女子可有白带增多等症。

要点二　过度安逸

过逸而懒动，日久使人体心肺功能减弱，脾胃功能呆滞，气血运行不畅，消化吸收不良，并使人体脂肪积聚过多，从而出现种种症状，如精神不振，肢体软弱，动则心悸、气短、汗出，食少乏力，或形体肥胖，或继发他病。

细目六　痰饮

痰饮是人体水液代谢障碍所形成的病理变化及其病理性产物，又为继发病因。

痰饮可分为有形与无形两大类。有形之痰饮，指视之可见、闻之有声、触之可及的痰浊和水饮等病理性产物，如咳吐之痰液、瘰疬等。无形之痰饮，指有痰饮致病的证候表现，而无实质性痰饮可见，但用治痰饮的方法能够奏效的一类特殊的病理变化，如眩晕、心悸等。

要点一　痰饮的形成

痰饮多由外感六淫，或饮食及七情内伤等，使肺、脾、肾以及三焦等脏腑气化功能失常，导致津液代谢障碍，从而使水湿停滞体内而形成。

要点二　痰饮的致病特点

1. 阻滞气血运行。
2. 影响水液代谢。
3. 易于蒙蔽心神。
4. 致病广泛，变化多端。

细目七　瘀血

瘀血，指体内血液停滞，包括离经之血停积于体内，以及血运不畅，阻滞于经脉及脏腑之内。瘀血既是病理性产物，又为继发病因。

要点一　瘀血的形成

一是由于气虚推动无力、气滞血行不利、血寒经脉拘急、血热相互搏结等原因，使血行不畅而阻滞于体内，形成瘀血；二是由于内外伤、气虚失摄、血热妄行等原因，造成血离经脉，停积于体内而形成瘀血。

要点二　瘀血的致病特点

1. 易阻滞气机。
2. 影响血液运行。
3. 影响新血生成。

4. 病位固定，病证繁多。

要点三 瘀血的病证特点

1. 疼痛呈刺痛状，痛处固定，昼轻夜重，拒按。
2. 有肿块部位固定，质硬或压痛。
3. 可出血，血色紫暗或夹瘀块。
4. 久瘀可见面色黧黑，肌肤甲错，唇甲青紫，舌质紫暗或有瘀斑、瘀点，舌下经脉曲张等征象。
5. 脉象多见细涩、沉弦或结代。

细目八 先天因素

要点一 胎弱

胎弱是指胎儿禀受父母的精血不足或异常，以至日后发育障碍，畸形或不良。

要点二 胎毒

胎毒，有广义和狭义之分。狭义胎毒，是指某些传染病，在胎儿期由亲代传给子代。如由父母传染而来的梅毒。广义胎毒，是指妊娠早期，其母感受邪气或误用药物、误食不利于胎儿之物，出生后渐见某些疾病。

（张国霞）

第六单元 发病

细目一 发病的基本原理

发病，是指疾病的发生过程。这是机体处于病邪的损害和正气的抗损害之间的矛盾斗争过程。

正气是指人体的功能活动（包括脏腑、经络、气血等功能）和抗病、康复能力，简称为“正”。

邪气泛指各种致病因素，简称为“邪”。包括存在于外界或由人体内产生的种种具有致病作用的因素。

要点一 正气不足是疾病发生的内在因素

中医发病学重视人体的正气，认为正气旺盛，气血充盈，卫外固密，病邪难于侵入，疾病无从发生，《素问·刺法论》说：“正气存内，邪不可干。”

要点二　邪气是发病的重要条件

邪气影响发病的性质、类型与特点、影响病情与病位，某些情况下邪气在发病中起主导作用等方面。

细目二　影响发病的主要因素

要点一　环境与发病

环境因素主要有：气候因素，地域因素，生活、工作环境因素等，均可影响疾病的发生。

要点二　体质与发病

体质决定发病倾向，决定对某些病邪的易感受性，决定某些疾病的证候类型等。

要点三　精神状态与发病

情志过激日久，可以成为致病因素，疾病过程中亦可出现异常的情志变化。

细目三　发病类型

要点一　感邪即发

指感邪后立即发病。感邪即发多见于新感外邪较盛、情志剧变、毒物所伤、外伤和感受邪气等情况。

要点二　徐发

是指感邪后缓慢发病，又称缓发。徐发与致病因素的种类、性质，以及体质因素等密切相关。

要点三　伏发

是指感受邪气后，病邪在其体内潜伏一段时间，或在诱因的作用下，过时而发。多见于外感疾病和某些外伤。

要点四　继发

是指在原发疾病的基础上，继而发生新的疾病。原发病与新产生的疾病在病理上密切相关。

要点五　复发

复发是指疾病初愈或疾病的缓解阶段，在某些诱因的作用下，引起疾病再度发作或反复发作的一种发病形式。

复发诱因主要有重感致复、食复、劳复、药复、情志致复。

要点六　合病与并病

合病，是指两经或两个部位以上同时受邪所出现的病证。多见于感邪较盛，而正气相对不足之时。

并病是指感邪后某一部位的证候未了，又出现另一部位的病证。多见于病位传变之中。

（张国霞）

第七单元　病机

细目一　邪正盛衰

要点一　邪正盛衰与虚实变化

1. 实的病机

实，指邪气亢盛，是以邪盛为矛盾主要方面的一种病理反应。主要特点为邪气和正气都比较强盛，正邪相搏，可出现一系列病理性反映比较剧烈而有余的证候表现。

2. 虚的病机

虚，指正气不足，是以正气虚损为矛盾主要方面的一种病理反应。诸如卫气不固，脏腑功能低下，气血津液生化不足或气化无力，以及气机下降不及等，均属虚性病理变化。

3. 虚中夹实

指病理变化以正气虚损为主，又兼夹实邪结滞，从而形成正虚邪实的虚实错杂病理状态。

4. 实中夹虚

指病理变化以邪实为主，又兼有正气虚损不足，从而形成邪实正虚的虚实错杂病理状态。

5. 真虚假实

即“至虚有盛候”，指“虚”为病机的本质，而其“实”乃是病证假象的病理状态。即所说“至虚之病，反见盛势”。

6. 真实假虚

即“大实有羸状”，指“实”为病机的本质，而其“虚”乃是病证假象的病理状态。即所说“大实之病，反有羸状”。

要点二　邪正盛衰与疾病转归

1. 正胜邪退

是在邪正消长盛衰发展过程中，疾病向好转和痊愈方面转归的一种结局。

2. 邪胜正衰

是指邪气亢盛，正气虚衰，机体抗邪无力，在邪正消长盛衰发展过程中，疾病向恶化甚至死亡方面转归的一种病理过程。

3. 邪正相持

指在疾病过程中，机体正气不甚虚弱，而邪气亦不过强，邪正势均力敌，相持不下，病邪稽留，病势处于迁延状态的病理过程。

4. 正虚邪恋

指正气大虚，余邪未尽，或由于正气难复，无力驱邪，致使疾病处于缠绵难愈的病理过程。

5. 邪去正虚

指邪气被祛除，病邪对机体损害作用消失，但正气亦被耗伤而虚弱，有待恢复的病理过程。

细目二　阴阳失调

阴阳失调，是指机体在疾病的发生发展过程中，由于各种致病因素的影响，导致机体的阴阳消长失去相对的平衡，从而形成阴阳偏胜、偏衰，或阴不制阳、阳不制阴的病理状态。

要点一　阴阳偏胜

指病邪侵袭人体，导致机体阴阳双方某一方的病理性亢盛状态，属“邪气盛则实”的实证。

1. 阳偏胜

阳偏胜，即阳盛，指机体在疾病过程中所出现的一种阳气病理性亢盛，功能亢奋，机体反应性增强，热量过剩的病理状态。其病机特点多表现为阳盛而阴未虚（或虚亏不甚）的实热病证。

2. 阴偏胜

阴偏胜即阴盛，指机体在疾病过程中所出现的一种阴气病理性偏盛，功能抑制或减退，热量耗伤过多，以及病理性代谢产物积聚的病理状态。其病机特点为阴盛而阳未虚（或虚损不甚）的实寒证。

要点二　阴阳偏衰

阴或阳的偏衰，是指“精气夺则虚”的虚证。即人体阴或阳亏虚不足所引起的病理变化。

1. 阳偏衰

阳偏衰，即阳虚，指机体阳气虚损，功能减退或衰弱，代谢减缓，产热不足的病理状态。阳虚病机特点，多表现为机体阳气不足，阳不制阴，阴气相对亢盛的虚寒证。

2. 阴偏衰

阴偏衰，即阴虚，指机体阴气不足，精、血、津液等阴液亏少，以及由于阴虚不能制阳，导致阳气相对亢盛，功能虚性亢奋的病理状态。阴虚病机特点，多表现为阴气不足，制约阳热及滋养、宁静功能减退，阳相对亢盛的虚热病证。

要点三　阴阳互损

阴阳互损，是指在阴或阳任何一方虚损的前提下，病变发展影响到相对的一方，形成阴阳两虚的病机。

要点四　阴阳格拒

1. 阴盛格阳

阴盛格拒　又称格阳。指阴寒偏盛至极，壅闭于内，逼迫阳气浮越于外，致使阴阳不相维系顺接，而相互格拒的一种病理状态。其证候为真寒假热证。

2. 阳盛格阴

阳盛格阴　又称格阴。指阳热偏盛至极，深伏于里，阳气被遏，郁闭于内，不能外达于肢体，从而将阴气排斥于外的一种病理状态。其证候为真热假寒证。

要点五　阴阳亡失

1. 亡阳

指机体阳气发生突然性脱失，而致全身属阳的功能突然严重衰竭的病理状态。

2. 亡阴

指机体阴气阴液发生突然性大量耗伤或丢失，而致全身属阴的功能出现严重衰竭的病理状态。

细目三　气的失常

气的失常包括气虚和气机失调等病理变化。

要点一　气虚

气虚，指元气耗损，周身之气不足及功能减弱，脏腑功能衰退，抗病能力下降的病理状态。

要点二　气滞

气滞，即气机郁滞，指气的流通不畅，郁滞不通的病理状态。

要点三　气逆

指气机升降失常，或气升之太过，或降之不及，脏腑之气逆上的病理状态。

要点四　气陷

指在气虚病变基础上发生的以气的上升不足或下降太过，气的升举无力而下陷为特征的病理状态。

要点五　气闭气脱

气闭，指气机闭阻，外出严重障碍，以致清窍闭塞，出现昏厥等的病理状态。

气脱，多由于正不敌邪，或正气的持续衰弱，以致气不内守，大量向外亡失，导致功能突然衰竭的病理状态。气脱实际上是各种虚脱病变的主要病机。

细目四　血的失常

要点一　血虚

血虚，指血液不足，濡养功能减退，以致脏腑百脉、形体器官失养的病理状态。

要点二　血行失常

1. 血瘀

血瘀，指血液循行迟缓，或流行不畅，甚则血液瘀结停滞成积的病理状态。

2. 出血

指血液逸出血脉的病理状态。

要点三　血热

血热，指血内有热，使血行加速，脉络扩张，或血液妄行而致出血的病理状态。

细目五　气与血关系失调

要点一　气滞血瘀

因气的运行郁滞不畅，以致血液运行滞涩或障碍，继而出现血瘀的病理状态。

要点二　气虚血瘀

指因气对血的推动无力而致血行不畅，甚至瘀阻不行的病理状态。

要点三　气不摄血

指因气虚不足，统摄血液功能减弱，血不循经而逸出脉外，导致各种出血的病理状态。

要点四 气随血脱

指在大量出血的同时，气随血液的突然流失而急剧脱散，从而形成气血并脱的危重病理状态。

要点五 气血两虚

指气虚和血虚同时存在，组织器官失养，而致功能减退的病理状态。

细目六 津液代谢失常

津液的代谢失常，是指全身或某一环节的津液代谢发生异常，从而导致津液的生成、输布和排泄发生紊乱或障碍的病理过程。

要点一 津液不足

津液不足，指机体津液亏少，致使脏腑、形体、官窍、皮毛失其滋养、濡润和充盈，从而产生一系列干燥枯涩失润的病理状态。

要点二 津液输布、排泄障碍

1. 津液的输布障碍

津液的输布障碍，指津液不能正常转输和布散，导致津液在体内升降环流迟缓，因而湿浊内生，或滞留于某一局部，导致津液不化，水湿困阻，或酿痰成饮的病理状态。

2. 津液的排泄障碍

津液的排泄障碍，主要是指津液转化为汗液和尿液的功能减退，而致水液潴留。

细目七 津液与气血关系失调

要点一 水停气阻

即津停气阻，指津液代谢障碍，水湿痰饮潴留，导致气机阻滞的病理状态。多由痰饮水湿病变发展，影响气机通利所致。

要点二 气随津脱

即气随液脱，指津液大量丢失，气失其依附而随津液外泄，以致暴脱亡失的病理状态。

要点三 津枯血燥

津枯血燥主要指津液亏乏枯竭，导致血燥而虚热内生或血燥生风的病理状态。

要点四　津亏血瘀

津亏血瘀主要指津液耗损，导致血行滞涩不畅的病理状态。

细目八　内生“五邪”

内生“五邪”，是指在疾病的发展过程中，由于气血津液和脏腑等生理功能的异常而产生的类似风、寒、湿、燥、火六淫外邪致病的病理现象。由于病起于内，故分别称为“内风”、“内寒”、“内湿”、“内燥”和“内火”等，统称为内生“五邪”。

要点一　风气内动

即肝风内动。指在疾病过程中，或因阳盛，或因阴虚，或血虚，或热极伤及营血，以致阴虚不能制阳，阳升无制，或筋脉失其濡养，从而出现动风的病理状态。由于“内风”与肝的关系较为密切，故又称肝风内动或肝风。

主要有肝阳化风、热极生风、阴虚风动、血虚生风、血燥生风等五种类型。

要点二　寒从中生

指机体阳气虚衰，温煦气化功能减退，虚寒内生，或阴寒之邪弥漫积滞的病理状态。

要点三　湿浊内生

指由于脾的运化功能和输布津液功能障碍，从而引起湿浊蓄积停滞的病理状态。

要点四　津伤化燥

指机体津液不足，人体各组织器官和孔窍失其濡润，因而出现干燥枯涩的病理状态。

要点五　火热内生

指由于阳盛有余，或阴虚阳亢，或气血郁结，郁久化热化火，或病邪郁结，从阳化热化火，因而产生火热内扰，功能亢奋的病理状态。

细目十二　疾病传变

要点一　疾病传变的概念

传变，是指疾病在机体脏腑经络等组织中的相互影响传递和变化。

要点二　病位传变

1. 表里出入

病邪出入，又称“病势出入”，即表里之间病邪出入之趋向。病邪出入，是指致病因素作用于机体，正气与之进行抗争所出现的表邪入里，或里病出表的病理过程。

2. 外感病传变

包括六经传变、三焦传变、卫气营血传变。

3. 内伤病传变

包括脏与脏传变、脏与腑传变、腑与腑传变、形脏内外传变。

要点三　病性转化

1. 寒热转化

在疾病过程中，随着阴阳的盛衰，病证的性质，可由寒化热，或由热转寒。

寒热的转化，主要由于“从化”。所谓“从化”，是指病邪侵入机体，能随人之体质、病因，以及病程或治疗失当等发生性质的改变，形成与原来病邪性质相反而与机体的体质一致的病理变化。

2. 虚实转化

虚实，决定于邪正盛衰。当正邪双方力量对比发生变化，并达到主要与次要矛盾方面互易其主次位置的程度时，则疾病的虚实性质亦会发生根本的转变，或由实转虚，或因虚致实。

要点四　影响疾病传变的因素

在决定并影响疾病传变的各种因素中，邪正斗争及其盛衰变化不仅决定其疾病传变与否，而且决定着传变的方向和速度，并有一定的规律可循。此外，其他影响疾病传变的因素主要还有体质、地区方域和气候以及生活状况等。

（张国霞）

第八单元　防治原则

细目一　预防

预防，是指采取一定的措施，防止疾病的发生与发展，中医称之为“治未病”。它包括未病先防和既病防变两个方面的内容。

要点一　未病先防

未病先防，是指在疾病发生之前，做好各种预防工作，以防止疾病的发生。疾病的发生，关系到邪正两个方面。因此，治未病，必须从这两方面着手。

1. 调养身体，提高正气抗邪能力。
2. 防止病邪的侵害。

要点二 既病防变

1. 早期诊治。
2. 根据疾病传变规律，先安未受邪之地。

细目二 治则

治则，即治疗疾病的法则。治则是用以指导治疗方法的总则，而治疗方法则是治则的具体化。

要点一 正治与反治

1. 正治法的概念及应用

正治，是逆其证候性质而治的一种常用治疗法则，又称逆治。逆，是指采用方药的性质与疾病的性质相反。如辨明疾病的寒热虚实，分别采用“寒者热之”、“热者寒之”、“虚则补之”、“实则泻之”等不同方法去治疗，即为正治。正治法，适用于疾病的征象与本质相一致的病证。

2. 反治法的概念及应用

反治，是顺从疾病假象而治的一种治疗方法，又称从治。从，是指采用方药的性质顺从疾病的假象，故其实质上仍是“治病求本”。

（1）寒因寒用：是以寒治寒，即用寒性药物治疗具有假寒症状的病证。适用于阳盛格阴的真热假寒证。

（2）热因热用：是以热治热，即用热性药物治疗具有假热症状的病证。适用于阴盛格阳的真寒假热证。

（3）塞因塞用：是以补开塞，即用补益的药物治疗具有虚性闭塞不通症状的病证。适用于因虚而闭阻的真虚假实证。

（4）通因通用：是以通治通，即用通利的药物治疗具有实性通泻症状的病证。适用于食积所致的腹痛，泻下不畅，热结旁流，瘀血所致的崩漏，膀胱湿热所致的尿频、尿急、尿痛等病证。

要点二 治标与治本

本和标是一个相对的概念，主要是用以说明病变过程中各种矛盾的主次关系。如从邪正双方来说，则正气是本，邪气是标；从病因与症状来说，则病因是本，症状是标；从疾病先后来说，则旧疾、原发病是本，新病、继发病是标。

1. 缓则治本

指在病情缓和，病势迁延，暂无急重病状情况下，即应着眼于疾病本质的治疗，这是治病求本原则最直接的体现。

2. 急则治标

指标病急重，甚则影响本病的治疗，则当先治，故急治其标病。如病因明确的剧痛，应先止痛。

3. 标本兼治

指标病本病并重，或标本均不太急时，则当标本兼顾，予以治疗。

要点三　扶正与祛邪

1. 扶正与祛邪的概念

扶正，即扶助正气，增强体质，提高机体的抗邪及康复能力，扶正多用补虚方法，适用于各种虚证。

祛邪，即祛除病邪，使邪去而正安。祛邪多用泻实的方法，适用于各种实证。

2. 扶正祛邪的应用

总的原则是要做到扶正不留邪，祛邪不伤正。

（1）扶正，适用于以正气虚为主要矛盾，而邪气也不盛的虚性病证。

（2）祛邪，适用于以邪盛为主要矛盾，而正气未衰的实性病证。

（3）扶正与祛邪兼用，适用于正虚邪盛，单扶正则易留邪，单祛邪则易伤正的病证。

（4）先祛邪后扶正，适用于虽然邪盛正虚，但正气尚能耐攻，或同时兼顾扶正反而会助邪的病证。

（5）先扶正后祛邪，适用于正虚邪盛，以正虚为主的病人，因正气过于虚弱，兼以攻邪，则反而更伤正气，故应先扶正后祛邪。

要点四　调整阴阳

调整阴阳，使之恢复平衡，促进阴平阳秘，是临床治疗的根本法则之一。

1. 损其有余

阴阳偏盛，可采用“损其有余”的方法治之。如阳热亢盛的实热证，应“治热以寒”，即“热者寒之”，清泻其阳热；阴寒内盛的实寒证，则应“治寒以热”，即用“寒者热之”，温散其阴寒。

2. 补其不足

阴阳偏衰，即阴液或阳气的一方虚损不足的病证，如阴虚、阳虚或阴阳两虚等，应采用“补其不足”的方法治之。

若阴阳两虚，则应阴阳双补。由于阴阳是互根互用的，故在使用上述治法的同时，还应注意“阳中求阴”或“阴中求阳”。

阴阳两虚病证应用阴阳双补，还应分清主次。亡阳者，当回阳以固脱。亡阴者，当救阴以固脱。

要点五　调理精气血津液

1. 调精

包括填精、固精、疏利精气等法。

2. 调气

包括补气、调理气机等法。

3. 调血

包括补血、调理血运等法。

4. 调津液

包括滋养津液、祛除水湿痰饮等法。

5. 调理气血津液关系

调理气血津液关系的原则为“有余泻之，不足补之”，从而使其恢复协调。

要点六　三因制宜

1. 因时制宜

根据不同季节气候的特点，来考虑治疗用药的原则，即为“因时制宜”。《素问》说：“用寒远寒，用凉远凉，用温远温，用热远热，食宜同法”，正是这个道理。

2. 因地制宜

根据不同地区的地理特点，来考虑治疗用药的原则，即为“因地制宜”。

3. 因人制宜

根据病人年龄、性别、体质、生活习惯等不同特点，来考虑治疗用药的原则，即为“因人制宜”。

（1）年龄：不同年龄，则生理状况和气血盈亏不同，治疗用药也应有区别。

（2）性别：男女性别不同，各有其生理特点。妇女有经、带、胎、产等情况，治疗用药应加以考虑。

（3）体质：体质有强弱与寒热之偏。阳盛或阴虚之体，慎用温热伤阴之剂；阳虚或阴盛之体，慎用寒凉伤阳之药。

（张国霞）

内　　经

第一单元 气·阴阳·五行

要点 阴阳的基本概念、属性特征

1. 基本概念

原文：阴阳者，天地之道也，万物之纲纪，变化之父母，生杀之本始，神明之府也。治病必求于本。故积阳为天，积阴为地。阴静阳躁；阳生阴长，阳杀阴藏。阳化气，阴成形。寒极生热，热极生寒。寒气生浊，热气生清。清气在下，则生飧泄；浊气在上，则生䐜胀。此阴阳反作，病之逆从也。(《素问·阴阳应象大论》)

按语：阴阳是自然界事物运动变化的根本规律。阴性静、重浊而下降，阳性动、清轻而上升；阳主化气，阴主成形；阴阳两者相依相召、互根互用、相互转化。阴阳之气的相互作用，决定了自然万物的发生、发展以至消亡，也是形成自然气象、气候、物候变化的根本原因。人依赖于自然而生存，人的生命活动遵循自然阴阳运动的基本规律，因此人之疾病发生的根本原因就在于“阴阳失调”，治疗疾病必须抓住阴阳这个根本。

“治病必求于本”之“本”指阴阳。中医学以调节阴阳为治疗总纲，为基本原则，故《素问·至真要大论》云：“谨察其阴阳所在而调之，以平为期。”需要指出的是，疾病的具体治法也有“治病求本”，但它是针对疾病主要矛盾而制定的原则，与此不同。

2. 属性特征

原文：故清阳为天，浊阴为地。地气上为云，天气下为雨；雨出地气，云出天气。故清阳出上窍，浊阴出下窍；清阳发腠理，浊阴走五脏；清阳实四肢，浊阴归六腑。(《素问·阴阳应象大论》)

按语：清阳向上向外升发、浊阴向下向内沉降，这是自然界与人共有的规律，文中“清阳”“浊阴”的含义也不相同。“清阳出上窍，浊阴出下窍”，此清阳即饮食所化之精微，其轻清上升化为呼吸之气，并布散于头面七窍，以成发声、视觉、嗅觉、味觉、听觉等功能；其糟粕重浊沉降，由前后二阴排出。“清阳发腠理，浊阴走五脏”，此清阳指卫气，浊阴指精血精液。饮食所化之精微，其轻清部分外行于腠理肌表，其浓稠部分内注于五脏。“清阳实四肢，浊阴归六腑”，此清阳即饮食物化生的精气，充养于四肢，其代谢后的糟粕，由六腑排出。文中提出的人之清阳向上向外升发、浊阴向下向内沉降的特性，为中医治疗学中多种治疗方法的形成奠定了理论基础。如治疗耳目失聪的益气升提法，治疗邪在肌腠的解表法，治疗手足厥逆的温阳法，治疗肠胃积滞的攻下法，治疗水肿的利水逐水法等，均是在此理论的启发下发展而成的。

（翟双庆）

第二单元　藏象

要点一　奇恒之腑、五脏、六腑的生理功能特点

1. 奇恒之腑的生理功能特点

原文：脑、髓、骨、脉、胆、女子胞，此六者，地气之所生也，皆藏于阴而象于地，故藏而不泻，名曰奇恒之腑。(《素问·五脏别论》)

按语：奇恒之腑，文中论及其象同大地，其功能藏精气，与五脏同，包含有脑、髓、骨、脉、胆、女子胞等几个脏器，其中胆既属腑，又归于奇恒之腑，尤其特殊。胆与肝相表里，故在六腑之列；而其所藏精汁，属人体精气，且又名中正之官而主决断，具有五脏的功能特点，又与一般腑不同。由于奇恒之腑非常重要而又不等同于一般的脏腑，故而在脏腑分类中专门分列。

2. 五脏、六腑的生理功能特点

原文：夫胃、大肠、小肠、三焦、膀胱，此五者，天气之所生也，其气象天，故泻而不藏。此受五脏浊气，名曰传化之腑。此不能久留，输泻者也。魄门亦为五脏使，水谷不得久藏。所谓五脏者，藏精气而不泻也，故满而不能实。六腑者，传化物而不藏，故实而不能满也。所以然者，水谷入口，则胃实而肠虚；食下，则肠实而胃虚。故曰：实而不满，满而不实也。(《素问·五脏别论》)

按语：“魄门亦为五脏使，水谷不得久藏”，指出了魄门与五脏之间的联系。魄门是胃肠的末端，但其功能亦受五脏的制约。魄门的启闭依赖于心神的主宰，肝气的条达，脾气的升提，肺气的宣降，肾气的固摄，方能不失常度。另外，魄门功能正常，又对内脏的气机升降有重要影响。所以魄门的启闭状况不仅能反映胃肠的情况，也能反映五脏的功能盛衰，对于临床辨证、治疗、判断预后，都有一定指导意义。

关于脏腑分类，文中以天地、阴阳、藏泻作为标准，明确提出腑“其气象天”，故泻而不藏，具有实而不满的特点；脏与奇恒之腑“象于地”，故藏而不泻，具有满而不实的特点。脏腑功能虽有藏泻不同，但两者相互依赖，相反相成。另外其藏泻也不是绝对的，实际上五脏藏中有泻，六腑泻而有藏，应该灵活掌握。脏腑藏泻理论确立了脏腑的基本概念，为中医学理论的发展奠定了基础，也指导着临床应用。五脏藏精气，贵其充满，虚证责之精气不藏，以滋补精气为要；六腑传化物而输泻，故糟粕浊气壅塞的实证责之不泻，以通泻胃肠为法。文中并指出，六腑传化水谷，有胃肠虚实下行的消化、排泄的活动规律，是后世论六腑功能以通为用、以下行为顺的依据。近年来采用通里攻下法治疗急腹症，就是应用此理论取得的成果。

要点二　藏象的概念、藏象学说的基本内容

原文：帝曰：藏象何如？岐伯曰：心者，生之本，神之变也，其华在面，其充在血脉，为阳中之太阳，通于夏气。肺者，气之本，魄之处也，其华在毛，其充在皮，为阳中

之太阴，通于秋气。肾者，主蛰，封藏之本，精之处也，其华在发，其充在骨，为阴中之少阴，通于冬气。肝者，罢极之本，魂之居也，其华在爪，其充在筋，以生血气，其味酸，其色苍，此为阳中之少阳，通于春气。脾、胃、大肠、小肠、三焦、膀胱者，仓廪之本，营之居也，名曰器，能化糟粕，转味而入出者也，其华在唇四白，其充在肌，其味甘，其色黄，此至阴之类，通于土气。凡十一脏取决于胆也。(《素问·六节藏象论》)

按语：“藏象”一词在《内经》中仅出现在本段之中，另外就是在《素问·经脉别论》提出的“藏何象”，但由于其具有重要价值，已经形成一个独立的学说——藏象学说，成为有关脏腑认识的核心理论。本段从五脏功能所主，外应于四时，内藏精舍神，并联系五体等论五脏在生命活动中的核心地位。其中心为生之本、肺为气之本、肾为封藏之本、肝为罢极之本、脾为仓廪之本的论述，体现了中医五脏概念的核心内涵。依据本段，藏象的基本内容主要有以下三个方面：

1. 五脏的主要生理功能及与体表组织的通应关系；
2. 五脏的阴阳属性；
3. 五脏与四时的通应关系。

其中本段所论五脏的阴阳属性，决定于两个因素：

一是五脏所在的位置，膈上胸腔属阳，膈下腹腔属阴，故心肺为阳，肝脾肾为阴。

二是五脏的五行属性及与四时相通关系。心属火，其气通于夏，故为太阳；肺属金，其气通于秋，故为少阴；肾属水，其气通于冬，故为太阴；肝属木，其气通于春，故为少阳；脾属土，应于长夏，称为至阴，其中“至”为到达之意。

原文所述五脏的阴阳属性，经《新校正》引《甲乙经》《太素》勘校，又有《灵枢·阴阳系日月》内证，多数学者倾向于校后之论：心为阳中之太阳，肺为阳中之少阴，肾为阴中之太阴，肝为阴中之少阳，脾为至阴。

要点三 谷食精气的输布运行过程

原文：食气入胃，散精于肝，淫气于筋。食气入胃，浊气归心，淫精于脉。脉气流经，经气归于肺，肺朝百脉，输精于皮毛。毛脉合精，行气于府。府精神明，留于四脏，气归于权衡。权衡以平，气口成寸，以决死生。饮入于胃，游溢精气，上输于脾。脾气散精，上归于肺，通调水道，下输膀胱。水精四布，五经并行，合于四时五脏阴阳，揆度以为常也。(《素问·经脉别论》)

按语：水谷在人体内的生化过程可分为谷食和水液两部分：

1. 谷食化生精气，先供奉其生化之主肝，其浓稠部分经过心的作用“奉心化赤”，再经肺的作用，合入清气，至此谷食精微经过心肺作用，则生成能为全身利用的精气，即所谓“毛脉合精”，而后经由“百脉”输布全身，由于“肺朝百脉”，因而切按寸口脉可以诊断全身病变。

2. 水液入胃，其中的精华经胃输于脾，而后由脾向上输注至肺，肺以其宣发作用将水液布散全身，再因其肃降作用而将水液敛降至膀胱。此过程虽未言明肾的作用，但水液代谢必有肾参与，另有经文论之。因此肺、脾、肾三脏在水液代谢过程中的作用历来为医家所重视，成为论治水肿病的理论基础。

要点四　宗气、卫气、营气的循行及作用

原文：五谷入于胃也，其糟粕、津液、宗气分为三隧。故宗气积于胸中，出于喉咙，以贯心脉，而行呼吸焉。营气者，泌其津液，注之于脉，化以为血，以荣四末，内注五脏六腑，以应刻数焉。卫气者，出其悍气之慓疾，而先行于四末分肉皮肤之间而不休者也，昼日行于阳，夜行于阴，常从足少阴之分间，行于五脏六腑。(《灵枢·邪客》)

按语：宗气、营气、卫气三气均来源于水谷精微。宗气是水谷之气与吸入清气相合聚集于胸中而成，上出于喉咙以助发声，贯通心脉，以推动气血运行，充益于肺以助呼吸。营气行于脉内，化而为血，其运行于十二经脉，具有时辰节律，是子午流注针法的理论基础；卫气温养肌肤腠理，控制汗孔启闭，其盛衰及运行规律与人的睡眠有关。

原文：人受气于谷，谷入于胃，以传与肺，五脏六腑，皆以受气，其清者为营，浊者为卫，营在脉中，卫在脉外。营周不休，五十而复大会，阴阳相贯，如环无端。卫气行于阴二十五度，行于阳二十五度，分为昼夜，故气至阳而起，至阴而止。故曰：日中而阳陇为重阳，夜半而阴陇为重阴。故太阴主内，太阳主外，各行二十五度，分为昼夜。(《灵枢·营卫生会》)

按语：本段论述了营卫之气的生成、性质、功能及运行。营卫同源于水谷精微，营气柔顺，富于荣养，易受脉之约束，故行脉中；卫气刚悍，具有温煦护卫之功，故行脉外。二者阴阳内外，互根互用，相反相成。营卫的运行规律亦有不同：营气循十二经阴阳表里次序相继而行，故曰“阴阳相贯，如环无端”；卫气则昼行于阳经，夜行于五脏及阴经，与昼夜阴阳有关，亦与寤寐相关，故诸凡睡眠障碍，多责之于卫气运行失常。

（翟双庆）

第三单元　病机

要点一　“阳虚则外寒，阴虚则内热，阳盛则外热，阴盛则内寒”的机理

原文：帝曰：经言阳虚则外寒，阴虚则内热，阳盛则外热，阴盛则内寒，余已闻之矣，不知其所由然也。岐伯曰：阳受气于上焦，以温皮肤分肉之间。令寒气在外则上焦不通，上焦不通则寒气独留于外，故寒栗。帝曰：阴虚生内热奈何？岐伯曰：有所劳倦，形气衰少，谷气不盛，上焦不行，下脘不通，胃气热，热气熏胸中，故内热。帝曰：阳盛生外热奈何？岐伯曰：上焦不通利则皮肤致密，腠理闭塞，玄府不通，卫气不得泄越，故外热。帝曰：阴盛生内寒奈何？岐伯曰：厥气上逆，寒气积于胸中而不泻，不泻则温气去，寒独留，则血凝泣，凝则脉不通，其脉盛大以涩，故中寒。(《素问·调经论》)

按语：“阳虚则外寒，阴虚则内热，阳盛则外热，阴盛则内寒”，是由于人体阴阳协调关系被致病因素破坏而导致的内外寒热证。但本段所述与后世所说“阳虚则寒”“阴虚则热”“阳盛则热”“阴盛则寒”在概念及病机上有所区别：一是阴阳含义不同：本段的阴阳指病位的内、外，后世的阴阳则指阴精、阳气；二是寒热的性质不同：“阳虚则外寒”是外感恶寒，“阳虚则寒”是阳虚畏寒；“阴虚则内热”是脾伤气虚之发热，“阴虚则热”

是阴虚阳亢之虚热。三是寒热的范围不同："阳盛则外热"仅指外感表热，而"阳盛则热"的阳热亢盛发热表里均有；"阴盛则内寒"仅指胸中寒盛，"阴盛则寒"是广泛的脏腑里寒。其中"阴虚则内热"的机理，是李杲"气虚发热""甘温除热"等著名理论的学术导源。《内经》用阴阳失调作为总纲分析病理的方法，对于后世启发很大，为中医学的"八纲辨证"奠定了基础。

要点二 "百病生于气"的发病学观点

原文：余知百病生于气也。怒则气上，喜则气缓，悲则气消，恐则气下，寒则气收，炅则气泄，惊则气乱，劳则气耗，思则气结，九气不同，何病之生？岐伯曰：怒则气逆，甚则呕血及飧泄，故气上矣。喜则气和志达，荣卫通利，故气缓矣。悲则心系急，肺布叶举，而上焦不通，荣卫不散，热气在中，故气消矣。恐则精却，却则上焦闭，闭则气还，还则下焦胀，故气不行矣。寒则腠理闭，气不行，故气收矣。炅则腠理开，荣卫通，汗大泄，故气泄。惊则心无所倚，神无所归，虑无所定，故气乱矣。劳则喘息汗出，外内皆越，故气耗矣。思则心有所存，神有所归，正气留而不行，故气结矣。（《素问·举痛论》）

按语：本段提出了"百病生于气"的论断，认为气机逆乱是产生各种疾病的基本病机，并论述了情志、劳倦、寒热导致气机失常的病变机理。

1. 情志过激所致的气机病变

大怒伤肝，肝气上逆，血随气升而呕血，肝木乘脾而飧泄，故"怒则气上"。过喜则伤心，导致心气滞缓乏力，心神涣散不收，故"喜则气缓"。悲生于心而成于肺，过度悲哀则心系紧急，肺叶张举，致使上焦闭塞，营卫之气不能布达于外，郁而为热，热聚胸中，耗损气血，故"悲则气消"。大恐伤肾，肾伤则精气不升，水火不交，上下不通，肾气下陷而为病，故"恐则气下"。惊伤心肝，神魂散乱，以致心无所主，神无所附，思虑不定，脏气紊乱为病，故"惊则气乱"。思虑过度，精神高度集中，气结于心，滞于脾，故"思则气结"。

2. 劳倦过度所致的气机病变

劳力太过，气血外张，上逆则为喘息则内越，外泄则为汗出，内外皆越而正气亏耗，故"劳则气耗"。

3. 寒热失调所致的气机病变

寒性收引，寒束则腠理闭塞，卫气不能外达肌肤而收敛于内，故"寒则气收"。热性开泄，热迫则腠理开发，荣卫外达而大汗出，气随汗泄，故"炅则气泄"。

要点三 六淫的致病特点

原文：故风胜则动，热胜则肿，燥胜则干，寒胜则浮，湿胜则濡泄，甚则水闭胕肿，随气所在，以言其变耳。（《素问·六元正纪大论》）

按语：风、热、燥、寒、湿本是自然界气候变化要素，其太过各有征象，也能显示相应病象，医家据此探求病因病理，不仅强调了病因辨证的要点，而且丰富了"六气为病"的病机学说，如后世将肢体振颤、头目眩晕等症状，视为风象；将皮肤孔窍干涩、大便干秘的证候，认为内燥所生等，便是其临床运用所得。

要点四　病机十九条

原文：帝曰：愿闻病机何如？岐伯曰：诸风掉眩，皆属于肝。诸寒收引，皆属于肾。诸气膹郁，皆属于肺。诸湿肿满，皆属于脾。诸热瞀瘛，皆属于火。诸痛痒疮，皆属于心。诸厥固泄，皆属于下。诸痿喘呕，皆属于上。诸禁鼓栗，如丧神守，皆属于火。诸痉项强，皆属于湿。诸逆冲上，皆属于火。诸胀腹大，皆属于热。诸躁狂越，皆属于火。诸暴强直，皆属于风。诸病有声，鼓之如鼓，皆属于热。诸病胕肿，疼酸惊骇，皆属于火。诸转反戾，水液浑浊，皆属于热。诸病水液，澄澈清冷，皆属于寒。诸呕吐酸，暴注下迫，皆属于热。(《素问·至真要大论》)

按语：本段所论即"病机十九条"。它是以六气属性、脏腑特点从其病象入手，按五脏六气的特性、特点进行病因、病位、病性的归类分析，以推求其病证的本质属性，即病机，从而为进行正确的防治提供可靠依据。"病机十九条"分析病机的方法有以下几种：

1. 定位

即辨别疾病的病位所在，病机十九条首先提出了五脏的病机，提示定位应以五脏为中心，其次亦可进行上下、六经、营卫气血等的辨别。

2. 求因

即根据疾病表现出的症状特点探求疾病的致病之因，主要是六淫之邪的性质。

3. 辨性

即辨别疾病的寒热虚实。本段给予了辨寒热的方法，同时后文亦要求"盛者则之，虚者则之"。

4. 同中求异，异中求同

病机十九条许多条文的证机之间存在着复杂的交叉关系，提示证机之间的关系存在多向性，因此要善于同中求异，异中求同。

六气病机尚缺燥的病机，金人刘完素在《素问玄机原病式》中补充了"诸涩枯涸，干劲皴揭，皆属于燥"一条，使六淫病机，趋于完整。病机十九条的意义，在于示范临床审机求属的方法，后世则发展为辨证求本。因此，学习病机十九条，着重领会其分析证候、探求病机的方法，而在具体运用时要防止将条文绝对化。

要点五　五脏藏五神及五脏虚实证候

原文：肝藏血，血舍魂，肝气虚则恐，实则怒。脾藏营，营舍意，脾气虚则四肢不用，五脏不安，实则腹胀，经溲不利。心藏脉，脉舍神，心气虚则悲，实则笑不休。肺藏气，气舍魄，肺气虚则鼻塞不利，少气，实则喘喝，胸盈仰息。肾藏精，精舍志，肾气虚则厥，实则胀，五脏不安。(《灵枢·本神》)

按语：《内经》将人的精神活动，约为神、魂、魄、意、志五种，以心总统之，而分属于五脏，即《素问·三部九候论》所说"神脏五"，王冰注曰"五神脏"。五神脏理论将人的精神活动归属于五脏，通过五脏分主及五脏间的阴阳五行制化调节，阐发精神活动机制与规律，为神志疾病的诊断与防治奠定了理论基础。关于本段论述五脏虚实病证，具体病机需结合脏腑气血阴阳盛衰和致病因素的影响加以分析。其中脾、肾两脏病变可致“五脏不安”，突出了脾为后天之本、肾为先天之本的临床意义。

（翟双庆）

第四单元　病证

要点一　热病治疗大法与饮食宜忌

原文：帝曰：治之奈何？岐伯曰：治之各通其脏脉，病日衰已矣。其未满三日者，可汗而已；其满三日者，可泄而已。帝曰：热病已愈，时有所遗者，何也？岐伯曰：诸遗者，热甚而强食之，故有所遗也。若此者，皆病已衰，而热有所藏，因其谷气相薄，两热相合，故有所遗也。帝曰：善。治遗奈何？岐伯曰：视其虚实，调其逆从，可使必已矣。帝曰：病热当何禁之？岐伯曰：病热少愈，食肉则复，多食则遗，此其禁也。(《素问·热论》)

按语：热病的治疗大法是“各通其脏脉”，以“通”字强调外感热病以祛邪的思想，给邪以出路。“其未满三日者”说明邪仍在三阳之表，采用汗法，以疏通在表被郁之阳，祛其表邪；“其满三日者”，邪热壅积于三阴之里，施行泄法，以泄其里热，祛除里邪。至于外感热病的饮食宜忌，主要是禁多食、肉食，以防热遗与病复发。

要点二　“五脏六腑皆令人咳”的病机

原文：黄帝问曰：肺之令人咳，何也？岐伯对曰：五脏六腑皆令人咳，非独肺也。帝曰：愿闻其状。岐伯曰：皮毛者，肺之合也，皮毛先受邪气，邪气以从其合也。其寒饮食入胃，从肺脉上至于肺，则肺寒，肺寒则外内合邪，因而客之，则为肺咳。五脏各以其时受病，非其时，各传以与之。(《素问·咳论》)

按语：咳嗽是肺的病变，但本段又提出“五脏六腑皆令人咳，非独肺也”和“五脏各以其时受病，非其时，各传以与之”的理论，从整体观的高度阐明五脏六腑病变皆能影响肺气的宣降而致咳，对临床辨证有一定的指导意义。关于咳证成因，本段指出：一是外感邪气、内伤饮冷的“外内合邪”导致肺咳；二是各季节之淫气，乘主时之五脏，进而传与肺，导致咳。

要点三　行痹、痛痹、着痹的成因

原文：黄帝问曰：痹之安生？岐伯对曰：风寒湿三气杂至合而为痹也。其风气胜者为行痹，寒气胜者为痛痹，湿气胜者为着痹也。(《素问·痹论》)

按语：痹的发生是风寒湿三邪杂合侵犯人体，与人体内在的逆乱营卫之气相结合，使机体经络阻滞、营卫之气凝涩、脏腑气血运行不畅所致。其中行痹是感受痹邪以风为主，临床以疼痛、游走无定处为特点的痹证，亦称风痹；痛痹是感受痹邪以寒为主，临床以疼痛剧烈、痛有定处为特点的痹证，亦称寒痹；着痹是感受痹邪以湿为主，临床以痛处重滞固定，或顽麻不仁为特点的痹证，亦称湿痹。

（翟双庆）

第五单元　诊法

要点　辨别阴阳属性的重要性与四诊合参

原文：以我知彼，以表知里，以观过与不及之理，见微得过，用之不殆。善诊者，察色按脉，先别阴阳。审清浊而知部分；视喘息听音声，而知所苦；观权衡规矩，而知病所主；按尺寸，观浮沉滑涩，而知病所生。以治无过，以诊则不失矣。(《素问·阴阳应象大论》)

按语：“善诊者，察色按脉，先别阴阳”，是《内经》提出的中医学诊断纲领。它指导临床以阴阳为纲整理病情资料，进而明确病证的阴阳属性，审证不误，立法、选方、遣药便一以贯之。同时，患者的病理信息达于外者，或有或无、或隐或显，欲通过现于外之病象辨别疾病本质，必须全面、系统收集完整资料，才能分析有据，把握准确。为此，《内经》创造性提出望闻问切四诊之法，发挥视、听、嗅、味、触等所有感官作用，获取有关疾病信息；同时强调必须对这些资料进行综合分析，去粗取精，去伪存真，才能作出正确诊断，这就是四诊合参。

（翟双庆）

第六单元　论治

要点一　正治法与反治法

原文：寒者热之，热者寒之，微者逆之，甚者从之，坚者削之，客者除之，劳者温之，结者散之，留者攻之，燥者濡之，急者缓之，散者收之，损者温之，逸者行之，惊者平之，上之下之，摩之浴之，薄之劫之，开之发之，适事为故。帝曰：何谓逆从？岐伯曰：逆者正治，从者反治，从少从多，观其事也。帝曰：反治何谓？岐伯曰：热因寒用，寒因热用，塞因塞用，通因通用，必伏其所主，而先其所因，其始则同，其终则异，可使破积，可使溃坚，可使气和，可使必已。帝曰：善。气调而得者何如？岐伯曰：逆之从之，逆而从之，从而逆之，疏气令调，则其道也。(《素问·至真要大论》)

按语：正治法、反治法是《内经》重要的治疗法则之一。从脉与证关系、疾病表象与性质关系相顺相逆而言，顺者为微，逆者为甚；从疾病表象与所选药物的属性关系而言“微者逆之，甚者从之”。逆治法称为正治法，从治法称为反治法。在临床治疗中，正治法应用较广，如原文列举的寒者热之，热者寒之，坚者削之，燥者濡之，逸者行之，上之下之，开之发之等，是一种常规治法；而反治法则限定较严，原文提出“热因寒用，寒因热用，塞因塞用，通因通用”四种，是一种变通治法（其中“热因寒用，寒因热用”，程士德《内经讲义》认为当作“热因热用，寒因寒用”，可参)。然而无论正治法还是反治法，都是求本而治，治本之法。

要点二　因势利导治则

原文：病之始起也，可刺而已；其盛，可待衰而已。故因其轻而扬之，因其重而减之，因其衰而彰之。形不足者，温之以气；精不足者，补之以味。其高者，因而越之；其下者，引而竭之；中满者，泻之于内；其有邪者，渍形以为汗；其在皮者，汗而发之；其慓悍者，按而收之；其实者，散而泻之。审其阴阳，以别柔刚，阳病治阴，阴病治阳，定其血气，各守其乡，血实宜决之，气虚宜掣引之。（《素问·阴阳应象大论》）

按语：因势利导作为《内经》治则之一，本义是顺应事物发展的自然趋势，而加以疏利引导的意思。其在《内经》中内容有三：

1. 根据邪正斗争之盛衰趋势择时治疗

如某些周期性发作性疾病，应在发病前治疗，如本段所云“其盛，可待衰而已”即是。

2. 根据邪气性质及所在部位治疗

如本段“因其轻而扬之，因其重而减之”“其高者因而越之，其下者引而竭之，中满者泻之于内”“其有邪者渍形以为汗，其在皮者，汗而发之”即是根据其邪气性质及所在的部位，加以引导，使邪气从最简捷的途径、以最快的速度排出体外。

3. 根据正气作用的生理趋势

加以引导，协助其使逆乱的阴阳气血恢复生理状态，如本段“气虚宜掣引之”即是。

（翟双庆）

第七单元　养生

要点一　人生长壮老的规律，肾气与生长、发育、生殖的关系

原文：黄帝曰：人年老而无子者，材力尽耶，将天数然也。岐伯曰：女子七岁，肾气盛，齿更发长；二七而天癸至，任脉通，太冲脉盛，月事以时下，故有子；三七，肾气平均，故真牙生而长极；四七，筋骨坚，发长极，身体盛壮；五七，阳明脉衰，面始焦，发始堕；六七，三阳脉衰于上，面皆焦，发始白；七七，任脉虚，太冲脉衰少，天癸竭，地道不通，故形坏而无子也。丈夫八岁，肾气实，发长齿更；二八，肾气盛，天癸至，精气溢泻，阴阳和，故能有子；三八，肾气平均，筋骨劲强，故真牙生而长极；四八，筋骨隆盛，肌肉满壮；五八，肾气衰，发堕齿槁；六八，阳气衰竭于上，面焦，发鬓颁白；七八，肝气衰，筋不能动，天癸竭，精少，肾脏衰，形体皆极；八八，则齿发去。肾者主水，受五脏六腑之精而藏之，故五脏盛，乃能泻。今五脏皆衰，筋骨解堕，天癸尽矣。故发鬓白，身体重，行步不正，而无子耳。（《素问·上古天真论》）

按语：本段以男八女七为阶段，阐释人的生殖功能盛衰过程，提出肾气自然盛衰规律是决定生殖功能盛衰与机体生长发育的主导因素。先天之精由父母遗传而来，藏于肾，精化为气，乃为先天之真气，即本段之肾气，它又受后天五脏六腑之精滋养。经文论及机体

发育与生殖功能的变化，从男女二七、二八至七七、八八由盛转衰，以“肾者主水”作结，表明肾气的盛衰起着主导作用，此为后世肾主生殖、主生长发育的理论奠定了基础，也为从肾气盛衰探讨衰老原理，从生殖功能状况推断衰老进度，采取节欲保精、防衰缓老等养生方法提供了重要依据。

要点二　养生原则及意义

原文：是故圣人不治已病治未病，不治已乱治未乱，此之谓也。夫病已成而后药之，乱已成而后治之，譬犹渴而穿井，斗而铸锥，不亦晚乎？(《素问·四气调神大论》)

夫四时阴阳者，万物之根本也，所以圣人春夏养阳，秋冬养阴，以从其根，故与万物沉浮于生长之门。逆其根，则伐其本，坏其真矣。(《素问·四气调神大论》)

故智者之养生也，必顺四时而适寒暑，和喜怒而安居处，节阴阳而调刚柔，如是则僻邪不至，长生久视。(《灵枢·本神》)

按语：本段提出了养生的基本原则。一是“治未病”的预防思想，提倡未病先防，并将其提高到寿夭、健康与疾病的战略高度，是中医养生学说的理论基础。二是强调人与自然环境和谐统一，故有“春夏养阳，秋冬养阴”，“顺四时而适寒暑”，“安居处”之论。三是突出精神、心理健康，如“和喜怒”等。四是贯穿“节阴阳而调刚柔”的守中思想，强调各种养生活动务必做到无太过不及，阴阳协调、刚柔相济。这些养生原则指导着具体养生活动，对中医养生学说的建立具有重要意义。

原文：上古之人，其知道者，法于阴阳，和于术数，食饮有节，起居有常，不妄作劳，故能形与神俱，而尽终其天年，度百岁乃去。今时之人不然也，以酒为浆，以妄为常，醉以入房，以欲竭其精，以耗散其真，不知持满，不时御神，务快其心，逆于生乐，起居无节，故半百而衰也。夫上古圣人之教下也，皆谓之虚邪贼风，避之有时，恬淡虚无，真气从之，精神内守，病安从来。(《素问·上古天真论》)

按语：本段通过对比的方法，强调养生的重要性，并阐述了养生的基本原则与方法。养生原则包括两方面，一是对外顺应自然规律，适应自然环境的变化，避免邪气的侵袭，如“法于阴阳”，“虚邪贼风，避之有时”。二是保持健康的生活方式，如通过调摄情志、饮食起居、劳逸等，使精神守持于内，真气调达和顺，从而突出保养真气，倡导“形与神俱”的健康观。养生方法有五项，一是法于阴阳，如顺应四时昼夜变化调摄身体。二是和于术数，恰当使用修身养性之术，如导引、按跻等。三是食饮有节，注意饮食调养。四是起居有常，使生活有规律。五是不妄作劳，主张劳作适度。

（翟双庆）

伤　寒　论

第一单元　太阳病辨证论治

细目一　太阳病本证

要点一　中风表虚证

桂枝汤证

【原文】太阳中风，阳浮而阴弱，阳浮者，热自发，阴弱者，汗自出，啬啬恶寒，淅淅恶风，翕翕发热，鼻鸣干呕者，桂枝汤主之。(12)

【释义】本条论述太阳中风表虚证治。“阳浮而阴弱”，既指脉象浮缓，又言病机营卫不调，即卫阳浮盛、营阴失守。风寒之邪侵袭人体，体表营卫之气受邪，卫气奋起抗邪，趋向于外，与邪相争则见发热、脉浮，故曰“阳浮者热自发”；卫气受邪，失于固密，营阴不能内守，泄漏于外，则见汗出，故曰“阴弱者，汗自出”；卫气为风寒所袭，失其“温分肉”之职，加之汗出肌疏，故见恶风恶寒。太阳中风为表证，其热不似阳明里热发自于内，其热势不高，故曰“翕翕发热”。太阳中风证表气不和，每每影响里气，致里气不调，肺气不利，则见鼻鸣；胃气上逆，可见干呕等。

桂枝汤方中，桂枝辛温，温经通阳，疏风散寒。芍药酸苦微寒，敛阴和营，二者等量相配，一辛一酸，一散一敛，一开一合，于解表中寓敛汗养阴之意，和营中有调卫散邪之功，调和营卫。因脾胃为营卫生化之本，故又用生姜、大枣益脾和胃。生姜辛散止呕，助桂枝以调卫。大枣味甘，补中和胃，助芍药以和营。姜、枣合用，亦有调和营卫之功。炙甘草补中气且调和诸药，与桂枝、生姜等辛味相合，辛甘化阳，可增强温阳之力；与芍药等酸味相配，酸甘化阴，能增强益阴之功。

要点二　伤寒表实证

1. 麻黄汤证

【原文】太阳病，头痛，发热，身疼，腰痛，骨节疼痛，恶风，无汗而喘者，麻黄汤主之。(35)

【释义】本条论太阳伤寒的证治。外邪袭表，正邪交争，表闭阳郁，不得宣泄，故发热；寒邪束表，卫阳被遏，失其温煦之职，故恶风。寒为阴邪，寒性收引，营阴闭郁故无汗。头项腰脊为太阳经脉循行之处，寒邪侵袭太阳经脉，经气运行不畅，故见头痛，腰痛，身疼，骨节疼痛。肺主气，外合皮毛，毛窍闭塞，肺失宣降，肺气不利，故气喘。由于其喘与毛窍闭塞相关，故言“无汗而喘”。因其病机是风寒束表，卫阳被遏，营阴郁滞，经气不利，肺气失宣，故治以麻黄汤发汗解表，宣肺平喘。

麻黄汤方由麻黄、桂枝、杏仁、炙甘草组成。方中麻黄为主药，微苦辛温，发汗解表，宣肺平喘。桂枝辛甘温，解肌祛风，助麻黄发汗。杏仁宣肺降气，助麻黄平喘。炙甘草甘微温，一者调和诸药，二者可缓麻桂之性，防过汗伤正。全方为辛温发汗之峻剂。

2. 大青龙汤证

【原文】太阳中风，脉浮紧，发热恶寒，身疼痛，不汗出而烦躁者，大青龙汤主之。若脉微弱，汗出恶风者，不可服之。服之则厥逆，筋惕肉瞤，此为逆也。(38)

【释义】本条论太阳伤寒兼里热证的证治及大青龙汤的禁忌。“太阳中风”是病因概念，系指风寒之邪伤人肌表，非太阳中风证。发热恶寒，身痛，脉浮紧是典型的伤寒表实证，应予麻黄汤治疗。然“烦躁”一症又与麻黄汤证有别。从“不汗出而烦躁”分析，“不汗出”，既为症状，又成为“烦躁”之因。由于寒邪闭表，阳郁不得宣泄，郁而生热，热邪上扰故“烦躁”。大青龙汤证为表寒里热，表里俱实之证，大青龙汤为发汗峻剂。若表里俱虚者，不得与之。原文言“脉微弱”示其里虚，“汗出恶风者”又为表虚，表里俱虚，则为大青龙汤之禁例。若误服，则亡阳损阴，产生“厥逆，筋惕肉瞤”之变证。大青龙汤证为风寒束表，卫阳被遏，营阴郁滞，内有郁热所致，证属表寒里热，表里俱实，故宜表里两解，重在解表，兼以清热。

大青龙汤由麻黄汤重用麻黄，另加石膏、生姜、大枣组成。方中麻黄用量较麻黄汤多一倍，为发汗峻剂，意在外散风寒，开郁闭之表；加石膏，清郁闭之里；重用炙甘草，加生姜、大枣，和中以滋汗源。麻黄、石膏相配，既相反相成，相互制约，又各行其道，为寒温并用、表里双解之剂。

3. 小青龙汤证

【原文】伤寒表不解，心下有水气，干呕，发热而欬，或渴，或利，或噎，或小便不利、少腹满，或喘者，小青龙汤主之。(40)

【释义】本条论太阳伤寒兼水饮的证治。“伤寒表不解”，除条中所载发热外，应见恶寒、无汗、脉浮紧等；“心下有水气”，是水饮停蓄于心下胃脘部。此处内近肺胃，水饮扰胃，胃气上逆则呕；水寒射肺，肺气失宣则咳。自“或渴”以下，皆为或然症。由于水饮之邪变动不居，可随三焦气机升降出入，或壅于上，或积于中，或滞于下，故其症状也多有变化。水停为患，一般不渴，但饮停不化，津液不滋，也可口渴，但多渴喜热饮，或饮量不多；水走肠间，清浊不分则下利；水寒滞气，气机不利，故小便不利，甚则少腹胀满；水寒射肺，肺气上逆则喘。诸或然症，并非必然出现，但病机关键为水饮内停。本证为外有表寒，内有水饮。故以小青龙汤发汗蠲饮，表里同治。

小青龙汤由麻黄汤、桂枝汤合方去杏仁、生姜，加干姜、细辛、半夏、五味子而成。方中麻黄发汗、平喘、利水，配桂枝则增强通阳宣散之力；芍药与桂枝配伍，调和营卫；干姜大辛、大热，合细辛性温，散寒温肺，化痰涤饮；五味子味酸性温敛肺止咳；半夏味辛性温，降逆止呕，燥湿去痰；炙甘草调和诸药。

细目二 太阳病变证

要点一 太阳蓄水证

五苓散证

【原文】太阳病，发汗后，大汗出，胃中干，烦躁不得眠，欲得饮水者，少少与饮之，令胃气和则愈。若脉浮，小便不利，微热消渴者，五苓散主之。(71)

中风发热，六七日不解而烦，有表里证，渴欲饮水，水入则吐者，名曰水逆，五苓散主之。(74)

【释义】71条论蓄水证的病因、证治及其和胃津不足证的鉴别。太阳病发汗为正治之法，如果汗不如法，或汗之太过，有可能出现两种变化。其一，病人出现烦躁不得眠，口干渴想喝水，为发汗虽使表邪得解，但因汗出太过，损伤胃津，胃中津液一时不足。胃不和则寐不安，津不足自欲饮水以润其燥。对此只需“少少与饮之”，即少量地多次给水，至胃津恢复，胃气调和，可不药而愈。其二，病人表现为脉浮、微热，为汗不如法，表邪不解；口渴多饮，小便不利为太阳表邪循经入腑，膀胱气化失司，水道失调，水蓄于内，不能化为津液上承所致，称为太阳蓄水证。74条论蓄水重证的临床特点和治疗。太阳表证虽然经过六七日，然表证不解而又见烦热和渴欲饮水，是外有表邪，内有蓄水之证，故云“有表里证”。“水入则吐”为水蓄下焦，下窍不利，水邪上逆，遂使胃气亦随之上逆所致，仲景名为“水逆”。太阳蓄水证是因太阳表邪不解，随经入腑，致使水蓄膀胱，气化不利，证属表里同病，而以里之膀胱气化不利为主要病机。治宜通阳化气利水，兼以解表。方用五苓散。

五苓散用猪苓、茯苓、泽泻淡渗利水，用白术健脾燥湿，用桂枝解表邪，兼通阳化气，促进气化，共成外疏内利，表里两解之剂。

要点二 太阳蓄血证

桃核承气汤证

【原文】太阳病不解，热结膀胱，其人如狂，血自下，下者愈。其外不解者，尚未可攻，当先解其外；外解已，但少腹急结者，乃可攻之，宜桃核承气汤。(106)

【释义】本条论太阳蓄血证热重瘀轻的证治。太阳病发热、恶寒、头痛等表证没有解除。邪气已经化热入里，与血结于下焦膀胱。血热结于下焦，气血凝滞，故见少腹疼痛、胀满、拘急不舒；热在血分，瘀热上扰心神，故见躁动如狂。如果血热初结，病证尚浅，或可有瘀血自下，邪热随血而去，病证自愈的机转。如不能自愈，应遵循先表后里的原则，先行解表，待表证解除后，只见如狂和少腹急结者，可用桃核承气汤泄热化瘀。

桃核承气汤由桃仁、大黄、桂枝、炙甘草、芒硝组成。用硝、黄、草（即调胃承气汤）泄热，加桃仁化瘀，用桂枝疏络通阳，开血热之凝结。

要点三　热证

1. 麻黄杏仁甘草石膏汤证

【原文】发汗后，不可更行桂枝汤，汗出而喘，无大热者，可与麻黄杏仁甘草石膏汤。(63)

【释义】本条论邪热壅肺的证治。太阳病，汗下后，若表证未去，宜再用桂枝汤解表。然本条指出汗不可再用桂枝汤，是因下文云“汗出而喘，无大热者”。肺主气而司呼吸，邪热壅肺，宣降失司，故见喘逆；肺合皮毛，热壅于肺，热迫津泄，则有汗出。其“无大热者”，是谓表无大热，而里热壅盛，并非热势不甚。此证尚可伴有咳嗽、口渴、苔黄、脉数等。麻黄汤证与本证皆有喘，麻黄汤证之重点在表，因皮毛为肺之合，伤寒表实而致肺气上逆，故无汗而喘；本证重点在肺，肺热壅盛，则蒸迫津液而外泄，故汗出而喘。因本证不在太阳之表，而是汗后外邪入里化热，热壅于肺，故治当清宣肺热，用麻杏甘石汤。

麻黄杏仁甘草石膏汤为麻黄汤去桂枝加石膏，是变辛温发表之法，而为辛凉宣透之方。方中麻黄辛温宣肺定喘，石膏辛寒直清里热。麻黄配石膏，清宣肺中郁热而定喘逆，而且石膏用量倍于麻黄，故可借石膏辛凉之性，以制麻黄辛温发散之力，又能外透肌表，使邪无复留。杏仁宣肺降气而治咳喘，协同麻黄更增平喘之效。甘草和中缓急，调和诸药。四药相伍，宣肺清热、降逆平喘。

2. 葛根黄芩黄连汤

【原文】太阳病，桂枝证，医反下之，利遂不止，脉促者，表未解也；喘而汗出者，葛根黄芩黄连汤主之。(34)

【释义】本条论里热夹表下利的证治。太阳病，桂枝证，当用汗解，若用攻下，是属误治。“利遂不止”，乃误下后损伤胃肠，邪气内陷所致。“脉促”，即脉数而急促，反映人体阳气盛，有抗邪达表之势，表邪未能全部内陷，故曰“表未解”。既有表邪未解，又有里热下利，故可称之为里热夹表邪的下利，即“协热下利”。肠热上攻，表热内迫，肺气不利，故喘；里热迫津外泄，故汗出。下利既然是由热邪下迫所致，则具备大便臭秽、肛门灼热、小便短黄等热证特征。治用葛根黄芩黄连汤清热止利，兼以解表。

葛根黄芩黄连汤为表里双解之剂。方用葛根轻清升发，升津止利，又可透邪；黄芩、黄连苦寒清热，厚肠胃，坚阴止利；炙甘草甘缓和中，调和诸药。四药配伍，清热止利，坚阴厚肠，兼以透表。故无论有无表证，均可用之。

要点四　脾虚证

小建中汤证

【原文】伤寒二三日，心中悸而烦者，小建中汤主之。(102)

【释义】本条论述了伤寒里虚，心中悸而烦的证治。伤寒二三日，尚为新病，当见发热恶寒无汗等症，未经误治即见心悸而烦，说明其人里气先虚，心脾不足、气血双亏，复被邪扰。里虚邪扰，气血不足，心无所主则悸，邪扰神志不宁则烦。治此证者不可攻邪，但建中补虚，益气血生化之源，正气充盛，则邪气自退，烦悸自止。故治宜小建中汤建中补虚，调补气血，安内攘外。

小建中汤由桂枝汤倍用芍药加饴糖组成。方中重用饴糖甘温补中，配以甘草、大枣补益脾胃，安奠中州，中气得复则气血生化有源；倍用芍药配甘草、大枣酸甘化阴，以养血和营，缓急止痛；桂枝、生姜温通心脾阳气，与甘草相合，辛甘化阳以温阳养心；诸药协同，共起建中补虚而气血阴阳双补，具平衡阴阳、协调营卫、缓急止痛等多种作用。中气建则邪自解，实有安内攘外之功。

要点五 阴阳两虚证

炙甘草汤证

【原文】伤寒，脉结代，心动悸，炙甘草汤主之。(177)

【释义】本条论述了心阴阳两虚的证治。本条冠以“伤寒”，当知本病成因为外感病，若病在太阳，当见发热恶寒、脉浮等表证。今不见发热恶寒，脉不浮而结代，并见心动悸，说明病始为太阳而渐内累于心，今外邪已罢，仅存里虚之证。心主血脉，赖阳气以温煦、阴血以滋养，心阴阳气血不足，则心失所养，故见心动悸；心阳虚鼓动无力，心阴虚脉道不充，心之阴阳俱不足故脉结代。治宜炙甘草汤补阴阳，调气血以复脉。

炙甘草汤方由炙甘草、生姜、人参、生地黄、桂枝、阿胶、麦门冬、麻仁、大枣和清酒组成。方中重用炙甘草补中益气，以充气血生化之源，合人参、大枣补中气，滋化源，气足血生，以复脉之本；生地、麦冬、阿胶、麻仁养心阴，补心血，以充血脉；然阴无阳则无以化，故用桂枝、生姜宣阳化阴，且桂枝、甘草相合辛甘化阳，以温通心阳，加清酒振奋阳气，温通血脉。诸药合用，阳生阴长，阴阳并补，共奏通阳复脉，滋阴养血之功。

要点六 热实结胸证

小陷胸汤证

【原文】小结胸病，正在心下，按之则痛，脉浮滑者，小陷胸汤主之。(138)

【释义】本条论小结胸病的证治。本病多为伤寒表邪入里，或表证误下，邪热内陷与痰相结而成。小结胸病变范围比较局限，正在心下，提示痞硬胀满仅在心下胃脘部。按之则痛，不按不痛，临证虽也有不按也痛者，但疼痛程度较轻，绝不会出现石硬拒按，手不可近的状况，说明邪热较轻，结聚不深。脉浮主热，也示病位较浅；脉滑主痰，也主热。脉浮滑既是小结胸病的主脉，也提示了小结胸病的主要病机是痰热相结。由于痰热互结于心下，本证临床除正在心下，按之则痛的证候特征外，还可伴有胸膈满闷，咳吐黄痰，恶心呕吐等痰热在上气逆不降的症状，治疗宜清热涤痰开结。方用小陷胸汤。

小陷胸汤由黄连、半夏、瓜蒌三味药组成。黄连苦寒，清泄心下之热结；半夏辛温，化痰涤饮，消痞散结；瓜蒌实甘寒滑润，既能助黄连清热泻火，又能助半夏化痰开结，同时还有润便导下的作用。三药合用，使本方具有辛开苦降，清热涤痰开结的功效。

要点七 痞证

1. 半夏泻心汤证

【原文】伤寒五六日，呕而发热者，柴胡汤证具，而以他药下之，柴胡证仍在者，复与柴胡汤。此虽已下之，不为逆。必蒸蒸而振，却发热汗出而解。若心下满而鞕痛者，此为结胸也，大陷胸汤主之。但满而不痛者，此为痞，柴胡不中与之也，宜半夏泻心汤。(149)

【释义】本条辨少阳证、大结胸证及痞证。伤寒，病本在表，经五六日，邪气有内传之机，症见“呕而发热者”，说明邪传少阳。少阳属胆与三焦，凡阳经为病，必见发热。邪在胆，逆在胃，胃气上逆则作呕，故发热而呕是少阳主症，即“柴胡汤证具”。病在少阳，治宜和解，而医误行泻下，从而发生以下三种转归：①柴胡证仍在，说明其人正气较盛，未因误下而引邪内陷形成坏病，故曰“此虽已下之，不为逆”，可复与柴胡汤。但误下毕竟正气受挫，服柴胡汤后，正气得药力之助而奋起抗邪，可出现“蒸蒸而振，却发热汗出而解”的战汗。②变为大陷胸汤证，若其人素有水饮内停，少阳病误下后，邪热内陷，与水饮结于胸膈，则成心下满而硬痛的结胸证，当以大陷胸汤泄热逐水破结。③成为半夏泻心汤证，若其人内无痰水实邪，误下后损伤脾胃之气，少阳邪热乘机内陷，致寒热错杂于中，脾胃升降失常，气机痞塞，形成心下痞，满而不痛的痞证。此之痞满在于心下，不在胸胁，是中焦气机痞塞，非为少阳半表半里之邪不解，故不能再用柴胡汤，可用半夏泻心汤和中降逆消痞。“但满而不痛”，是痞证的辨证眼目。由于本条之心下痞是由寒热之邪痞塞中焦，脾胃升降失和所致，故当兼见恶心、呕吐等胃气不降之症，及肠鸣、下利等脾气不升之症。《金匮要略·呕吐哕下利病脉证治》谓：“呕而肠鸣，心下痞者，半夏泻心汤主之。”是对本条痞证的补充，也是将半夏泻心汤证列为呕利痞的主要依据。

半夏泻心汤由半夏、干姜、黄连、黄芩、人参、甘草、大枣七味药组成。本证以呕吐为主症，故方以半夏为君，并以之为名，和胃降逆止呕，合干姜之辛温，温中散寒，消痞结。黄连、黄芩苦寒泄降，清热和胃，泄其满。佐以人参、甘草、大枣甘温调补，补脾胃之虚以复其升降之职。全方寒温并用，辛开苦降，攻补兼施，阴阳并调，是为和解之剂。本方取去滓再煎之法，意在使药性和合，作用协调，并行不悖，而利于和解。

2. 旋覆代赭汤证

【原文】伤寒发汗，若吐若下，解后，心下痞鞕，噫气不除者，旋覆代赭汤主之。(161)

【释义】本条论述肝气犯胃，胃虚痰阻证的证治。伤寒发汗，乃正治之法，或吐或下，则为误治。所谓解后，是指表邪已解，但脾胃气伤，脾胃运化腐熟功能失常，痰饮内生，阻于心下，胃气不和，气机痞塞，故心下痞硬。胃气已虚，兼之土虚木乘，肝胃气逆，则噫气不除。治宜旋覆代赭汤和胃化痰、镇肝降逆。

旋覆代赭汤中旋覆花苦辛而咸，主下气消痰，降气行水；代赭石苦寒入肝，镇肝降逆；二者相合，下气消痰，镇肝胃之虚逆，为本方之主药。半夏与较大剂量的生姜为伍，和胃降逆化痰；人参、甘草、大枣补中益气，扶脾胃之虚。诸药配合，除痰下气，而消痞止噫。本方也取去滓再煎，意与半夏泻心汤相同。

（郭华）

第二单元 阳明病辨证论治

细目一 阳明病本证

要点一 阳明病热证

白虎加人参汤证

【原文】服桂枝汤，大汗出后，大烦渴不解，脉洪大者，白虎加人参汤主之。(26)

伤寒若吐若下后，七八日不解，热结在里，表里俱热，时时恶风，大渴，舌上干燥而烦，欲饮水数升者，白虎加人参汤主之。(168)

伤寒，无大热，口燥渴，心烦，背微恶寒者，白虎加人参汤主之。(169)

伤寒脉浮，发热无汗，其表不解，不可与白虎汤。渴欲饮水，无表证者，白虎加人参汤主之。(170)

【释义】论胃热弥漫，津气两伤的证治。本证为邪入阳明化热，进而耗伤气阴所致。热结在里，表里俱热，是阳明胃热炽盛，里热外蒸，邪热弥漫周身，充斥内外的表现。大汗出是里热逼迫津液外泄所致。大烦渴不解；舌上干燥而烦，欲饮水数升；口燥渴；渴欲饮水，口干舌燥，是里热伤津，津伤则引水自救，故见口渴；热盛耗气，气伤则不能将水化为津液，故饮水数升而口渴不解。脉洪大是里热炽盛，气血鼓动之征。背微恶寒和时时恶风，是汗出肌疏，津气两伤，不胜风袭所致。证为胃热弥漫、津气两伤，治用白虎加人参汤清热、益气、生津。

白虎加人参汤由知母、石膏、炙甘草、人参、粳米组成。用白虎汤辛寒清热，用人参益气生津。

要点二 阳明病实证

1. 调胃承气汤证

【原文】阳明病，不吐不下，心烦者，可与调胃承气汤。(207)

太阳病三日，发汗不解，蒸蒸发热者，属胃也，调胃承气汤主之。(248)

伤寒吐后，腹胀满者，与调胃承气汤。(249)

【释义】此三条论述阳明燥热证的证治。太阳病或汗或吐后，邪气传入阳明化热成燥；或阳明经表受邪，邪气循经入里化热成燥而形成本证。因阳明燥热上扰心神，故心烦；里热炽盛，故蒸蒸发热；燥实内结，腑气不通，故腹胀满。综合以上三条，调胃承气汤证当见心烦、蒸蒸发热、腹胀满，其病机当是邪热与阳明糟粕初结，里热炽盛为主、腑气不畅为辅。治以调胃承气汤泄热和胃，润燥软坚。

调胃承气汤由甘草、芒硝、大黄组成。大黄苦寒，攻积导滞，荡涤肠胃，推陈致新，泄热去实。芒硝咸寒辛苦，润燥软坚，泄热导滞。硝黄合用，清胃热，和胃燥，泄热通便。妙在甘草一味，甘缓和中，既可缓硝黄峻下之力，使之作用于胃，又可护胃和中，使燥热邪气去而不损中州正气。

2. 小承气汤证

【原文】阳明病，其人多汗，以津液外出，胃中燥，大便必鞕，鞕则谵语，小承气汤主之。若一服谵语止者，更莫复服。(213)

阳明病，谵语发潮热，脉滑而疾者，小承气汤主之。(214 上)

太阳病，若吐、若下、若发汗后，微烦，小便数，大便因鞕者，与小承气汤，和之愈。(250)

【释义】此三条论阳明燥结证的证治。太阳病汗、吐、下后，津液受伤，邪气入里，从阳明燥化；或是阳明病，其人多汗，伤津化燥成实而形成本证。多汗是里热迫津外泄的表现。汗出太多，津液耗伤，邪气化燥成实，燥实结滞，故大便结硬。心烦、谵语为阳明燥热秽浊之气循经上扰心神所致。阳明燥热逼迫津液偏渗，从小便数多一症，可知津液不能还入胃肠，大便必然硬结。阳明之气旺于日晡所，当阳明燥热内盛时，每于日晡前后正邪斗争激烈，而见发潮热。以上诸证颇类似大承气汤证，但因其脉滑而疾而不是脉沉实，犹恐燥实敛结程度尚浅，故不敢冒然投用大承气汤，而试投小承气汤治之。由于证为里热燥结，气滞胃肠所致，证属里热腑实证，故治宜通便导滞，行气除满。

小承气汤由大黄、厚朴、枳实组成。大黄苦寒，泄热去实、推陈致新。厚朴苦辛而温，行气除满。枳实苦而微寒，理气消痞。三药合用，共成通便导滞之剂。本方不用芒硝而用枳、朴，泄热之力较调胃承气为弱，但通腑之力又较调胃承气为强。但所用枳、朴之量，较大承气汤为小，又无芒硝，故泄热或通腑之力，皆逊于大承气汤，因此名曰小承气。

3. 大承气汤证

【原文】阳明病，下之，心中懊憹而烦，胃中有燥屎者，可攻……若有燥屎者，宜大承气汤。(238)

病人不大便五六日，绕脐痛，烦躁，发作有时者，此有燥屎，故使不大便也。(239)

阳明病，谵语，有潮热，反不能食者，胃中必有燥屎五六枚也；若能食者，但鞕耳。宜大承气下之。(215)

大下后，六七日不大便，烦不解，腹满痛者，此有燥屎也。所以然者，本有宿食故也，宜大承气汤。(241)

病人小便不利，大便乍难乍易，时有微热，喘冒不能卧者，有燥屎也，宜大承气汤。(242)

伤寒，若吐若下后，不解，不大便五六日，上至十余日，日晡所发潮热，不恶寒，独语如见鬼状。若剧者，发则不识人，循衣摸床，惕而不安，微喘直视，脉弦者生，涩者死。微者，但发热谵语者，大承气汤主之。若一服利，则止后服。(212)

【释义】以上数条论阳明燥热实邪内结的证治。伤寒吐下后，津液被伤，邪气传入阳明化燥化热；或阳明经脉受邪，邪气循经入里化燥化热；或素有食积内停，邪气与食积结合，化燥化热，皆可形成本证。综合大承气汤适应证的原文，其主症和病机主要是：日晡所发潮热，提示阳明之热和阳明糟粕相结，热邪已经内收内敛，致使其他时间发热并不明显，而阳明阳气旺于日晡所，此时正邪斗争激烈，发热则会明显增高，每日如此，故称发潮热。阳明经别上通于心，阳明燥热循经上扰心神，使心主神志和心主言的功能失常，轻则致谵语、烦躁、烦不解、心中懊侬；重则热盛神昏而见独语如见鬼状、不识人；津竭正衰，心神失养还可导致循衣摸床，惕而不安的危象。身重是阳热壅滞经脉所致；微喘、喘冒不能卧，是阳明燥热耗伤肺气，肺虚气逆并有燥热迫肺的表现；腹胀满、绕脐痛、腹满痛，为燥热实邪阻滞阳明，腑气壅遏，当见腹满疼痛而拒按。燥热实邪阻结，则大便难、大便硬、不大便、有燥屎；燥热下迫，则大便乍易。邪热伤津，津液不足，则小便不利；实热壅滞，腑气闭阻，则不能食。本证属阳明燥热内盛，腑气壅滞，是阳明腑实证中病情最重者。治以大承气汤攻下实热，荡涤燥结。

大承气汤由大黄、厚朴、枳实、芒硝组成。大黄攻积导滞，荡涤肠胃，推陈致新，泄热去实。芒硝润燥软坚，泄热导滞。枳实理气消痞。厚朴利气消满。共成攻下实热、荡涤燥结之峻剂。

细目二 阳明病变证

要点 湿热发黄证

茵陈蒿汤证

【原文】阳明病，发热，汗出者，此为热越，不能发黄也。但头汗出，身无汗，剂颈而还，小便不利，渴引水浆者，此为瘀热在里，身必发黄，茵陈蒿汤主之。(236)

伤寒七八日，身黄如橘子色，小便不利，腹微满者，茵陈蒿汤主之。(260)

阳明病，无汗，小便不利，心中懊侬者，身必发黄。(199)

【释义】此三条论述湿热发黄的证治。236条所言阳明病发热汗出，是邪热得以向外发散，湿不得与热邪相结，故不能发黄。若发热仅伴有头汗出，颈以下无汗，说明热不能随汗而畅泄；又见小便不利，说明湿不得下行，湿热二邪相合于内，熏蒸肝胆，疏泄失常，胆汁外溢，故见发黄，其黄色鲜明如橘子色。湿热交阻，气化不利，津液不布，更因热伤津液，故见渴引水浆。湿热蕴结中焦，气机阻滞，可见腹满，湿热邪气上扰心神，故心中懊侬，本证病机为湿热蕴结，并兼有腑气壅滞，故治用茵陈蒿汤，清利湿热，通腑退黄。

茵陈蒿汤由茵陈蒿、栀子、大黄组成。方中茵陈蒿为主药，苦寒清热利湿，并有疏利肝胆、退黄的作用。栀子苦寒，清泄三焦而利小便，大黄苦寒，泄热行瘀，兼有利胆退黄的作用。三药合用，使大小便通利，湿热尽去，且取效甚捷。

（郭华）

第三单元 少阳病辨证论治

细目一 少阳病本证

要点 少阳病本证

小柴胡汤证

【原文】伤寒五六日，中风，往来寒热，胸胁苦满，嘿嘿不欲饮食，心烦喜呕，或胸中烦而不呕，或渴，或腹中痛，或胁下痞鞕，或心下悸，小便不利，或不渴，身有微热，或咳者，小柴胡汤主之。(96)

【释义】本条论少阳的主症与治法方药。太阳病伤寒或中风，约过了五六日之后，出现往来寒热，胸胁苦满，嘿嘿不欲饮食，心烦喜呕等症，这说明太阳表证已罢，邪入少阳。少阳为半表半里，少阳受邪，枢机不利，正邪分争，进退于表里之间，正胜则发热，邪胜则恶寒，邪正交争，互有胜负，呈现寒去热来，寒热交替，休作有时，故称谓往来寒热。足少阳之脉，下胸中，贯膈，络肝属胆，循胁里。邪犯少阳，经气不利，故见胸胁苦满。肝胆气郁，疏泄失职，故神情默默而寡言。胆热内郁，影响脾胃，脾失健运则不欲饮食。胆火内郁，上扰心神则心烦。胆热犯胃，胃失和降则喜呕。以上四症充分反映少阳病胆热内郁、枢机不利、脾胃失和的病机特点，治当和解少阳、畅达气机，使邪去病解，方用小柴胡汤。少阳手足两经，络属胆与三焦，少阳之位，在表里之间，邪犯少阳，胆火内郁，三焦不利，内外失和，故其病变可及表里内外，上下三焦出现或然之症。如邪郁胸胁，未犯胃腑，则胸中烦而不呕；邪热伤津则口渴；少阳胆腑气郁较甚，经气郁结较重则胁下痞硬；邪犯少阳，三焦不利，气化失职，水气内停，水停心下则心下悸；水停下焦则小便不利；表邪未解，津液未伤则不渴，身有微热；寒饮犯肺，肺气上逆则咳。以上诸症，总以胆热内郁、枢机不利、三焦失畅、脾胃失和为主要病机，故仍当以小柴胡汤加减化裁治之。

小柴胡汤为和解少阳之主方。方中柴胡气质轻清，味苦微寒，可疏解少阳，使少阳邪热外解；黄芩苦寒，气味较重，清泄邪热，可使少阳胆腑邪热内消。柴、芩合用，外透内泄，可以疏解少阳半表半里之邪。按剂量分析，柴胡重于黄芩，其外透之力强于内泄之功。半夏、生姜调和胃气，降逆止呕。人参、炙甘草、大枣益气和中，扶正祛邪，使中土健旺，不受木邪之害。方中既有柴、芩苦寒清降；又有姜、夏辛开散邪，复有参、枣、草之甘补调中。药共七味，寒温并用，升降协调，攻补兼施，有和解少阳、疏利三焦、调达上下、宣通内外、和畅气机之作用，故为和解之良方。本方用去滓再煎之法，乃因方中药性有寒温之差，味有苦、辛、甘之异，功用又有祛邪扶正之别，去滓再煎可使诸药气味醇和，有利于透邪外达，而无敛邪之弊。

细目二　少阳病兼变证

要点一　少阳病兼变证

大柴胡汤证

【原文】太阳病，过经十余日，反二三下之，后四五日，柴胡证仍在者，先与小柴胡。呕不止，心下急，郁郁微烦者，为未解也，与大柴胡汤，下之则愈。(103)

【释义】论述少阳病兼阳明里实的证治。太阳表证已罢，邪已传入少阳，谓之“过经”。病入少阳，当以和解为主，汗、吐、下之法均属禁忌。今反二三下之，是为误治，误治可能产生变证。但从后四五日柴胡证仍在，表明邪气并未因下而内陷，邪仍在少阳，故先与小柴胡汤以和解少阳。服小柴胡汤后，如枢机运转，病即可愈；但服后病未好转，而反加重，由喜呕变为“呕不止”，此乃邪热不解，内并阳明，热壅于胃，胃气上逆所致；由胸胁苦满变为“心下急”，是邪入阳明，胃热结聚，气机阻滞所致；由心烦而变为“郁郁微烦”，是气机郁遏，里热渐甚。从呕不止、心下急、郁郁微烦说明邪由少阳误治，化燥成实，兼入阳明。少阳证不解，则不可下，而阳明里实，又不得不下，遂用大柴胡汤和解与通下并行，双解少阳、阳明之邪。

本方为小柴胡汤与小承气汤合方加减而成。方中柴胡、黄芩疏利少阳，清泄郁热；芍药缓急止痛；半夏、生姜降逆止呕；枳实、大黄利气消痞，通下热结；大枣和中。诸药配合，共奏和解少阳、通下里实之功，实为少阳、阳明双解之剂。

（郭华）

第四单元　太阴病辨证论治

细目　太阴腹痛证

要点　太阴腹痛证

桂枝加芍药汤证

【原文】本太阳病，医反下之，因尔腹满时痛者，属太阴也，桂枝加芍药汤主之。(279)

【释义】本条论太阳病误下邪陷太阴的证治。太阳病当用汗法，禁用攻下，今不当下而误下，故曰“反”。误下伤脾，脾伤运化失职，气机壅滞则腹满；血脉不和，经络不通则腹痛，因病位在脾，故曰“属太阴也”。然此虽属太阴，却与太阴病本证不同，彼为脾阳不足，寒湿内盛所致，故除见腹满时痛外，更见食不下，呕吐，下利等，当用理中汤治疗；而本证仅见腹满时痛，余症不显，为脾伤气滞络瘀所致，故治以通阳益脾，活络止痛，方用桂枝加芍药汤。

本方是由桂枝汤原方倍用芍药组成，虽只有一味药量不同，方义却有很大差别。本方用桂枝配合甘草辛甘化阳，通阳益脾；生姜与大枣合用亦能辛甘合化，补脾和胃；重用芍药取其双重作用，一者与甘草配伍，缓急止痛，再者活血和络，经络通则满痛止，故用于腹满时痛十分恰当。

（郭华）

第五单元　少阴病辨证论治

细目一　少阴病本证

要点一　少阴寒化证

1. 四逆汤证

【原文】少阴病，脉沉者，急温之，宜四逆汤。(323)

【释义】本条论述少阴病脉沉，治宜急温。条文以脉代证，提示少阴病施治宜早，切勿拖延。仅言脉沉，尚未至脉微或脉微欲绝，说明虽已显示少阴不足，但阳虚并不太甚，厥逆吐利诸典型的少阴里虚寒证尚未出现。此时强调“急温”是因为病入少阴，涉及根本，阳亡迅速，死证太多。故少阴之治，贵在及早。当脉沉显示阳虚征兆时，即当急温，以防亡阳之变。一旦延误施治，则吐利厥逆诸症接踵而至，治亦晚矣。本条体现了中医“治未病”的预防治疗学思想，值得重视。

四逆汤由干姜、附子、甘草组成。方中附子温肾回阳，干姜温中散寒，两药合用，增强回阳之力，炙甘草温补调中，三药相须为用，为回阳救逆之代表方。

2. 真武汤证

【原文】少阴病，二三日不已，至四五日，腹痛，小便不利，四肢沉重疼痛，自下利者，此为有水气，其人或咳，或小便利，或下利，或呕者，真武汤主之。(316)

【释义】本条论少阴阳虚水泛的证治。316条为少阴病二三日不已，至四五日，邪气渐深，肾阳日亏，阳虚寒盛，水气不化，泛溢为患。水气浸渍肌肉，则四肢沉重疼痛；浸渍胃肠则腹痛下利；水气内停，阳虚气化不行则小便不利。水饮随气机升降，变动不居，上逆犯肺，肺气不利则咳，水气犯胃，胃气上逆则呕。肾主二便，肾阳亏虚，失于固摄则下利加重，不能制水则小便清长。本证属肾阳虚衰，水气泛滥，故用真武汤温阳化气行水。

真武汤由茯苓、芍药、白术、生姜、炮附子组成。附子壮肾阳，补命火，使水有所主；白术燥湿健脾，使水有所制；生姜宣散，佐附子助阳、消水；茯苓淡渗，佐白术健脾利水；芍药活血脉，利小便，又可敛阴和营制姜附刚燥之性，使之温经散寒而不伤阴。诸药合之，共奏温阳利水之效。

要点二　少阴热化证

1. 黄连阿胶汤证

【原文】少阴病，得之二三日以上，心中烦，不得卧，黄连阿胶汤主之。(303)

【释义】论少阴阴虚火旺，心肾不交的证治。由于素体少阴阴虚阳亢，外邪从阳化热，肾阴不足，不能上济心火，心火亢盛，心肾不交，则见心中烦，不得卧。还应当伴见口燥咽干，舌红少苔，脉细数等。治用黄连阿胶汤滋阴清火，交通心肾。

黄连阿胶汤由黄连、黄芩、芍药、鸡子黄、阿胶组成。黄连、黄芩清心火，以除炎上之热；阿胶、鸡子黄滋肾阴、养心血，以补阴涵阳；芍药与芩、连相配，酸苦涌泄以清火，与阿胶、鸡子黄相配，酸甘化阴以滋液。共成滋阴清火，交通心肾之剂。

2. 猪苓汤证

【原文】少阴病，下利六七日，咳而呕渴，心烦不得眠者，猪苓汤主之。(319)

若脉浮，发热，渴欲饮水，小便不利者，猪苓汤主之。(223)

【释义】此2条论阴虚水热互结的证治。本证成因有二，一是素体少阴阴虚阳盛，邪从热化，热与水结而成。二是阳明经热误下伤阴，邪热和水结于下焦而成。邪气来路虽不同，但均致阴虚水热互结证。肾阴虚于下，心火亢于上，心肾不交，火水未济，则可见心烦，不得眠。水热互结，津液不化，又有阴虚津乏，则见口渴；水热互结，气化不利，症见小便短赤频数，尿道涩痛，小便不利。水热互结，水邪偏渗大肠，或可见下利；水邪上逆犯肺，肺气上逆，或可见咳；水邪上逆犯胃，胃气上逆，或可见呕吐。证属阴虚水热互结，治用猪苓汤育阴清热利水。

猪苓汤由猪苓、茯苓、泽泻、阿胶、滑石组成，猪苓、茯苓、泽泻淡渗利水，阿胶滋阴，滑石清热利窍，共成育阴清热利尿之剂。

细目二　少阴兼变证

要点一　兼表证

麻黄细辛附子汤证

【原文】少阴病，始得之，反发热，脉沉者，麻黄细辛附子汤主之。(301)

【释义】本条论少阴寒化兼表的证治。少阴寒化不应发热，今始得之即出现发热，故谓之“反发热”，乃少阴阳虚复感外邪所致。因证兼太阳之表，除发热外，当有无汗恶寒，头痛等症。然太阳病发热，其脉当浮，今脉不浮而沉，知非纯为太阳表证。脉沉主里为少阴里虚寒之征象。323条“少阴病，脉沉者，急温之”可证。总之本证为少阴寒化兼太阳表证，法当表里双解，用麻黄附子细辛汤温阳解表。

麻黄细辛附子汤中麻黄发汗解表；附子温经扶阳；细辛辛温雄烈，通达内外，外助麻黄解表，内合附子温阳。三药合用，共奏温经解表之效。

要点二　疑似证

四逆散证

【原文】少阴病，四逆，其人或欬，或悸，或小便不利，或腹中痛，或泄利下重者，四逆散主之。(318)

【释义】本条论阳郁厥逆的证治。本证只提“四逆”主症，他症皆称或然症，知“四逆”是本证辨证指征。少阴寒化证，阳虚不温四肢，易见四逆，证属虚寒。而本证的“四逆”是肝郁气滞，阳气内郁不达四肢而致，证属实属郁。证同而病机不同，故特提“四逆”以示虚、实之别。因阳气郁遏，气机不畅，故可见诸多或然证。若兼肺寒气逆，则为咳；心阳不足则为悸；气化不行，则小便不利；阳虚中寒，则腹中痛；兼中寒气滞，则泄利下重等等，不一而足。总之，本证病机为阳郁，非阳虚，故治不用回阳救逆的四逆汤而用宣通阳气、疏达郁滞的四逆散。

四逆散由柴胡、枳实、芍药、甘草组成。方中柴胡疏肝解郁，透达阳气；芍药苦泄破结，通络止痛；枳实导滞行气；甘草调和诸药。共奏疏畅气机，透达郁阳之功。若咳，加干姜、五味子温肺敛气；心悸，加桂枝温壮心阳；小便不利，加茯苓淡渗利湿；腹中痛，加附子温阳止痛；泄利下重，加薤白通阳行滞。

（郭华）

第六单元　厥阴病辨证论治

细目　厥阴病本证

要点一　寒热错杂证

乌梅丸证

【原文】蛔厥者，其人当吐蛔，今病者静，而复时烦者，此为脏寒，蛔上入其膈，故烦，须臾复止，得食而呕，又烦者，蛔闻食臭出，其人常自吐蛔。蛔厥者，乌梅丸主之。又主久利。(338)

【释义】本条论蛔厥的证治。蛔厥证因蛔虫内扰所致，有时作时止的特点，且常有吐出蛔虫的病史，故曰“今病者静，而复时烦”，“其人当吐蛔”。因病人脾虚肠寒，蛔虫不安其位，内扰上窜，产生剧烈疼痛，而使病人烦躁不宁。若蛔虫内伏不扰，则疼痛、烦躁消失，故称“须臾复止”。若病人进食，则可引起蛔虫扰动，不仅疼痛又生而烦躁，且可致胃失和降而发生呕吐，蛔虫有可能随之吐出。蛔厥证的治疗，当用清上温下，安蛔止痛的乌梅丸。

乌梅丸由乌梅、细辛、干姜、黄连、当归、炮附子、蜀椒、桂枝、人参、黄柏组成。方中重用乌梅，并用醋渍，更增其酸性，为安蛔止痛之主药。用苦寒之黄连、黄柏，以清上热；用辛热之细辛、干姜、附子、蜀椒、桂枝，取其气辛以伏蛔，温以祛下寒；用人参、当归益气养血；米饭、蜂蜜和胃缓急。全方酸苦辛甘并投，寒温攻补兼用，为清上温下、安蛔止痛之要方，亦可治寒热错杂、虚实互见之“久利”，实为厥阴病寒热错杂证之主方。

要点二 厥阴病寒证

1. 当归四逆汤证

【原文】手足厥寒，脉细欲绝者，当归四逆汤主之。(351)

【释义】本条论血虚寒厥的证治。脉细欲绝，即脉细如发如丝，主肝血虚少，脉道不充，血脉不利；因此其手足厥寒，当是肝血不足，四末失养，复感寒邪，寒凝经脉所致。既可以称其为血虚寒厥证，又可以称其为血虚经寒证。治以当归四逆汤养血通脉，温经散寒。由于患者血虚寒凝部位的不同，也可出现相应的临床表现：若寒滞经脉，留于关节，则四肢关节疼痛，或身痛腰痛；若寒凝胞宫，则见月经后期，经期腹痛，经血量少色黯；若寒凝腹中，则脘腹冷痛。症状虽异，病机则一，故皆可选用当归四逆汤为主方治疗。

当归四逆汤即桂枝汤去生姜，倍用大枣加当归、细辛、通草而成。当归补肝养血，又能行血，为本方君药。配桂枝温经通阳，芍药和营养血，细辛温散血中之寒邪，通草通行血脉，大枣、甘草益脾养营。诸药相合，养血通脉，温经散寒。

2. 吴茱萸汤证

【原文】干呕，吐涎沫，头痛者，吴茱萸汤主之。(378)

【释义】本条论肝寒犯胃，浊阴上逆的证治。厥阴肝寒犯胃，胃失和降则干呕。肝寒犯胃，胃寒饮停，泛溢于口，则吐清涎冷沫。厥阴肝经与督脉会于颠顶，阴寒循经上攻，故见头痛以颠顶为甚。证属肝寒犯胃，浊阴上逆，治以吴茱萸汤暖肝、温胃、降浊。

吴茱萸汤由吴茱萸、生姜、人参、大枣组成。吴茱萸暖肝胃，散阴寒，下气降浊，为方中主药。重用生姜温胃化饮，降逆止呕。配人参、大枣，补虚和中，共成温中祛寒、降逆和胃的良方。

要点三 厥阴热利

白头翁汤证

【原文】热利下重者，白头翁汤主之。(371)

下利，欲饮水者，以有热故也，白头翁汤主之。(373)

【释义】此2条论述了厥阴热利的证治。“热利”是指热性下利而言。“下重”即里急后重，表现为腹痛急迫欲下，而肛门重坠难出。由于肝热下迫大肠，湿热内蕴，气滞壅塞，秽浊郁滞，欲出不得所至。由于湿热之邪郁遏不解，损伤肠道络脉，化腐成脓，则便中往往夹有红白黏液或脓血。这种热利多属痢疾。因证属肝经湿热下迫大肠，故常伴有身热、渴欲饮水、舌红、苔黄腻等热象，治宜白头翁汤清热燥湿，凉肝止利。

本方中白头翁味苦寒，善清肠热而治毒痢，又能疏肝凉血，是治疗热毒赤痢之要药。秦皮味苦寒，能清肝胆及大肠湿热，与白头翁配伍清热解毒，凉血止痢。佐以黄连、黄柏清热燥湿，坚阴厚肠。四药相合，共奏清热燥湿、凉肝解毒、坚阴止利之功。

（郭华）

第七单元　霍乱病辨证论治

细目　霍乱病辨治

要点　霍乱病辨治

理中丸证

【原文】霍乱，头痛发热，身疼痛，热多欲饮水者，五苓散主之；寒多不用水者，理中丸主之。(386)

【释义】本条论霍乱病表里寒热不同的证治。既言霍乱，必有卒然吐利，若又见头痛、发热、身疼痛等症，是属霍乱兼表证，若吐利兼见脉浮发热、头痛身疼、小便不利、渴欲饮水者，是病证偏表为主，然则表邪内外相干，胃肠功能逆乱，故发吐利。惟其吐利，清浊不分，三焦水道不利，津液运行失常，既不能上承于口，又不能下输出膀胱，但浸渍胃肠，故常兼见口渴、小便不利，宜用五苓散外疏内利、表里双解。若吐利甚而寒多不渴，说明病证属里属阴。此乃中焦阳虚、寒湿内阻、清气不升、浊气上逆，其证当伴见腹中冷痛、喜温喜按、舌淡苔白、脉缓弱等。因其表里同病，但以里虚寒证为急，故以理中汤（丸）温中散寒、健脾燥湿。

理中丸用人参、炙甘草健脾益气，干姜温中散寒，白术健脾燥湿。脾阳得运，寒湿可去，则中州升降调和而吐利自止。本方为太阴病虚寒下利的主方，因具有温运中阳，调理中焦的功效，故取名“理中”，此方又名人参汤。理中丸为一方二法，既可制成丸剂，亦可煎汤服用。病情缓而需久服者用丸剂，病势急而丸不济事者用汤剂。服药后腹中由冷而转热感者，说明有效，可续服；若腹中未热，说明效不明显或无效，多为病重药轻之故，当增加丸药的服用量，由一丸加至三四丸，或改用汤剂。为增强药物疗效，服药后约一顿饭的时间，可喝些热粥，并温覆取暖，以助药力。

理中丸方后记载随证加减法有八种：①脐上悸动者，是肾虚水气上冲之象，方中去白术之壅补，加桂枝以温肾降冲、通阳化气。②吐多者，是胃寒饮停而气逆，故去白术之补土壅塞，生姜以温胃化饮、下气止呕。③下利严重者，是脾气下陷、脾阳失运，故还需用白术健脾燥湿以止利。④心下悸者，是水邪凌心，可加茯苓淡渗利水、宁心安神。⑤渴欲饮水者，乃脾不散精、水津不布，宜重用白术健脾益气，以运水化津。⑥腹中痛者，是中气虚弱，故重用人参至四两半。⑦里寒甚，表现为腹中冷痛者，重用干姜温中祛寒。⑧腹满者，因寒凝气滞，故去白术之壅塞，加附子以辛温通阳、散寒除满。

（郭华）

第八单元 阴阳易瘥后劳复病辨证论治

细目 瘥后劳复证

要点 瘥后劳复证

竹叶石膏汤证

【原文】伤寒解后，虚羸少气，气逆欲吐，竹叶石膏汤主之。(397)

【释义】本条论病后余热未清，气阴两伤的证治。伤寒热病解后，气液两伤，余热未尽。因其津液损伤，不能滋养形骸，故见身体虚弱消瘦；中气不足，所以少气不足以息。加之未尽之余热内扰，胃失和降，故气逆欲吐。此条述证过简，临证还可见发热、口渴、心烦、少寐、舌红少苔、脉虚数等脉证。治宜清热和胃，益气生津。方用竹叶石膏汤。

本方中竹叶、石膏甘寒清热除烦；人参、麦冬益气生津、滋液润燥；甘草、粳米补中益气养胃；半夏既能和胃降逆止呕，又能防止补药之滞，用意尤妙。全方相合，既清其余热，又益其气阴，更有和胃降逆之功，故为清热滋阴和胃之佳方。

（郭华）

金匮要略

第一单元　痉湿暍病篇

细目一　痉病证治

要点　柔痉证治

瓜蒌桂枝汤证

原文：太阳病，其证备，身体强，几几然，脉反沉迟，此为痉，瓜蒌桂枝汤主之。

瓜蒌桂枝汤方：

瓜蒌根二两　桂枝三两　芍药三两　甘草二两　生姜三两　大枣十二枚

上六味，以水九升，煮取三升，分温三服，取微汗。汗不出，食顷，啜热粥发之。

提要：本条论述柔痉证治。

病因病机：此乃风寒（以风邪为主）邪气阻滞经脉，营卫运行不利，加之素体津液不足，不能濡润筋脉，二者相互影响，从而形成此证。

证候：一是太阳中风证，见身热，恶风汗出，头项强痛，身体强，几几然；二是脉反沉迟，太阳病汗出恶风，脉象当见浮缓，今反沉迟，提示素有津液不足，不能濡养筋脉。

辨证：太阳中风，津亏失濡。

治则：疏散风邪，调和营卫，滋液柔筋。

方药：瓜蒌桂枝汤。瓜蒌根即天花粉，甘凉生津滋液，柔润筋脉，合桂枝汤疏散风邪，调和营卫。

细目二　湿病证治

要点一　风湿在表证

麻黄杏仁薏苡甘草汤证

原文：病者一身尽疼，发热，日晡所剧者，名风湿。此病伤于汗出当风，或久伤取冷所致也，可与麻黄杏仁薏苡甘草汤。

麻黄杏仁薏苡甘草汤方：

麻黄（去节）半两（汤泡）　甘草一两（炙）　薏苡仁半两　杏仁十个（去皮尖，炒）

上剉麻豆大，每服四钱匕，水盏半，煮八分，去滓，温服。有微汗，避风。

提要：本条论述风湿在表的成因和证治。

病因病机：本条指出风湿病发病原因，即为汗出当风，或久伤取冷所致。汗出之时，腠理疏松，风邪乘隙侵入，或经常贪凉受冷，湿从外侵，风湿相合侵犯人体，郁阻经脉，不通则痛而发此证。

证候："伤于汗出当风"或"久伤取冷"，肌腠受邪，风湿在表，经脉痹阻，故一身尽疼、发热。日晡属阳明，风为阳邪，风与湿合，有化热化燥之势，故发热日晡所剧。

辨证：风湿相搏，滞于肌表。

治则：轻清宣化，解表祛湿。

方药：麻黄杏仁薏苡甘草汤。麻黄配伍炙甘草、薏苡仁，使其发汗而不致太过，以达微汗之目的；杏仁宣肺利气，薏苡仁、炙甘草健脾祛湿除痹。

要点二　风湿兼气虚证

防已黄芪汤证

原文：风湿，脉浮，身重，汗出，恶风者，防已黄芪汤主之。

防已黄芪汤方：

防已一两　甘草半两（炒）　白术七钱半　黄芪一两一分（去芦）

上剉麻豆大，每抄五钱匕，生姜四片，大枣一枚，水盏半，煎八分，去滓，温服，良久再服。喘者，加麻黄半两；胃中不和者，加芍药三分；气上冲者，加桂枝三分；下有陈寒者，加细辛三分。服后当如虫行皮中，从腰下如冰，后坐被上，又以一被绕腰以下，温，令微汗，瘥。

提要：本条论述风湿兼气虚的证治。

病因病机：本病由于病人素体虚弱肌表疏松，卫阳不固，又外感风湿之邪，出现太阳中风表虚之象，脉浮汗出恶风；风性疏泄，风易行而湿黏滞，汗出湿不解，经络不和而身重。

证候：一是太阳中风表虚，见汗出恶风、脉浮；二是湿性重着而身体沉重。

辨证：风湿在表，气虚不固。

治则：健脾益气，祛风除湿。

方药：防己黄芪汤。黄芪益气固表，防己、白术祛风除湿，甘草、生姜、大枣调和营卫。

如兼见气喘者加麻黄以宣肺平喘，兼胃中不和者加芍药以柔肝和胃，兼气上冲者加桂枝以平冲逆，兼腰冷肢凉、陈寒凝滞者加细辛以散寒通阳。

"服后当如虫行皮中"，是卫阳振奋，风湿欲解之征。

（王新佩）

第二单元 中风历节病篇

细目 历节病证治

要点一 风湿历节证

桂枝芍药知母汤证

原文：诸肢节疼痛，身体尪羸，脚肿如脱，头眩短气，温温欲吐，桂枝芍药知母汤主之。

桂枝芍药知母汤方：

桂枝四两 芍药三两 甘草二两 麻黄二两 生姜五两 白术五两 知母四两 防风四两 附子二枚（炮）

上九味，以水七升，煮取二升，温服七合，日三服。

提要：本条论述历节病风湿偏胜的证治。

病因病机：本证由于风湿之邪，合而流注于筋骨，搏结于关节，气血痹阻不畅而致诸肢节疼痛而肿大；风湿相搏，病久不解，正虚邪盛，营卫气血耗损，而日渐化热伤阴。

证候：诸肢节疼痛，身体尪羸，脚肿如脱，头眩短气，温温欲吐。

辨证：风湿历节（风寒湿邪外袭，痹阻筋脉关节，日渐化热伤阴）。

治则：祛风除湿，温经散寒，佐以滋阴清热。

方药：桂枝芍药知母汤。桂枝、麻黄、防风辛温发散，祛风除湿；附子大辛大热，散寒除湿，通经止痛；白术、甘草、生姜除湿健脾和中；芍药、知母养阴清热；芍药配甘草，酸甘化阴，缓急止痛。

桂枝芍药知母汤多用于感受风湿，化热伤阴之痹证。本证病程日久，本虚标实，其辨证特点为身体消瘦，关节疼痛、肿大或变形等。治疗上祛风散寒化湿与温阳扶正并用。临证时根据证候复杂情况，可扶正祛邪同用或寒温药物并投。

要点二 寒湿历节证

乌头汤证

原文：病历节不可屈伸，疼痛，乌头汤主之。

乌头汤方：治脚气疼痛，不可屈伸。

麻黄 芍药 黄芪各三两 甘草二两（炙） 川乌五枚（㕮咀，以蜜二升，煎取一升，即出乌头）

上五味，㕮咀四味，以水三升，煮取一升，去滓，内蜜煎中，更煎之，服七合。不知，尽服之。

提要：本条论述历节病寒湿偏胜的证治。

病因病机：寒湿留于关节，经脉痹阻不通，气血运行不畅而身体多处关节疼痛、肿大，甚至屈伸不利，日久则见关节变形。

证候：身体多处关节疼痛、肿大，甚至屈伸不利，日久则见关节变形。

辨证：寒湿历节。

治则：温经散寒，除湿止痛。

方药：乌头汤。乌头温经散寒，除湿止痛，通阳行痹；麻黄祛风发汗，以散寒湿；芍药、甘草酸甘柔筋，缓急止痛；黄芪温分肉，益气固卫行湿，既可助麻黄、乌头温经散寒，又可防麻黄过汗伤阳；白蜜甘缓，解乌头毒性，并缓诸药之燥。

乌头辛热而毒性较强，临床常用治沉寒痼冷病证，对于寒湿历节、阴寒腹痛有很好疗效。乌头正确用量及煎服法，一般应注意以下几点：一要斟酌用量，临床使用乌头时，其用量要因人而异，视病人体质强弱而决定用量，并宜从小量开始，逐渐加量；二要煎药得当，即乌头要先煎、久煎或与蜜同煎，待其麻味去后，方可加入其他药同煎；三要配伍恰当，若非特殊情况、或有充分的把握，最好不要与“十八反”所载的反药同用，而选择与干姜、生姜、甘草、蜂蜜等药相伍，既可缓解乌头燥烈之性，也可加强其蠲痹止痛之功。尤其是与蜜同煎，蜜既能制乌头毒性，且可延长药效。服药后唇、舌、肢体麻木，甚至昏眩吐泻，但脉搏、呼吸、神志等方面无较大变化，则为“瞑眩”反应，是有效之征；如服后见到呼吸、心跳加快，脉搏有间歇现象，甚至神志昏迷者，则为中毒反应，急当抢救。

从现代医学角度，大凡有副作用症状者，均属毒性反应，需及时清解。

（王新佩）

第三单元　血痹虚劳病篇

细目一　血痹证治

要点　血痹重证

黄芪桂枝五物汤证

原文：血痹阴阳俱微，寸口、关上微，尺中小紧，外证身体不仁，如风痹状，黄芪桂枝五物汤主之。

黄芪桂枝五物汤方：

黄芪三两　芍药三两　桂枝三两　生姜六两　大枣十二枚

上五味，以水六升，煮取二升，温服七合，日三服。一方有人参。

提要：本条论述血痹病重证的证治。

病因病机：本证由于病人素体营卫气血不足，感受风邪，血行凝滞，痹阻局部肌肤而致。

证候：外证身体不仁，肌肤不觉痛痒，严重者亦有酸痛感。

辨证：气虚血痹。

治则：温阳行痹。

方药：黄芪桂枝五物汤。本方即桂枝汤去甘草，倍生姜，加黄芪组成。黄芪甘温益气，桂枝温通经脉；倍生姜以助桂枝走表散邪；芍药和营理血；生姜、大枣调和营卫。

细目二　虚劳病证治

要点一　虚劳失精证

桂枝加龙骨牡蛎汤证

原文：夫失精家，少腹弦急，阴头寒，目眩，一作目眶痛。发落，脉极虚芤迟，为清谷、亡血、失精。脉得诸芤动微紧，男子失精，女子梦交，桂枝加龙骨牡蛎汤主之。

桂枝加龙骨牡蛎汤方：《小品》云：虚弱浮热汗出者，除桂，加白薇、附子各三分，故曰二加龙骨汤。

桂枝　芍药　生姜各三两　甘草二两　大枣十二枚　龙骨　牡蛎各三两

上七味，以水七升，煮取三升，分温三服。

提要：本条论述虚劳病失精家所致阴阳失调的证治。

病因病机：本证由于久患遗精的病人，阴精耗损太甚，肾阴亏虚，阴损及阳，阴阳两虚，阳气虚弱，失于固摄而致。

证候：经常梦遗滑精或梦交，兼有头昏、目眩、发落、少腹弦急不舒、外阴寒冷。

辨证：阴阳两虚。

治则：调补阴阳，固精止遗。

方药：桂枝加龙骨牡蛎汤，即桂枝汤加龙骨、牡蛎。桂枝汤调和阴阳；龙骨、牡蛎潜镇固涩、宁心安神、交通心肾。

要点二　虚劳腰痛证

肾气丸证

原文：虚劳腰痛，少腹拘急，小便不利者，八味肾气丸主之。方见脚气中。

肾气丸方：

干地黄八两　山药　山茱萸各四两　泽泻　丹皮　茯苓各三两　桂枝　附子（炮）各一两

上八味，末之，炼蜜和丸，梧子大，酒下十五丸，加至二十五丸，日再服。

提要：本条论述肾气不足虚劳腰痛的证治。

病因病机：本证由于肾气不足，不能温养腰府，及影响膀胱的气化功能而致。

证候：一是腰痛，二是气化失常而见少腹拘急、小便不利。

辨证：肾气不足。

治则：温补肾气。

方药：八味肾气丸。六味地黄丸滋补肾阴，加桂枝、附子温阳化气。

要点三　虚劳不寐证

酸枣仁汤证

原文：虚劳虚烦不得眠，酸枣仁汤主之。

酸枣仁汤方：

酸枣仁二升　甘草一两　知母二两　茯苓二两　芎䓖二两 深师有生姜二两

上五味，以水八升，煮酸枣仁，得六升，内诸药，煮取三升，分温三服。

提要：本条论述虚劳病心肝血虚失眠的证治。

病因病机：本证由于肝之阴血亏虚，血不养心，心血不足，阴虚内热，心神不安而致失眠。

证候：一见肝心阴血不足引起的失眠或心悸，眩晕，口干等；二见阴虚内热并常伴潮热、惊悸、盗汗、口疮、眩晕、舌红、脉细数等。

辨证：心肝阴血不足。

治则：养阴清热，安神宁心。

方药：酸枣仁汤。酸枣仁甘酸性平，养肝阴，益心血，主治失眠，并与甘草为伍，酸甘化阴，以增强养阴之效；茯苓安神宁心；川芎味辛以调肝气，知母苦寒以清虚热，全方补肝养血，安神宁心。

（王新佩）

第四单元　肺痿肺痈咳嗽上气病篇

细目一　肺痿证治

要点一　虚热肺痿

麦门冬汤证

原文：大逆上气，咽喉不利，止逆下气者，麦门冬汤主之。

麦门冬汤方：

麦门冬七升　半夏一升　人参三两　甘草二两　粳米三合　大枣十二枚

上六味，以水一斗二升，煮取六升，温服一升，日三夜一服。

提要：本条论述虚热肺痿的证治。

病因病机：由于肺胃津液耗损，虚火上炎，以致肺胃之气俱逆而致。

证候：肺胃气逆当见咳喘，呃逆；津伤虚热熏灼，故咽喉干燥不适，痰黏咳咯不爽；此外，当有口干欲得凉润，舌红少苔，脉象虚数等症。

辨证：肺胃津亏，虚火上炎。

治则：养阴清热，止逆下气。

方药：麦门冬汤。重用麦门冬，滋阴润肺，清降虚火；半夏下气化痰，虽性温，但用量较轻，且与大量清润药物相伍，则不嫌其燥；人参、甘草、大枣、粳米益气养胃，生津润燥。

要点二 虚寒肺痿

甘草干姜汤证

原文：肺痿吐涎沫而不咳者，其人不渴，必遗尿，小便数，所以然者，以上虚不能制下故也。此为肺中冷，必眩，多涎唾，甘草干姜汤以温之。若服汤已渴者，属消渴。

甘草干姜汤方：

甘草四两（炙） 干姜二两（炮）

上㕮咀，以水三升，煮取一升五合，去滓，分温再服。

提要：本条论述虚寒肺痿的证治。

病因病机：本证由于上焦阳虚，肺中虚冷而致痿。上焦阳虚者，多因中焦虚寒，土不生金所致。阳虚不能化气，气虚不能输布津液，津液停聚而频吐涎沫；上焦虚冷，通调失常，不能制约下焦而遗尿或小便频数；肺气虚寒，清阳不能上升而见头眩。

证候：频嗽涎沫，咳轻而口不渴，咳则遗尿或小便频数，头眩。

辨证：上焦阳虚，肺中虚冷。

治则：温肺复气。

方药：甘草干姜汤。炙甘草甘温补中益气，干姜辛温温复脾肺之阳；二者辛甘合化，益气温阳，培土生金，则虚寒肺痿可愈。

细目二 肺痈证治

要点一 邪实壅滞证

葶苈大枣泻肺汤证

原文：肺痈，喘不得卧，葶苈大枣泻肺汤主之。

葶苈大枣泻肺汤方：

葶苈（熬令黄色，捣丸如弹子大） 大枣十二枚

上先以水三升，煮枣取二升，去枣，内葶苈，煮取一升，顿服。

肺痈胸满胀，一身面目浮肿，鼻塞清涕出，不闻香臭酸辛，咳逆上气，喘鸣迫塞，葶苈大枣泻肺汤主之。方见上，三日一剂，可至三四剂，此先服小青龙汤一剂，乃进。小青龙方见咳嗽门中。

提要：本条论述肺痈实证喘满的治法。

病因病机：风热之邪，壅滞于肺，肺气不利，通调失常，津液不能正常输布，故见喘咳不能平卧，属于邪实气闭于肺的实证。

证候：喘咳，喘鸣迫塞。

辨证：邪实气闭。

治则：泻肺逐邪。

方药：葶苈大枣泻肺汤。葶苈苦寒，能开泄肺气，具有泻下逐痰之功，治实证有捷效。又恐其峻利而伤及正气，故佐以大枣之甘温安中而缓和药性，使泻不伤正。

要点二　血腐脓溃证

桔梗汤证

原文：咳而胸满，振寒脉数，咽干不渴，时出浊唾腥臭，久久吐脓如米粥者，为肺痈，桔梗汤主之。

桔梗汤方：亦治血痹。

桔梗一两　甘草二两

上二味，以水三升，煮取一升，分温再服，则吐脓血也。

提要：本条论述肺痈脓成咳吐脓血的证治。

病因病机：本证由于热毒蕴蓄于肺，腐血败肉酿成痈脓而见时出浊唾腥臭，吐如米粥之状。"久久"说明正气渐虚。

证候：咳而胸满，振寒脉数，咽干不渴，时出浊唾腥臭，久久吐脓如米粥者。

辨证：肺痈热盛肉腐脓溃。

治则：解毒排脓。

方药：桔梗汤。桔梗理肺开结，祛痰排脓；生甘草清热解毒，益气生肌。

本方是肺痈脓溃的主治方。现代临证，常与苇茎汤相合使用，或加败酱草、鱼腥草、瓜蒌、苡仁、银花等清热解毒排脓之品，疗效更为显著。

（王新佩）

第五单元　胸痹心痛短气病篇

细目一　胸痹证治

要点一　胸痹病机

原文：师曰：夫脉当取太过不及，阳微阴弦，即胸痹而痛，所以然者，责其极虚也。今阳虚知在上焦，所以胸痹、心痛者，以其阴弦故也。

提要：本条以阳微阴弦的病理来阐释胸痹心痛的病机。

病因病机：阳微指寸脉微；阴弦指尺脉弦。脉见寸微尺弦，微脉见于寸口，可知上焦的阳气虚衰；弦脉见于尺部，可知下焦的阴寒痰浊壅盛，上虚则阴寒痰浊自下乘之，阻闭胸阳故见胸痹心痛。由于上焦阳虚，水气痰饮等阴邪便乘虚而居于阳位，故导致胸中闭塞，阳气不通，不通则痛，故云"所以然者，责其极虚也"。

要点二　类证鉴别

胸痹是由于胸阳不振，阴邪阻滞，胸背之气痹而不通所致。阳微阴弦中阴弦是为尺脉弦，尺脉主下焦，脉弦主阴寒太盛，痰浊内停。阳微指寸脉微，寸脉主上焦，微脉主阳气不足，胸阳不振。血痹者其病机是阴阳俱微，营卫气血不足。寸口、关上微为阳气不足之脉，尺中小紧为感受外邪之象。

要点三　胸痹主证

瓜蒌薤白白酒汤证

原文：胸痹之病，喘息咳唾，胸背痛，短气，寸口脉沉而迟，关上小紧数，瓜蒌薤白白酒汤主之。

瓜蒌薤白白酒汤方：

瓜蒌实一枚（捣）　薤白半斤　白酒七升

上三味，同煮，取二升，分温再服。

提要：本条论述胸痹病的典型证候和主治方剂。

病因病机：寸口沉取而迟，是上焦阳虚，胸阳不振之象；关上出现小紧，是中焦（胃）有停饮，阴寒内盛之征；上焦阳虚，则痰饮上乘，以致阴邪停聚于胸中，故有此种脉象。病机皆由“阳微阴弦”，阳虚邪闭而成。阳虚邪闭，胸背之气痹而不通，故胸背痛而短气；胸背之气痹而不通，势必影响肺气不能宣降，故喘息咳唾。

证候：“喘息咳唾，胸背痛，短气”是胸痹病的主证，而其中“胸背痛，短气”是辨证的关键。

辨证：上焦阳虚，痰饮上乘，胸阳痹阻不通。

治则：化痰散结，宣痹通阳。

方药：瓜蒌薤白白酒汤。瓜蒌涤痰宽胸，薤白通阳散结，白酒辛温通阳，调达气血，轻扬善行以助药势。

要点四　胸痹急证

薏苡附子散证

原文：胸痹缓急者，薏苡附子散主之。

薏苡附子散方：

薏苡仁十五两　大附子十枚（炮）

上二味，杵为散，服方寸匕，日三服。

提要：本条论述胸痹急证的治法。

病因病机：本证由于阳气衰微，阴寒痰湿壅盛，阳气不伸，胸阳闭塞，可见胸中痛剧；阳气不达四肢，见四肢逆冷。

证候：胸中痛剧，四肢逆冷，尚可见舌淡苔白而滑，脉象沉伏，或涩，或微细而迟，或紧细而急。

辨证：阳气衰微，阴寒痰湿凝滞胸中。

治则：温阳化湿，开痹以缓急痛。

方药：薏苡附子散。重用炮附子通阳散寒，温经止痛；薏苡仁除湿宣痹，缓解拘挛，二药相合为散，因病情急迫，取其药力迅速而收效其快。此方有缓解血脉拘急和扶阳抑阴的效果。

细目二　心痛证治

要点　心痛急证

乌头赤石脂丸证

原文：心痛彻背，背痛彻心，乌头赤石脂丸主之。

乌头赤石脂丸方：

蜀椒一两一法二分　乌头一分（炮）　附子半两（炮）一法一分　干姜一两一法一分　赤石脂一两一法二分

上五味，末之，蜜丸如桐子大，先食服一丸，日三服。不知，稍加服。

提要：本条论述心痛急证证治。

病因病机：由于阳气衰微，阴寒痼结，经脉凝滞不通，故见心痛彻背，背痛彻心，痛无休止，而四肢厥冷，脉来沉紧。

证候：心痛彻背，背痛彻心。

辨证：阴寒痼结，寒凝气痹。

治则：温阳散寒，峻逐阴邪。

方药：乌头赤石脂丸。方中乌、附、椒、姜一派大辛大热之品，协同配伍，逐寒止痛之力极强，并用赤石脂温涩调中，收敛阳气。

（王新佩）

第六单元　腹满寒疝宿食病篇

细目　腹满证治

要点一　脾胃虚寒证

大建中汤证

原文：心胸中大寒痛，呕不能饮食，腹中寒，上冲皮起，出见有头足，上下痛而不可触近，大建中汤主之。

大建中汤方：

蜀椒二合（去汗）　干姜四两　人参二两

上三味，以水四升，煮取二升，去滓，内胶饴一升，微火煎取一升半，分温再服；如一炊顷，可饮粥二升，后更服，当一日食糜，温覆之。

提要：本条论述脾胃虚寒的腹满痛证治。

病因病机：本条由于脾胃阳衰，中焦寒甚，阴寒之气肆行于腹中而致腹满痛。

证候：心胸中大寒痛，呕不能饮食，腹中寒，上冲皮起，出见有头足，上下痛而不可触近。

辨证：脾胃阳衰，中焦寒甚。

治则：温补建中，散寒止痛。

方药：大建中汤。方中蜀椒、干姜温中散寒，与人参、饴糖之温补脾胃合用，大建中气，使中阳得运，则阴寒自散，诸症悉愈。

要点二　寒实内结证

大黄附子汤证

原文：胁下偏痛，发热，其脉紧弦，此寒也，以温药下之，宜大黄附子汤。

大黄附子汤方：

大黄三两　附子三枚（炮）　细辛二两

上三味，以水五升，煮取二升，分温三服；若强人煮取二升半，分温三服。服后如人行四五里，进一服。

提要：本条论述寒实内结腹满的证治。

病因病机：本证由于寒实内结，不通则痛而见胁下偏痛。

证候：胁腹疼痛，大便不通，脉象紧弦；此外，可伴有恶寒肢冷，舌苔黏腻等症状。

辨证：寒实内结。

治则：温阳散寒，通便止痛。

方药：大黄附子汤。方中大黄泻下通便以祛里实，附子、细辛温经散寒，并能止痛。苦寒之性得辛温之制，而为温下之法。

（王新佩）

第七单元　痰饮咳嗽病篇

细目　痰饮证治

要点　饮停心下证

苓桂术甘汤证

原文：心下有痰饮，胸胁支满，目眩，苓桂术甘汤主之。

苓桂术甘汤方：

茯苓四两　桂枝三两　白术三两　甘草二两

上四味，以水六升，煮取三升，分温三服，小便则利。

夫短气有微饮，当从小便去之，苓桂术甘汤主之；方见上。肾气丸亦主之。方见脚气中。

提要：本条论述饮停心下的证治。

病因病机：心下即胃之所在，胃中有停饮，故胸胁支撑胀满，饮阻于中，清阳不升，故头目眩晕。

证候：胸胁支满、目弦，或伴有小便不利。

辨证：脾阳不足，痰饮内停。

治则：温阳蠲饮，健脾利水。

方药：苓桂术甘汤。方中茯苓淡渗利水，桂枝辛温通阳，振奋阳气以消饮邪，两药相合可温阳化饮；白术健脾燥湿，甘草和中益气，两药相伍又能补土制水。

（王新佩）

第八单元　消渴小便不利淋病篇

细目一　消渴证治

要点　肺胃热盛，气津两伤证

白虎加人参汤证

原文：渴欲饮水，口干舌燥者，白虎加人参汤主之。方见中暍中。

提要：本条论述肺胃热盛，气津两伤的消渴证治。

病因病机：本证由于肺胃热盛而伤及津液，热能伤津，亦能耗气，气虚不能化津，津亏无以上承，则口干舌燥、渴欲饮水，可见舌红苔黄而燥，脉大而细数。

证候：口干舌燥，渴欲饮水，可见舌红，苔黄而燥，脉大而细数。

辨证：肺胃热盛，气津两伤。

治则：清热止渴，益气生津。

方药：白虎加人参汤。方中生石膏、知母清热止渴，人参、甘草、粳米益气生津，使邪热得清，气复津生，消渴乃止。

细目二　小便不利证治

要点　上燥下寒水停证

瓜蒌瞿麦丸证

原文：小便不利者，有水气，其人若渴，瓜蒌瞿麦丸主之。

瓜蒌瞿麦丸方：

瓜蒌根二两　茯苓三两　薯蓣三两　附子一枚（炮）　瞿麦一两

上五味，末之，炼蜜丸梧子大，饮服三丸，日三服；不知，增至七八丸，以小便利，腹中温为知。

提要：本条论述下寒上燥所致小便不利证治。

病因病机：本证由于肾阳虚弱，阳不化水，水湿内停而小便不利；水蓄下焦，津不上承，则其人苦渴。

证候：小便不利，身体浮肿，其人苦渴；同时，患者多兼腰腿酸软，四肢厥冷等肾阳虚弱症状。

辨证：上燥下寒水停。

治则：温阳利水，润燥止渴。

方药：瓜蒌瞿麦丸，方中使用附子者，因下积之冷非暖不消，故以炮附子温肾化气；上浮之焰非滋不息，复用瓜蒌根（天花粉）、薯蓣（山药）润燥生津；水停于内，泛溢周身，则用茯苓健脾渗利水饮；瞿麦渗湿利尿，导水于下。

（王新佩）

第九单元　黄疸病篇

细目　黄疸证治

要点一　湿热并重证

茵陈蒿汤证

原文：谷疸之为病，寒热不食，食即头眩，心胸不安，久久发黄为谷疸，茵陈蒿汤主之。

茵陈蒿汤方：

茵陈蒿六两　栀子十四枚　大黄二两

上三味，以水一斗，先煮茵陈，减六升，内二味，煮取三升，去滓，分温三服。小便当利，尿如皂角汁状，色正赤，一宿腹减，黄从小便去也。

提要：本条论述黄疸湿热并重的证治。

病因病机：本证由湿热内蕴脾胃所致。湿热交蒸，营卫不和则生寒热；湿热内蕴，脾胃升降失常则不欲饮食，若勉强进食，反而增湿助热，湿热上冲，则见头目眩晕、心胸不安。湿热郁蒸日久累及血分则形成黄疸。

证候：寒热不食，食即头眩，心胸不安，身黄如橘子色、腹微满和小便不利等症状。

辨证：湿热俱盛。

治则：清利湿热退黄。

方药：茵陈蒿汤。方中茵陈蒿清热利湿退黄，为治疗黄疸的要药；栀子清热除烦，利湿退黄。二药合用，使湿热从小便而去；大黄活血化瘀，泄热退黄，通利大便；三味合用，清热利湿，行瘀退黄，使湿热、瘀热，从大小便排泄。

要点二　湿重于热证

茵陈五苓散证

原文：黄疸病，茵陈五苓散主之。一本云茵陈汤及五苓散并主之。

茵陈五苓散方：

茵陈蒿末十分　五苓散五分方见痰饮中

上二物和，先食饮方寸匕，日三服。

提要：本条论述湿重于热的黄疸证治。

病因病机：湿热黄疸，湿多热少。

证候：全身发黄，黄色不甚鲜明，食少脘痞，身重便溏，小便不利，苔腻淡黄等症。

辨证：湿重于热。

治则：利湿清热退黄。

方药：茵陈五苓散。方中茵陈清热利湿退黄，五苓散化气利水除湿。

（王新佩）

第十单元　妇人妊娠病篇

细目一　癥病证治

要点　癥病漏下证

桂枝茯苓丸证

原文：妇人宿有癥病，经断未及三月，而得漏下不止，胎动在脐上者，为癥痼害。妊娠六月动者，前三月经水利时，胎也。下血者，后断三月衃也。所以血不止者，其癥不去故也，当下其癥，桂枝茯苓丸主之。

桂枝茯苓丸方：

桂枝　茯苓　牡丹（去心）　芍药　桃仁（去皮尖，熬）各等分

上五味，末之，炼蜜和丸，如兔屎大，每日食前服一丸。不知，加至三丸。

提要：本条论述癥病漏下的治法。

病因病机：素有癥病为患，导致血瘀气滞，经水异常，渐至停经；瘀血内阻，血不归经，则漏下不止。

证候：妇人小腹包块疼痛拒按，下血色晦暗而有瘀块，舌质紫暗，脉沉涩。

辨证：瘀血阻滞，寒痰（湿）凝滞。

治则：祛瘀消癥。

方药：桂枝茯苓丸。方中桂枝、芍药通调血脉；桃仁、丹皮活血化瘀消癥；血不利易为水，茯苓利水以和血脉；炼蜜和丸，调和药性，起渐消缓散之功。

细目二　腹痛证治

要点　肝脾失调证

当归芍药散证

原文：妇人怀妊，腹中疞痛，当归芍药散主之。

当归芍药散方：

当归三两　芍药一斤　芎䓖半斤一作三两　茯苓四两　白术四两　泽泻半斤

上六味，杵为散，取方寸匕，酒和，日三服。

提要：本条论述肝脾不和腹痛的证治。

病因病机：本病由于肝虚气郁则血滞，脾虚气弱则湿停，肝病及脾，肝脾失调而致。

证候：腹中绵绵而痛、或拘急而痛，体倦、浮肿、白带量多、小便不利、泄泻等。

辨证：肝脾失调，气郁血滞湿阻。

治则：养血疏肝，健脾利湿。

方药：当归芍药散。方中重用芍药养血柔肝，缓急止痛，辅以当归养血活血，川芎行血中之气；茯苓、白术健脾除湿，泽泻用量亦重，意在渗湿于下。

（王新佩）

第十一单元　妇人杂病篇

细目一　崩漏证治

要点　虚寒夹瘀证

温经汤证

原文：问曰：妇人年五十所，病下利（血）数十日不止，暮即发热，少腹里急，腹满，手掌烦热，唇口干燥，何也？师曰：此病属带下。何以故？曾经半产，瘀血在少腹不去。何以知之？其证唇口干燥，故知之，当以温经汤主之。

温经汤方：

吴茱萸三两　当归二两　芎䓖二两　芍药二两　人参二两　桂枝二两　阿胶二两　生姜二两　牡丹皮二两（去心）　甘草二两　半夏半升　麦门冬一升（去心）

上十二味，以水一斗，煮取三升，分温三服。亦主妇人少腹寒，久不受胎；兼取崩中去血，或月水来过多，及至期不来。

提要：本条论述妇人冲任虚寒夹有瘀血而致崩漏的证治。

病因病机：妇人年五十所，七七之期任脉虚，太冲脉衰，经水当止。今下血数十日不止，乃属崩漏之疾。据条文“曾经半产，瘀血在少腹不去”结合年龄可知，证属冲任虚寒瘀血内阻。由于冲任虚损，气血运行不畅，瘀血阻滞，胞宫失养，故致崩漏下血，而见少腹里急，腹满，或伴有刺痛、拒按等症。下血数十日不止，耗损阴血，阴血不足，虚热内生，则见暮即发热、手掌烦热等症。瘀血不去则新血不生，津液失于上润，故见唇口干燥。

证候： 以少腹里急，腹满或疼痛拒按，崩漏不止或月经后期、量少甚或闭经，经期腹痛等，并兼有气血不足的症状。

辨证： 冲任虚寒，瘀血内停。

治则： 温养血脉。

方药： 温经汤。方中吴茱萸、生姜、桂枝温经散寒，通利血脉；阿胶、川芎、当归、芍药、丹皮养血和血行瘀；人参、甘草益气补虚；半夏降逆和中，麦冬养阴以制半夏辛燥而清虚热。

细目二　梅核气证治

要点　气滞痰凝证

半夏厚朴汤证

原文： 妇人咽中如有炙脔，半夏厚朴汤主之。

半夏厚朴汤方：《千金》作胸满，心下坚，咽中帖帖，如有炙肉，吐之不出，吞之不下。

半夏一升　厚朴三两　茯苓四两　生姜五两　干苏叶二两

上五味，以水七升，煮取四升，分温四服，日三夜一服。

提要： 本条论述咽中气滞痰凝的证治。

病因病机： 本病多由于七情郁结，气机不畅，气滞痰凝阻于咽喉所致。

证候： 自觉咽中阻塞不适，如有异物感，吞之不下，咯之不出，饮食无碍。

辨证： 气滞痰凝。

治则： 开结化痰，顺气降逆。

方药： 半夏厚朴汤。方中半夏、厚朴、生姜辛以散结，苦以降逆，佐茯苓渗利下气化痰；苏叶芳香入肺，以宣气解郁。

（王新佩）

温　病　学

第一单元 温热类温病

温热类温病指不兼湿邪的温病，主要包括风温、春温、暑温、秋燥等，具有起病急、传变快、易化燥伤阴之特点，治疗在清泄邪热的基础上，还要时时顾护阴液。本单元以风温、春温、暑温作为温热类温病之代表。

细目一 主要温热类温病的传变规律

要点一 风温病的传变规律

风温是感受风热病邪引起的，多发生于冬春季节的急性外感热病。风温初起以发热、微恶风寒、口微渴、咳嗽等肺卫表热证为主要表现，属于新感温病。发于冬季的，又称为冬温。

如肺卫表热证不解，则其发展可以有两种情况：第一种情况是传入气分，病位可在肺、胃、大肠等。邪热犯于肺者，可致肺热咳喘，或痰热壅肺证；邪热犯于胃肠者，可出现阳明热盛证或阳明热结证，其中肺卫之热下传于胃者，称为顺传。第二种情况是传入心包，出现神昏谵语、舌蹇肢厥之临床表现，称为逆传，此即叶天士所说“温邪上受，首先犯肺，逆传心包”。风温后期，多见肺胃阴伤证。总地来说，风温以肺为病变中心，以热伤肺胃之阴为主要病理变化。

风温病可与西医学中的大叶性肺炎、病毒性肺炎，或冬春季节的上呼吸道感染、流行性感冒、急性支气管炎等呼吸系统感染性疾病相联系。

要点二 春温病的传变规律

春温是发生于春季，或冬春之交，或春夏之交的急性外感热病。春温感受的病邪，一般认为是由于冬季的寒邪潜伏于体内，郁久化热形成的温热病邪。春温发病之初就有明显的里热证表现，如发热、烦渴、舌红苔黄等，严重者可见神昏、痉厥、斑疹，属于伏邪温病，这是与风温的不同之处。

春温的致病因素是温热病邪，依据感邪轻重、体质强弱，初期有发于气分和发于营分的不同。发于气分的，邪气虽盛，而正气亦强，病情相对较轻，但若病情进一步发展，亦可深入营血分；发于营分的，邪热炽盛，营阴亏损，病情较重，可出现伤阴、闭窍、动风、动血等危重症。春温初期虽以里热证为主，发病之初有的也有短暂的卫表证表现，称为“新感引动伏邪”，无卫表证表现的，称为“伏邪自发”。春温后期，邪少虚多，主要损耗肝肾阴液，或致虚风内动，这是与风温病后期主要损伤肺胃阴液的又一不同之处。春温恢复期，余邪留伏阴分，阴液被伤，可见低热不去。

春温病可与西医学中发生于春季的流行性脑脊髓膜炎、病毒性脑炎、重症流感，以及其他初病即以里热见症为主的疾病相联系。

要点三　暑温病的传变规律

暑温是感受暑热病邪引起的，发生于夏暑季节的急性外感热病。暑温大多初起即见壮热、烦渴、多汗、脉洪大等阳明气分热证表现，即叶天士“夏暑发自阳明”之谓。

暑热内炽阳明，极易伤津耗气，甚则导致津气两脱。暑热之邪内陷心营，炼液为痰，可致闭窍；引动肝风，可致痉厥；燔灼营血，可致出血、发斑。暑温后期，邪热渐退，正虚邪恋，或见暑伤心肾证，或余邪夹痰瘀滞络出现各种后遗症。暑热之邪容易夹湿出现暑湿证。

暑温病可与西医学中发生于夏季的流行性乙型脑炎、登革热和登革出血热、钩端螺旋体病、流行性感冒等疾病相联系。

细目二　温热类温病主要证治

要点一　卫分证治

温热类温病的卫分证以发热，微恶寒，口微渴为主要见症，可伴有头痛，无汗或少汗，咳嗽，舌边尖红，苔薄白，脉浮数等。温热类温病包括风温、春温、暑温（暑热）、秋燥等病，其肺卫证主要见于风温病和秋燥病，以解表透邪为基本治疗大法。本类证治以风温病初起银翘散证治为代表。

邪袭肺卫

病机：风温初起，风热病邪袭于肺卫。

证候表现：发热，微恶寒，头痛，无汗或少汗，咳嗽，口微渴，或咽喉肿痛，舌边尖红，苔薄白，脉浮数。

治法：辛凉解表，宣肺泄热。

方药：银翘散、桑菊饮。

银翘散（辛凉平剂）

银花　连翘　桔梗　薄荷　竹叶　甘草　荆芥穗　淡豆豉　牛蒡子　鲜芦根

桑菊饮（辛凉轻剂）

杏仁　连翘　薄荷　桑叶　菊花　桔梗　芦根　生甘草

银翘散和桑菊饮都适用于风热犯于肺卫证，但清解之力有轻重之别。银翘散中有荆芥、豆豉辛散透表之品，解表祛邪力大，且银花、连翘用量较大，再配竹叶，全方清热力亦强，故称为辛凉平剂。桑菊饮中无荆、豉，解表力较银翘散逊，且桑、菊清热之力亦无银、翘强，故称为辛凉轻剂；方中杏仁宣降肺气，止咳作用优于银翘散。二方均为轻清之剂，不宜久煎。

临床应用，银翘散适宜于风热袭表，卫气闭郁较重，即恶寒、无汗或少汗、头痛等表证明显者；桑菊饮适宜于风热袭表，表证较轻，咳嗽较明显者。

二方应用，口渴甚可加花粉、沙参；咽肿、项肿可加马勃、玄参；咳嗽甚除加杏仁、桔梗外，还可加前胡、紫菀等；有痰可加川贝、瓜蒌。

要点二　气分证治

气分证属于温病的里证，此时温邪较盛，正气亦不衰，正邪相争剧烈，多处于温病的中期和极期阶段，见发热，不恶寒，口渴，苔黄，脉数有力等。气分证的产生，可由风温、秋燥病卫分之邪由表入里而致；而春温属于伏邪温病，暑温“夏暑发自阳明”，故它们的初起即可见到气分证。

1. 肺热腑实

病机：肺经痰热壅阻，肠腑热结不通。

证候表现：发热，痰涎壅盛，喘促，便秘，苔黄腻或黄滑，脉右寸实大。

治法：宣肺化痰，通腑泄热。

方药：宣白承气汤。

生石膏　生大黄　杏仁粉　瓜蒌皮

此为肺与大肠的同病证，痰热壅阻，肺气不降，则腑气难以下行；肠腑热结，腑气不通，则肺热无从外泄。故当肺与肠同治。宣白承气汤取白虎汤、承气汤合用之义，有宣肺通腑之效。

肺系感染性疾病，在发热、喘咳的同时，往往伴有便秘，肺肠同治能提高疗效。同时也提示，对于肺系感染性疾病，应当了解大便状况，如大便不通，在清解肺热的同时也有必要通利大便，使邪热快速外解。

肺热盛，可加桑白皮、黄芩；痰涎壅盛，加贝母、葶苈子等。

2. 燥热伤肺

病机：燥热之邪壅肺，气阴两伤。

证候表现：发热，干咳无痰或少痰，气逆而喘，胸胁满闷，鼻咽干燥，心烦口渴，乏力，苔薄白干燥或薄黄干燥，舌边尖红赤。

治法：清肺泄热，养阴润燥。

方药：清燥救肺汤。

生石膏　桑叶　甘草　人参　胡麻仁　阿胶　麦冬　杏仁　枇杷叶

本证为燥热病邪犯肺，致使肺之气阴两伤的证候。燥热病邪与风热病邪都以肺为病变中心，但前者主要产生于秋季，更易致津液干燥，故治疗在清泄燥热的同时，还要养阴润燥。

卫分之邪未尽去，加连翘、牛蒡子；痰多，加贝母、瓜蒌；痰中带血，加白茅根、仙鹤草、侧柏叶等。

要点三　营分证治

营分证亦属温病的里证，但比气分证深了一层，病情亦为深重。营分证多由气分证不解，邪气深入而致。亦有卫分证不解，直接深入营分者，与邪气猛烈或正气已虚有关。风温、春温、暑温的病变过程中，都可以出现营分证。“心主血属营”，是说营分的病变会影响到心包的功能，所以出现心烦躁扰、甚或谵语等神志异常的表现；营和血都居于脉中，营分的病变也会影响到血分，因而出现斑疹隐隐之热窜血络、血热妄行的表现。

热灼营阴

病机：热灼营阴，扰神窜络。

证候表现：身热夜甚，心烦不寐，甚或时有谵语，斑疹隐隐，咽燥口干反不甚渴，舌质红绛，苔薄或无苔，脉细数。

本证纯属营分，见舌质红绛，苔薄或无苔。若邪热初入营分而气分热未解，则多兼有黄白苔。

治法：清营解毒，透热养阴。

方药：清营汤。

犀角（水牛角代）　生地　玄参　竹叶心　麦冬　丹参　黄连　银花　连翘

本方为温病营分证治疗的主方，其中生地、玄参、麦冬甘寒清热养阴，水牛角、黄连清营热解毒，丹参化瘀以防瘀热互结，银花、连翘、竹叶轻清透热，配入清营养阴解毒之品中，可使气机宣达，营热外透，体现了叶天士“入营犹可透热转气”的营分证治疗大则。

若营热兼表，见恶寒、头痛，可加连翘、薄荷、蝉衣等宣散表邪。

要点四　热陷心包证治

热陷心包证亦称心包证，其发生或由风温肺卫证误治、失治，加之平素心阴心气不足，致使邪热与痰相结，径入心包，此即“逆传心包”；或气分证、营分证发展的过程中，邪热炽盛，炼液成痰，痰热闭窍。本证是温病的危急重症，要及时抢救。

热陷心包

病机：热入心包，炼液成痰，痰热闭窍。

证候表现：身灼热，神昏谵语，或昏愦不语，舌蹇肢厥，舌色鲜绛，脉细数。

心包证属营分病变的范围，与营分证不同的是，本证神志异常严重，表现为神昏谵语，或昏愦不语；营分证神志异常较轻，仅表现为心烦不寐，或时有谵语，此外尚有营阴受损和血络受伤之表现。

治法：清心凉营，豁痰开窍。

方药：清宫汤送服安宫牛黄丸，或送服紫雪丹、至宝丹。

清宫汤

玄参心　莲子心　竹叶卷心　连翘心　犀角尖（水牛角尖代）　连心麦冬

安宫牛黄丸（市售成药，组成略）

紫雪丹（市售成药，组成略）

至宝丹（市售成药，组成略）

安宫牛黄丸、紫雪丹、至宝丹皆为凉开剂，有开窍醒神之功，又称为温病“三宝”。由于组成不同，临证宜区别使用。安宫牛黄丸最凉，长于清热解毒，适于高热神昏者；紫雪丹重镇药多，长于止痉息风，适于高热动风、便秘者；至宝丹芳开药多，长于芳香辟秽，适于痰浊蒙蔽心窍神昏者。

若热闭心包兼腑实，安宫牛黄丸当配以攻下药，如牛黄承气汤（安宫牛黄丸合生大黄末）；若病情突然逆转，正气外脱，称为内闭外脱，“三宝”应与固脱救逆之品同用，其中津气外脱者合生脉散，阳气暴脱者合参附汤。

要点五　热盛动风证治

温病过程中，邪热炽盛，灼伤肝阴，引动肝风，属于实证动风，多出现在温病极期高热的过程中，是温病危急重症。

热盛动风

病机：邪热亢盛，深入厥阴，引动肝风。

证候表现：高热，头痛头胀，心中躁扰，甚则神昏，手足抽搐，颈项强直，甚或角弓反张，舌红或舌绛，脉弦数。

治法：清热凉肝，息风止痉。

方药：羚角钩藤汤。

羚羊角　桑叶　菊花　钩藤　生地　白芍　竹茹　川贝　茯神　甘草

羚角钩藤汤是治疗热盛动风的基本方，有息风止痉、增液舒筋的功效，但尚需配合其他方药，以治疗动风之因。若见壮热，烦渴，舌红，脉洪大有力，为阳明气分热盛，引动肝风，当配以生石膏、知母大清气热；若见身热夜甚，舌质红绛，为心营热盛，引动肝风，当配以清营汤类；若兼腑实便秘者，当配以大黄、芒硝通下泄热；若有窍道出血，或斑疹外发，当配以水牛角、生地等凉血止血；若同时有神昏者，为手足厥阴心包、肝的同病证，当与"三宝"同用。

要点六　血分证治

血分证是指热邪深入血分，引起耗血、动血的证候。血分证可由卫、气分之邪不解，深入血分而致，也可由营分之热发展而来，尚可由伏气温病发于血分而致。血分证处于卫气营血各类证候的最深层，病情重，发展快，出血重者正气骤然外脱，可发生危急情况。

热盛迫血

病机：血分热毒炽盛，动血耗血，瘀热内阻。

证候表现：身灼热，躁扰不安，甚或昏狂谵妄，斑疹显露，色或紫黑，或吐衄血、便血、尿血，舌深绛，脉细数。

血分证以血热妄行之出血（窍道出血、斑疹）为主要临床特点，这是与营分证的不同之处。

治法：清热解毒，凉血散血。

方药：犀角地黄汤。

犀角（水牛角代）　生地　芍药　丹皮

本方凉血而不伤血，止血而不留瘀。其中生地用量应大，既凉血又养阴，也起到了散血的作用。全方体现了叶天士"入血就恐耗血动血，直须凉血散血"的血分证治疗大则。

临证运用，应主要针对血热动血之出血加用适当药物：如吐血加侧柏、白茅根；衄血加白茅根、焦栀子、黄芩；便血加槐花、地榆；尿血加小蓟、琥珀、白茅根等。病情重，见高热、出血发斑等气血两燔之重症，可用清瘟败毒饮。

要点七　真阴耗竭证治

温邪久羁不退，进入下焦，耗伤肝肾之阴血，呈现邪少虚多之势，属温病后期的证候。

真阴耗竭

病机：温病日久，真阴耗伤，邪少虚多。

证候表现：低热不退，手足心热甚于手足背，口干咽燥，齿黑，或心悸，或神疲多眠，耳聋，舌干绛或枯萎，或紫晦而干，脉虚软或结代。

治法：滋养肝肾阴液。

方药：加减复脉汤。

炙甘草　干生地　麦冬　阿胶　麻仁　白芍

本方由《伤寒论》炙甘草汤去参、桂、姜、枣，加白芍而来，是温病后期邪入下焦、肝肾阴伤之主方。方中多滋润之品，邪少虚多时才可使用，邪热尚盛、正邪交争剧烈时不可用，以免敛邪助热。

本方去麻仁，加龙骨、牡蛎，名救逆汤，治温病误汗，损伤心气心阴，致心中动悸，汗出不止，若脉虚大欲散者，再加人参补元气固脱；大便溏薄，去麻仁，加牡蛎（名一甲复脉汤）滋阴固摄。

要点八　虚风内动证治

虚风内动证是因肾阴耗竭导致的动风证，属于虚证动风。吴鞠通说："热邪深入，或在少阴，或在厥阴，均宜复脉。"即温病后期的厥、少同病证。本证与热盛动风证的区别：在动风表现上，虚证动风多为四末、口角的蠕动或颤动，徐缓无力；实证动风多为躯干、四肢抽搐有力，牙关紧闭。在发生的时间上，虚证动风多出现在温病的后期阶段，由热久伤阴，水不涵木，筋脉失养而致；实证动风多发生在温病的中期或极期，邪正抗争剧烈阶段，由邪热炽盛，燔灼筋脉而致。

阴虚动风

病机：温病后期，水不涵木，虚风内动。

证候表现：低热，手足蠕动或瘛疭，心悸或心中憺憺大动，甚则心痛，形消神倦，咽干齿黑，舌干绛，脉虚细无力。

治法：滋养阴血，柔肝息风。

方药：三甲复脉汤、大定风珠。

三甲复脉汤

炙甘草　干生地　白芍　麦冬　阿胶　麻仁　生牡蛎　生鳖甲　生龟板

本方为加减复脉汤加生牡蛎、生鳖甲、生龟板而成，治疗温病后期阴虚动风证，症见手足蠕动或瘛疭，心中憺憺大动，甚则心痛。

大定风珠

炙甘草　干生地　白芍　麦冬　阿胶　麻仁　生牡蛎　生鳖甲　生龟板　五味子　鸡子黄

本方为三甲复脉汤加五味子、鸡子黄而成，五味子酸敛以防厥脱之变，鸡子黄血肉有情之品，填阴增液息风，全方用于肝肾阴竭，阴阳时时欲脱之证。

本着阴阳互生之义，纯补阴方中，必要时当加补气固脱药物，如喘息气促加人参；自汗不止加人参、龙骨、浮小麦；心悸不已加人参、茯苓、炒枣仁、浮小麦等。

要点九　后期正虚邪恋证治

温病后期，肝肾阴液被伤，余邪尚未尽退，处于正虚邪恋之病理阶段，治疗既要辅助正气，又要清除余邪。但后期病变正与邪之争不似中期、极期激烈，治疗时不论补虚，或泻邪，都不能用性味猛烈之药物。阴虚火炽证、邪留阴分证是温病后期具有代表性的正虚邪恋证候，在风温、春温、暑温病后期都可出现，而在伏邪温病春温中尤多出现。

1. 阴虚火炽

病机：温病后期，肾阴耗伤，心火仍炽，心肾不能互济。

证候表现：身热，心烦不得卧，口燥咽干，舌红苔黄或薄黑而干，脉细数。

治法：泻心火，育肾阴。

方药：黄连阿胶汤。

黄连　黄芩　炒白芍　阿胶　鸡子黄

本方苦寒药和甘寒、甘酸药同用，上泻心火，下滋肾阴，攻补兼施，泻南补北。正如吴鞠通《温病条辨》所说：“名黄连阿胶汤者，取一刚以御外侮，一柔以护内主之义也。”

2. 邪留阴分

病机：温病后期，阴液亏损，余邪留伏阴分。

证候表现：夜热早凉，热退无汗，能食形瘦，舌红少苔，脉沉细略数。

治法：滋阴透邪。

方药：青蒿鳖甲汤。

青蒿　鳖甲　生地　知母　丹皮

本方养阴透邪，亦属攻补兼施方。青蒿、鳖甲一以透热，一以养阴，为全方之君。正如吴鞠通说：“青蒿不能直入阴分，有鳖甲领之入也；鳖甲不能独出阳分，有青蒿领之出也。”

真阴耗竭证、阴虚动风证、阴虚火炽证、邪留阴分证都属温病后期的证候，但它们的病机、证候表现、治法方药不同，而吴鞠通所提出的“壮火尚盛者，不得用定风珠、复脉；邪少虚多者，不得用黄连阿胶汤；阴虚欲痉者，不得用青蒿鳖甲汤”，可谓是对它们间的联系和区别之高度概括。

（宋乃光）

第二单元　湿热类温病

湿热类温病指兼有湿邪的温病，主要包括湿温、暑湿、伏暑等，起病较缓、传变较慢、病势缠绵，证候有湿与热之偏重，病位有上中下焦之所在，转归有伤阴、伤阳之不同。治疗以化湿清热为主，还要分解湿热、区别病位、顾护阴阳。本单元以湿温、伏暑作为湿热类温病之代表。

细目一 主要湿热类温病的传变规律

要点一 湿温病的传变规律

湿温病是感受湿热病邪引起的，多发生于夏秋雨湿较盛、气候炎热季节的急性外感热病。湿温病初起以湿遏卫气为主要证候，见身热不扬，恶寒少汗，身重肢倦，胸闷脘痞，苔腻脉缓等症。

湿温病初起见湿遏卫气证，感邪重者也可见湿阻膜原证。随着卫分之邪内传或膜原之邪渐趋于脾胃，而出现气分湿热证。由于湿为阴邪，化热较慢，湿温病起病较缓，传变亦较慢，往往初起湿象偏重。气分湿热病证按湿与热的多少可分为湿重于热、热重于湿、湿热并重三种类型。中气虚者，中阳不足，热从湿化，病变偏于太阴脾，证属湿重于热；中气实者，中阳偏旺，湿从热化，病变偏于阳明胃，证属热重于湿；介于二者之间，湿与热互结者，证属湿热并重。湿热病邪弥漫，蒙上流下，上壅咽喉、头目，可致喉痹、头目不清；犯于肝胆，可出现黄疸；阻于肠道，则大便不通；蕴结膀胱，则小便不通等。本病若经过顺利，进入气分恢复阶段，余邪未尽，脾胃功能未复，经适当调治可达痊愈。

湿温病以脾胃为病变中心，其所感受的湿热之邪是湿与热两种性质不同的邪气相合而成，故湿温病的转归有别于温热类温病。一种转归是湿从热化，日久化燥化火深入营血，可以伤阴、闭窍、动风、动血；另一种转归是热从湿化，耗伤脾肾之阳，导致“湿胜阳微”之阴寒证。

湿温病可与西医学中发生于夏秋季节的伤寒、副伤寒、沙门氏菌属感染、钩端螺旋体病、流行性乙型脑炎、某些肠道病毒感染性疾病、流行性感冒，以及其他一些属于湿热性质的疾病相联系。

要点二 伏暑病的传变规律

伏暑是夏季感受暑湿病邪，当时未发病，而于秋冬季节发病的急性外感热病。本病初起即可见高热、烦渴、脘痞、苔腻等暑湿郁蒸气分证，属于伏邪温病。

伏暑初起多见表里同病证。夏月感受暑湿病邪，郁而未发，至深秋或冬月，由时令之邪引发，出现暑湿郁蒸气分兼表证，为卫气同病；素体阴虚内热重者，暑湿邪气化燥化火，则成营血分兼表证，为卫营同病。随着病情进一步发展，恶寒、无汗之表证去，暑湿郁蒸气分者，可出现暑湿郁阻少阳、弥漫三焦、阻滞肠道等证；暑湿化燥化火入营血者，或出现内闭包络证，或出现瘀热蕴结下焦证等。本病后期，不论气分湿热证，或营血分阴伤证，皆气阴大伤，甚则出现肾气大伤，下元亏损之险证。

伏暑病可与西医学中发生于秋冬季节的重型流感、流行性出血热、散发性脑炎，以及其他一些具有湿热性质的疾病相联系。

细目二　湿热类温病主要证治

要点一　湿温病初发证治

湿温病初发，常见卫气同病证，又称外内合邪。湿为阴邪，化热较慢，故呈湿重热轻证候。

湿遏卫气

病机：湿温病初起，卫气同病，外内合邪。

证候表现：身热不扬，午后热显，恶寒，无汗或少汗，头重如裹，身重肢倦，胸闷脘痞，面淡黄，口不渴，苔白腻，脉濡缓。

身热不扬是湿温病湿重于热的热型，即身热而热象不显（口不渴、小便不黄、脉不数等，与温热类温病发热之热象明显有区别）。本证发热恶寒，无汗或少汗，有似伤寒太阳表证，当从有胸闷脘痞、苔白腻、脉濡缓上与之区别；胸闷脘痞有似伤食积滞里证，当从未有苔垢浊、嗳腐食臭上区别；午后热显有似阴虚发热，当从两颧不红、无五心烦热及舌红少苔上区别。

治法：芳香宣散，祛除表里湿邪。

方药：三仁汤、藿朴夏苓汤。

三仁汤

杏仁　滑石　通草　白蔻仁　竹叶　厚朴　生薏仁　半夏

藿朴夏苓汤

藿香　半夏　赤苓　杏仁　薏仁　蔻仁　猪苓　泽泻　豆豉　厚朴

二方都有杏、蔻、薏三仁，开上、畅中、渗下。三仁汤中有滑、竹泄湿中之热，用于湿渐化热者宜；藿朴夏苓汤中有藿、豉透表，猪苓、赤苓、泽泻渗利，用于表证明显且湿盛者宜。

湿温病初起治疗禁用辛温发汗、苦寒攻下、滋养阴液药，误用之不良后果如吴鞠通所说："汗之则神昏耳聋，甚则目瞑不欲言；下之则洞泄；润之则病深不解。"

要点二　湿困中焦证治

湿困中焦证属于湿温病气分证，多由湿遏卫气证发展而来，湿邪重者也可初病即见气分证。湿温病气分证有湿与热偏重的不同，一般初起多为湿重于热。

湿重热轻，困阻中焦

病机：湿邪阻于中焦，脾胃升降失司。

证候表现：身热不扬，胸闷脘痞，腹胀，恶心呕吐，口不渴，或渴不欲饮，或渴喜热饮，大便溏泄，小便浑浊，苔白腻，脉濡缓。

本证为湿温病气分证，湿邪遏阻中焦，湿重于热，病变偏于脾。身热不扬，口不渴，小便浑浊，苔白腻，脉濡缓，说明湿重；胸闷脘痞，腹胀，恶心呕吐，说明病位在中焦脾胃。

治法：芳香宣化，燥湿运脾。

方药：雷氏芳香化浊法，或配合三仁汤。

雷氏芳香化浊法

藿香　佩兰　半夏　陈皮　厚朴　大腹皮　荷叶

三仁汤（见湿遏卫气证治）

雷氏芳香化浊法芳化、温燥药多，能畅脾气、化湿浊。若湿浊重而胸腹满闷，苔白厚浊腻，可配合三仁汤开上、畅中、渗下，促使湿邪多途径外出。若湿邪蒙蔽于上，见神识如蒙、头昏胀者，可配合苏合香丸开窍（苏合香丸，市售成药，组成略）。

要点三　湿阻膜原证治

湿阻膜原证是湿温病初发的另一证型，也可由湿遏卫气证转化而来。膜原病位特殊，清代温病学家薛生白说："膜原者，外通肌肉，内近胃腑，即三焦之门户，实一身之半表半里也。"所以湿阻膜原证亦归属于中焦证。

邪阻膜原，湿浊偏盛

病机：湿热秽浊郁伏膜原，阻遏气机。

证候表现：寒热往来，寒甚热微，身痛有汗，手足沉重，呕逆胀满，舌苔白厚腻浊如积粉，脉缓。

本证与湿遏卫气证都是湿温病初起的证候，但寒热往来，寒甚热微，舌苔白厚腻浊如积粉等与湿遏卫气证不同，其中舌苔白厚腻浊如积粉是湿阻膜原证具有特征性的舌象。

治法：疏利透达膜原湿浊。

方药：雷氏宣透膜原法。

槟榔　厚朴　草果　黄芩　甘草　藿香　半夏　生姜

湿阻膜原证湿浊重，非一般燥湿药所能为功，当疏利透达膜原湿浊。雷氏宣透膜原法由明末吴又可达原饮化裁而来，前三味槟榔、厚朴、草果为核心药物，辛开行气，芳香辟秽；辅以藿香、半夏、生姜燥湿化浊；佐以黄芩、甘草泄热、和中。全方性温燥，不可过用。

要点四　湿热中阻证治

湿热中阻证可由湿困中焦证发展而来，虽病位亦在中焦脾胃，然已发展为湿热并重者。

湿热并重，困阻中焦

病机：湿热互结中焦，脾胃升降失司。

证候表现：发热汗出不解，口渴不欲多饮，脘痞呕恶，心中烦闷，便溏色黄，小便短赤，苔黄滑腻，脉濡数。

湿热并重困阻中焦证，与湿重热轻困阻中焦证相比，病位都在中焦，皆有脘痞、呕恶、便溏等脾胃升降失常表现，但湿与热的轻重不同。前者发热汗出不解，小便短赤，苔黄滑腻，脉濡数等热象已显；后者身热不扬，口不渴，小便浑浊，苔白腻，脉濡缓等湿象明显，当相互区别。

治法：辛开苦降，燥湿泄热。

方药：王氏连朴饮。

黄连　厚朴　石菖蒲　半夏　豆豉　山栀　芦根

连、栀苦寒药，与朴、夏辛苦温药相伍，寒温并用，苦辛并进，分解中焦湿热，调整脾胃升降，即辛开苦降之义。菖蒲、豆豉、芦根，芳、透、渗共用，调畅气机，多途径出邪。而本方与雷氏宣透膜原法的不同之处，是寒与热并用，湿与热共治，后者祛湿为主，寒凉清热药占比重轻。

若呕吐重，加姜汁、竹茹；身发白痦，加薏仁、竹叶。

要点五　湿热蕴毒证治

气分湿热之邪蕴结，化毒壅滞于某一部位，称为湿热蕴毒。此毒为湿热之邪聚集而成，属于湿热毒。温病中出现局部红肿热痛者又称为温毒，故本证也是温毒病中的一个证类。

湿热蕴毒

病机：湿热交蒸，充斥气分，酿成热毒。

证候表现：发热口渴，咽喉肿痛，小便黄赤，或身目发黄，脘腹胀满，肢酸倦怠，苔黄腻，脉滑数。

本证为湿热交蒸，弥漫上下，蕴结成毒所致。身目发黄、咽喉肿痛分别为湿热犯于肝胆和湿热上壅咽喉之征。此外还可见口舌生疮、颐肿、外发红疹等湿热毒聚之象。脘腹胀满，肢酸倦怠说明病变仍以中焦为主。

治法：清热化湿解毒。

方药：甘露消毒丹。

滑石　茵陈　黄芩　菖蒲　川贝　木通　藿香　射干　连翘　薄荷　蔻仁

本方又名普济解毒丹，清代著名温病学家王孟英称其为"治湿温时疫之主方"，在现代临床上也有广泛应用。

心烦热，加山栀、黄连；口渴重，加花粉、芦根；咽喉肿痛甚或化脓，加银花、板蓝根、白僵蚕。

要点六　湿热酿痰蒙蔽心包证治

湿温病中，气分湿热日久不解，酿蒸痰浊，蒙蔽心包，而出现了神志的异常。表现的特点是：神识似清似昧，或时清时昧，即使清醒时也表情淡漠，反应迟钝，严重时谵语胡言，亦是温病的危重症。

湿热酿痰，蒙蔽心包

病机：气分湿热久郁，酿成痰浊，蒙蔽心包。

证候表现：身热不退，朝轻暮重，神识昏蒙，似清似昧或时清时昧，时或谵语，苔浊腻，脉濡滑数。

治法：清热化湿，豁痰开窍。

方药：菖蒲郁金汤送服苏合香丸或至宝丹。

菖蒲郁金汤

鲜菖蒲　郁金　炒栀子　连翘　木通　鲜竹叶　丹皮　竹沥　灯心　玉枢丹

苏合香丸（市售成药，组成略）

至宝丹（市售成药，组成略）

菖蒲郁金汤中菖蒲、郁金、竹沥、玉枢丹芳香辟秽化痰，连翘、竹叶、栀子、丹皮清热透湿，木通、灯心导湿热下行，是湿热酿痰蒙窍证的基础方药，为了加大豁痰开窍力量，需配合苏合香丸或至宝丹。若湿偏盛（如苔白腻、脉濡缓）配苏合香丸；若热已盛（如苔黄腻、脉濡滑数）配至宝丹。苏合香丸以辛香药为主体，祛湿化痰，开蔽通窍力大，属于温开剂。

如神志异常转为神昏谵语，或昏愦不语，舌苔也渐化，舌质也转为红绛，说明气分湿热已化为痰热而内陷心包，病变由气入营，当治以清心凉营，豁痰开窍。

要点七　暑湿郁阻少阳证治

暑湿之邪由暑热邪气夹湿邪而成，暑湿病邪所致暑湿证可见于夏暑季节的暑湿病、秋冬季节的伏暑病中，属于湿热证范围。少阳是人体表里之枢，暑湿郁阻少阳主要出现表里不和，少阳枢机不利的证候。

暑湿郁阻少阳

病机：暑湿郁蒸少阳气分，气机郁阻。

证候表现：寒热似疟，身热午后甚，入暮尤剧，天明得汗诸症稍减，但胸腹灼热不除，口渴心烦，脘痞呕恶，舌红，苔薄黄而腻。

暑湿郁阻少阳证是气分湿热证中的一类证候，因邪在少阳，故有寒热似疟的热型，脘痞呕恶，苔腻为湿阻气机之象，口渴心烦，舌红为里热伤阴之征象。

治法：清泄少阳，分消湿热。

方药：蒿芩清胆汤。

青蒿　黄芩　竹茹　半夏　枳壳　陈皮　赤苓　碧玉散

若心烦重，为热邪扰心，加栀子、淡豆豉；恶心呕吐明显，为痰热犯胃，加黄连、苏叶、生姜。

要点八　暑湿弥漫三焦证治

暑湿邪气属于湿热性质的邪气，可弥漫于上下表里及各个器官。暑湿弥漫三焦，上焦可见面赤耳聋目眩，胸闷咳嗽，甚则咳血；中焦可见脘痞腹胀，下焦可见二便异常。

暑湿弥漫三焦

病机：气分暑湿郁蒸，弥漫于上中下三焦。

证候表现：身热汗出口渴，面赤耳聋，眩晕，胸闷喘咳，痰中带血，脘痞腹胀，下利稀水，小便短赤，舌红，苔黄滑，脉滑数。

治法：清暑化湿，宣通三焦。

方药：三石汤。

滑石　石膏　寒水石　杏仁　竹茹　金银花　金汁　通草

上焦证重而咳嗽胸闷明显，加瓜蒌、连翘、豆卷等；中焦证重而脘痞腹胀明显，甚至出现呕恶，加半夏、黄连、厚朴等；下焦证重而见小便短少或不畅，加猪苓、茯苓、通草等。

要点九　余湿留恋证治

湿温病气分证日久，进入恢复期，邪气渐退，余湿未尽，脾胃功能未完全恢复，需清除余邪，以恢复脾胃功能。

后期余湿留连

病机：湿温病气分证后期，余湿未尽，脾气不舒，胃气未醒。

证候表现：身热已退，或有低热，脘中微闷，知饥不食，苔薄腻，脉濡缓。

治法：轻清芳化，清涤余湿。

方药：薛氏五叶芦根汤。

藿香叶　鲜荷叶　枇杷叶　佩兰叶　薄荷叶　芦根　冬瓜仁

湿温病恢复期，正虚邪恋，不论祛邪，还是扶正，都不能用味重之品。祛邪力强则易伤正，扶正力强则易敛邪，故薛生白说："此湿热已解，余邪蒙蔽清阳，胃气不舒，宜用极轻清之品，以宣上焦阳气。若投味重之品，是与病情不相涉矣。"即告诫不可病轻药重。

（宋乃光）

第三单元　温毒类温病

细目　温毒类温病主要证治

温毒类温病是温病的一种特殊类型，由温毒病邪引起，包括大头瘟、烂喉痧等疾病，多发生于冬春两季。温毒病邪具有六淫温邪的性质，又具有攻冲走窜、蕴结壅滞之特性。所以温毒类温病除具有一般外感热病的临床表现外，还具有局部红肿热痛，甚则溃烂，或发斑疹之特点。现代临床的颜面丹毒、腮腺炎、猩红热等病可与本病相联系。

要点一　大头瘟毒盛肺胃证治

大头瘟是感受风热时毒引起的急性外感热病，初起即见卫气同病证，继则肺胃热毒炽盛。本病发展过程中，往往因邪毒攻窜而出现头面红肿疼痛、甚则溃烂等表现。毒盛肺胃证为大头瘟气分热毒炽盛、化火攻冲头面的证候。

毒盛肺胃

病机：肺胃热毒充斥，攻冲头面。

证候表现：壮热口渴，烦躁不安，头面焮肿疼痛，咽喉疼痛加剧，舌红苔黄，脉数有力。

治法：清热解毒，疏风消肿。

方药：普济消毒饮。

黄芩　黄连　玄参　板蓝根　马勃　牛蒡子　薄荷　僵蚕　桔梗　升麻　柴胡　陈皮　生甘草

本方是清热解毒、疏散头面风热时毒之要方。对其所治疾病，吴鞠通《温病条辨》说："温毒咽痛喉痛，耳前耳后肿、颊肿，面正赤，或喉不通，但外肿，甚则耳聋，俗名大头温、虾蟆温者，普济消毒饮去柴胡、升麻主之。初起一二日，再去芩连，三四日加之佳。"对其组方之妙，吴氏亦说："其方之妙，妙在以凉膈散为主，而加化清气之马勃、僵蚕、银花，得轻可去实之妙；再加玄参、牛蒡子、板蓝根，败毒而利肺气，补肾水以上济邪火……此方皆系轻药，总走上焦，开天气、肃肺气。"去柴胡、升麻，是恐其升腾太过；初起去芩连，是恐犯中焦。以上都是吴鞠通用本方的见解，可供临床参考。

要点二　烂喉痧毒燔气营（血）证治

烂喉痧是感受温热时毒引起的急性外感热病，以咽喉肿痛糜烂、肌肤丹痧密布为临床特点，又名疫喉痧、时喉痧，与乙类传染病中的猩红热极为相似，属于传染病。温热时毒从口鼻而入，直犯肺胃。咽喉为肺胃之门户，又肺主皮毛，胃主肌肉，正如何廉臣所说："疫痧时气，吸从口鼻，并入肺经气分则烂喉，并入胃经血分则发痧。"毒燔气营（血）证为疫毒之邪深入营血分，气营（血）同病的危重证候。

毒燔气营（血）

病机：烂喉痧邪毒化火，燔灼气营（血）。

证候表现：壮热，烦躁口渴，咽喉肿痛糜烂，甚则气道不通，肌肤丹痧紫赤密布，红晕融合成片，舌绛干燥起芒刺，状如杨梅，脉细数。

治法：气营（血）两清，解毒救阴。

方药：凉营清气汤。

犀角（水牛角代）　鲜石斛　黑山栀　丹皮　鲜生地　薄荷叶　黄连　赤芍　玄参　生石膏　生甘草　连翘　竹叶　茅根　芦根　金汁

痰多加竹沥水，或珠黄散（珍珠、西牛黄）。本证危重，易内陷出现变证，如热闭心包之神昏谵语，热盛动风之痉厥，甚则出现内闭外脱等，当参照有关证治予以救治。

（宋乃光）

中 药 学

第一单元 中药的产地

细目 产地

要点 主要道地药材

如甘肃的当归，宁夏的枸杞，青海的大黄，内蒙的黄芪，东北的人参、细辛、五味子，山西的党参，河南的地黄、牛膝、山药、菊花，云南的三七、茯苓，四川的黄连、川芎、贝母、乌头，山东的阿胶，浙江的贝母，江苏的薄荷，广东的陈皮、砂仁等，自古以来都被称为道地药材，沿用至今。

（宋捷民）

第二单元 中药炮制

炮制，古时又称“炮炙”、“修事”、“修治”，是指药物在应用或制成各种剂型前，根据医疗、调制、制剂的需要，而进行必要的加工处理的过程。

细目 炮制目的与方法

要点一 炮制目的

炮制的目的大致可以归纳为以下八个方面：

1. 纯净药材，保证质量，分拣药物，区分等级。
2. 切制饮片，便于调剂制剂。
3. 干燥药材，利于贮藏。
4. 矫味、矫臭，便于服用。
5. 降低毒副作用，保证安全用药。
6. 增强药物功能，提高临床疗效。
7. 改变药物性能，扩大应用范围。
8. 引药入经，便于定向用药。

要点二 常用炮制方法

一般来讲可以分为以下五类：

修治：常见的方法有纯净药材、粉碎药材、切制药材。
水制：常见的方法有漂洗、闷润、浸泡、喷洒、水飞等。
火制：可分为炒、炙、烫、煅、煨、炮、燎、烘等八种。
水火共制：包括蒸、煮、炖、滭、淬等方法。
其他制法：常见的方法有制霜、发酵、精制、药拌。

（宋捷民）

第三单元　药性理论

所谓药性理论，即中药作用的基本性质和特征的高度概括，又称药性。它包括了药物发挥疗效的物质基础和治疗过程中所体现出来的作用。它是药物性质和功能的高度概括。研究中药性能的理论称为中药性能，主要包括四气、五味、升降浮沉、归经、有毒无毒等。

细目一　四气

要点一　四气所表示药物的作用

一般来讲，寒凉药分别具有清热泻火、凉血解毒、滋阴除蒸、泻热通便、清热利尿、清化热痰、清心开窍、凉肝息风等作用；而温热药则分别具有温里散寒、暖肝散结、补火助阳、温阳利水、温经通络、引火归原、回阳救逆等作用。

要点二　四气对临床用药的指导意义

1. 《素问·至真要大论》“寒者热之，热者寒之”、《神农本草经·序例》“疗寒以热药，疗热以寒药”指出了如何掌握药物的四气理论以指导临床用药的原则。具体来说，温热药多用治中寒腹痛、寒疝作痛、阴寒水肿、风寒痹证、血寒经闭、亡阳虚脱等一系列阴寒证；而寒凉药则主要用于温毒发斑、血热吐衄、火毒疮疡、热淋涩痛、黄疸水肿、痰热喘咳、高热神昏等一系列阳热证。

2. 由于寒与凉、热与温之间具有程度上的差异，因而在用药时也要注意。如当用热药而用温药、当用寒药而用凉药，则病重药轻，达不到治愈疾病的目的；反之，当用温药而用热药则反伤其阴，当用凉药反用寒药则易伤其阳。

3. 至于表寒里热、上热下寒、寒热中阻而致的寒热错杂的复杂病证，则当寒热药并用，使寒热并除。若为寒热错杂、阴阳格拒的复杂病证，又当采用寒热并用佐治之法治之，即张介宾“以热治寒，而寒拒热，则反佐以寒药而入之；以寒治热，而热拒寒，则反佐以热药而入之”之谓也。如遇到真寒假热则当用热药治疗，真热假寒证则当选用寒药以治之，不可真假混淆。

细目二　五味

要点　五味所表示药物的作用

辛："能散、能行"，即具有发散、行气行血的作用。一般来讲，解表药、行气药、活血药多具有辛味。因此辛味药多用治表证及气血阻滞之证。如苏叶发散风寒、木香行气除胀、川芎活血化瘀等。此外，辛味药还有润养的作用，如款冬花润肺止咳等。

甘："能补、能和、能缓"，即具有补益、和中、调和药性和缓急止痛的作用。一般来讲，滋养补虚、调和药性及制止疼痛的药物多具有甘味。甘味药多用治正气虚弱、身体诸痛及调和药性、中毒解救等几个方面。如人参大补元气、熟地滋补精血、饴糖缓急止痛、甘草调和药性并解药食中毒等。

酸："能收、能涩"，即具有收敛、固涩的作用。一般固表止汗、敛肺止咳、涩肠止泻、固精缩尿、固崩止带的药物多具有酸味。酸味药多治体虚多汗、肺虚久咳、久泻肠滑、遗精遗尿、崩带不止等证。如五味子固表止汗、乌梅敛肺止咳、五倍子涩肠止泻等。

苦："能泄、能燥、能坚"，即具有清泄火热、泄降气逆、通泄大便、燥湿、坚阴（泻火存阴）等作用。一般来讲，清热泻火、下气平喘、降逆止呕、通利大便、清热燥湿、苦温燥湿、泻火存阴的药物多具有苦味。苦味药多用治热证、火证、喘咳、呕恶、便秘、湿证、阴虚火旺等证。如黄芩清热泻火、苦杏仁降气平喘、半夏降逆止呕、大黄泻热通便、黄连清热燥湿、苍术苦温燥湿、黄柏泻火存阴等。

咸："能下、能软"，即具有泻下通便、软坚散结的作用。一般来讲，泻下或润下通便及软化坚硬、消散结块的药物多具有咸味。咸味药多用治大便燥结、痰核、瘿瘤、癥瘕痞块等证。如芒硝泻热通便，海藻、牡蛎消散瘿瘤等。

淡："能渗、能利"，即具有渗湿利小便的作用，故有些利水渗湿的药物具有淡味。淡味药多用治水肿、脚气、小便不利之证，如薏苡仁、通草、灯心草、茯苓等。由于《神农本草经》未提淡味，后世医家主张"淡附于甘"，故只言五味，不称六味。

涩：与酸味药的作用相似，多用治虚汗、泄泻、尿频、遗精、滑精、出血等证。如莲子固精止带、禹余粮涩肠止泻、乌贼骨收涩止血等。

细目三　升降浮沉

要点一　影响升降浮沉的因素

药物的升降浮沉主要与四气五味及药物质地轻重有密切关系，并受到炮制和配伍的影响。

1. 药物的升降浮沉与四气五味有关

一般来讲，凡味属辛、甘，气属温、热的药物，大都是升浮药，如麻黄、升麻、黄芪等药；凡味属苦、酸、咸，性属寒、凉的药物，大都是沉降药，如大黄、芒硝、山楂等。

2. 药物的升降浮沉与药物的质地轻重有关

一般来讲，花、叶、皮、枝等质轻的药物大多为升浮药，如苏叶、菊花、蝉衣等；而种子、果实、矿物、贝壳及质重者大多都是沉降药，如苏子、枳实、牡蛎、代赭石等。除上述一般规律外，某些药也有特殊性，如“诸花皆升，旋覆独降；诸子皆降，苍耳独升”。此外，部分药物本身就具有双向性，如川芎能上行头目、下行血海，白花蛇能内走脏腑、外彻皮肤。

3. 药物的升降浮沉与炮制配伍的影响有关

药物的炮制可以影响、转变其升降浮沉的性能。如有些药物酒制则升，姜炒则散，醋炒收敛，盐炒下行。如大黄，属于沉降药，峻下热结，泻热通便，经酒炒后，大黄则可清上焦火热，可治目赤头痛。如升浮药升麻配当归、肉苁蓉等咸温润下药同用，虽有升降合用之意，究成润下之剂，即少量升浮药配大量沉降药也随之下降；又牛膝引血下行为沉降药，与桃仁、红花及桔梗、柴胡、枳壳等升达清阳、开胸行气药同用，也随之上升，主治胸中瘀血证，这就是少量沉降药与大队升浮药同用，随之上升的例证。

要点二　升浮与沉降的不同作用

一般升浮药，分别具有疏散解表、宣毒透疹、解毒消疮、宣肺止咳、温里散寒、暖肝散结、温通经脉、通痹散结、行气开郁、活血消癥、开窍醒神、升阳举陷、涌吐等作用。故解表药、温里药、祛风寒湿药、行气药、活血祛瘀药、开窍药、补益药、涌吐药等多具有升浮特性。

一般沉降药，分别具有清热泻火、泻下通便、利水渗湿、重镇安神、平肝潜阳、息风止痉、降逆平喘、止呕、止呃、消积导滞、固表止汗、敛肺止咳、涩肠止泻、固崩止带、涩精止遗、收敛止血、收湿敛疮等作用。故清热药、泻下药、利水渗湿药、降气平喘药、降逆和胃药、安神药、平肝息风药、收敛止血药、收涩药等多具有沉降药性。

要点三　升浮与沉降对临床用药的指导意义

药物具有升降浮沉的性能，可以调整脏腑气机的紊乱，使之恢复正常的生理功能，或作用于机体的不同部位，因势利导，祛邪外出，从而达到治愈疾病的目的。具体而言：

1. 病变部位在上、在表者宜升浮不宜沉降，如外感风热，则应选用薄荷、菊花等升浮药来疏散。

2. 病变部位在下、在里者宜沉降不宜升浮，如热结肠燥大便秘结者，则应选用大黄、芒硝等沉降药来泻热通便。

3. 病势上逆者宜降不宜升，如肝阳上亢头晕目眩，则应选用代赭石、石决明等沉降药来平肝潜阳。

4. 病势下陷者宜升不宜降，如气虚下陷久泻脱肛，则应用黄芪、升麻等升浮药来升阳举陷。

必须针对疾病发生部位有在上、在下、在表、在里的区别，根据药物有升、降、浮、沉的不同特性，恰当选用药物，这也是指导临床用药必须遵循的重要原则。

细目四　归经

要点一　归经的理论基础和依据

中药归经理论是在中医基本理论指导下，以脏腑经络学说为基础，以药物所治疗的具体病证为依据，经过长期临床实践总结出来的用药理论。

要点二　归经理论对临床用药的指导意义

1. 掌握归经便于临床辨证用药。

2. 掌握归经理论有助于区别功效相似的药物。

3. 运用归经理论指导临床用药，还要依据脏腑经络相关学说，注意脏腑病变的相互影响，恰当选择用药。

细目五　毒性

要点一　毒性的含义

1. 古代药物毒性的概念

古代药物毒性的含义较广，既认为毒药是药物的总称，毒性是药物的偏性，又认为毒性是药物毒副作用大小的标志。而后世本草书籍在其药物性味下标明“有毒”、“大毒”、“小毒”等，则大都指药物的毒副作用的大小。

2. 现代药物毒性的概念

一般系指药物对机体所产生的不良影响及损害性。包括急性毒性、亚急性毒性、亚慢性毒性、慢性毒性和特殊毒性如致癌、致突变、致畸胎、成瘾等。所谓毒药一般系指对机体发生化学或物理作用，能损害机体引起功能障碍疾病甚至死亡的物质。

要点二　不良反应及副作用

不良反应是指合格药物在正常用法、用量时出现与用药目的无关的或意外的有害反应。副作用是指在以常用剂量服用药物时出现的与治疗需要无关的不适反应。副作用对人体危害轻微，停药后能消失。

要点三　正确对待中药的毒性

正确对待中药的毒性，是安全用药的保证，这里包含如何总体评价中药的毒性、如何正确看待文献记载及如何正确看待临床报告。

1. 正确总体评价中药毒性

目前中药品种已达12800多种，而见中毒报告的才100余种，其中许多还是临床很少使用的剧毒药，因此大多数中药品种是安全的，这是中药一大优势。

2. 正确对待本草文献记载

历代本草对药物毒性多有记载，这是前人的经验总结，值得借鉴。但由于受历史条件的限制，也出现了不少缺漏和错误的地方，如《本草纲目》认为马钱子无毒，《中国药学大辞典》认为黄丹、桃仁无毒等，所以要相信文献，但不能尽信文献，实事求是，才是科学态度。

3. 重视中药中毒的临床报道

自新中国成立以来，出现了大量中药中毒报告，仅单味药引起中毒就达上百种之多，其中植物药九十多种。文献中认为大毒、剧毒的固然有中毒致死的，小毒、微毒甚至无毒的同样也有中毒病例发生，故临床应用有毒中草药要慎重，就是“无毒”的也不可掉以轻心。

4. 加强对有毒中药的使用管理

此处所称的有毒中药，系指列入国务院《医疗用毒性药品管理办法》的中药品种，即砒石、砒霜、水银、生马钱子、生川乌、生草乌、生白附子、生附子、生半夏、生南星、生巴豆、斑蝥、青娘虫、红娘虫、生甘遂、生狼毒、生藤黄、生千金子、生天仙子、闹羊花、雪上一枝蒿、红升丹、白降丹、蟾酥、洋金花、红粉、轻粉、雄黄。

要点四　引起中药中毒的主要原因

引起中药中毒的主要原因有：剂量过大；误服伪品；炮制不当；制剂服法不当；配伍不当。此外，药不对证、自行服药、乳母用药及个体差异也是引起中毒的原因。

要点五　掌握药物毒性对指导临床用药的意义

1. 在应用毒药时要针对体质的强弱、疾病部位的深浅，恰当选择药物并确定剂量，中病即止，不可过服，以防止过量和蓄积中毒。同时要注意配伍禁忌，并严格毒药的炮制工艺，以降低毒性。此外，还要注意个体差异，适当增减用量。医药部门要抓好药品鉴别，防止伪品混用，注意保管好剧毒中药，从不同的环节努力，确保用药安全，以避免中毒的发生。

2. 根据中医“以毒攻毒”的原则，在保证用药安全的前提下，也可采用某些毒药治疗某些疾病。如用雄黄治疗疔疮恶肿、水银治疗疥癣梅毒、砒霜治疗白血病等等，让有毒中药更好地为临床服务。

3. 掌握药物的毒性及其中毒后的临床表现，便于诊断中毒原因，以便及时采取合理、有效的抢救治疗手段，这对于搞好中药中毒枪救工作具有十分重要的意义。

（宋捷民）

第四单元 中药的配伍与用药禁忌

细目一 中药的配伍

要点一 配伍的意义

既照顾到复杂病情，又增进了疗效，扩大治疗范围，减少了毒副作用。因此，掌握中药配伍规律对指导临床用药意义重大。

要点二 配伍的内容

《神农本草经·序例》将各种药物的配伍关系归纳为“有单行者，有相须者，有相使者，有相畏者，有相恶者，有相反者，有相杀者，凡此七情，合和视之”。这“七情”之中除单行者外，都是谈药物配伍关系的，分述如下：

1. 单行

就是单用一味药来治疗某种病情单一的疾病。对那些病情比较单纯的病证，往往选择一种针对性较强的药物即可达到治疗目的。如古方独参汤，即单用一味人参，治疗大失血所引起元气虚脱的危重病证。

2. 相须

就是两种功效类似的药物配合应用，可以增强原有药物的功效。如麻黄配枝枝，能增强发汗解表、祛风散寒的作用，它构成了复方用药的配伍核心，是中药配伍应用的主要形式之一。

3. 相使

就是以一种药物为主，另一种药物为辅，两药合用，辅药可以提高主药的功效。如黄芪配茯苓治脾虚水肿，黄芪为健脾益气、利尿消肿的主药，茯苓淡渗利湿，可增强黄芪益气利尿的作用。这是功效不同相使配伍的例证，可见相使配伍药不必同类。一主一辅，相辅相成，辅药能提高主药的疗效，即是相使的配伍。

4. 相畏

就是一种药物的毒副作用能被另一种药物所抑制。如半夏畏生姜，即生姜可以抑制半夏的毒副作用。

5. 相杀

就是一种药物能够消除另一种药物的毒副作用。

6. 相恶

就是一种药物能破坏另一种药物的功效。如人参恶莱菔子，莱菔子能削弱人参的补气作用。

7. 相反

就是两种药物同用能产生剧烈的毒副作用。如甘草反甘遂，贝母反乌头等，详见用药禁忌“十八反”、“十九畏”中若干药物。

上述药物七情，除单行外，其余六项均是对药物基本配伍关系的论述。其中相须、相使表示增效，临床用药要充分利用；相畏、相杀表示减毒，应用毒烈药时须考虑选用；相恶表示减效，用药时应加以注意；相反表示增毒，原则上应绝对禁止。

细目二　中药的用药禁忌

中药的用药禁忌主要包括配伍禁忌、证候禁忌、妊娠禁忌和服药时的饮食禁忌四个方面。

要点一　配伍禁忌

《蜀本草》谓《本经》载药365种，相反者18种，相恶者60种。《新修本草》承袭了18种反药的数目。《证类本草》载反药24种。金元时期将反药概括为“十八反”、“十九畏”，累计37种反药，并编成歌诀，便于诵读。

“十八反”：“十八反”歌诀最早见于张子和《儒门事亲》：“本草明言十八反，半蒌贝蔹及攻乌，藻戟遂芫俱战草，诸参辛芍叛藜芦。”共载相反中药18种，即：乌头反贝母、瓜蒌、半夏、白及、白蔹；甘草反甘遂、大戟、海藻、芫花；藜芦反人参、丹参、玄参、沙参、细辛、芍药。

“十九畏”：“十九畏”歌诀首见于明·刘纯《医经小学》：“硫黄原是火中精，朴硝一见便相争，水银莫与砒霜见，狼毒最怕密陀僧，巴豆性烈最为上，偏与牵牛不顺情，丁香莫与郁金见，牙硝难合京三棱，川乌、草乌不顺犀，人参最怕五灵脂，官桂善能调冷气，若逢石脂便相欺，大凡修合看顺逆，炮爁炙煿莫相依。”指出了19个相畏（反）的药物：硫黄畏朴硝，狼毒畏密陀僧，巴豆畏牵牛，丁香畏郁金，川乌、草乌畏犀角，牙硝畏三棱，官桂畏赤石脂，人参畏五灵脂。

要点二　妊娠用药禁忌

根据药物对于胎元损害程度的不同，一般可分为慎用与禁用两大类。慎用的药物包括通经祛瘀、行气破滞及辛热滑利之品，如桃仁、红花、牛膝，大黄、枳实，附子、肉桂、干姜，木通、冬葵子、瞿麦等；而禁用的药物是指毒性较强或药性猛烈的药物，如巴豆、牵牛子、大戟、商陆、麝香、三棱、莪术、水蛭、斑蝥、雄黄、砒霜等。

要点三　证候用药禁忌

其内容详见各论中每味中药的“使用注意”部分。

要点四　服药时的饮食禁忌

在服药期间，一般应忌食生冷、油腻、腥膻、有刺激性的食物。此外，根据病情的不同，饮食禁忌也有区别。如热性病，应忌食辛辣、油腻、煎炸食物；寒性病，应忌食生冷食物、清凉饮料等；胸痹患者应忌食肥肉、脂肪、动物内脏及烟、酒等；肝阳上亢头晕目眩、烦躁易怒等应忌食胡椒、辣椒、大蒜、白酒等辛热助阳之品。

（宋捷民）

第五单元　中药的剂量与用法

细目一　剂量

要点　确定剂量的因素

一般来讲，确定中药的剂量，应考虑如下几方面的因素：

1. 药物性质与剂量的关系

剧毒药或作用峻烈的药物，应严格控制剂量。开始时用量宜轻，逐渐加量，一旦病情好转后，应当立即减量或停服，中病即止，防止过量或蓄积中毒。此外，花、叶、皮、枝等量轻质松及性味浓厚、作用较强的药物用量宜小；矿物、介壳质重沉坠及性味淡薄、作用温和的药物用量宜大；鲜品药材含水分较多，用量宜大（一般为干品的4倍）；干品药材用量当小；过于苦寒的药物也不要久服过量，免伤脾胃；牛黄、猴枣、鹿茸、珍珠等贵重药材，在保证药效的前提下应尽量减少用量。

2. 剂型、配伍与剂量的关系

在一般情况下，同样的药物入汤剂比入丸散剂的用量要大些；单味药使用比复方中应用剂量要大些；在复方配伍使用时，主要药物比辅助药物用量要大些。

3. 年龄、体质、病情与剂量的关系

由于年龄、体质的不同，对药物耐受程度不同，则药物用量也就有了差别。一般老年、小儿、妇女产后及体质虚弱的病人，都要减少用量；成人及平素体质壮实的患者用量宜重。一般5岁以下的小儿用成人药量的1/4，5岁以上的儿童按成人用量减半服用。病情轻重、病势缓急、病程长短与药物剂量也有密切关系。一般病情轻、病势缓、病程长者用量宜小，病情重、病势急、病程短者用量宜大。

4. 季节变化与剂量的关系

夏季发汗解表药及辛温大热药不宜多用，冬季发汗解表药及辛热大热药可以多用；夏季苦寒降火药用量宜重，冬季苦寒降火药则用量宜轻。

除了剧毒药、峻烈药、精制药及某些贵重药外，一般中药常用内服剂量为5～10g，部分常用量较大剂量为15～30g，新鲜药物常用量为30～60g。

细目二　用法

要点一　特殊煎法

某些药物因其质地不同，煎法比较特殊，处方上需加以注明，归纳起来包括有先煎、后下、包煎、另煎、溶化、泡服、冲服、煎汤代水等不同煎煮法。

1. 先煎

主要指一些有效成分难溶于水的金石、矿物、介壳类药物，应打碎先煎，煮沸20～30分钟，再下其他药物同煎，以使有效成分充分析出。如磁石、代赭石、生铁落、生石膏、寒水石、紫石英、龙骨、牡蛎、海蛤壳、瓦楞子、珍珠母、石决明、紫贝齿、龟甲、鳖甲等。此外，附子、乌头等毒副作用较强的药物，宜先煎45～60分钟后再下它药，久煎可以降低毒性，安全用药。

2. 后下

主要指一些气味芳香的药物，久煎其有效成分易于挥发而降低药效，须在其他药物煎沸5～10分钟后放入，如薄荷、青蒿、香薷、木香、砂仁、沉香、白豆蔻、草豆蔻等。此外，有些药物虽不属芳香药，但久煎也能破坏其有效成分，如钩藤、大黄、番泻叶等，亦属后下之列。

3. 包煎

主要指那些黏性强、粉末状及带有绒毛的药物，宜先用纱布袋装好，再与其他药物同煎，以防止药液混浊或刺激咽喉引起咳嗽及沉于锅底加热时引起焦化或煳化。如蛤粉、滑石、青黛、旋覆花、车前子、蒲黄、灶心土等。

4. 另煎

又称另炖，主要是指某些贵重药材，为了更好地煎出有效成分应单独另煎即另炖2～3小时。煎液可以另服，也可与其他煎液混合服用，如人参、西洋参、羚羊角、鹿茸等。

5. 溶化

又称烊化，主要是指某些胶类药物及黏性大而易溶的药物，为避免入煎粘锅或黏附其他药物影响煎煮，可单用水或黄酒将此类药加热溶化即烊化后，用煎好的药液冲服，也可将此类药放入其他药物煎好的药液中加热烊化后服用，如阿胶、鹿角胶、龟甲胶、鳖甲胶及蜂蜜、饴糖等。

6. 泡服

又叫焗服，主要是指某些有效成分易溶于水或久煎容易破坏药效的药物，可以用少量开水或复方中其他药物滚烫的煎出液趁热浸泡，加盖闷润，减少挥发，半小时后去渣即可服用，如藏红花、番泻叶、胖大海等。

7. 冲服

主要指某些贵重药，用量较轻，为防止散失，常需要研成细末制成散剂，用温开水或复方其他药物煎液冲服，如麝香、牛黄、珍珠、羚羊角、猴枣、马宝、西洋参、鹿茸、人参、蛤蚧等；某些药物，根据病情需要，为提高药效，也常研成散剂冲服，如用于止血的三七、花蕊石、白及、紫珠草、血余炭、棕榈炭，用于息风止痉的蜈蚣、全蝎、僵蚕、地龙，用于制酸止痛的乌贼骨、瓦楞子、海蛤壳、延胡索等；某些药物高温容易破坏药效或有效成分难溶于水，也只能做散剂冲服，如雷丸、鹤草芽、朱砂等。此外，还有一些液体药物，如竹沥汁、姜汁、藕汁、荸荠汁、鲜地黄汁等，也须冲服。

8. 煎汤代水

主要指某些药物为了防止与其他药物同煎使煎液混浊，难于服用，宜先煎后取其上清液代水再煎煮其他药物，如灶心土等。此外，某些药物质轻用量多，体积大，吸水量大，如玉米须、丝瓜络、金钱草等，也须煎汤代水用。

要点二　服药法

1. 服药时间

汤剂一般每日1剂，煎2次分服，两次间隔时间为4~6小时。临床用药时可根据病情增减，如急性病、热性病可一日2剂。至于饭前还是饭后服则主要取决于病变部位和性质。一般来讲，病在胸膈以上者，如眩晕、头痛、目疾、咽痛等宜饭后服；如病在胸腹以下，如胃、肝、肾等脏疾患，则宜饭前服。某些对胃肠有刺激性的药物宜饭后服；补益药多滋腻碍胃，宜空腹服；治疟药宜在疟疾发作前的两小时服用；安神药宜睡前服；慢性病定时服；急性病、呕吐、惊厥及石淋、咽喉病须煎汤代茶饮者，均可不定时服。

2. 服药方法

（1）汤剂：一般宜温服。但解表药要偏热服，服后还须温覆盖好衣被，或进热粥，以助汗出。寒证用热药宜热服，热证用寒药宜冷服，以防格拒于外。如出现真热假寒当寒药温服，真寒假热者则当热药冷服。

（2）丸剂：颗粒较小者，可直接用温开水送服；大蜜丸者，可以分成小粒吞服；若水丸质硬者，可用开水溶化后服。

（3）散剂、粉剂：可用蜂蜜加以调和送服，或装入胶囊中吞服，避免直接吞服，刺激咽喉。

（4）膏剂：宜用开水冲服，避免直接倒入口中吞咽，以免粘喉引起呕吐。

（5）冲剂、糖浆剂：冲剂宜用开水冲服，糖浆剂可以直接吞服。

此外，危重病人宜少量频服，呕吐患者可以浓煎药汁，少量频服；对于神志不清或因其他原因不能口服时，可采用鼻饲给药法。在应用发汗、泻下、清热药时，若药力较强，要注意患者个体差异，一般得汗、泻下、热降即可停药，适可而止，不必尽剂，以免汗、下、清热太过，损伤人体的正气。

（宋捷民）

第六单元 解表药

细目一 概述

要点一 解表药的性能特点

本类药物大多辛散轻扬，主入肺、膀胱经，偏行肌表，能促进机体发汗，使表邪由汗出而解，从而达到治愈表证、防止疾病传变的目的。

要点二 解表药的功效

本类药物具有发散表邪的作用，部分解表药兼能利水消肿、止咳平喘、透疹、止痛、消疮等。

要点三 解表药的适应范围

解表药主要用治恶寒发热、头身疼痛、无汗或有汗不畅、脉浮之外感表证。部分解表药尚可用于水肿、咳喘、麻疹、风疹、风湿痹痛、疮疡初起等兼有表证者。

要点四 解表药的使用注意事项

1. 使用发汗力较强的解表药时，用量不宜过大，以免发汗太过，耗伤阳气，损及津液，造成“亡阳”、“伤阴”的弊端。

2. 汗为津液，血汗同源，故表虚自汗、阴虚盗汗以及疮疡日久、淋证、失血患者，虽有表证，也应慎用解表药。

3. 使用解表药还应注意因时因地而异，如春夏腠理疏松，容易出汗，解表药用量宜轻；冬季腠理致密，不易汗出，解表药用量宜重；北方严寒地区用药宜重；南方炎热地区用药宜轻。

4. 解表药多为辛散轻扬之品，入汤剂不宜久煎，以免有效成分挥发而降低药效。

要点五 各类解表药的性能特点

发散风寒药：性味多属辛温，辛以发散，温可祛寒。

发散风热药：性味多辛苦而偏寒凉，辛以发散，凉可祛热。

要点六 各类解表药的功效

发散风寒药：有发散肌表风寒邪气的作用。部分发散风寒药分别兼有祛风止痒、止痛、止咳平喘、利水消肿、消疮等功效。

发散风热药：以发散风热为主要作用，发汗解表作用较发散风寒药缓和。部分发散风热药分别兼有清头目、利咽喉、透疹、止痒、止咳的作用。

要点七　各类解表药的适应范围

发散风寒药：主要用于风寒表证，症见恶寒发热，无汗或汗出不畅，头身疼痛，鼻塞流涕，口不渴，舌苔薄白，脉浮紧等。部分药物又可用治风疹瘙痒、风湿痹证、咳喘以及水肿、疮疡初起等兼有风寒表证者。

发散风热药：主要用于风热感冒以及温病初起邪在卫分，症见发热，微恶风寒，咽干口渴，头痛目赤，舌边尖红，苔薄黄，脉浮数等。部分药物又可用治风热所致目赤多泪、咽喉肿痛、麻疹不透、风疹瘙痒以及风热咳嗽等证。

细目二　发散风寒药

麻黄

性能：辛，微苦，温。归肺、膀胱经。

功效：发汗解表，宣肺平喘，利水消肿，散寒通滞。

应用

1. 风寒感冒。为发汗解表之要药。
2. 咳嗽气喘。为治疗肺气壅遏所致喘咳的要药。
3. 风水水肿。
4. 风寒痹证，阴疽，痰核。

用法用量：煎服，2～9g。止咳平喘多炙用。

使用注意：凡表虚自汗、阴虚盗汗及肺肾虚喘者均当慎用。

桂枝

性能：辛、甘，温。归心、肺、膀胱经。

功效：发汗解肌，温通经脉，助阳化气。

应用

1. 风寒感冒。
2. 寒凝血滞诸痛证。
3. 痰饮、蓄水证。
4. 心悸。

用法用量：煎服，3～9g。

使用注意：凡外感热病、阴虚火旺、血热妄行等证，均当忌用。孕妇及月经过多者慎用。

紫苏

性能：辛，温。归肺、脾经。

功效：解表散寒，行气宽中。

应用

1. 风寒感冒。
2. 脾胃气滞，胸闷呕吐。

此外，紫苏能解鱼蟹毒，治进食鱼蟹中毒而致腹痛吐泻者。

用法用量：煎服，5~9g，不宜久煎。

生姜

性能：辛，温。归肺、脾、胃经。

功效：解表散寒，温中止呕，温肺止咳。

应用

1. 风寒感冒。
2. 脾胃寒证。
3. 胃寒呕吐。有“呕家圣药”之称。
4. 肺寒咳嗽。

此外，生姜对生半夏、生南星等药物之毒，以及鱼蟹等食物中毒，均有一定的解毒作用。

用法用量：煎服，3~9g，或捣汁服。

使用注意：热盛及阴虚内热者忌服。

香薷

性能：辛，微温。归肺、脾、胃经。

功效：发汗解表，化湿和中，利水消肿。

应用

1. 风寒感冒。前人称“香薷乃夏月解表之药”。
2. 水肿脚气。

用法用量：煎服，3~9g。

使用注意：本品辛温，发汗之力较强，表虚有汗及暑热证当忌用。

荆芥

性能：辛，微温。归肺、肝经。

功效：祛风解表，透疹消疮，止血。

应用

1. 外感表证。外感表证，无论风寒、风热还是寒热不明显者，均可广泛使用。
2. 麻疹不透，风疹瘙痒。
3. 疮疡初起兼有表证。
4. 吐衄下血。

用法用量：煎服，4.5~9g，不宜久煎。止血宜炒用。荆芥穗更长于祛风。

防风

性能：辛、甘，微温。归膀胱、肝、脾经。

功效：祛风解表，胜湿止痛，止痉。

应用

1. 外感表证。外感风寒、风湿、风热表证均可配伍使用。
2. 风疹瘙痒。
3. 风湿痹痛。

4. 破伤风证。

此外，亦可用于脾虚湿盛，清阳不升所致的泄泻。用于土虚木乘，肝郁侮脾，肝脾不和，腹泻而痛者。

用法用量：煎服，4.5～9g。

使用注意：阴血亏虚、热病动风者不宜使用。

鉴别用药：荆芥与防风均味辛性微温，温而不燥，对于外感表证，无论是风寒感冒，恶寒发热、头痛无汗，还是风热感冒，发热、微恶风寒、头痛、咽痛等，两者均可使用。同时，两者也都可用于风疹瘙痒。但荆芥质轻透散，发汗之力较防风为强，风寒感冒、风热感冒均常选用；又能透疹、消疮、止血。防风质松而润，祛风之力较强，为“风药之润剂”、“治风之通用药”，又能胜湿、止痛、止痉，可用于外感风湿，头痛如裹、身重肢痛等。

羌活

性能：辛、苦，温。归膀胱、肾经。

功效：解表散寒，祛风胜湿，止痛。

应用

1. 风寒感冒。

2. 风寒湿痹。治上半身风寒湿痹、肩背肢节疼痛者尤为多用。

用法用量：煎服，3～9g。

使用注意：阴血亏虚者慎用。量多易呕，脾胃虚弱者不宜服。

白芷

性能：辛，温。归肺、胃、大肠经。

功效：解表散寒，祛风止痛，通鼻窍，燥湿止带，消肿排脓。

应用

1. 风寒感冒。

2. 头痛、牙痛、痹痛等多种疼痛证。

3. 鼻渊。

4. 带下证。

5. 疮痈肿毒。

此外，本品祛风止痒，治皮肤风湿瘙痒。

用法用量：煎服，3～9g。外用适量。

使用注意：阴虚血热者忌服。

细辛

性能：辛，温。有小毒。归肺、肾、心经。

功效：解表散寒，祛风止痛，通窍，温肺化饮。

应用

1. 风寒感冒。

2. 头痛，牙痛，风湿痹痛。

3. 鼻渊。

4. 肺寒咳喘。
用法用量：煎服，1～3g；散剂每次服0.5～1g。
使用注意：阴虚阳亢头痛，肺燥伤阴干咳者忌用。不宜与藜芦同用。

藁本

性能：辛，温。归膀胱经。
功效：祛风散寒，除湿止痛。
应用
1. 风寒感冒，巅顶疼痛。
2. 风寒湿痹。
用法用量：煎服，3～9g。
使用注意：凡阴血亏虚、肝阳上亢、火热内盛之头痛者忌服。

苍耳子

性能：辛、苦，温。有毒。归肺经。
功效：发散风寒，通鼻窍，祛风湿，止痛。
应用
1. 风寒感冒。
2. 鼻渊。
3. 风湿痹痛。
此外，本品治风疹瘙痒，治疥癣麻风，皆取散风除湿的作用。
用法用量：煎服，3～9g。或入丸散。
使用注意：血虚头痛不宜服用。过量服用易致中毒。

辛夷

性能：辛，温。归肺、胃经。
功效：发散风寒，通鼻窍。
应用
1. 风寒感冒。
2. 鼻渊。为治鼻渊头痛、鼻塞流涕之要药。
用法用量：煎服，3～9g；入汤剂宜用纱布包煎。
使用注意：鼻病因于阴虚火旺者忌服。

细目三　发散风热药

薄荷

性能：辛，凉。归肺、肝经。
功效：疏散风热，清利头目，利咽透疹，疏肝行气。
应用
1. 风热感冒，温病初起。
2. 头痛眩晕，目赤多泪，咽喉肿痛。

3. 麻疹不透，风疹瘙痒。
4. 肝郁气滞，胸闷胁痛。
此外，兼能化湿和中，用治夏令感受暑湿秽浊之气，脘腹胀痛，呕吐泄泻。
用法用量：煎服，3～6g；宜后下。
使用注意：体虚多汗者不宜使用。

牛蒡子

性能：辛、苦，寒。归肺、胃经。
功效：疏散风热，宣肺祛痰，利咽透疹，解毒消肿。
应用
1. 风热感冒，温病初起。
2. 麻疹不透，风疹瘙痒。
3. 痈肿疮毒，丹毒，痄腮，喉痹。
用法用量：煎服，6～12g。炒用可使其苦寒及滑肠之性略减。
使用注意：本品滑肠，气虚便溏者慎用。

蝉蜕

性能：甘，寒。归肺、肝经。
功效：疏散风热，利咽开音，透疹，明目退翳，息风止痉。
应用
1. 风热感冒，温病初起，咽痛音哑。
2. 麻疹不透，风疹瘙痒。
3. 目赤翳障。
4. 急慢惊风，破伤风证。
此外，治疗小儿夜啼不安。
用法用量：煎服，3～10g。
使用注意：《名医别录》有“主妇人生子不下”的记载，故孕妇当慎用。

桑叶

性能：甘、苦，寒。归肺、肝经。
功效：疏散风热，清肺润燥，平抑肝阳，清肝明目。
应用
1. 风热感冒，温病初起。
2. 肺热咳嗽，燥热咳嗽。
3. 肝阳上亢。
4. 目赤昏花。
此外，尚能凉血止血，治血热妄行之咳血、吐血、衄血。
用法用量：煎服，5～9g；肺燥咳嗽多用蜜制桑叶。

菊花

性能：辛、甘、苦，微寒。归肺、肝经。
功效：疏散风热，平抑肝阳，清肝明目，清热解毒。

应用

1. 风热感冒，温病初起。

2. 肝阳上亢。

3. 目赤昏花。

4. 疮痈肿毒。

用法用量：煎服，5～9g。疏散风热宜用黄菊花，平肝、清肝明目宜用白菊花。

鉴别用药：桑叶与菊花皆能疏散风热，平抑肝阳，清肝明目，同可用治风热感冒或温病初起，发热、微恶风寒、头痛；肝阳上亢，头痛眩晕；风热上攻或肝火上炎所致的目赤肿痛，以及肝肾精血不足，目暗昏花等证。但桑叶疏散风热之力较强，又能清肺润燥，凉血止血。菊花平肝、清肝明目之力较强，又能清热解毒。

蔓荆子

性能：辛、苦，微寒。归膀胱、肝、胃经。

功效：疏散风热，清利头目。

应用

1. 风热感冒，头昏头痛。

2. 目赤肿痛。

用法用量：煎服，5～9g。

柴胡

性能：苦、辛，微寒。归肝、胆经。

功效：解表退热，疏肝解郁，升举阳气。

应用

1. 表证发热及少阳证。为治少阳证之要药。

2. 肝郁气滞。

3. 气虚下陷，脏器脱垂。

此外，还可退热截疟，治疗疟疾寒热。

用法用量：煎服，3～9g。

使用注意：古人有“柴胡劫肝阴”之说，阴虚阳亢，肝风内动，阴虚火旺及气机上逆者忌用或慎用。

升麻

性能：辛、微甘，微寒。归肺、脾、胃、大肠经。

功效：解表透疹，清热解毒，升举阳气。

应用

1. 外感表证。

2. 麻疹不透。

3. 齿痛口疮，咽喉肿痛，温毒发斑。

4. 气虚下陷，脏器脱垂，崩漏下血。

用法用量：煎服，3～9g。升阳举陷宜炙用。

使用注意：麻疹已透、阴虚火旺以及阴虚阳亢者，均当忌用。

葛根

性能：甘、辛，凉。归脾、胃经。

功效：解肌退热，透疹，生津止渴，升阳止泻。

应用

1. 表证发热，项背强痛。
2. 麻疹不透。
3. 热病口渴，消渴证。
4. 热泻热痢，脾虚泄泻。

用法用量：煎服，9～15g。升阳止泻宜煨用。

淡豆豉

性能：苦、辛，凉。归肺、胃经。

功效：解表，除烦，宣发郁热。

1. 外感表证。
2. 热病烦闷。

用法用量：煎服，6～12g。

（宋捷民）

第七单元 清热药

细目一 概述

要点一 清热药的性能特点

本类药物药性寒凉，沉降入里。

要点二 清热药的功效

本类药物具有清热泻火、凉血、解毒、燥湿及清虚热等不同作用，使里热得以清解。

要点三 清热药的适应范围

清热药主要用治温热病高热烦渴、湿热泻痢、温毒发斑、痈肿疮毒及阴虚发热等里热证。

清热泻火药：功能清气分热，主治气分实热证。

清热燥湿药：性偏苦燥清泄，功能清热燥湿，主治湿热泻痢、黄疸等证。

清热凉血药：主入血分，功能清血分热，主治血分实热证。

清热解毒药：功能清热解毒，主治热毒炽盛之痈肿疮疡等证。

清虚热药：功能清虚热、退骨蒸，主治热邪伤阴，阴虚发热。

要点四　清热药的使用注意事项

1. 本类药物性多寒凉，易伤脾胃，故脾胃气虚，食少便溏者慎用。
2. 苦寒药物易化燥伤阴，热证伤阴或阴虚患者慎用。
3. 清热药禁用于阴盛格阳或真寒假热之证。

要点五　各类清热药的性能特点

清热泻火药：性味多苦寒或甘寒，清热力较强。
清热燥湿药：性味苦寒，清热之中，燥湿力强。
清热解毒药：性质寒凉，清热之中更长于解毒。
清热凉血药：性味多为苦寒或咸寒，偏入血分以清热，多归心、肝经。
清虚热药：药性寒凉，主入阴分。

要点六　各类清热药的功效

清热泻火药：以清泄气分邪热为主。
清热燥湿药：以清热燥湿为主。
清热解毒药：以清解火热毒邪为主。
清热凉血药：有清解营分、血分热邪的作用。
清虚热药：有清虚热、退骨蒸的作用。

要点七　各类清热药的适应范围

清热泻火药：适用于热病邪入气分而见高热、口渴、汗出、烦躁甚或神昏谵语、舌红苔黄、脉洪数实者。此外，因各药归经的差异，还分别适用于肺热、胃热、心火、肝火等引起的脏腑火热证。

清热燥湿药：主要用于湿热证。因其苦降泄热力大，故本类药物多能清热泻火，可用治脏腑火热证。因湿热所侵机体部位的不同，临床症状各异。如湿温或暑温夹湿，湿热壅结，气机不畅，则症见身热不扬、胸脘痞闷、小便短赤、舌苔黄腻；若湿热蕴结脾胃，升降失常，则症见脘腹胀满、呕吐、泻痢；若湿热壅滞大肠，传导失职，则症见泄泻、痢疾、痔疮肿痛；若湿热蕴蒸肝胆，则症见黄疸尿赤、胁肋胀痛、耳肿流脓；若湿热下注，则症见带下色黄，或热淋灼痛；若湿热流注关节，则症见关节红肿热痛；若湿热浸淫肌肤，则可见湿疹、湿疮。上述湿热为患诸病证均属本类药物主治范围。

清热解毒药：主要适用于痈肿疮毒、丹毒、温毒发斑、痄腮、咽喉肿痛、热毒下痢、虫蛇咬伤、癌肿、水火烫伤以及其他急性热病等。

清热凉血药：主要用于营分、血分等实热证。如温热病热入营分，热灼营阴，心神被扰，症见舌绛、身热夜甚、心烦不寐、脉细数，甚则神昏谵语、斑疹隐隐；若热陷心包，则神昏谵语、舌謇肢厥、舌质红绛；若热盛迫血，心神被扰，症见舌色深绛、吐血衄血、尿血便血、斑疹紫暗、躁扰不安甚或昏狂等。亦可用于其他疾病引起的血热出血证。

清虚热药：主要用于肝肾阴虚，虚火内扰所致的骨蒸潮热、午后发热、手足心热、虚烦不寐、盗汗遗精、舌红少苔、脉细而数，以及温热病后期，邪热未尽，伤阴劫液，而致夜热早凉、热退无汗、舌质红绛、脉象细数等虚热证。

细目二 清热泻火药

石膏

性能：甘、辛，大寒。归肺、胃经。

功效：生用：清热泻火，除烦止渴；煅用：敛疮生肌，收湿，止血。

应用

1. 温热病气分实热证。为清泻肺胃气分实热之要药。
2. 肺热喘咳证。
3. 胃火牙痛、头痛、消渴证。
4. 溃疡不敛、湿疹瘙痒、水火烫伤、外伤出血。

用法用量：煎服，15～60g，宜先煎。煅石膏适量外用。

使用注意：脾胃虚寒及阴虚内热者忌用。

知母

性能：苦、甘，寒。归肺、胃、肾经。

功效：清热泻火，生津润燥。

应用

1. 热病烦渴。
2. 肺热燥咳。
3. 骨蒸潮热。
4. 内热消渴。
5. 肠燥便秘。

用法用量：煎服，6～12g。

使用注意：本品有滑肠作用，故脾虚便溏者不宜用。

鉴别用药：石膏与知母均能清热泻火，可用治温热病气分热盛及肺热咳嗽等证。但石膏泻火之中长于清解，重在清泻肺胃实火，肺热喘咳、胃火头痛牙痛多用石膏；知母泻火之中长于清润，肺热燥咳、内热骨蒸、消渴多选知母。

芦根

性能：甘，寒。归肺、胃经。

功效：清热泻火，生津止渴，除烦，止呕，利尿。

应用

1. 热病烦渴。
2. 胃热呕哕。
3. 肺热咳嗽，肺痈吐脓。
4. 热淋涩痛。

用法用量：煎服，干品15～30g，鲜品加倍，或捣汁用。

使用注意：脾胃虚寒者忌服。

天花粉

性能：甘、微苦，微寒。归肺、胃经。

功效：清热泻火，生津止渴，消肿排脓。

应用

1. 热病烦渴。
2. 肺热燥咳。
3. 内热消渴。
4. 疮疡肿毒。

用法用量：煎服，10～15g。

使用注意：反乌头。

竹叶

性能：甘、辛、淡，寒。归心、胃、小肠经。

功效：清热泻火，除烦，生津，利尿。

应用

1. 热病烦渴。
2. 口疮尿赤。

用法用量：煎服，6～15g；鲜品15～30g。

使用注意：阴虚火旺，骨蒸潮热者忌用。

淡竹叶

性能：甘、淡，寒。归心、胃、小肠经。

功效：清热泻火，除烦，利尿。

应用

1. 热病烦渴。
2. 口疮尿赤、热淋涩痛。

用法用量：煎服，6～9g。

栀子

性能：苦，寒。归心、肺、三焦经。

功效：泻火除烦，清热利湿，凉血解毒。焦栀子：凉血止血。

应用

1. 热病心烦。为治热病心烦、躁扰不宁之要药。
2. 湿热黄疸。
3. 血淋涩痛。
4. 血热吐衄。
5. 目赤肿痛。
6. 火毒疮疡。

用法用量：煎服，5～10g。外用生品适量。

使用注意：脾虚便溏者不宜用。

夏枯草

性能：辛、苦，寒。归肝、胆经。
功效：清热泻火，明目，散结消肿。
应用
1. 目赤肿痛、头痛眩晕、目珠夜痛。
2. 瘰疬、瘿瘤。
3. 乳痈肿痛。
用法用量：煎服，9～15g。
使用注意：脾胃虚寒者慎用。

决明子

性能：甘、苦、咸，微寒。归肝、大肠经。
功效：清热明目，润肠通便。
应用
1. 目赤肿痛、羞明多泪、目暗不明。
2. 头痛、眩晕。
3. 肠燥便秘。
用法用量：煎服，10～15g；用于润肠通便，不宜久煎。
使用注意：气虚便溏者不宜用。

谷精草

性能：辛、甘，平。归肝、肺经。
功效：疏散风热，明目，退翳。
应用
1. 风热目赤肿痛、羞明、眼生翳膜。
2. 风热头痛。
用法用量：煎服，5～10g。
使用注意：阴虚血亏之眼疾者不宜用。

密蒙花

性能：甘，微寒。归肝、胆经。
功效：清热泻火，养肝明目，退翳。
应用
1. 目赤肿痛、羞明多泪、眼生翳膜。
2. 肝虚目暗、视物昏花。
用法用量：煎服，9～15g。

细目三　清热燥湿药

黄芩

性能：苦，寒。归肺、胆、脾、胃、大肠、小肠经。

功效：清热燥湿，泻火解毒，止血，安胎。

应用

1. 湿温暑湿，胸闷呕恶，湿热痞满，黄疸泻痢。
2. 肺热咳嗽，高热烦渴。
3. 血热吐衄。
4. 痈肿疮毒。
5. 胎动不安。

用法用量：煎服，3～10g。安胎多炒用，清上焦热可酒炙用，止血可炒炭用。

使用注意：脾胃虚寒者不宜使用。

黄连

性能：苦，寒。归心、脾、胃、胆、大肠经。

功效：清热燥湿，泻火解毒。

应用

1. 湿热痞满，呕吐吞酸。
2. 湿热泻痢。为治泻痢要药。
3. 高热神昏，心烦不寐，血热吐衄。
4. 痈肿疖疮，目赤牙痛。尤善疗疔毒。
5. 消渴。
6. 外治湿疹、湿疮、耳道流脓。

用法用量：煎服，2～5g。外用适量。

使用注意：脾胃虚寒者忌用；苦燥易伤阴津，阴虚津伤者慎用。

黄柏

性能：苦，寒。归肾、膀胱、大肠经。

功效：清热燥湿，泻火除蒸，解毒疗疮。

应用

1. 湿热带下、热淋。
2. 湿热泻痢、黄疸。
3. 湿热脚气、痿证。
4. 骨蒸劳热，盗汗，遗精。
5. 疮疡肿毒，湿疹瘙痒。

用法用量：煎服，3～12g。外用适量。

鉴别用药：黄芩、黄连与黄柏三药性味皆苦寒，而黄连为苦寒之最。三药共同功效是清热燥湿，泻火解毒，同可用治湿热内盛或热毒炽盛之证，常相须为用。不同功效：黄芩偏泻上焦肺火，肺热咳嗽者多用；黄连偏泻中焦胃火，并长于泻心火，中焦湿热、痞满呕逆及心火亢盛、高热心烦者多用；黄柏偏泻下焦相火，除骨蒸，湿热下注诸证及骨蒸劳热者多用。

龙胆草

性能：苦，寒。归肝、胆经。

功效：清热燥湿，泻肝胆火。

应用

1. 湿热黄疸，阴肿阴痒，带下，湿疹瘙痒。
2. 肝火头痛，目赤耳聋，胁痛口苦。
3. 惊风抽搐。

用法用量：煎服，3～6g。

使用注意：脾胃寒者不宜用，阴虚津伤者慎用。

秦皮

性能：苦、涩，寒。归肝、胆、大肠经。

功效：清热燥湿，收涩止痢，止带，明目。

应用

1. 湿热泻痢、带下。
2. 肝热目赤肿痛、目生翳膜。

用法用量：煎服，6～12g。外用适量。

使用注意：脾胃虚寒者忌用。

苦参

性能：苦，寒。归心、肝、胃、大肠、膀胱经。

功效：清热燥湿，杀虫，利尿。

应用

1. 湿热泻痢、便血、黄疸。
2. 湿热带下，阴肿阴痒，湿疹湿疮，皮肤瘙痒，疥癣。
3. 湿热小便不利。

用法用量：煎服，5～10g。外用适量。

使用注意：脾胃虚寒者忌用，反藜芦。

白鲜皮

性能：苦，寒。归脾、胃、膀胱经。

功效：清热燥湿，祛风解毒。

应用

1. 湿热疮毒，湿疹，疥癣。
2. 湿热黄疸，风湿热痹。

用法用量：煎服，5～10g。外用适量。

使用注意：脾胃虚寒者慎用。

细目四　清热解毒药

金银花

性能：甘，寒。归肺、心、胃经。

功效：清热解毒，疏散风热。

应用

1. 痈肿疔疮。为治一切内痈外痈之要药。
2. 外感风热，温病初起。
3. 热毒血痢。
4. 咽喉肿痛、小儿热疮及痱子。

用法用量：煎服，6~15g。炒炭宜用于热毒血痢，露剂多用于暑热烦渴。

使用注意：脾胃虚寒及气虚疮疡脓清者忌用。

连翘

性能：苦，微寒，归肺、心、小肠经。

功效：清热解毒，消肿散结，疏散风热，清心利尿。

应用

1. 痈肿疮毒，瘰疬痰核。有“疮家圣药”之称。
2. 风热外感，温病初起。
3. 热淋涩痛。

用法用量：煎服，6~15g。

使用注意：脾胃虚寒及气虚脓清者不宜用。

鉴别用药：连翘与金银花二药均归心、肺经，共同功效为清热解毒，疏散风热，既能透热达表，又能清里热而解毒，对外感风热、温病初起、热毒疮疡等证常相须为用。不同点是：连翘清心解毒之力强，并善于消痈散结，为疮家圣药，亦治瘰疬痰核，兼能清心利尿，用治热淋涩痛；而金银花疏散表热之效优，且炒炭后善于凉血止痢，用治热毒血痢。

穿心莲

性能：苦，寒。归心、肺、大肠、膀胱经。

功效：清热解毒，凉血，消肿，燥湿。

应用

1. 外感风热，温病初起。
2. 肺热咳喘，肺痈吐脓，咽喉肿痛。
3. 湿热泻痢，热淋涩痛，湿疹瘙痒。
4. 痈肿疮毒，蛇虫咬伤。

用法用量：煎服，6~9g。外用适量。

使用注意：脾胃虚寒者不宜用。

大青叶

性能：苦、寒。归心、胃经。

功效：清热解毒，凉血消斑。

应用

1. 热入营血，温毒发斑。
2. 喉痹口疮，痄腮丹毒。

用法用量：煎服，9~15g，鲜品30~60g。外用适量。

使用注意：脾胃虚寒者忌用。

板蓝根

性能：苦，寒。归心、胃经。

功效：清热解毒，凉血，利咽。

应用

1. 外感发热，温病初起，咽喉肿痛。

2. 温毒发斑，痄腮，丹毒，痈肿疮毒。

用法用量：煎服，9～15g。

使用注意：体虚而无实火热毒者忌服，脾胃虚寒者慎用。

青黛

性能：咸，寒。归肝、肺经。

功效：清热解毒，凉血消斑，清肝泻火，定惊。

应用

1. 温毒发斑，血热吐衄。

2. 咽痛口疮，火毒疮疡。

3. 咳嗽胸痛，痰中带血。

4. 暑热惊痫，惊风抽搐。

用法用量：内服1.5～3g，本品难溶于水，一般作散剂冲服，或入丸剂服用。外用适量。

使用注意：胃寒者慎用。

贯众

性能：苦，微寒。有小毒。归肝、脾经。

功效：清热解毒，凉血止血，杀虫。

应用

1. 风热感冒，温毒发斑。

2. 血热出血。尤善治崩漏下血。

3. 虫疾。

4. 烧烫伤及妇人带下等。

用法用量：煎服，4.5～9g。外用适量。

使用注意：用量不宜过大。服用本品时忌油腻。脾胃虚寒者及孕妇慎用。

蒲公英

性能：苦、甘，寒。归肝、胃经。

功效：清热解毒，消肿散结，利湿通淋，清肝明目。

应用

1. 痈肿疔毒，乳痈内痈。为治疗乳痈之要药。

2. 热淋涩痛，湿热黄疸。

3. 肝火上炎，目赤肿痛。

用法用量：煎服，9～15g。

使用注意：量大可致缓泻。

紫花地丁

性能：苦、辛，寒。归心、肝经。

功效：清热解毒，凉血消肿。

应用

1. 疔疮肿毒，乳痈肠痈。尤以治疔毒为其特长。
2. 毒蛇咬伤。
3. 肝热目赤肿痛以及外感热病。

用法用量：煎服，15～30g。外用适量。

使用注意：体质虚寒者忌服。

野菊花

性能：苦、辛，微寒。归肝、心经。

功效：清热解毒。

应用

1. 痈疽疔疖，咽喉肿痛。
2. 目赤肿痛，头痛眩晕。
3. 湿疹、湿疮、风疹痒痛。

用法用量：煎服，10～15g。外用适量。

重楼

性能：苦，微寒。有小毒。归肝经。

功效：清热解毒，消肿止痛，凉肝定惊。

应用

1. 痈肿疔疮，咽喉肿痛，毒蛇咬伤。
2. 惊风抽搐。
3. 跌打损伤。

用法用量：煎服，3～9g。外用适量。

使用注意：体虚、无实火热毒者、孕妇及患阴证疮疡者均忌服。

拳参

性能：苦、涩，微寒。归肺、肝、大肠经。

功效：清热解毒，凉血止血，镇肝息风，利湿。

应用

1. 痈肿瘰疬，毒蛇咬伤。
2. 热病神昏，惊痫抽搐。
3. 热泻热痢。
4. 血热出血。
5. 水肿，小便不利。

用法用量：煎服，4.5～9g。外用适量。

使用注意：无实火热毒者不宜使用。阴证疮疡患者忌服。

土茯苓

性能：甘、淡，平。归肝、胃经。
功效：解毒，除湿，通利关节。
应用
1. 杨梅毒疮，肢体拘挛。为治梅毒的要药。
2. 淋浊带下，湿疹瘙痒。
3. 痈肿疮毒。
用法用量：煎服，15～60g。外用适量。
使用注意：肝肾阴虚者慎服。服药时忌茶。

鱼腥草

性能：辛，微寒。归肺经。
功效：清热解毒，消痈排脓，利尿通淋，清热止痢。
应用
1. 肺痈吐脓，肺热咳嗽。为治肺痈之要药。
2. 热毒疮毒。
3. 湿热淋证。
4. 湿热泻痢。
用法用量：煎服，15～25g。不宜久煎，外用适量。
使用注意：虚寒证及阴性疮疡忌服。

金荞麦

性能：微辛、涩，凉。归肺经。
功效：清热解毒，排脓祛瘀。
应用
1. 肺痈，肺热咳嗽。
2. 瘰疬疮疖，咽喉肿痛。
此外，尚能健脾消食，治腹胀食少、疳积消瘦等症。
用法用量：煎服，15～45g。

大血藤

性能：苦，平。归大肠、肝经。
功效：清热解毒，活血，祛风，止痛。
应用
1. 肠痈腹痛，热毒疮疡。为治肠痈要药。
2. 跌打损伤，经闭痛经。
3. 风湿痹痛。
用法用量：煎服，9～15g。外用适量。
使用注意：孕妇慎服。

败酱草

性能：辛、苦，微寒。归胃、大肠、肝经。

功效：清热解毒，消痈排脓，祛瘀止痛。
应用
1. 肠痈肺痈，痈肿疮毒。
2. 产后瘀阻腹痛。
3. 肝热目赤肿痛及赤白痢疾。
用法用量：煎服，6～15g。外用适量。
使用注意：脾胃虚弱，食少泄泻者忌服。

射干

性能：苦，寒。归肺经。
功效：清热解毒，消痰，利咽。
应用
1. 咽喉肿痛。
2. 痰盛咳喘。
用法用量：煎服，3～9g。
使用注意：脾虚便溏者不宜使用。孕妇忌用或慎用。

山豆根

性能：苦，寒。有毒。归肺、胃经。
功效：清热解毒，利咽消肿。
应用
1. 咽喉肿痛。为治疗咽喉肿痛的要药。
2. 牙龈肿痛。
3. 湿热黄疸，肺热咳嗽，痈肿疮毒。
用法用量：煎服，3～6g。外用适量。
使用注意：过量服用易引起呕吐、腹泻、胸闷、心悸等副作用，故用量不宜过大。脾胃虚寒者慎用。

马勃

性能：辛，平。归肺经。
功效：清热解毒，利咽，止血。
应用
1. 咽喉肿痛，咳嗽失音。
2. 吐血衄血，外伤出血。
用法用量：煎服，1.5～6g，布包煎，外用适量。
使用注意：风寒伏肺咳嗽失音者禁服。

白头翁

性能：苦，寒。归胃、大肠经。
功效：清热解毒，凉血止痢。
应用
1. 热毒血痢。为治热毒血痢之良药。

2. 疮痈肿毒。
3. 阴痒带下、血热出血及温疟发热烦躁。
用法用量：煎服，9~15g，鲜品15~30g。外用适量。
使用注意：虚寒泻痢忌服。

马齿苋

性能：酸，寒。归肝、大肠经。
功效：清热解毒，凉血止血，止痢。
应用
1. 热毒血痢。
2. 热毒疮疡。
3. 崩漏，便血。
4. 湿热淋证、带下。
用法用量：煎服，9~15g，鲜品30~60g。外用适量。
使用注意：脾胃虚寒，肠滑作泻者忌服。

鸦胆子

性能：苦，寒。有小毒。归大肠、肝经。
功效：清热解毒，止痢，截疟，腐蚀赘疣。
应用
1. 热毒血痢，冷积久痢。
2. 各型疟疾。
3. 鸡眼赘疣。

用法用量：内服，0.5~2g，以干龙眼肉包裹或装入胶囊包裹吞服，亦可压去油制成丸剂、片剂服，不宜入煎剂。外用适量。

使用注意：本品有毒，对胃肠道及肝肾均有损害，内服需严格控制剂量，不宜多用久服。外用注意用胶布保护好周围正常皮肤，以防止对正常皮肤的刺激。孕妇及小儿慎用。胃肠出血及肝肾病患者，应忌用或慎用。

半边莲

性能：辛，平。归心、小肠、肺经。
功效：清热解毒，利水消肿。
应用
1. 疮痈肿毒，蛇虫咬伤。
2. 腹胀水肿。
3. 湿疮湿疹。
用法用量：煎服，10~15g，鲜品30~60g。外用适量。
使用注意：虚证水肿忌用。

白花蛇舌草

性能：微苦、甘，寒。归胃、大肠、小肠经。
功效：清热解毒，利湿通淋。

应用

1. 痈肿疮毒，咽喉肿痛，毒蛇咬伤，各种癌症。

2. 热淋涩痛。

3. 湿热黄疸。

用法用量：煎服，15 ~60g。外用适量。

使用注意：阴疸及脾胃虚寒者忌用。

山慈菇

性能：甘、微辛，凉。归肝、脾经。

功效：清热解毒，消痈散结。

应用

1. 痈疽疔毒，瘰疬痰核。

2. 癥瘕痞块。

用法用量：煎服，3 ~9g。外用适量。

使用注意：正虚体弱者慎用。

熊胆

性能：苦，寒。归肝、胆、心经。

功效：清热解毒，息风止痉，清肝明目。

应用

1. 热极生风，惊痫抽搐。

2. 热毒疮痈。

3. 目赤翳障。

4. 黄疸，小儿疳积，风虫牙痛。

用法用量：内服，0.25 ~0.5g，入丸、散，由于本品有腥苦味，口服易引起呕吐，故宜用胶囊剂。外用适量。

使用注意：脾胃虚寒者忌服。虚寒证当禁用。

白蔹

性能：苦、辛，微寒。归心、胃经。

功效：清热解毒，消痈散结，敛疮生肌。

应用

1. 疮痈肿毒，瘰疬痰核。

2. 水火烫伤，手足皲裂。

此外，本品尚可治疗血热之咯血、吐血，扭挫伤痛等。

用法用量：煎服，4.5 ~9g。外用适量。

使用注意：脾胃虚寒者不宜服。反乌头。

细目五 清热凉血药

生地黄

性能：甘、苦，寒。归心、肝、肾经。

功效：清热凉血，养阴生津。

应用

1. 热入营血，舌绛烦渴，斑疹吐衄。为清热、凉血、止血之要药。
2. 阴虚内热，骨蒸劳热。
3. 津伤口渴，内热消渴，肠燥便秘。

用法用量：煎服，10～15g。

使用注意：脾虚湿滞，腹满便溏者不宜使用。

玄参

性能：甘、苦、咸，微寒。归肺、胃、肾经。

功效：清热凉血，泻火解毒，滋阴。

应用

1. 温邪入营，内陷心包，温毒发斑。
2. 热病伤阴，津伤便秘，骨蒸劳嗽。
3. 目赤咽痛，瘰疬，白喉，痈肿疮毒。

用法用量：煎服，10～15g。

使用注意：脾胃虚寒，食少便溏者不宜服用。反藜芦。

牡丹皮

性能：苦、辛，微寒。归心、肝、肾经。

功效：清热凉血，活血祛瘀。

应用

1. 温毒发斑，血热吐衄。
2. 温病伤阴，阴虚发热，夜热早凉，无汗骨蒸。为治无汗骨蒸之要药。
3. 血滞经闭、痛经、跌打伤痛。
4. 痈肿疮毒。

用法用量：煎服，6～12g。活血祛瘀宜酒炙用。

使用注意：血虚有寒、月经过多及孕妇不宜用。

赤芍

性能：苦，微寒。归肝经。

功效：清热凉血，散瘀止痛。

应用

1. 温毒发斑，血热吐衄。
2. 目赤肿痛，痈肿疮疡。
3. 肝郁胁痛，经闭痛经，癥瘕腹痛，跌打损伤。

用法用量：煎服，6～12g。
使用注意：血寒经闭不宜用。反藜芦。

紫草

性能：甘、咸，寒。归心、肝经。
功效：清热凉血，活血，解毒透疹。
应用
1. 温病血热毒盛，斑疹紫黑，麻疹不透。
2. 疮疡，湿疹，水火烫伤。
用法用量：煎服，5～10g。外用适量。
使用注意：脾虚便溏者忌服。

水牛角

性能：苦，寒。归心、肝经。
功效：清热凉血，解毒，定惊。
应用
1. 温病高热，神昏谵语，惊风，癫狂。
2. 血热妄行斑疹、吐衄。
3. 痈肿疮疡，咽喉肿痛。
用法用量：镑片或粗粉煎服，15～30g，宜先煎3小时以上。水牛角浓缩粉冲服，每次1.5～3g，每日2次。
使用注意：脾胃虚寒者忌用。

细目六　清虚热药

青蒿

性能：苦、辛，寒。归肝、胆经。
功效：清透虚热，凉血除蒸，解暑，截疟。
应用
1. 温邪伤阴，夜热早凉。
2. 阴虚发热，劳热骨蒸。
3. 暑热外感，发热口渴。
4. 疟疾寒热。
用法用量：煎服，6～12g，不宜久煎；或鲜用绞汁服。
使用注意：脾胃虚弱，肠滑泄泻者忌服。

白薇

性能：苦、咸，寒。归胃、肝、肾经。
功效：清热凉血，利尿通淋，解毒疗疮。
应用
1. 阴虚发热，产后虚热。

2. 热淋，血淋。
3. 疮痈肿毒，毒蛇咬伤，咽喉肿痛。
4. 阴虚外感。
用法用量：煎服，4.5～9g。
使用注意：脾胃虚寒、食少便溏者不宜服用。

地骨皮

性能：甘，寒。归肺、肝、肾经。
功效：凉血除蒸，清肺降火，生津止渴。
应用
1. 阴虚发热，盗汗骨蒸。除有汗之骨蒸。
2. 肺热咳嗽。
3. 血热出血证。
4. 内热消渴。
用法用量：煎服，9～15g。
使用注意：外感风寒发热及脾虚便溏者不宜用。

银柴胡

性能：甘，微寒。归肝、胃经。
功效：清虚热，除疳热。
应用
1. 阴虚发热。
2. 疳积发热。
用法用量：煎服，3～9g。
使用注意：外感风寒、血虚无热者忌用。

胡黄连

性能：苦，寒。归肝、胃、大肠经。
功效：退虚热，除疳热，清湿热。
应用
1. 骨蒸潮热。
2. 小儿疳热。
3. 湿热泻痢。
4. 痔疮肿痛、痔漏成管。
用法用量：煎服，1.5～9g。
使用注意：脾胃虚寒者慎用。

（宋捷民）

第八单元 泻下药

细目一 概述

要点一 泻下药的性能特点

本类药为沉降之品，主归大肠经。

要点二 泻下药的功效

本类药主要具有泻下通便作用，以排除胃肠积滞和燥屎等，或清热泻火，使实热壅滞之邪通过泻下而清解，起到“上病治下”、“釜底抽薪”的作用，或逐水退肿，使水湿停饮随大小便排除，达到祛除停饮、消退水肿的目的。部分药还兼有解毒、活血祛瘀等作用。

要点三 泻下药的适应范围

主要适用于大便秘结、胃肠积滞、实热内结及水肿停饮等里实证。部分药还可用于疮痈肿毒及瘀血证。

要点四 泻下药的使用注意事项

1. 泻下药中的攻下药、峻下逐水药，因其作用峻猛，或具有毒性，易伤正气及脾胃，故年老体虚、脾胃虚弱者当慎用。
2. 妇女胎前产后及月经期应当忌用。
3. 应用作用较强的泻下药时，当奏效即止，切勿过剂，以免损伤胃气。
4. 应用作用峻猛而有毒性的泻下药时，一定要严格炮制法度，控制用量，避免中毒现象发生，确保用药安全。

要点五 各类泻下药的性能特点

攻下药：本类药大多苦寒沉降，主入胃、大肠经。

润下药：本类药物多为植物种子和种仁，富含油脂，味甘质润，多入脾、大肠经。

峻下逐水药：本类药物大多苦寒有毒，药力峻猛。

要点六 各类泻下药的功效

攻下药：本类药既有较强的攻下通便作用，又有清热泻火之效。

润下药：本类药物能润滑大肠，促使排便而不致峻泻。

峻下逐水药：本类药物服用后能引起剧烈腹泻，有的兼能利尿，能使体内潴留的水饮通过二便排出体外，消除肿胀。

要点七　各类泻下药的适应范围

攻下药：主要适用于大便秘结、燥屎坚结及实热积滞之证。又可用于热病高热神昏、谵语发狂，火热上炎所致的头痛、目赤、咽喉肿痛、牙龈肿痛，以及火热炽盛所致的吐血、衄血、咯血等上部出血证。上述病证，无论有无便秘，应用本类药物，以清除实热，或导热下行，起到“釜底抽薪”的作用。此外，对痢疾初起，下痢后重，或饮食积滞，泻而不畅之证，可适当配用本类药物，以攻逐积滞，消除病因。对肠道寄生虫病，本类药与驱虫药同用，可促进虫体的排出。

润下药：适用于年老津枯、产后血虚、热病伤津及失血等所致的肠燥津枯便秘。

峻下逐水药：适用于全身水肿、大腹胀满以及停饮等正气未衰之证。

细目二　攻下药

大黄

性能：苦，寒。归脾、胃、大肠、肝、心包经。

功效：泻下攻积，清热泻火，凉血解毒，逐瘀通经，清利湿热。

应用

1. 积滞便秘。为治疗积滞便秘之要药。
2. 血热吐衄，目赤咽肿。
3. 热毒疮疡，烧烫伤。
4. 瘀血诸证。
5. 湿热痢疾、黄疸、淋证。

用法用量：煎服，5～15g；入汤剂应后下，或用开水泡服。外用适量。

使用注意：本品峻烈，如非实证，不宜妄用；脾胃虚弱者慎用；妇女怀孕、月经期、哺乳期应忌用。

芒硝

性能：咸、苦，寒。归胃、大肠经。

功效：泻下攻积，润燥软坚，清热消肿。

应用

1. 积滞便秘。对实热积滞，大便燥结者尤为适宜。
2. 咽痛、口疮、目赤及痈疮肿痛。

用法用量：10～15g，冲服。外用适量。

使用注意：孕妇及哺乳期妇女忌用或慎用。

鉴别用药：大黄与芒硝二药均为泻下药，均有泻下攻积的功效，同可用治积滞便秘。大黄味苦，泻下力强，为治热结便秘之主药；芒硝味咸，可软坚泻下，善除燥屎坚结。不同点功效：大黄又有清热泻火、凉血解毒、逐瘀通经功效。芒硝又有清热消肿功效。

番泻叶

性能：甘、苦，寒。归大肠经。

功效：泻下通便，行水消胀。

应用

1. 热结便秘。

2. 腹水肿胀。

用法用量：温开水泡服，1.5～3g；煎服，2～6g，宜后下。

使用注意：妇女哺乳期、月经期及孕妇忌用。

芦荟

性能：苦，寒。归肝、胃、大肠经。

功效：泻下通便，清肝，杀虫。

应用

1. 热结便秘。

2. 烦躁惊痫。

3. 小儿疳积。

4. 癣疮。

用法用量：入丸散服，每次1～2g。外用适量。

使用注意：脾胃虚弱、食少便溏及孕妇忌用。

细目三　润下药

火麻仁

性能：甘，平。归脾、胃、大肠经。

功效：润肠通便，滋养补虚。

应用：肠燥便秘。又兼有滋养补虚作用。

用法用量：煎服，10～15g，打碎入煎。

郁李仁

性能：辛、苦、甘，平。归脾、大肠、小肠经。

功效：润肠通便，利水消肿。

应用

1. 肠燥便秘。

2. 水肿胀满及脚气浮肿。

用法用量：煎服，6～12g，打碎入煎。

使用注意：孕妇慎用。

松子仁

性能：甘，温。归肺、肝、大肠经。

功效：润肠通便，润肺止咳。

应用

1. 肠燥便秘。

2. 肺燥干咳。

用法用量：煎服，5～10g。
使用注意：脾虚便溏、湿痰者禁用。

细目四 峻下逐水药

甘遂

性能：苦，寒。有毒。归肺、肾、大肠经。
功效：泻水逐饮，消肿散结。
应用
1. 水肿，鼓胀，胸胁停饮。
2. 风痰癫痫。
3. 疮痈肿毒。
用法用量：入丸散服，每次0.5～1g。外用适量，生用。内服醋制用，以减低毒性。
使用注意：虚弱者及孕妇忌用。反甘草。

京大戟

性能：苦，寒。有毒。归肺、脾、肾经。
功效：泻水逐饮，消肿散结。
应用
1. 水肿，鼓胀，胸胁停饮。
2. 痈肿疮毒，瘰疬痰核。
用法用量：煎服，1.5～3g；入丸散服，每次1g。外用适量，生用。内服醋制用，以减低毒性。
使用注意：虚弱者及孕妇忌用。不宜与甘草同用。

芫花

性能：苦、辛，温。有毒。归肺、脾、肾经。
功效：泻水逐饮，祛痰止咳，杀虫疗疮。
应用
1. 胸胁停饮，水肿，鼓胀。
2. 咳嗽痰喘。
3. 头疮、白秃、顽癣及痈肿。
用法用量：煎服，1.5～3g；入丸散服，每次0.6g。外用适量。内服醋制用，以降低毒性。
使用注意：虚弱者及孕妇忌用。不宜与甘草同用。

商陆

性能：苦，寒。有毒。归肺、脾、肾、大肠经。
功效：泻下逐水，消肿散结。
应用
1. 水肿，鼓胀。

2. 疮痈肿毒。

用法用量：煎服，5～10g。醋制以降低毒性。外用适量。

使用注意：孕妇忌用。

牵牛子

性能：苦，寒。有毒。归肺、肾、大肠经。

功效：泻下逐水，去积杀虫。

应用

1. 水肿，鼓胀。
2. 痰饮喘咳。
3. 虫积腹痛。

用法用量：煎服，3～9g。入丸散服，每次 1.5～3g。本品炒用药性减缓。

使用注意：孕妇忌用。不宜与巴豆、巴豆霜同用。

巴豆

性能：辛，热。有大毒。归胃、大肠经。

功效：峻下冷积，逐水退肿，祛痰利咽，外用蚀疮。

应用

1. 寒积便秘。
2. 腹水鼓胀。
3. 喉痹痰阻。
4. 痈肿脓成未溃，疥癣恶疮。

用法用量：入丸散服，每次 0.1～0.3g。大多数制成巴豆霜用，以减低毒性。外用适量。

使用注意：孕妇及体弱者忌用。不宜与牵牛子同用。

（宋捷民）

第九单元　祛风湿药

细目一　概述

要点一　祛风湿药的性能特点

祛风湿药多为辛散苦燥之品，其性或温或凉。

要点二　祛风湿药的功效

具有祛除肌表、经络风湿作用，有的还分别兼有散寒或清热、舒筋、通络、止痛、解表以及补肝肾、强筋骨等作用。

要点三　祛风湿药的适应范围

本类药主要适用于风湿痹痛、筋脉拘挛、麻木不仁、腰膝酸痛、下肢痿弱，或热痹关节红肿，兼治痹证兼肝肾不足、外感表证夹湿、头风头痛等。

要点四　祛风湿药的使用注意事项

痹证多属慢性疾患，需较长时间治疗，为服用方便，本类药可制成酒剂或丸剂常服。本类药中部分药物辛温香燥，易耗伤阴血，故阴亏血虚者应慎用。

要点五　各类祛风湿药的性能特点

祛风寒湿药：本类药多为辛苦温之品，入肝、脾、肾经。
祛风湿热药：本类药多为辛苦寒之品，入肝、脾、肾经。
祛风湿强筋骨药：本类药主入肝、肾经。

要点六　各类祛风湿药的功效

祛风寒湿药：有较好的祛风、除湿、散寒、止痛、通经络等作用，尤以止痛为其特点。
祛风湿热药：具有祛风除湿、通络止痛、清热消肿等作用。
祛风湿强筋骨药：具有祛风除湿、补肝肾、强筋骨等作用。

要点七　各类祛风湿药的适应范围

祛风寒湿药：主要适用于风寒湿痹，肢体关节疼痛，痛有定处，遇寒加重，筋脉拘挛，屈伸不利等。
祛风湿热药：主要适用于风湿热痹、关节红肿热痛等症。
祛风湿强筋骨药：主要适用于风湿日久，肝肾虚损，腰膝酸软，脚弱无力等。

细目二　祛风寒湿药

独活

性能：辛、苦，微温。归肾、膀胱经。
功效：祛风湿，止痹痛，解表。
应用
1. 风寒湿痹，腰膝酸痛。尤以腰膝、腿足关节疼痛属下部寒湿者为宜。
2. 表证风寒夹湿。
3. 少阴头痛，皮肤湿痒。
用法用量：煎服，3～9g。外用适量。
使用注意：本品辛温苦燥，易伤气耗血，无风寒湿邪或气血虚者慎用。
鉴别用药：独活与羌活二药，共同功效：均善祛风散寒、胜湿止痛、发表，同治风寒湿痹、风寒表证、表证夹湿及头风头痛等证。不同功效：独活药力较缓，主散在里之伏风及寒湿而通利关节止痛，善治腰以下风寒湿痹及少阴伏风头痛；羌活则作用强烈，主散肌表游风及寒湿而通利关节止痛，善治上半身风寒湿痹、太阳经（后脑）头痛及项背强痛。

威灵仙

性能：辛、咸，温。归膀胱经。

功效：祛风湿，通络止痛，消骨鲠。

应用

1. 风寒湿痹，肢体拘挛，瘫痪麻木。
2. 痰饮积聚，诸骨鲠喉。
3. 跌打伤痛、头痛、牙痛、胃脘痛、痰饮、噎膈、痞积。

用法用量：煎服，6～9g。外用适量。

使用注意：气血虚弱者慎服。

川乌

性能：辛、苦，热。有大毒。归心、肝、肾、脾经。

功效：祛风湿，散寒止痛。

应用

1. 风寒湿痹。
2. 心腹冷痛，寒疝腹痛。
3. 跌打损伤，麻醉止痛。

用法用量：煎服，1.5～3g；宜先煎、久煎。外用适量。

使用注意：孕妇忌用；不宜与贝母类、半夏、白及、白蔹、天花粉、瓜蒌类同用；内服一般应炮制用。

蕲蛇

性能：甘、咸，温。有毒。归肝经。

功效：祛风，通络，止痉。

应用

1. 风湿顽痹，中风半身不遂。
2. 小儿惊风，破伤风。
3. 麻风，疥癣。
4. 瘰疬，梅毒，恶疮。

用法用量：煎汤，3～9g；研末服，一次1～1.5g，一日2～3次。或酒浸、熬膏、入丸散服。

使用注意：阴虚内热者忌服。

木瓜

性能：酸，温。归肝、脾经。

功效：舒筋活络，和胃化湿。

应用

1. 风湿痹痛。尤为治湿痹、筋脉拘挛要药。
2. 脚气水肿。

3. 吐泻转筋。
4. 消化不良，津伤口渴。
用法用量：煎服，6～9g。
使用注意：内有郁热，小便短赤者忌服。

乌梢蛇

性能：甘，平。归肝经。
功效：祛风，通络，止痉。
应用
1. 风湿顽痹，中风半身不遂。
2. 小儿惊风，破伤风。
3. 麻风，疥癣。
4. 瘰疬，恶疮。
用法用量：煎服，9～12g；研末服，每次2～3g；或入丸剂、酒浸服。外用适量。
使用注意：血虚生风者慎服。

蚕砂

性能：甘、辛，温。归肝、脾、胃经。
功效：祛风湿，和胃化湿。
应用
1. 风湿痹证。
2. 吐泻转筋。
3. 风疹湿疹瘙痒。
用法用量：煎服，5～15g；宜布包入煎。外用适量。

伸筋草

性能：微苦、辛，温。归肝、脾、肾经。
功效：祛风湿，舒筋活络。
应用
1. 风寒湿痹，肢软麻木。
2. 跌打损伤。
用法用量：煎服，3～12g。外用适量。
使用注意：孕妇慎用。

寻骨风

性能：辛、苦，平。归肝经。
功效：祛风湿，通络止痛。
应用
1. 风湿痹证。
2. 跌打损伤。
此外，本品又可用于胃痛、牙痛、痈肿。
用法用量：煎服，10～15g。外用适量。

松节

性能：苦、辛，温。归肝、肾经。
功效：祛风湿，通络止痛。
应用
1. 风寒湿痹。
2. 跌打损伤。
用法用量：煎服，10～15g。外用适量。
使用注意：阴虚血燥者慎服。

海风藤

性能：辛、苦，微温。归肝经。
功效：祛风湿，通络止痛。
应用
1. 风湿痹痛。
2. 跌打损伤。
用法用量：煎服，6～12g。外用适量。

路路通

性能：苦，平。归肝、肾经。
功效：祛风活络，利水，通经。
应用
1. 风湿痹痛，中风半身不遂。
2. 跌打损伤。
3. 水肿。
4. 经行不畅，经闭。
5. 乳少，乳汁不通。
此外，本品能祛风止痒，用于风疹瘙痒。
用法用量：煎服，5～9g。外用适量。
使用注意：月经过多及孕妇忌服。

细目三　祛风湿热药

秦艽

性能：辛、苦，平。归胃、肝、胆经。
功效：祛风湿，通络止痛，退虚热，清湿热。
应用
1. 风湿痹证。为风药中之润剂。
2. 中风不遂。
3. 骨蒸潮热，疳积发热。
4. 湿热黄疸。

用法用量：煎服，3～9g。

防己

性能：苦、辛，寒。归膀胱、肺经。
功效：祛风湿，止痛，利水消肿。
应用
1. 风湿痹证。
2. 水肿，小便不利，脚气。
3. 湿疹疮毒。
4. 高血压病。
用法用量：煎服，4.5～9g。治水肿尿少宜用汉防己，治风湿痹痛用木防己。
使用注意：胃纳不佳及阴虚体弱者慎服。

桑枝

性能：微苦，平。归肝经。
功效：祛风湿，利关节。
应用：风湿痹证。此外，尚能利水，治水肿；祛风止痒，治白癜风、皮疹瘙痒。
用法用量：煎服，9～15g。外用适量。

豨莶草

性能：辛、苦，寒。归肝、肾经。
功效：祛风湿，利关节，解毒。
应用
1. 风湿痹痛，中风半身不遂。
2. 风疹，湿疮，疮痈。
3. 高血压病。
用法用量：10～15g。治风寒湿痹宜制用，治热痹、肿毒、湿疹宜生用。
使用注意：胃纳不佳及阴虚体弱者慎服。

臭梧桐

性能：辛、苦、甘，凉。归肝经。
功效：祛风湿，通经络，平肝。
应用
1. 风湿痹证。
2. 风疹，湿疮。
3. 肝阳上亢，头痛眩晕。
用法用量：煎服，5～15g；研末服，每次3g。外用适量。用于高血压病不宜久煎。

络石藤

性能：苦，微寒。归心、肝、肾经。
功效：祛风通络，凉血消肿。

应用

1. 风湿热痹。

2. 喉痹，痈肿。

3. 跌仆损伤。

用法用量：煎服，6～12g。外用适量，鲜品捣敷。

雷公藤

性能：苦、辛，寒。有大毒。归肝、肾经。

功效：祛风除湿，活血通络，消肿止痛，杀虫解毒。

应用

1. 风湿顽痹。为治风湿顽痹要药。

2. 麻风、顽癣、湿疹、疥疮、皮炎、皮疹。

3. 疔疮肿毒。

用法用量：煎汤，10～25g（带根皮者减量），文火煎1～2小时；研粉，每日1.5～4.5g。外用适量。

使用注意：内脏有器质性病变及白细胞减少者慎服；孕妇忌用。

丝瓜络

性能：甘，平。归肺、胃、肝经。

功效：祛风，通络，活血。

应用

1. 风湿痹证。

2. 胸胁胀痛。

3. 乳汁不通，乳痈。

用法用量：煎服，4.5～9g。外用适量。

细目四　祛风湿强筋骨药

五加皮

性能：辛、苦，温。归肝、肾经。

功效：祛风湿，补肝肾，强筋骨，利水。

应用

1. 风湿痹证。

2. 筋骨痿软，小儿行迟，体虚乏力。

3. 水肿、脚气浮肿。

用法用量：煎服，4.5～9g；或酒浸、入丸散服。

桑寄生

性能：苦、甘，平。归肝、肾经。

功效：祛风湿，补肝肾，强筋骨，安胎。

应用

1. 风湿痹证。
2. 崩漏经多，妊娠漏血，胎动不安。
3. 高血压病。

用法用量：煎服，9～15g。

狗脊

性能：苦、甘，温。归肝、肾经。

功效：祛风湿，补肝肾，强腰膝。

应用

1. 风湿痹证。
2. 腰膝酸软，下肢无力。
3. 遗尿，白带过多。
4. 金疮出血。

用法用量：煎服，6～12g。

使用注意：肾虚有热，小便不利或短涩黄赤者慎服。

千年健

性能：苦、辛，温。归肝、肾经。

功效：祛风湿，强筋骨。

应用：风寒湿痹。

用法用量：煎服，4.5～9g；或酒浸服。

使用注意：阴虚内热者慎服。

鹿衔草

性能：甘、苦，温。归肝、肾经。

功效：祛风湿，强筋骨，止血。

应用

1. 风湿痹证。
2. 月经过多，崩漏，咯血，外伤出血。
3. 久咳劳嗽。

用法用量：煎服，9～15g。外用，适量。

（宋捷民）

第十单元　化湿药

细目一　概述

要点一　化湿药的性能特点

本类药多辛香温燥，主入脾、胃经。

要点二　化湿药的功效

具有化湿醒脾或燥湿运脾作用，兼可解暑发表。

要点三　化湿药的适应范围

主要用于脾为湿困，运化失职所致脘腹痞满、呕吐泛酸、大便溏泻、食少倦怠、舌苔白腻，或湿热困脾之口甘多涎，以及湿温等。兼治阴寒闭暑等。

要点四　化湿药的使用注意事项

本类药物多辛香温燥，易耗气伤阴，故阴虚、血燥、气虚者慎用。
其气芳香，大多含挥发油，故入汤剂不宜久煎，以免降低疗效。

细目二　具体药物

藿香

性能：辛，微温。归脾、胃、肺经。
功效：化湿，止呕，解暑。
应用
1. 湿滞中焦。为芳香化湿浊要药。
2. 呕吐。
3. 暑湿或湿温初起。
用法用量：煎服，5～10g。鲜品加倍。
使用注意：阴虚血燥者不宜用。

佩兰

性能：辛，平。归脾、胃、肺经。
功效：化湿，解暑。
应用
1. 湿阻中焦。治脾经湿热，口中甜腻、多涎、口臭等的脾瘅证。

2. 暑湿、湿温。

用法用量：煎服，5～10g。鲜品加倍。

苍术

性能：辛、苦，温。归脾、胃、肝经。

功效：燥湿健脾，祛风散寒，明目。

应用

1. 湿阻中焦证。

2. 风寒湿痹。

3. 风寒夹湿表证。

4. 夜盲症及眼目昏涩。

用法用量：煎服，5～10g。

使用注意：阴虚内热、气虚多汗者忌用。

厚朴

性能：苦、辛，温。归脾、胃、肺、大肠经。

功效：燥湿消痰，下气除满。

应用

1. 湿阻中焦，脘腹胀满。为消除胀满的要药。

2. 食积气滞，腹胀便秘。

3. 痰饮咳嗽。

此外，燥湿消痰，下气宽中，治梅核气证。

用法用量：煎服，3～10g。或入丸散。

使用注意：本品辛苦温燥湿，易耗气伤津，故气虚津亏者及孕妇当慎用。

鉴别用药：苍术与厚朴二药，共同功效：燥湿，同治湿阻中焦诸症。苍术兼健脾，湿阻兼脾虚食少便溏者多用，为治湿阻中焦之要药；厚朴兼行气，湿阻兼气滞胀满者宜之，并治脾胃气滞，为消除胀满的要药。不同功效：苍术又能祛风湿而除痹，善治风湿痹痛；厚朴又能消积，善治食积胀满或大便秘结。苍术兼发表、明目，又治表证夹湿、夜盲及目昏眼涩；厚朴善平喘，又治咳嗽痰多。

砂仁

性能：辛，温。归脾、胃、肾经。

功效：化湿行气，温中止泻，安胎。

应用

1. 湿阻中焦证及脾胃气滞证。

2. 脾胃虚寒吐泻证。

3. 气滞妊娠恶阻及胎动不安。

用法用量：煎服，3～6g。入汤剂宜打碎后下。

使用注意：阴虚血燥者慎用。

白豆蔻

性能：辛，温。归肺、脾、胃经。

功效：化湿行气，温中止呕。
应用
1. 湿阻中焦及脾胃气滞证。
2. 呕吐。
用法用量：煎服，3 ~6g。入汤剂宜打碎后下。
使用注意：阴虚血燥者慎用。

草豆蔻

性能：辛，温。归脾、胃经。
功效：燥湿行气，温中止呕。
应用
1. 寒湿中阻证。
2. 寒湿呕吐证。
用法用量：煎服，3 ~6g。入散剂较佳。入汤剂宜后下。
使用注意：阴虚血燥者慎用。

草果

性能：辛，温。归脾、胃经。
功效：燥湿温中，除痰截疟。
应用
1. 寒湿中阻证。
2. 疟疾。
用法用量：煎服，3 ~6g。
使用注意：阴虚血燥者慎用。

（宋捷民）

第十一单元 利水渗湿药

细目一 概述

要点一 利水渗湿药的性能特点

本类药物味多甘淡，主归膀胱、小肠经，作用趋向偏于下行。

要点二 利水渗湿药的功效

具有利水渗湿、利尿通淋、利湿退黄等功效。

要点三 利水渗湿药的适应范围

主要用于小便不利、水肿、泄泻、痰饮、淋证、黄疸、湿疮、带下、湿温等水湿所致的各种病证。

要点四　利水渗湿药的使用注意事项

本类药易耗伤津液，阴亏津伤、肾虚遗精尿少者应慎用或忌用。
个别药物有较强的通利作用，孕妇应慎用。

要点五　各类利水渗湿药的性能特点

利水消肿药：性味多甘淡平或微寒。
利尿通淋药：性味多苦寒，或甘淡而寒。苦能降泄，寒能清热，善走下焦。
利湿退黄药：性味多苦寒，主入脾、胃、肝、胆经。苦寒能清泄湿热。

要点六　各类利水渗湿药的功效

利水消肿药：具有利水消肿作用。
利尿通淋药：具有利尿通淋作用。
利湿退黄药：具有利湿退黄作用。

要点七　各类利水渗湿药的适应范围

利水消肿药：主要适用于水湿内停之水肿、小便不利，以及泄泻、痰饮等证。
利尿通淋药：主要适用于小便短赤、热淋、血淋、石淋及膏淋等证。
利湿退黄药：主要适用于湿热黄疸、目黄、身黄、小便黄。部分药物还可用于湿疮痈肿等证。

细目二　利水消肿药

茯苓

性能：甘、淡，平。归心、脾、肾经。
功效：利水渗湿，健脾，宁心。
应用
1. 水肿。为利水消肿之要药。治寒热虚实各种水肿。
2. 痰饮。
3. 脾虚泄泻。
4. 心悸，失眠。
用法用量：煎服，9 ~ 15g。
使用注意：虚寒精滑者忌服。

薏苡仁

性能：甘、淡，凉。归脾、胃、肺经。
功效：利水渗湿，健脾，除痹，清热排脓。

应用

1. 水肿，小便不利，脚气。

2. 脾虚泄泻。

3. 湿痹拘挛。

4. 肺痈，肠痈。

用法用量：煎服，9 ~ 30g。清利湿热宜生用，健脾止泻宜炒用。

使用注意：津液不足者慎用。

鉴别用药：薏苡仁与茯苓二药，共同功效：均能利水渗湿、健脾。同治水肿、小便不利及脾虚诸证。然茯苓性平，药力较强，凡水湿停滞及脾虚诸证无论寒热咸宜。薏苡仁则生用微寒，利水力虽不及茯苓，但兼清热，凡水湿停滞轻证或兼热者宜用；炒用寒性减而长于健脾止泻，治脾虚泄泻多用。不同功效：茯苓又能宁心安神，治心脾两虚或水气凌心之心悸、失眠；薏苡仁生用又能清热除痹、排脓，治湿热痹痛或湿痹拘挛、肺痈、肠痈。

猪苓

性能：甘、淡，平。归肾、膀胱经。

功效：利水消肿，渗湿。

应用：水肿，小便不利，泄泻。

用法用量：煎服，6 ~ 12g。

泽泻

性能：甘，寒。归肾、膀胱经。

功效：利水渗湿，泄热。

1. 水肿，小便不利，泄泻。

2. 淋证，遗精。

用法用量：煎服，5 ~ 10g。

冬瓜皮

性能：甘，凉。归脾、小肠经。

功效：利水消肿，清热解暑。

应用

1. 水肿。

2. 暑热证。

用法用量：煎服，15 ~ 30g。

玉米须

性能：甘，平。归膀胱、肝、胆经。

功效：利水消肿，利湿退黄。

应用

1. 水肿。

2. 黄疸。

用法用量：煎服，30 ~ 60g，鲜者加倍。

葫芦

性能：甘，平。归肺、肾经。
功效：利水消肿。
应用：水肿。
用法用量：煎服，15～30g。

香加皮

性能：辛、苦，温。有毒。归肝、肾、心经。
功效：利水消肿，祛风湿，强筋骨。
应用
1. 水肿，小便不利。
2. 风湿痹证。
用法用量：煎服，3～6g。浸酒或入丸散，酌量。
使用注意：本品有毒，内服不宜过量。

细目三　利尿通淋药

车前子

性能：甘，微寒。归肝、肾、肺、小肠经。
功效：利尿通淋，渗湿止泻，明目，祛痰。
应用
1. 淋证，水肿。
2. 泄泻。
3. 目赤肿痛，目暗昏花，翳障。
4. 痰热咳嗽。
用法用量：煎服，9～15g。宜包煎。
使用注意：肾虚精滑者慎用。

滑石

性能：甘、淡，寒。归膀胱、肺、胃经。
功效：利水通淋，清热解暑，收湿敛疮。
应用
1. 热淋，石淋，尿热涩痛。
2. 暑湿，湿温。
3. 湿疮，湿疹，痱子。
用法用量：煎服，10～20g。宜包煎。外用适量。
使用注意：脾虚、热病伤津及孕妇忌用。

木通

性能：苦，寒。归心、小肠、膀胱经。

功效：利水通淋，清心火，通经下乳。

应用

1. 热淋涩痛，水肿。
2. 口舌生疮，心烦尿赤。
3. 经闭乳少。
4. 湿热痹痛。

用法用量：煎服，3～6g。

通草

性能：甘、淡，微寒。归肺、胃经。

功效：利尿通淋，通气下乳。

应用

1. 淋证，水肿。
2. 产后乳汁不下。

用法用量：煎服，6～12g。

使用注意：孕妇慎用。

瞿麦

性能：苦，寒。归心、小肠经。

功效：利尿通淋，破血通经。

应用

1. 淋证。
2. 闭经，月经不调。

用法用量：煎服，9～15g。

使用注意：孕妇忌服。

萹蓄

性能：苦，微寒。归膀胱经。

功效：利尿通淋，杀虫止痒。

应用

1. 热淋，血淋。
2. 虫证，湿疹，阴痒。

用法用量：煎服，9～15g。鲜者加倍。外用适量。

使用注意：脾虚者慎用。

地肤子

性能：辛、苦，寒。归肾、膀胱经。

功效：清热利湿，祛风止痒。

应用

1. 淋证。
2. 阴痒带下，风疹，湿疹。

用法用量：煎服，9～15g。外用适量。

海金沙

性能：甘、咸，寒。归膀胱、小肠经。

功效：利尿通淋，止痛。

应用：淋证。尤善止尿道疼痛。

用法用量：煎服，6～15g。宜包煎。

使用注意：肾阴亏虚者慎服。

石韦

性能：甘、苦，微寒。归肺、膀胱经。

功效：利尿通淋，清肺止咳，凉血止血。

应用

1. 淋证。尤宜于血淋。
2. 肺热咳喘。
3. 血热出血。

用法用量：煎服，6～12g。

冬葵子

性能：甘、涩，凉。归大肠、小肠、膀胱经。

功效：利尿通淋，下乳，润肠。

应用

1. 淋证。
2. 乳汁不通、乳房胀痛。
3. 便秘。

用法用量：煎服，3～9g。

使用注意：本品寒润滑利，脾虚便溏者与孕妇慎用。

灯心草

性能：甘、淡，微寒。归心、肺、小肠经。

功效：利尿通淋，清心降火。

应用

1. 淋证。
2. 心烦失眠，口舌生疮。

用法用量：煎服，1～3g。外用适量。

萆薢

性能：苦，平。归肾、胃经。

功效：利湿去浊，祛风除痹。

应用

1. 膏淋，白浊。为治膏淋要药。
2. 风湿痹痛。

用法用量：煎服，9～15g。

使用注意：肾阴亏虚，遗精滑泄者慎用。

细目四　利湿退黄药

茵陈

性能：苦、辛，微寒。归脾、胃、肝、胆经。
功效：清利湿热，利湿退黄。
应用
1. 黄疸。为治黄疸之要药。
2. 湿疹瘙痒。
用法用量：煎服，6～15g。外用适量。
使用注意：蓄血发黄者及血虚萎黄者慎用。

金钱草

性能：甘、咸，微寒。归肝、胆、肾、膀胱经。
功效：利湿退黄，利尿通淋，解毒消肿。
应用
1. 湿热黄疸。
2. 石淋，热淋。尤宜于治疗石淋。
3. 痈肿疔疮、毒蛇咬伤。
用法用量：煎服，15～60g，鲜品加倍。外用适量。

虎杖

性能：微苦，微寒。归肝、胆、肺经。
功效：利湿退黄，清热解毒，散瘀止痛，化痰止咳。
应用
1. 湿热黄疸，淋浊，带下。
2. 水火烫伤，痈肿疮毒，毒蛇咬伤。
3. 经闭，癥瘕，跌打损伤。
4. 肺热咳嗽。
5. 热结便秘。有泻热通便作用。
用法用量：煎服，10～30g。外用适量。
使用注意：孕妇忌服。

垂盆草

性能：甘、淡、微酸，微寒。归心、肝、胆经。
功效：利湿退黄，清热解毒。
应用
1. 黄疸。
2. 痈肿疮疡，喉痛，蛇伤，烫伤。
用法用量：煎服，15～30g，鲜品250g。

（宋捷民）

第十二单元　温里药

细目一　概述

要点一　温里药的性能特点

本类药多味辛性温热。

要点二　温里药的功效

具有温里散寒、温经止痛作用，个别药物尚能助阳、回阳。

要点三　温里药的适应范围

本类药主要适用于里寒证，个别药物还可用治虚寒证、亡阳证。

要点四　温里药的使用注意事项

1. 本类药多辛热燥烈，易耗阴动火，故天气炎热时或素体火旺者应减少用量。
2. 热伏于里、热深厥深、真热假寒证禁用。
3. 凡实热证、阴虚火旺、津血亏虚者忌用。
4. 孕妇慎用。

细目二　具体药物

附子

性能：辛、甘，大热。有毒。归心、肾、脾经。

功效：回阳救逆，补火助阳，散寒止痛。

应用

1. 亡阳证。为“回阳救逆第一品药”。
2. 阳虚证。
3. 寒痹证。

用法用量：煎服，3～15g；本品有毒，宜先煎0.5～1小时，至口尝无麻辣感为度。

使用注意：孕妇及阴虚阳亢者忌用。反半夏、瓜蒌、贝母、白蔹、白及。生品外用，内服须炮制。

干姜

性能：辛，热。归脾、胃、肾、心、肺经。

功效：温中散寒，回阳通脉，温肺化饮。

应用

1. 腹痛，呕吐，泄泻。为温暖中焦之主药。

2. 亡阳证。

3. 寒饮喘咳。

用法用量：煎服，3～10g。

使用注意：本品辛热燥烈，阴虚内热、血热妄行者忌用，孕妇慎用。

鉴别用药：附子与干姜二药，相同功效：均善回阳，散寒止痛，同治亡阳欲脱、脾肾阳虚、外寒直中、寒湿痹痛等。不同功效：附子有毒力强，为回阳救逆第一要药，故为治亡阳证之首选药；又善补火助阳，治命门火衰阳痿、宫冷、遗尿、尿频，以及阳虚水肿、外感、自汗、胸痹痛等。干姜则无毒力弱兼通脉，治亡阳须配附子方效；又长于温脾阳，善治脾阳不足之脘腹冷痛、吐泻；还能温肺化饮，治寒饮咳喘。

肉桂

性能：辛、甘，大热。归肾、脾、心、肝经。

功效：补火助阳，散寒止痛，温经通脉，引火归原。

应用

1. 阳痿，宫冷。

2. 腹痛，寒疝。善除痼冷沉寒。

3. 腰痛，胸痹，阴疽，闭经，痛经。

4. 虚阳上浮诸症。

5. 气血虚衰证。有鼓舞气血生长之效。

用法用量：煎服，1～4.5g，宜后下或焗服；研末冲服，每次1～2g。

使用注意：阴虚火旺、里有实热、血热妄行出血及孕妇忌用。畏赤石脂。

鉴别用药：附子与肉桂二药，相同功效：既善补火助阳，治肾阳虚衰或脾肾阳虚所致的诸证；又善散寒止痛，治寒邪直中、寒湿痹痛、胸痹冷痛等证。不同功效：附子有毒力强，又善回阳救逆，治亡阳欲脱及阳虚自汗、阳虚外感等。肉桂则无毒力缓，虽不能回阳救逆，但长于引火归原，益阳消阴，治下元虚衰、虚阳上浮所致诸证；又入血分，善温经通脉，治经寒血滞痛经、经闭，以及寒疝腹痛、阴疽流注等。

吴茱萸

性能：辛、苦，热。有小毒。归肝、脾、胃、肾经。

功效：散寒止痛，降逆止呕，助阳止泻。

应用

1. 寒凝疼痛。为治肝寒气滞诸痛之主药。

2. 胃寒呕吐。

3. 虚寒泄泻。

用法用量：煎服，1.5～4.5g。外用适量。

使用注意：阴虚有热者忌服。

小茴香

性能：辛，温。归肝、肾、脾、胃经。

功效：散寒止痛，理气和胃。

应用

1. 寒疝腹痛，睾丸偏坠胀痛，少腹冷痛，痛经。
2. 中焦虚寒气滞证。

用法用量：煎服，3～6g。外用适量。

使用注意：阴虚火旺者慎用。

丁香

性能：辛，温。归脾、胃、肺、肾经。

功效：温中降逆，散寒止痛，温肾助阳。

应用

1. 胃寒呕吐、呃逆。为治胃寒呕逆之要药。
2. 脘腹冷痛。
3. 阳痿，宫冷。

用法用量：煎服，1～3g。外用适量。

使用注意：热证及阴虚内热者忌用。畏郁金。

高良姜

性能：辛，热。归脾、胃经。

功效：散寒止痛，温中止呕。

应用

1. 胃寒冷痛。
2. 胃寒呕吐。

用法用量：煎服，3～6g。研末服，每次3g。

花椒

性能：辛、温。归脾、胃、肾经。

功效：温中止痛，杀虫止痒。

应用

1. 中寒腹痛，寒湿吐泻。
2. 虫积腹痛，湿疹，阴痒。

用法用量：煎服，3～6g。外用适量，煎汤熏洗。

（宋捷民）

第十三单元　理气药

细目一　概述

要点一　理气药的性能特点

本类药味多辛苦芳香，性多温，主归脾、胃、肝、肺经，善于行散或泄降。

要点二　理气药的功效

能理气健脾、疏肝解郁、理气宽胸、行气止痛、破气散结。

要点三　理气药的适应范围

本类药主要适用于脾胃气滞之脘腹胀痛、嗳气吞酸、恶心呕吐、腹泻或便秘等；肝气郁滞之胁肋胀痛、抑郁不乐、疝气疼痛、乳房胀痛、月经不调等；肺气壅滞之胸闷胸痛、咳嗽气喘等证。

要点四　理气药的使用注意事项

本类药性多辛温香燥，易耗气伤阴，故气阴不足者慎用。

细目二　具体药物

陈皮

性能：辛、苦，温。归脾、肺经。

功效：理气健脾，燥湿化痰。

应用

1. 脾胃气滞证。
2. 呕吐、呃逆证。
3. 湿痰、寒痰咳嗽。为治痰之要药。
4. 胸痹。

用法用量：煎服，3～9g。

青皮

性能：苦、辛，温。归肝、胆、胃经。

功效：疏肝破气，消积化滞。

应用

1. 肝郁气滞证。

2. 气滞脘腹疼痛。
3. 食积腹痛。
4. 癥瘕积聚，久疟痞块。

用法用量：煎服，3～9g。醋炙疏肝止痛力强。

鉴别用药：陈皮与青皮二药，共同功效：行气消积化滞，同治食积停滞、脘腹胀痛及呕吐食少等证。不同功效：陈皮质轻力缓，温和不峻，主理脾肺气滞，又燥湿化痰，治咳嗽痰多、胸闷不畅，及湿浊中阻之胸闷腹胀和肝气乘脾、腹痛泄泻。青皮质重沉降，下行力猛，主疏肝破气，又善散结止痛，治肝郁胸胁胀痛、乳房胀痛或结块、乳痈、疝气肿痛、癥瘕积聚、久疟癖块。

枳实

性能：苦、辛、酸，温。归脾、胃、大肠经。

功效：破气除痞，化痰消积。

应用
1. 胃肠积滞，湿热泻痢。
2. 胸痹、结胸。
3. 气滞胸胁疼痛。
4. 产后腹痛。
4. 胃扩张、胃下垂、子宫脱垂、脱肛等脏器下垂病证。

用法用量：煎服，3～9g，大剂量可用30g。炒后性平和。

使用注意：孕妇慎用。

木香

性能：辛、苦，温。归脾、胃、大肠、胆、三焦经。

功效：行气止痛，健脾消食。

应用
1. 脾胃气滞证。
2. 泻痢里急后重。
3. 腹痛胁痛，黄疸，疝气疼痛。
4. 胸痹。

此外，本品气芳香，能醒脾开胃，故在补益方剂中用之，能减轻补益药的腻胃和滞气之弊，有助于消化吸收。

用法用量：煎服，1.5～6g。生用行气力强，煨用行气力缓而实肠止泻，用于泄泻腹痛。

沉香

性能：辛、苦，微温。归脾、胃、肾经。

功效：行气止痛，温中止呕，纳气平喘。

应用
1. 胸腹胀痛。
2. 胃寒呕吐。
3. 虚喘证。

用法用量：煎服，1.5～4.5g，宜后下；或磨汁冲服，或入丸散剂，每次0.5～1g。

檀香

性能：辛，温。归脾、胃、心、肺经。

功效：行气止痛，散寒调中。

应用：胸腹寒凝气滞。

用法用量：煎服，2～5g，宜后下；入丸散，1～3g。

使用注意：阴虚火旺、实热吐衄者慎用。

川楝子

性能：苦，寒。有小毒。归肝、胃、小肠、膀胱经。

功效：行气止痛，杀虫。

应用

1. 肝郁化火所致诸痛证。
2. 虫积腹痛。
3. 头癣、秃疮。

用法用量：煎服，4.5～9g。外用适量。炒用寒性减低。

使用注意：不宜过量或持续服用，以免中毒。脾胃虚寒者慎用。

乌药

性能：辛，温。归肺、脾、肾、膀胱经。

功效：行气止痛，温肾散寒。

应用

1. 寒凝气滞胸腹诸痛证。
2. 尿频，遗尿。

用法用量：煎服，3～9g。

荔枝核

性能：辛、微苦，温。归肝、胃经。

功效：行气散结，散寒止痛。

应用

1. 疝气痛，睾丸肿痛。
2. 胃脘久痛，痛经，产后腹痛。

用法用量：煎服，4.5～9g。或入丸散剂。

香附

性能：辛、微苦、微甘，平。归肝、脾、三焦经。

功效：疏肝解郁，调经止痛，理气调中。

应用

1. 肝郁气滞胁痛、腹痛。
2. 月经不调，痛经，乳房胀痛。为妇科调经之要药。
3. 气滞腹痛。

用法用量：煎服，6～9g。醋炙止痛力增强。

佛手

性能：辛、苦，温。归肝、脾、胃、肺经。

功效：疏肝解郁，理气和中，燥湿化痰。

应用

1. 肝郁胸胁胀痛。
2. 气滞脘腹疼痛。
3. 久咳痰多，胸闷作痛。

用法用量：煎服，3～9g。

薤白

性能：辛、苦，温。归肺、胃、大肠经。

功效：通气散结，行气导滞。

应用

1. 胸痹证。为治胸痹之要药。
2. 脘腹痞满胀痛，泻痢里急后重。

用法用量：煎服，5～9g。

柿蒂

性能：苦、涩，平。归胃经。

功效：降气止呃。

应用：呃逆证。为止呃要药。

用法用量：煎服，4.5～9g。

大腹皮

性能：辛，微温。归脾、胃、大肠、小肠经。

功效：行气宽中，利水消肿。

应用

1. 胃肠气滞，脘腹胀闷，大便不爽。
2. 水肿胀满，脚气浮肿，小便不利。

用法用量：煎服，4.5～9g。

（宋捷民）

第十四单元　消食药

细目一　概述

要点一　消食药的性能特点

本类药味多甘性平，主归脾、胃经。

要点二　消食药的功效

具有消化食积、健脾开胃、和中作用。

要点三　消食药的适应范围

本类药主要适用于食积不化所致的脘腹胀满、嗳腐吞酸、恶心呕吐、大便失常及脾胃虚弱、消化不良等证。

要点四　消食药的使用注意事项

气虚无积滞者慎用。

细目二　具体药物

山楂

性能：酸、甘，微温。归脾、胃、肝经。

功效：消食化积，行气散瘀。

应用

1. 肉食积滞证。治各种饮食积滞，尤为消化油腻肉食积滞之要药。
2. 泻痢腹痛，疝气痛。
3. 瘀阻胸腹痛，痛经。
4. 冠心病，高血压病，高脂血症，细菌性痢疾等。

用法用量：煎服，10～15g，大剂量30g。生山楂、炒山楂多用于消食散瘀，焦山楂、山楂炭多用于止泻痢。

使用注意：脾胃虚弱而无积滞者或胃酸分泌过多者均慎用。

神曲

性能：甘、辛，温。归脾、胃经。

功效：消食和胃。

应用：饮食积滞证。此外，凡丸剂中有金石、贝壳类药物者，前人用本品为糊做丸以助消化。

用法用量：煎服，6～15g。消食宜炒焦用。

麦芽

性能：甘，平。归脾、胃、肝经。

功效：消食健胃，回乳消胀。

应用

1. 米面薯芋食滞证。

2. 断乳，乳房胀痛。

3. 肝气郁滞或肝胃不和之胁痛、脘腹痛等。

用法用量：煎服，10～15g，大剂量30～120g。炒麦芽多用于回乳消胀。

使用注意：哺乳期妇女不宜使用。

谷芽

性能：甘，温。归脾、胃经。

功效：消食和中，健脾开胃。

应用：食积不消，腹胀口臭，脾胃虚弱，不饥食少。

用法用量：煎服，9～15g。

稻芽

性能：甘，温。归脾、胃经。

功效：消食和中，健脾开胃。

应用：米面薯芋食滞证及脾虚食少消化不良。

用法用量：煎服，9～15g。炒用偏于消食。

莱菔子

性能：辛、甘，平。归肺、脾、胃经。

功效：消食除胀，降气化痰。

应用

1. 食积气滞证。

2. 咳喘痰多，胸闷食少。

用法用量：煎服，6～10g。生用吐风痰，炒用消食下气化痰。

使用注意：气虚及无食积、痰滞者慎用。不宜与人参同用。

鸡内金

性能：甘，平。归脾、胃、小肠、膀胱经。

功效：消食健胃，涩精止遗，化坚消石。

应用

1. 饮食积滞，小儿疳积。广泛用于米面薯芋乳肉等各种食积证。

2. 肾虚遗精、遗尿。

3. 石淋证，胆结石。

用法用量：煎服，3～10g；研末服，每次1.5～3g。研末服效果比煎剂好。

使用注意：脾虚无积滞者慎用。

（宋捷民）

第十五单元　驱虫药

细目一　概述

要点一　驱虫药的性能特点

本类药入脾、胃、大肠经，部分药物具有一定的毒性，对人体肠道寄生虫有毒杀作用。

要点二　驱虫药的功效

具有杀灭或麻痹作用，促使其排出体外。

要点三　驱虫药的适应范围

本类药主要适用于肠道寄生虫病，如蛔虫病、蛲虫病、绦虫病、钩虫病等。

要点四　驱虫药的使用注意事项

1. 本类药一般应在空腹时服用，以使药物充分作用于虫体，而保证疗效。
2. 部分药有毒性，应用时应严格控制剂量，以免中毒。
3. 在发热或腹痛较剧时，宜先清热或止痛，待症状缓解后再使用驱虫药。
4. 孕妇及老弱患者应慎用。

细目二　具体药物

使君子

性能：甘，温。归脾、胃经。

功效：杀虫消积。

应用

1. 蛔虫病，蛲虫病。为驱蛔要药。
2. 小儿疳疾。

用法用量：煎服，9～12g，捣碎。取仁炒香嚼服，6～9g。小儿每岁1～1.5粒，一日总量不超过20粒，空腹服用，每日1次，连用3天。

使用注意

1. 本品大量服用可致呃逆、眩晕、呕吐等反应，故不宜超量服。
2. 若与热茶同服，亦可引起呃逆，故服药时忌饮茶。

苦楝皮

性能：苦，寒。有毒。归肝、脾、胃经。
功效：杀虫，疗癣。
应用
1. 蛔虫病，钩虫病，蛲虫病。
2. 疥癣，湿疮。
用法用量：煎服，4.5～9g，鲜品15～30g。外用适量。
使用注意：不宜过量或持续久服。有效成分难溶于水，需文火久煎。

槟榔

性能：苦、辛，温。归胃、大肠经。
功效：杀虫消积，行气，利水，截疟。
应用
1. 多种肠道寄生虫病。
2. 食积气滞，泻痢后重。
3. 水肿，脚气肿痛。
4. 疟疾。
用法用量：煎服，3～10g；驱绦虫、姜片虫30～60g。炒用力缓。
使用注意：脾虚便溏或气虚下陷者忌用；孕妇慎用。

南瓜子

性能：甘，平。归胃、大肠经。
功效：杀虫。
应用
1. 绦虫病。
2. 血吸虫病。
用法用量：研粉，60～120g，冷开水调服。

（宋捷民）

第十六单元　止血药

细目一　概述

要点一　止血药的性能特点

本类药虽性味各异，但均入血分，归心、肝、脾经。

要点二　止血药的功效

均能止血，分别具有凉血止血、化瘀止血、收涩止血及温经止血作用。

要点三　止血药的适应范围

本类药主要适用于咳血、吐血、衄血、便血、尿血、崩漏、紫癜及创伤出血等。

要点四　止血药的使用注意事项

1. 出血过多而致气虚欲脱者，如单用止血药，则缓不济急，应急予大补元气之药，以挽救气脱危候。

2. “止血不留瘀”，这是运用止血药必须始终注意的问题。而凉血止血药和收敛止血药，易凉遏恋邪，有止血留瘀之弊，故出血兼有瘀滞者不宜单独使用。应酌加活血化瘀药，不能单纯止血，以免留瘀。

要点五　各类止血药的性能特点

凉血止血药：性属寒凉，味多甘苦，善入血分而清泄血分之热。
化瘀止血药：既能止血，又能化瘀，具有止血而不留瘀的特点。
收敛止血药：大多味涩，或为炭类，或质黏，因性善收涩，故有留瘀恋邪之弊。
温经止血药：性属温热，主入脾经，能温内脏，益脾阳，固冲脉而统摄血液。

要点六　各类止血药的功效

凉血止血药：有凉血止血之功。
化瘀止血药：以化瘀止血为主，有的兼能消肿、止痛。
收敛止血药：有收敛止血作用。
温经止血药：有温经止血作用。

要点七　各类止血药的适应范围

凉血止血药：主要用于血热妄行引起的各种出血病证。
化瘀止血药：主要用于瘀血内阻，血不循经之出血病证，以及跌打损伤、经闭、瘀滞心腹疼痛等。
收敛止血药：广泛用于各种出血病证。
温经止血药：主要用于脾不统血、冲脉失固之虚寒性出血病证。

细目二　凉血止血药

小蓟

性能：甘、苦，凉。归心、肝经。
功效：凉血止血，散瘀解毒消痈。
应用
1. 血热出血证。尤善治尿血、血淋。
2. 热毒疮痈。
用法用量：煎服，10～15g，鲜品可用30～60g；外用鲜品适量，捣敷患处。

大蓟

性能：甘、苦，凉。归心、肝经。

功效：凉血止血，散瘀解毒消痈。

应用

1. 血热出血证。

2. 热毒痈肿。

用法用量：煎服，10～15g，鲜品可用30～60g；外用适量，捣敷患处。

地榆

性能：苦、酸、涩，微寒。归肝、大肠经。

功效：凉血止血，解毒敛疮。

应用

1. 血热出血证。尤宜于下焦之便血、痔血、崩漏下血。

2. 烫伤、湿疹、疮疡痈肿。为治水火烫伤之要药。

用法用量：煎服，10～15g，大剂量可用至30g；外用适量。止血多炒炭用。

使用注意：对于大面积烧伤病人，不宜使用地榆制剂外涂，以防其所含鞣质被大量吸收而引起中毒性肝炎。

槐花

性能：苦，微寒。归肝、大肠经。

功效：凉血止血，清肝泻火。

应用

1. 血热出血证。对下部血热所致的痔血、便血等最为适宜。

2. 目赤头痛。

用法用量：煎服，10～15g；外用适量。止血多炒炭用，清热泻火宜生用。

使用注意：脾胃虚寒及阴虚发热而无实火者慎用。

侧柏叶

性能：苦、涩，寒。归肺、肝、脾经。

功效：凉血止血，化痰止咳，生发乌发。

应用

1. 血热出血证。为治各种出血病证之要药。

2. 肺热咳嗽。

3. 脱发、须发早白。

用法用量：煎服，10～15g；外用适量。止血多炒炭用。

白茅根

性能：甘，寒。归肺、胃、膀胱经。

功效：凉血止血，清热利尿，清肺胃热。

应用

1. 血热出血证。

2. 水肿，热淋，黄疸。
3. 胃热呕吐，肺热咳喘。
用法用量：煎服，15～30g。止血亦可炒炭用。

苎麻根

性能：甘，寒。归心、肝经。
功效：凉血止血，安胎，清热解毒。
应用
1. 血热出血证。
2. 胎动不安，胎漏下血。
3. 热毒痈肿。
用法用量：煎服，10～30g；鲜品30～60g，捣汁服。外用适量。

细目三　化瘀止血药

三七

性能：甘、微苦，温。归肝、胃经。
功效：化瘀止血，活血定痛。
应用
1. 出血证。有止血不留瘀、化瘀不伤正的特点。
2. 跌打损伤，瘀血肿痛。
3. 虚损劳伤。
用法用量：多研末吞服，1～1.5g；煎服，3～10g，亦入丸散。外用适量。
使用注意：孕妇慎用。

茜草

性能：苦，寒。归肝经。
功效：凉血化瘀止血，通经。
应用
1. 出血证。
2. 血瘀经闭、跌打损伤，风湿痹痛。
用法用量：煎服，10～15g，大剂量可用30g。亦入丸散。止血炒炭用，活血通经生用或酒炒用。

蒲黄

性能：甘，平。归肝、心包经。
功效：止血，化瘀，利尿。
应用
1. 出血证。
2. 瘀血痛证。
3. 血淋尿血。

用法用量：煎服，3～10g，包煎。外用适量，研末外掺或调敷。止血多炒用，化瘀、利尿多生用。

使用注意：生蒲黄有收缩子宫作用，故孕妇忌服。

花蕊石

性能：酸、涩，平。归肝经。

功效：化瘀止血。

应用：出血证。

用法用量：煎服，10～15g；研末吞服，每次1～1.5g，包煎；外用适量。

使用注意：孕妇忌用。

降香

性能：辛，温。归肝、脾经。

功效：化瘀止血，理气止痛。

应用

1. 出血证。
2. 胸胁疼痛、跌损瘀痛。
3. 呕吐腹痛。

用法用量：煎服，3～6g，宜后下；研末吞服，每次1～2g；外用适量，研末外敷。

细目四　收敛止血药

白及

性能：苦、甘、涩，寒。归肺、胃、肝经。

功效：收敛止血，消肿生肌。

应用

1. 出血证。尤多用于肺胃出血之证。
2. 痈肿疮疡，手足皲裂，水火烫伤。

用法用量：煎服，3～10g，大剂量可用至30g；研末吞服，每次1.5～3g；外用适量。

使用注意：不宜与乌头类药材同用。

仙鹤草

性能：苦、涩，平。归心、肝经。

功效：收敛止血，止痢，截疟，补虚。

应用

1. 出血证。
2. 腹泻、痢疾。
3. 疟疾寒热。
4. 脱力劳伤。
5. 疮疖痈肿，阴痒带下。尚能解毒杀虫。

用法用量：煎服，3～10g，大剂量可用至30～60g；外用适量。

棕榈炭

性能：苦、涩，平。归肝、肺、大肠经。

功效：收敛止血。

应用：出血证。为收敛止血之要药，尤多用于崩漏。此外，能止泻止带，用于久泻久痢，妇人带下。

用法用量：煎服，3～10g；研末服，1～1.5g。

使用注意：出血兼有瘀滞、湿热下痢初起者慎用。

血余炭

性能：苦，平。归肝、胃经。

功效：收敛止血，化瘀利尿。

应用

1. 出血证。

2. 小便不利。

用法用量：煎服，6～10g；研末服，1.5～3g；外用适量。

藕节

性能：甘、涩，平。归肝、肺、胃经。

功效：收敛止血。

应用：出血证。

用法用量：煎服，10～15g，大剂量可用至30g；鲜品30～60g，捣汁饮用。亦可入丸、散。

细目五　温经止血药

艾叶

性能：辛、苦，温。有小毒。归肝、脾、肾经。

功效：温经止血，散寒调经，安胎。

应用

1. 出血证。尤宜于崩漏。

2. 月经不调，痛经。为治妇科下焦虚寒或寒客胞宫之要药。

3. 胎动不安。为妇科安胎之要药。

用法用量：煎服，3～10g；外用适量。

炮姜

性能：苦、涩，温。归脾、肝经。

功效：温经止血，温中止痛。

应用

1. 出血证。

2. 腹痛、腹泻。

用法用量：煎服，3～10g。

（宋捷民）

第十七单元　活血化瘀药

细目一　概述

要点一　活血化瘀药的性能特点

本类药味多辛、苦、温，主入心、肝二经，入血分。

要点二　活血化瘀药的功效

本类药物善活血化瘀，并通过活血化瘀作用而产生多种不同的功效，包括活血止痛、活血调经、活血消肿、活血疗伤、活血消痈、破血消癥等。

要点三　活血化瘀药的适应范围

本类药主要适用于血液运行不畅、瘀血阻滞血脉所引起的多种疾病，主治范围很广，遍及内、外、妇、儿、伤等各科。如内科的胸、腹、头痛，痛如针刺，痛有定处，体内的癥瘕积聚，中风不遂，肢体麻木以及关节痹痛日久；伤科的跌仆损伤，瘀肿疼痛；外科的疮疡肿痛；妇科的月经不调、经闭、痛经、产后腹痛等。

要点四　活血化瘀药的使用注意事项

本类药物行散力强，易耗血动血，不宜用于妇女月经过多以及其他出血证无瘀血现象者；对于孕妇尤当慎用或忌用。

要点五　各类活血化瘀药的性能特点

活血止痛药：多具辛味，辛散善行，既入血分，又入气分，活血每兼行气。

活血调经药：大多辛散苦泄，主归肝经血分，尤善通畅血脉而调经水。

活血疗伤药：味多辛苦咸，主归肝、肾经。

破血消癥药：味多辛苦，虫类药居多，兼有咸味，入归肝经血分，药性峻猛，走而不守。

要点六　各类活血化瘀药的功效

活血止痛药：有良好的活血止痛作用。

活血调经药：有活血散瘀之功，尤善通畅血脉而调经水。

活血疗伤药：有活血化瘀、消肿止痛、续筋接骨、止血生肌敛疮等作用。

破血消癥药：有破血逐瘀、消癥散积作用。

要点七　各类活血化瘀药的适应范围

活血止痛药：主要适用于气血瘀滞所致的各种痛证，如头痛、胸胁痛、心腹痛、痛经、产后腹痛、肢体疼痛、跌打损伤之瘀痛等，也可用于其他瘀血病证。

活血调经药：主治血行不畅所致的月经不调、痛经、经闭及产后瘀滞腹痛，亦常用于瘀血痛证、癥瘕、跌打损伤、疮痈肿毒。

活血疗伤药：主要适用于跌打损伤、瘀肿疼痛、骨折筋损、金疮出血等伤科疾患。

破血消癥药：主要适用于瘀血时间长、程度重的癥瘕积聚，以及血瘀经闭、瘀肿疼痛、偏瘫等证。

细目二　活血止痛药

川芎

性能：辛，温。归肝、胆、心包经。

功效：活血行气，祛风止痛。

应用

1. 血瘀气滞痛证。为“血中之气药”。为妇科要药。
2. 头痛，风湿痹痛。为治头痛要药。

用法用量：煎服，3～9g。

使用注意：阴虚火旺、多汗、热盛及无瘀之出血证和孕妇慎用。

延胡索

性能：辛、苦，温。归心、肝、脾经。

功效：活血，行气，止痛。

应用：气血瘀滞之痛证。能“行血中之气滞，气中血滞，专治一身上下诸痛”。

用法用量：煎服，3～10g；研粉吞服，每次1～3g。醋制可增强止痛作用。

郁金

性能：辛、苦，寒。归肝、胆、心经。

功效：活血止痛，行气解郁，清心凉血，利胆退黄。

应用

1. 气滞血瘀痛证。
2. 热病神昏，癫痫痰闭。
3. 吐血、衄血、倒经、尿血、血淋。
4. 肝胆湿热黄疸、胆石症。

用法用量：煎服，5～12g；研末服，2～5g。

使用注意：畏丁香。

鉴别用药：香附与郁金二药，共同功效：疏肝解郁，同治肝郁气滞证。不同功效：香附药性偏温，专入气分，善疏肝行气，调经止痛，长于治疗肝郁气滞之月经不调；而郁金药性偏寒，既入血分，又入气分，善活血止痛，行气解郁，长于治疗肝郁气滞血瘀之痛证。

姜黄

性能：辛、苦，温。归肝、脾经。

功效：破血行气，通经止痛。

应用

1. 气滞血瘀痛证。

2. 风湿痹痛。尤长于行肢臂而除痹痛。

3. 牙痛，牙龈肿胀疼痛，疮疡痈肿，皮癣痛痒。

用法用量：煎服，3～10g。外用适量。

使用注意：血虚无气滞血瘀者慎用，孕妇忌用。

鉴别用药：郁金与姜黄二药，共同功效：活血散瘀，行气止痛，同治气滞血瘀证。不同功效：姜黄辛温行散，祛瘀力强，以治寒凝气滞血瘀之证为好，且可祛风通痹而用于风湿痹痛。郁金苦寒降泄，行气力强，且凉血，以治血热瘀滞之证为宜，又能利胆退黄，清心解郁，用于湿热黄疸、热病神昏等证。

乳香

性能：辛、苦，温。归心、肝、脾经。

功效：活血行气止痛，消肿生肌。

应用

1. 跌打损伤，疮疡痈肿。为伤科要药。

2. 气滞血瘀痛证。

用法用量：煎服，3～10g，宜炒去油用。外用适量。

使用注意：胃弱者慎用，孕妇及无瘀滞者忌用。

没药

性能：辛、苦，平。归心、肝、脾经。

功效：活血止痛，消肿生肌。

应用：与乳香相似。常与乳香相须为用。

用法用量：煎服，3～10g，外用适量。

使用注意：同乳香。

五灵脂

性能：苦、咸、甘，温。归肝经。

功效：活血止痛，化瘀止血。

应用

1. 瘀血阻滞痛证。为治疗瘀滞疼痛之要药。

2. 瘀血阻滞出血证。

用法用量：煎服，3～10g，宜包煎。

使用注意：血虚无瘀及孕妇慎用。“十九畏”认为人参畏五灵脂，一般不宜同用。

细目三　活血调经药

丹参

性能：苦，微寒。归心、心包、肝经。

功效：活血调经，祛瘀止痛，凉血消痈，除烦安神。

应用

1. 月经不调，闭经痛经，产后瘀滞腹痛。
2. 血瘀心痛，脘腹疼痛，癥瘕积聚，跌打损伤，风湿痹证。
3. 疮痈肿毒。
4. 热病烦躁神昏及心悸失眠。

用法用量：煎服，5～15g。活血化瘀宜酒炙用。

使用注意：反藜芦。孕妇慎用。

鉴别用药：川芎与丹参二药，共同功效：均能活血行瘀止痛，同治妇科月经不调、经闭、痛经、癥瘕、产后瘀阻，内科胸痹、心痛、脘腹痛，外科痈肿疮毒，伤科跌打损伤等血滞证。不同功效：丹参微寒，又善凉血，故宜于血瘀血热之妇、内、外、伤科诸证，并治肝脾肿大、风湿热痹；还能清心，无论外感或内伤之血热心烦不眠均可治疗。川芎则性温味辛，又能行气散风寒，故宜于血瘀有寒或又兼气滞之妇、内、外、伤科诸证，并治肝郁气滞胁痛、各种头痛、风寒湿痹等。

红花

性能：辛，温。归心、肝经。

功效：活血通经，祛瘀止痛。

应用

1. 血滞经闭、痛经，产后瘀滞腹痛。
2. 癥瘕积聚。
3. 胸痹心痛，血瘀腹痛、胁痛。
4. 跌打损伤，瘀滞肿痛。
5. 瘀滞斑疹色暗。

用法用量：煎服，3～10g。外用适量。

使用注意：孕妇忌用。有出血倾向者慎用。

桃仁

性能：苦、甘，平。有小毒。归心、肝、大肠经。

功效：活血祛瘀，润肠通便，止咳平喘。

应用

1. 瘀血阻滞诸证。
2. 肺痈，肠痈。
3. 肠燥便秘。
4. 咳嗽气喘。

用法用量：煎服，5～10g，捣碎用。桃仁霜入汤剂宜包煎。

使用注意：孕妇忌用。便溏者慎用。本品有毒，不可过量。

鉴别用药：红花与桃仁，共同功效：均为破血之品而具活血化瘀之功，同治妇科血滞经闭、痛经、癥瘕积聚、产后瘀阻腹痛，内科胸痛、心痛，以及伤科跌打瘀痛。不同功效：桃仁性平，甘苦润降，破瘀生新为长；又能润肠通便，治肠痈、肺痈、肠燥便秘；还能止咳平喘，治咳嗽气喘。红花性温，辛散温通，又能化斑消肿，治痈肿疮毒、脱疽、斑疹。

益母草

性能：辛、苦，微寒。归心、肝、膀胱经。

功效：活血调经，利尿消肿，清热解毒。

应用

1. 血滞经闭、痛经、经行不畅、产后恶露不尽、瘀滞腹痛。为妇产科要药。
2. 水肿，小便不利。
3. 跌打损伤，疮痈肿毒，皮肤瘾疹。

用法用量：煎服，10～30g；或熬膏，入丸剂。外用适量，捣敷或煎汤外洗。

使用注意：孕妇忌服，无瘀滞及阴虚血少者忌用。

泽兰

性能：苦、辛，微温。归肝、脾经。

功效：活血调经，祛瘀消痈，利水消肿。

应用

1. 血瘀经闭、痛经，产后瘀滞腹痛。
2. 跌打损伤，瘀肿疼痛及疮痈肿毒。
3. 水肿、腹水。

用法用量：煎服，10～15g。外用适量。

使用注意：血虚及无瘀滞者慎用。

牛膝

性能：苦、甘、酸，平。归肝、肾经。

功效：活血通经，补肝肾，强筋骨，利水通淋，引火（血）下行。

应用

1. 瘀血阻滞之经闭、痛经、经行腹痛、胞衣不下及跌仆伤痛。
2. 腰膝酸痛、下肢痿软。
3. 淋证、水肿、小便不利。
4. 头痛、眩晕、齿痛、口舌生疮、吐血、衄血。

用法用量：煎服，6～15g。活血通经、利水通淋、引火（血）下行宜生用；补肝肾、强筋骨宜酒炙用。

使用注意：孕妇月经过多者忌服。中气下陷、脾虚泄泻，下元不固、多梦遗精者慎用。

鸡血藤

性能：苦、微甘，温。归肝、肾经。
功效：行血补血，调经，舒筋活络。
应用
1. 月经不调、痛经、闭经。
2. 风湿痹痛，手足麻木，肢体瘫痪及血虚萎黄。
用法用量：煎服，10～30g。

王不留行

性能：苦、平。归肝、胃经。
功效：活血通经，下乳消痈，利尿通淋。
应用
1. 血瘀经闭、痛经、难产。
2. 产后乳汁不下，乳痈肿痛。
3. 热淋、血淋、石淋。
用法用量：煎服，5～10g。外用适量。
使用注意：孕妇慎用。

凌霄花

性能：辛，微寒。归肝、心包经。
功效：破瘀通经，凉血祛风。
应用
1. 血瘀经闭、癥瘕积聚及跌打损伤。
2. 风疹、皮癣、皮肤瘙痒、痤疮。
3. 便血、崩漏。
用法用量：煎服，3～10g。外用适量。
使用注意：孕妇忌用。

细目四　活血疗伤药

土鳖虫

性能：咸，寒。有小毒。归肝经。
功效：破血逐瘀，续筋接骨。
应用
1. 跌打损伤，筋伤骨折，瘀肿疼痛。
2. 血瘀经闭，产后瘀滞腹痛，积聚痞块。
用法用量：煎服，3～10g；研末服，1～1.5g，黄酒送服。外用适量。
使用注意：孕妇忌服。

马钱子

性能：苦，寒。有大毒。归肝、脾经。

功效：散结消肿，通络止痛。

应用

1. 跌打损伤，骨折肿痛。
2. 痈疽疮毒，咽喉肿痛。
3. 风湿顽痹，麻木瘫痪。

用法用量：0.3～0.6g，炮制后入丸散用。外用适量。

使用注意：内服不宜生用及多服久服。本品所含有毒成分能被皮肤吸收，故外用亦不宜大面积涂敷。孕妇禁用，体虚者忌用。

自然铜

性能：辛，平。归肝经。

功效：散瘀止痛，接骨疗伤。

应用：跌打损伤，骨折筋断，瘀肿疼痛。为伤科要药。

用法用量：煎服，10～15g。入丸散，醋淬研末服，每次0.3g。外用适量。

使用注意：不宜久服。凡阴虚火旺、血虚无瘀者慎用。

苏木

性味：甘、咸、辛，平。归心、肝经。

功效：活血疗伤，祛瘀通经。

应用

1. 跌打损伤，骨折筋伤，瘀滞肿痛。
2. 血滞经闭，产后瘀阻腹痛，痛经，心腹疼痛，痈肿疮毒。

用法用量：煎服，3～10g。外用适量。

使用注意：月经过多者和孕妇忌用。

骨碎补

性能：苦，温。归肝、肾经。

功效：活血续伤，补肾强骨。

应用

1. 跌打损伤或创伤，筋骨损伤，瘀滞肿痛。为伤科要药。
2. 肾虚腰痛脚弱，耳鸣耳聋，牙痛，久泻。
3. 斑秃、白癜风。

用法用量：煎服，10～15g。外用适量。

使用注意：阴虚火旺、血虚风燥者慎用。

血竭

性能：甘、咸，平。归肝经。

功效：活血定痛，化瘀止血，敛疮生肌。

应用

1. 跌打损伤，瘀滞心腹疼痛。
2. 外伤出血。
3. 疮疡不敛。

用法用量：内服多入丸、散，研末服，每次1～2g；外用适量。

使用注意：无瘀血者不宜用，孕妇及月经期忌用。

刘寄奴

性能：苦，温。归心、肝、脾经。

功效：散瘀止痛，疗伤止血，破血通经，消食化积。

应用

1. 跌打损伤，肿痛出血。
2. 血瘀经闭，产后瘀滞腹痛。
3. 食积腹痛，赤白痢疾。

用法用量：煎服，3～10g。外用适量。

使用注意：孕妇慎用。

细目五　破血消癥药

莪术

性能：辛、苦，温。归肝、脾经。

功效：破血行气，消积止痛。

应用

1. 癥瘕积聚，经闭，心腹瘀痛。
2. 食积脘腹胀痛。
3. 跌打损伤，瘀肿疼痛。

用法用量：煎服，3～15g。醋制后可加强祛瘀止痛作用。外用适量。

使用注意：孕妇及月经过多者忌用。

三棱

性能：辛、苦，平。归肝、脾经。

功效：破血行气，消积止痛。

应用：与莪术基本相同，常相须为用。

用法用量：煎服，3～10g。醋制后可加强祛瘀止痛作用。

使用注意：孕妇及月经过多忌用。

水蛭

性能：咸、苦，平，有小毒。归肝经。

功效：破血通经，逐瘀消癥。

应用

1. 血瘀经闭，癥瘕积聚。
2. 跌打损伤，心腹疼痛。

用法用量：煎服，1.5～3g；研末服，0.3～0.5g。以入丸散或研末服为宜。或以鲜活者放置于瘀肿局部吸血消瘀。

使用注意：孕妇禁用，月经过多者忌服。

斑蝥

性能：辛，热。有大毒。归肝、肾、胃经。

功效：破血逐瘀，散结消癥，攻毒蚀疮。

应用

1. 癥瘕、经闭。

2. 痈疽恶疮，顽癣，瘰疬等。

此外，外敷，有发泡作用，可作发泡疗法以治多种疾病，如面瘫、风湿痹痛等。

用法用量：内服多入丸散，0.03~0.06g；外用适量，研末敷贴，或酒、醋浸涂，或作发泡用。内服需以糯米同炒，或配青黛、丹参以缓其毒。

使用注意：本品有大毒，内服宜慎，应严格掌握剂量，体弱忌用，孕妇禁用。外用对皮肤、黏膜有很强的刺激作用，能引起皮肤发红、灼热、起泡甚至腐烂，故不宜久敷和大面积使用。

穿山甲

性能：咸，微寒。归肝、胃经。

功效：活血消癥，通经，下乳，消肿排脓。

应用

1. 癥瘕，经闭。

2. 风湿痹痛，中风瘫痪。

3. 产后乳汁不下。为治疗产后乳汁不下之要药。

4. 痈肿疮毒，瘰疬。为治疗疮疡肿痛之要药。

用法用量：煎服，3~10g；研末吞服，每次1~1.5g。

使用注意：孕妇慎用。痈肿已溃者忌用。

（宋捷民）

第十八单元 化痰止咳平喘药

细目一 概述

要点一 化痰止咳平喘药的性能特点

本类药或辛或苦，或温或凉，多入肺经，辛开苦降，温以散寒，凉可清热。

要点二 化痰止咳平喘药的功效

具有宣降肺气、化痰止咳、降气平喘之功。

要点三 化痰止咳平喘药的适应范围

化痰药主治痰证。痰的病证甚多：如痰阻于肺之咳喘痰多；痰蒙心窍之昏厥、癫痫；

痰蒙清阳之眩晕；痰扰心神之睡眠不安；肝风夹痰之中风、惊厥；痰阻经络之肢体麻木，半身不遂，口眼歪斜；痰火互结之瘰疬、瘿瘤；痰凝肌肉，流注骨节之阴疽流注等。止咳平喘药用于外感、内伤所致的各种咳嗽和喘息。

要点四　化痰止咳平喘者的使用注意事项

1. 刺激性较强的化痰药，不宜用于咳嗽兼有出血倾向者，以免加重出血。

2. 麻疹初起兼有表证之咳嗽，应以疏解清宣为主，不可单用止咳药，忌用温燥及具有收敛之性的止咳药，以免影响麻疹透发。

要点五　各类化痰止咳平喘药的性能特点

温化寒痰药：多辛苦，性多温燥，主归肺、脾、肝经。

清化热痰药：多寒凉，部分药物质润，兼能润燥；部分药物味咸，兼能软坚散结。

止咳平喘药：主入肺经，味或辛或苦或甘，性或温或寒，由于药物性味不同，质地润燥有异，其止咳平喘的机理也各不一样。

要点六　各类化痰止咳平喘药的功效

温化寒痰药：有温肺祛寒、燥湿化痰作用，有的兼能消肿止痛。

清化热痰药：有清化热痰之功，兼能润燥化痰，软坚散结。

止咳平喘药：有宣降止咳、清肺止咳、润肺止咳、降肺止咳、敛肺止咳及化痰止咳之功。

要点七　各类化痰止咳平喘药的适应范围

温化寒痰药：主要适用于寒痰、湿痰证，如咳嗽气喘、痰多色白，以及由寒痰、湿痰所致的眩晕、肢体麻木、阴疽流注等。

清化热痰药：主要适用于热痰、燥痰证，如咳嗽气喘、痰黄质稠或干咳少痰、痰稠难咯、唇舌干燥，以及痰热癫痫、中风惊厥、瘿瘤、痰火瘰疬等。

止咳平喘药：主要适用于外感或内伤所致的咳喘、痰多，或痰饮喘息。

细目二　温化寒痰药

半夏

性能：辛，温。有毒。归脾、胃、肺经。

功效：燥湿化痰，降逆止呕，消痞散结。外用消肿止痛。

应用

1. 湿痰，寒痰证。为燥湿化痰、温化寒痰之要药。

2. 呕吐。为止呕要药。

3. 心下痞，结胸，梅核气。

4. 瘿瘤，痰核，痈疽肿毒及毒蛇咬伤。

用法用量：煎服，3～10g，一般宜制过用。炮制品中有姜半夏、法半夏等，其中姜半夏长于降逆止呕，法半夏长于燥湿且温性较弱，半夏曲则有化痰消食之功，竹沥半夏能清化热痰，主治热痰、风痰之证。外用适量。

使用注意：反乌头。阴虚燥咳、血证、热痰、燥痰慎用。

天南星

性能：苦、辛，温。有毒。归肺、肝、脾经。

功效：燥湿化痰，祛风解痉。外用散结消肿。

应用

1. 湿痰，寒痰证。
2. 风痰眩晕、中风、癫痫、破伤风。
3. 痈疽肿痛，蛇虫咬伤。

用法用量：煎服，3～10g，多制用。外用适量。

使用注意：阴虚燥痰及孕妇忌用。

鉴别用药：半夏与天南星二药，共同功效：均能燥湿化痰，为治寒痰、湿痰要药；生品外用消肿止痛，治痈疽肿毒、瘰疬痰核等证。其中，半夏主归脾、胃经，善除脾胃湿痰；天南星主归肝经，温燥之性强于半夏，善治顽痰并祛经络风痰。不同功效：半夏又能降逆止呕，消痞散结，又治呕吐、胸脘痞闷、梅核气、瘿瘤痰核等证。天南星又能祛风止痉，又治中风口眼㖞斜、破伤风等证。

白附子

性能：辛、甘，温。有毒。归胃、肝经。

功效：燥湿化痰，祛风止痉，止痛，解毒散结。

应用

1. 中风痰壅，口眼㖞斜，惊风癫痫，破伤风。
2. 痰厥头痛、眩晕。尤擅治头面部诸疾。
3. 瘰疬痰核，毒蛇咬伤。

用法用量：煎服，3～5g；研末服0.5～1g，宜炮制后用。外用适量。

使用注意：阴虚血虚动风或热盛动风者、孕妇均不宜用。内服用炮制品。

白芥子

性能：辛，温。归肺、胃经。

功效：温肺化痰，利气散结，通络止痛。

应用

1. 寒痰喘咳，悬饮。
2. 阴疽流注，肢体麻木，关节肿痛。善散“皮里膜外之痰”。

用法用量：煎服，3～6g。外用适量，研末调敷，或作发泡用。

使用注意：久咳肺虚及阴虚火旺者忌用；消化道溃疡、出血者及皮肤过敏者忌用。用量不宜过大。

皂荚

性能：辛、咸，温。有小毒。归肺、大肠经。

功效：祛顽痰，通窍开闭，祛风杀虫。

应用

1. 顽痰阻肺，咳喘痰多。

2. 中风，痰厥，癫痫，喉痹痰盛。

3. 疮肿未溃，皮癣，便秘。

用法用量：研末服，1～1.5g；亦可入汤剂，1.5～5g。外用适量。

使用注意：内服剂量不宜过大，以免引起呕吐、腹泻。辛散走窜之性强，非顽疾证实体壮者慎用。孕妇、气虚阴亏及有出血倾向者忌用。

旋覆花

性味：苦、辛、咸，微温。归肺、胃经。

功效：降气化痰，降逆止呕。

应用

1. 咳喘痰多，痰饮蓄结，胸膈痞满。

2. 噫气，呕吐。

3. 气血不和之胸胁痛。

用法用量：煎服，3～10g。本品有绒毛，易刺激咽喉作痒而致呛咳呕吐，故宜包煎。

使用注意：阴虚劳嗽、津伤燥咳者忌用。

白前

性能：辛、苦，微温。归肺经。

功效：降气化痰。

应用：咳嗽痰多，气喘。

用法用量：煎服，3～10g；或入丸、散。

细目三　清化热痰药

川贝母

性能：苦、甘，微寒。归肺、心经。

功效：清热化痰，润肺止咳，散结消肿。

应用

1. 虚劳咳嗽，肺热燥咳。

2. 瘰疬，乳痈，肺痈。

用法用量：煎服，3～10g；研末服，1～2g。

使用注意：反乌头。脾胃虚寒及有湿痰者不宜用。

浙贝母

性能：苦，寒。归肺、心经。

功效：清热化痰，散结消痈。

应用

1. 风热、痰热咳嗽。

2. 瘰疬，瘿瘤，乳痈疮毒，肺痈。

用法用量：煎服，3～10g。

使用注意：同川贝母。

鉴别用药：川贝母与浙贝母二药，共同功效：清热化痰，散结消痈，同治肺热咳嗽、瘰疬、乳痈等证。不同功效：川贝母味甘偏润，又能润肺止咳，又可治虚劳咳嗽、肺燥咳嗽；浙贝母苦寒降泄，功专清热散结，善治风热、肺热咳嗽及瘰疬、瘿瘤、乳痈等证。

瓜蒌

性能：甘、微苦，寒。归肺、胃、大肠经。

功效：清热化痰，宽胸散结，润肠通便。

应用

1. 痰热咳喘。
2. 胸痹，结胸。
3. 肺痈，肠痈，乳痈。
4. 肠燥便秘。

用法用量：煎服，全瓜蒌10～20g，瓜蒌皮6～12g，瓜蒌子10～15g打碎入煎。

使用注意：本品甘寒而滑，脾虚便溏者及寒痰、湿痰证忌用。反乌头。

竹茹

性能：甘，微寒。归肺、胃经。

功效：清化热痰，除烦止呕。

应用

1. 痰热、肺热咳嗽，痰热心烦不寐。
2. 胃热呕吐、妊娠恶阻。为治热性呕逆之要药。
3. 吐血、衄血、崩漏。

用法用量：煎服，6～10g。生用清化痰热，姜汁炙用止呕。

竹沥

性能：甘，寒。归心、肺、肝经。

功效：清热豁痰，定惊利窍。

应用

1. 痰热咳喘。
2. 中风痰迷，惊痫癫狂。

用法用量：内服，30～50g，冲服。

使用注意：对寒痰及便溏者忌用。

天竺黄

性能：甘，寒。归心、肝经。

功效：清热化痰，清心定惊。

应用

1. 小儿惊风，中风癫痫，热病神昏。
2. 痰热咳喘。清热化痰。

用法用量：煎服，3～6g；研粉吞服，每次0.6～1g。

前胡

性能：苦、辛，微寒。归肺经。

功效：降气化痰，疏散风热。

应用

1. 痰热咳喘。

2. 风热咳嗽。

用法用量：煎服，6～10g。

桔梗

性能：苦、辛，平。归肺经。

功效：宣肺，祛痰，利咽，排脓。

应用

1. 咳嗽痰多，胸闷不畅。

2. 咽喉肿痛，失音。

3. 肺痈吐脓。

4. 癃闭、便秘。

用法用量：煎服，3～10g；或入丸、散。

使用注意：本品性升散，凡气机上逆，呕吐、呛咳、眩晕、阴虚火旺咳血等不宜用，胃、十二指肠溃疡者慎服。用量过大易致恶心呕吐。

胖大海

性能：甘，寒。归肺、大肠经。

功效：清肺化痰，利咽开音，润肠通便。

应用

1. 肺热声哑，咽喉疼痛，咳嗽。

2. 燥热便秘，头痛目赤。

用法用量：2～4 枚，沸水泡服或煎服。

海藻

性能：咸，寒。归肝、肾经。

功效：消痰软坚，利水消肿。

应用

1. 瘿瘤、瘰疬、睾丸肿痛。

2. 痰饮水肿。

用法用量：煎服，10～15g。

使用注意：反甘草。

昆布

性能：咸，寒。归肝、肾经。

功效：消痰软坚，利水消肿。

应用：同海藻，常与海藻相须而用。

用法用量：煎服，6～12g。

海蛤壳

性能：咸，寒。归肺、胃经。

功效：清肺化痰，软坚散结。

应用

1. 肺热、痰热咳喘。

2. 瘿瘤，痰核。

此外，有利尿、制酸之功，用于水气浮肿、小便不利及胃痛泛酸之证。研末外用，可收涩敛疮，治湿疮、烫伤。

用法用量：煎服，10～15g。蛤粉宜包煎。

浮海石

性能：咸，寒。归肺、肾经。

功效：清肺化痰，软坚散结，利尿通淋。

应用

1. 痰热咳喘。

2. 瘰疬，瘿瘤。

3. 血淋，石淋。

用法用量：煎服，10～15g。打碎先煎。

瓦楞子

性能：咸，平。归肺、胃、肝经。

功效：消痰软坚，化瘀散结，制酸止痛。

应用

1. 瘰疬，瘿瘤。

2. 癥瘕痞块。

3. 肝胃不和，胃痛吐酸。

用法用量：煎服，10～15g，宜打碎先煎。研末服，每次1～3g。生用消痰散结，煅用制酸止痛。

细目四 止咳平喘药

苦杏仁

性能：苦，微温。有小毒。归肺、大肠经。

功效：止咳平喘，润肠通便。

应用

1. 咳嗽气喘。

2. 肠燥便秘。

3. 蛲虫病，外阴瘙痒。

用法用量：煎服，3～10g，宜打碎入煎，或入丸、散。

使用注意：阴虚咳喘及大便溏泻者忌用。本品有小毒，用量不宜过大。婴儿慎用。

紫苏子

性能：辛，温。归肺、大肠经。

功效：降气化痰，止咳平喘，润肠通便。

应用

1. 咳喘痰多。

2. 肠燥便秘。

用法用量：煎服，5～10g；煮粥食或入丸、散。

使用注意：阴虚喘咳及脾虚便溏者慎用。

鉴别用药：苦杏仁与紫苏子，共同功效：止咳平喘，润肠通便，同治咳喘气逆、肠燥便秘。不同功效：苦杏仁味苦，具小毒，又能宣肺，为治咳喘要药，又治各种咳喘；苏子善于降气消痰，既治咳喘痰壅气逆，又治上盛下虚之久咳痰喘。

百部

性能：甘、苦，微温。归肺经。

功效：润肺止咳，杀虫灭虱。

应用

1. 新久咳嗽，百日咳，肺痨咳嗽。

2. 蛲虫病、阴道滴虫、头虱及疥癣等。

用法用量：煎服，5～15g；外用适量。久咳虚嗽宜蜜炙用。

紫菀

性能：苦、辛、甘，微温。归肺经。

功效：润肺化痰止咳。

应用

1. 咳嗽有痰。

2. 肺痈、胸痹及小便不通。

用法用量：煎服，5～10g。外感暴咳宜生用，肺虚久咳宜蜜炙用。

款冬花

性能：辛、微苦，温。归肺经。

功效：润肺下气，止咳化痰

应用：咳嗽气喘。尤宜于寒咳。

用法用量：煎服，5～10g。外感暴咳宜生用，内伤久咳宜炙用。

枇杷叶

性能：苦，微寒。归肺、胃经。

功效：清肺止咳，降逆止呕。

应用

1. 肺热咳嗽，气逆喘急。

2. 胃热呕吐，哕逆。

用法用量：煎服，5～10g。止咳宜炙用。

桑白皮

性能：甘，寒。归肺经。

功效：泻肺平喘，利水消肿，清肝止血。

应用

1. 肺热咳喘。

2. 水肿。

3. 衄血、咳血及肝阳偏亢之高血压。

用法用量：煎服，5～15g。肺虚咳嗽宜蜜炙用。

葶苈子

性能：苦、辛，大寒。归肺、膀胱经。

功效：泻肺平喘，利水消肿。

应用

1. 痰涎壅盛，喘息不得平卧。

2. 水肿、悬饮、胸腹积水、小便不利。

用法用量：煎服，5～10g；研末服，3～6g。

鉴别用药：桑白皮与葶苈子，共同功效：均能泻肺平喘，利水消肿，同治咳嗽喘满、水肿、小便不利等证。不同功效：桑白皮味甘性寒，清肺消痰而降气平喘，肺热咳喘多用之；葶苈子苦辛大寒，善泻肺中水饮，且泻肺气之闭塞以利尿消肿，药力颇强，善治咳逆痰多、喘息不得卧。

白果

性能：甘、苦、涩，平。有毒。归肺经。

功效：敛肺化痰定喘，止带缩尿。

应用

1. 哮喘痰嗽。

2. 带下，白浊，尿频，遗尿。

用法用量：煎服，5～10g。

使用注意：本品有毒，不可多用，小儿尤当注意。过食白果可致中毒，出现腹痛、吐泻、发热、紫绀以及昏迷、抽搐，严重者可呼吸麻痹而死亡。

（宋捷民）

第十九单元　安神药

细目一　概述

要点一　安神药的性能特点

本类药主入心、肝经。

要点二　安神药的功效

本类药物具有重镇安神、养心安神作用，某些药物还兼有清热解毒、平肝潜阳、纳气平喘、敛汗、润肠、祛痰等作用。

要点三　安神药的适应范围

主要适应于心神不宁的心悸怔忡，失眠多梦；亦可作为惊风、癫狂等病证的辅助药物。部分安神药又可用治热毒疮肿、肝阳眩晕、自汗盗汗、肠燥便秘、痰多咳喘等证。

要点四　安神药的使用注意事项

1. 本类药物多属对症治标之品，特别是矿石类重镇安神药及有毒药物，只宜暂用，不可久服，应中病即止。

2. 矿石类安神药，如作丸散剂服时，须配伍养胃健脾之品，以免伤胃耗气。

要点五　各类安神药的性能特点

重镇安神药：多为矿石、化石、介类药物，具有质重沉降之性。

养心安神药：多为植物类种子、种仁，具有甘润滋养之性。

要点六　各类安神药的功效

重镇安神药：有镇安心神、平惊定志、平肝潜阳等作用。

养心安神药：有滋养心肝、益阴补血、交通心肾等作用。

要点七　各类安神药的适应范围

重镇安神药：主要用于心火炽盛、痰火扰心、肝郁化火及惊吓等引起的实证心神不宁、心悸失眠及惊痫、肝阳眩晕等证。

养心安神药：主要用于阴血不足、心脾两虚、心肾不交等导致的心悸怔忡、虚烦不眠、健忘多梦、遗精、盗汗等证。

细目二　重镇安神药

朱砂

性能：甘，微寒。有毒。归心经。

功效：清心镇惊，安神解毒。

应用

1. 心神不宁，心悸，失眠。
2. 惊风，癫痫。
3. 疮疡肿毒，咽喉肿痛，口舌生疮。

用法用量：内服，只宜入丸、散服，每次0.1～0.5g，不宜入煎剂。外用适量。

使用注意：内服不可过量或持续服用，孕妇及肝功能不全者禁服。入药只宜生用，忌火煅。

磁石

性能：咸，寒。归心、肝、肾经。

功效：镇惊安神，平肝潜阳，聪耳明目，纳气平喘。

应用

1. 心神不宁、惊悸、失眠及癫痫。
2. 头晕目眩。
3. 耳鸣耳聋，视物昏花。
4. 肾虚气喘。

用法用量：煎服，9～30g，宜打碎先煎；入丸散，每次1～3g。

使用注意：如入丸散，不可多服，脾胃虚弱者慎用。

龙骨

性能：甘、涩，平。归心、肝、肾经。

功效：镇惊安神，平肝潜阳，收敛固涩。

应用

1. 心神不宁，心悸失眠，惊痫癫狂。
2. 肝阳眩晕。
3. 滑脱诸证。
4. 湿疮痒疹，疮疡久溃不敛。

用法用量：煎服，15～30g；宜先煎。外用适量。

使用注意：湿热积滞者不宜使用。

琥珀

性能：甘，平。归心、肝、膀胱经。

功效：镇惊安神，活血散瘀，利尿通淋。

应用

1. 心神不宁，心悸失眠，惊风，癫痫。

2. 痛经经闭，心腹刺痛，癥瘕积聚。
3. 淋证，癃闭。
4. 疮痈肿毒。
用法用量：研末冲服，或入丸散，每次 1.5 ~ 3g。外用适量。不入煎剂。

细目三　养心安神药

酸枣仁

性能：甘、酸，平。归心、肝、胆经。
功效：养心益肝，安神，敛汗，生津止渴。
应用
1. 心悸失眠。
2. 自汗，盗汗。
3. 伤津口渴咽干。
用法用量：煎服，9 ~ 15g；研末吞服，每次 1.5 ~ 2g。本品炒后质脆易碎，便于煎出有效成分，可增强疗效。

柏子仁

性能：甘，平。归心、肾、大肠经。
功效：养心安神，润肠通便。
应用
1. 心悸失眠。
2. 肠燥便秘。
3. 阴虚盗汗、小儿惊痫。
鉴别用药：柏子仁与酸枣仁，共同功效：养心安神，同可用治阴血不足、心神失养所致的心悸怔忡、失眠、健忘等证，常相须为用，然酸枣仁安神作用较强。不同功效：酸枣仁又可收敛止汗，生津止渴，可用治体虚自汗、盗汗，伤津口渴咽干。柏子仁质润多脂，又可润肠通便，用治肠燥便秘。

首乌藤

性能：甘，平。归心、肝经。
功效：养血安神，祛风通络。
应用
1. 心神不宁，失眠多梦。
2. 血虚身痛，风湿痹痛。
3. 皮肤痒疹。
用法用量：煎服，9 ~ 15g。

合欢皮

性能：甘，平。归心、肝、肺经。
功效：解郁安神，活血消肿。

应用

1. 心神不宁，忿怒忧郁，烦躁失眠。为悦心安神要药。
2. 跌打骨折，血瘀肿痛。
3. 肺痈，疮痈肿毒。

用法用量：煎服，6~12g。外用适量。

使用注意：孕妇慎用。

远志

性能：苦、辛，温。归心、肾、肺经。

功效：安神益智，祛痰开窍，消散痈肿。

应用

1. 失眠多梦，心悸怔忡，健忘。为交通心肾、安定神志、益智强识之佳品。
2. 癫痫，惊狂。
3. 咳嗽痰多。
4. 痈疽疮毒，乳房肿痛，喉痹。

用法用量：煎服，3~9g。外用适量。化痰止咳宜炙用。

使用注意：凡实热或痰火内盛者，以及有胃溃疡或胃炎者慎用。

（宋捷民）

第二十单元　平肝息风药

细目一　概述

要点一　平肝息风药的性能特点

皆入肝经，多为介类、昆虫等动物类药物及矿石类药物。

要点二　平肝息风药的功效

主要具有平肝潜阳、息风止痉功效。部分药物兼有镇惊安神、清肝明目、降逆、凉血等作用，某些息风止痉药物兼有祛风通络之功。

要点三　平肝息风药的适应范围

主要适应于肝阳上亢、肝风内动的病证。部分药物又可用治心神不宁、目赤肿痛、呕吐、呃逆、喘息、血热出血以及风中经络之口眼㖞斜、痹痛等证。

要点四　平肝息风药的使用注意事项

1. 本类药物有性偏寒凉或性偏温燥之不同，故使用时当注意。
2. 脾虚慢惊者，不宜用寒凉之品。

3. 阴虚血亏者，当忌温燥之品。

要点五　各类平肝息风药的性能特点

平抑肝阳药：多为质重之介类或矿石类药物。

息风止痉药：主入肝经。

要点六　各类平肝息风药的功效

平抑肝阳药：有平抑肝阳或平肝潜阳之功效。

息风止痉药：以息肝风、止痉抽为主要功效。部分兼有平肝潜阳、清泻肝火、祛外风作用。

要点七　各类平肝息风药的适应范围

平抑肝阳药：主要用于肝阳上亢之头晕目眩、头痛、耳鸣，和肝火上攻之面红、口苦、目赤肿痛、烦躁易怒、头痛头昏等症，亦用治肝阳化风痉挛抽搐及肝阳上扰烦躁不眠者。

息风止痉药：主要用于温热病热极动风、肝阳化风、血虚生风等所致之眩晕欲仆、项强肢颤、痉挛抽搐等症，以及风阳夹痰、痰热上扰之癫痫、惊风抽搐，或风毒侵袭引动内风之破伤风痉挛抽搐、角弓反张等症。部分息风止痉药，亦可用治肝阳眩晕和肝火上攻之目赤、头痛或风邪中经络之口眼㖞斜、肢麻痉挛、头痛、痹证等。

细目二　平抑肝阳药

石决明

性能：咸，寒。归肝经。

功效：平肝潜阳，清肝明目。

应用

1. 肝阳上亢，头晕目眩。
2. 目赤，翳障，视物昏花。
3. 胃酸过多之胃脘痛，外伤出血。

用法用量：煎服，3～15g，应打碎先煎。外用点眼宜煅用、水飞。

使用注意：脾胃虚寒，食少便溏者慎用。

珍珠母

性能：咸，寒。归肝、心经。

功效：平肝潜阳，安神，定惊明目，燥湿收敛。

应用

1. 肝阳上亢，头晕目眩。
2. 惊悸失眠，心神不宁。
3. 目赤翳障，视物昏花。

4. 湿疮瘙痒，溃疡久不收口，口疮。

用法用量：煎服，10～25g，宜打碎先煎；或入丸、散剂。外用适量。

使用注意：脾胃虚寒者、孕妇慎用。

牡蛎

性能：咸，微寒。归肝、胆、肾经。

功效：重镇安神，潜阳补阴，软坚散结，制酸止痛。

应用

1. 心神不安，惊悸失眠。
2. 肝阳上亢，头晕目眩。
3. 痰核，瘰疬，瘿瘤，癥瘕积聚。
4. 滑脱诸证。
5. 胃痛泛酸。

用法用量：煎服，9～30g，宜打碎先煎。外用适量。收敛固涩宜煅用，其他宜生用。

鉴别用药：龙骨与牡蛎，共同功效：重镇安神，平肝潜阳，收敛固涩，同可用治心神不安、惊悸失眠，阴虚阳亢、头晕目眩及各种滑脱证。然龙骨长于镇惊安神，且收敛固涩力优于牡蛎。不同功效：龙骨外用又可收湿、敛疮、生肌，常用治湿疮痒疹，疮疡久溃不敛。牡蛎又可补阴，软坚散结，制酸止痛，常用治热病日久，灼烁真阴，虚风内动，四肢抽搐之症，及痰核，瘰疬，瘿瘤，癥瘕积聚，胃痛泛酸。

代赭石

性能：苦，寒。归肝、心经。

功效：平肝潜阳，重镇降逆，凉血止血。

应用

1. 肝阳上亢，头晕目眩。
2. 呕吐、呃逆、噫气等证。为重镇降逆要药。
3. 气逆喘息。
4. 血热吐衄、崩漏。

用法用量：煎服，10～30g；宜打碎先煎。入丸散，每次1～3g。外用适量。

使用注意：孕妇慎用。因含微量砷，故不宜长期服用。

刺蒺藜

性能：辛、苦，微温。有小毒。归肝经。

功效：平肝疏肝，祛风明目。

应用

1. 肝阳上亢，头晕目眩。
2. 胸胁胀痛，乳闭胀痛。
3. 风热上攻，目赤翳障。
4. 风疹瘙痒，白癜风。

用法用量：煎服，6～9g；或入丸、散剂。外用适量。

使用注意：孕妇慎用。

罗布麻

性能：甘、苦，凉。有小毒。归肝经。

功效：平抑肝阳，清热，利尿。

应用

1. 头晕目眩。

2. 水肿，小便不利。

用法用量：煎服或开水泡服，3～15g。肝阳眩晕宜用叶片，治疗水肿多用根。

使用注意：不宜过量或长期服用，以免中毒。

细目三　息风止痉药

羚羊角

性能：咸，寒。归肝、心经。

功效：平肝息风，清肝明目，散血解毒，解热，镇痛。

应用

1. 肝风内动，惊痫抽搐。为治惊痫抽搐之要药。

2. 肝阳上亢，头晕目眩。

3. 肝火上炎，目赤头痛。

4. 温热病壮热神昏，热毒发斑。

5. 风湿热痹，肺热咳喘，百日咳。

用法用量：煎服，1～3g；宜单煎2小时以上。磨汁或研粉服，每次0.3～0.6g。

使用注意：脾虚慢惊者忌用。

牛黄

性能：甘，凉。归心、肝经。

功效：化痰开窍，凉肝息风，清热解毒。

应用

1. 热病神昏。

2. 小儿惊风，癫痫。

3. 口舌生疮，咽喉肿痛，牙痛，痈疽疔毒。

用法用量：入丸、散剂，每次0.15～0.35g。外用适量。

使用注意：非实热证不宜用，孕妇慎用。

珍珠

性能：甘、咸，寒。归心、肝经。

功效：安神定惊，明目消翳，解毒生肌，润肤养颜。

应用

1. 心神不宁，心悸失眠。

2. 惊风，癫痫。

3. 目赤翳障，视物不清。

4. 口内诸疮，疮疡肿毒，溃久不敛。
5. 皮肤色斑。
用法用量：内服入丸、散用，0.1～0.3g。外用适量。

钩藤

性能：甘，凉。归肝、心包经。
功效：清热平肝，息风止痉，清热透邪。
应用
1. 头痛，眩晕。
2. 肝风内动，惊痫抽搐。
3. 风热外感，头痛，目赤及斑疹透发不畅。
用法用量：煎服，3～12g；入煎剂宜后下。

天麻

性能：甘，平。归肝经。
功效：息风止痉，平抑肝阳，祛风通络。
应用
1. 肝风内动，惊痫抽搐。不论寒热虚实，皆可配伍应用。
2. 眩晕，头痛。为治眩晕、头痛之要药。
3. 肢体麻木，手足不遂，风湿痹痛。
用法用量：煎服，3～9g。研末冲服，每次1～1.5g。

鉴别用药：钩藤、天麻的共同功效：平肝息风，平肝潜阳，同可用治肝风内动之惊痫抽搐，肝阳上亢之头痛、眩晕。然钩藤长于清热息风，用治小儿高热惊风轻证为宜；天麻甘平质润，清热之力不及钩藤，但肝风内动、惊痫抽搐之证，不论寒热虚实皆可配伍应用。不同功效：钩藤又可清热透邪，常用治风热外感，头痛，目赤及斑疹透发不畅之证。天麻又可祛风通络，多用治肢体麻木，手足不遂，风湿痹痛。

地龙

性能：咸，寒。归肝、脾、膀胱经。
功效：清热定惊，通络，平喘，利尿。
应用
1. 高热惊痫，癫狂。
2. 气虚血滞，半身不遂。
3. 痹证。
4. 肺热哮喘。
5. 小便不利，尿闭不通。
用法用量：煎服，4.5～9g，鲜品10～20g。研末吞服，每次1～2g。外用适量。

全蝎

性能：辛，平。有毒。归肝经。
功效：息风镇痉，攻毒散结，通络止痛。

应用

1. 痉挛抽搐。为治痉挛抽搐之要药。
2. 疮疡肿毒，瘰疬结核。
3. 风湿顽痹。
4. 顽固性偏正头痛。

用法用量：煎服，3～6g。研末吞服，每次0.6～1g。外用适量。

使用注意：本品有毒，用量不宜过大。孕妇慎用。

蜈蚣

性能：辛，温。有毒。归肝经。

功效：息风镇痉，攻毒散结，通络止痛。

应用

1. 痉挛抽搐。
2. 疮疡肿毒，瘰疬结核。
3. 风湿顽痹。
4. 顽固性头痛。

用法用量：煎服，3～5g。研末冲服，每次0.6～1g。外用适量。

使用注意：本品有毒，用量不宜过大。孕妇忌用。

僵蚕

性能：咸、辛，平。归肝、肺、胃经。

功效：祛风定惊，化痰散结。

应用

1. 惊痫抽搐。
2. 风中经络，口眼㖞斜。
3. 风热头痛，目赤，咽痛，风疹瘙痒。
4. 痰核，瘰疬。能软坚散结，

用法用量：煎服，5～9g。研末吞服，每次1～1.5g。散风热宜生用，其他多制用。

（宋捷民）

第二十一单元　开窍药

细目一　概述

要点一　开窍药的性能特点

味辛，其气芳香，善于走窜，皆入心经。

要点二　开窍药的功效

主要有通关开窍、启闭回苏、醒脑复神的功效。部分开窍药以其辛香行散之性，尚兼活血、行气、止痛、辟秽、解毒等功效。

要点三　开窍药的适应范围

主要适应于温病热陷心包、痰浊蒙蔽清窍之神昏谵语，以及惊风、癫痫、中风等猝然昏厥、痉挛抽搐等症。又可用治湿浊中阻，胸脘冷痛满闷；血瘀、气滞疼痛，经闭癥瘕；湿阻中焦，食少腹胀，及目赤咽肿、痈疽疔疮等证。

要点四　开窍药的使用注意事项

1. 开窍药辛香走窜，为救急、治标之品，且能耗伤正气，故只宜暂服，不可久用。

2. 因开窍药性质辛香，其有效成分易于挥发，内服多不宜入煎剂，只入丸剂、散剂服用。

细目二　具体药物

麝香

性能：辛，温。归心、脾经。

功效：开窍醒神，活血通经，消肿止痛。

应用

1. 闭证神昏。为醒神回苏之要药。
2. 疮疡肿毒，瘰疬痰核，咽喉肿痛。
3. 血瘀经闭，癥瘕，心腹暴痛，头痛，跌打损伤，风寒湿痹等证。
4. 难产，死胎，胞衣不下。有催生下胎之效。

用法用量：入丸散，每次0.03～0.1g。外用适量。不宜入煎剂。

使用注意：孕妇禁用。

冰片

性能：辛、苦，微寒。归心、脾、肺经。

功效：开窍醒神，清热止痛。

应用

1. 闭证神昏。
2. 目赤肿痛，喉痹口疮。
3. 疮疡肿痛，疮溃不敛，水火烫伤。

用法用量：入丸散，每次0.15～0.3g。外用适量，研粉点敷患处。不宜入煎剂。

使用注意：孕妇慎用。

苏合香

性能：辛，温。归心、脾经。

功效：开窍醒神，辟秽，止痛，温通散寒。

应用

1. 寒闭神昏。为治面青、身凉、苔白、脉迟之寒闭神昏之要药。
2. 胸腹冷痛，满闷。
3. 冻疮。

用法用量：入丸散，0.3～1g；外用适量。不入煎剂。

石菖蒲

性能：辛、苦，温。归心、胃经。

功效：开窍醒神，化湿和胃，宁神益志。

应用

1. 痰蒙清窍，神志昏迷。
2. 湿阻中焦，脘腹痞满，胀闷疼痛。
3. 噤口痢。
4. 健忘、失眠、耳鸣、耳聋。
5. 声音嘶哑、痈疽疮疡、风湿痹痛、跌打损伤等证。

用法用量：煎服，3～9g，鲜品加倍。

（宋捷民）

第二十二单元　补虚药

细目一　概述

要点一　补虚药的性能特点

根据“甘能补”的理论，大多具有甘味。

要点二　补虚药的功效

具有补虚作用，具体地讲，补虚药的补虚作用又有补气、补阳、补血与补阴的不同。此外，有的补虚药还分别兼有祛寒、润燥、生津、清热及收涩功效。

要点三　补虚药的适应范围

主要适应于人体正气虚弱、精微物质亏耗引起的精神萎靡，体倦乏力，面色淡白或萎黄，心悸气短，脉象虚弱等。具体地讲，补虚药分别主治气虚证、阳虚证、血虚证和阴虚证。

要点四　补虚药的使用注意事项

1. 补虚药要防止不当补而误补。邪实而正不虚者，误用补虚药有“误补益疾”之弊。

2. 应避免当补而补之不当。如不分气血，不别阴阳，不辨脏腑，不明寒热，盲目使用补虚药，不仅不能收到预期的疗效，而且还可能导致不良后果。

3. 补虚药用于扶正祛邪，不仅要分清主次，处理好祛邪与扶正的关系，而且应避免使用可能妨碍祛邪的补虚药，使祛邪而不伤正，补虚而不留邪。

4. 应注意补而兼行，使补而不滞。部分补虚药药性滋腻，不容易消化，过用或用于脾运不健者可能妨碍脾胃运化，应掌握好用药分寸，或适当配伍健脾消食药顾护脾胃，同时，补气还应辅以行气、除湿、化痰，补血还应辅以行血。

5. 补虚药如作汤剂，一般宜适当久煎，使药味尽出。虚弱证一般病程较长，补虚药宜采用蜜丸、煎膏（膏滋）、口服液等便于保存、服用并可增效的剂型。

要点五　各类补虚药的性能特点

补气药：性味以甘温或甘平为主。其中，少数兼能清火或燥湿者，可有苦味。能清火者，药性偏寒。大多数药主要归脾、肺经。少数药兼能补心气者，可归心经。

补阳药：味多甘辛咸，药性多温热，主入肾经。

补血药：甘温质润，主入心、肝血分。

补阴药：性味以甘寒为主，能清热者，可有苦味。其中能补肺、胃之阴者，主要归肺、胃经；能滋养肝、肾之阴者，主要归肝、肾经；少数药能养心阴，可归心经。

要点六　各类补虚药的功效

补气药：具有补气的功效，能补益脏气以纠正人体脏气虚衰的病理偏向。补气又包括补脾气、补肺气、补心气、补元气等。某些药物还兼有养阴、生津、养血等不同功效。

补阳药：补阳药补肾助阳，能补助一身之元阳。

补血药：具有补血作用。

补阴药：具有补阴作用，并多兼润燥和清热之效。

要点七　各类补虚药的适应范围

补气药：主要用于脾气虚，症见食欲不振，脘腹虚胀，大便溏薄，体倦神疲，面色萎黄，消瘦，或一身虚浮，甚或脏器下垂，血失统摄等；肺气虚，症见气少不足以息，动则益甚，咳嗽无力，声音低怯，甚或喘促，体倦神疲，易出虚汗等；心气虚，症见心悸怔忡，胸闷气短，活动后加剧等；元气虚极欲脱，可见气息短促，脉微欲绝。某些药物还可用治阴虚津亏证或血虚证，尤宜于气阴（津）两伤或气血俱虚之证。

补阳药：主要用于肾阳不足，畏寒肢冷，腰膝酸软，性欲淡漠，阳痿早泄，精寒不育或宫冷不孕，尿频遗尿；脾肾阳虚，脘腹冷痛，或阳虚水泛之水肿；肝肾不足，精血亏虚之眩晕耳鸣，须发早白，筋骨痿软，或小儿发育不良，囟门不合，齿迟行迟；肺肾两虚，肾不纳气之虚喘；以及肾阳亏虚，下元虚冷，崩漏带下等。

补血药：主要用于各种血虚证。证见面色苍白或萎黄，唇爪苍白，眩晕耳鸣，心悸怔忡，失眠健忘，或月经愆期，量少色淡，甚则闭经，舌淡脉细等。

补阴药：主治肺阴虚、胃（脾）阴虚、肝阴虚、肾阴虚、心阴虚证。

细目二　补气药

人参

性能：甘、微苦，微温。归肺、脾、心、肾经。

功效：大补元气，补脾益肺，生津，安神益智，扶正祛邪。

应用

1. 元气虚脱证。为拯危救脱要药。
2. 肺脾心肾气虚证。
3. 热病气虚津伤口渴及消渴证。
4. 气虚外感或里实热结而邪实正虚之证。

用法用量：煎服，3～9g；挽救虚脱可用15～30g。宜文火另煎分次对服。野山参研末吞服，每次2g，日服2次。

使用注意：不宜与藜芦同用。

西洋参

性能：甘、微苦，凉。归肺、心、肾、脾经。

功效：补气养阴，清热生津。

应用

1. 气阴两伤证。
2. 肺气虚及肺阴虚证。
3. 热病气虚津伤口渴及消渴。

用法用量：另煎对服，3～6g。

使用注意：本品不宜与藜芦同用。

党参

性能：甘，平。归脾、肺经。

功效：补脾肺气，补血，生津，扶正祛邪。

应用

1. 脾肺气虚证。
2. 气血两虚证。
3. 气津两伤证。
4. 气虚外感或里实热结而气血亏虚等邪实正虚之证。

用法用量：煎服，9～30g。

使用注意：本品不宜与藜芦同用。

太子参

性能：甘、微苦，平。归脾、肺经。

功效：补气健脾，生津润肺。

应用：脾肺气阴两虚证。

用法用量：煎服，9～30g。

黄芪

性能：甘，微温。归脾、肺经。

功效：健脾补中，升阳举陷，益卫固表，利尿消肿，托毒生肌。

应用

1. 脾气虚证。
2. 肺气虚证。
3. 气虚自汗证。
4. 气血亏虚，疮疡难溃难腐，或溃久难敛。
5. 痹证、中风后遗症。

用法用量：煎服，9～30g。蜜炙可增强其补中益气作用。

鉴别用药：人参与黄芪，共同功效：补脾肺之气，同可用治脾气虚、肺气虚之证。不同功效：人参又可大补元气，生津，安神益智，扶正祛邪。常用治元气虚脱证；心气虚衰，心悸怔忡，胸闷气短，脉虚；肾不纳气的短气虚喘，肾虚阳痿；热病气虚津伤口渴；消渴证；失眠、健忘；气虚外感或里实热结而邪实正虚等证。而黄芪又可补气升阳，益卫固表，托疮生肌，利水退肿。常用治脾虚气陷；表虚自汗，浮肿尿少；气血亏虚，疮疡难溃难腐，或溃久难敛；痹证、中风后遗症等。

白术

性能：甘、苦，温。归脾、胃经。

功效：健脾益气，燥湿利尿，止汗，安胎。

应用

1. 脾气虚证。为“补气健脾第一要药”。
2. 气虚自汗。
3. 脾虚胎动不安。

用法用量：煎服，6～12g。炒用可增强补气健脾止泻作用。

使用注意：本品性偏温燥，热病伤津及阴虚燥渴者不宜用。

山药

性能：甘，平。归脾、肺、肾经。

功效：益气养阴，补脾肺肾，固精止带。

应用

1. 脾虚证。
2. 肺虚证。
3. 肾虚证。
4. 消渴气阴两虚证。

用法用量：煎服，15～30g。麸炒可增强补脾止泻作用。

白扁豆

性能：甘，微温。归脾、胃经。

功效：补脾和中，化湿。

应用

1. 脾气虚证。

2. 暑湿吐泻。

用法用量：煎服，10～15g。用于健脾止泻及作散剂服用时宜炒用。

甘草

性能：甘，平。归心、肺、脾、胃经。

功效：补脾益气，祛痰止咳，缓急止痛，清热解毒，调和诸药。

应用

1. 心气不足，脉结代，心动悸。

2. 脾气虚证。

3. 咳喘。

4. 脘腹、四肢挛急疼痛。

5. 热毒疮疡，咽喉肿痛，药物、食物中毒。

6. 调和药性。

用法用量：煎服，1.5～9g。生用性微寒，可清热解毒；蜜炙药性微温，并可增强补益心脾之气和润肺止咳作用。

使用注意：不宜与京大戟、芫花、甘遂同用。本品有助湿壅气之弊，湿盛胀满、水肿者不宜用。大剂量久服可导致水钠潴留，引起浮肿。

大枣

性能：甘，温。归脾、胃、心经。

功效：补中益气，养血安神。

应用

1. 脾虚证。

2. 脏躁及失眠证。

3. 与部分药性峻烈或有毒的药物同用，有保护胃气、缓和其毒烈药性之效。

用法用量：劈破煎服，6～15g。

饴糖

性能：甘，温。归脾、胃、肺经。

功效：补益中气，缓急止痛，润肺止咳。

应用

1. 中虚脘腹疼痛。

2. 肺燥咳嗽。

用法用量：入汤剂须烊化冲服，每次15～20g。

使用注意：本品有助湿壅中之弊，湿阻中满者不宜服。

蜂蜜

性能：甘，平。归肺、脾、大肠经。

功效：补中，润燥，止痛，解毒。

应用

1. 脾气虚弱及中虚脘腹挛急疼痛。
2. 肺虚久咳及燥咳证。
3. 便秘证。
4. 解乌头类药毒。

此外，外用，对疮疡肿毒有解毒消疮之效，对溃疡、烧烫伤有解毒防腐、生肌敛疮之效。

用法用量：煎服或冲服，15～30g，大剂量30～60g；外用适量。

使用注意：本品助湿壅中，又能润肠，故湿阻中满及便溏泄泻者慎用。

细目三　补阳药

鹿茸

性能：甘、咸，温。归肾、肝经。

功效：补肾阳，益精血，强筋骨，调冲任，托疮毒。

应用

1. 肾阳虚衰，精血不足证。
2. 肾虚骨弱，腰膝无力或小儿五迟。
3. 妇女冲任虚寒，崩漏带下。
4. 疮疡久溃不敛，阴疽疮肿内陷不起。

用法用量：1～2g，研末吞服，或入丸散。

使用注意：服用本品宜从小剂量开始，缓缓增加，不可骤用大量，以免阳升风动，头晕目赤，或伤阴动血。凡发热者均当忌服。

紫河车

性能：甘、咸，温。归肺、肝、肾经。

功效：补肾益精，养血益气。

应用

1. 阳痿遗精，腰酸，头晕耳鸣。
2. 气血不足诸证。
3. 肺肾虚喘。

用法用量：1.5～3g，研末装胶囊服，也可入丸散。如用鲜胎盘，每次半个至一个，水煮服食。

使用注意：阴虚火旺者不宜单独应用。

淫羊藿

性能：辛、甘，温。归肾、肝经。

功效：补肾壮阳，祛风除湿。

应用

1. 肾阳虚衰，阳痿尿频，腰膝无力。

2. 风寒湿痹，肢体麻木。
用法用量：煎服，3～15g。
使用注意：阴虚火旺者不宜服。

巴戟天

性能：辛、甘，微温。归肾、肝经。
功效：补肾助阳，祛风除湿。
应用
1. 肾阳虚阳痿、宫冷不孕、小便频数。
2. 风湿腰膝疼痛及肾虚腰膝酸软无力。
用法用量：煎服，5～15g。
使用注意：阴虚火旺及有热者不宜服。

仙茅

性能：辛，热。有毒。归肾、肝经。
功效：温肾壮阳，祛寒除湿，培补肝肾。
应用
1. 肾阳不足，命门火衰之阳痿精冷、小便频数。
2. 腰膝冷痛，筋骨痿软。
3. 肝肾亏虚，须发早白，目昏目暗。
用法用量：煎服，5～15g；或酒浸服，亦入丸散。
使用注意：阴虚火旺者忌服。燥烈有毒，不宜久服。

杜仲

性能：甘，温。归肝、肾经。
功效：补肝肾，强筋骨，安胎。
应用
1. 肾虚腰痛及各种腰痛。
2. 胎动不安或习惯性堕胎。
用法用量：煎服，10～15g。
使用注意：炒用破坏其胶质有利于有效成分煎出，故比生用效果好。本品为温补之品，阴虚火旺者慎用。

续断

性能：苦、辛，微温。归肝、肾经。
功效：补益肝肾，强筋健骨，止血安胎，疗伤续折，活血祛瘀止痛。
应用
1. 阳痿不举，遗精遗尿。
2. 腰膝酸痛，寒湿痹痛。
3. 崩漏下血，胎动不安。
4. 跌打损伤，筋伤骨折。
5. 痈肿疮疡，血瘀肿痛，乳痈肿痛。

用法用量：煎服，9～15g，崩漏下血宜炒用。
使用注意：风湿热痹者忌服。

肉苁蓉

性能：甘、咸，温。归肾、大肠经。
功效：补肾助阳，润肠通便。
应用
1. 肾阳亏虚，精血不足之阳痿早泄、宫冷不孕、腰膝酸痛、痿软无力。
2. 肠燥津枯便秘。
用法用量：煎服，10～15g。
使用注意：本品能助阳、滑肠，故阴虚火旺及大便泄泻者不宜服。肠胃实热、大便秘结者亦不宜服。

锁阳

性能：甘，温。归肝、肾、大肠经。
功效：补肾助阳，润肠通便。
应用
1. 肾阳亏虚，精血不足之阳痿、不孕、下肢痿软、筋骨无力。
2. 血虚津亏肠燥便秘。
用法用量：煎服，10～15g。
使用注意：阴虚阳亢、脾虚泄泻、实热便秘均忌服。

补骨脂

性能：苦、辛，温。归肾、脾经。
功效：补肾壮阳，固精缩尿，温脾止泻，纳气平喘。
应用
1. 肾虚阳痿、腰膝冷痛。
2. 肾虚遗精、遗尿、尿频。
3. 脾肾阳虚五更泄泻。
4. 肾不纳气，虚寒喘咳。
用法用量：煎服，5～15g。
使用注意：阴虚火旺及大便秘结者忌服。

益智仁

性能：辛，温。归肾、脾经。
功效：暖肾固精缩尿，温脾开胃摄唾。
应用
1. 下元虚寒遗精、遗尿、小便频数。
2. 脾胃虚寒，腹痛吐泻及口涎自流。
用法用量：煎服，3～10g。

菟丝子

性能：辛、甘，平。归肾、肝、脾经。

功效：补肾益精，养肝明目，止泻安胎。
应用
1. 肾虚腰痛、阳痿遗精、尿频及宫冷不孕。
2. 肝肾不足，目暗不明。
3. 脾肾阳虚，便溏泄泻。
4. 肾虚胎动不安。
5. 肾虚消渴。
用法用量：煎服，10～20g。
使用注意：本品为平补之药，但偏补阳，阴虚火旺，大便燥结，小便短赤者不宜服。

沙苑子

性能：甘，温。归肝、肾经。
功效：补肾固精，养肝明目。
应用
1. 肾虚腰痛、阳痿遗精、遗尿尿频、白带过多。
2. 目暗不明、头昏目花。
用法用量：煎服，10～20g。
使用注意：本品为温补固涩之品，阴虚火旺及小便不利者忌服。

蛤蚧

性能：咸，平。归肺、肾经。
功效：补肺益肾，纳气平喘，助阳益精。
应用
1. 肺虚咳嗽，肾虚作喘，虚劳喘咳。
2. 肾虚阳痿。
用法用量：煎服，5～10g；研末，每次1～2g，每日3次；浸酒服，用1～2对。
使用注意：风寒或实热咳喘忌服。

冬虫夏草

性能：甘，温。归肾、肺经。
功效：补肾益肺，止血化痰。
应用
1. 阳痿遗精、腰膝酸痛。
2. 久咳虚喘、劳嗽痰血。
3. 病后体虚不复或自汗畏寒。
用法用量：煎服，5～15g。也可入丸散。
使用注意：有表邪者不宜用。

韭菜子

性能：辛、甘，温。归肾、肝经。
功效：温补肝肾，壮阳固精。

应用

1. 阳痿遗精，白带白淫。
2. 肝肾不足，腰膝痿软。

用法用量：水煎，3～9g。或入丸、散服。

使用注意：阴虚火旺者忌服。

细目四　补血药

当归

性能：甘、辛，温。归肝、心、脾经。

功效：补血调经，活血止痛，润肠通便。

应用

1. 血虚诸证。为补血之圣药。
2. 血虚血瘀，月经不调，经闭，痛经。
3. 虚寒性腹痛，跌打损伤，痈疽疮疡，风寒痹痛。
4. 血虚肠燥便秘。

用法用量：煎服，5～15g。

使用注意：湿盛中满、大便泄泻者忌服。

熟地黄

性能：甘，微温。归肝、肾经。

功效：补血养阴，填精益髓，炒炭止血。

应用

1. 血虚诸证。
2. 肝肾阴虚诸证。
3. 崩漏等血虚出血证。

用法用量：煎服，10～30g。

使用注意：本品性质黏腻，较生地黄更甚，有碍消化，凡气滞痰多、脘腹胀痛、食少便溏者忌服。重用久服宜与陈皮、砂仁等同用，防止黏腻碍胃。

白芍

性能：苦、酸，微寒。归肝、脾经。

功效：养血敛阴，柔肝止痛，平抑肝阳，止汗。

应用

1. 肝血亏虚，月经不调。
2. 肝脾不和，胸胁脘腹疼痛，四肢挛急疼痛。
3. 肝阳上亢之头痛眩晕。
4. 外感风寒、营卫不和之汗出恶风，阴虚盗汗。

用法用量：煎服，5～15g，大剂量15～30g。

使用注意：阳衰虚寒之证不宜用。反藜芦。

阿胶

性能：甘，平。归肺、肝、肾经。

功效：补血，滋阴，润肺，止血。

应用

1. 血虚诸证。为补血要药。

2. 出血证。

3. 肺阴虚燥咳。

4. 热病伤阴，心烦失眠，阴虚风动，手足瘈疭。

用法用量：5～15g，入汤剂宜烊化。

使用注意：本品黏腻，有碍消化，脾胃虚弱者慎用。

何首乌

性能：苦、甘、涩，微温。归肝、肾经。

功效：制用：补益精血。生用：解毒，截疟，润肠通便。

应用

1. 精血亏虚、头晕眼花、须发早白、腰膝酸软。

2. 久疟、痈疽、瘰疬、肠燥便秘等。

用法用量：煎服，10～30g。

使用注意：大便溏泄及湿痰较重者不宜用。

龙眼肉

性能：甘，温。归心、脾经。

功效：补益心脾，养血安神。

应用：思虑过度，劳伤心脾，惊悸怔忡，失眠健忘。

用法用量：煎服，10～25g，大剂量30～60g。

使用注意：湿盛中满或有停饮、痰、火者忌服。

细目五　补阴药

北沙参

性能：甘、微苦，微寒。归肺、胃经。

功效：养阴清肺，益胃生津。

应用

1. 肺阴虚证。

2. 胃阴虚证。

用法用量：煎服，4.5～9g。

使用注意：反藜芦。

南沙参

性能：甘，微寒。归肺、胃经。

功效：养阴清肺，清胃生津，补气，化痰。

应用

1. 肺阴虚证。

2. 胃阴虚证。

用法用量：煎服，9~15g。

使用注意：反藜芦。

百合

性能：甘，微寒。归肺、心、胃经。

功效：养阴润肺，清心安神，养胃阴，清胃热。

应用

1. 肺阴虚证。

2. 阴虚有热之失眠心悸及百合病心肺阴虚内热证。

3. 胃阴虚有热之胃脘疼痛。

用法用量：煎服，6~12g。蜜炙可增加润肺作用。

麦冬

性能：甘、微苦，微寒。归胃、肺、心经。

功效：养阴润肺，益胃生津，清心除烦。

应用

1. 胃阴虚证。

2. 肺阴虚证。

3. 心阴虚证。

用法用量：煎服，6~12g。

天冬

性能：甘、苦，寒。归肺、肾、胃经。

功效：养阴润燥，清肺生津。

应用

1. 肺阴虚证。

2. 肾阴虚证。

3. 热病伤津之食欲不振、口渴及肠燥便秘。

用法用量：煎服，6~12g。

使用注意：本品甘寒滋腻之性较强，脾虚泄泻、痰湿内盛者忌用。

鉴别用药：麦冬与天冬共同功效：既能滋肺阴，润肺燥，清肺热，又可养胃阴，清胃热，生津止渴，润肠通便，常用治肺阴虚、胃阴虚及热病伤津之肠燥便秘。然麦冬微寒，清火与滋润之力虽稍弱，但滋腻性亦较小，而天冬苦寒之性较甚，清火与润燥之力强于麦冬。不同功效：麦冬又可清心除烦，宁心安神，常用治心阴不足及心热亢旺之心烦、失眠多梦、健忘、心悸怔忡等证。天冬又可滋肾阴，降虚火，常用治肾阴亏虚之眩晕、耳鸣、腰膝酸痛，及阴虚火旺之骨蒸潮热、内热消渴等证。

石斛

性能：甘，微寒。归胃、肾经。
功效：益胃生津，滋阴清热。
应用
1. 胃阴虚及热病伤津证。
2. 肾阴虚证。
用法用量：煎服，6～12g，鲜用15～30g。

玉竹

性能：甘，微寒。归肺、胃经。
功效：养阴润燥，生津止渴。
应用
1. 肺阴虚证。
2. 阴虚之体感受风温及冬温咳嗽、咽干痰结等。
3. 胃阴虚证。
4. 热伤心阴之烦热多汗、惊悸等证。
用法用量：煎服，6～12g。

黄精

性能：甘，平。归脾、肺、肾经。
功效：补气养阴，健脾，润肺，益肾。
应用
1. 阴虚肺燥，干咳少痰，肺肾阴虚，劳咳久咳。
2. 脾胃虚弱。
3. 肾精亏虚，内热消渴。
用法用量：煎服，9～15g。

枸杞子

性能：甘，平。归肝、肾经。
功效：滋补肝肾，益精明目。
应用：肝肾阴虚及早衰证。
用法用量：煎服，6～12g。

墨旱莲

性能：甘、酸，寒。归肝、肾经。
功效：滋补肝肾，凉血止血。
应用
1. 肝肾阴虚证。
2. 阴虚血热的失血证。
用法用量：煎服，6～12g。

女贞子

性能：甘、苦，凉。归肝、肾经。

功效：滋补肝肾，乌须明目。
应用：肝肾阴虚证。
用法用量：煎服，6～12g。

黑芝麻

性能：甘，平。归肝、肾、大肠经。
功效：补益肝肾，润肠通便。
应用
1. 精血亏虚，头晕眼花，须发早白。
2. 肠燥便秘。
用法用量：煎服，9～15g。

龟甲

性能：甘，寒。归肾、肝、心经。
功效：滋阴潜阳，益肾健骨，养血补心，止血。
应用
1. 阴虚阳亢，阴虚内热，阴虚风动。
2. 肾虚骨痿，囟门不合。
3. 阴血亏虚，惊悸，失眠，健忘。
4. 阴虚血热，冲任不固之崩漏、月经过多。
用法用量：煎服，9～24g。宜先煎。

鳖甲

性能：甘、咸，寒。归肝、肾经。
功效：滋阴潜阳，退热除蒸，软坚散结。
应用
1. 肝肾阴虚证。
2. 癥瘕积聚。
用法用量：煎服，9～24g。宜先煎。

鉴别用药：龟甲与鳖甲的共同功效：滋阴潜阳，退虚热，同可用治肾阴不足，虚火亢旺之骨蒸潮热、盗汗、遗精，及肝阴不足，肝阳上亢之头痛、眩晕等症。但龟甲长于滋肾，鳖甲长于退虚热。不同功效：龟甲又可健骨、补血、养心，常用治肝肾不足，筋骨痿弱，腰膝酸软，妇女崩漏，月经过多，及心血不足，失眠，健忘等证。鳖甲又可软坚散结，常用治腹内癥瘕积聚，疟疾日久不愈，胁下痞硬成块。

（宋捷民）

第二十三单元　收涩药

细目一　概述

要点一　收涩药的性能特点

收涩药味多酸涩，性温或平，主入肺、脾、肾、大肠经。有敛耗散、固滑脱之功，即陈藏器所谓“涩可固脱”、李时珍所谓“脱则故而不收，故用酸涩药，以敛其耗散”之意。

要点二　收涩药的功效

分别具有固表止汗、敛肺止咳、涩肠止泻、固精缩尿、收敛止血、止带等作用。

要点三　收涩药的适应范围

主要适应于久病体虚、正气不固、脏腑功能衰退所致的自汗、盗汗、久咳虚喘、久泻、久痢、遗精、滑精、遗尿、尿频、崩带不止等滑脱不禁的病证。

要点四　收涩药的使用注意事项

1. 本类药物性涩敛邪，故凡表邪未解，湿热内蕴所致之泻痢、带下，血热出血以及余热未清者，均不宜用，误用有“闭门留寇”之弊。

2. 某些收涩药除具收涩作用之外，还兼有清湿热、解毒等功效，则又当分别对待。

要点五　各类收涩药的性能特点

固表止汗药：本类药物性味多为甘平，性收敛，多入肺、心二经。

敛肺涩肠药：本类药物酸涩收敛，主入肺经或大肠经。

固精缩尿止带药：本类药物酸涩收敛，主入肾、膀胱经。某些药物性甘温。

要点六　各类收涩药的功效

固表止汗药：有固表汗止汗之功。

敛肺涩肠药：有敛肺止咳喘、涩肠止泻痢作用。

固精缩尿止带药：有固精、缩尿、止带作用。某些药物还兼有补肾之功。

要点七　各类收涩药的适应范围

固表止汗药：主要用于气虚肌表不固，腠理疏松，津液外泄而自汗；阴虚不能制阳，阳热迫津外泄而盗汗。

敛肺涩肠药：主要用于肺虚喘咳，久治不愈，或肺肾两虚，摄纳无权的虚喘证；大肠虚寒不能固摄或脾肾虚寒所致的久泻、久痢。

固精缩尿止带药：主要用于肾虚不固所致的遗精、滑精、遗尿、尿频以及带下清稀等证。

细目二　固表止汗药

麻黄根

性能：甘、微涩，平。归肺经。

功效：固表止汗。

应用：自汗，盗汗。为敛肺固表止汗之要药。

用法用量：煎服，3～9g。外用适量。

使用注意：有表邪者忌用。

浮小麦

性能：甘，凉。归心经。

功效：固表止汗，益气，除热。

应用

1. 自汗，盗汗。
2. 骨蒸劳热。

用法用量：煎服，15～30g；研末服，3～5g。

使用注意：表邪汗出者忌用。

糯稻根须

性能：甘，平。归心，肝经。

功效：固表止汗，益胃生津，退虚热。

应用

1. 自汗，盗汗。
2. 虚热不退，骨蒸潮热。

用法用量：煎服，15～30g。

细目三　敛肺涩肠药

五味子

性能：酸、甘，温。归肺、心、肾经。

功效：收敛固涩，益气生津，补肾宁心。

应用

1. 久咳喘咳。为治疗久咳虚喘之要药。
2. 自汗，盗汗。
3. 遗精、滑精。
4. 久泻不止。

5. 津伤口渴，消渴。
6. 心悸，失眠，多梦。

用法用量：煎服，3～6g；研末服，1～3g。

使用注意：凡表邪未解，内有实热，咳嗽初起，麻疹初期，均不宜用。

乌梅

性能：酸、涩，平。归肝、脾、肺、大肠经。

功效：敛肺止咳，涩肠止泻，安蛔止痛，生津止渴，消疮毒，炒炭固冲止漏。

应用

1. 肺虚久咳。
2. 久泻，久痢。
3. 蛔厥腹痛，呕吐。为安蛔之良药。
4. 虚热消渴。
5. 胬肉外突，头疮。
6. 崩漏不止，便血。

用法用量：煎服，3～10g，大剂量可用至30g。外用适量，捣烂或炒炭研末外敷。止泻止血宜炒炭用。

使用注意：外有表邪或内有实热积滞者均不宜服。

鉴别用药：五味子与乌梅二药的共同功效：敛肺，涩肠，生津，同可用治肺虚久咳，久泻，虚热消渴。不同功效：五味子又可止汗，益气，补肾涩精，宁心安神。常用治自汗，盗汗，热伤气阴，汗多口渴，肺肾两虚喘咳，遗精，滑精，及心悸，失眠，多梦等证。而乌梅又可安蛔止痛，炒炭止血。常用于蛔厥腹痛，呕吐，及崩漏不止，便血等证。

五倍子

性能：酸、涩，寒。归肺、大肠、肾经。

功效：敛肺降火，止咳止汗，涩肠止泻，固精止遗，收敛止血，收湿敛疮。

应用

1. 咳嗽，咯血。
2. 自汗，盗汗。
3. 久泻，久痢。
4. 遗精、滑精。
5. 崩漏，便血痔血。
6. 湿疮，肿毒。

用法用量：煎服，3～9g；入丸散服，每次1～1.5g。外用适量。

使用注意：湿热泻痢者忌用。

罂粟壳

性能：酸、涩，平。有毒。归肺、大肠、肾经。

功效：涩肠止泻，敛肺止咳，止痛。

应用

1. 久泻，久痢。

2. 肺虚久咳。
3. 胃痛，腹痛，筋骨疼痛。
用法用量：煎服，3～6g。止咳蜜炙用，止血止痛醋炒用。
使用注意：本品过量或持续服用易成瘾。咳嗽或泻痢初起邪实者忌用。

诃子

性能：苦、酸、涩，平。归肺、大肠经。
功效：涩肠止泻，敛肺止咳，利咽开音。
应用
1. 久泻，久痢。
2. 久咳，失音。为治失音之要药。
用法用量：煎服，3～10g。涩肠止泻宜煨用。
使用注意：凡外有表邪、内有湿热积滞者忌用。

肉豆蔻

性能：辛，温。归脾、胃、大肠经。
功效：涩肠止泻，温中行气。
应用
1. 虚泻，冷痢。为治疗虚寒性泻痢之要药。
2. 胃寒胀痛，食少呕吐。
用法用量：煎服，3～9g；入丸散服，每次0.5～1g。内服须煨熟去油用。
使用注意：湿热泻痢者忌用。

赤石脂

性能：甘、涩，温。归大肠、胃经。
功效：涩肠止泻，收敛止血，敛疮生肌。
应用
1. 久泻，久痢。
2. 崩漏，便血。
3. 疮疡久溃。外用。
用法用量：煎服，10～20g。外用适量。
使用注意：湿热积滞泻痢者忌服。孕妇慎用。畏官桂。

细目四　固精缩尿止带药

山茱萸

性能：酸、涩，微温。归肝、肾经。
功效：补益肝肾，收敛固涩。
应用
1. 腰膝酸软，头晕耳鸣，阳痿。
2. 遗精滑精，遗尿尿频。

3. 崩漏，月经过多。
4. 大汗不止，体虚欲脱。为防止元气虚脱之要药。
5. 消渴证。

用法用量：煎服，5～10g，急救固脱20～30g。

使用注意：素有湿热而致小便淋涩者，不宜应用。

覆盆子

性能：甘、酸，微温。入肝、肾经。

功效：固精缩尿，益肝肾明目。

应用

1. 遗精滑精，遗尿尿频。
2. 肝肾不足，目暗不明。

用法用量：煎服，5～10g。

桑螵蛸

性能：甘、咸，平。归肝、肾经。

功效：固精缩尿，补肾助阳。

应用

1. 肾虚不固之遗精滑精、遗尿尿频、白浊。
2. 肾虚阳痿。

用法用量：煎服，6～10g。

使用注意：本品助阳固涩，故阴虚多火、膀胱有热而小便频数者忌用。

金樱子

性能：酸、涩，平。归肾、膀胱、大肠经。

功效：固精缩尿止带，涩肠止泻。

应用

1. 遗精滑精，遗尿尿频，带下。
2. 脾虚久泻、久痢。
3. 崩漏，脱肛，子宫脱垂等证。

用法用量：煎服，6～12g。

海螵蛸

性能：咸、涩，微温。归肝、肾经。

功效：固精止带，收敛止血，制酸止痛，收湿敛疮。

应用

1. 遗精，带下。
2. 崩漏，吐血，便血，外伤出血。
3. 胃痛吐酸。
4. 湿疮，湿疹，溃疡不敛。

用法用量：煎服，6～12g。散剂酌减。外用适量。

莲子

性能：甘、涩，平。归脾、肾、心经。

功效：益肾固精，补脾止泻止带，养心安神。

应用

1. 遗精滑精。
2. 带下。
3. 脾虚泄泻。
4. 心悸，失眠。

用法用量：煎服，10～15g，去心打碎用。

芡实

性能：甘、涩，平。归脾、肾经。

功效：益肾固精，健脾止泻，除湿止带。

应用

1. 遗精滑精。
2. 脾虚久泻。
3. 带下。

用法用量：煎服，10～15g。

椿皮

性能：苦、涩，寒。归大肠、肝经。

功效：清热燥湿，收敛止带、止泻、止血。

应用

1. 赤白带下。
2. 久泻久痢，湿热泻痢。
3. 崩漏经多，便血痔血。

此外，尚有杀虫功效，内服治蛔虫腹痛，外洗治疥癣瘙痒。

用法用量：煎服，6～9g；外用适量。

使用注意：脾胃虚寒者慎用。

（宋捷民）

第二十四单元　涌吐药

细目一　概述

要点一　涌吐药的性能特点

涌吐药味多酸、苦、辛，归胃经。

要点二　涌吐药的功效

具有涌吐毒物、宿食、痰涎的作用。

要点三　涌吐药的适应范围

主要用于误食毒物，停留胃中，未被吸收；或宿食停滞不化，尚未入肠，胃脘胀痛；或痰涎壅盛，阻于胸膈或咽喉，呼吸急促；或痰浊上涌，蒙蔽清窍，癫痫发狂等证。

要点四　涌吐药的使用注意事项

1. 涌吐药作用强烈，且多具毒性，易伤胃损正，故仅适用于形证俱实者。

2. 宜采用“小量渐增”的使用方法，切忌骤用大量；同时要注意“中病即止”，只可暂投，不可连服或久服，谨防中毒或涌吐太过，导致不良反应。

3. 若用药后不吐或未达到必要的呕吐程度，可饮热开水以助药力，或用翎毛探喉以助涌吐。

4. 若药后呕吐不止，应立即停药，并积极采取措施，及时抢救。吐后应适当休息，不宜马上进食，待胃肠功能恢复后，再进流质或易消化的食物，以养胃气，忌食油腻辛辣及不易消化之物。

5. 凡年老体弱、小儿、妇女胎前产后，以及素体失血、头晕、心悸、劳嗽喘咳等，均当忌用。

细目二　具体药物

常山

性能：苦、辛，寒。有毒。归肺、心、肝经。

功效：涌吐痰涎，截疟。

应用

1. 胸中痰饮证。

2. 疟疾。为治疟之要药。

用法用量：煎服，4.5～9g；入丸、散酌减。截疟宜酒制用。治疟宜在病发作前半天或2小时服用，并配伍陈皮、半夏等减轻其致吐的副作用。

使用注意：本品有毒，且能催吐，故用量不宜过大，体虚者及孕妇不宜用。

瓜蒂

性能：苦，寒。有毒。归胃经。

功效：涌吐痰食，祛湿退黄。

应用

1. 风痰、宿食停滞及食物中毒诸证。

2. 湿热黄疸。

用法用量：煎服，2.5～5g；入丸散服，每次0.3～1g；外用适量；研末吹鼻，待鼻中流出黄水即可停药。

使用注意：体虚、吐血、咯血、胃弱、孕妇及上部无实邪者忌用。

胆矾

性能：酸、涩、辛，寒。有毒。归肝、胆经。

功效：涌吐痰涎，解毒收湿，祛腐蚀疮。

应用

1. 喉痹、癫痫、误食毒物。
2. 风眼赤烂、口疮、牙疳。
3. 胬肉、疮疡。

用法用量：温水化服，0.3~0.6g；外用适量。

使用注意：体虚者忌用。

（宋捷民）

第二十五单元　攻毒杀虫止痒药

细目一　概述

要点一　攻毒杀虫止痒药的性能特点

以外用为主，兼可内服。

要点二　攻毒杀虫止痒药的功效

本类药物以攻毒疗疮、杀虫止痒为主要作用。

要点三　攻毒杀虫止痒药的适应范围

攻毒杀虫止痒药主要适用于某些外科、皮肤科及五官科病证，如疮痈疔毒、疥癣、湿疹、聤耳、梅毒及虫蛇咬伤、癌肿等。

要点四　攻毒杀虫止痒药的使用注意事项

1. 本类药物的外用方法因病因药而异，如研末外撒，或煎汤洗渍及热敷、浴泡、含漱，或用油脂及水调敷，或制成软膏涂抹，或做成药捻、栓剂用等。

2. 本类药物内服使用时，宜作丸散剂应用，使其缓慢溶解吸收，且便于掌握剂量。

3. 本类药物多具不同程度的毒性，所谓“攻毒”即有以毒制毒之意，无论外用或内服，均应严格掌握剂量及用法，不可过量或持续使用，以防发生毒副反应。

4. 制剂时应严格遵守炮制和制剂法度，以减低毒性而确保用药安全。

细目二　具体药物

雄黄

性能：辛，温。有毒。归肝、胃、大肠经。
功效：解毒，杀虫，祛痰截疟。
应用
1. 痈肿疔疮，湿疹疥癣，蛇虫咬伤。
2. 癫痫，小儿喘满咳嗽，疟疾。
用法用量：外用适量，研末敷，香油调搽或烟熏。内服0.05~0.1g，入丸散用。
使用注意：内服宜慎，不可久服。外用不宜大面积涂搽及长期持续使用。孕妇禁用。切忌火煅。

硫黄

性能：酸，温。有毒。归肾、大肠经。
功效：外用解毒杀虫疗疮，内服补火助阳通便。
应用
1. 外用治疥癣，湿疹，阴疽疮疡。为治疗疥疮的要药。
2. 内服治阳痿、虚喘冷哮、虚寒便秘。
用法用量：外用适量，研末敷或加油调敷患处。内服1.5~3g，炮制后入丸散服。
使用注意：阴虚火旺及孕妇忌服。

白矾

性能：酸、涩，寒。归肺、脾、肝、大肠经。
功效：外用解毒杀虫，燥湿止痒；内服止血，止泻，化痰。
应用
1. 外用治湿疹瘙痒，疮疡疥癣。
2. 内服治便血，吐衄，崩漏，久泻久痢，痰厥，癫狂痫证，湿热黄疸。
用法用量：外用适量，研末撒布、调敷或化水洗患处。内服0.6~1.5g，入丸散服。
使用注意：体虚胃弱及无湿热痰火者忌服。

蛇床子

性能：辛、苦，温。有小毒。归肾经。
功效：杀虫止痒，燥湿祛风，温肾壮阳。
应用
1. 阴部湿痒，湿疹，疥癣。
2. 寒湿带下，湿痹腰痛。
3. 肾虚阳痿，宫冷不孕。
用法用量：外用适量，多煎汤熏洗或研末调敷。内服3~9g。
使用注意：阴虚火旺或下焦有湿热者不宜内服。

蟾酥

性能：辛，温。有毒。归心经。

功效：解毒，止痛，开窍醒神。

应用

1. 痈疽疔疮，瘰疬，咽喉肿痛，牙痛。
2. 痧胀腹痛，神昏吐泻。

用法用量：内服，0.015~0.03g，研细，多入丸散用。外用适量。

使用注意：本品有毒，内服慎勿过量。外用不可入目。孕妇忌用。

大蒜

性能：辛，温。归脾、胃、肺经。

功效：解毒杀虫，消肿，止痢，健脾温胃。

应用

1. 痈肿疔毒，疥癣。
2. 痢疾，泄泻，肺痨，顿咳。
3. 钩虫病，蛲虫病。
4. 脘腹冷痛，食欲减退或饮食不消。

用法用量：外用适量，捣敷、切片擦或隔蒜灸。内服，5~10g，或生食，或制成糖浆服。

使用注意：外敷可引起皮肤发红、灼热甚至起泡，故不可敷之过久。阴虚火旺及有目、舌、喉、口齿诸疾者不宜服用。孕妇忌灌肠用。

（宋捷民）

第二十六单元　拔毒化腐生肌药

细目一　概述

要点一　拔毒化腐生肌药的性能特点

本类药物多为矿石重金属类，或经加工炼制而成，多具剧烈毒性或强大刺激性。

要点二　拔毒化腐生肌药的功效

以外用拔毒化腐、生肌敛疮为主要作用。

要点三　拔毒化腐生肌药的适应范围

主要适应于痈疽疮疡溃后脓出不畅，或溃后腐肉不去，新肉难生，伤口难以生肌愈合之证；癌肿；梅毒；有些还常用于皮肤湿疹瘙痒，五官科的口疮、喉证、目赤翳障等。

要点四　拔毒化腐生肌药的使用注意事项

1. 本类药物的外用方法，可根据病情和用途而定，如研末外撒，加油调敷，或制成药捻，或外用膏药敷贴，或点眼、吹喉、嗅鼻、滴耳等。

2. 拔毒化腐生肌药多具剧烈毒性或强大刺激性，使用时应严格控制剂量和用法，外用也不可过量或过久应用，有些药还不宜在头面及黏膜上使用，以防发生毒副反应而确保用药安全。其中含砷、汞、铅类的药物毒副作用甚强，更应严加注意。

细目二　具体药物

升药

性能：辛，热。有大毒。归肺、脾经。

功效：拔毒，去腐。

应用：痈疽溃后，脓出不畅，或腐肉不去，新肉难生。此外，升药也可治湿疮、黄水疮、顽癣及梅毒等。

用法用量：外用适量。本品只供外用，不能内服。且不用纯品，而多配煅石膏外用。用时，研极细粉末，干掺或调敷，或以药捻沾药粉使用。

使用注意：本品有大毒，外用亦不可过量或持续使用。外疡腐肉已去或脓水已尽者，不宜用。

轻粉

性能：辛，寒。有毒。归大肠、小肠经。

功效：外用攻毒杀虫，敛疮；内服逐水通便。

应用

1. 外用治疮疡溃烂，疥癣瘙痒，湿疹，酒齄鼻，梅毒下疳。

2. 内服治水肿胀满，二便不利。

用法用量：外用适量，研末调涂或干掺，或制膏外贴。内服，每次0.1～0.2g，入丸散服。

使用注意：本品有毒，内服宜慎，且服后应漱口。体虚及孕妇忌服。

砒石

性能：辛，大热。有大毒。归肺、肝经。

功效：外用攻毒杀虫，蚀疮去腐；内服劫痰平喘，截疟。

应用

1. 腐肉不脱之恶疮，瘰疬，顽癣，牙疳，痔疮。

2. 寒痰哮喘。

用法用量：外用适量，研末撒敷，宜作复方散剂或入膏药、药捻用。内服，一次0.002～0.004g，入丸散服。

使用注意：本品剧毒，内服宜慎；外用亦应注意，以防局部吸收中毒。孕妇忌服。不可作酒剂服。忌火煅。

铅丹

性能：辛，微寒。有毒。归心、肝经。

功效：拔毒生肌，杀虫止痒。

应用

1. 外用治疮疡溃烂，湿疹瘙痒，疥癣，狐臭，酒齇鼻。

2. 内服治惊痫癫狂，疟疾。

用法用量：外用适量，研末撒布或熬膏贴敷。内服每次0.3~0.6g，入丸散服。

使用注意：用之不当可引起铅中毒，宜慎用；不可持续使用，以防蓄积中毒。

炉甘石

性能：甘，平。归肝、胃经。

功效：解毒明目退翳，收湿止痒敛疮。

应用

1. 目赤翳障。

2. 溃疡不敛，湿疮，湿疹，眼睑溃烂。

用法用量：外用适量，研末撒布或调敷。水飞点眼、吹喉。一般不内服。

使用注意：宜炮制后用。

硼砂

性能：甘，咸，凉。归肺、胃经。

功效：外用清热解毒，内服清肺化痰。

应用

1. 咽喉肿痛，口舌生疮，目赤翳障。

2. 痰热咳嗽。

用法用量：外用适量，研极细末干撒或调敷患处，或化水含漱。内服，1.5~3g，入丸散用。

使用注意：本品以外用为主，内服宜慎。

（宋捷民）

方　剂　学

第一单元　概述

细目一　方剂与治法

要点一　方剂与治法的关系

临床过程中，在辨证的基础上确定治法，在治法的指导下选用适宜的药物组成方剂。方剂组成后，它的功用、主治必须与治法相一致。概而言之，治法是组方的依据，方剂是治法的体现，即“方从法出”，“法随证立”，“方即是法”。

要点二　常用治法

程钟龄将诸多治法概括为汗、吐、下、和、温、清、消、补“八法”。

1. 汗法是通过发汗解表、宣肺散邪的方法，使在表的六淫之邪随发散而解的一种治法。适用于外感表证、疹出不透、疮疡初起，以及水肿、泄泻、咳嗽、疟疾等而有表证者。

2. 吐法是通过涌吐的方法，使停留在咽喉、胸膈、胃脘的痰涎、宿食以及毒物等从口中吐出的一种治法。适用于中风痰壅，宿食壅阻胃脘，毒物尚在胃中，痰涎壅盛之癫狂、喉痹，以及干霍乱吐泻不得等证。

3. 下法是通过荡涤肠胃、通泻大便的方法，使停留在肠胃的有形积滞从大便排出的一种治法。适用于燥屎内结、冷积不化、瘀血内停、宿食不消、结痰停饮以及虫积等证。

4. 和法是通过和解与调和的方法，使半表半里之邪，或脏腑、阴阳失和之证得以解除的一种治法。其中，和解之法适用于邪犯少阳，证属半表半里者；调和之法适用于肝脾不和、寒热错杂、表里同病等。此外，尚有和营卫、和胃气等，亦属和法范畴。

5. 清法是通过清热、泻火、凉血等方法，使在里之热邪得以解除的一种治法。适用于热证、火证、热甚成毒以及虚热等。

6. 温法是通过温里祛寒的方法，使在里之寒邪得以消散的一种治法。适用于脏腑之沉寒痼冷、寒饮内停、寒湿不化，以及阳气衰微等。

7. 消法是通过消食导滞、行气活血、化痰利水以及驱虫等方法，使气、血、痰、食、水、虫等所结成的有形之邪渐消缓散的一种治法。适用于饮食停滞、气滞血瘀、癥瘕积聚、水湿内停、痰饮不化、疳积虫积以及疮疡痈肿等病证。

8. 补法是通过补益人体气血阴阳，以主治各种虚弱证候的一种治法。适用于各种虚证。

细目二 方剂的组成与变化

要点一 方剂的配伍目的

配伍的目的是通过合理组织药物，调其偏性，制其毒性，增强或改变原有功能，消除或缓解其对人体的不良因素，发挥其相辅或相反相成的综合作用，使各具特性的群药组合成一个新的有机整体。配伍的总体目的不外增效、减毒两个方面。

要点二 方剂的组方原则

1. 君药是针对主证或主病起主要治疗作用的药物。其药力居方中之首，用量较作为臣、佐药应用时要大，是不可缺少的药物。

2. 臣药有两种意义：一是辅助君药加强治疗主证或主病的药物。二是针对兼证或兼病起治疗作用的药物。它的药力小于君药。

3. 佐药其意义有三：一是佐助，即协助君臣药以加强治疗作用，或直接治疗次要兼证。二是佐制，即用以消除或减缓君臣药的毒性与烈性的药物。三是反佐，即根据病情需要，用与君药性味相反而又能起相成作用的药物。佐药的药力小于臣药，一般用量较轻。

4. 使药有两种意义：一是引经药，即能引方中诸药直达病所的药物。二是调和药，即具有调和诸药作用的药物。使药的药力较小，用量亦轻。

要点三 方剂的变化形式

1. 药味加减的变化。方剂中药味的增减，必然使方中药物间的配伍关系发生变化，从而导致方剂的功效相应发生变化。

2. 药量加减的变化。当方剂的组成药物相同而用量不相同时，则具体药物在方中的药力和地位发生变化，从而改变了方剂的功用与主治。

3. 剂型的变化。对方剂的功效有一定的影响，同一方剂其剂型不同，功效则有所差异。

细目三 常用剂型

要点 常用剂型的特点及临床意义

1. 汤剂的特点是吸收快，能迅速发挥药效，便于随证加减，适用于病证较重或病情不稳定的患者。

2. 丸剂的特点是吸收较慢，药效持久，节省药材，便于携带与服用。适用于慢性、虚弱性疾病。但亦有峻急者，此则多为芳香类药物与毒剧药物，不宜作汤剂煎服者。

3. 散剂分内服和外用两类。散剂的特点是制备方法简便，吸收较快，节省药材，性质较稳定，不易变质，便于服用与携带。外用散剂一般作为外敷，亦有作点眼、吹喉等用。

4. 膏剂有内服和外用两种，内服有流浸膏、浸膏、煎膏三种；外用分软膏、硬膏两种。

5. 酒剂又称药酒，是将药物用白酒或黄酒浸泡，或加温隔水炖煮，去渣取液供内服或外用。酒有活血通络、易于发散和助长药效的特性，故常于祛风通络和补益方剂中使用。

6. 丹剂分内服和外用两类。内服丹剂有丸剂，也有散剂，每以药品贵重或药效显著而名之曰丹。外用丹剂亦称丹药，是以某些矿物类药经高温烧炼制成的不同结晶形状的制品。常研粉涂疮面，亦可制成药条、药线。

7. 栓剂古称坐药或塞药，用于腔道并在其间融化或溶解而释放药物，有杀虫止痒、滑润、收敛等作用。

8. 注射剂亦称针剂，具有剂量准确、药效迅速、适于急救、不受消化系统影响的特点，对于神志昏迷，难于口服用药的病人尤为适宜。

（李冀）

第二单元 解表剂

细目一 概述

要点一 解表剂的适用范围

解表剂适用于六淫外邪侵袭人体肌表、肺卫所致的表证。凡风寒外感或温病初起，以及麻疹、疮疡、水肿、痢疾等病初起而有表证者，均为解表剂的适应范围。

要点二 解表剂的应用注意事项

不宜久煎。一般宜温服，或增衣被，或辅之以热粥，取微汗，汗后避风寒；汗出病瘥，即停服。注意忌食生冷、油腻之品。若外邪已入里，或麻疹已透，或疮疡已溃，或虚证水肿，均不宜使用。

细目二 辛温解表

要点一 桂枝汤《伤寒论》

【组成】桂枝三两 芍药三两 甘草（炙）二两 生姜三两 大枣十二枚

【用法】上五味，㕮咀，以水七升，微火煮取三升，适寒温，服一升。服已须臾，啜热稀粥一升余，以助药力。温覆令一时许，遍身漐漐微似有汗者益佳，不可令如水流漓，病必不除。若一服汗出病瘥，停后服，不必尽剂；若不汗，更服，依前法；又不汗，后服小促其间，半日许令三服尽。若病重者，一日一夜服，周时观之，服一剂尽，病证犹在者，更作服；若汗不出，乃服至二三剂。禁生冷、黏滑、肉、面、五辛、酒酪、臭恶等物。

【功用】解肌发表，调和营卫。

【主治】外感风寒表虚证。恶风发热，汗出头痛，鼻鸣干呕，苔白不渴，脉浮缓或浮弱。

【组方原理】本证由外感风寒，卫强营弱，营卫失和所致。治宜解肌发表，调和营卫。方以桂枝为君药，助卫阳，通经络，发汗解表而散卫中之邪气。臣以芍药，益阴敛营，敛固外泄之营阴。桂芍等量相伍，则发汗不伤阴，敛阴不留邪，散中有收，汗中寓补，针对卫强营弱之机。生姜散寒祛邪，兼能和胃止呕；大枣益血生津，并可补脾益气。二药合用，调和营卫，又调补脾胃，共为佐药。佐使以炙甘草，调和药性，合桂枝辛甘化阳以实卫，合芍药酸甘化阴以和营。本方为滋阴和阳、调和营卫、解肌发汗之总方。

【附方】桂枝加桂汤主治太阳病发汗太过，耗损心阳，肾中寒气凌心之奔豚，故以本方再加桂二两以增温通心阳、平冲降逆之力；桂枝加芍药汤主治太阳病误下伤中，邪陷太阴，土虚木乘之腹痛，故用桂枝汤通阳温脾，倍芍药以柔肝缓急止痛。

【鉴别】麻黄汤与桂枝汤同为辛温解表剂。麻黄汤发汗散寒力强，又能宣肺平喘，为辛温发汗之重剂，主治恶寒发热，无汗而喘之表实证；桂枝汤发汗解表之力逊于麻黄汤，但具调和营卫之功，为辛温解表之和剂，主治恶风发热而自汗出之表虚证。

要点二　九味羌活汤　张元素方，录自《此事难知》

【组成】羌活　防风　苍术各一两半　细辛五分　川芎　白芷　生地黄　黄芩　甘草各一两

【用法】水煎服。

【功用】发汗祛湿，兼清里热。

【主治】外感风寒湿邪，内有蕴热证。恶寒发热，无汗，头痛项强，肢体酸楚疼痛，口苦微渴，舌苔白或微黄，脉浮。

【组方原理】本证由外感风寒湿邪，内有蕴热所致。治宜疏风散寒，祛湿解表，兼清里热。方中羌活解表散寒，祛风胜湿，兼治太阳经头痛而为君药。防风、苍术发汗祛湿，助羌活解表祛邪，同为臣药。细辛、川芎、白芷祛风散寒，止头身痛；生地、黄芩清泻里热，并防诸辛温燥烈之品伤津之弊，共为佐药。甘草调和药性，为使药。方中细辛善止少阴头痛，白芷善解阳明头痛，川芎长于止少阳、厥阴头痛，体现分经论治的用药特点。

【常用加减】若湿邪较轻，肢体酸楚不甚者，可去苍术以减温燥之性；如肢体关节痛剧者，加独活、威灵仙、姜黄等以加强宣痹止痛之力。

要点三　小青龙汤《伤寒论》

【组成】麻黄　芍药　细辛　干姜　甘草（炙）　桂枝各三两　半夏半升　五味子半升

【用法】水煎服。

【功用】解表散寒，温肺化饮。

【主治】外寒内饮证。恶寒发热，头身疼痛，无汗，喘咳，痰涎清稀而量多，胸痞，或干呕，或不得平卧，或身体疼重，头面四肢浮肿，舌苔白滑，脉浮。

【组方原理】本证由外感风寒，内停水饮所致。治宜解表散寒与温化寒饮并举。方中麻黄、桂枝相须为君，发汗散寒以解表邪，且麻黄又能宣肺而平喘，桂枝温阳以化饮。干姜、细辛为臣，温肺化饮，兼助麻、桂解表祛邪。佐用五味子敛肺止咳，芍药和营养血。二药与辛散之品相配，有散有收，既可增止咳平喘之力，又可制约诸药辛散太过，防止温燥药伤津。半夏燥湿化痰，和胃降逆，亦为佐药。炙甘草为佐使，益气和中，又能调和药性。本方配伍散中有收，开中有合，使之散不伤正，收不留邪。

【常用加减】兼有热象而出现烦躁者，加生石膏以清郁热；兼喉中痰鸣，加杏仁、射干、款冬花以化痰降气平喘。

要点四　香苏散《太平惠民和剂局方》

【组成】香附子　紫苏叶各四两　甘草（炙）一两　陈皮二两

【用法】为散。

【功用】疏散风寒，理气和中。

【主治】外感风寒，内有气滞证。恶寒身热，头痛无汗，胸脘痞闷，不思饮食，舌苔薄白，脉浮。

【组方原理】本证由外感风寒，内伤气滞所致。治当疏散风寒，理气化滞。方以紫苏叶发表散寒，理气宽中，为君药。香附善疏肝理气，通调三焦气机，为臣药。二药气味芳香辛散，兼有辟秽之用。佐以陈皮理气醒脾以行气滞，燥湿和胃以除痞闷。炙甘草和中调药，为使。

【常用加减】气滞闷痛较甚者，加大腹皮、青皮；胃脘痞闷者，加木香、砂仁；不思饮食，湿甚苔腻者，加砂仁、苍术。

要点五　正柴胡饮《景岳全书》

【组成】柴胡一至三钱　防风一钱　陈皮一钱半　芍药二钱　甘草一钱　生姜五片

【用法】水煎服。

【功用】解表散寒。

【主治】外感风寒轻证。微恶风寒，发热，无汗，头疼身痛，舌苔薄白，脉浮。

【组方原理】本病系外感风寒之轻证。治宜轻疏肌表，微发其汗。方中以柴胡为君药，功能疏散表邪。防风为臣，散寒解表，祛风止痛。生姜辛温发散，助柴胡、防风解表透邪；陈皮疏畅气机，以助祛邪外出；芍药益阴和营，防辛散伤阴，共为佐药。甘草调药为使。

细目三　辛凉解表

要点一　银翘散《温病条辨》

【组成】连翘　银花各一两　苦桔梗　薄荷　牛蒡子各六钱　竹叶　芥穗各四钱　淡豆豉　生甘草各五钱

【用法】为散。鲜苇根汤煎，勿过煎，温服。

【功用】辛凉透表，清热解毒。

【主治】温病初起。发热，微恶风寒，无汗或有汗不畅，头痛口渴，咳嗽咽痛，舌尖红，苔薄白或薄黄，脉浮数。

【组方原理】本证为外感风热，卫气被郁，肺失清肃所致。治宜疏风透表，清热解毒。方中重用银花、连翘为君药，既疏散风热，清热解毒，又可辟秽化浊。薄荷、牛蒡子辛凉，疏散风热，清利头目，并可解毒利咽；芥穗、淡豆豉辛温发散，配入辛凉解表方中，可增辛散透表之力。四药共用以加强解表散邪之力，同为臣药。芦根清热生津；竹叶清上焦热；桔梗开宣肺气，止咳利咽，皆为佐药。生甘草清热解毒，调和药性，合桔梗又止咳利咽，为佐使药。全方辛凉之中配伍少量辛温之品，疏散风邪与清热解毒相伍。

【常用加减】渴甚者，为伤津较甚，加天花粉生津止渴；项肿咽痛者，系热毒较甚，加马勃、玄参清热解毒，利咽消肿；胸膈闷者，加藿香、郁金芳香化湿，辟秽祛浊。

【鉴别】银翘散与桑菊饮皆可治温病初起之表证，均有连翘、桔梗、甘草、薄荷、芦根五药，但银翘散解表清热之力强，为“辛凉平剂”；桑菊饮肃肺止咳之力大，而解表清热作用较弱，为“辛凉轻剂”。

要点二　麻黄杏仁甘草石膏汤《伤寒论》

【组成】麻黄四两　杏仁五十个　甘草（炙）二两　石膏半斤

【用法】水煎服。

【功用】辛凉疏表，清肺平喘。

【主治】外感风邪，邪热壅肺证。身热不解，咳逆气急，甚则鼻煽，口渴，有汗或无汗，舌苔薄白或黄，脉浮而数者。

【组方原理】本证由风邪化热，壅遏于肺，肺失宣降而致。治宜辛凉宣肺，清热平喘。方中麻黄宣肺平喘，解表散邪。石膏清泻肺胃之热以生津。二药相伍，既宣散肺中风热，又清解肺中郁热，共为君药。石膏倍于麻黄，使全方不悖辛凉之旨。麻黄得石膏，宣肺平喘而不助热；石膏得麻黄，清解肺热而不凉遏。杏仁降利肺气以平喘咳，与麻黄相配则宣降相因，与石膏相伍则清肃协同，为臣药。炙甘草既能益气和中，又防石膏寒凉伤中，更能调和于寒温宣降之间，为佐使药。

【常用加减】如肺热甚，壮热汗出者，宜增石膏用量，酌加桑白皮、黄芩、知母；表邪偏重，无汗而恶寒，石膏用量宜减，酌加薄荷、苏叶、桑叶。

要点三　柴葛解肌汤《伤寒六书》

【组成】干葛　柴胡　黄芩　芍药　羌活　白芷　桔梗　甘草

【用法】加生姜三片、大枣两个，槌法加石膏一钱，水煎服。

【功用】解肌清热。

【主治】外感风寒，郁而化热证。恶寒渐轻，身热增盛，无汗头痛，目疼鼻干，心烦不眠，咽干耳聋，眼眶痛，舌苔薄黄，脉浮微洪。

【组方原理】本证因外邪郁而化热，传入阳明、少阳，属三阳合病。治宜辛凉解肌，兼清里热。方中葛根、白芷、石膏善于清透阳明之邪热；柴胡、黄芩长于透解少阳之邪热；羌活发散太阳之风寒，如此三阳并治。桔梗宣肺解表；白芍、大枣敛阴养血，防止辛散太过伤阴；生姜发散风寒，合大枣调和营卫，均为佐药。甘草调药为使。

要点四 升麻葛根汤《太平惠民和剂局方》

【组成】升麻 白芍药 甘草（炙）各十两 葛根十五两

【用法】水煎服。

【功用】解肌透疹。

【主治】麻疹初起。疹发不透，身热头痛，咳嗽，目赤流泪，口渴，舌红，苔薄白，脉浮数。

【组方原理】本证属麻疹初起，透发不畅。治宜辛凉解肌，透疹解毒。方中升麻、葛根皆为解表透疹之要药。升麻善于解肌透疹解毒；葛根善于解肌透疹生津。二药相配，为解肌透疹之常用配伍，为君药。芍药和营泻热，为臣药。炙甘草调和诸药，为使药。

细目四 扶正解表

要点一 败毒散《太平惠民和剂局方》

【组成】柴胡 前胡 川芎 枳壳 羌活 独活 茯苓 桔梗 人参 甘草各三十两

【用法】散剂。加生姜、薄荷少许，水煎服。

【功用】散寒祛湿，益气解表。

【主治】气虚外感风寒湿。憎寒壮热，头项强痛，肢体酸痛，无汗，鼻塞声重，咳嗽有痰，胸膈痞满，舌淡苔白，脉浮而按之无力。

【组方原理】本证系正气素虚，风寒湿邪袭于肌表所致。治当散寒祛湿，益气解表。方中羌活、独活发散风寒，除湿止痛，羌活长于祛上部风寒湿邪，独活长于祛下部风寒湿邪，合用通治一身风寒湿邪，为君药。川芎行气活血祛风；柴胡解肌透邪行气，助君药解表逐邪，又可加强止痛之力，共为臣药。桔梗宣肺利膈，枳壳理气宽中，二药相伍，一升一降，畅通胸膈气机；前胡化痰止咳；茯苓渗湿消痰，俱为佐药。生姜、薄荷为引，助解表之力；甘草调和药性，益气和中，共为佐使之品。方中人参为佐，益气扶正，鼓邪外出，并寓防邪复入之义。喻嘉言用本方治外邪陷里而成之痢疾，意即疏散表邪，表气疏通，里滞亦除，其痢自止，故称此为“逆流挽舟”法。

【常用加减】若正气未虚，而表寒较甚者，去人参，加荆芥、防风；痢疾之腹痛、便脓血、里急后重甚者，可加白芍、木香。

【鉴别】参苏饮与败毒散皆治气虚外感风寒。但败毒散治风寒夹湿之表证为主，故用羌活、独活、川芎、柴胡祛邪为主，少佐人参以扶正祛邪；参苏饮所治为风寒表证，邪偏于肺，故用苏叶、葛根、人参益气解表宣肺为主，加之痰湿气滞，则又增半夏、木香、陈皮等化痰行气之品。

要点二 麻黄细辛附子汤《伤寒论》

【组成】麻黄二两 附子一枚 细辛二两

【用法】水煎服。

【功用】助阳解表。

【主治】素体阳虚，外感风寒证。发热，恶寒甚，神疲欲寐，脉微细。

【组方原理】本证为素体阳虚，外感风寒所致。治宜助阳与解表合用。方以麻黄发汗散寒；附子温肾助阳，共为君药。二药相伍，既能鼓邪外出，且无过汗亡阳之虞。细辛温经散寒，外可助麻黄解表，内可助附子温里，为臣佐药。

【常用加减】若阳气虚弱者，加人参、黄芪；兼咳痰者，加半夏、杏仁。

要点三　加减葳蕤汤《重订通俗伤寒论》

【组成】生葳蕤二钱至三钱　生葱白二枚至三枚　桔梗一钱至钱半　东白薇五分至一钱　淡豆豉三钱至四钱　苏薄荷一钱至钱半　炙草五分　红枣二枚

【用法】水煎服。

【功用】滋阴解表。

【主治】素体阴虚，外感风热证。头痛身热，微恶风寒，无汗或有汗不多，咳嗽，心烦，口渴，咽干，舌红，脉数。

【组方原理】本证由素体阴虚，外感风热所致。治宜滋阴与解表兼顾。方中葳蕤（即玉竹）润肺养胃，清热生津，滋而不腻，对阴虚而有表邪者颇宜；薄荷疏散风热，清利咽喉，为君药。葱白、淡豆豉助薄荷以增发散表邪之力，为臣药。白薇清热而不伤阴，于阴虚有热者甚宜；桔梗宣肺止咳；大枣甘润养血，为佐药。使以甘草调和药性。

【鉴别】银翘散与加减葳蕤汤均可治风热表证。但银翘散功善疏散风热，清解热毒，主治风温初起之实证；加减葳蕤汤滋阴解表，适于阴虚之体感受风热证。

（李冀）

第三单元　泻下剂

细目一　概述

要点一　泻下剂的适用范围

泻下剂适用于热结、寒结、燥结、水结等里实证，亦可用于体质虚弱而兼里实者。

要点二　泻下剂的应用注意事项

应用泻下剂，必待表邪已解，里实已成。若里实较急重，应峻攻急下；较缓者，宜轻下、缓下。泻下剂多峻烈，孕妇、产后、月经期及年老体弱、病后伤津或亡血者，应慎用或禁用。泻下剂易伤正气，应得效即止。

细目二 寒下

要点一 大承气汤《伤寒论》

【组成】大黄四两 厚朴半斤 枳实五枚 芒硝三合

【用法】水煎，先煎厚朴、枳实，后下大黄，芒硝冲服。

【功用】峻下热结。

【主治】

1. 阳明腑实证。大便不通，频转矢气，脘腹痞满，腹痛拒按，按之则硬，潮热谵语，手足濈然汗出，舌苔焦黑燥裂，甚则起芒刺，脉沉实。

2. 热结旁流证。下利清水，色纯青，其气臭秽，脐腹疼痛，按之坚硬有块，口舌干燥，脉滑实。

3. 里热结实证之热厥、痉病或发狂。

【组方原理】本方之阳明腑实证系由伤寒之邪内传阳明之腑，入里化热，或温热之邪入胃肠，热盛灼津，邪热与肠中燥屎互结成实所致。治宜峻下热结，以“釜底抽薪，急下存阴”之法。方中大黄苦寒通降，泻热通便，荡涤肠胃实热积滞，为君药；芒硝咸寒，软坚润燥，泻热通便，助大黄以除燥结，为臣药。重用厚朴下气除满，亦为君药；枳实行气消痞，亦为臣药；合而用之，既消痞除满，又行气通便。全方泻下与行气并重，泻下以利行气，行气以助泻下，使胃肠气机畅通，为峻下热结之最佳配伍。

【鉴别】小承气汤、调胃承气汤皆为大承气汤类方。大承气汤硝、黄并用，大黄后下，且加枳、朴，攻下之力颇峻，为“峻下剂”，主治痞、满、燥、实四症俱全之阳明热结重证；小承气汤不用芒硝，且三味同煎，枳、朴用量亦减，攻下之力较轻，称为“轻下剂”，主治痞、满、实之阳明热结轻证；调胃承气汤不用枳、朴，后纳芒硝，大黄与甘草同煎，泻下之力较大承气汤缓和，称为“缓下剂”，主治阳明燥热内结，燥、实而无痞、满之证。

要点二 大黄牡丹汤《金匮要略》

【组成】大黄四两 牡丹一两 桃仁五十个 冬瓜仁半升 芒硝三合

【用法】水煎服。

【功用】泻热破瘀，散结消肿。

【主治】肠痈初起，湿热瘀滞证。右少腹疼痛拒按，按之其痛如淋，甚则局部肿痞，或右足屈而不伸，伸则痛剧，小便自调，或时时发热，自汗恶寒，舌苔薄腻而黄，脉滑数。

【组方原理】本方所治之肠痈，多由肠中湿热郁蒸，气血凝滞所致。治宜泻热祛湿，破瘀消痈。方中大黄泻热逐瘀，涤荡肠中湿热瘀结；桃仁破血润燥，与大黄合而泻热破瘀，为君药。芒硝泻热导滞，软坚散结，助大黄涤荡实热；丹皮清热凉血，活血散瘀，共为臣药。冬瓜仁甘寒滑利，清肠利湿，排脓消痈为佐药。

要点三 大陷胸汤《伤寒论》

【组成】大黄六两 芒硝一升 甘遂一钱匕

【用法】水煎，溶芒硝，冲甘遂末服。

【功用】泻热逐水。

【主治】结胸证。从心下至少腹硬满而痛不可近，大便秘结，日晡小有潮热，或短气躁烦，舌上燥而渴，脉沉紧，按之有力。

【组方原理】本方之大结胸证系水热结实所致。治宜急泻其热，破结逐水。方中甘遂泻热散结，峻下泻水逐饮，使结于胸腹之水从二便而去，为君药。辅以大黄荡涤胸腹之邪热；芒硝泻热通滞，润燥软坚。二药相须为用，泻热破积，软坚通滞，共为臣佐药。

细目三　温下

要点一　温脾汤《备急千金要方·卷十三》

【组成】大黄五两　当归　干姜各三两　附子　人参　芒硝　甘草各二两

【用法】水煎服。

【功用】攻下冷积，温补脾阳。

【主治】阳虚寒积证。腹痛便秘，脐下绞结，绕脐不止，手足不温，苔白不渴，脉沉弦而迟。

【组方原理】本证由脾阳不足，阴盛寒积所致。治宜攻积与温阳并举。方中附子温壮脾阳，温散寒凝；大黄泻下攻积，与大热之附子相伍，则寒性去而泻下之功犹存，共为君药。芒硝软坚散结，助大黄泻下攻积；干姜温中助阳，助附子温中祛寒，均为臣药。人参、当归益气养血，使下不伤正，共为佐药。甘草益气调药，为佐使。

【鉴别】

1. 温脾汤与大黄附子汤均治冷积里实之腹痛便秘，均以大黄配伍附子为主。但大黄附子汤主治中气未虚，寒实积滞之腹痛便秘；而温脾汤主治脾阳不足，冷积阻滞，虚中夹实之便秘腹痛。

2. 卷十五之温脾汤较卷十三少芒硝、当归，大黄用四两，且附子用量大于干姜，该方主治久痢赤白，虽有寒积，但其证大便自利，故只用大黄，并减其用量，同时重用附子意在温阳；而卷十三之温脾汤其证以寒积为主，故芒硝、大黄并用，且干姜用量大于附子。

要点二　三物备急丸《金匮要略》

【组成】大黄一两　干姜一两　巴豆一两

【用法】为丸，用米汤或温水送下；口噤不开者，鼻饲。

【功用】攻逐寒积。

【主治】寒积急证。卒然心腹胀痛，痛如锥刺，气急口噤，大便不通，甚或暴厥，苔白，脉沉而紧。

【组方原理】本方是为寒凝气阻、里实寒积之急证而设。因发病暴急，非用急攻峻下之品不可。方中巴豆辛热峻下，为君药。干姜辛热温中，温经逐寒，助巴豆以攻逐肠胃寒积，为臣药。大黄泻下积滞，且能监制巴豆辛热之毒，为佐使药。

细目四　润下

要点一　麻子仁丸（脾约丸）《伤寒论》

【组成】麻子仁二升　芍药半斤　枳实半斤　大黄一斤　厚朴一尺　杏仁一升

【用法】炼蜜为丸。

【功用】润肠泻热，行气通便。

【主治】脾约证。肠胃燥热，津液不足，大便干结，小便频数。

【组方原理】本证由肠胃燥热，津液不足，肠失濡润所致。治宜润肠泻热，行气通便。方中麻子仁滋脾润肠而通便，为君药。大黄泻热通便；杏仁降气润肠；芍药养阴和里，共为臣药。枳实下气破结，厚朴行气除满。二者相伍，破结除满，以加强降泄通便之功，共为佐药。蜂蜜为使，润肠通便，又调和诸药。

【鉴别】麻子仁丸与五仁丸均可用于津亏便秘之证。然麻子仁丸润肠泻热，行气通便为功，主治肠胃燥热，津液不足之便秘；五仁丸集多脂之果仁组方，以润肠燥，通大便而不伤津液，用治津枯肠燥，或老年、产后血虚之便秘。

要点二　济川煎《景岳全书》

【组成】当归三至五钱　牛膝二钱　肉苁蓉二至三钱　泽泻一钱半　升麻五分至七分或一钱　枳壳一钱

【用法】水煎服。

【功用】补肾益精，润肠通便。

【主治】肾虚精亏之大便秘结。大便秘结，小便清长，腰膝酸软，头目眩晕，舌淡苔白，脉沉迟。

【组方原理】本证由肾虚开阖失司所致。治宜补肾益精，润肠通便。方中肉苁蓉为君药，温肾益精，润肠通便。当归养血润肠；牛膝补肾益精，引药下行，共为臣药。枳壳宽肠下气，升麻轻宣升阳。两药相伍，使清阳升，浊阴降，且有欲降先升之妙。泽泻甘淡渗利，分泄肾浊，与枳壳相伍，使浊阴降而大便自通，以上共为佐药。全方欲降先升，寓通于补。

【鉴别】麻子仁丸与济川煎均治津液不足之便秘。但麻子仁丸证为肠胃燥热所致，故以润肠药与小承气汤合方；而济川煎证为肾虚津亏而成，以补肾益精，养血润肠为法。

细目五　逐水

要点一　十枣汤《伤寒论》

【组成】芫花　甘遂　大戟各等分

【用法】捣为散。先煮大枣肥者十枚，内药末。

【功用】攻逐水饮。

【主治】

1. 悬饮。咳唾胸胁引痛，心下痞硬胀满，干呕短气，头痛目眩，胸背掣痛不得息，舌苔滑，脉沉弦。

2. 实水。一身悉肿，尤以身半以下为重，腹胀喘满，二便不利。

【组方原理】本证由水饮壅盛于里，停于胸胁，或水饮泛溢肢体所致。治宜攻逐水饮。方中甘遂善行经隧水湿，为君药。大戟善泻脏腑水湿，芫花善消胸胁伏饮痰癖，为臣药。以大枣肥者十枚为佐，煎汤送服，既可益气护胃，培土制水，使下不伤正，又可缓和诸药毒峻之性。四药合用，共成峻下逐水之剂。

【使用注意】本方药性峻猛，孕妇禁用，年老体弱者慎用。宜清晨空腹时服用，并从小量开始，或据病情增减用量。若服后虽泻不爽，水饮未尽，次日可渐加量再服，总以快利为度；若体虚邪实又非攻不可者，可与健脾补益之剂交替使用；若服药得快利后，当食糜粥以保养脾胃。

要点二　舟车丸《太平圣惠方》，录自《袖珍方》

【组成】黑丑四两　甘遂　芫花　大戟各一两　大黄二两　青皮　陈皮　木香　槟榔各五钱　轻粉一钱

【用法】为丸，清晨空腹服。

【功用】逐水泻热行气。

【主治】水肿水热内壅，气机阻滞证。口渴，气粗，腹胀而坚，大小便秘，脉沉数有力。

【组方原理】本证由水热壅盛，气机壅滞所致。治宜泻热逐水，调畅气机。方以甘遂、大戟、芫花三者共为君药，攻逐胸胁、脘腹、经隧之水。大黄泻热通便；黑丑通导二便，攻逐水热，为臣药。君臣相配，使水热之邪从二便分消。佐以青皮破气散结，陈皮理气燥湿，槟榔下气行水，木香调气导滞。轻粉通利二便，逐水消肿，为佐使药。

细目六　攻补兼施

要点一　黄龙汤《伤寒六书》

【组成】大黄　芒硝　枳实　厚朴　当归　人参　甘草

【用法】加桔梗一撮、生姜三片、大枣二枚水煎，芒硝冲服。

【功用】攻下热结，补气养血。

【主治】阳明腑实，气血不足证。自利清水，色纯青，或大便秘结，脘腹胀满，腹痛拒按，身热口渴，神疲少气，谵语，甚则循衣摸床，撮空理线，神昏肢厥，舌苔焦黑，脉虚。

【组方原理】本证因邪热与燥屎内结，腑气不通，气血不足所致。治当泻热通便，补气养血。方中大黄、芒硝、枳实、厚朴（类大承气）攻下热结，荡涤肠胃实热积滞，急下存阴。人参、当归益气补血，使攻不伤正。桔梗开肺气以利大肠，与大黄配伍，上宣下通，以降为主。姜、枣、草补益脾胃，甘草又能调和诸药。

【鉴别】新加黄龙汤与黄龙汤均治热结里实而正气内虚者。黄龙汤用大承气汤攻下热结，配伍益气养血之品，其攻下之力较峻；新加黄龙汤则以调胃承气汤缓下热结，配伍滋补阴液药与益气养血之品，其攻下之力较缓，而滋阴增液之力强。

要点二　增液承气汤《温病条辨》

【组成】玄参一两　麦冬八钱　细生地八钱　大黄三钱　芒硝一钱五分

【用法】水煎，芒硝冲服。

【功用】滋阴增液，泻热通便。

【主治】阳明温病，热结阴亏证。燥屎不行，或下之不通，口干唇燥，舌红苔黄，脉数。

【组方原理】本证由温病热邪入里，燥屎内结，阴津亏损，无水行舟所致。治宜滋阴增液与泻热通便并行。方中重用玄参为君，伍以生地、麦冬为臣，滋阴增液，润肠通便。三药并用，有滋养阴津、增水行舟之意。以大黄、芒硝为佐，泻热通便，软坚润燥，攻下热结。

（李冀）

第四单元　和解剂

细目一　概述

要点一　和解剂的适用范围

和解剂除和解少阳证外，还包括调和肝脾，调和肠胃，调和表里等。

要点二　和解剂的应用注意事项

和解剂以祛邪为主，纯虚者不宜用，以防其伤正。本类方剂又多兼顾正气，纯属实者亦不可选。

细目二　和解少阳

要点一　小柴胡汤《伤寒论》

【组成】柴胡半斤　黄芩三两　人参三两　甘草（炙）三两　半夏半升　生姜三两　大枣十二枚

【用法】去滓再煎，温服。

【功用】和解少阳。

【主治】

1. 伤寒少阳证。往来寒热，胸胁苦满，默默不欲饮食，心烦喜呕，口苦，咽干，目眩，舌苔薄白，脉弦者。

2. 热入血室证。妇人伤寒，经水适断，寒热发作有时。

3. 黄疸、疟疾以及内伤杂病而见少阳证者。

【组方原理】本证由邪入少阳，经气不利，郁而化热，胆热犯胃，胃失和降所致；或妇人经水适断，邪热乘虚传入血室，热与血结，少阳经气不利。邪在表里之间，治宜和解之法。方中柴胡透泻少阳之邪，又疏散气机之郁滞，为君药。黄芩清泻少阳之热，为臣药。柴胡与黄芩相伍，一散一清，共解少阳之邪。佐以半夏、生姜和胃降逆止呕；又佐人参、大枣益气健脾，一者取其扶正以祛邪，一者取其益气以御邪内传。生姜、大枣合用，又可调和脾胃，兼顾表里。炙甘草助人参、大枣扶正，且能调和诸药，为使药。

本方为和解少阳之代表方。原方"去滓再煎"，使药性更为醇和。服本方后亦有得汗而愈者，或先寒战后发热而汗出的"战汗"现象，均属正胜邪却之征。

【常用加减】若胸中烦而不呕，为热聚于胸，去半夏、人参，加瓜蒌；渴者，是热伤津液，去半夏，加天花粉；腹中痛，是肝气乘脾，宜去黄芩，加芍药；胁下痞硬，是气滞痰郁，去大枣，加牡蛎；心下悸，小便不利，为水气凌心，去黄芩，加茯苓；不渴，外有微热，是表邪仍在，去人参，加桂枝；咳者，为素有肺寒留饮，去人参、大枣、生姜，加五味子、干姜。

要点二　大柴胡汤《金匮要略》

【组成】柴胡半斤　黄芩三两　芍药三两　半夏半升　生姜五两　枳实四枚　大枣十二枚　大黄二两

【用法】水煎二次，去滓，再煎。

【功用】和解少阳，内泻热结。

【主治】少阳阳明合病。往来寒热，胸胁苦满，呕不止，郁郁微烦，心下痞硬，或心下满痛，大便不解或协热下利，舌苔黄，脉弦数有力。

【组方原理】本方主治少阳阳明合病，而以少阳为主之证。治宜表里兼顾。方中重用柴胡为君，黄芩为臣，二药相须为用，和解清泻，以除少阳之邪热；轻用大黄配枳实，以内泻阳明热结，行气消痞，俱为臣药。芍药柔肝缓急止痛，与大黄相配可治腹中实痛，与枳实相伍理气和血，以除心下满痛；半夏和胃降逆，配伍大量生姜，以治呕逆不止，共为佐药。大枣与生姜相配，能和营卫而行津液，并调和脾胃，功兼佐使。本方既不悖少阳禁下的原则，又和解少阳，内泻热结，使少阳与阳明合病得以双解。

【鉴别】大、小柴胡汤具和解少阳之功，但小柴胡汤专治少阳证，适宜于邪踞少阳，正气不足，胆胃不和者。而大柴胡汤主治少阳与阳明合病，以和解为主，辅以泻下。

要点三　蒿芩清胆汤《重订通俗伤寒论》

【组成】青蒿脑钱半至二钱　淡竹茹三钱　仙半夏钱半　赤茯苓三钱　青子芩钱半至三钱　生枳壳钱半　陈广皮钱半　碧玉散（滑石、甘草、青黛）三钱（包）

【用法】水煎服。

【功用】清胆利湿，和胃化痰。

【主治】少阳湿热证。寒热如疟，寒轻热重，口苦膈闷，吐酸苦水，或呕黄涎而黏，甚则干呕呃逆，胸胁胀疼，小便黄少，舌红苔白腻，间现杂色，脉数而右滑左弦。

【组方原理】本证为少阳胆热偏重，兼有湿热痰浊。治宜清胆利湿，和胃化痰。方中青蒿之嫩芽苦寒芳香，既清透少阳邪热，又辟秽化湿；黄芩善清胆热，并能燥湿。两药相合，既清少阳之热，又祛少阳之湿，共为君药。竹茹善清胆胃之热，化痰止呕；赤茯苓清热利湿，健脾和胃，为臣药。枳壳行气宽中，除痰消痞；半夏燥湿化痰，和胃降逆；陈皮理气化痰，宽胸畅膈，共为佐药。碧玉散清热利湿，导邪从小便而去，用为佐使药。

【鉴别】蒿芩清胆汤与小柴胡汤均能和解少阳，用于邪在少阳，往来寒热，胸胁不适者。但小柴胡汤和解中兼有益气扶正之功，宜于邪踞少阳，胆胃不和者；蒿芩清胆汤和解之中兼具清热利湿、理气化痰之效，宜于少阳胆热偏重，兼有湿热痰浊者。

细目三　调和肝脾

要点一　四逆散《伤寒论》

【组成】甘草（炙）　枳实　柴胡　芍药各十分

【用法】水煎服。

【功用】透邪解郁，疏肝理脾。

【主治】

1. 阳郁厥逆证。手足不温，或腹痛，或泄利下重，脉弦。
2. 肝脾不和证。胁肋胀闷，脘腹疼痛，脉弦。

【组方原理】本证之阳郁厥逆，缘于外邪入里，气机郁滞，阳气内郁，阴阳气不相顺接所致。此“四逆必不甚冷，或指头微温”。治宜透邪解郁，调畅气机。方中柴胡升发阳气，疏肝解郁，透邪外出，为君药。白芍敛阴养血柔肝，为臣。白芍与柴胡合用，以补养肝血，条达肝气，可使柴胡升散而不伤阴血。佐以枳实理气解郁，泻热破结。枳实与柴胡相伍，一升一降，疏畅气机，并奏升清降浊之效；与白芍相配，理气和血，使气血调和。使以甘草，调药和中，与白芍相伍，酸甘化阴，缓急止痛。本方亦有疏肝理脾之效，主治肝脾不和之证。

【常用加减】若咳者，加五味子、干姜；悸者，加桂枝；小便不利者，加茯苓；腹中痛者，加炮附子；泄利下重者，加薤白；气郁甚者，加香附、郁金；有热者，加栀子。

要点二　逍遥散《太平惠民和剂局方》

【组成】甘草（炙）半两　当归　白茯苓　白芍药　白术　柴胡各一两

【用法】加薄荷少许、烧生姜一块，水煎冲服。

【功用】疏肝解郁，养血健脾。

【主治】肝郁血虚脾弱证。两胁作痛，头痛目眩，口燥咽干，神疲食少，或月经不调，乳房胀痛，脉弦而虚者。

【组方原理】本证由肝郁血虚，脾失健运所致。治宜疏肝解郁，养血健脾。方中柴胡疏肝解郁，条达肝气，为君药。当归养血和血，兼可理气；白芍养血敛阴，柔肝缓急；归、芍与柴胡同用，补肝体而和肝用，共为臣药。白术、茯苓、甘草健脾益气，实土以御木侮，且使营血生化有源；薄荷少许，疏散透热；烧生姜辛散和中，共为佐药。柴胡为肝经引经药，甘草尚能调和诸药，兼使药之用。

【附方】加味逍遥散，本方加丹皮、栀子，用治肝郁血虚有热之月经不调，以及经期吐衄等。黑逍遥散，本方加地黄，治逍遥散证而血虚较甚者。

【鉴别】逍遥散与四逆散均具疏肝理气之功。但四逆散专于疏泄肝郁，主治阳郁厥逆或肝脾不和之证。逍遥散除疏肝解郁外，又有养血健脾之功，主治肝郁血虚脾弱证。

要点三　痛泻要方《丹溪心法》

【组成】白术三两　白芍药二两　陈皮一两五钱　防风一两

【用法】水煎服。

【功用】补脾柔肝，祛湿止泻。

【主治】脾虚肝旺之痛泻。肠鸣腹痛，大便泄泻，泻必腹痛，泻后痛缓，舌苔薄白，脉两关不调，左弦而右缓者。

【组方原理】本证由土虚木乘，肝脾不和所致。治宜补脾抑肝，祛湿止泻。方中白术补脾燥湿以治土虚，为君药。白芍柔肝缓急止痛，与白术相配，于土中泻木，为臣药。陈皮理气燥湿，醒脾和胃，为佐药。配伍少量防风，与白术、白芍相伍，辛香以疏肝脾，且有燥湿以助止泻之功，又为脾经引经药，为佐使之用。

【鉴别】逍遥散与痛泻要方均可治肝郁脾虚之证。但痛泻要方以治脾为主，兼事柔肝，主治脾虚肝旺之痛泻。逍遥散疏肝与健脾之力相当，又有养血之功，主治肝郁血虚脾弱证。

细目四　调和肠胃

要点　半夏泻心汤《伤寒论》

【组成】半夏半升　黄芩　干姜　人参各三两　黄连一两　大枣十二枚　甘草（炙）三两

【用法】水煎服。

【功用】寒热平调，消痞散结。

【主治】寒热错杂之痞证。心下痞，但满而不痛，或呕吐，肠鸣下利，舌苔腻而微黄。

【组方原理】本证由外邪乘虚入内，中虚失运，升降失常，寒热互结于心下所致。治宜寒热平调，散结消痞。方中以半夏为君，散结除痞，降逆止呕。臣以干姜，温中散寒；黄芩、黄连泻热开痞。人参、大枣甘温益气，以补脾虚，为佐药。使以甘草补脾和中而调诸药。全方寒热互用以和其阴阳，苦辛并进以调其升降，补泻兼施以顾其虚实，体现寒热并用、辛开苦降、补泻兼施之配伍特点。

【附方】生姜泻心汤即半夏泻心汤减干姜二两，加生姜四两而成，意在和胃而降逆，宣散水气而消痞满，配合辛开苦降、补益脾胃之品，适于水热互结于中焦，脾胃升降失常之痞证。甘草泻心汤，即半夏泻心汤加重炙甘草用量，重在调中补虚，适于胃气虚弱，寒热错杂之痞证。

（李冀）

第五单元　清热剂

细目一　概述

要点一　清热剂的适用范围

清热剂适用于里热证，凡温热疫毒邪气入气分、营血、脏腑或五志过极，脏腑阳气偏胜，生热化火而致里热证，均为清热剂的适应范围。

要点二　清热剂的应用注意事项

清热剂须在表证已解，里热炽盛，或里热尚未结实的情况下应用。热邪伤阴者忌用苦寒药。假热而真寒之象，不可误用寒凉。热邪炽盛，服清热剂入口即吐者，可采用反佐法。

细目二　清气分热

要点一　白虎汤《伤寒论》

【组成】石膏一斤　知母六两　甘草（炙）二两　粳米六合
【用法】以水煮米熟汤成，温服。
【功用】清热生津。
【主治】阳明、气分热盛证。壮热面赤，烦渴引饮，汗出恶热，脉洪大有力。
【组方原理】本证乃伤寒化热内传阳明之经，或温邪传入气分之热盛证。治当清热生津。方中重用石膏为君，清阳明、气分大热，又止渴除烦。臣以知母，既助石膏清肺胃之热，又滋阴润燥救已伤之阴津。君臣相须为用，为阳明、气分大热之最佳配伍。粳米、炙甘草益胃生津，亦可防大寒伤中之弊，均为佐药。炙甘草兼以调药为使。
【常用加减】若胃热津伤明显而见烦渴引饮，甚或消渴者，加天花粉、芦根、麦门冬；胃热化燥成实而兼见大便秘结者，加大黄、芒硝；气血两燔，引动肝风而见神昏谵语、抽搐者，加羚羊角、水牛角。

【附方】白虎加人参汤，即本方加人参，主治气分热盛，气津两伤，兼见背微恶寒，或饮不解渴，或脉浮大而芤，及暑病见有身大热，属气津两伤者；白虎加桂枝汤，本方加桂枝，主治温疟，症见其脉如平、身无寒但热、骨节疼烦、时呕，以及风湿热痹，见壮热、气粗烦躁、关节肿痛、口渴、苔白、脉弦数；白虎加苍术汤，本方加苍术，主治湿温病，症见身热胸痞、汗多、舌红苔白腻，以及风湿热痹，身大热、关节肿痛等。

要点二　竹叶石膏汤《伤寒论》

【组成】竹叶二把　石膏一斤　半夏半升　麦冬一升　人参二两　甘草（炙）二两

粳米半升

【用法】水煎服。

【功用】清热生津，益气和胃。

【主治】伤寒、温病、暑病，余热未清，气津两伤证。身热多汗，心胸烦闷，气逆欲呕，口干喜饮，或虚烦不寐，舌红苔少，脉虚数。

【组方原理】本证乃热病后期，余热未清，气津两伤，胃气不和所致。治当清热生津，益气和胃。方中石膏清热除烦，为君；麦冬养阴生津，兼除暑热，为臣；佐以人参益气升清，半夏苦燥降逆。二药相伍，脾升胃降，呕逆自除。半夏性温而燥，然倍用麦冬，则燥性去而降逆之用存。竹叶清热除烦，为佐。甘草、粳米和中养胃为佐使。本方清而不寒，补而不滞。

【鉴别】竹叶石膏汤与白虎汤均治气分热证。然白虎汤所治为正盛邪实之证，以大热、大汗、大渴、脉洪大有力为主要表现，为清泻之方。竹叶石膏汤证则为余热未清而气津两伤，为清补之方。

细目三　清营凉血

要点一　清营汤《温病条辨》

【组成】犀角三钱（水牛角代）　生地五钱　元参三钱　竹叶心一钱　麦冬三钱　丹参二钱　黄连一钱五分　银花三钱　连翘（带心）二钱

【用法】水煎服。

【功用】清营解毒，透热养阴。

【主治】邪热入营证。身热夜甚，神烦少寐，时有谵语，目常喜开或喜闭，口渴或不渴，斑疹隐隐，舌绛而干，脉数或细数。

【组方原理】本证乃邪热内传营分，耗伤营阴所致。治宜清营解毒为主，辅以透热养阴。方用犀角（水牛角代）清解营分之热毒为君。生地凉血滋阴，麦冬清热养阴生津，玄参滋阴降火解毒。三药即为增液汤，养阴生津，清营凉血解毒，共为臣药。佐以银花、连翘清热解毒，芳香透散，使营分热邪透转气分而解，宗叶氏“入营犹可透热转气”之说；黄连清心解毒；竹叶心专清心热；丹参清热凉血，并能散瘀以防血与热结，为佐药。本方以清营解毒为主，养阴生津与透热转气为辅。

要点二　犀角地黄汤（芍药地黄汤）《小品方》，录自《外台秘要》

【组成】犀角屑（水牛角代）一两　地黄半斤　芍药三分　丹皮一两

【用法】水煎。水牛角镑片，先煎，余药后下。

【功用】清热解毒，凉血散瘀。

【主治】

1. 热入血分证。身热谵语，斑色紫黑，舌绛起刺，脉细数；或喜忘如狂；或漱水不欲咽，大便色黑易解等。

2. 热伤血络证。斑色紫黑、吐血、衄血、便血、尿血等，舌红绛，脉数。

【组方原理】本证由热毒深入血分，耗血动血所致。治当清热解毒，凉血散瘀。方中君药犀角（水牛角代）清热凉血，清心解毒。生地凉血滋阴生津，既助犀角清热凉血，又能养血，为臣药。丹皮、白芍凉血散瘀为佐药，其中白芍助生地养血敛阴；丹皮既能凉血以止血，且使止血不留瘀。本方凉血与活血散瘀并用，使热清血宁而无耗血动血之虑，凉血止血而无留瘀之弊。

【鉴别】犀角地黄汤与清营汤均可治疗热入营血证。但犀角地黄汤在清热解毒之中配伍泻热散瘀药，寓凉血散血之意，用治热入血分而见耗血、动血之证。清营汤则是在清营解毒养阴中伍轻清宣透之品，寓有“透热转气”之意，适于热邪初入营分尚未动血之证。

细目四 清热解毒

要点一 黄连解毒汤《肘后备急方》，名见《外台秘要》引崔氏方

【组成】黄连三两 黄芩 黄柏各二两 栀子十四枚

【用法】水煎服。

【功用】泻火解毒。

【主治】三焦火毒证。大热烦躁，口燥咽干，错语不眠；或热病吐血、衄血；或热甚发斑；或身热下利；或湿热黄疸；或外科痈肿疔毒，小便黄赤，舌红苔黄，脉数有力。

【组方原理】本证由火毒充斥三焦所致。治宜泻火解毒，苦寒直折。方中君药黄连尤善泻心及中焦之火。臣以黄芩清泻上焦之火；黄柏清泻下焦之火。更配栀子通泻三焦之火，且可导热下行，为佐使之用。

【常用加减】若吐血、衄血、发斑者，酌加生地、白茅根、玄参、丹皮；发黄者，加茵陈、大黄；痈肿疔毒者，加地丁、蒲公英。

要点二 清瘟败毒饮《疫疹一得》

【组成】生石膏 小生地 乌犀角（水牛角代）真川连 生栀子 桔梗 黄芩 知母 赤芍 元参 连翘 甘草 丹皮 竹叶

【用法】先煎石膏、水牛角，后下诸药。

【功用】清热泻火，凉血解毒。

【主治】瘟疫热毒，气血两燔证。大热渴饮，头痛如劈，谵语神昏，口干咽痛，或发斑，或吐血、衄血，或四肢抽搐，或厥逆，脉沉细而数，或沉数，或浮大而数，舌绛唇焦。

【组方原理】本证为瘟疫热毒，充斥内外，气血两燔。病重势急，治当气血两清。方以白虎汤、犀角地黄汤、黄连解毒汤合而为方，意在清热凉血解毒，泻三焦火热之邪。配玄参滋阴降火解毒，连翘清热散结解毒，竹叶清心除烦，桔梗清利咽喉。

要点三　凉膈散《太平惠民和剂局方》

【组成】川大黄　朴硝　甘草（爁）各二十两　山栀子仁　薄荷叶　黄芩各十两　连翘二斤半

【用法】加白蜜、竹叶少许，水煎服。

【功用】泻热通便，清上泻下。

【主治】上中二焦火热证。烦躁口渴，面热头昏，舌肿目赤，口舌生疮，咽痛鼻衄，或睡卧不宁，谵语狂妄，便秘溲赤，或大便不畅，舌红苔黄，脉滑数。

【组方原理】本证由脏腑郁热，聚于胸膈所致。治宜泻火通便，清上泻下。方中重用连翘清热解毒，祛上焦之热，为君药；黄芩清胸膈郁热；山栀子通泻三焦，引火下行；大黄、芒硝泻火通便，“以泻代清”，共为臣药。薄荷、竹叶轻清上疏，兼有“火郁发之”之义；白蜜少许，润燥生津，共为佐药。使以甘草调和药性。全方清上与泻下并行，所谓“以泻代清”之法。

要点四　普济消毒饮《东垣试效方》

【组成】黄芩　黄连各半两　人参三钱　橘红　玄参　生甘草各二钱　连翘　板蓝根　马勃　黍粘子各一钱　白僵蚕（炒）　升麻各七分　柴胡　桔梗各二钱

【用法】水煎服。

【功用】清热解毒，疏风散邪。

【主治】大头瘟。恶寒发热，头面红肿焮痛，目不能开，咽喉不利，舌燥口渴，舌红苔黄，脉浮数有力。

【组方原理】本证由风热疫毒之邪，壅于上焦，攻冲头面所致。治宜疏散上焦风热，清解上焦疫毒。重用黄连、黄芩清泻心肺热毒，为君。牛蒡子（黍粘子）、连翘、僵蚕辛凉疏散上焦头面风热，为臣。玄参、马勃、板蓝根清热解毒，橘红理气消壅，人参扶正祛邪，桔梗、甘草清利咽喉，共为佐药。升麻、柴胡疏散风热，既引药上行，又有“火郁发之”之意，为佐使药。

本方出自《东垣试效方》，方中有人参，但其论述中有薄荷而无人参，后世《普济方》、《医方集解》等从其论；用薄荷而不用人参，薄荷之用意在疏散上焦之热，且清利咽喉。

【鉴别】普济消毒饮与银翘散均具疏散风热、清热解毒之功。普济消毒饮重在清上焦热毒，为治疗大头瘟之效方；银翘散以疏散风热为主，为治疗温病初起之代表方。

要点五　仙方活命饮（神仙活命饮）《女科万金方》

【组成】白芷六分　贝母　防风　赤芍药　生归尾　甘草节　皂角刺（炒）　穿山甲（炙）　天花粉　乳香　没药各一钱　金银花　陈皮各三钱

【用法】水煎或水酒各半煎服。

【功用】清热解毒，消肿溃坚，活血止痛。

【主治】痈疡肿毒初起。红肿焮痛，或身热凛寒，苔薄白或黄，脉数有力。

【组方原理】本证由热毒内壅，气滞血瘀痰结所致。法当清热解毒，理气活血，消肿止痛。方中金银花清热解毒，为治疮疡肿毒之要药，重用为君。归尾、赤芍、乳香、没药、陈皮行气活血通络，消肿止痛，共为臣。白芷、防风透达营卫，散结消肿；贝母、天花粉清热化痰，散结排脓，可使脓未成即消；山甲、皂角刺通行经络，透脓溃坚，可使脓成即溃，均为佐药。甘草清热解毒，调和诸药。煎药加酒者，借其通瘀而行周身，助药力直达病所，共为佐使。本方为“疡门开手攻毒之第一方也”。

【鉴别】仙方活命饮与五味消毒饮均具清热解毒、消散痈疮之功，用治热毒痈疮之证。但仙方活命饮清热解毒，并能活血理气，消肿溃坚，主治热毒壅结之痈疮初起。五味消毒饮则纯用清热解毒、消肿散结之品，适用于疔毒。

细目五　清脏腑热

要点一　导赤散《小儿药证直诀》

【组成】生地黄　木通　生甘草梢各等分

【用法】入竹叶水煎。

【功用】清心利水养阴。

【主治】心经火热证。心胸烦热，口渴面赤，意欲饮冷，以及口舌生疮；或心热移于小肠，小溲赤涩刺痛，舌红，脉数。

【组方原理】本证由心经火热或心热下移小肠所致。治当清心利水养阴。方中木通入心、小肠经，降火利水；生地入心、肾经，清热养阴以制心经火热。二药合用，清心养阴而不恋邪，利水通淋而不伤阴，共为君药。竹叶清心除烦，淡渗利水，导心经火热下行，为臣药。生甘草梢泻火解毒，可直达茎中而止痛，并能调和诸药，为佐使。

【鉴别】导赤散与清心莲子饮均有清心泻火之功。但导赤散原为小儿心热所设，药性平和，除清心之外，还配伍养阴利水之品，用于心经热盛或心火下移小肠之证；清心莲子饮治疗心火亢盛，并有气阴两虚、湿热下注之证，其清心之力优于导赤散。

要点二　龙胆泻肝汤《医方集解》

【组成】龙胆草（酒炒）　黄芩（炒）　栀子（酒炒）　泽泻　木通　车前子　当归（酒炒）　柴胡　生甘草　生地黄（酒炒）

【用法】水煎服。

【功用】清泻肝胆实火，清利肝经湿热。

【主治】

1. 肝胆实火上炎证。头痛目赤，胁痛口苦，耳聋，耳肿，舌红苔黄，脉弦数有力。

2. 肝经湿热下注证。阴肿，阴痒，阴汗，小便淋浊，妇女带下黄臭等，舌红苔黄腻，脉弦数有力。

【组方原理】本证由肝胆实火上炎，或湿热循经下注所致。治当清泻肝胆实火，清利肝经湿热。方用龙胆草大苦大寒，上清肝胆实火，下利肝经湿热，两擅其功，为君药。黄芩、栀子清上导下，增君药泻火除湿之力；泽泻、木通、车前子导湿热下行，使邪有出路，共为臣药。生地、当归滋阴养血，防苦燥渗利伤阴；柴胡疏畅肝胆之气，并引诸药入肝胆，伍生地、当归以适肝体阴用阳之性，俱为佐药。甘草调和诸药，为使药。

【鉴别】龙胆泻肝汤与当归龙荟丸均能泻肝经实火。但龙胆泻肝汤泻肝胆实火，并能清利湿热，用治肝胆实火上炎，或湿热下注之证；当归龙荟丸则着重于泻肝胆实火，使从二便分消，乃攻泻之剂，用治肝经实火证。

要点三　左金丸《丹溪心法》

【组成】黄连六两　吴茱萸一两

【用法】为丸。

【功用】清肝泻火，降逆止呕。

【主治】肝火犯胃证。胁肋疼痛，嘈杂吞酸，呕吐口苦，舌红苔黄，脉弦数。

【组方原理】本证由肝郁化火，横逆犯胃而成。治当清肝泻火为主，兼以降逆止呕。方中重用黄连为君，清泻肝火，肝火得清自不横逆犯胃；又善清泻胃火，一药两得。少佐辛热之吴茱萸，一则辛散以疏泄肝郁；二则佐制黄连苦寒之性，使泻火而无凉遏之弊；三则取其下气之用，助黄连和胃降逆；四则可引黄连入肝经，为佐使。

【鉴别】左金丸与龙胆泻肝汤均具清肝泻火之用。左金丸主要用于肝火犯胃之呕吐吞酸，有降逆和胃之功；龙胆泻肝汤除用于肝经实火之证外，且有清利湿热之功，亦用于肝经湿热下注之证。

要点四　清胃散《脾胃论》

【组成】生地黄　当归身各三分　牡丹皮半钱　黄连六分　升麻一钱

【用法】水煎服。

【功用】清胃凉血。

【主治】胃火牙痛。牙痛牵引头脑，面颊发热，其齿喜冷恶热，或牙宣出血，或牙龈红肿溃烂，或唇舌颊腮肿痛，口气热臭，口干舌燥，舌红苔黄，脉滑数。

【组方原理】本证为阳明胃中积热，循经上攻所致。治当清胃凉血。方中黄连直清胃腑之火，为君药。升麻清热解毒，有"火郁发之"之意。黄连得升麻，则泻火而无凉遏之弊；升麻得黄连，则散火而无升焰之虞。生地凉血滋阴；丹皮凉血清热，皆为臣药。当归引血归经，又养血活血，以助消肿止痛，为佐药。升麻兼以引经为使。

【常用加减】若肠燥便秘者，加大黄；若口渴饮冷者，加石膏、玄参、天花粉；若胃火牙衄，加牛膝。

【鉴别】泻黄散与清胃散均具清泻胃火之功。但泻黄散兼以泻脾中伏火，清泻与升发并用，脾胃兼顾，用治口疮口臭，脾热弄舌等；清胃散功善清胃凉血，升散解毒，用治胃火牙痛、牙宣、颊腮肿痛等。

要点五　玉女煎《景岳全书》

【组成】生石膏三至五钱　熟地三至五钱或一两　麦冬二钱　知母　牛膝各钱半

【用法】水煎服。

【功用】清胃热，滋肾阴。

【主治】胃热阴虚证。头痛，牙痛，齿松牙衄，烦热干渴，舌红苔黄而干。亦治消渴，消谷善饥等。

【组方原理】本证乃阴虚胃热，相因为病。治宜清胃热，滋肾阴。方中石膏清阳明有余之热，为君药。熟地滋补肾水之不足，为臣药。君臣配伍，清胃热而滋肾阴。知母滋阴清热，既助石膏清阳明有余之热，又助熟地黄滋养肾阴；麦门冬滋阴养液，配熟地滋少阴肾水不足，而兼清胃热，共为佐药。牛膝引血下行，且能滋补肝肾，用为佐使药。本方清胃与滋肾并进，虚实兼治，但以治实为主。

【鉴别】清胃散与玉女煎同治胃热牙痛。但清胃散重在清胃火，兼用凉血散瘀之品。玉女煎清胃热，滋肾阴，主治胃经有热而肾水不足之牙痛。

要点六　泻白散《小儿药证直诀》

【组成】地骨皮　桑白皮（炒）各一两　甘草（炙）一钱

【用法】为末，加粳米一撮。

【功用】泻肺清热，止咳平喘。

【主治】肺热喘咳证。气喘，咳嗽，皮肤蒸热，日晡尤甚，舌红苔黄，脉细数。

【组方原理】本证为肺有“伏火”郁热。治宜泻肺清热，止咳平喘。方中桑白皮清泻肺热，下气平喘为君药。地骨皮甘寒入肺，助君药清降肺中伏火为臣药。君臣相配，清泻肺中伏火郁热。粳米、炙甘草养胃和中，“培土生金”，共为佐使。本方清中有润，泻中有补，对小儿“稚阴”之体具标本兼顾之功。

【鉴别】泻白散与麻杏甘石汤均具泻肺清热、止咳平喘之功。泻白散所治属火热郁伏于肺；麻杏甘石汤所治属外邪未解，化热壅肺所致。

要点七　苇茎汤《外台秘要》引自《古今录验方》

【组成】苇茎一升　薏苡仁半升　桃仁五十个　瓜瓣半升

【用法】水煎服。

【功用】清肺化痰，逐瘀排脓。

【主治】肺痈之痰热瘀血证。身有微热，咳嗽痰多，咳吐腥臭脓血，胸中隐隐作痛，舌红苔黄腻，脉滑数。

【组方原理】本方主治之肺痈由热毒壅肺，痰瘀互结所致。治宜清肺化痰，逐瘀排脓。君药苇茎，善清肺热，为治肺痈要药。薏苡仁清肺热以排脓；瓜瓣清热化痰，利湿排脓，共为臣药。桃仁活血逐瘀，可助消痈，为佐药。

要点八　葛根黄芩黄连汤《伤寒论》

【组成】葛根半斤　甘草（炙）二两　黄芩三两　黄连三两

【用法】先煮葛根，后内诸药，分温再服。

【功用】解表清里。

【主治】表证未解，邪热入里之协热下利证。身热下利，胸脘烦热，口中作渴，喘而汗出，舌红苔黄，脉数或促。

【组方原理】本证因伤寒表证未解，邪陷阳明所致。治当外解肌表，内清肠胃。方中重用葛根为君，解肌发表以散热，升发脾胃清阳而止利。臣以黄芩、黄连清热燥湿，厚肠止利。使以甘草甘缓和中，调和诸药。四药合用，外疏内清，表里同治。原方用法中先煎葛根，则“解肌之力优而清中之气锐”。

要点九　芍药汤《素问病机气宜保命集》

【组成】芍药一两　当归　黄连各半两　槟榔　木香　甘草（炙）各二钱　大黄三钱　黄芩半两　官桂二钱半

【用法】水煎服。

【功用】清热燥湿，调和气血。

【主治】湿热痢疾。腹痛，便脓血，赤白相兼，里急后重，肛门灼热，小便短赤，舌苔黄腻，脉弦数。

【组方原理】本证由湿热壅滞肠中，气血失调所致。治宜清热燥湿，调和气血。黄连、黄芩燥湿清热，合而清肠中湿热，为君。重用芍药养血和营，柔肝缓急；配以当归养血活血，即“行血则便脓自愈”之义。木香、槟榔行气导滞，乃“调气则后重自除”之理。四药调和气血，为臣药。佐入大黄泻热导滞，兼破瘀活血，属“通因通用”之法。少佐肉桂，取其辛热之性，既防苦寒药伤中及冰伏湿遏，又助归芍以行血。使以甘草调和诸药，与芍药相配更能缓急止痛。本方清热燥湿与攻下积滞合用，柔肝理脾与调气和血并施。

【鉴别】芍药汤与白头翁汤同治痢疾。但芍药汤主治湿热并重、气血不和之痢疾，下痢赤白相兼。白头翁汤主治热重于湿、热毒深陷血分之痢疾，下痢脓血，赤多白少。

细目六　清虚热

要点一　青蒿鳖甲汤《温病条辨》

【组成】青蒿二钱　鳖甲五钱　细生地四钱　知母二钱　丹皮三钱

【用法】水煎服。

【功用】养阴透热。

【主治】热病后期，邪伏阴分证。夜热早凉，热退无汗，舌红苔少，脉细数。

【组方原理】本证为温病后期，邪热未尽，深伏阴分，阴液已伤所致。治宜养阴与透邪兼顾。方中鳖甲咸寒，直入阴分，滋阴退热；青蒿苦辛芳香，清热透络，引邪外出，共为君药。二药配伍，吴瑭称“此有先入后出之妙，青蒿不能直入阴分，有鳖甲领之入也；鳖甲不能独出阳分，有青蒿领之出也”。生地滋阴凉血；知母滋阴降火，共助鳖甲以养阴退虚热，为臣药。丹皮泻血中伏火，为佐药。

【鉴别】青蒿鳖甲汤与清骨散同治阴虚发热。但青蒿鳖甲汤养阴与透邪并进，治热病伤阴，邪伏阴分之夜热早凉，热退无汗；清骨散以一派清虚热之品组方，以清透为主，治阴虚内热之骨蒸潮热。

要点二　当归六黄汤《兰室秘藏》

【组成】当归　生地黄　黄芩　黄柏　黄连　熟地黄各等分　黄芪加一倍

【用法】水煎服。

【功用】滋阴泻火，固表止汗。

【主治】阴虚火旺之盗汗。发热盗汗，面赤心烦，口干唇燥，大便干结，小便黄赤，舌红苔黄，脉数。

【组方原理】本证由阴虚火扰所致。治宜滋阴泻火，固表止汗。方中生地、熟地、当归滋阴养血，使阴血充则水能制火，共为君药。臣以黄连清泻心火，合黄芩、黄柏泻火以除烦，清热以坚阴。倍用黄芪既益气实卫以固表，又可合熟地、当归以益气养血，亦为臣药。本方养血育阴与泻火除热并进，标本兼顾；益气固表与育阴泻火相配，育阴泻火为本，益气固表为标。

（袁宝权）

第六单元　祛暑剂

细目一　概述

要点一　祛暑剂的适用范围

祛暑剂适用于夏月感受暑邪之病，症见恶寒发热，吐泻腹痛，或身热面赤，烦渴喜饮，体倦汗多，小便不利，脉数等。

要点二　祛暑剂的应用注意事项

当辨暑病的性质属阴属阳。暑多夹湿，祛暑剂每多配伍祛湿药，应用本类方剂时须注意暑与湿的主次轻重。

细目二　祛暑解表

要点　香薷散《太平惠民和剂局方》

【组成】香薷一斤　白扁豆　厚朴各半斤

【用法】水煎或加酒少量同煎。

【功用】祛暑解表，化湿和中。

【主治】阴暑。恶寒发热，头重身痛，无汗，腹痛吐泻，胸脘痞闷，舌苔白腻，脉浮。

【组方原理】本证乃夏月乘凉饮冷，外感风寒，内伤于湿所致。治当祛暑解表，化湿和中。方中香薷辛香，为夏月祛暑解表要药，重用为君。厚朴行气除满，燥湿化滞为臣。白扁豆健脾和中，渗湿消暑为佐。入酒少许意在温通经脉，助药力通达全身。

【常用加减】若兼内热者，加黄连；湿盛于里者，加茯苓、甘草；胸闷、腹胀、腹痛甚者，可加砂仁、藿香、枳壳。

细目三　祛暑利湿

要点一　六一散《黄帝素问宣明方论》

【组成】滑石六两　甘草一两

【用法】包煎，或温开水调下。

【功用】清暑利湿。

【主治】暑湿证。身热烦渴，小便不利，或泄泻。

【组方原理】本证乃暑热夹湿所致。治宜清暑利湿。方中滑石为君，清解暑热而除烦止渴，渗利小便使暑湿之邪从下而泄。甘草生用为佐，清热泻火，益气和中，与滑石配伍，可防滑石寒滑伤胃，亦可甘寒生津，使小便利而津液不伤。

【附方】益元散，本方加辰砂三钱；功用：清暑利湿，镇惊安神；主治：暑湿证，烦渴多汗，心悸怔忡，失眠多梦，小便不利。碧玉散，本方加青黛；功用：祛暑利湿，清热解毒；主治：暑湿证兼肝胆郁热，目赤咽痛，或口舌生疮。鸡苏散，本方加薄荷叶末一分；功用：清暑利湿，辛凉解表；主治：暑湿证兼微恶风寒，头痛头胀，咳嗽不爽。

要点二　桂苓甘露散《黄帝素问宣明方论》

【组成】茯苓一两　甘草（炙）二两　白术半两　泽泻一两　官桂半两　石膏二两　寒水石二两　滑石四两　猪苓半两

【用法】水煎服。

【功用】清暑解热，化气利湿。

【主治】暑湿证。发热头痛，烦渴引饮，小便不利，以及霍乱吐泻。

【组方原理】本证由暑热夹湿所致。治宜清解暑热，化气利湿。本方即六一散合五苓散，加石膏、寒水石而成。方中重用滑石为君，清解暑热，利水渗湿。石膏、寒水石清解暑热为臣。猪苓、茯苓、泽泻利水祛湿；白术健脾化湿；肉桂助膀胱气化以行水湿，且防大寒之剂寒凉碍湿之弊，共为佐药。甘草调和诸药，且防“三石”寒遏重坠，为佐使。

细目四　清暑益气

要点　清暑益气汤《温热经纬》

【组成】西洋参　石斛　麦冬　黄连　竹叶　荷梗　知母　甘草　粳米　西瓜翠衣

【用法】水煎服。

【功用】清暑益气，养阴生津。

【主治】暑热气津两伤证。身热汗多，口渴心烦，小便短赤，体倦少气，精神不振，脉虚数。

【组方原理】本证由暑热耗伤气津所致。治当清热解暑，养阴生津。方中西洋参益气生津，养阴清热；西瓜翠衣清热解暑，生津止渴，共为君药。荷梗助西瓜翠衣清热解暑；

石斛、麦冬助西洋参养阴生津，且石斛兼能清热，麦冬兼能清心除烦，共为臣药。黄连泻火以助清热之力；知母泻火滋阴；竹叶清热除烦，均为佐药。甘草、粳米益胃和中，用为佐使药。

【鉴别】清暑益气汤与竹叶石膏汤皆可治暑热耗伤气津之证，症见身热汗多、口渴心烦、脉虚数等。但竹叶石膏汤以石膏与麦冬为主，功善清热泻火养阴，辅以人参、半夏调和脾胃，重在清解余热，兼以益气生津和胃。清暑益气汤以西洋参、石斛、麦冬为主，功善益气养阴，重在益气养阴生津。

（袁宝权）

第七单元　温里剂

细目一　概述

要点一　温里剂的适用范围

温里剂适用于里寒证。凡外寒传经入里或寒邪直中三阴，或素体阳虚，或误治，或过食寒凉伤阳，以致寒从内生所致之病证，症见畏寒肢凉，脘腹疼痛，口淡不渴，甚则四肢厥逆，恶寒踡卧，舌质淡，脉沉迟等，均为温里剂的适应范围。

要点二　温里剂的应用注意事项

真热假寒证禁用。温热药易伤阴血，素体阴虚或失血之人应慎用。若阴寒太盛，或真寒假热，服药即吐者，可反佐少量寒凉药物，或热药冷服，避免格拒。

细目二　温中祛寒

要点一　理中丸《伤寒论》

【组成】人参　干姜　甘草（炙）　白术各三两

【用法】为丸。

【功用】温中祛寒，补气健脾。

【主治】

1. 脾胃虚寒证。脘腹疼痛，喜温喜按，恶心呕吐，不欲饮食，大便稀溏，畏寒肢冷，口不渴，舌淡苔白，脉沉细或沉迟无力。

2. 阳虚失血证。便血、衄血或崩漏等，血色暗淡或清稀。

3. 胸痹、小儿慢惊、病后喜唾涎沫、霍乱等属中焦虚寒者。

【组方原理】本证或因素体脾胃虚弱，或因寒凉伤及脾胃，或因外寒直中中焦所致。治当温中祛寒，补气健脾。方以干姜为君，温阳散寒。人参为臣，补益脾气。佐以白术燥湿运脾，与干姜相配，一温一燥，可使脾阳强，湿浊化，运化复常。佐使炙甘草，助人参、白术补脾益气；与干姜相配，辛甘化阳，以增强散寒之力；又可调和诸药。全方一温一补一燥，温补并用，以温为主，温中寓补，兼以燥湿。

胸痹、阳虚失血、小儿慢惊、病后涎唾多等病证属中阳不足者，应用本方温中散寒，补气健脾，是治病求本，异病同治之理。

【附方】附子理中丸，本方加附子；功用：温阳祛寒，补气健脾；主治：脾胃沉寒痼冷，或脾肾虚寒证，症见脘腹冷痛，手足厥寒，呕吐泄利，或霍乱吐利转筋等。桂枝人参汤，本方加桂枝；功用：温阳健脾，解表散寒；主治：脾胃虚寒，复感风寒表邪者。

要点二　小建中汤《伤寒论》

【组成】桂枝三两　甘草（炙）二两　大枣十二枚　芍药六两　生姜三两　胶饴一升

【用法】水煎取汁，兑入饴糖，文火加热熔化。

【功用】温中补虚，和里缓急止痛。

【主治】中焦虚寒，肝脾失调，阴阳不和证。脘腹拘急疼痛，时轻时重，喜温喜按，神疲乏力；或心中悸动，虚烦不宁；或四肢酸楚，手足烦热，咽干口燥，舌淡苔白，脉细弦。

【组方原理】本证由中焦虚寒，肝脾失调，阴阳不和所致。病机虽多，但以中焦虚寒，肝脾失和为要。治宜温补中焦为主，兼以调和肝脾，滋阴和阳。方中重用甘温质润之饴糖，温中补虚，缓急止痛，一药两擅其功而为君。臣以桂枝温阳气，祛寒气。饴糖与桂枝相伍，辛甘化阳，温中益气，使中气健旺，不受肝木之侮。更臣以芍药，滋养营阴；与饴糖相伍，酸甘化阴而缓急止痛；与桂枝相配，调和营卫，燮理阴阳。佐以生姜，助桂枝温胃散寒；大枣助饴糖补益脾虚。姜枣合用，又可调营卫，和阴阳。佐使炙甘草益气补虚，配芍药缓急止痛，又调和诸药。

【附方】黄芪建中汤，本方加黄芪一两半；功用：温中补气，和里缓急；主治气虚明显者，症见脘腹拘急疼痛，喜温喜按，形体羸瘦，面色无华，心悸气短，自汗盗汗等。当归建中汤，本方加当归四两；功用：温补气血，缓急止痛；主治血虚甚者，或产后虚羸不足，腹中疞痛不已，吸吸少气，或小腹拘急挛痛引腰背，不能饮食者。

【鉴别】小建中汤与理中丸同为温中祛寒之剂。小建中汤以甘温补脾柔肝为主，兼以调和阴阳，主治中焦虚寒，肝脾失和，腹痛拘急，兼有阴阳失调之证。理中丸则纯用温补，温中祛寒，补气健脾，主治中焦脾胃虚寒证，腹痛隐隐等。

要点三　吴茱萸汤《伤寒论》

【组成】吴茱萸一升　人参三两　生姜六两　大枣十二枚

【用法】水煎服。

【功用】温中补虚，降逆止呕。

【主治】

1. 胃寒呕吐证。食谷欲呕，或兼胃脘疼痛，吞酸嘈杂，舌淡，脉沉弦而迟。
2. 肝寒上逆证。干呕吐涎沫，头痛，巅顶痛甚，舌淡，脉沉弦。
3. 肾寒上逆证。呕吐下利，手足厥冷，烦躁欲死，舌淡，脉沉细。

【组方原理】本方主治有三证，病机则同属虚寒之邪上逆犯胃所致。治当温中补虚，降逆止呕。方中吴茱萸上可温胃寒，下可暖肝肾，又能降逆止呕，一药三擅其功而为君。重用生姜为臣，温胃散寒，降逆止呕。佐以人参补益脾胃之虚；佐使以大枣，益气补脾，调和诸药。全方肝、肾、胃同治，温、降、补并施。

【鉴别】

1. 理中丸与吴茱萸汤均可治中焦虚寒证。但理中丸温中祛寒，补气健脾，为治脾胃虚寒，腹痛吐利之基础方。吴茱萸汤以温胃降逆为主，兼补中虚，为治胃寒呕吐、肝寒及肾寒上逆之经典方。

2. 吴茱萸汤与左金丸皆治肝木犯胃之呕吐。但吴茱萸汤所治为肝寒上犯于胃而致胃脘疼痛，吞酸嘈杂，呕吐涎沫等。左金丸所治则为肝火犯胃之嘈杂吞酸，呕吐口苦等。

细目三　回阳救逆

要点一　四逆汤《伤寒论》

【组成】甘草（炙）二两　干姜一两半　附子（生用）一枚

【用法】水煎服。

【功用】回阳救逆。

【主治】心肾阳衰之寒厥证。四肢厥逆，神衰欲寐，面色苍白，恶寒蜷卧，腹痛下利，呕吐不渴，甚则冷汗淋漓，舌淡苔白滑，脉微欲绝，以及误汗亡阳者。

【组方原理】本证系阴寒内盛，阳气衰微所致。治宜大辛大热之品，速回阳气，破散阴寒，以挽垂危之急。方以大辛大热之生附子为君，温壮元阳，破散阴寒，以救助心肾阳气。附子生用能迅达周身内外，是“回阳救逆第一品药”。臣以辛热之干姜，散寒助阳通脉。君臣相须为用，使阳气复，阴寒散，血脉通，为回阳救逆的最佳配伍。佐使之炙甘草，一有益气补虚之效；二则缓干姜、生附子峻烈之性，使其破阴回阳而无暴散虚阳之虞；三则调和药性，使药力持久。

【附方】通脉四逆汤，本方加重干姜、附子用量；功用：回阳复脉；主治：四逆汤证更见“身反不恶寒，其人面色赤，或腹痛，或干呕，或咽痛，或利止脉不出”等。四逆加人参汤，本方加人参；功用：回阳救逆，益气固脱；主治：四逆汤证利止而四逆证仍在，甚见气短、气促者。白通汤，本方去甘草，减干姜用量，再加葱白；功用：破阴回阳，宣通上下；主治：少阴病阴盛戴阳证，见手足厥逆，下利，脉微，面赤者。

【鉴别】四逆汤与参附汤均具回阳救逆之功。但四逆汤以生附子配干姜，重在温壮元阳，破散阴寒，以回阳救逆；参附汤则重用人参配炮附子，为峻补阳气以救暴脱之剂。

要点二　回阳救急汤《伤寒六书》

【组成】熟附子　干姜　人参　甘草　白术（炒）　肉桂　陈皮　五味子　茯苓　半夏（制）

【用法】加姜三片，水煎，麝香冲服。

【功用】回阳救逆，益气生脉。

【主治】寒邪直中三阴，真阳衰微证。四肢厥冷，神衰欲寐，恶寒蜷卧，吐泻腹痛，或身寒战栗，或指甲口唇青紫，或吐涎沫，舌淡苔白，脉沉微，甚或无脉。

【组方原理】本证因寒邪直中三阴，阴寒内盛，真阳衰微所致。治疗急当破散阴寒，回阳救逆，固脱生脉。本方以四逆汤合六君子汤，加肉桂、五味子、麝香、生姜组成。方中熟附子温里散寒，回阳救逆；干姜温中散寒，助阳通脉；肉桂补元阳，通血脉。佐入六君子汤补益脾胃，固护中州。其中人参与附子相配，回阳救逆，益气固脱。更用麝香，通阳开窍，通行十二经脉。伍五味子，一者收敛虚阳以固脱；二者与人参相合，益气生脉；三者与麝香相合，散中有收，防麝香耗散正气。生姜温中散寒，并可解附子、半夏之毒。

细目四　温经散寒

要点一　当归四逆汤《伤寒论》

【组成】当归　桂枝　芍药　细辛各三两　甘草（炙）　通草各二两　大枣二十五枚

【用法】水煎服。

【功用】温经散寒，养血通脉。

【主治】血虚寒厥证。手足厥寒，口不渴，舌淡苔白，脉沉细或细而欲绝。或腰、股、腿、足、肩臂疼痛兼见畏寒肢冷者。

【组方原理】本证由素体营血虚弱，感受寒邪，血行不畅所致。治当温经补血，散寒通脉。方由桂枝汤去生姜，倍大枣，加当归、通草、细辛组成。桂枝温经散寒，温通血脉；细辛通达表里，温散寒凝，共为君药。当归养血和血；白芍滋养阴血，共为臣药。君臣相伍，一则散寒通脉，一则温补营血。佐入通草，通行经脉。重用大枣与甘草相伍，补中健脾而益气血，又防燥烈伤及阴血。全方温、补、通三者并用，温中有补，补中兼行，扶正祛邪，标本兼顾。

【常用加减】若腰、股、腿、足疼痛，属血虚寒凝者，加川断、牛膝、木瓜等活血通经，除痹止痛；内有胃寒，呕吐腹痛者，加吴茱萸、生姜温胃散寒、降逆止呕；妇女血虚寒凝、经期腹痛，及男子寒疝，睾丸掣痛，牵引少腹冷痛，肢冷脉弦者，加乌药、茴香、良姜、香附等温行厥阴，理气止痛。

要点二　黄芪桂枝五物汤《金匮要略》

【组成】黄芪三两　芍药三两　桂枝三两　生姜六两　大枣十二枚

【用法】水煎服。

【功用】益气温经，和血通痹。

【主治】血痹。肌肤麻木不仁，恶风，易汗出，舌淡苔白，脉微涩而紧。

【组方原理】本证由素体气虚，营卫不足，肌表不固，复感风邪，血行不畅所致。治当益气温阳以固卫表，疏风和营以通血痹。方以黄芪为君，益气固表。臣以桂枝，温阳疏风，通行经脉。两药相配，温补之中兼以疏散，益气之中兼以通脉，使气旺血行，肌肤麻木得除。且黄芪得桂枝固表而不恋邪，桂枝得黄芪散邪而不伤正。更臣以芍药，养血和血，敛阴和营。桂、芍相配，疏散外风，调和营卫。生姜辛温表散；大枣甘温补血。姜、枣相伍，亦可和营卫，调诸药，为佐使药。

【鉴别】黄芪桂枝五物汤与当归四逆汤均由桂枝汤化裁而来。黄芪桂枝五物汤主治血痹，乃由素体气虚血弱，微受风邪，血行不畅而致肌肤麻木不仁；当归四逆汤主治血虚寒厥，则由阳虚血弱，寒凝经脉，血行不利而致手足厥寒。

要点三　阳和汤《外科证治全生集》

【组成】熟地黄一两　麻黄五分　鹿角胶三钱　白芥子二钱　肉桂一钱　生甘草一钱　炮姜炭五分

【用法】水煎服。

【功用】温阳补血，散寒通滞。

【主治】阴疽。漫肿无头，皮色不变，酸痛无热，口中不渴，舌淡苔白，脉沉细或迟细。或贴骨疽、脱疽、流注、痰核、鹤膝风等属阴寒证者。

【组方原理】本证多由素体阳虚，营血不足，寒凝痰滞而成。治当温阳气，补营血以治其本；散寒邪，化痰浊，通凝滞以治其标。方以熟地黄温补营血，补肾填精；鹿角胶补肾助阳，益精血，强筋骨，合而为君。臣以肉桂、姜炭温阳散寒通脉。佐以辛温之白芥子，祛皮里膜外之痰结。更佐少量麻黄宣通肌腠，伍肉桂、姜炭温散寒凝。使以生甘草解毒而调药。本方温阳与补血并用，祛痰与通脉兼施，温补而不恋邪，辛散而不伤正。

【鉴别】阳和汤与仙方活命饮均可治疮疡痈肿。但阳和汤所治属阴寒证，多由素体阳虚，营血不足，寒凝痰滞而成，方以温阳与补血并用，祛痰与通脉兼施。仙方活命饮所治则属阳热证，多由热毒内蕴，血瘀痰结气滞而成，方于清热解毒之中，伍以活血行气、散结消肿之品。

（袁宝权）

第八单元　补益剂

细目一　概述

要点一　补益剂的适用范围及配伍规律

补益剂适用于各种虚证，包括气虚、血虚、气血两虚、阴虚、阳虚、阴阳两虚等。

气虚重者应适当补血，血虚重者应适当补气。若血虚急证与大失血者，尤当着重补气。补阴方中常佐以温阳之品，补阳方中每配补阴之味。五脏之虚除直接补其虚外，亦可采取“虚则补其母”的治法。补益之药常少佐行气活血之品，以使其补而不滞。

要点二　补益剂的应用注意事项

应注意辨别虚实真假。补益剂多为滋腻之品，易碍胃气，故应酌加健胃消导之品。

细目二　补气

要点一　四君子汤《太平惠民和剂局方》

【组成】人参　白术　茯苓　甘草（炙）各等分

【用法】水煎服。

【功用】益气健脾。

【主治】脾胃气虚证。面色萎白，语声低微，气短乏力，食少便溏，舌淡苔白，脉虚弱。

【组方原理】本证由脾胃气虚，运化乏力所致。治宜补益脾胃之气。本方以人参为君，甘温益气，健补脾胃。臣以白术，既补脾胃之气，又运脾燥湿。佐以茯苓健脾利湿，又使参、术补而不滞。炙甘草益气兼调药，为佐使。

【附方】异功散，本方加陈皮，功兼行气化滞，适用于脾胃气虚兼气滞证；六君子汤，本方加半夏、陈皮，功兼和胃燥湿，适用于脾胃气虚兼痰湿证；香砂六君子汤，本方加半夏、陈皮、木香、砂仁，功在益气和胃，行气化痰，适于脾胃气虚，痰阻气滞证。

要点二　参苓白术散《太平惠民和剂局方》

【组成】莲子肉　薏苡仁　缩砂仁　桔梗各一斤　白扁豆一斤半　白茯苓　人参　甘草（炒）白术　山药各二斤

【用法】上末枣汤调下。

【功用】益气健脾，渗湿止泻。

【主治】脾虚湿盛证。饮食不化，胸脘痞闷，肠鸣泄泻，四肢乏力，形体消瘦，面色萎黄，舌淡苔白腻，脉虚缓。

【组方原理】本证由脾虚湿盛所致。治宜补益脾胃，渗湿止泻。方中人参、白术、茯苓益气健脾渗湿为君。臣以山药、莲子肉助君药以健脾益气，兼能止泻；白扁豆、薏苡仁助白术、茯苓以健脾渗湿。佐以砂仁醒脾和胃，行气化湿；桔梗宣肺利气，以通调水道，又能载药上行。炒甘草健脾和中，调和诸药，为佐使。本方兼能补益肺气，培土生金，故亦可用于肺损虚劳证。

【鉴别】参苓白术散与四君子汤均具益气健脾之功，但四君子汤补气健脾之功专，为治脾胃气虚之基础方；参苓白术散则补气健脾与祛湿止泻并重，为治脾虚夹湿之主方。

要点三　补中益气汤《内外伤辨惑论》

【组成】黄芪（病甚、劳役热甚者一钱）　甘草（炙）各五分　人参三分　当归二分　橘皮二分或三分　升麻二分或三分　柴胡二分或三分　白术三分

【用法】水煎服。

【功用】补中益气，升阳举陷。

【主治】

1. 脾胃气虚证。饮食减少，体倦肢软，少气懒言，面色㿠白，大便稀薄，脉虚软。

2. 气虚下陷证。脱肛，子宫脱垂，久泻，久痢，崩漏等，气短乏力，舌淡，脉虚者。

3. 气虚发热证。身热，自汗，渴喜热饮，气短乏力，舌淡，脉虚大无力。

【组方原理】本证由饮食劳倦，损伤脾胃，清阳下陷所致。治宜补益脾胃中气，升阳举陷。方中重用黄芪补中益气，升阳固表，为君药。臣以人参、炙草、白术补气健脾，以增黄芪补益中气之功。当归养血和营，使血有所归；陈皮理气和胃，使补而不滞；以少量升麻、柴胡升阳举陷，助君药升提下陷之中气，共为佐药。炙甘草调药为使。全方补气与升提并用，使气虚者补之，气陷者升之，甘温而能除热，亦可治气虚发热。

要点四　生脉散《医学启源》

【组成】人参五分　麦门冬五分　五味子七粒

【用法】水煎服。

【功用】益气生津，敛阴止汗。

【主治】

1. 温热、暑热，耗气伤阴证。汗多神疲，体倦乏力，气短懒言，咽干口渴，舌干红少苔，脉虚数。

2. 久咳伤肺，气阴两虚证。干咳少痰，短气自汗，口干舌燥，脉虚细。

【组方原理】本证由感受暑热之邪，或温热病后期，伤气耗津所致。治宜补气养阴生津。方用人参为君，大补元气，并能止渴生津。臣以麦冬养阴，清热生津，且润肺止咳。五味子配人参补固正气，伍麦冬收敛阴津，为佐。三药一补一润一敛，共奏益气养阴、生津止渴、敛阴止汗之功。全方补正气以鼓动血脉，滋阴津以充养血脉，气阴生而脉气复。

【鉴别】生脉散与竹叶石膏汤均可治热病后期，气阴两伤，余热未尽之证。但竹叶石膏汤清热之力较强，兼以益气养阴，降逆和胃。生脉散重在益气养阴，生津止渴，敛阴止汗，适宜于热病后期，气阴两伤之重证。

要点五　玉屏风散《医方类聚》

【组成】防风一两　黄芪　白术各二两

【用法】研末，枣汤送服。

【功用】益气固表止汗。

【主治】表虚自汗。汗出恶风，面色㿠白，舌淡苔薄白，脉浮虚。亦治虚人腠理不固，易感风邪。

【组方原理】本证由卫气虚弱，不能固表所致。治宜益气实卫，固表止汗。本方以黄芪为君，内可大补脾肺之气，外可固表止汗。臣以白术益气健脾，助黄芪补气固表之力。佐以防风走表而祛风邪，且“黄芪得防风而功愈大”，相畏而相激也。三药补中寓散，散不伤正，补不留邪。

【鉴别】玉屏风散与桂枝汤均治表虚自汗。然桂枝汤之自汗，由外感风寒，营卫不和所致，虽云表虚，但为表实。玉屏风散证之自汗，是因卫气虚弱，腠理不固所致。二者均见汗出恶风，但桂枝汤证亦有发热、鼻鸣、身痛等外感表证。

要点六　完带汤《傅青主女科》

【组成】白术　山药各一两　人参二钱　白芍五钱　车前子　苍术各三钱　甘草

（炙）一钱　陈皮　黑芥穗各五分　柴胡六分

【用法】水煎服。

【功用】补脾疏肝，化湿止带。

【主治】脾虚肝郁，湿浊带下。带下色白，清稀如涕，面色㿠白，倦怠便溏，舌淡苔白，脉缓或濡弱。

【组方原理】本方所治之白带由脾虚肝郁，带脉失约，湿浊下注所致。治宜补脾益气，疏肝解郁，化湿止带。方中重用白术、山药益气补脾，白术又善健脾燥湿，山药并能补肾以固带脉，为君药。人参补脾益气，苍术燥湿运脾，助君药健脾祛湿；白芍柔肝扶土，同为臣药。佐以陈皮理气燥湿，使补而不滞；车前子清利湿热；柴胡、芥穗升散，得白术可升发脾胃清阳，配白芍可疏达肝气之郁。甘草补气调药，为佐使药。全方寓补于散，寄消于升。

【鉴别】完带汤与参苓白术散均具补脾祛湿之功。但完带汤以补脾祛湿之药配伍疏肝止带之品，主治脾虚肝郁，湿浊下注之带下。参苓白术散在益气健脾的基础上，又增渗湿止泻之功，主治脾胃气虚夹湿之泄泻。

细目三　补血

要点一　四物汤《仙授理伤续断秘方》

【组成】当归　川芎　白芍　熟干地黄各等分

【用法】水煎服。

【功用】补血调血。

【主治】营血虚滞证。头晕目眩，心悸失眠，面色无华，妇人月经不调，量少或经闭不行，脐腹作痛，甚或瘕块硬结，舌淡，口唇、爪甲色淡，脉细弦或细涩。

【组方原理】本证由营血亏虚，血行不畅所致。治宜补血和血。方中熟地滋补营血为君。当归补血和血为臣。芍药养血敛阴，柔肝和营，为佐。川芎活血行气，祛瘀止痛，使补而不滞，为使。四药重在滋补，且补中寓行，使补而不滞，行血而不伤血。

【常用加减】血热重者，易熟地为生地，用量宜重；血瘀重者，易白芍为赤芍；血虚重者，可加鹿角胶、阿胶，或适当加人参、黄芪。

【附方】胶艾汤，本方加阿胶、艾叶、甘草，侧重养血止血，兼以调经安胎，既可用于冲任虚损、血虚有寒之月经过多、产后下血不止，又可用治妊娠胎漏下血。桃红四物汤，本方加桃仁、红花，偏重活血化瘀，适用于血虚血瘀之月经不调、痛经。圣愈汤，本方加参、芪以补气摄血，适用于气血两虚而血失所统之月经先期量多。

要点二　当归补血汤《内外伤辨惑论》

【组成】黄芪一两　当归二钱

【用法】水煎服。

【功用】补气生血。

【主治】血虚阳浮发热证。肌热面赤，烦渴欲饮，脉洪大而虚，重按无力。亦治妇人经期、产后血虚发热头痛；或疮疡溃后，久不愈合者。

【组方原理】本证由劳倦内伤，血虚气弱，阳气浮越所致。治宜补气生血。方中重用黄芪（五倍于当归），一为大补脾肺之气，使气旺血生，即“有形之血不能速生，无形之气所当急固”；二则固护肌表，摄纳浮阳。臣以少量当归养血和营，则阳生阴长，气旺血生，虚热自退。

要点三 归脾汤《正体类要》

【组成】白术 当归 白茯苓 黄芪 远志 龙眼肉 酸枣仁各一钱 人参一钱 木香五分 甘草（炙）三分

【用法】加生姜、大枣，水煎服。

【功用】益气补血，健脾养心。

【主治】

1. 心脾气血两虚证。心悸怔忡，健忘失眠，盗汗，体倦食少，面色萎黄，舌淡，苔薄白，脉细弱。

2. 脾不统血证。便血，皮下紫癜，妇女崩漏，月经超前，量多色淡，或淋沥不止，舌淡，脉细弱。

【组方原理】本证因思虑过度，劳伤心脾，气血亏虚所致。治宜健脾养心，益气补血。方中黄芪补脾益气；龙眼肉补脾气，养心血，共为君药。人参、白术补脾益气，助黄芪补脾益气之力；当归补血养心，酸枣仁宁心安神，二药助龙眼肉补心血，安神志，均为臣药。佐以茯神养心安神；远志宁神益智；更佐木香，理气醒脾，使补而不滞。炙甘草补益心脾，并调和诸药，为佐使。姜枣调和脾胃。全方心脾同治，以补脾为主；气血双补，以补气为重。

【常用加减】崩漏下血偏寒者，可加炮姜炭、艾叶炭；偏热者酌加生地炭、地榆炭。

细目四 气血双补

要点一 炙甘草汤（复脉汤）《伤寒论》

【组成】甘草（炙）四两 生姜三两 桂枝三两 人参二两 生地黄一斤 阿胶二两 麦门冬半升 麻仁半升 大枣三十枚

【用法】水煎，阿胶烊化，冲服。

【功用】滋阴养血，益气温阳，复脉定悸。

【主治】

1. 阴血不足，阳气虚弱证。脉结代，心动悸，虚羸少气，舌光少苔，或质干而瘦小。

2. 虚劳肺痿。干咳无痰，或咳吐涎沫，量少，形瘦短气，虚烦不眠，自汗盗汗，咽干舌燥，大便干结，脉虚数。

【组方原理】本方原治“伤寒脉结代、心动悸”，至于虚劳肺痿，亦为气血阴阳皆亏所致。治宜补养阴阳气血。方中重用生地为君药，滋阴养血。臣以炙甘草益气养心；麦门冬滋养心阴；桂枝温通心阳。三药与生地相伍，可收气血阴阳并补之效。佐以人参补中益气；阿胶滋阴养血；麻仁滋阴润燥；大枣益气养血；生姜合桂枝以温通阳气，配大枣益脾胃，调阴阳，和气血。加酒可温通血脉，以行药势。全方滋而不腻，温而不燥，刚柔相济，相得益彰。

【常用加减】若气虚偏重，可加黄芪；血虚偏重，加熟地、当归；阳虚者易桂枝为肉桂，甚者可加鹿角胶、熟附子。

【附方】加减复脉汤由炙甘草汤化裁而成。因温病后期，热灼阴伤，故去益气温阳之人参、大枣、桂枝、生姜，加养血敛阴之白芍，变阴阳气血并补之剂为滋阴养液之方。

【鉴别】炙甘草汤与生脉散均有补肺气、养肺阴之功，可治疗肺气阴两虚之久咳不已。但炙甘草汤益气养阴作用较强，敛肺止咳之力不足，重在治本，偏于温补；而生脉散益气养阴之力虽不及本方，但伍用收敛之五味子，故止咳之功较著，偏于清补。

要点二　八珍汤（八珍散）《瑞竹堂经验方》

【组成】人参　白术　白茯苓　当归　川芎　白芍药　熟地黄　甘草（炙）各一两

【用法】加生姜、大枣，水煎服。

【功用】益气补血。

【主治】气血两虚证。面色苍白或萎黄，头晕目眩，四肢倦怠，气短懒言，心悸怔忡，饮食减少，舌淡苔薄白，脉细弱或虚大无力。

【组方原理】本证多由素体虚弱或劳役过度，或病后产后失调，或久病失治，或失血过多所致。治宜双补气血。本方用四君子汤补气，四物汤补血。姜枣为引，调和脾胃，为佐使。

【鉴别】十全大补汤、人参养荣汤均由八珍汤加减而成，皆有益气补血之功。十全大补汤较八珍汤多芪、桂，偏于温补；人参养荣汤较十全大补汤多远志、陈皮、五味子，并去川芎之辛窜，而增宁心安神之功。

要点三　泰山磐石散《古今医统大全》

【组成】人参　黄芪各一钱　白术　炙甘草各五分　当归一钱　川芎　白芍药　熟地黄各八分　川续断一钱　糯米一撮　黄芩一钱　砂仁五分

【用法】为散。

【功用】益气健脾，养血安胎。

【主治】堕胎、滑胎。胎动不安，或屡有堕胎宿疾，面色萎白，倦怠乏力，不思饮食，舌淡苔薄白，脉滑无力。

【组方原理】本证之妇女妊娠、胎动不安由气血虚弱所致。治宜补气血、养肝肾，固护胎元之法。本方以益气补血之八珍汤加减而成。但增续断补肝肾，益冲任，黄芪益气升阳以固胎元，黄芩、糯米、砂仁清热养胃安胎，且去茯苓之渗利，而成颐养胎元之专剂。

细目五　补阴

要点一　六味地黄丸（地黄丸）《小儿药证直诀》

【组成】熟地黄八钱　山萸肉　干山药各四钱　泽泻　牡丹皮　茯苓各三钱

【用法】为丸。
【功用】滋补肝肾。
【主治】肝肾阴虚证。腰膝酸软，头晕目眩，耳鸣耳聋，盗汗，遗精，消渴，骨蒸潮热，手足心热，口燥咽干，牙齿动摇，足跟作痛，小便淋沥，以及小儿囟门不合，舌红少苔，脉沉细数。
【组方原理】本证由阴精不足，虚热内扰所致。治宜滋补阴精为主，兼以清降虚火，即“壮水之主，以制阳光”。方中重用熟地为君药，填精益髓，滋阴补肾。臣以山萸肉，补养肝肾，并能涩精；山药既养脾阴，又固肾精。三药所谓“三阴并补”，但以滋补肾阴为主。泽泻利湿泄浊，并防熟地之滋腻；丹皮清泻相火，并制山萸肉之温涩；茯苓健脾渗湿，配山药补脾而助健运。此三药所谓“三泻”，泻湿浊而降相火。全方三补配三泻，以三补为主，但以补肾阴为重；三泻利湿降火，伍于大队滋补药中可使补而不滞。

【附方】都气丸，本方加五味子，适于肾不纳气之虚喘证；知柏地黄丸，本方加知母、黄柏，适于阴虚火旺之骨蒸潮热、遗精盗汗；杞菊地黄丸，本方加枸杞子、菊花，适于肝肾阴虚之两目昏花、视物模糊；麦味地黄丸，本方加麦冬、五味子，适于肺肾阴虚之喘嗽。

要点二　大补阴丸（大补丸）《丹溪心法》

【组成】熟地黄　龟板各六两　黄柏　知母各四两
【用法】为末，猪脊髓适量蒸熟，捣泥，炼蜜为丸。
【功用】滋阴降火。
【主治】阴虚火旺证。骨蒸潮热，盗汗遗精，咳嗽咯血，心烦易怒，足膝疼热，舌红少苔，尺脉数而有力。
【组方原理】本证由肝肾阴虚，相火亢盛所致。治宜大补真阴以治本，降火以治标。方用熟地滋补真阴，填精益髓；龟板滋阴潜阳，补肾健骨。二药补阴固本，滋水制火，共为君药。黄柏降相火；知母泻火滋阴。二药相须为用，善清降阴虚之火，为臣药。猪脊髓补髓养阴，蜂蜜补中润燥，共增滋补真阴之效，为佐药。全方培本清源，补泻兼施，但以滋阴培本为主，降火清源为辅。

【常用加减】若阴虚较重者，加天门冬、玄参；遗精者加金樱子、山萸肉、沙苑子；盗汗多者，加煅龙骨、煅牡蛎。
【鉴别】六味地黄丸与大补阴丸均属滋阴降火之剂。但六味地黄丸以滋补肾阴为主，降火之功稍逊，适于阴虚而虚火较轻者；而大补阴丸滋阴与降火并重，适于阴虚火旺俱甚者。

要点三　一贯煎《续名医类案》

【组成】北沙参　麦冬　当归身　生地黄　枸杞子　川楝子
【用法】水煎服。
【功用】滋阴疏肝。
【主治】肝肾阴虚，肝气郁滞证。胸脘胁痛，吞酸吐苦，咽干口燥，舌红少津，脉细弱或虚弦。亦治疝气瘕聚。

【组方原理】本证由肝肾阴血亏虚而肝气不疏所致。治宜重用滋养肝肾，兼以条达肝气。方中重用生地为君，滋养肝肾阴血，涵养肝木。臣以枸杞补养肝肾；当归补血养肝，且补中有行；沙参、麦冬养肺阴以清金制木，养胃阴以培土荣木。少佐川楝子疏肝泻热，理气止痛，顺其条达之性。全方在大队滋阴药中少佐理气之品，使行气而不伤阴，滋阴而不滞气。

【鉴别】一贯煎与逍遥散均能疏肝理气，主治肝气不疏之胁痛。但逍遥散疏肝养血健脾三者并重，主治肝郁脾虚血弱之胁肋疼痛；一贯煎则重在滋养肝肾之阴，主治阴虚气滞之胁肋疼痛。

要点四　左归丸《景岳全书》

【组成】大怀熟地八两　山药　枸杞　山茱萸各四两　川牛膝三两　鹿角胶　龟板胶　菟丝子各四两

【用法】为丸。

【功用】滋阴补肾，填精益髓。

【主治】真阴不足证。头晕目眩，腰酸腿软，遗精滑泄，自汗盗汗，口燥舌干，舌红少苔，脉细。

【组方原理】本证由真阴不足，肾精亏虚所致。治宜补肾滋阴，填精益髓。方中重用熟地滋肾阴，益精髓，补真阴之不足，为君药。山茱萸补养肝肾，固秘精气；山药补脾益阴，滋肾固精；龟板胶滋阴补髓；鹿角胶补益精血，温壮肾阳，有“阳中求阴”之义，皆为臣药。枸杞补肝肾，益精血；菟丝子补肝肾，助精髓；川牛膝益肝肾，强筋骨，俱为佐药。

【鉴别】左归丸与六味地黄丸均为滋阴补肾之剂。但六味地黄丸补肾阴之中佐以降相火之品，适于肾阴虚兼虚火妄动之证；左归丸纯甘壮水，补而不泻，其滋补肾阴之力胜六味地黄丸，适于真阴不足、精髓亏损之证。

细目六　补阳

要点一　肾气丸《金匮要略》

【组成】干地黄八两　山药　山茱萸各四两　泽泻　茯苓　牡丹皮各三两　桂枝　附子各一两

【用法】蜜丸。

【功用】补肾助阳化气。

【主治】肾阳气不足证。腰痛脚软，身半以下常有冷感，少腹拘急，小便不利，或小便反多，入夜尤甚，阳痿早泄，舌淡而胖，脉虚弱，尺部沉细，以及痰饮，水肿，消渴，脚气，转胞等。

【组方原理】本证皆由肾精不足，肾阳虚弱，气化失常所致。治宜滋养肾精，温补肾气。方用干地黄（今用熟地）为君，滋补肾阴，益精填髓。山茱萸补肝肾，涩精气；山药健脾气，固肾精；附子、桂枝温肾助阳，鼓舞肾气，于“阴中求阳”，共为臣药。佐以茯苓健脾益肾，泽泻、丹皮降相火而制浮阳，且茯苓、泽泻均有渗湿泄浊之功。全方“纳桂、附于滋阴剂中十倍之一，意不在补火，而在微微生火，即生肾气也”。

【常用加减】现多将干地黄易为熟地，桂枝改为肉桂。若用于肾阳虚衰，阳事痿弱者，宜加淫羊藿、巴戟天。

【附方】加味肾气丸由肾气丸加车前子、牛膝而成，但方中熟地等用量锐减，而附子之量倍增，重在温阳利水，补肾之力较轻，主治阳虚水肿而肾虚不著者。

要点二 右归丸《景岳全书》

【组成】熟地黄八两 山药四两 山茱萸三两 枸杞子三两 菟丝子四两 鹿角胶四两 杜仲四两 肉桂二两 当归三两 制附子二两（可加至五六两）

【用法】为丸。

【功用】温补肾阳，填精益髓。

【主治】肾阳不足，命门火衰证。年老或久病气衰神疲，畏寒肢冷，腰膝软弱，阳痿遗精，或阳衰无子，或饮食减少，大便不实，或小便自遗，舌淡苔白，脉沉而迟。

【组方原理】本证由命门火衰，阳气不振所致。治宜温补命门，填精益髓之法。方中附子、肉桂温壮元阳，鹿角胶温肾益精，为君药。熟地、山萸、枸杞、山药滋阴益肾，填精补髓，并养肝补脾，亦取“阴中求阳”之义，为臣药。佐以菟丝子、杜仲补肝肾，强腰膝；当归养血补肝，与补肾之品相合共补精血。

【鉴别】右归丸系肾气丸减去“三泻”，加鹿角胶、菟丝子、杜仲、枸杞子、当归诸补肾益精血之品，组成“纯甘补阳”之剂，则温肾阳、补精血之力较之肾气丸更胜一筹。

细目七 阴阳双补

要点一 地黄饮子（地黄饮）《圣济总录》

【组成】熟干地黄 巴戟天 山茱萸 石斛 肉苁蓉 附子 五味子 官桂 白茯苓 麦门冬 菖蒲 远志各半两

【用法】加姜枣、薄荷水煎。

【功用】滋肾阴，补肾阳，开窍化痰。

【主治】下元虚衰，痰浊上泛之喑痱证。舌强不能言，足废不能用，口干不欲饮，足冷面赤，脉沉细弱。

【组方原理】本证之“喑痱”由下元虚衰，阴阳两亏，虚阳上浮，痰阻清窍所致。治宜补养下元，摄纳浮阳，佐以开窍化痰。方用熟地、山茱萸滋补肾阴，肉苁蓉、巴戟天温壮肾阳，共为君药。臣以附子、肉桂以助温养下元，摄纳浮阳，引火归原；石斛、麦冬、五味子滋养肺肾，壮水以济火。佐以石菖蒲、远志、茯苓，开窍化痰，交通心肾。少佐薄荷解郁开窍。姜、枣和中调药，为佐使。全方标本兼治，阴阳并补，上下同治，而以治本治下为主。

要点二 龟鹿二仙胶《医便》

【组成】鹿角十斤 龟板五斤 人参十五两 枸杞子三十两

【用法】熬胶，空心以酒少许送服。

【功用】滋阴填精，益气壮阳。

【主治】真元虚损，精血不足证。全身瘦削，阳痿遗精，两目昏花，腰膝酸软，久不孕育。

【组方原理】本证由真元虚损，阴阳精血俱不足所致。治宜培补真元，填精补髓，益气养血，阴阳并补。方用血肉有情之鹿角胶、龟板胶，能峻补阴阳，填精补髓，滋养阴血，共为君药。人参大补元气，培补脾胃；枸杞子益肝肾，补精血，为臣药。

要点三　七宝美髯丹《本草纲目》引《积善堂方》

【组成】赤白何首乌各一斤　赤白茯苓各一斤　牛膝　当归　枸杞子　菟丝子各八两　补骨脂四两

【用法】为蜜丸，淡盐水送服。

【功用】补益肝肾，乌发壮骨。

【主治】肝肾不足证。须发早白，脱发，齿牙动摇，腰膝酸软，梦遗滑精，不育等。

【组方原理】本证由肝肾不足所致。治宜养肝补肾。方中重用赤、白何首乌补肝肾，益精血，乌须发，壮筋骨，为君药。赤、白茯苓补脾益气，宁心安神，以人乳制用，增滋补之力，为臣药。佐以枸杞子、菟丝子补肝肾，益精血；当归补血养肝；牛膝补肝肾，坚筋骨，活血脉。少佐补骨脂补肾温阳，固精止遗，寓“阳中求阴”之意。

（李冀）

第九单元　固涩剂

细目一　概述

要点一　固涩剂的适用范围

固涩剂适用于气、血、精、津液耗散滑脱之证，症见自汗、盗汗、久咳不止、久泻久痢、遗精滑泄、小便失禁，以及崩漏带下等。

要点二　固涩剂的应用注意事项

固涩剂多适宜于正虚无邪者，凡外邪未去，里实尚存者，均应慎用，以免“闭门留寇”，转生他变。

细目二　固表止汗

要点　牡蛎散《太平惠民和剂局方》

【组成】黄芪　麻黄根　牡蛎各一两

【用法】为粗散，加小麦，水煎服。

【功用】敛阴止汗，益气固表。

【主治】体虚自汗、盗汗证。自汗，夜卧更甚，心悸惊惕，短气烦倦，舌淡红，脉细弱。

【组方原理】本方证由气虚卫外不固，心阳不潜所致。治宜敛阴止汗，益气固表。方中煅牡蛎敛阴潜阳，固涩止汗，为君药。黄芪益气实卫，固表止汗，为臣药。麻黄根收敛止汗，为佐药。小麦入心经，养气阴，退虚热，为佐使药。

【鉴别】牡蛎散与玉屏风散均具固表止汗之功。但牡蛎散固表敛汗之力较强，主治卫气不固，心阳不潜之自汗、盗汗，属标本兼治之法；玉屏风散健脾益气之力较大，主治表虚自汗或体虚易感风邪者，属治本之法。

细目三 敛肺止咳

要点 九仙散《卫生宝鉴》，引王子昭方

【组成】人参 款冬 桑白皮 桔梗 五味子 阿胶 乌梅各一两 贝母半两 罂粟壳（蜜炒黄）八两

【用法】散或汤剂。

【功用】敛肺止咳，益气养阴。

【主治】久咳肺虚证。久咳不已，咳甚则气喘自汗，痰少而黏，脉虚数。

【组方原理】本方主治乃久咳不已，肺虚阴伤之证。方中重用罂粟壳，敛肺止咳甚著，为君药。五味子、乌梅收敛肺气，助君药敛肺止咳，并养阴润肺；人参益气生津，阿胶滋阴养肺，共为臣药。款冬花、桑白皮止咳平喘，贝母润肺止咳化痰；桔梗利肺化痰止咳，兼能载药上行，共为佐使药。

细目四 涩肠固脱

要点一 真人养脏汤《太平惠民和剂局方》

【组成】人参 当归 白术各六钱 肉豆蔻半两 肉桂 甘草（炙）各八钱 白芍药一两六钱 木香一两四钱 诃子一两二钱 罂粟壳三两六钱

【用法】汤剂。

【功用】涩肠固脱，温补脾肾。

【主治】久泻久痢，脾肾虚寒证。泻痢无度，滑脱不禁，甚至脱肛坠下，脐腹疼痛，喜温喜按，倦怠食少，舌淡苔白，脉迟细。

【组方原理】本证之久泻久痢，因脾肾虚寒，关门不固所致。治当涩肠固脱治标为主，温补脾肾治本为辅。方中重用罂粟壳涩肠固脱，为君药。肉豆蔻温中涩肠；诃子涩肠止泻，共为臣药。肉桂温肾暖脾；人参、白术补气健脾；当归、白芍养血和血；木香理气醒脾，又补而不滞，共为佐药。甘草和中调药，为佐使药。

【鉴别】真人养脏汤与芍药汤均可治痢疾。但真人养脏汤涩肠固脱之力较强，重在治标，适宜于脾肾虚寒，关门不固之泻痢无度；芍药汤偏于清热燥湿，调和气血，适宜于湿热壅滞肠中，气血失和之湿热痢疾。

要点二　四神丸《内科摘要》

【组成】肉豆蔻二两　补骨脂四两　五味子二两　吴茱萸一两

【用法】为末。另取生姜、大枣五十枚共煮，取枣肉为丸。

【功用】温肾暖脾，涩肠止泻。

【主治】脾肾阳虚之肾泄。五更泄泻，不思饮食，食不消化，或久泻不愈，腹痛喜温，腰酸肢冷，神疲乏力，舌淡，苔薄白，脉沉迟无力。

【组方原理】五更泄多由命门火衰，火不暖土所致。治宜温肾暖脾，固涩止泻。方中重用补骨脂补命门之火，以温养脾土，为君药。肉豆蔻温中涩肠，既助君药温肾暖脾，又涩肠止泻，为臣药。吴茱萸温脾暖胃以散阴寒；五味子固肾涩肠，合吴萸以助君臣药温涩止泻之力，共为佐药。重用姜、枣同煮，枣肉为丸，意在温补脾胃。

【鉴别】四神丸与理中丸、痛泻要方均可治泄泻。但四神丸偏于温肾涩肠，主治脾肾阳虚所致五更泄；理中丸重在温中祛寒，并补益脾胃，主治中焦虚寒之泄泻；痛泻要方补脾为主，兼以抑肝，主治脾虚肝旺之痛泻。

细目五　涩精止遗

要点一　金锁固精丸《医方集解》

【组成】沙苑蒺藜　芡实　莲须各二两　龙骨（酥炙）　牡蛎各一两

【用法】以莲子粉糊丸。

【功用】涩精补肾。

【主治】肾虚精关不固之遗精。遗精滑泄，神疲乏力，腰痛耳鸣，舌淡苔白，脉细弱。

【组方原理】本证由肾精亏虚，精关不固所致。方中沙苑蒺藜补肾固精为君。莲须固肾涩精，芡实、莲子益肾涩精，补脾养心，莲子并能交通心肾，三药共助君药补肾涩精之力，为臣药。煅龙骨、煅牡蛎收敛固涩，助君臣药涩精止遗，为佐药。

要点二　桑螵蛸散《本草衍义》

【组成】桑螵蛸　远志　菖蒲　龙骨　人参　茯神　当归　龟甲各一两

【用法】研末，睡前以人参汤调下。

【功用】涩精止遗，调补心肾。

【主治】心肾两虚之遗精、遗尿。小便频数，或尿如米泔色，或遗尿，或遗精，心神恍惚，健忘，舌淡苔白，脉细弱。

【组方原理】本证由心肾两虚，水火不交所致。方中桑螵蛸补肾涩精止遗，为君药。龙骨涩精止遗，镇心安神；龟甲滋阴潜阳，补益心肾，共为臣药。人参大补元气，当归补养营血，二者合用气血双补。茯神宁心安神，使心气下达于肾；远志安神定志，通肾气上达于心；菖蒲开心窍，益心智。三药合用以交通心肾，共为佐药。

【鉴别】桑螵蛸散与缩泉丸均具有缩尿止遗之功。但桑螵蛸散偏于调补心肾，主治心肾不交之遗精、遗尿。缩泉丸长于温肾祛寒，主治下元虚冷，膀胱失约之尿频、遗尿。

细目六　固崩止带

要点一　固冲汤《医学衷中参西录》

【组成】白术一两　生黄芪六钱　龙骨　牡蛎　萸肉各八钱　生杭芍　海螵蛸各四钱　茜草三钱　棕边炭二钱　五倍子五分

【用法】水煎服。

【功用】固冲摄血，益气健脾。

【主治】脾肾亏虚，冲脉不固之崩漏。血崩或月经过多，或漏下不止，色淡质稀，头晕肢冷，心悸气短，神疲乏力，腰膝酸软，舌淡，脉微弱。

【组方原理】本证由肾虚不固，脾虚不摄所致。治当急治其标，固冲摄血为主，辅以健脾益气。方中山萸肉既补益肝肾，又收敛固涩，重用为君药。煅龙骨、煅牡蛎助君药固涩滑脱；白术、黄芪补气健脾，以复统血之权，共为臣药。生白芍补益肝肾，养血敛阴；棕榈炭、五倍子收敛止血；海螵蛸、茜草止血化瘀，使血止而无留瘀之弊，共为佐药。

要点二　固经丸《丹溪心法》

【组成】黄芩　白芍　龟板（炙）各一两　黄柏三钱　椿根皮七钱半　香附二钱半

【用法】水泛丸。

【功用】固经止血，滋阴清热。

【主治】阴虚血热之崩漏。月经过多，或崩中漏下，血色深红或紫黑稠黏，手足心热，腰膝酸软，舌红，脉弦数。

【组方原理】本证由阴虚血热，迫血妄行所致。治宜固经止血，滋阴清热之法。方中重用龟板滋养肝肾，潜阳制火。白芍敛阴益血以养肝，与龟板合用肝肾并补，共为君药。黄芩清热泻火以止血；黄柏泻火坚阴，既助黄芩清热，又助龟板降火，共为臣药。椿根皮固涩止血；香附理气调经，共为佐药。

【鉴别】固经丸与固冲汤均有固涩止血之功，可用于治疗月经过多，崩漏下血。但固经丸用于阴虚火旺，迫血妄行之崩漏；固冲汤用于脾肾两虚，冲脉不固之血崩。

要点三　易黄汤《傅青主女科》

【组成】山药（炒）　芡实（炒）各一两　黄柏（盐炒）二钱　车前子（酒炒）一钱　白果十枚

【用法】水煎服。

【功用】补益脾肾，清热祛湿，收涩止带。

【主治】脾肾虚弱，湿热带下。带下黏稠量多，色如浓茶汁，其气臭秽，舌红，苔黄腻。

【组方原理】本方为脾肾两虚，湿热带下而设。方中重用炒山药、炒芡实，补脾益肾，固精止带，共为君药。白果收涩止带，为臣药。黄柏清热燥湿，车前子清热利湿，共为佐药。

【鉴别】易黄汤与完带汤均治带下。但完带汤乃因脾虚肝郁，湿浊下注所致；易黄汤乃因脾肾虚弱，湿热下注所致。

（范颖）

第十单元　安神剂

细目一　概述

要点一　安神剂的适用范围

安神剂适用于神志不安证，多表现为惊狂易怒，烦躁不安，心悸健忘，虚烦失眠等。

要点二　安神剂的应用注意事项

重镇安神剂多由金石、贝壳类药物组方，不宜久服。某些安神药，如朱砂等有一定的毒性，不宜久服、多服。

细目二　重镇安神

要点一　朱砂安神丸《内外伤辨惑论》

【组成】朱砂（另研，水飞为衣）五钱　黄连六钱　炙甘草五钱半　生地黄一钱半　当归二钱半

【用法】炼蜜为丸。

【功用】镇心安神，清热养血。

【主治】心火亢盛，阴血不足证。失眠多梦，惊悸怔忡，心烦神乱，或胸中懊憹，舌尖红，脉细数。

【组方原理】本证由心火亢盛，灼伤阴血扰及心神所致。治宜镇心安神，清热养血。方中朱砂长于重镇安神，清泻心火，为君药。黄连助君药清心泻火以除烦热，为臣药。生地滋阴清热，当归补养心血，俱为佐药。甘草调药和中，防朱砂质重碍胃，为佐使药。

要点二　珍珠母丸（真珠丸）《普济本事方》

【组成】真珠母三分　当归　熟干地黄各一两半　人参　酸枣仁　柏子仁各一两　犀角（水牛角代，镑）　茯神　沉香　龙齿各半两

【用法】蜜丸，辰砂为衣，银花、薄荷汤下。

【功用】镇心安神，平肝潜阳，滋阴养血。

【主治】阴血不足之神魂不安。夜卧不宁，状若惊悸，或入夜少寐，脉细弦。

【组方原理】本证由肝经阴血不足，肝不舍魂所致。治宜养阴血，安心神。方中珍珠母、龙齿平肝潜阳，镇惊安神，为君药。人参、酸枣仁、柏子仁、茯神宁神止悸；熟地、当归滋阴养血，为臣药。犀角（水牛角代）加强清热镇惊之力；沉香摄纳浮阳，为佐药。银花、薄荷汤送服，增平肝清热之效；辰砂加强镇惊安神之效，共为佐使。

【鉴别】珍珠母丸与磁朱丸均为重镇安神之剂。但珍珠母丸主治肝经阴血不足之心神不安。磁朱丸主治心肾不交之视物昏花，耳鸣耳聋，心悸失眠等，亦治癫痫。

细目三　滋养安神

要点一　酸枣仁汤《金匮要略》

【组成】酸枣仁二升　甘草一两　知母　茯苓　川芎各二两

【用法】水煎服。

【功用】养血安神，清热除烦。

【主治】肝血不足，虚热内扰证。虚烦失眠，心悸不安，头目眩晕，咽干口燥，舌红，脉弦细。

【组方原理】本证由肝血不足，阴虚内热所致。治宜养血安神，清热除烦。方中重用酸枣仁补肝养血，宁心安神，为君药。茯苓宁心安神；知母滋阴润燥，清热除烦，为臣药。川芎伍酸枣仁，辛散与酸收并用，具养血调肝之妙，为佐药。甘草和中缓急调药，为佐使。

要点二　天王补心丹《校注妇人良方》

【组成】人参　茯苓　玄参　丹参　桔梗　远志各五钱　当归　五味子　麦门冬　天门冬　柏子仁　酸枣仁各一两　生地黄四两

【用法】为丸，朱砂水飞为衣，温水或桂圆肉煎汤送服。

【功用】滋阴清热，养血安神。

【主治】阴虚血少，神志不安证。心悸怔忡，虚烦失眠，神疲健忘，或梦遗，手足心热，口舌生疮，舌红少苔，脉细数。

【组方原理】本证由心肾两亏，阴虚血少，虚火内扰所致。治宜滋阴清热，养血安神。方中重用生地，滋阴养血，壮水以制虚火，为君药。天冬、麦冬滋阴清热；当归补血润燥；酸枣仁、柏子仁养心安神，共为臣药。玄参滋阴降火；茯苓、远志养心安神；人参补气生血，安神益智；五味子敛心气，安心神；丹参清心活血，使补而不滞；朱砂镇心安神，共为佐药。桔梗载药上行，为使药。

【鉴别】天王补心丹、柏子养心丸二方同治阴血亏虚之虚烦不眠。但天王补心丹重用生地配伍二冬、玄参等大队滋阴清热药以滋补心肾之阴，以补心为主，主治以阴虚内热为主的心神不安证；柏子养心丸重用柏子仁与枸杞子配伍熟地黄、当归等，滋阴之力弱，适宜于心肾两虚之轻证。

要点三　甘麦大枣汤《金匮要略》

【组成】甘草三两　小麦一升　大枣十枚

【用法】水煎服。

【功用】养心安神，和中缓急。

【主治】脏躁。精神恍惚，喜悲伤欲哭，心中烦乱，睡眠不安，甚则言行失常，呵欠频作，舌淡红苔少，脉细略数。

【组方原理】本证由思虑过度，心肝气失养所致。当宗“肝苦急，急食甘以缓之”之旨，宜养心安神，和中缓急。方中重用小麦甘凉，补心养肝，益阴除烦，宁心安神，为君药。甘草甘平，补养心气，和中缓急，为臣药。大枣甘温，益气和中，润燥缓急，为佐药。

（范颖）

第十一单元　开窍剂

细目一　概述

要点一　开窍剂的适用范围

开窍剂适用于窍闭神昏之证。本证可分为热闭和寒闭两种。热闭多见高热，神昏，谵语，甚或痉厥等；寒闭多见突然昏倒，牙关紧闭，不省人事等。

要点二　开窍剂的应用注意事项

首先应辨别闭证和脱证，其次辨清闭证之寒热属性。对于阳明腑实证而见神昏谵语者，只宜寒下，不宜用开窍剂，但兼有邪陷心包之证，可开窍与寒下并用。开窍剂多辛香走窜，不宜久服。

细目二　凉开

要点一　安宫牛黄丸《温病条辨》

【组成】牛黄　郁金　犀角(水牛角代)　黄连　朱砂各一两　梅片　麝香各二钱五分　真珠五钱　山栀　雄黄　黄芩各一两

【用法】炼蜜为丸，金箔为衣，蜡护。脉虚者人参汤下，脉实者银花、薄荷汤下。

【功用】清热解毒，开窍醒神。

【主治】邪热内陷心包证。高热烦躁，神昏谵语，舌謇肢厥，舌红或绛，脉数有力。亦治中风昏迷，小儿惊厥，属邪热内闭者。

【组方原理】本证由温热之邪内陷心包，痰热蒙蔽心窍所致。治宜清热解毒，开窍醒神。方中牛黄清心解毒，豁痰开窍；麝香通达十二经，为开窍醒神之要药。二药清心开窍，芳香辟秽，共为君药。犀角（水牛角代）清心凉血解毒；冰片善通诸窍，兼散郁火；珍珠清心肝之热，又能镇惊坠痰，共为臣药。黄连、黄芩、栀子清热泻火解毒；郁金行气解郁；雄黄劫痰解毒；朱砂镇心安神，兼能凉心；金箔镇心安神，共为佐药。蜂蜜和胃调中为使。

【鉴别】安宫牛黄丸与牛黄清心丸均具清心开窍之功。但安宫牛黄丸清热解毒及芳香开窍之功较著，常作为温热之邪内陷心包，痰热蒙蔽清窍重证之急救品。牛黄清心丸清心开窍之力较逊，适于热闭神昏之轻证。

要点二　至宝丹《灵苑方》引郑感方，录自《苏沈良方》

【组成】生乌犀（水牛角代）生玳瑁　琥珀　朱砂　雄黄各一两　牛黄　龙脑　麝香各一分　安息香一两半　金银箔各五十片

【用法】为丸，人参汤下。

【功用】化浊开窍，清热解毒。

【主治】热闭心包证。神昏谵语，身热烦躁，舌红苔黄垢腻，脉滑数。亦治中风、中暑、小儿惊厥属于痰热内闭者。

【组方原理】本证由温热秽浊之邪内闭心包所致。治宜清解热毒，芳香开窍，豁痰化浊。方中犀角（水牛角代）清心凉血解毒；麝香通达十二经，芳香开窍，为君药。安息香、龙脑辛香开窍，清热辟秽；玳瑁镇心安神，清热解毒，息风定惊；牛黄豁痰开窍，为臣药。佐以朱砂重镇安神，清泻心火；琥珀镇惊安神；雄黄豁痰解毒；金箔、银箔镇心安神定惊。

【鉴别】至宝丹与安宫牛黄丸、紫雪皆为凉开之常用方，有清热开窍作用，合称“凉开三宝”。相比而言，“安宫牛黄丸最凉，紫雪次之，至宝又次之”。安宫牛黄丸长于清热解毒，适于痰热偏盛而神昏较重者；紫雪长于息风止痉，适于热闭神昏而见痉厥抽搐者；至宝丹长于芳香开窍，化浊辟秽，适于痰浊偏盛而热邪略轻者。

细目三　温开

要点一　苏合香丸《广济方》，录自《外台秘要》

【组成】白术　光明砂　麝香　诃黎勒皮　香附子　沉香　青木香　丁子香　安息香　白檀香　荜茇　犀角（水牛角代）各一两　薰陆香　苏合香　龙脑香各半两

【用法】白蜜和丸。

【功用】芳香开窍，行气止痛。

【主治】寒闭证。突然昏倒，牙关紧闭，不省人事，苔白，脉迟。亦治心腹卒痛，甚则昏厥，属寒凝气滞者。

【组方原理】方中苏合香、安息香、麝香、冰片开窍醒神，辟秽祛痰，通络散瘀。香附、木香、沉香、白檀香、熏陆香（乳香）、丁香、荜茇芳香辛散温通，散寒止痛，行气解郁。犀角（水牛角代）清心解毒，朱砂重镇安神，以助醒神之功。白术补气健脾，燥湿化浊；诃子温涩敛气化痰。二药合用，既补气，又敛气，可防辛散太过耗气伤正，均为佐药。诸药合用，共奏芳香开窍、行气止痛之功。

要点二　紫金锭《丹溪心法附余》

【组成】雄黄一两　文蛤三两　山慈菇二两　红芽大戟一两半　千金子（去油取霜）一两　朱砂五钱　麝香三钱

【用法】糯米糊作锭。

【功用】化痰开窍，辟秽解毒，消肿止痛。

【主治】暑令时疫。脘腹胀闷疼痛，恶心呕吐，泄泻，痢疾，舌润，苔厚腻或浊腻，以及痰厥。外敷治疗疔疮肿毒，虫咬损伤，无名肿毒，以及痄腮、丹毒、喉风等。

【组方原理】本证由秽恶痰浊之邪郁阻，气机闭塞，升降失常所致。治宜化痰开窍，辟秽解毒，消肿止痛。方中山慈菇、麝香芳香辟秽解毒，散瘀消肿止痛。千金子霜、大戟攻逐痰浊，有缓下攻逐邪毒之用。五倍子化痰解毒；雄黄辟秽解毒；朱砂清热解毒。至于疔疮肿毒、痄腮、丹毒、喉风等，外敷可收消肿止痛之功。

（范颖）

第十二单元　理气剂

细目一　概述

要点一　理气剂的适用范围

理气剂适用于气滞或气逆证。气滞以脾胃气滞和肝气郁滞为多见，症见胃脘、胁肋疼痛，或疝气痛，或月经不调，或痛经等。气逆以肺胃气逆为主，主要表现为咳喘、呕吐、嗳气、呃逆等症。

要点二　理气剂的应用注意事项

注意辨别气滞与气逆。理气剂多辛燥伤津耗气，勿使过剂。年老体弱、阴虚火旺、孕妇或素有崩漏吐衄者，更应慎之。

细目二　行气

要点一　越鞠丸（芎术丸）《丹溪心法》

【组成】香附　川芎　苍术　栀子　神曲各等分

【用法】水丸。

【功用】行气解郁。

【主治】六郁证。胸膈痞闷，脘腹胀痛，嗳腐吞酸，恶心呕吐，饮食不消。

【组方原理】本方所治气、血、痰、火、湿、食六郁之证，乃由情志失常，或饮食失节、寒温不适所致。六郁之中以气郁为主，故治宜行气解郁为要，使气行则血行，气行则痰、火、湿、食诸郁自解。方中香附治气郁，川芎治血郁，栀子治火郁，苍术治湿郁，神曲治食郁。因痰郁由气滞湿聚而成，若气行湿化，则痰郁得解，故不另用治痰之品。

【常用加减】若偏气郁，重用香附，酌加木香、郁金；若偏血郁，重用川芎，酌加桃仁、红花；若偏湿郁，重用苍术，酌加茯苓、泽泻；若偏火郁，重用栀子，酌加黄芩、黄连；若偏食郁，重用神曲，酌加山楂、麦芽；若偏痰郁，酌加半夏、陈皮。

要点二　枳实薤白桂枝汤《金匮要略》

【组成】枳实四枚　厚朴四两　薤白半升　桂枝一两　瓜蒌一枚

【用法】水煎服。

【功用】通阳散结，祛痰下气。

【主治】胸阳不振，痰气互结之胸痹。胸满而痛，甚或胸痛彻背，喘息咳唾，短气，气从胁下冲逆，上攻心胸，舌苔白腻，脉沉弦或紧。

【组方原理】本证因胸阳不振，痰浊中阻，气结于胸所致。治宜通阳散结，祛痰下气。方中瓜蒌涤痰散结，开胸通痹；薤白通阳散结，化痰散寒，乃治疗胸痹之要药，共为君药。枳实下气破结，消痞除满；厚朴燥湿化痰，下气除满，二者同用，共助君药宽胸散结、下气除满、通阳化痰之效，均为臣药。桂枝通阳散寒，降逆平冲，为佐药。

【鉴别】枳实薤白桂枝汤与瓜蒌薤白白酒汤、瓜蒌薤白半夏汤均有通阳散结、行气祛痰之功。瓜蒌薤白白酒汤以通阳散结，行气祛痰为主，适于胸痹而痰浊较轻者；瓜蒌薤白半夏汤祛痰散结之力较大，适于胸痹而痰浊较盛者；枳实薤白桂枝汤通阳散结之力尤大，并能下气祛痰，消痞除满，用以治胸痹而痰气互结较甚，胸中痞满，并有逆气从胁下上冲心胸者。

要点三　半夏厚朴汤《金匮要略》

【组成】半夏一升　厚朴三两　茯苓四两　生姜五两　苏叶二两

【用法】水煎服。

【功用】行气散结，降逆化痰。

【主治】痰气互结之梅核气。咽中如有物阻，咯吐不出，吞咽不下，胸膈满闷，或咳或呕，舌苔白润或白滑，脉弦缓或弦滑。

【组方原理】本证由七情郁结，痰气交阻所致。治宜行气散结，降逆化痰。方中半夏化痰散结，降逆和胃，为君药。厚朴行气开郁，下气除满，为臣药。两者相配，痰气并治。生姜降逆消痰，助半夏化痰散结，和胃止呕，并解半夏之毒；茯苓渗湿健脾，则痰无由生，为佐药。苏叶芳香疏散，开郁散结，并能引药上行，为使药。

要点四　厚朴温中汤《内外伤辨惑论》

【组成】厚朴　陈皮各一两　甘草（炙）　茯苓　草豆蔻仁　木香各五钱　干姜七分

【用法】加姜水煎。

【功用】行气除满，温中燥湿。

【主治】脾胃寒湿气滞证。脘腹胀满或疼痛，不思饮食，四肢倦怠，舌苔白腻，脉沉弦。

【组方原理】本证由脾胃伤于寒湿，气机壅滞所致。治宜行气除满，温中燥湿。方中重用厚朴行气消胀，为君药。草豆蔻燥湿行气，温中散寒；橘皮、木香行气宽中散寒，助厚朴行气燥湿，为臣药。干姜、生姜并用以温中散寒；茯苓、炙甘草健脾渗湿和中，均为佐药。炙甘草调药为使。

【鉴别】厚朴温中汤与理中丸均有温中散寒之功。但厚朴温中汤以行气燥湿为主，主治脾胃寒湿气滞之证；理中丸则温中补虚并重，而无行气之功，主治中焦虚寒证。

要点五　天台乌药散《圣济总录》

【组成】乌药　木香　茴香　青橘皮　高良姜各半两　槟榔二个　楝实十个　巴豆（同楝实二味用麸一升炒，候麸黑色，拣去巴豆并麸不用）七十粒

【用法】为散。

【功用】行气疏肝，散寒止痛。

【主治】肝经寒凝气滞证。小肠疝气，少腹痛引睾丸，舌淡苔白，脉沉弦。亦治妇女痛经、瘕聚。

【组方原理】本证由寒凝肝脉，气机阻滞所致。治宜行气疏肝，散寒止痛。方中乌药疏肝行气，散寒止痛，为君药。青皮疏肝行气，木香理气止痛；茴香暖肝散寒，良姜散寒止痛。四药合用，增君药行气散寒之力，俱为臣药。槟榔下气导滞，能直达下焦而破坚；川楝子理气止痛，虽其性苦寒，但与辛热之巴豆同炒，则寒性减，而行气散结之力增，为佐药。

【鉴别】天台乌药散与橘核丸均能入肝行气止痛，治疗疝气疼痛。但天台乌药散功专行气散寒，适于寒凝气滞之小肠疝气，以少腹痛引睾丸，偏坠肿胀为特征；橘核丸兼能活血软坚散结，主治寒湿客于肝脉，肝经气血凝滞之㿗疝，以睾丸肿胀硬痛为特征。

要点六　暖肝煎《景岳全书》

【组成】当归二钱　枸杞子三钱　小茴香二钱　肉桂一钱　乌药二钱　沉香一钱　茯苓二钱

【用法】加生姜水煎服。

【功用】温补肝肾，行气止痛。

【主治】肝肾不足，寒滞肝脉证。睾丸冷痛，或小腹疼痛，疝气痛，畏寒喜暖，舌淡苔白，脉沉迟。

【组方原理】本证由肝肾不足，寒客肝脉，气机郁滞所致。治宜温补肝肾，行气止痛。方中肉桂温肾暖肝，祛寒止痛；小茴香暖肝散寒，理气止痛，二药温肾暖肝散寒，为君药。当归养血补肝，枸杞子补肝益肾，二药均补肝肾不足之本；乌药、沉香散寒行气止痛，以治其标，同为臣药。茯苓渗湿健脾，生姜散寒和胃，均为佐药。诸药相合，温补肝肾以治其本，行气逐寒以治其标，标本兼顾。

【鉴别】暖肝煎与一贯煎均可治疗疝气。但暖肝煎所治之疝乃因肝肾阴寒，气机阻滞所致。一贯煎所治之疝乃因肝肾阴虚，肝气郁滞所致。

细目三 降气

要点一 苏子降气汤《太平惠民和剂局方》

【组成】紫苏子 半夏各二两半 川当归一两半 甘草二两 前胡 厚朴各一两 肉桂一两半

【用法】加姜枣、苏叶，水煎服。

【功用】降气平喘，祛痰止咳。

【主治】上实下虚喘咳证。咳喘痰多，胸膈满闷，喘咳短气，呼多吸少，或腰疼脚弱，肢体倦怠，或肢体浮肿，舌苔白滑或白腻，脉弦滑。

【组方原理】本证由肺气壅实所致。治以降气平喘，祛痰止咳为重，兼顾下元。方中紫苏子降气平喘，祛痰止咳，为君药。半夏燥湿化痰降逆，厚朴下气宽胸除满，前胡下气祛痰止咳，三药助紫苏子降气祛痰平喘之功，共为臣药。君臣相配，以治上实。肉桂温补下元，纳气平喘；当归既治咳逆上气，又养血润燥，同肉桂以温补下虚；略加生姜、苏叶以散寒宣肺，共为佐药。甘草、大枣和中调药为使。

要点二 定喘汤《摄生众妙方》

【组成】白果二十一枚 麻黄三钱 苏子二钱 甘草一钱 款冬花三钱 杏仁一钱五分 桑白皮三钱 黄芩一钱五分 法制半夏三钱

【用法】水煎服。

【功用】宣降肺气，清热化痰。

【主治】风寒外束，痰热内蕴之喘证。咳喘痰多气急，痰稠色黄，或微恶风寒，舌苔黄腻，脉滑数。

【组方原理】本证因素有痰热，复感风寒，肺失宣降所致。治宜宣肺降气，止咳平喘，清热祛痰。方用麻黄宣肺散邪，白果敛肺定喘。白果伍麻黄，一散一收，既可增平喘之功，又可防麻黄耗散肺气，共为君药。苏子、杏仁、半夏、款冬花降气平喘，止咳祛痰，均为臣药。桑白皮、黄芩清泻肺热，止咳平喘，为佐药。甘草调和诸药为使。

要点三 旋覆代赭汤《伤寒论》

【组成】旋覆花三两 人参二两 生姜五两 代赭石一两 炙甘草三两 半夏半升 大枣十二枚

【用法】水煎服。

【功用】降逆化痰，益气和胃。

【主治】胃虚痰阻气逆证。心下痞硬，噫气不除，或反胃呃逆，甚或呕吐，舌苔白腻，脉缓或滑。

【组方原理】本证由胃气虚弱，痰浊内阻所致。治宜降逆化痰，益气补虚。方中重用旋覆花下气消痰，降逆止噫，为君药。代赭石质重沉降，善镇冲逆；半夏祛痰散结，降逆和胃；生姜用量独重，和胃降逆以止呕，宣散水气以祛痰，共为臣药。人参、大枣、炙甘草益气补脾养胃，为佐药。炙甘草调药为使。

【鉴别】旋覆代赭汤与吴茱萸汤均治胃虚气逆之呕吐。但旋覆代赭汤重在降逆，主治胃气虚弱，痰浊内阻之心下痞硬，嗳气不除；吴茱萸汤重在温中降逆，主治中焦虚寒，胃气失和之呕吐。

要点四　橘皮竹茹汤《金匮要略》

【组成】橘皮二升　竹茹二升　大枣三十枚　生姜半斤　甘草五两　人参一两

【用法】水煎服。

【功用】降逆止呃，益气清热。

【主治】胃虚有热之呃逆。呃逆或干呕，虚烦少气，口干，舌红嫩，脉虚数。

【组方原理】本证由胃虚有热，气逆不降所致。治以清补降逆。方中橘皮行气和胃以止呃；竹茹清热安胃以止呕，皆重用为君。人参益气补虚，与橘皮合用，行中有补；生姜和胃止呕，共为臣药。甘草、大枣补中调药为佐使。

【鉴别】橘皮竹茹汤与丁香柿蒂汤均具降逆止呕、益气养胃之功。但橘皮竹茹汤以清热降逆为主，主治胃虚有热之呃逆；丁香柿蒂汤则以温胃降逆为主，主治胃虚呃逆偏于寒者。

（范颖）

第十三单元　理血剂

细目一　概述

要点一　理血剂的适用范围及配伍规律

理血剂适用于血瘀证及出血证。凡下焦蓄血证，或瘀血内停之胸腹胁肋诸痛，妇女经闭、痛经或产后恶露不行，外伤瘀肿、痈肿初起等，以及吐血、衄血、咳血、便血、尿血、崩漏等各种出血证，均为理血剂的适应范围。

活血祛瘀剂常配伍理气药，使气行则血行；或配伍养血补血药，使祛瘀血不伤血。止血剂常配伍活血药，使止血不留瘀；上部出血，多配沉降药；下部出血，多配升提药，以增强止血之力。

要点二　理血剂的应用注意事项

辨清瘀血或出血的原因，分清标本缓急。逐瘀需防伤正，止血慎防留瘀。至于瘀血内阻，血不循经之出血，法当祛瘀为先。活血祛瘀剂其性破泄，易于动血、伤胎，凡妇女经期、月经过多及孕妇当慎用或忌用。

细目二　活血祛瘀

要点一　桃核承气汤《伤寒论》

【组成】桃仁五十个　大黄四两　桂枝二两　甘草（炙）二两　芒硝二两

【用法】水煎，芒硝冲服。

【功用】逐瘀泻热。

【主治】下焦蓄血证。少腹急结，小便自利，神志如狂，甚则烦躁谵语，至夜发热；以及血瘀经闭，痛经，脉沉实而涩者。

【组方原理】本证属瘀热互结下焦，治当因势利导，逐瘀泻热。本方由调胃承气汤减芒硝之量，再加桃仁、桂枝而成。方中桃仁活血破瘀；大黄下瘀泻热。二药瘀热并治，共为君药。芒硝泻热软坚，助大黄下瘀泻热；桂枝通行血脉，既助桃仁活血祛瘀，又防硝、黄寒凉凝血之弊，共为臣药。炙甘草护胃安中，并缓诸药之峻烈，为佐使药。

【鉴别】桃核承气汤与下瘀血汤均有破血下瘀之功。但下瘀血汤专以攻下血瘀为用，主治产妇“干血著于脐下”之腹痛拒按。桃核承气汤逐瘀泻热，适于瘀热互结下焦之少腹急结等。

要点二　血府逐瘀汤《医林改错》

【组成】桃仁四钱　红花　当归　生地黄各三钱　川芎一钱半　赤芍二钱　牛膝三钱　桔梗一钱半　柴胡一钱　枳壳　甘草各二钱

【用法】水煎服。

【功用】活血化瘀，行气止痛。

【主治】胸中血瘀证。胸痛，头痛，日久不愈，痛如针刺而有定处，或呃逆日久不止，或饮水即呛，干呕，或内热瞀闷，或心悸怔忡，失眠多梦，急躁易怒，入暮潮热，唇暗或两目暗黑，舌质暗红，或舌有瘀斑、瘀点，脉涩或弦紧。

【组方原理】本证由瘀血内阻胸部，气机郁滞所致。治宜活血化瘀，兼以行气止痛。方中桃仁破血行滞而润燥，红花活血祛瘀以止痛，共为君药。赤芍、川芎助君药活血祛瘀；牛膝活血祛瘀止痛，引血下行，共为臣药。佐以生地、当归养血活血；桔梗、枳壳，一升一降，宽胸行气；柴胡疏肝解郁，与桔梗、枳壳同用，使气行则血行。桔梗并能载药上行，甘草调药为使。全方活血与行气相伍，祛瘀与养血同施，升降兼顾。

【附方】通窍活血汤，由赤芍、川芎、桃仁、红花、麝香、老葱、生姜、红枣、黄酒组成，辛香温通作用较好，重在活血通窍，主治瘀阻头面之头痛等；膈下逐瘀汤，由五灵脂、当归、川芎、桃仁、丹皮、赤芍、元胡、甘草、红花、香附、乌药、枳壳组成，行气止痛作用较好，善治瘀阻膈下之腹痛、胁痛；少腹逐瘀汤，由元胡、没药、当归、川芎、赤芍、蒲黄、五灵脂、干姜、肉桂、小茴香组成，偏于温经散寒止痛，用治寒凝血瘀之少腹疼痛、痛经、月经不调最宜；身痛逐瘀汤，由川芎、桃仁、红花、甘草、没药、当归、五灵脂、香附、牛膝、地龙、秦艽、羌活组成，长于活血通络，宣痹止痛，用于瘀阻脉络之痹痛。

要点三　补阳还五汤《医林改错》

【组成】黄芪四两　当归尾二钱　赤芍一钱半　地龙　川芎　红花　桃仁各一钱

【用法】水煎服。

【功用】补气活血通络。

【主治】中风之气虚血瘀证。半身不遂，口眼㖞斜，语言謇涩，口角流涎，小便频数或遗尿失禁，舌暗淡，苔白，脉缓无力。

【组方原理】本证由正气亏虚，脉络瘀阻所致，以气虚为本，血瘀为标。治当以补气为主，活血通络为辅。原方重用生黄芪四两，补益元气，意在气旺则血行，瘀去而络通，为君药。臣以当归尾活血通络而不伤血。佐以赤芍、川芎、桃仁、红花活血祛瘀；地龙通经活络，以行药力。重用补气药，少佐活血药，为本方配伍特点。

要点四　复元活血汤《医学发明》

【组成】柴胡半两　瓜蒌根　当归各三钱　红花　甘草　穿山甲各二钱　大黄一两　桃仁五十个

【用法】为末，加黄酒，水煎服。

【功用】活血祛瘀，疏肝通络。

【主治】跌打损伤，瘀血阻滞证。胁肋瘀肿，痛不可忍。

【组方原理】本证由跌打损伤，瘀血留于胁肋所致。治当活血祛瘀，兼以疏肝行气通络。方中重用酒制大黄，荡涤留瘀败血，导瘀下行；柴胡疏肝行气，引诸药入肝经，共为君药。臣以桃仁、红花活血祛瘀，消肿止痛；穿山甲破瘀通络，消肿散结。佐以当归补血活血，使祛瘀而不伤血；瓜蒌根入血分而消瘀散结，又清热润燥。甘草缓急止痛，调和诸药，是为佐使。加酒煎服，增活血通络之力。

【鉴别】血府逐瘀汤与复元活血汤同具活血化瘀止痛之功，主治血瘀证。但血府逐瘀汤证为血停于胸部，除重用活血化瘀药外，配伍柴胡、枳壳、桔梗、牛膝等行气引血之品，活血化瘀与行气止痛之力均较强。复元活血汤证为瘀血留于胁肋，配伍大黄、山甲等，活血破瘀之力较强，兼以疏肝通络。

要点五　七厘散《同寿录》

【组成】朱砂一钱二分　麝香　冰片各一分二厘　乳香　没药　红花各一钱五分　血竭一两　儿茶二钱四分

【用法】治外伤，先以药七厘，烧酒冲服，复用药以烧酒调敷伤处。

【功用】散瘀消肿，定痛止血。

【主治】跌打损伤，筋断骨折之瘀血肿痛，或刀伤出血。并治无名肿毒，烧伤烫伤等。伤轻者不必服，只用敷。

【组方原理】本方所治皆为气血瘀阻，脉络受损之证。治宜活血祛瘀，行气止痛，收敛止血。方中重用血竭活血散瘀止痛，敛疮生肌止血。红花、乳香、没药活血行气，消肿止痛；麝香、冰片通行经络。儿茶助君药收敛止血，并治疮肿；朱砂镇惊安神。

【鉴别】七厘散与活络效灵丹均可治跌打伤损，血瘀气滞之瘀肿疼痛，以及痈疮肿痛等。但七厘散既活血止痛，又能止血生肌。活络效灵丹功专散瘀止痛。

要点六　温经汤《金匮要略》

【组成】吴茱萸三两　当归　芍药　川芎　人参　桂枝　阿胶　牡丹皮　生姜　甘草各二两　半夏半升　麦冬一升

【用法】水煎，阿胶烊化冲服。

【功用】温经散寒，养血祛瘀。

【主治】冲任虚寒，瘀血阻滞证。漏下不止，血色暗而有块，淋沥不畅，或月经超前或延后，或逾期不止，或一月再行，或经停不至，而见少腹里急，腹满，傍晚发热，手心烦热，唇口干燥，舌质暗红，脉细而涩。亦治妇人宫冷，久不受孕。

【组方原理】本证属虚、寒、瘀、热错杂，以冲任虚寒，瘀血阻滞为主。治当温经散寒，祛瘀养血，兼清虚热。方中吴茱萸、桂枝温经散寒，通利血脉，为君药。臣以当归、川芎活血祛瘀，养血调经；丹皮活血散瘀，又清血分虚热。佐以阿胶、白芍、麦冬养血调肝，滋阴润燥，且清虚热，并制吴萸、桂枝之温燥；人参、甘草益气健脾，以资生化之源；半夏、生姜辛开散结，通降胃气，以助祛瘀调经。甘草调药为使。

要点七　生化汤《傅青主女科》

【组成】全当归八钱　川芎三钱　桃仁十四枚　干姜五分　甘草（炙）五分

【用法】水煎，或加黄酒同煎。

【功用】养血祛瘀，温经止痛。

【主治】血虚寒凝，瘀血阻滞证。产后恶露不行，小腹冷痛。

【组方原理】本证由产后血虚寒凝，瘀血内阻所致。治宜活血养血，温经止痛。方中重用全当归补血活血，化瘀生新，为君药。臣以川芎活血行气，桃仁活血祛瘀，炮姜温经散寒止痛，黄酒温通血脉以助药力，共为佐药。炙甘草和中缓急，调药为使。原方另用童便同煎，乃取其益阴化瘀、引败血下行之意。

【鉴别】温经汤与生化汤同为温经散寒、养血散瘀之剂。温经汤温养散瘀之力较强，温清消补并用，主治冲任虚寒、瘀血阻滞之证。生化汤长于化瘀生新，但温养之力不及温经汤，主治妇人产后血虚寒凝、瘀血内阻之证。

要点八　失笑散《太平惠民和剂局方》

【组成】五灵脂　蒲黄各二钱

【用法】为末，用黄酒或醋冲服。

【功用】活血祛瘀，散结止痛。

【主治】瘀血停滞证。心腹刺痛，或产后恶露不行，或月经不调，少腹急痛等。

【组方原理】本证主治诸痛皆由瘀血内停，脉络阻滞，血行不畅所致。治宜活血祛瘀止痛。方中五灵脂、蒲黄相须为用，活血祛瘀，散结止痛。以黄酒或醋冲服，意在行血脉，助药势，化瘀血，并祛五灵脂之腥气。

【鉴别】失笑散与金铃子散均有活血止痛之功。但失笑散长于化瘀散结止痛，主治瘀血内停，脉道阻滞之心腹刺痛。金铃子散疏肝泻热，活血行气止痛，主治肝郁化火，气滞血瘀之心腹胁肋诸痛。

要点九　桂枝茯苓丸《金匮要略》

【组成】桂枝　茯苓　丹皮　桃仁　芍药各等分

【用法】炼蜜和丸。

【功用】活血化瘀，缓消癥块。

【主治】瘀阻胞宫证。妇人素有癥块，妊娠漏下不止，或胎动不安，血色紫黑晦暗，腹痛拒按，或经闭腹痛，或产后恶露不尽而腹痛拒按者，舌质紫暗或有瘀点，脉沉涩。

【组方原理】本证由瘀血留结胞宫所致。治宜活血化瘀，缓消癥块。方中桂枝通利血脉以行瘀滞，为君药。桃仁活血化瘀，助君药化瘀消癥，为臣药。丹皮散血行瘀，兼清瘀热；芍药益阴养血，使祛瘀不伤正；茯苓利湿以助消癥，健脾益胃以扶正气，共为佐药。白蜜甘缓补中，可收渐消缓散之效，兼调和诸药，为佐使药。

【鉴别】桂枝茯苓丸与鳖甲煎丸均有化瘀消癥之功。桂枝茯苓丸化瘀消癥之力和缓，主治瘀血留结胞宫之妊娠漏下不止等。鳖甲煎丸软坚消癥力强，主治久疟不愈之疟母，瘀血痰湿相搏之癥瘕。

细目三　止血

要点一　十灰散《十药神书》

【组成】大蓟　小蓟　荷叶　侧柏叶　茅根　茜根　山栀　大黄　牡丹皮　棕榈皮各等分

【用法】烧灰研末，纸包，碗盖于地上一夕。用白藕捣汁或萝卜汁磨京墨调服。

【功用】凉血止血。

【主治】血热妄行之出血证。呕血、吐血、咯血、嗽血、衄血等，血色鲜红，来势急暴，舌红，脉数。

【组方原理】本证因火热炽盛，气火上冲，损伤血络，迫血妄行所致。治宜清降凉血止血，佐以收涩之法。方中大蓟、小蓟凉血止血，兼能祛瘀，为君药。臣以白茅根、荷叶、侧柏叶凉血止血。佐以大黄、栀子清热泻火，导热下行；棕榈皮收敛止血；茜草、丹皮配大黄既凉血止血，又活血以行留瘀。诸药烧炭可增收涩止血之力。以藕汁或萝卜汁磨京墨调服，亦在加强凉血止血之效。全方集凉血、止血、清降、祛瘀诸法，为止血之良剂。

要点二　咳血方《丹溪心法》

【组成】青黛（水飞）　瓜蒌仁　海粉　山栀子（炒黑）　诃子

【用法】为丸。

【功用】清肝宁肺，凉血止血。

【主治】肝火犯肺之咳血证。咳嗽痰稠带血，咯吐不爽，心烦易怒，胸胁作痛，咽干口苦，颊赤便秘，舌红苔黄，脉弦数。

【组方原理】本证由肝火犯肺所致。治当清肝泻火。方中青黛清肝泻火，凉血止血；山栀子清热凉血，泻火除烦，炒黑可入血分而止血。两药合用，澄本清源，共为君药。臣以瓜蒌仁清热化痰，润肺止咳；海粉清肺降火，软坚化痰。佐以诃子清降敛肺，化痰止咳。

要点三　小蓟饮子《重订严氏济生方》

【组成】生地四两　小蓟　滑石　木通　蒲黄　藕节　淡竹叶　当归　山栀子　甘草各半两

【用法】水煎服。

【功用】凉血止血，利水通淋。

【主治】热结下焦之血淋、尿血。尿中带血，小便频数，赤涩热痛，舌红，脉数。

【组方原理】本证因下焦瘀热，损伤膀胱血络，气化失司所致。治宜凉血止血，利水通淋。方中生地凉血止血，养阴清热为君。臣以小蓟凉血止血，蒲黄、藕节助君药凉血止血，并能消瘀。佐以滑石、竹叶、木通清热利水通淋；栀子清泻三焦之火，导热从下而出；当归养血和血，引血归经，且防诸药寒凉滞血之弊。使以甘草缓急止痛，和中调药。

【鉴别】导赤散与小蓟饮子均具清热利水通淋之功。导赤散能上清心火，下利小便，用治心火上炎或心火下移小肠之溺赤涩痛。小蓟饮子由导赤散加味而成，善能凉血止血，利水通淋，用治热结下焦，损伤膀胱血络之血淋、尿血。

要点四　槐花散《普济本事方》

【组成】槐花　柏叶　荆芥穗　枳壳

【用法】为末。

【功用】清肠止血，疏风行气。

【主治】肠风、脏毒下血。便前出血，或便后出血，或粪中带血，以及痔疮出血，血色鲜红或晦暗，舌红苔黄，脉数。

【组方原理】本方所治肠风、脏毒皆因风热或湿热邪毒，壅遏肠道血分，损伤脉络，血渗外溢所致。治宜清肠凉血，疏风行气。方中槐花善清大肠湿热，凉血止血，为君药。臣以侧柏叶清热止血。荆芥穗炒用，入血分而止血；枳壳行气宽肠，共为佐药。诸药合用，寓行气于止血之中，寄疏风于清肠之内。

要点五　黄土汤《金匮要略》

【组成】甘草　干地黄　白术　附子　阿胶　黄芩各三两　灶心黄土半斤

【用法】先将灶心土水煎过滤取汤，再煎余药，阿胶烊化冲服。

【功用】温阳健脾，养血止血。

【主治】阳虚便血。大便下血，先便后血，以及吐血、衄血、妇人崩漏，血色暗淡，四肢不温，面色萎黄，舌淡苔白，脉沉细无力。

【组方原理】本证由脾阳不足，统摄无权所致。治宜温阳止血，健脾养血。方中灶心黄土（即伏龙肝）温中收涩止血，用以为君。臣以白术、附子温阳健脾以复统血之权。生地、阿胶滋阴养血止血；与黄芩合用，又能制约术、附温燥之性；而生地、阿胶得术、附则滋而不腻，避呆滞碍脾之弊，均为佐药。甘草调药和中，为使。全方寒热并用，刚柔相济，标本兼顾。

【鉴别】黄土汤与归脾汤均可用治脾不统血之便血、崩漏。黄土汤温阳健脾而摄血，适于脾阳不足、统摄无权之出血证；归脾汤补气健脾与养心安神并重，适于脾气不足、气不摄血之出血证，亦治心脾气血两虚之神志不宁证。

（王均宁）

第十四单元　治风剂

细目一　概述

要点一　治风剂的适用范围

治风剂适用于外风侵袭及肝风内动引起的风病。外风证，症见头痛，恶风，肌肤瘙痒，肢体麻木，筋骨挛痛，关节屈伸不利，或口眼歪斜，甚则角弓反张，及破伤风等；内风证，症见眩晕，震颤，四肢抽搐，甚则卒然昏倒，口角歪斜，半身不遂等。

要点二　治风剂的应用注意事项

当辨别风病属内、属外。应分清病邪的兼夹以及病情的虚实。外风与内风常相互影响，应分清主次，全面兼顾。

细目二　疏散外风

要点一　川芎茶调散《太平惠民和剂局方》

【组成】川芎　荆芥各四两　白芷　羌活　甘草各二两　细辛一两　防风一两半　薄荷叶八两

【用法】为细末，饭后清茶调服。

【功用】疏风止痛。

【主治】外感风邪头痛。偏正头痛，或巅顶作痛，目眩鼻塞，或恶风发热，舌苔薄白，脉浮。

【组方原理】本方为外感风邪头痛而设。方中川芎善祛风止痛，为治头痛要药，尤善治少阳、厥阴经头痛，为君药。羌活善治太阳经头痛；白芷善治阳明头痛，均为臣药。薄荷重用八两辛凉散风，荆芥、防风疏散风邪，细辛祛风止痛，为佐药。甘草调药和中，使升散不致耗气；清茶上清头目，可监制风药之辛燥，均为使药。

【鉴别】九味羌活汤与川芎茶调散均有祛风散邪之功。但九味羌活汤以发汗解表，祛风寒湿邪为主，兼清里热，主治外感风寒湿邪表证，兼有里热之证。川芎茶调散长于发散头面部位之风邪，具疏风止痛、清利头目之功，主治外感风邪之偏正头痛。

要点二　大秦艽汤《素问病机气宜保命集》

【组成】秦艽三两　川芎　独活　当归　白芍药　石膏　甘草各二两　羌活　防风　白芷　黄芩　白术　白茯苓　生地黄　熟地黄各一两　细辛半两

【用法】水煎服。

【功用】疏风清热，养血活血。

【主治】风邪初中经络证。口眼㖞斜，舌强不能言语，手足不能运动，或恶寒发热，苔白或黄，脉浮数或弦细。

【组方原理】本证由风邪乘虚入中经络，气血痹阻所致。治宜疏风清热，活血通络，兼补养气血之法。方中秦艽祛风清热，通经活络为君。羌活、防风散太阳之风，白芷散阳明之风，独活、细辛搜少阴之风，俱为臣药。佐入当归、川芎、白芍、生地、熟地以养血柔筋，活血通络；白术、茯苓、甘草益气健脾，以资生气血；石膏、黄芩清风阳所化之热，为佐药。甘草调药为使。

【鉴别】大秦艽汤与地黄饮子均可治舌强不能言语，肢体痿废不用之病症。但大秦艽汤重用诸祛风药祛风通络，佐以补益气血之品，主治正气亏虚，风邪初中经络证。地黄饮子则滋肾阴、补肾阳，佐以化痰开窍，主治下元虚衰，虚阳上浮，痰阻清窍之喑痱证。

要点三　牵正散《杨氏家藏方》

【组成】白附子　白僵蚕　全蝎各等分

【用法】为末，温酒送服。

【功用】祛风化痰，通络止痉。

【主治】风中经络，口眼㖞斜。

【组方原理】本证由风痰阻于头面经络所致。治宜祛风痰，通经络，止痉挛。方中白附子善祛头面之风痰，为君药。全蝎、僵蚕搜风通络，祛风止痉。用热酒调服，可宣通血脉，助药势以直达病所。

要点四　小活络丹（活络丹）《太平惠民和剂局方》

【组成】川乌　草乌　天南星　地龙各六两　乳香　没药各二两二钱

【用法】蜜丸，用陈酒或温水送服。

【功用】祛风除湿，化痰通络，活血止痛。

【主治】风寒湿痹。肢体筋脉疼痛，麻木拘挛，关节屈伸不利，疼痛游走不定。亦治中风手足不仁，日久不愈，经络中有湿痰瘀血，而见腰腿沉重，或腿臂间作痛。

【组方原理】本证由风寒湿邪与痰瘀痹阻经络，气血不畅所致。治宜祛风散寒，除湿化痰，活血通络。方中制川乌、制草乌祛风除湿，温通经络，并长于止痛。天南星祛风燥湿化痰，以除经络中的风湿顽痰。乳香、没药行气活血，通络止痛；地龙性善走窜，功专通经活络。陈酒以助药势，引药直达病所。

要点五　消风散《外科正宗》

【组成】荆芥　防风　牛蒡子　蝉蜕　苍术　苦参　石膏　知母　当归　生地　胡麻

各一钱　木通　生甘草各五分

【用法】水煎服。

【功用】疏风除湿，清热养血。

【主治】风疹、湿疹。皮肤瘙痒，疹出色红，或遍身云片斑点，抓破后渗出津水，苔白或黄，脉浮数。

【组方原理】本证因风湿或风热浸淫血脉，郁于肌腠所致。荆芥、防风、牛蒡子、蝉蜕疏风止痒，共为君药。苍术散风祛湿，苦参清热燥湿，木通渗利湿热，石膏、知母清热泻火，均为臣药。当归、生地、胡麻养血活血，滋阴润燥，寓“治风先治血，血行风自灭”之意，是为佐药。生甘草清热解毒，调和诸药，是为使药。

【鉴别】防风通圣散与消风散均有疏风清热止痒之功，可治风热隐疹瘙痒。但防风通圣散疏风解表，清热通里并用，主治风热壅盛，表里俱实之隐疹瘙痒。消风散疏散风邪，清热祛湿，养血活血同用，善治风疹、湿疹。

细目三　平息内风

要点一　羚角钩藤汤《通俗伤寒论》

【组成】羚羊角片（先煎）一钱半　双钩藤（后入）三钱　霜桑叶二钱　滁菊花三钱　鲜生地五钱　生白芍三钱　京川贝四钱　淡竹茹（与羚羊角先煎代水）五钱　茯神木三钱　生甘草八分

【用法】水煎服。

【功用】凉肝息风，增液舒筋。

【主治】肝热生风证。高热不退，烦闷躁扰，手足抽搐，发为痉厥，甚则神昏，舌绛而干，或舌焦起刺，脉弦而数。

【组方原理】本证由温热病邪传入厥阴，肝经热盛，热极动风所致。治宜清热凉肝，息风止痉之法。方中羚羊角凉肝息风，钩藤清热平肝，息风止痉，共为君药。桑叶疏散肝热，菊花平肝息风，助君药以清热息风，共为臣药。鲜生地、生白芍、生甘草酸甘化阴，增液缓急；邪热易灼津为痰，故用川贝、竹茹清热化痰；茯神木平肝宁心安神，以上共为佐药。生甘草又能调和诸药，兼以为使。

【鉴别】紫雪与羚角钩藤汤均有清热凉肝、息风解痉之功。紫雪重在清热开窍醒神，兼以凉肝息风，主治热闭心包，引动肝风之高热烦躁，神昏谵语，痉厥等。羚角钩藤汤以凉肝息风为主，兼以增液化痰，舒筋通络，主治肝热生风之高热不退，烦躁抽搐，发为痉厥，甚则神昏等。

要点二　镇肝熄风汤《医学衷中参西录》

【组成】怀牛膝　生赭石各一两　生龙骨　生牡蛎　生龟板　生杭芍　玄参　天冬各五钱　川楝子　生麦芽　茵陈各二钱　甘草钱半

【用法】水煎服。

【功用】镇肝息风，滋阴潜阳。

【主治】类中风。头目眩晕，目胀耳鸣，脑部热痛，面色如醉，心中烦热，或时常噫气，或肢体渐觉不利，口眼渐形㖞斜；甚或眩晕颠仆，昏不知人，移时始醒，或醒后不能复原，脉弦长有力。

【组方原理】本证为肝肾阴亏，肝阳上亢，肝风内动，气血逆乱所致。方中重用怀牛膝引血下行以治标，补益肝肾以治本，为君药。代赭石、龙骨、牡蛎降逆潜阳，镇肝息风，为臣药。佐以龟板、玄参、天冬、白芍滋养阴液，以制阳亢；茵陈、川楝子、生麦芽清泻肝阳，条达肝气，以利肝阳之平降。使以甘草调和诸药，合麦芽和胃调中，防金石药碍胃。全方重用潜镇清降，配伍滋阴疏肝之品，标本兼治，而以治标为主。

【鉴别】镇肝熄风汤与建瓴汤均具镇肝息风、滋阴潜阳、引血下行之功。但镇肝熄风汤镇潜清降之力较强，且能条达肝气，适于阳亢风动，气血逆乱之证；建瓴汤镇肝养阴之力稍逊，而宁心安神之力略优，适于阴虚阳亢，肝风内动之病情较轻者。

要点三　天麻钩藤饮《中医内科杂病证治新义》

【组成】天麻　钩藤（后下）　石决明（先煎）　山栀　黄芩　川牛膝　杜仲　益母草　桑寄生　夜交藤　朱茯神

【用法】水煎服。

【功用】平肝息风，清热活血，补益肝肾。

【主治】肝阳偏亢，肝风上扰证。头痛，眩晕，失眠多梦，舌红苔黄，脉弦。

【组方原理】本证由肝肾阴虚，肝阳偏亢，火热上扰所致。治宜平肝息风为主，辅以清热活血，补益肝肾。方中天麻平肝阳，息肝风，善治眩晕；钩藤清肝热，息风止痉，共为君药。石决明平肝潜阳，山栀、黄芩清热泻火，使肝经之热不致上扰，为臣药。益母草活血利水；川牛膝引血下行，以利肝阳之平降；杜仲、桑寄生补益肝肾；夜交藤、朱茯神安神定志，俱为佐药。

【鉴别】镇肝熄风汤与天麻钩藤饮均具平肝息风之功。但镇肝熄风汤镇潜降逆之力较强，兼能条达肝气，多用于肝阳上亢，肝风内动，气血逆乱之类中风证。天麻钩藤饮镇潜平肝息风之力较缓，但兼有清热活血安神之效，适于肝阳偏亢，肝风上扰之眩晕，头痛等。

要点四　大定风珠《温病条辨》

【组成】生白芍六钱　阿胶三钱　生龟板四钱　干地黄六钱　麻仁二钱　五味子二钱　生牡蛎四钱　麦冬六钱　炙甘草四钱　鸡子黄二枚　鳖甲（生）四钱

【用法】水煎，入阿胶烊化，再入鸡子黄。

【功用】滋阴息风。

【主治】阴虚风动证。手足瘈疭，形消神倦，舌绛少苔，脉气虚弱，时时欲脱者。

【组方原理】本证因温病迁延日久，邪热灼伤真阴，或因误汗、妄攻，重伤阴液，水不涵木，虚风内动所致。治宜滋阴养液以补欲竭之真阴，平肝潜阳以息内动之虚风。方中重用生地、麦冬、白芍滋阴柔肝，壮水涵木，共为君药。臣以龟板、鳖甲、牡蛎滋阴潜阳，平肝息风。阿胶、鸡子黄滋阴润燥，养血息风。麻仁养阴润燥，五味子敛阴生津，与甘草合酸甘化阴，共为佐药；甘草调药为使。

【鉴别】大定风珠与三甲复脉汤同属滋阴息风、养血舒筋之剂。但三甲复脉汤以滋阴潜阳、养血复脉为功，息风之力略逊。大定风珠较三甲复脉汤滋阴息风之力强，兼能收敛阴气，适用于阴虚风动之重证。

（王均宁）

第十五单元　治燥剂

细目一　概述

要点一　治燥剂的适用范围

治燥剂适用于燥邪侵袭人体肌表、肺卫，或脏腑津液亏耗所致的燥证。凡秋季外感温燥或凉燥之邪，以及脏腑津液亏耗所致的干咳少痰，口干咽燥，大便干燥，皮肤干燥甚或开裂等，均为治燥剂的适应范围。

要点二　治燥剂的应用注意事项

应分清外燥和内燥。燥邪最易化热伤津耗气，常佐清热泻火或生津益气之品，而辛香耗津、苦寒化燥之品，则非燥病所宜。

细目二　轻宣外燥

要点一　杏苏散《温病条辨》

【组成】苏叶　杏仁　桔梗　枳壳　前胡　半夏　茯苓　陈皮　甘草　生姜　大枣

【用法】水煎服。

【功用】轻宣凉燥，理肺化痰。

【主治】外感凉燥证。头微痛，恶寒无汗，咳嗽痰稀，鼻塞咽干，苔白，脉弦。

【组方原理】本证为凉燥犯表，肺失宣降所致。治宜轻宣凉燥，理肺化痰。方中苏叶辛温不燥，发表散邪，开宣肺气；杏仁苦温而润，宣利肺气，润燥止咳，共为君药。前胡降气化痰，疏风散邪；桔梗、枳壳一升一降，理肺化痰，同为臣药。半夏、橘皮燥湿化痰，理气行滞；茯苓渗湿健脾，以杜生痰之源；生姜、大枣调和营卫，滋脾行津，俱为佐药。甘草调和诸药，合桔梗宣肺利咽，功兼佐使。

要点二　桑杏汤《温病条辨》

【组成】桑叶一钱　杏仁一钱五分　沙参二钱　象贝　香豉　栀皮　梨皮各一钱

【用法】水煎服。

【功用】清宣温燥，润肺止咳。

【主治】外感温燥证。头痛，身热不甚，微恶风寒，口渴，咽干鼻燥，干咳无痰或痰少而黏，舌红，苔薄白而干，脉浮数而右脉大者。

【组方原理】本证由温燥外袭，津液受灼所致。治宜清宣燥热，润肺止咳。方中桑叶清宣燥热；杏仁宣利肺气，润燥止咳，共为君药。豆豉辛凉透散；贝母清化热痰；沙参养阴生津，同为臣药。栀子皮质轻，清泻肺热；梨皮清热润燥，止咳化痰，俱为佐药。

【鉴别】桑杏汤与桑菊饮均可用于外感咳嗽。但桑菊饮为辛凉解表之法，侧重于疏散风热，主治风温初起，津伤不甚之证；桑杏汤辛凉与甘润合法，主治外感温燥，津伤程度相对较甚者。

要点三　清燥救肺汤《医门法律》

【组成】桑叶三钱　石膏二钱五分　甘草一钱　人参七分　胡麻仁一钱　真阿胶八分　麦门冬一钱二分　杏仁七分　枇杷叶一片

【用法】水煎服。

【功用】清燥润肺。

【主治】温燥伤肺。身热头痛，干咳无痰，气逆而喘，咽喉干燥，口渴鼻燥，胸满胁痛，舌干少苔，脉虚大而数。

【组方原理】本证为温燥伤肺之重证。治当清肺润燥，养阴益气。方中重用桑叶轻宣燥热，透邪外出，为君药。臣以石膏清泻肺热；麦冬养阴润肺。君臣相伍，宣中有清，清中有润，祛邪不伤气，清热不碍宣散，滋阴而不留邪。人参、甘草益气生津，培土生金；胡麻仁、阿胶养阴润肺；用少量杏仁、枇杷叶降利肺气，俱为佐药。甘草调和诸药，兼作使药。全方宣、清、润、补、降五法并用，则肺金之燥热得以清宣，肺气之上逆得以肃降。

【鉴别】清燥救肺汤与桑杏汤均可轻宣温燥，养阴润肺，用于温燥伤肺之证。但桑杏汤辛凉甘润合法，长于清宣燥热，润肺止咳，适宜于外感温燥，邪伤肺卫，肺津受灼之轻证；清燥救肺汤宣、清、润、补、降五法并用，长于清燥润肺，养阴益气，适宜于外感温燥，燥热伤肺，气阴两伤之重证。

细目三　滋阴润燥

要点一　增液汤《温病条辨》

【组成】玄参一两　麦冬　细生地各八钱

【用法】水煎服。

【功用】增液润燥。

【主治】阳明温病，津亏便秘证。大便秘结，口渴，舌干红，脉细数或沉而无力者。

【组方原理】本方所治大便秘结为热病耗津，无水而舟停。治当增水行舟，润燥通便。方中重用玄参滋阴润燥，壮水制火，启肾水以润肠燥，为君药。生地、麦冬清热养阴，壮水生津，以增玄参滋阴润燥之力，同为臣药。三药合用，大补阴液，增水行舟，然非重用不为功。

【常用加减】若胃阴不足，舌质光绛，口干唇燥者，可加沙参、石斛。

要点二　麦门冬汤《金匮要略》

【组成】麦门冬七升　半夏一升　人参三两　甘草二两　粳米三合　大枣十二枚

【用法】水煎服。

【功用】清养肺胃，降逆和中。

【主治】

1. 虚热肺痿。咳嗽气喘，咽喉不利，咳唾涎沫，口干咽燥，舌红少苔，脉虚数。

2. 胃阴不足证。呕吐，呃逆，舌红少苔，脉虚数。

【组方原理】本证由肺胃阴亏，虚火上炎，气机上逆所致。治宜润肺益胃，降逆下气。方中重用麦门冬甘寒清润，既养肺胃之阴，又清肺胃虚热，为君药。臣以半夏降逆下气，化其痰涎。半夏虽温燥，但与大剂麦门冬相配，则燥性减而降逆之用存，且能开胃行津以润肺，又使麦门冬滋而不腻。人参益气生津以补肺胃之气。粳米、大枣、甘草益气养胃，“培土生金”，共为佐药。甘草并能润肺利咽，调药为使。本方甘润之中佐以辛温，滋补之中辅以降逆，滋而不腻，温而不燥，肺胃并治，培土生金。

【鉴别】

1. 麦门冬汤与炙甘草汤均可治疗肺痿。但炙甘草汤功在滋养阴血，益气温阳，为气血阴阳俱补之剂，用治气血阴阳俱虚之虚劳肺痿。麦门冬汤功在清养肺胃，培土生金，降逆下气，属滋阴润燥之剂，用治肺胃阴虚，气火上逆之虚热肺痿。

2. 麦门冬汤与清燥救肺汤均有润肺止咳之功。但麦门冬汤证为肺胃阴虚，气火上逆，重在滋阴润肺，培土生金，兼以降气化痰，主治虚热肺痿证。清燥救肺汤证为外感温燥，耗气伤阴，重在清宣燥热，兼以益气养阴，主治温燥伤肺重证。

要点三　益胃汤《温病条辨》

【组成】沙参三钱　麦冬五钱　冰糖一钱　细生地五钱　玉竹一钱五分

【用法】水煎服。

【功用】养阴益胃。

【主治】胃阴不足证。饥不欲食或不思食，口干咽燥，大便干结，舌红少津，脉细数。

【组方原理】本方治证为胃阴不足所致。治宜甘凉生津，养阴益胃。方中重用生地、麦冬养阴清热，生津润燥。北沙参、玉竹养阴生津，助生地、麦冬益胃养阴之力。冰糖濡养肺胃，调和诸药。

【鉴别】益胃汤与玉液汤均具滋阴生津之力，用治阴液不足之证。但玉液汤主治消渴之气阴两虚证，故以益气滋阴、固肾止渴之品配伍滋阴固涩之品。益胃汤主治阳明温病，胃阴不足证，治以养阴益胃生津之品为主。

要点四　百合固金汤《慎斋遗书》

【组成】生地　熟地　当归身各三钱　麦冬　百合　贝母各一钱半　白芍　甘草各一钱　桔梗　玄参各八分

【用法】水煎服。

【功用】滋养肺肾，止咳化痰。

【主治】肺肾阴亏，虚火上炎证。咳嗽气喘，痰中带血，咽喉燥痛，头晕目眩，午后潮热，舌红少苔，脉细数。

【组方原理】本证由肺肾阴虚，虚火上炎所致。治宜滋养肺肾之阴，清热化痰止咳。方中生熟二地为君，滋补肾阴亦养肺阴，熟地兼能补血，生地兼能凉血。臣以百合、麦冬滋养肺阴，润肺止咳；玄参咸寒滋肾，且降虚火。佐以贝母清热润肺，化痰止咳；桔梗载药上行，并利咽喉；当归、芍药补血敛肺止咳。诸药相合，肺肾同治，金水相生。

【鉴别】百合固金汤与咳血方均可治咳嗽，痰中带血等症。但百合固金汤主治肺肾阴亏，虚火上炎之咳嗽痰血证，偏于滋肾养肺，并能清热化痰。咳血方主治肝火灼肺之咳血证，偏于清肝宁肺，兼以化痰止咳。

要点五　养阴清肺汤《重楼玉钥》

【组成】大生地二钱　麦冬一钱二分　生甘草五分　元参钱半　贝母八分　丹皮八分　薄荷五分　炒白芍八分

【用法】水煎服。

【功用】养阴清肺，解毒利咽。

【主治】白喉之阴虚燥热证。喉间起白如腐，不易拭去，咽喉肿痛，初期或发热或不发热，鼻干唇燥，或咳或不咳，呼吸有声，似喘非喘，脉数无力或细数。

【组方原理】本证之白喉为素体肺肾阴虚，复感燥气疫毒所致。治宜养阴清肺，兼散疫毒。方中重用生地滋阴壮水，清热凉血，为君药。麦冬养阴润肺清热，玄参滋阴解毒利咽，同为臣药。丹皮散瘀消肿，白芍和营泻热，贝母润肺散结，薄荷散邪利咽，俱为佐药。生甘草清热解毒，调药为使。本方扶正与攻毒同用，标本兼顾。

（王均宁）

第十六单元　祛湿剂

细目一　概述

要点一　祛湿剂的适用范围

祛湿剂适用于湿邪所致的多种病证。湿分内外两类，外湿，症见恶寒发热，头痛身重，肢节酸痛，或面目浮肿等；内湿，症见胸脘痞满，呕恶泄泻，水肿黄疸，癃闭淋浊等。

要点二　祛湿剂的应用注意事项

湿邪重浊腻滞，易阻气机，须酌情配伍宣降肺气、健脾助运、温肾化气之药。祛湿剂多芳香温燥或甘淡渗利，易伤阴津，有碍胎元，素体阴虚津亏、病后体弱以及孕妇等慎用。

细目二　燥湿和胃

要点一　平胃散《简要济众方》

【组成】苍术四两　厚朴三两　陈橘皮二两　甘草（炙）一两

【用法】为散。

【功用】燥湿运脾，行气和胃。

【主治】湿滞脾胃证。脘腹胀满，不思饮食，口淡无味，恶心呕吐，嗳气吞酸，肢体沉重，怠惰嗜卧，常多自利，舌苔白腻而厚，脉缓。

【组方原理】本证由湿困中焦，脾失健运，胃失和降，气机不畅所致。治宜燥湿运脾，行气和胃。方中苍术燥湿运脾，为君药。厚朴燥湿行气，为臣药。二药配伍，燥湿之功相得益彰，并使气行则湿化。陈皮理气和胃，燥湿醒脾。甘草补中调药，为佐使药。煎煮时少加生姜、大枣以助调和脾胃。

【常用加减】若湿从热化，口苦，舌苔黄腻者，加黄连、黄芩以清热燥湿；若湿从寒化，脘腹冷痛，手足不温者，加干姜、草豆蔻以散寒除湿；若泄泻较甚者，加茯苓、泽泻以渗利水湿。

【附方】不换金正气散较平胃散多藿香、半夏二味，故燥湿和胃、降逆止呕之力益著，兼可解表，用于湿邪中阻，兼有表寒之证。柴平汤即小柴胡与平胃散合方，功在和解少阳，燥湿化痰，用于治疗素多痰湿，复感外邪，寒多热少之湿疟。

要点二　藿香正气散《太平惠民和剂局方》

【组成】大腹皮　白芷　紫苏　茯苓各一两　半夏曲　白术　陈皮　厚朴（姜汁炙）　苦桔梗各二两　藿香三两　甘草（炙）二两半

【用法】为末。

【功用】解表化湿，理气和中。

【主治】外感风寒，内伤湿滞证。霍乱吐泻，恶寒发热，头痛，胸膈满闷，脘腹疼痛，舌苔白腻，脉浮或濡缓。以及山岚瘴疟等。

【组方原理】本证由风寒犯表，湿浊中阻，脾胃失和所致。治宜解表化湿，理气和中。方中藿香外散风寒，内化湿滞，辟秽止呕，为治霍乱吐泻之要药，故重用为君。白术、茯苓健脾运湿以止泻；半夏曲、陈皮理气燥湿，和胃降逆以止呕，同为臣药。紫苏、白芷辛温发散，助藿香外散风寒；紫苏尚可醒脾宽中，行气止呕，白芷兼能燥湿化浊；大腹皮、厚朴行气化湿，寓气行湿化之义；桔梗宣肺利膈，既益解表，又助化湿，俱为佐药。甘草调和药性，用为使药。煎加姜枣，内调脾胃，外和营卫。感受山岚瘴气以及水土不服，症见呕吐腹泻，舌苔白腻者，亦可以本方散寒祛湿，辟秽化浊，和中悦脾而治之。

【鉴别】香薷散与藿香正气散均可治夏月感寒伤湿，脾胃失和之证。香薷散药简力薄，宜于外感于寒，内伤暑湿之证；藿香正气散解表散寒与化湿和中之力皆胜于香薷散，宜于外感风寒，内伤湿滞之重证。此外，香薷散多治夏季之阴暑；藿香正气散则四时感冒皆宜。

细目三 清热祛湿

要点一 茵陈蒿汤《伤寒论》

【组成】茵陈六两 栀子十四枚 大黄二两

【用法】水煎服。

【功用】清热利湿退黄。

【主治】湿热黄疸。一身面目俱黄，黄色鲜明，身热，无汗或但头汗出，口渴欲饮，恶心呕吐，腹微满，小便短赤，大便不爽或秘结，舌红苔黄腻，脉沉数或滑数有力。

【组方原理】本证乃湿热内蕴，熏蒸肝胆，胆汁外溢，发为阳黄。治宜清热利湿退黄。方中重用茵陈蒿为君药，清利脾胃肝胆湿热，为治黄疸要药。栀子泻热降火，清利三焦湿热，合茵陈蒿使湿热从小便而去，为臣药。大黄泻热逐瘀，通利大便，伍茵陈蒿令湿热瘀滞由大便而去，为佐药。

【常用加减】若湿重于热而身热口渴不甚，食少便溏者，加茯苓、泽泻；若热重于湿而舌红苔黄燥者，加龙胆草、虎杖；若肝气郁滞而胁痛明显者，加柴胡、川楝子。

要点二 八正散《太平惠民和剂局方》

【组成】车前子 瞿麦 萹蓄 滑石 山栀子仁 甘草（炙） 木通 大黄（面裹煨）各一斤

【用法】为散。每服二钱，水一盏，入灯心，煎至七分，温服。

【功用】清热泻火，利水通淋。

【主治】湿热淋证。尿频尿急，溺时涩痛，淋沥不畅，尿色浑赤，甚则癃闭不通，小腹急满，口燥咽干，舌苔黄腻，脉滑数。

【组方原理】本证由湿热蕴于膀胱，水道不利所致。治宜清热泻火，利水通淋。方中滑石、木通清热利水通淋，共为君药。萹蓄、瞿麦、车前子助滑石、木通利水通淋，同为臣药。山栀子仁清热泻火，除三焦湿热；大黄荡涤邪热，通利肠腑，合诸药令湿热由二便分消，俱为佐药。甘草调和诸药，兼以缓急止茎中痛，为佐使药。煎药时加灯心以增利水通淋之效。

【鉴别】八正散与小蓟饮子同具清热通淋之功，均可治疗淋证。八正散集大队寒凉降泄、清利湿热之品，故专于清热利水通淋，主治热淋；小蓟饮子则以凉血止血药与利水通淋之品为伍，故宜于膀胱有热，灼伤血络之血淋。

要点三 三仁汤《温病条辨》

【组成】杏仁五钱 飞滑石六钱 白通草 白蔻仁 竹叶 厚朴各二钱 生薏苡仁六钱 半夏五钱

【用法】水煎服。

【功用】宣畅气机，清利湿热。

【主治】湿温初起或暑温夹湿之湿重于热证。头痛恶寒，身重疼痛，面色淡黄，胸闷不饥，午后身热，苔白不渴，脉弦细而濡。

【组方原理】本方是为湿温初起，湿重于热，湿热内蕴，气机失畅之证而设。治宜宣畅气机，利湿清热之法。方中滑石长于清热利湿，为君药。杏仁宣利上焦肺气以通利水道，白蔻仁畅达中焦气机以助祛湿，薏苡仁渗利下焦湿热以健脾。三仁并用，宣上畅中渗下，同为臣药。通草、竹叶渗利下焦湿热，半夏、厚朴理气和胃化湿，俱为佐药。原方以甘澜水煎服药，意在取其益脾胃而不滞邪。

要点四　甘露消毒丹《医效秘传》

【组成】飞滑石十五两　淡黄芩十两　绵茵陈十一两　石菖蒲六两　川贝母　木通各五两　藿香　连翘　白蔻仁　薄荷　射干各四两

【用法】每服三钱，开水调下，或神曲糊丸，开水化服亦可。

【功用】利湿化浊，清热解毒。

【主治】湿温时疫，湿热并重证。发热口渴，胸闷腹胀，肢酸倦怠，颐咽肿痛，或身目发黄，小便短赤，或泄泻淋浊，舌苔白腻或黄腻或干黄，脉濡数或滑数。

【组方原理】本证由湿热疫毒充斥气分，弥漫三焦，湿热并重所致。治宜利湿化浊，清热解毒。方中重用滑石、茵陈、黄芩清热祛湿，泻火解毒，为君药。白豆蔻、石菖蒲、藿香行气化湿，悦脾和中，令气行湿化，助君药祛湿之力；连翘、薄荷、射干、贝母清热解毒，透邪散结，消肿利咽，助君药解毒之功；木通清热通淋，助君药导湿热从小便而去，俱为佐药。

【鉴别】甘露消毒丹与三仁汤均具清热利湿之力，治疗湿温邪留气分之证。三仁汤清利湿热，宣上畅中渗下，宜于湿重热轻之湿温初起或暑温夹湿证；甘露消毒丹利湿化浊与清热解毒并举，适宜于湿热并重之疫毒充斥气分证。

要点五　连朴饮《霍乱论》

【组成】制厚朴二钱　川连　石菖蒲　制半夏各一钱　香豉　焦栀各三钱　芦根二两

【用法】水煎服。

【功用】清热化湿，理气和中。

【主治】湿热霍乱。上吐下泻，胸脘痞闷，心烦溺赤，舌苔黄腻，脉濡数。

【组方原理】本方原为湿热内蕴，脾胃升降失调，清浊相干以致霍乱吐泻而设。治宜清热化湿，理气和中。方中芦根用量独重，清热止呕除烦，为君药。黄连清热燥湿，姜制以增和胃止呕之功；厚朴宣畅气机，化湿除满，同为臣药。半夏降逆和胃，栀子清热利湿，石菖蒲化湿醒脾，淡豆豉合栀子清宣郁热而除烦，俱为佐药。

要点六　二妙散《丹溪心法》

【组成】黄柏（炒）　苍术（炒）

【用法】上为末，沸汤入姜汁调服。

【功用】清热燥湿。

【主治】湿热下注证。筋骨疼痛，或两足痿软，或足膝红肿疼痛，或湿热带下，或下部湿疮，小便短赤，舌苔黄腻者。

【组方原理】本证由湿热注于下焦所致。治宜清热燥湿。方中黄柏擅清下焦湿热，为君药。苍术长于燥湿健脾助运，为臣药。再入姜汁少许调药，藉其辛散以助祛湿，亦防黄柏苦寒伤中。

【附方】三妙丸即二妙散加牛膝以补肝肾，强筋骨，引药下行，故专治下焦湿热之两脚麻木，痿软无力。四妙丸乃三妙丸再加薏苡仁以渗湿健脾，舒筋缓急，故适宜于湿热下注之痿证。

要点七　当归拈痛汤（拈痛汤）《医学启源》

【组成】羌活半两　防风三钱　升麻一钱　葛根二钱　白术一钱　苍术三钱　当归身三钱　人参二钱　甘草五钱　苦参二钱　黄芩一钱　知母三钱　茵陈五钱　猪苓三钱　泽泻三钱

【用法】水煎服。

【功用】利湿清热，疏风止痛。

【主治】湿热相搏，外受风邪证。遍身肢节烦痛，或肩背沉重，或脚气肿痛，足膝生疮，舌苔白腻或微黄，脉濡数。

【组方原理】本证由风湿热邪留滞经脉关节，气血运行失畅所致。治宜祛湿清热，疏风止痛。方中羌活祛风胜湿，通痹止痛；茵陈苦泄下降，清热利湿，共为君药。猪苓、泽泻渗利湿热，黄芩、苦参清热解毒，防风、升麻、葛根祛风胜湿，同为臣药。苍术、白术健脾燥湿，知母清热滋阴，人参、甘草益气补脾，当归养血和营，使祛邪而不伤正，俱为佐药。甘草调和诸药，兼作使药。

细目四　利水渗湿

要点一　五苓散《伤寒论》

【组成】猪苓十八铢　泽泻一两六铢　白术十八铢　茯苓十八铢　桂枝半两

【用法】为散，以白饮和服，日三服，多饮暖水，汗出愈。

【功用】利水渗湿，温阳化气。

【主治】

1. 蓄水证。小便不利，头痛微热，烦渴欲饮，甚则水入即吐，舌苔白，脉浮。
2. 痰饮。脐下动悸，吐涎沫而头眩，或短气而咳者。
3. 水湿内停证。水肿，泄泻，小便不利，以及霍乱吐泻等。

【组方原理】本方原治外有表证，膀胱气化不利之“蓄水证”。治以淡渗利湿，温阳化气，解表散邪。方中重用泽泻，利水渗湿，为君药。茯苓、猪苓助君药渗利水湿，为臣药。白术补气健脾燥湿，合茯苓健脾制水之效益彰；桂枝温阳化气以助利水，兼以解表，俱为佐药。诸药配伍，利水渗湿之效颇佳。

【附方】四苓散，即五苓散减去桂枝，重在健脾渗湿，适宜于脾失健运，湿胜泄泻；春泽汤乃五苓散减桂枝，加人参而成，故益气补脾之功较胜，适宜于水湿停蓄而兼神疲乏力、口渴、泄泻等脾虚征象者；胃苓汤系五苓散与平胃散合方，有燥湿和中，行气利水之效，适宜于水湿内盛、气机阻滞之水肿、泄泻、腹胀、舌苔厚腻者；茵陈五苓散为五苓散与倍量茵陈相合而成，具利湿清热退黄之功，适宜于黄疸之湿重热轻证。

要点二　猪苓汤《伤寒论》

【组成】猪苓　茯苓　泽泻　阿胶　滑石各一两

【用法】先煮四味，内阿胶烊消。

【功用】利水渗湿，清热养阴。

【主治】水热互结伤阴证。小便不利，发热，口渴欲饮，或心烦不寐，或咳嗽，或呕恶，或下利，舌红苔白或微黄，脉细数。

【组方原理】本证由水热结于下焦，热伤阴津所致。治宜利水渗湿，清热养阴。方中猪苓淡渗利水，为君药。泽泻、茯苓助君药利水渗湿，泽泻兼可泻热，茯苓长于健脾，同为臣药。滑石清热利水，阿胶滋阴止血，俱为佐药。

【鉴别】猪苓汤与五苓散均具利水渗湿之功。五苓散证由水湿内盛，膀胱气化不利而致，为温阳化气利水之剂；猪苓汤治证乃因邪气入里化热，水热互结，灼伤阴津而成里热阴虚，水湿停蓄，为利水清热养阴之方。

要点三　防己黄芪汤《金匮要略》

【组成】防己一两　甘草（炒）半两　白术七钱半　黄芪一两一分

【用法】加姜枣，水煎服。

【功用】益气祛风，健脾利水。

【主治】气虚受风，水湿内停证。汗出恶风，身重微肿，或肢节疼痛，小便不利，舌淡苔白，脉浮。亦治风水表虚证。

【组方原理】本证由肺脾气虚，风湿外袭，或脾虚失运，水湿内停，复感风邪所致。治宜祛风胜湿，益气固表，健脾利水。方中防己祛风利水以止痛，黄芪益气补虚而固表。二药合用，祛风除湿而不伤正，益气固表而不恋邪，共为君药。白术补气健脾祛湿，助君药祛湿行水，益气固表，为臣药。煎加生姜、大枣以助祛风湿，和营卫，调脾胃，为佐药。甘草和中调药，为佐使药。

【鉴别】防己黄芪汤与玉屏风散均有益气固表健脾之功，可治肺卫气虚，自汗恶风之证。防己黄芪汤中又配入祛风利水的防己，宜用于风湿表虚，身重浮肿者；玉屏风散中配防风，宜用于表虚易感风邪或自汗之疾。

要点四　五皮散《华氏中藏经》

【组成】生姜皮　桑白皮　陈橘皮　大腹皮　茯苓皮各等分

【用法】上为末。

【功用】利水消肿，理气健脾。

【主治】水停气滞之皮水证。一身悉肿，肢体沉重，心腹胀满，上气喘急，小便不利，以及妊娠水肿，苔白腻，脉沉缓。

【组方原理】本证由脾失健运，水停气滞所致。治宜健脾渗湿，利水消肿，理气除满。

方中茯苓皮健脾渗湿，擅行皮肤水湿，利水消肿，为君药。大腹皮行气消胀，利水消肿；橘皮理气和胃，醒脾化湿，同为臣药。生姜皮散皮间水气以消肿，桑白皮肃降肺气以通调水道，俱为佐药。

细目五 温化寒湿

要点一 苓桂术甘汤《金匮要略》

【组成】茯苓四两 桂枝三两 白术二两 甘草（炙）二两

【用法】水煎服。

【功用】温阳化饮，健脾利水。

【主治】中阳不足，痰饮内停证。胸胁支满，目眩心悸，短气而咳，舌苔白滑，脉弦滑或沉紧。

【组方原理】本证由脾阳不足，健运失职，水津停滞，聚而成饮所致。“病痰饮者，当以温药和之”，治宜温阳化饮，健脾利水。方中茯苓健脾利水，渗湿化饮，为君药。桂枝温阳化气，为臣药。白术健脾燥湿，配茯苓彰健脾化饮之效，为佐药。炙甘草合桂枝辛甘化阳，以温补中阳；合白术益气健脾，以崇土制水；兼调和诸药，为佐使药。

要点二 真武汤《伤寒论》

【组成】茯苓三两 芍药三两 白术二两 生姜三两 附子（炮）一枚

【用法】水煎服。

【功用】温阳利水。

【主治】

1. 阳虚水泛证。肢体浮肿或沉重，腰以下为甚，畏寒肢冷，腹痛泄泻，小便不利，或心悸头眩，舌淡胖，苔白滑，脉沉细。

2. 太阳病发汗太过，阳虚水泛证。汗出不解，其人仍发热，心下悸，头眩，身体瞤动，振振欲擗地。

【组方原理】本证由脾肾阳虚，气不化水，水湿泛溢所致。治宜温肾助阳，健脾利水。方中附子温肾暖脾，化气行水，为君药。茯苓、白术补气健脾，利水渗湿，同为臣药。生姜配附子温阳散寒，伍苓、术辛散水气，又能和胃止呕；白芍之用有三：柔肝缓急以止腹痛，敛阴舒筋以解筋肉瞤动，利小便以行水气，俱为佐药。

【常用加减】若水寒射肺而咳者，加干姜、细辛、五味子；若阴盛阳衰而下利甚者，去芍药，加干姜；若水寒犯胃而呕者，生姜用量酌增，或再加吴茱萸、半夏。

【附方】附子汤为真武汤中生姜易人参，两方均主治阳虚湿胜证。然附子汤得用附、术，配伍人参，重在温补脾阳而祛寒湿，适宜于阳虚寒湿内盛的身体骨节疼痛；真武汤中附子与茯苓配伍，佐以白术、生姜，故重在温阳而散水气，适宜于阳虚水泛的水肿。

要点三 实脾散《重订严氏济生方》

【组成】厚朴 白术 木瓜 木香 草果仁 大腹子 附子 白茯苓 干姜各一两

甘草（炙）半两

【用法】加生姜五片、大枣一枚，水煎服。

【功用】温阳健脾，行气利水。

【主治】阳虚水肿。身半以下肿甚，手足不温，口中不渴，胸腹胀满，大便溏薄，舌苔白腻，脉沉迟。

【组方原理】本证由脾肾阳虚，水湿内停，阻滞气机，泛溢肌肤所致。治宜温阳健脾，行气利水。方中附子、干姜温肾暖脾，扶阳抑阴，共为君药。茯苓、白术健脾渗湿，利水消肿，同为臣药。木瓜除湿和中，厚朴、木香、大腹子行气利水，草果温中燥湿，俱为佐药。甘草调和药性，为使药。煎时加生姜温散水气，大枣益脾和中。

【鉴别】真武汤与实脾散均具温补脾肾、利水渗湿之功，可治阳虚水肿。真武汤偏于温肾，并善散水消肿，兼可敛阴缓急，宜于阳虚水肿，或阳虚水泛而见身瞤动者；实脾散温脾之力胜于真武汤，且配行气除满之品，宜于阳虚水肿兼有胸腹胀满者。

要点四　萆薢分清饮《杨氏家藏方》

【组成】益智　川萆薢　石菖蒲　乌药各等分

【用法】为末。水一盏半，入盐一捻同煎。

【功用】温肾利湿，分清化浊。

【主治】虚寒白浊。小便频数，浑浊不清，白如米泔，凝如膏糊，舌淡苔白，脉沉。

【组方原理】本证由下元虚冷，湿浊下注，清浊不分所致。治宜温暖下元，利湿化浊。方中萆薢利湿分清化浊，为治小便浑浊之要药，为君药。益智仁温暖脾肾，固精缩尿，为臣药。石菖蒲芳香化浊，温肠暖胃；乌药温暖下元，行气散寒，俱为佐药。入盐煎服，取其咸以入肾，引药直达下焦，用以为使。

【鉴别】萆薢分清饮与桑螵蛸散皆可治肾虚膀胱失约之小便频数，白如米泔。萆薢分清饮利湿分清之功胜，宜于肾虚湿浊下注而致者；桑螵蛸散固肾涩精之效佳，兼可宁心安神，宜于心肾两虚，膀胱失约，心神失宁而致者。

细目六　祛风胜湿

要点一　羌活胜湿汤《脾胃论》

【组成】羌活　独活各一钱　藁本　防风　甘草（炙）各五分　蔓荆子三分　川芎二分

【用法】水煎服。

【功用】祛风胜湿止痛。

【主治】风湿犯表。头痛身重，肩背、腰脊疼痛，难以转侧，苔白，脉浮。

【组方原理】本证由外感风湿，邪客肌表经络，太阳经气不畅所致。治宜祛风胜湿，通络止痛。方中羌活善祛上部风湿，独活善祛下部风湿，合用发散一身上下之风湿，通利关节而止痹痛，共为君药。防风祛风胜湿，通痹止痛；川芎祛风散邪，活血行气，同为臣药。藁本、蔓荆子善达头面，疏风胜湿，俱为佐药。甘草缓诸药之辛散，并调药以为佐使。

【鉴别】羌活胜湿汤与九味羌活汤均具祛风胜湿止痛之功，用于外感风寒湿证。九味羌活汤解表发汗之功较著，兼清里热，宜于风寒湿邪在表且内有蕴热之证；羌活胜湿汤善祛一身上下之风湿，而发汗散寒之力逊之，宜于风湿客于肌表经络之证。

要点二　独活寄生汤《备急千金要方》

【组成】独活三两　桑寄生　杜仲　牛膝　细辛　秦艽　茯苓　肉桂心　防风　川芎　人参　甘草　当归　芍药　干地黄各二两

【用法】水煎服。

【功用】祛风湿，止痹痛，益肝肾，补气血。

【主治】痹证日久，肝肾两虚，气血不足证。腰膝疼痛、痿软，肢节屈伸不利，或麻木不仁，畏寒喜温，心悸气短，舌淡苔白，脉细弱。

【组方原理】本证由风寒湿痹日久不愈，累及肝肾，耗伤气血所致。治宜祛风散寒胜湿，补益肝肾气血。方中独活祛风散寒胜湿，善治腰膝腿足之痛，为君药。细辛祛风散寒止痛，秦艽祛风胜湿舒筋，桂心温经散寒通脉，防风祛一身风湿，同为臣药。桑寄生、杜仲、牛膝益肝肾，祛风湿，强筋骨；地黄、当归、芍药、川芎养血和血；人参、茯苓、甘草益气健脾，俱为佐药。芍药与甘草相合，有缓急舒筋之功；当归、川芎、牛膝、桂心相伍，有活血通脉之效。甘草调和诸药，兼作使药。

【常用加减】若腰腿肢节疼痛较剧者，酌加制川乌、制草乌、白花蛇；若寒邪偏盛者，加附子、干姜；若湿邪偏盛者，去地黄，加防己、薏苡仁、苍术。

（樊巧玲）

第十七单元　祛痰剂

细目一　概述

要点一　祛痰剂的适用范围及配伍规律

祛痰剂适用于痰浊留滞于脏腑、经络、肢体而导致的痰病，临床可见于咳喘，头痛，眩晕，胸痹，呕吐，中风，痰厥，癫狂，惊痫，以及痰核、瘰疬等多种疾病。

本类方剂常配伍温里祛寒、清热降火、健脾燥湿、滋阴润肺、疏风散邪或平肝息风，以及疏通经络、软坚散结之品；并酌伍理肺、运脾、温肾等药以治生痰之源；注重配伍调理气机之药使气顺痰消。

要点二　祛痰剂的应用注意事项

辨明痰证寒、热、燥、湿之属性。阴虚燥咳，痰中带血者，慎用辛温燥烈之品以防加重出血。表邪未解或痰多者，慎用滋润之品以防壅滞留邪。

细目二　燥湿化痰

要点一　二陈汤《太平惠民和剂局方》

【组成】半夏　橘红各五两　白茯苓三两　甘草（炙）一两半

【用法】加生姜七片、乌梅一个，同煎。

【功用】燥湿化痰，理气和中。

【主治】湿痰证。咳嗽痰多，色白易咯，胸膈痞闷，不欲饮食，恶心呕吐，或头眩心悸，肢体困倦，舌苔白滑，脉滑。

【组方原理】本证由脾失健运，湿聚成痰，壅滞气机所致。治宜燥湿化痰，健脾助运，理气和胃。方中半夏燥湿化痰，和胃止呕，为君药。橘红理气行滞，使气顺痰消，并助半夏燥湿和胃，为臣药。茯苓渗湿健脾，治生痰之源，为佐药。炙甘草和中调药，为使药。煎煮时加生姜，降逆化痰，制半夏之毒；入乌梅收敛肺气，合半夏、橘红散中有收，使痰化而正气无损。

【附方】导痰汤为二陈汤去乌梅，加南星、枳实而成，燥湿行气化痰作用较二陈汤为著，适用于痰湿较甚，痰阻气滞及顽痰胶固的痰厥眩晕，咳喘痞胀等；涤痰汤在导痰汤中加入菖蒲、竹茹、人参，较之导痰汤又增涤痰开窍、益气扶正之力，宜于痰湿壅盛，内迷心窍所致中风、舌强不能言等。

要点二　温胆汤《三因极一病证方论》

【组成】半夏　竹茹　枳实各二两　陈皮三两　甘草（炙）一两　茯苓一两半

【用法】加姜枣煎服。

【功用】理气化痰，清胆和胃。

【主治】胆胃不和，痰热内扰证。胆怯易惊，虚烦不眠，口苦吐涎，或呕吐呃逆，或惊悸不宁，或癫痫，舌苔腻，脉弦滑或略数。

【组方原理】本证由痰热内扰，胆胃不和所致。治宜理气化痰，清胆和胃。方中半夏燥湿化痰，降逆和胃，为君药。竹茹清热化痰，除烦止呕，为臣药。枳实破气消痰，散结除痞；陈皮理气和胃，燥湿化痰；茯苓健脾渗湿，杜生痰之源，俱为佐药。炙甘草调和诸药，为使药。煎加生姜、大枣调和脾胃。

【附方】黄连温胆汤在温胆汤中加入黄连，故清心泻火之效较温胆汤为优，宜于痰热内扰且热邪较甚者。十味温胆汤乃温胆汤减竹茹，加人参、熟地、五味子、酸枣仁、远志而成，故化痰和胃之中兼能益气养血，宁心安神，宜于痰浊内扰，气血不足之心胆虚怯，神志不宁者。

【鉴别】温胆汤与蒿芩清胆汤皆可治痰热内蕴，胆胃失和之证。温胆汤重在燥湿化痰，清热力微，宜于痰浊内扰，胆胃失和而热象不显者；蒿芩清胆汤清热之力较著，兼可透邪，宜于少阳胆热较甚，兼有湿热痰浊之证。

要点三　茯苓丸《是斋百一选方》，录自《全生指迷方》

【组成】茯苓一两　枳壳半两　半夏二两　风化朴硝一分

【用法】为末，生姜汁煮糊为圆，生姜汤下。

【功用】燥湿行气，软坚消痰。

【主治】痰停中脘，流于经络证。两臂疼痛，手不得上举，或左右时复转移，或两手麻木，或四肢浮肿，舌苔白腻，脉弦滑。

【组方原理】本证由脾湿生痰，流于四肢所致。治宜燥湿化痰，理气行滞。方中半夏燥湿化痰，为君药。茯苓健脾渗湿，为臣药。二药配伍，既消已成之痰，又杜生痰之源。枳壳理气宽中，使气顺痰消；风化朴硝软坚润下，荡涤中脘伏痰，为佐药。姜汁糊丸，取其制半夏之毒，兼以化痰散结。

细目三 清热化痰

要点一 清气化痰丸《医方考》

【组成】陈皮 杏仁 枳实 黄芩 瓜蒌仁 茯苓各一两 胆南星 制半夏各一两半

【用法】姜汁为丸。

【功用】清热化痰，理气止咳。

【主治】热痰咳嗽。咳嗽痰黄，黏稠难咯，胸膈痞闷，甚则气急呕恶，舌质红，苔黄腻，脉滑数。

【组方原理】本证由痰热壅结于肺所致。治宜清热化痰，理气止咳。方中胆南星清热豁痰，为君药。瓜蒌仁清热化痰，黄芩清泻肺火，半夏化痰散结，降逆止呕，同为臣药。枳实行气消痞，陈皮理气化痰，茯苓健脾渗湿，杏仁降气止咳，俱为佐药。以生姜汁为丸，以制半夏之毒，并增祛痰降逆之效。

要点二 小陷胸汤《伤寒论》

【组成】黄连一两 半夏半升 瓜蒌实一枚

【用法】先煮瓜蒌，后内诸药。

【功用】清热化痰，宽胸散结。

【主治】痰热互结之小结胸证。胸脘痞闷，按之则痛，或咳痰黄稠，口苦，舌苔黄腻，脉滑数。

【组方原理】本方为伤寒表证误下，邪热内陷，痰热结于心下之小结胸证而设。治宜清热化痰，宽胸散结。方中瓜蒌实清热涤痰，宽胸散结，为君药。黄连泻热降火，为臣药。半夏祛痰降逆，开结消痞，为佐药。半夏与黄连相伍，辛开苦降，清热化痰，开郁散结。

【常用加减】痰阻气滞而胸脘胀闷者，加枳实、郁金、柴胡；痰热甚而痰黄稠者，加胆南星、浙贝母。

要点三 滚痰丸（礞石滚痰丸）《泰定养生主论》，录自《玉机微义》

【组成】大黄 片黄芩各八两 礞石（捶碎，同焰硝一两，火煅红）一两 沉香半两

【用法】水丸。

【功用】泻火逐痰。

【主治】实热老痰证。癫狂惊悸，或怔忡昏迷，或不寐或寐怪梦，或咳喘痰稠，或胸脘痞闷，或眩晕耳鸣，或绕项结核，或口眼蠕动，或骨节卒痛难以名状，或噎塞烦闷，大便秘结，舌苔黄厚腻，脉滑数有力。

【组方原理】本证乃实热老痰，久积不去，变生诸疾之象。治宜降火逐痰。方中礞石下气坠痰，镇惊平肝，为君药。大黄荡涤实热，开痰火下行之路，为臣药。黄芩清热泻火，沉香行气开郁，俱为佐药。

细目四　润燥化痰

要点　贝母瓜蒌散《医学心悟》

【组成】贝母一钱五分　瓜蒌一钱　花粉　茯苓　橘红　桔梗各八分

【用法】水煎服。

【功用】润肺清热，理气化痰。

【主治】燥痰咳嗽。咳嗽痰少，咯痰不爽，涩而难出，咽干口燥哽痛，或上气喘促，苔白而干。

【组方原理】本证由燥热伤肺，灼津成痰，肺失清肃所致。治宜润肺清热，理气化痰。方中贝母清热化痰，润肺止咳，为君药。瓜蒌清热化痰，宽胸散结，为臣药。天花粉清热润肺，茯苓健脾渗湿，橘红理气燥湿化痰，桔梗宣肺化痰止咳，俱为佐药。

细目五　温化寒痰

要点一　三子养亲汤《皆效方》，录自《杂病广要》

【组成】白芥子　苏子　莱菔子

【用法】上药微炒，击碎。每剂不过三钱，别生绢袋盛之，煮饮代茶，不宜煎太过。

【功用】化痰消食，降气平喘。

【主治】痰壅食滞气逆证。咳嗽喘逆，痰多胸痞，食少难消，舌苔白腻，脉滑。

【组方原理】本证由痰食壅滞，气机不畅，肺失肃降所致。治宜化痰消食，降逆下气，止咳平喘。方中白芥子温肺化痰，利气散结；苏子降气化痰，止咳平喘；莱菔子消食导滞，下气祛痰。临证可视痰壅、气逆、食滞之轻重酌定君药。

要点二　苓甘五味姜辛汤《金匮要略》

【组成】茯苓四两　甘草　干姜　细辛各三两　五味子半升

【用法】水煎服。

【功用】温肺化饮。

【主治】寒饮咳嗽证。咳嗽痰多，色白而清稀，口淡喜唾，胸膈痞满，舌苔白滑，脉弦滑。

【组方原理】本证由脾阳不足，运化失司，聚湿成饮，寒饮停肺所致。治宜温阳健脾，祛湿化饮。方中干姜温肺散寒以化饮，温运脾阳以祛湿，为君药。细辛温肺化饮，茯苓健脾渗湿，同为臣药。五味子敛肺止咳，伍干姜、细辛则散中有收，防辛散耗气之虞，为佐药。甘草和中调药，为使药。

【鉴别】苓甘五味姜辛汤与苓桂术甘汤均有温化痰饮之功。苓甘五味姜辛汤温肺散寒之功较著，宜于肺寒留饮，久咳气喘之证；苓桂术甘汤健脾祛湿，温阳化饮之效为佳，对于中阳虚痰饮内停者尤宜。

细目五　治风化痰

要点一　止嗽散《医学心悟》

【组成】桔梗　荆芥　紫菀　百部　白前各二斤　甘草十二两　陈皮一斤

【用法】上为末。

【功用】止咳化痰，疏表宣肺。

【主治】风邪犯肺之咳嗽。咳嗽咽痒，咯痰不爽，或微有恶风发热，舌苔薄白，脉浮缓。

【组方原理】本证由外感风邪，肺失宣降，津凝为痰所致。治宜疏表宣肺，化痰止咳。方中紫菀、百部润肺止咳化痰，为君药。桔梗宣肺止咳，白前降气化痰，为臣药。荆芥疏风散邪，陈皮理气化痰，为佐药。甘草调药为使。

要点二　半夏白术天麻汤《医学心悟》

【组成】半夏一钱五分　天麻　茯苓　橘红各一钱　白术三钱　甘草五分

【用法】加姜枣煎服。

【功用】化痰息风，健脾祛湿。

【主治】风痰上扰证。眩晕，头痛，胸膈痞满，痰多，呕恶，舌苔白腻，脉弦滑。

【组方原理】本证由湿痰内盛，肝风夹痰上扰清空所致。治宜化痰息风，健脾祛湿。方中半夏燥湿化痰，天麻平肝息风，二者为治风痰眩晕头痛之要药，共为君药。白术健脾燥湿，茯苓健脾渗湿以治生痰之本，为臣药。橘红理气化痰为佐药。甘草调药为使。煎加生姜、大枣以调和脾胃。

【鉴别】半夏白术天麻汤与天麻钩藤饮均有平肝息风之功。半夏白术天麻汤兼可燥湿化痰，理气和中，故宜于肝风夹痰上扰清空之证；天麻钩藤饮长于清热平肝潜阳，故宜于肝阳上亢，肝风内动之证。

（樊巧玲）

第十八单元　消食剂

细目一　概述

要点一　消食剂的适用范围

消食剂适用于食积内停之证，常见脘腹胀满、嗳腐吞酸、恶食呕逆、腹痛泄泻等症。

要点二　消食剂的应用注意事项

食积每致伤中、阻气、生湿、化热之变，治疗时需合理遣药配伍组方。不宜长期或过量服用，纯虚无实者禁用。

细目二　消食化滞

要点一　保和丸《丹溪心法》

【组成】山楂六两　神曲二两　半夏　茯苓各三两　陈皮　连翘　莱菔子各一两

【用法】炊饼为丸。

【功用】消食和胃。

【主治】食积证。脘腹痞满胀痛，嗳腐吞酸，恶食呕恶，或大便泄泻，舌苔厚腻微黄，脉滑。

【组方原理】本证由饮食过量，脾运不及，停滞为积所致。治宜消食化滞，理气和胃之法。方中山楂、神曲、莱菔子同用，消诸饮食积滞。半夏和胃降逆，陈皮理气和中，茯苓健脾渗湿，连翘清热散结。

要点二　枳实导滞丸《内外伤辨惑论》

【组成】大黄一两　枳实　神曲各五钱　茯苓　黄芩　黄连　白术各三钱　泽泻二钱

【用法】汤浸蒸饼为丸。

【功用】消食导滞，清热祛湿。

【主治】湿热食积证。脘腹胀痛，下痢泄泻，或大便秘结，小便黄赤，舌苔黄腻，脉沉有力。

【组方原理】本证由食积停滞，生湿化热，或素有湿热又与食积互结，阻于肠胃所致。治宜消食导滞，清热利湿。方中大黄攻积泻热，为君药。枳实行气消积导滞，神曲消食化滞和胃，同为臣药。黄芩、黄连清热燥湿止痢，茯苓、泽泻利水渗湿止泻，白术益气健脾燥湿，俱为佐药。

【鉴别】枳实导滞丸与木香槟榔丸均为消下并用，为“通因通用”之剂，皆可治疗湿热积滞之痢疾或便秘。枳实导滞丸清热利湿效佳而攻逐泻下力缓，宜于湿热积滞之泻痢；木香槟榔丸行气攻积之力较著，宜于积滞重而气滞胀满甚者。

细目三　健脾消食

要点一　健脾丸《证治准绳》

【组成】白术二两半　木香　黄连　甘草各七钱半　白茯苓二两　人参一两五钱　神曲　陈皮　砂仁　麦芽　山楂　山药　肉豆蔻（煨去油）各一两

【用法】蒸饼为丸。

【功用】健脾和胃，消食止泻。

【主治】脾虚食积证。食少难消，脘腹痞闷，大便溏薄，倦怠乏力，舌苔腻而微黄，脉虚弱。

【组方原理】本证由脾胃虚弱，食积内停所致。治宜健脾助运，消食和胃。方中人参、白术、茯苓健脾化湿止泻，共为君药。山楂、神曲、麦芽消食化滞和胃，为臣药。肉豆蔻、山药益气健脾止泻，木香、砂仁、陈皮理气醒脾和胃，黄连清热燥湿，俱为佐药。甘草补中益气，调和诸药，为佐使药。

【鉴别】健脾丸与参苓白术散均皆具益气健脾、渗湿止泻之功，可治疗脾虚夹湿之证。健脾丸兼具消食化滞、清热燥湿之力，宜于脾虚食积内停，生湿蕴热之证；参苓白术散功擅渗湿止泻，兼可保肺，宜于脾虚生湿，下渗肠道之泄泻。

要点二　枳实消痞丸《兰室秘藏》

【组成】干生姜　炙甘草　麦芽曲　白茯苓　白术各二钱　半夏曲　人参各三钱　厚朴（炙）四钱　枳实　黄连各五钱

【用法】汤浸蒸饼为丸。

【功用】行气消痞，健脾和胃。

【主治】脾虚气滞，寒热互结证。心下痞满，不欲饮食，倦怠乏力，大便不调，苔腻略黄，脉弦无力。

【组方原理】本证乃脾虚气滞，寒热互结而致。治当行气健脾，清热温中。方中枳实行气消痞为君。厚朴下气除满，与枳实相须为用，以增其行气消痞之效，而为臣。黄连清热燥湿；半夏曲散结除痞，降逆和胃；干姜温中散寒。三药配伍，辛开苦降，寒热同调，散结除痞。另取四君子汤方，健脾益气，化湿和中，以复脾运；麦芽消食和胃，共为佐药。甘草调药和中，亦兼使药之用。方中黄连用量大于干姜，清热之力大于温中。

（樊巧玲）

第十九单元　驱虫剂

要点　乌梅丸《伤寒论》

【组成】乌梅三百枚　细辛六两　干姜十两　黄连十六两　当归四两　附子六两　蜀椒四两　桂枝六两　人参六两　黄柏六两

【用法】炼蜜为丸。

【功用】温脏安蛔。

【主治】蛔厥证。腹痛时作，手足厥冷，时静时烦，时发时止，得食而呕，常自吐蛔。兼治久利。

【组方原理】本证之蛔厥由寒热错杂，寒重热轻，蛔虫内扰所致。治宜寒热并调，温脏安蛔。因“蛔得酸则静，得辛则伏，得苦则下”，故方中重用乌梅，酸以安蛔，并以苦酒（醋）渍之，为君药。细辛、蜀椒辛可伏蛔，温脏祛寒；黄连、黄柏苦以下蛔，清泻内热，同为臣药。附子、干姜、桂枝合细辛、蜀椒，温里祛寒之功益增，以利蛔虫安伏肠内；人参、当归补养气血，俱为佐药。以蜜为丸，调和诸药。至于久痢、久泻，属寒热错杂，正气虚弱者，本方集酸收涩肠、温中补虚、清热燥湿诸法，亦切中病机，可谓异病同治之用。

（樊巧玲）

中 医 诊 断 学

中医诊断学是根据中医学的理论，研究诊察病情、判断病种、辨别证候的基础理论、基本知识和基本技能的一门学科。主要包括诊法、辨证、诊病及病案等内容。本部分考试内容主要为诊法和辨证。

第一单元 问诊

“问诊”是询问病人有关疾病的情况、病人的自觉症状、既往病史、生活习惯等，从而了解患者的各种病态感觉以及疾病的发生、发展、诊疗等情况的诊察方法。

细目一 问诊的内容

要点一 一般情况

一般情况包括姓名、性别、年龄、婚况、民族、职业、籍贯、工作单位、现住址等。

询问一般情况，一是便于与病人或家属进行联系和随访，对病人的诊治负责；二是可使医生获得与疾病有关的资料，为疾病的诊断提供一定的依据。

要点二 主诉

主诉是病人就诊时最感痛苦的症状、体征及持续时间。

主诉往往是疾病的主要矛盾所在，一般只有一两个症状，即是主症。通过主诉常可初步估计疾病的范畴和类别、病情的轻重缓急，是了解、分析和认识疾病的重要线索。

要点三 现病史

现病史是指病人从起病到此次就诊时疾病的发生、发展及其诊治的经过。

1. 发病情况

主要包括发病的时间，是突然发作，还是缓慢发生；发病的原因或诱因；最初的症状及其性质、部位，当时曾做何处理等。一般凡起病急、时间短者，多属实证；凡患病已久，反复发作，经久不愈者，多属虚证，或为虚实夹杂证。

2. 病变过程

按疾病发生的时间顺序进行询问。某一阶段出现哪些症状，症状的性质、程度；何时病情好转或加重；何时出现新的病情，病情有无变化规律等。通过询问病变过程，可以了解疾病邪正斗争的情况，以及疾病的发展趋势。

3. 诊治经过

询问曾做过哪些检查，结果怎样；做过何种诊断，诊断的依据是什么；经过哪些治疗，治疗的效果及反应如何等。

4. 现在症状

现在症状是指病人就诊时感到的病痛及与病情相关的全身情况。通过问现在症状可了解到唯有病人自我能感觉到的症状，是问诊的主要内容。

要点四　既往史

既往史又称过去史，主要包括病人的既往健康状况和患病情况。

1. 既往健康状况

病人平素健康状况，可能与其现患疾病有一定的关系，故对分析判断现发疾病的病情具有重要的参考价值。如素体健壮，现患疾病多为实证；素体虚弱，现患疾病多为虚证或虚实夹杂证；素体阴虚，易感温燥之邪，多为热证；素体阳虚，易感寒湿之邪，多为寒证，或寒湿病证。

2. 既往患病情况

病人过去曾患过何种疾病，是否接受过预防接种，有无药物或其他物品的过敏史，做过何种手术治疗等。

要点五　个人生活史

个人生活史，主要包括生活经历、精神情志、饮食起居、婚姻生育、小儿出生前后情况等。

1. 生活经历

询问病人的出生地、居住地及经历地，应注意某些地方病或传染病的流行区域，以便判断所患疾病是否与此相关。

2. 精神情志

了解病人的社会生活环境、性格特征、当前精神情志状况及其与疾病的关系等，有助于对疾病的诊断，并可提示医生对因精神情志刺激所导致的疾病采取适当的治疗措施。

3. 饮食起居

了解饮食嗜好，生活起居情况，对分析判断病情有一定的意义。

4. 婚姻生育

对成年男女病人，应注意询问其是否结婚，结婚年龄，配偶的健康状况，以及有无传染病或遗传性疾病。对育龄期女性应询问月经的初潮年龄、月经周期、行经天数、月经的色、质、量和带下的变化，以及绝经年龄和绝经前后的情况。已婚女性还应询问妊娠次数、生产胎数，以及有无流产、早产、难产等。

5. 小儿出生前后情况

新生儿（出生后至 1 个月）的疾病多与先天因素或分娩情况有关，故应着重询问妊娠期及产育期母亲的营养健康状况，有何疾病，曾服何药，分娩时是否难产、早产等，以了解小儿的先天情况。

要点六　家族史

家族史是指病人家庭成员（包括父母、兄弟姐妹、爱人、子女等）的健康和患病情况。

询问家族史，对于遗传性疾病和一些传染性疾病的诊断有一定的意义。

细目二　问寒热

要点一　问寒热的含义

“寒”指病人自觉怕冷的感觉。临床上有恶风、恶寒和畏寒之分。病人遇风觉冷，避之可缓者，谓之恶风；病人自觉怕冷，多加衣被或近火取暖而不能缓解者，谓之恶寒；病人自觉怕冷，多加衣被或近火取暖而能够缓解者，谓之畏寒。

“热”指发热，包括病人体温升高，或体温正常而病人自觉全身或局部（如手心或足心）发热。

寒与热的产生，主要取决于病邪的性质和机体阴阳的盛衰两个方面。邪气致病者，由于寒为阴邪，其性清冷，故寒邪致病，恶寒症状突出；热为阳邪，其性炎热，故热邪致病，发热症状明显。机体阴阳失调时，阳盛则热，阴盛则寒，阴虚则热，阳虚则寒。

要点二　寒热症状的常见类型、临床表现及意义

1. 恶寒发热的临床表现及意义

恶寒发热，是指病人恶寒的同时，伴有体温升高，是表证的特征性症状。恶寒发热产生的原因是由于外邪袭表，影响卫阳“温分肉”的功能所致。肌表失煦则恶寒；正气奋起抗邪，则阳气趋向于表，又因寒邪外束，玄府闭塞，阳气不得宣发，则郁而发热。

根据恶寒发热的轻重不同和有关兼症，又可分为以下三种类型：

（1）恶寒重发热轻：是风寒表证的特征。因寒为阴邪，束表伤阳，故恶寒明显。

（2）发热轻而恶风：是伤风表证的特征。因风性开泄，使玄府开张，故自汗恶风。

（3）发热重恶寒轻：是风热表证的特征。因热为阳邪，易致阳盛，故发热明显。

表证寒热的轻重，除与感受外邪的性质有关外，还与感邪轻重关系密切。一般而言：病邪轻者，则恶寒发热俱轻；病邪重者，则恶寒发热俱重。

2. 但寒不热的临床表现及意义

但寒不热是指病人只感寒冷而不发热的症状，是里寒证的寒热特征。临床常有新病恶寒、久病畏寒之分。

（1）新病恶寒：指病人突然感觉怕冷，且体温不高的症状。常伴有四肢不温，或脘腹、肢体冷痛，或呕吐泄泻，或咳喘痰鸣，脉沉紧等症。主要见于里实寒证。多因感受寒邪较重，寒邪直中脏腑、经络，郁遏阳气，机体失于温煦所致。

（2）久病畏寒：指病人经常怕冷，四肢凉，得温可缓的症状。常兼有面色㿠白，舌淡胖嫩，脉弱等症。主要见于里虚寒证。因阳气虚衰，形体失于温煦所致。

3. 但热不寒的临床表现及意义

但热不寒是指病人只发热而无怕冷感觉的症状，是里热证的寒热特征。根据发热的不同临床表现可有壮热、潮热、微热之别。

（1）壮热：即病人身发高热，持续不退（体温超过39℃以上），属里实热证。可见满面通红、口渴饮冷、大汗出、脉洪大等症，是风寒之邪入里化热，或风热内传，正盛邪实，邪正剧争，里热亢盛，蒸达于外的表现。多见于伤寒阳明经证和温病气分阶段。

（2）潮热：即病人定时发热或定时热甚，有一定的规律，如潮汐之有定时。

①日晡潮热：其特点是热势较高，日晡热甚，兼见腹胀、便秘等，属阳明腑实证。因热结于阳明胃与大肠，日晡（申时，即下午3～5时）为阳明经气当旺之时，阳明气盛而又加之有实热，故日晡热甚。

②骨蒸潮热：午后或夜间潮热，其特点是午后和夜间有低热。有热自骨内向外透发的感觉者，称为骨蒸发热，多属阴虚火旺所致。由于阴液亏虚，不能制阳，机体阳气偏亢，午后卫阳渐入于里，夜间卫阳行于里，使体内偏亢的阳气更加亢盛而生内热。

③湿温潮热：午后发热明显，其特点是身热不扬，肌肤初扪之不觉很热，扪之稍久即觉灼手，此属湿温，为湿郁热蒸之象。

④瘀血潮热：午后和夜间有低热，可兼见肌肤甲错，舌有瘀点瘀斑者，属瘀血积久，郁而化热。

（3）微热：指发热不高，体温一般在37℃～38℃之间，或仅自觉发热的症状。常见于某些内伤病和温热病的后期。按病机有气虚发热、血虚发热、阴虚发热、气郁发热和气阴两虚导致的小儿夏季发热。

①气虚发热：长期微热，烦劳则甚，兼见有少气自汗、倦怠乏力等症。

②血虚发热：时有低热，兼面白、头晕、舌淡脉细等症。

③阴虚发热：长期低热，兼颧红、五心烦热等症。

④气郁发热：每因情志不舒而时有微热，兼胸闷、急躁易怒等症。

⑤小儿夏季热：小儿在夏季气候炎热时长期发热不已，兼见烦躁、口渴、无汗、多尿等症，至秋凉时不治自愈，是由于小儿气阴不足，不能适应夏令炎热气候所致。

4. 寒热往来的临床表现及意义

寒热往来是指病人自觉恶寒与发热交替发作的症状，是正邪相争，互为进退的病理反应，为半表半里证寒热的特征。在临床上有以下两种类型：

（1）寒热往来无定时：病人自觉时冷时热，一日多次发作而无时间规律的症状，多见于少阳病。兼见口苦、咽干、目眩、胸胁苦满、不欲饮食、脉弦等症，是外感病邪由表入里而尚未达于里，邪气停于半表半里之间的阶段。因邪正交争于半表半里之间，邪胜则恶寒，正胜则发热，故恶寒与发热交替发作。

（2）寒热往来有定时：病人恶寒战栗与高热交替发作，发有定时，每日发作一次，或二三日发作一次的症状，兼见头痛剧烈、口渴、多汗等症，常见于疟疾。是因疟邪侵入人体，潜伏于半表半里的膜原部位，疟邪内入与阴争则恶寒战栗，外出与阳争则身发壮热，故寒战与壮热交替出现。

细目三 问汗

要点 异常汗出的常见类型、临床表现及意义

1. 自汗的临床表现及意义

自汗指清醒时经常汗出，活动后尤甚的症状。兼见畏寒、神疲、乏力等症，多见于气虚证和阳虚证。因阳虚（卫阳不足）不能固密肌表，玄府不密，津液外泄，故自汗出。活动时机体阳气敷张，津随阳敷外泄，故出汗更为明显。

2. 盗汗的临床表现及意义

盗汗指睡时汗出，醒则汗止的症状。兼见潮热、颧红等症，多见于阴虚证。因阴虚阳亢而生内热，入睡时卫阳入里，不能固密肌表，虚热蒸津外泄，故睡眠时汗出较多；醒时卫气复出于表，肌表固密，故醒则汗止。

3. 绝汗的临床表现及意义

绝汗指在病情危重的情况下，出现大汗不止的症状，常是亡阳或亡阴的表现。若病人冷汗淋漓，兼见面色苍白、四肢厥冷、脉微欲绝者，属亡阳证，是阳气暴脱于外，不能固密津液，津无所依而随阳气外泄之象；若汗热而黏腻如油，兼见躁扰烦渴、脉细数疾者，属亡阴证，为内热逼涸竭之阴外泄之象。

4. 战汗的临床表现及意义

战汗指病人先恶寒战栗，表情痛苦，几经挣扎而后汗出的症状。战汗者多属邪盛正馁，邪伏不去。一旦正气来复，邪正剧争，则发战汗。见于温病或伤寒病邪正相争剧烈之时，是疾病发展的转折点。如汗出后热退脉缓，则是邪去正安、疾病好转的表现；如汗出后仍身发高热，脉来急疾，则是邪盛正衰、疾病恶化的表现，故战汗为疾病好转或恶化的转折点。

5. 冷汗的临床表现及意义

指所出之汗有冷感的症状。多因阳气虚或惊吓所致。

6. 热汗的临床表现及意义

指所出之汗有热感的症状。多因里热蒸迫所致。

7. 黄汗的临床表现及意义

指汗出沾衣，色如黄柏汁的症状。多因风湿热邪交蒸所致。

8. 头汗的临床表现及意义

头汗指病人仅头部或头颈部出汗较多，又称为“但头汗出”。多因上焦热盛，或中焦湿热蕴结，或病危虚阳上越所致。

9. 手足心汗的临床表现及意义

手足心汗指病人手足心汗出较多的症状。可因阴经郁热熏蒸，或阳明燥热内结，或脾虚运化失常所致。

10. 半身汗的临床表现及意义

半身汗是指病人仅半侧身体汗出的症状，或左侧，或右侧，或上半身，或下半身。经常无汗出的半侧是病变的部位，可见于中风、痿证、截瘫等病人。多因为风痰、痰瘀、风湿等阻滞经络，营卫不能周流，气血失和所致。

11. 心胸汗的临床表现及意义

指心胸部易出汗或汗出过多的症状。多见于虚证。伴心悸、失眠、腹胀、便溏者，多为心脾两虚；伴心悸、心烦、失眠、腰膝酸软者，多为心肾不交。

12. 阴汗的临床表现及意义

指外生殖器及其周围汗出的症状。多因下焦湿热郁蒸所致。

细目四　问疼痛

要点一　疼痛的性质及其临床意义

不同病因、病机所致的疼痛，其性质特点表现各异，故询问疼痛的性质特点，有助于辨析疼痛的病因与病机。常见疼痛的性质如下：

1. 胀痛

指疼痛带有胀满的症状，是气滞作痛的特点。如胸胁脘腹等处胀痛，时发时止，多属肺、肝、胃肠气滞之证；但头目胀痛，多见于肝阳上亢或肝火上炎的病证。

2. 刺痛

指疼痛如针刺之状，是瘀血致痛的特征之一。以头部、胸胁、脘腹等处较为常见。

3. 冷痛

指疼痛伴有冷感而喜暖的症状，是寒证疼痛的特点。常见于腰脊、脘腹及四肢关节等处。因寒邪侵入，阻滞脏腑、组织、经络所致者，属实寒证；因阳气不足，脏腑、组织、经络失于温煦所致者，属虚寒证。

4. 灼痛

指疼痛伴有灼热感而喜凉的症状，是热证疼痛的特点。常见于咽喉、口舌、胁肋、脘腹、关节等处。因火邪窜络，阳热熏灼所致者，属实热证；因阴虚火旺所致者，属虚热证。

5. 重痛

指疼痛伴有沉重感的症状，多因湿邪困阻气机所致。常见于头部、四肢及腰部。但头部重痛，亦可因肝阳上亢、气血上壅所致。

6. 酸痛

指疼痛伴有酸软不适感的症状，多因风湿侵袭，气血运行不畅，或肾虚、气血不足，组织失养所致。常见于四肢、腰背的关节、肌肉处。

7. 绞痛

指疼痛剧烈如刀绞一般而难以忍受的症状，多因瘀血、气滞、结石、虫积等有形实邪阻闭气机，或寒邪凝滞气机所致。如心脉痹阻引起的真心痛，结石阻塞尿路引起的腰腹痛，寒邪内侵胃肠所致的脘腹痛等，往往都具有绞痛的特点。

8. 空痛

指疼痛带有空虚感的症状，是虚证疼痛的特点。常见于头部、腹部，多因阴精不足，或气血亏虚，组织器官失养所致。

9. 隐痛

指痛势较缓，尚可忍耐，但绵绵不休的症状，是虚证疼痛的特点。常见于头部、脘腹、胁肋、腰背等部位，多因精血亏虚，或阳气不足，机体失养所致。

10. 走窜痛

指疼痛的部位游走不定，或走窜攻冲作痛的症状，或为气滞所致，或见于行痹。若胸胁脘腹疼痛而走窜不定者，称为窜痛，多因肝郁气滞所致；若肢体关节疼痛而游走不定者，称为游走痛，多见于痹病的行痹。

11. 固定痛

指疼痛部位固定不移的症状。若胸胁脘腹等处固定作痛，多是瘀血为患；若四肢关节固定作痛，多因寒湿、湿热阻滞，或热壅血瘀所致。

12. 掣痛

指抽掣牵引作痛，由一处连及他处的症状。也称引痛、彻痛。多因筋脉失养，或筋脉阻滞不通所致。一般而言，新病疼痛，痛势剧烈，持续不解，或痛而拒按，多属实证；久病疼痛，痛势较轻，时痛时止，或痛而喜按，多属虚证。

要点二　疼痛的部位及其临床意义

1. 头痛

指头的某一部位或整个头部疼痛的症状。

根据头痛部位的不同，可辨识病在何经。

（1）前额部连眉棱骨痛，属阳明经头痛。

（2）侧头部痛，痛在两侧太阳穴附近为甚者，属少阳经头痛。

（3）后头部连项痛，属太阳经头痛。

（4）巅顶痛，属厥阴经头痛。

（5）全头重痛，多为太阴经头痛。

（6）脑中痛，或牵及于齿，多属少阴经头痛等。

头痛有虚实的不同。凡外感风、寒、暑、湿、燥、火以及瘀血、痰浊、郁火等阻滞或上扰脑窍所致者，多属实证；凡气血阴精亏虚，不能上荣于头，脑窍空虚所致者，多属虚证。

2. 胸痛

指胸的某一部位疼痛的症状。胸痛多与心肺病变有关。

（1）左胸心前区憋闷作痛，时痛时止者，多因痰、瘀等邪气阻滞心脉所致。

（2）胸痛剧烈，面色青灰，手足青冷者，多因心脉急骤闭塞不通所致，可见于真心痛等病。

（3）胸痛，壮热面赤，喘促鼻煽者，多因热邪壅肺，脉络不利所致，可见于肺热病等。

（4）胸痛，颧赤盗汗，午后潮热，咳痰带血者，多因肺阴亏虚，虚火灼络所致，可见于肺痨等病。

（5）胸痛，壮热，咳吐脓血腥臭痰者，多因痰热阻肺，热壅血瘀所致，可见于肺痈等病。

3. 胁痛

指胁的一侧或两侧疼痛的症状。胁痛多与肝胆病变有关。

肝郁气滞、肝胆湿热、肝胆火盛、肝阴亏虚及饮停胸胁等，均可导致胁痛。

4. 胃脘痛

指上腹部、剑突下，胃之所在部位疼痛的症状。因胃失和降，气机不畅而导致。

（1）实证多在进食后疼痛加剧，虚证多在进食后疼痛缓解。

（2）胃脘突然剧痛暴作，出现压痛及反跳痛者，多因胃脘穿孔所致。

（3）胃脘疼痛失去规律，痛无休止而明显消瘦者，应考虑胃癌的可能。

5. 腹痛

指剑突下至耻骨毛际以上的腹部疼痛（胃脘所在部位除外）。

腹有大腹、小腹和少腹之分。大腹疼痛多属脾胃之病变；小腹疼痛多属膀胱、大小肠及胞宫的病变；少腹疼痛多属肝经的病变。

（1）腹部持续性疼痛，阵发性加剧，伴腹胀、呕吐、便闭者，多见于肠痹或肠结，因肠道麻痹、梗阻、扭转或套叠，气机闭塞不通所致。

（2）全腹痛，有压痛及反跳痛者，多因腹部脏器穿孔或热毒弥漫所致。

（3）脐外侧及下腹部突然剧烈绞痛，向大腿内侧及阴部放射，尿血者，多系结石所致。

（4）腹部脏器破裂，或癌瘤亦可引起腹痛，疼痛部位多是破裂脏器或癌瘤所在部位。

（5）妇女小腹及少腹部疼痛，常见于痛经、异位妊娠破裂等病。

另外，某些心肺病变可引起上腹部疼痛。肠痨、脂膜痨等病，可致全腹、脐周或右少腹疼痛。

6. 腰痛

指腰部两侧，或腰脊正中疼痛的症状。

（1）腰部经常酸软而痛，多因肾虚所致。

（2）腰部冷痛沉重，阴雨天加重，多因寒湿所致。

（3）腰部刺痛，或痛连下肢者，多因瘀血阻络所致。

（4）腰部突然剧痛，向少腹部放射，尿血者，多因结石阻滞所致。

7. 四肢痛

指四肢的肌肉、筋脉和关节等部位疼痛的症状。

多因风、寒、湿邪侵袭，或风湿郁而化热，或痰瘀、瘀热阻止气血运行所致。

独见足跟痛或胫膝酸痛者，多因肾虚所致。

细目五 问头身胸腹

要点 头晕、胸闷、心悸的临床表现及意义

1. 头晕的临床表现及意义

头晕是指病人自觉头脑眩晕，轻者闭目自止，重者感觉自身或眼前景物旋转，不能站立的症状。

（1）头晕而胀，烦躁易怒，舌红苔黄，脉弦数者，多因肝火上炎。

（2）头晕胀痛，头重脚轻，舌红少津，脉弦细者，多因肝阳上亢。

（3）头晕面白，神疲乏力，舌淡，脉细弱者，多因气血亏虚。

（4）头晕且重，如物裹缠，痰多苔腻者，多因痰湿内阻。

（5）头晕耳鸣，腰酸遗精者，多因肾虚精亏。

（6）若外伤后头晕刺痛者，多属瘀血阻络。

2. 胸闷的临床表现及意义

胸闷是指患者自觉胸部痞塞满闷的症状。胸闷与心、肺等脏气机不畅，肺失宣降，肺气壅滞有关。

（1）胸闷，心悸气短者，多属心气不足，或心阳不足。

（2）胸闷，咳喘痰多者，多属痰饮停肺。

（3）胸闷，壮热，鼻翼煽动者，多因热邪或痰热壅肺。

（4）胸闷气喘，畏寒肢冷者，多因寒邪客肺。

（5）胸闷气喘，少气不足以息者，多因肺气虚或肾气虚所致。

3. 心悸的临床表现及意义

心悸是指病人自觉心跳不安的症状。

心悸有惊悸与怔忡之分：因惊恐而心悸，或心悸易惊，恐惧不安者，称为惊悸。无明显外界诱因，心跳剧烈，上至心胸，下至脐腹，悸动不安者，称为怔忡。

形成心悸的原因主要有：心胆气虚，突受惊吓；胆郁痰扰，心神不安；心阳气不足，鼓动乏力；心阴血亏虚，心神失养；心脉痹阻，血行不畅；脾肾阳虚，水气凌心等。

细目六 问耳目

要点一 耳部病变的临床表现及意义

1. 耳鸣、耳聋的临床表现及意义

耳鸣是指患者自觉耳内鸣响的症状。耳聋是指听力减退，甚至听觉完全丧失的症状。耳鸣、耳聋的病因病机及辨证基本相同。

（1）突发耳鸣，声大如雷，按之鸣声不减，或新病暴聋者，多属实证。可因肝胆火

盛、肝阳上亢、痰火壅结、气血瘀阻、风邪上袭或药毒损伤耳窍等所致。

（2）渐起耳鸣，声细如蝉，按之可减，或耳渐失聪而听力减退者，多属虚证。可因肾精亏虚、脾气亏虚、肝阴血不足等引起。

2. 重听的临床表现及意义

重听是指患者自觉听力减退，听音不清，声音重复的症状。

日久渐致重听，以虚证居多，常因肾之精气虚衰，耳窍失荣所致，多见于年老体衰的患者。

若耳骤发重听，以实证居多，常因痰浊上蒙，或风邪上袭耳窍所致。

3. 耳胀、耳闭的临床表现及意义

耳胀是指自觉耳内胀闷不适的症状。耳闭是指耳内胀闷，且有堵塞感，听力减退的症状。

耳胀反复发作，迁延日久，多成耳闭，耳胀、耳闭是同一疾病由轻变重的两个不同阶段。多因风邪侵袭，经气痞塞，或痰湿蕴结于耳，或邪毒滞留，气血瘀阻所致。

要点二　目部病变的临床表现及意义

1. 目痛的临床表现及意义

目痛指病人自觉单目或双目疼痛的症状。

一般痛剧者，多属实证，常因肝火上炎，或风热上袭所致；痛微者，多属虚证，多由阴虚火旺所引起。

2. 目眩的临床表现及意义

目眩是指病人自觉视物旋转动荡，如在舟车之上，或眼前如有蚊蝇飞动的症状。实者，多因肝阳上亢、肝火上炎、肝阳化风及痰湿上蒙清窍所致；虚者，多因气虚、血亏、阴精不足、目失充养所致。

3. 目昏、雀盲、歧视的临床表现及意义

目昏是指视物昏暗不明、模糊不清的症状。雀盲是指白昼视力正常，每至黄昏视物不清，如雀之盲的症状。歧视是指视一物成二物而不清的症状。

目昏、雀盲、歧视的病因、病机基本相同，多由肝肾亏虚，精血不足，目失充养而致。常见于久病或年老、体弱之人。

4. 目痒的临床表现及意义

目痒是指自觉眼睑、眦内或目珠瘙痒的症状，轻者揉拭则止，重者极痒难忍。

（1）两目痒甚如虫行，伴畏光流泪、灼热者，多属实证，因肝火上扰或风热上袭等所致。

（2）目微痒而势缓，多属虚证，因血虚、目失濡养所致，亦可见于实性目痒初起或剧痒渐愈，邪退正复之时。

细目七　问睡眠

要点　失眠、嗜睡的临床表现及意义

1. 失眠的临床表现及意义

失眠指病人经常不易入睡，或睡而易醒，不能再睡，或睡而不酣，时易惊醒，甚至彻夜不眠的症状。

失眠是阳不入阴，神不守舍的病理表现。常因心失所养或心神不安而致。病因病机有虚实之分：由阴血亏虚，心神失养；或心虚胆怯，神魂不安；或阴虚火旺，内扰心神所致者，属虚证。由火邪、痰热内扰心神，使心神不宁，或食滞内停而致者，属实证。

2. 嗜睡的临床表现及意义

嗜睡指患者神疲困倦，睡意很浓，经常不自主地入睡的症状。嗜睡常因痰湿内盛，或阳虚阴盛导致。

(1) 困倦嗜睡，伴头目昏沉，胸闷脘痞，肢体困重者，乃痰湿困脾，清阳不升所致。

(2) 若饭后嗜睡，兼神疲倦怠，食少纳呆者，多由脾失健运，清阳不升所致。

(3) 大病之后，精神疲乏而嗜睡，是正气未复的表现。

(4) 精神极度疲惫，神志朦胧，困倦欲睡，肢冷脉微者，系心肾阳衰，神失温养所致。

细目八　问饮食口味

要点一　口渴与饮水异常的临床表现及意义

询问病人口渴与饮水的情况，可以了解病人津液的盛衰和输布是否障碍，以及病性的寒热虚实。口渴饮水的多少直接反映体内津伤的程度。

1. 口不渴饮

口不渴饮指口不渴，亦不欲饮，为津液未伤。多见于寒证、湿证及无明显燥热的病证。

2. 口渴欲饮

口渴欲饮指口干，欲饮水，饮水则舒的症状。临床可见以下多种表现：

(1) 口渴咽干，鼻干唇燥，发于秋季者，多因燥邪伤津。

(2) 口干微渴，兼发热者，多见于外感温热病初期，伤津较轻。

(3) 大渴喜冷饮，兼壮热面赤，汗出，脉洪数者，属里热炽盛，津液大伤，多见于里实热证。

(4) 口渴多饮，伴小便量多，多食易饥，体渐消瘦者，为消渴病。

(5) 口渴咽干，夜间尤甚，兼颧红盗汗，舌红少津者，属阴虚证。

(6) 渴不多饮，兼身热不扬，头身困重，苔黄腻者，属湿热证。

(7) 口渴饮水不多，兼身热夜甚，心烦不寐，舌红绛者，属温病营分证。

(8) 渴喜热饮，饮水不多，或饮后即吐者，多为痰饮内停。

(9) 口干但欲漱水而不欲咽，兼面色黧黑，或肌肤甲错者，为瘀血内停。

要点二　食欲与食量异常的临床表现及意义

询问病人的食欲和食量情况，可以了解脾胃功能的强弱、判断疾病的轻重和估计预后的好坏。

1. 食欲减退

食欲减退指病人进食的欲望减退，甚至不思进食的症状。

(1) 食欲减退，兼见面色萎黄，食后腹胀，疲乏无力者，多属脾胃虚弱。

(2) 纳呆少食，兼见脘闷腹胀，头身困重，便溏苔腻者，多属湿邪困脾。

2. 厌食

厌食指患者厌恶食物，或恶闻食味的症状。

(1) 厌食，兼脘腹胀满，嗳气酸腐，舌苔厚腻者，多属食滞胃脘。

(2) 厌食油腻之物，兼脘腹痞闷，呕恶便溏，肢体困重者，多属湿热蕴脾。

(3) 厌食油腻厚味，伴胁肋胀痛灼热，口苦泛呕，身目发黄者，为肝胆湿热。

妇女在妊娠早期，若有择食或厌食反应，多为妊娠后冲脉之气上逆，影响胃之和降所致，属生理现象。但严重者，反复出现恶心呕吐，厌食，甚至食入即吐，则属病态，称为妊娠恶阻。

3. 消谷善饥

消谷善饥指患者食欲过于旺盛，进食量多，食后不久即感饥饿的症状。

(1) 消谷善饥，兼多饮多尿，形体消瘦者，多见于消渴病。

(2) 消谷善饥，兼大便溏泻者，多属胃强脾弱。

4. 饥不欲食

饥不欲食指病人虽然有饥饿感，但不想进食或进食不多。

饥不欲食，兼脘痞，胃中有嘈杂、灼热感，舌红少苔，脉细数者，是因胃阴不足，虚火内扰所致。

5. 偏嗜食物或异物

指嗜食生米、泥土等的症状。多见于小儿虫积。妇女妊娠期间，偏食酸辣等食物，为生理现象。

6. 食量变化

主要指进食量的改变。疾病过程中，食欲渐复，食量渐增，是胃气渐复，疾病向愈之征；若食欲渐退，食量渐减，是脾胃功能渐衰之兆，提示疾病逐渐加重。若危重病人，本来毫无食欲，突然索食，食量大增，称为“除中”，是假神的表现之一，因胃气败绝所致。

要点三　口味异常的临床表现及意义

口味异常是指病人口中的异常味觉。询问病人口味的异常变化，可诊察内在脏腑的疾病。

1. 口淡

口淡是指病人味觉减退，口中乏味，甚至无味的症状。多见于脾胃虚弱证。

2. 口甜

口甜是指病人自觉口中有甜味的症状。多见于脾胃湿热或脾虚之证。

3. 口黏腻

口黏腻是指病人自觉口中黏腻不爽的症状。常见于痰热内盛、湿热蕴脾及寒湿困脾之证。

4. 口酸

口酸是指病人自觉口中有酸味，或泛酸。多因肝胃郁热或饮食停滞所致。

5. 口苦

口苦是指病人自觉口中有苦味的症状。多见于心火上炎或肝胆火热之证。

6. 口涩

口涩是指病人自觉口有涩味，如食生柿子的症状。多为燥热伤津或脏腑热盛所致。

7. 口咸

口咸是指病人自觉口中有咸味的症状。多见于肾病或寒水上泛的病证。

细目九　问二便

要点一　大便异常的临床表现及意义

1. 便次异常

（1）便秘：指大便燥结，排出困难，便次减少，甚则多日不便。

便秘可因胃肠积热，或阳虚寒凝，或气血阴津亏损，或腹内癥块阻结等，导致肠道燥化太过，肠失濡润，或推运无力，传导迟缓，气机阻滞所致。

（2）泄泻：指大便次数增多，粪质稀薄不成形，甚至呈水样的症状。

泄泻可因外感风寒湿热疫毒之邪，或饮食所伤，食物中毒，痨虫或寄生虫寄生于肠道，或情志失调，肝气郁滞，或脾肾阳气亏虚等，导致脾失健运所致。

2. 便质异常

除便秘便燥、泄泻便稀外，常见的便质异常有：

（1）完谷不化：即大便中含有较多未消化食物的症状，多见于脾虚、肾虚或食滞胃肠的泄泻。

（2）溏结不调：即大便时干时稀的症状。多因肝郁脾虚所致。若大便先干后溏，多属脾虚。

（3）脓血便：即大便中含有脓血黏液。多见于痢疾或肠癌，常因湿热疫毒等邪，阻滞肠道，肠络受损所致。

（4）便血：指血从肛门排出体外，或大便带血，或便血相混，或便后滴血，或全为血便。多因脾胃虚弱，气不摄血，或胃肠积热，湿热蕴脾，气血瘀滞等所致。

①便黑如柏油，或便血紫暗，其来较远，为远血，多见于胃脘等部位出血。

②便血鲜红，血附在大便表面，或于排便前后滴出者，为近血，多见于内痔、肛裂等。

3. 排便感异常

（1）肛门灼热：指排便时肛门有灼热感的症状。多因大肠湿热下注，或大肠郁热下迫直肠所致，见于湿热泄泻或湿热痢疾。

（2）里急后重：指腹痛窘迫，时时欲便，肛门重坠，便出不爽的症状。多因湿热内阻，肠道气滞所致，常见于湿热痢疾。

（3）排便不爽：指排便不通畅，有滞涩难尽之感的症状。多因湿热蕴结，肠道气机不畅；或肝气犯脾，肠道气滞；或因食滞胃肠等所致。

（4）大便失禁：指大便不能控制，滑出不禁，甚则便出而不自知的症状。多因脾肾虚衰、肛门失约所致。见于久病年老体衰，或久泻不愈的患者。

（5）肛门气坠：指肛门有下坠之感的症状。常于劳累或排便后加重。多属脾虚中气下陷，常见于久泻或久痢不愈的患者。

要点二　小便异常的临床表现及意义

1. 尿次异常

（1）小便频数：指排尿次数增多，时欲小便的症状。

①小便短赤，频数急迫者，为淋证，是湿热蕴结下焦，膀胱气化不利所致。

②小便澄清，频数量多，夜间明显者，是因肾阳虚或肾气不固，膀胱失约所致。

（2）癃闭：小便不畅，点滴而出为"癃"；小便不通，点滴不出为"闭"，一般统称为"癃闭"。

癃闭有虚实的不同。因湿热蕴结，或瘀血、结石或湿热、败精阻滞、阴部手术者，多属实证；因老年气虚，肾阳不足，膀胱气化不利者，多属虚证。

2. 尿量异常

（1）尿量增多：指尿次、尿量皆明显超过正常量次的症状。

①小便清长量多，属虚寒证。

②多饮多尿而形体消瘦者，属消渴病，是肾阴亏虚，开多阖少所致。

（2）尿量减少：指尿次、尿量皆明显少于正常量次的症状。

①小便短赤量少，多属实热证，或汗、吐、下后伤津所致。

②尿少浮肿，是肺、脾、肾三脏功能失常，气化不利，水湿内停所致。

3. 排尿感异常

（1）尿道涩痛：即排尿不畅，且伴有急迫、疼痛、灼热感，见于淋证。多因湿热蕴结、热灼津伤、结石或瘀血阻塞等所致。

（2）余溺不尽：即排尿后小便点滴不净，多因老年人肾阳亏虚，肾气不固所致。

（3）小便失禁：病人神志清醒时，小便不能随意控制而自遗。多属肾气不固，膀胱失约所致。

（4）遗尿：即睡时不自主排尿，多属肾气不足，膀胱虚衰。

细目十　问经带

要点一　月经异常的临床表现及意义

1. 经期异常

（1）月经先期：指月经周期提前7天以上，并连续两个月经周期以上的症状。多因脾气亏虚，肾气不足，冲任不固；或因阳盛血热，肝郁化热，阴虚火旺，热扰冲任，血海不宁所致。

（2）月经后期：指月经周期延后7天以上，并连续两个月经周期以上的症状。因营血亏损，肾精不足，或因阳气虚衰，生血不足，使血海空虚所致者，属虚证；因气滞或寒凝血瘀，痰湿阻滞，冲任受阻所致者，属实证。

（3）月经先后不定期：指经期不定，月经或提前或延后7天以上，并连续两个月经周期以上的症状。多因肝气郁滞，或脾肾虚损，使冲任气血失调，血海蓄溢失常所致。

2. 经量异常

（1）月经过多：指月经周期、经期基本正常，但经量较常量明显增多。多因热伤冲任，迫血妄行；或气虚，冲任不固；或瘀阻胞络，络伤血溢等所致。

（2）月经过少：月经周期基本正常，但经量较常量明显减少，甚至点滴即净。属虚者，多因精血亏少，血海失充所致；属实者，常因寒凝瘀阻，痰湿阻滞，冲任气血不畅所致。

（3）崩漏：非行经期间，阴道内大量出血，或持续下血，淋漓不止者，称为崩漏。一般来势急，出血量多者，称为崩，或称崩中；来势缓，出血量少者，称为漏，或称漏下。

崩与漏在病势上虽有缓急之分，但发病机理基本相同，在疾病演变的过程中，又常互相转化，交替出现，故统称为崩漏。其形成多因热伤冲任，迫血妄行；或脾肾气虚，冲任不固；或瘀阻冲任，血不归经所致。

3. 经色、经质异常

（1）经色淡红质稀，多属气虚或血少不荣。

（2）经色深红质稠，多属血热内炽。

（3）经色紫暗，夹有血块，兼小腹冷痛者，多属寒凝血瘀。

4. 痛经

痛经是指正值经期或行经前后，出现周期性小腹疼痛，或痛引腰骶，甚至剧痛难忍的症状。

（1）经前或经期小腹胀痛或刺痛，多属气滞或血瘀。

（2）小腹冷痛，得温痛减者，多属寒凝或阳虚。

（3）经期或经后小腹隐痛，多属气血两虚，胞脉失养所致。

5. 闭经

指女子年逾 18 周岁月经尚未来潮，或已行经，未受孕或不在哺乳期而停经达 3 个月以上的症状。多因肝肾不足，气血亏虚，阴虚血燥，血海空虚；或因痨虫侵及胞宫，或气滞血瘀，阳虚寒凝，痰湿阻滞胞脉，冲任不通所致。

要点二　带下异常的临床表现及意义

1. 白带

白带是指带下色白量多，质稀如涕，淋漓不绝的症状，多属脾肾阳虚，寒湿下注所致。

2. 黄带

黄带是指带下色黄，质黏，气味臭秽的症状，多属湿热下注或湿毒蕴结所致。

3. 赤白带

赤白带是指白带中混有血液，赤白杂见的症状，多属肝经郁热，或湿热下注所致。

（陆小左　魏红）

第二单元　望诊

望诊，是医生运用视觉对人体外部情况进行有目的的观察，以了解健康状况，测知病情的方法。

细目一　望神

要点一　得神、少神、失神、假神的临床表现、相关鉴别及临床意义

1. 得神

得神即有神，是精充气足神旺的表现。

（1）得神的临床表现：神志清楚，语言清晰，目光明亮，精彩内含；面色荣润含蓄，表情丰富自然，反应灵敏，动作灵活，体态自如；呼吸平稳，肌肉不削。

（2）临床意义：提示经气充盛，体健神旺，为健康的表现，或虽病而精气未衰，病轻易治，预后良好。

2. 少神

少神又称为神气不足，是指精气不足，神气不旺的表现。介于得神与失神之间。

（1）少神的临床表现：精神不振，两目乏神，面色少华，肌肉松软，倦怠乏力，少气懒言，动作迟缓等。

（2）临床意义：提示正气不足，精气轻度损伤，脏腑功能减弱。常见于虚证患者，或病后恢复期病人。

3. 失神

失神即无神，是精亏神衰或邪盛神乱的表现。

（1）精亏神衰

①临床表现：精神萎靡，意识模糊，反应迟钝，面色无华，晦暗暴露，目无光彩，眼球呆滞，呼吸微弱，或喘促无力，肉消著骨，动作艰难等。

②临床意义：提示脏腑精气亏虚已极，正气大伤，功能活动衰竭。多见于慢性久病重病之人，预后不良。

（2）邪盛神乱

①临床表现：神昏谵语，躁扰不宁，循衣摸床，撮空理线；或猝然昏倒，双手握固，牙关紧闭等。提示邪气亢盛，热扰神明，邪陷心包；或肝风夹痰，蒙蔽清窍，阻闭经络。

②临床意义：提示气血功能严重障碍，气血津液失调，多见于急性病人，亦属病重。

4. 假神

假神是指久病、重病患者，精气本已极度衰竭，而突然一时间出现某些神气暂时“好转”的虚假表现，是脏腑精气极度衰竭的表现。

（1）临床表现：如久病、重病患者，本已神昏或精神极度萎靡，突然神志清楚，想见亲人，言语不休，但精神烦躁不安；或原本目无光彩，突然目光转亮，但却浮光外露，目睛直视；或久病面色晦暗无华，突然两颧泛红如妆等；或原本身体沉重难移，忽思起床活动，但并不能自己转动；或久病脾胃功能衰竭，本无食欲，而突然欲进饮食等。

（2）临床意义：提示脏腑精气耗竭殆尽，正气将绝，阴不敛阳，虚阳外越，阴阳即将离决，属病危。常见于临终之前，为死亡的预兆。故古人比喻为回光返照、残灯复明。

得神、少神、失神、假神鉴别表

	得神	少神	失神	假神
目光	两目灵活 明亮有神	两目晦滞 目光乏神	两目晦暗 目无光彩	虽目似有光 但浮光暴露
面色	面色荣润 含蓄不露	面色少华 暗淡不荣	面色无华 晦暗暴露	虽面似有华 但泛红如妆
神情	神志清晰 表情自然	精神不振 思维迟钝	精神萎靡 意识模糊	虽神志似清 但烦躁不安
体态	肌肉不削 反应灵敏	肌肉松软 动作迟缓	形体羸瘦 反应迟钝	虽思欲活动 但不能自转

要点二　神乱的临床表现及意义

神乱是指神志错乱失常。临床常表现为焦虑恐惧、狂躁不安、淡漠痴呆和猝然昏倒等，多见于癫、狂、痴、痫、脏躁等病人。

1. 焦虑恐惧

焦虑恐惧是指病人时时恐惧，焦虑不安，心悸气促，不敢独处的症状。多由心胆气虚，心神失养所致，常见于卑惵、脏躁等病人。

2. 狂躁不安

狂躁不安是指患者毫无理智，狂躁不安，胡言乱语，少寐多梦，甚者打人毁物，不避亲疏的症状。多由痰火扰乱心神所致，常见于狂病等。

3. 淡漠痴呆

淡漠痴呆是指病人表情淡漠，神志痴呆，喃喃自语，哭笑无常，悲观失望的症状。多由痰浊蒙蔽心神，或先天禀赋不足所致，常见于癫病、痴呆等。

4. 猝然昏倒

猝然昏倒是指病人突然昏倒，口吐白沫，目睛上视，四肢抽搐，移时苏醒，醒后如常的症状。多由于脏气失调，肝风夹痰上逆，蒙蔽清窍所致，属痫病。

细目二　望面色

要点一　常色的分类、临床表现及意义

常色指健康人面部皮肤的色泽，表示人体精神气血津液的充盈。

我国正常人的面色应是红黄隐隐，明润含蓄，是有神气、有胃气的表现。所谓有神气，即光明润泽；所谓有胃气，即隐约微黄，含蓄不露。由于时间、气候、环境等变化，常色又有主色、客色之分。

1. 主色

主色为人生来就有的基本面色，属于个体特征，终生基本不变。但由于种族、禀赋的原因，主色也有偏白、偏黑、偏红、偏黄、偏青的差异。

2. 客色

客色因外界因素（如季节、昼夜、阴晴气候等）的不同，或生活条件的差异，而微有相应变化的面色。如春应稍青，夏应稍红，长夏应稍黄，秋应稍白，冬应稍黑等。

主色和客色都是正常生理的现象。此外，如饮酒、运动、七情等一时的影响，或因职业、工作关系少见阳光，或久经日晒，以及风土、种族等而有所变化，也不是病色，诊断时必须注意。

要点二　病色的分类、临床表现及意义

病色是指人体在疾病状态时面部显示的色泽。病色是以晦暗（即面部皮肤枯槁发暗而无光泽）、暴露（即某种面色异常明显地显露于外）为特点。

一般情况下，面部颜色的显露程度与光泽的有无，受疾病轻重等不同情况的直接影响。一般而言，新病、轻病、阳证，面色多显露但尚有光泽；久病、重病、阴证，面色则多暴露而晦暗。观察病色的关键在于分辨面色的善、恶。

1. 善色

善色指病人面色虽有异常，但仍光明润泽。说明病变尚轻，脏腑精气未衰，胃气尚能

上荣于面。其病易治，预后较好。

2. 恶色

恶色指病人面色异常，且枯槁晦暗。说明病变深重，脏腑精气已衰，胃气不能上荣于面。其病难治，预后较差。

要点三　五色主病的具体临床表现及意义

病色大致可分为赤、白、黄、青、黑五种，分别见于不同脏腑和不同性质的疾病。

1. 赤色

赤色主热证，亦可见于戴阳证。

（1）满面通红者，多属外感发热，或脏腑火热炽盛的实热证。

（2）两颧潮红者，多属阴虚阳亢的虚热证。

（3）久病重病面色苍白，颧颊部嫩红如妆，游移不定者，属戴阳证。因脏腑精气衰竭殆尽，阴阳虚极，阴不敛阳，虚阳浮越所致，属病重。

2. 白色

白色主虚证（包括血虚、气虚、阳虚）、寒证、失血证。

（1）面色淡白无华，舌、唇色淡者，多属血虚证或失血证。

（2）面色㿠白者，多属阳虚证；面色㿠白而虚浮者，多属阳虚水泛。

（3）面色苍白（白中透青）者，多属阳气暴脱之亡阳证；或阴寒凝滞，血行不畅之实寒证；或大失血之人。

3. 黄色

黄色主虚证、湿证。

（1）面色淡黄，枯槁无华，称“萎黄”。常见于脾胃气虚，气血不足者。

（2）面黄虚浮，称为“黄胖”。多是脾气虚衰，湿邪内阻所致。

（3）若面目一身俱黄，称为“黄疸”。黄而鲜明如橘子色者，属“阳黄”，为湿热熏蒸之故；黄而晦暗如烟熏者，属“阴黄”，为寒湿郁阻之故。

4. 青色

青色主寒证、气滞、血瘀、疼痛和惊风。

（1）面色淡青或青黑者，属寒盛、痛剧。

（2）突然面色青灰，口唇青紫，肢凉脉微，多为心阳暴脱，心血瘀阻之象。

（3）久病面色与口唇青紫，多属心气、心阳虚衰，血行瘀阻，或肺气闭塞，呼吸不利。

（4）面色青黄（苍黄），多见于肝郁脾虚。

（5）小儿眉间、鼻柱、唇周色青者，多属惊风或惊风先兆。

5. 黑色

黑色主肾虚、寒证、水饮、瘀血、剧痛。

（1）面黑暗淡者，多属肾阳虚。

（2）面黑干焦者，多属肾阴虚。

（3）眼眶周围色黑者，多属肾虚水饮或寒湿带下。

（4）面色黧黑、肌肤甲错者，多由瘀血日久所致。

要点四　望色十法的含义及具体内容

望色十法是清代汪宏在《望诊遵经》中提出的色诊方法。其内容是：浮、沉、清、浊、微、甚、散、抟、泽、夭。分别用以判断疾病的表、里、阴、阳、虚、实、新、久、轻、重，也可作为观察动态变化的参考。

1. 浮沉

浮是面色浮显于皮肤之表，主表证；沉是面色沉隐于皮肤之内，主里证。面色由浮转沉，是病由表入里；由沉转浮，是病自里出表。

2. 清浊

清是面色清明，主阳证；浊是面色浊暗，主阴证。面色由清转浊，是病从阳转阴；由浊转清，是病由阴转阳。

3. 微甚

微是面色浅淡，主虚证；甚是面色深浓，主实证。面色由微转甚，是病因虚致实；由甚转微，是病由实转虚。

4. 散抟

散是面色疏散，主新病，或病邪将解；抟是面色壅滞，主久病，或病邪渐聚。面色由抟转散，是病虽久而邪将解；由散转抟，是病虽近而邪渐聚。

5. 泽夭

泽是面色润泽，主精气未衰，病轻易治；夭是面色枯槁，主精气已衰，病重难医。面色由泽转夭，是病趋重危；由夭转泽，是病情好转。

细目三　望形

要点　形体强弱胖瘦的临床表现及意义

1. 形体强弱

（1）体强：指身体强壮。表现为胸廓宽厚，筋强骨健，肌肉充实有力，皮肤光滑润泽，同时精力充沛，食欲旺盛。说明内脏坚实，气血旺盛，抗病力强，这种人不易患病，即使有病，也容易治愈，预后较好。

（2）体弱：指身体衰弱。表现为胸廓狭窄，筋细骨弱，肌肉瘦软无力，皮肤干枯不泽，同时精神不振，食少乏力。说明内脏脆弱，气血不足，抗病力弱，这种人容易患病，且病后多迁延难愈，预后较差。

2. 形体胖瘦

（1）肥胖：体重超过正常标准20%者，一般可视为肥胖。其体形特点是头圆形，颈短粗，肩宽平，胸厚短圆，大腹便便，体形肥胖。

①若形体肥胖，肌肉坚实，食欲旺盛，为形气有余。

②若形体肥胖，肉松皮缓，食少懒动，动则乏力气短，属形盛气虚。

肥胖多因嗜食肥甘，喜静少动，脾失健运，痰湿脂膏积聚等所致。因形盛气虚，水湿难以周流，则痰湿积聚，故有“肥人湿多”、“肥人多痰”之说。

（2）消瘦：指体重明显下降，较标准体重减少10%以上者。其体形特点是头长形，颈细长，肩狭窄，胸狭平坦，大腹瘦瘪，体形显瘦长。形体较瘦但精力充沛，神旺有力，抗病力强，也应属正常健康之人。

①形瘦食多，为中焦有火。

②形瘦食少，为中气虚弱。

由于消瘦者，形瘦皮皱，多属阴血不足，内有虚火的表现，易患肺痨等病，故有“瘦人多火”之说。

细目四　望态

要点　动静姿态、异常动作的临床表现及意义

1. 动静姿态

（1）坐形

①坐而喜仰，但坐不得卧，卧则气逆，多为咳喘肺胀，或水饮停于胸腹等所致的肺实气逆。

②坐而喜俯，少气懒言，多属体弱气虚。

③但卧不得坐，坐则神疲或昏眩，多为气血俱虚，或夺气脱血，或肝阳化风。

④坐时常以手抱头，头倾不能昂，凝神熟视，为精神衰败。

（2）卧式

①卧时常向外，躁动不安，身轻能自转侧，多为阳证、热证、实证。

②卧时喜向里，喜静懒动，身重不能转侧，多为阴证、寒证、虚证。

③蜷卧缩足，喜加衣被者，多为虚寒证。

④仰卧伸足，掀去衣被，多属实热证。

⑤咳逆倚息不得卧，卧则气逆，多为肺气壅滞，或心阳不足，水气凌心，或肺有伏饮。

（3）立姿

①站立不稳，伴见眩晕者，多属肝风内动，或脑有病变。

②不耐久站，站立时常欲依靠他物支撑，多属气虚血衰。

③若以两手护腹，俯身前倾者，多为腹痛之征。

（4）行态

①以手护腰，弯腰曲背，行动艰难，多为腰腿疼。

②行走之际，突然止步不前，以手护心，多为脘腹痛或心痛。

③行走时身体颤动不定，为肝风内动。

2. 异常动作

（1）病人睑、面、唇、指（趾）不时颤动者，在外感热病中，多是动风预兆；在内伤杂病中，多是气血不足，筋脉失养，虚风内动。

（2）四肢抽搐或拘挛，项背强直，角弓反张者，常见于小儿惊风、痫病、破伤风、子痫、马钱子中毒等。

（3）猝然昏倒，不省人事，口眼㖞斜，半身不遂者，属中风病。卒倒神昏，口吐涎沫，四肢抽搐，醒后如常者，属痫病。

（4）恶寒战栗（寒战），见于疟疾发作，或伤寒、温病邪正剧争，欲作战汗之时。

（5）肢体软弱无力，行动不灵而无痛，是痿病。关节拘挛，屈伸不利，多属痹病。

（6）儿童手足伸曲扭转，挤眉眨眼，努嘴伸舌，状似舞蹈，不能自制，多由气血不足，风湿内侵所致。

细目五　望头面

要点一　望头部病变的临床表现及意义

1. 望头颅

（1）头大：小儿头颅均匀增大，颅缝开裂，面部较小，智力低下者，多为先天不足，肾精亏损，水液停聚于颅脑所致。

（2）头小：小儿头颅狭小，头顶尖圆，颅缝早闭，智力低下者，多因先天肾精不足，颅骨发育不良所致。

（3）方颅：小儿前额左右突出，头顶平坦，颅呈方形者，是肾精不足或脾胃虚弱，颅骨发育不良的表现，可见于佝偻病、先天性梅毒等患儿。

（4）头摇：病人头摇不能自主，不论成人或小儿，多为肝风内动之兆，或为老年气血虚衰，脑神失养所致。

2. 望囟门

（1）囟陷：即小儿囟门下陷，多属虚证。可见于吐泻伤津，或气血不足，或先天肾精不足，脑髓失充。

（2）囟填：即囟门高突，多属实热证。可见于温病火邪上攻者，或脑髓有病，或颅内水液停聚。

（3）解颅：即囟门迟闭，骨缝不合，属肾气不足，或发育不良的表现。常见于小儿佝偻病。

3. 望头发

（1）发黄：指发黄干枯，稀疏易落。多属精血不足，可见于慢性虚损病人或大病之后精血未复。

①小儿头发稀疏黄软，生长迟缓，甚至久不生发，或枕后发稀，或头发稀疏不匀者，多因先天不足，肾精亏损而致。

②小儿发结如穗，枯黄无泽，伴见面黄肌瘦，多为疳积病。

（2）发白：指青少年白发。发白伴有耳鸣、腰酸者属肾虚；伴有失眠健忘症状者为劳神伤血所致；但亦有因先天禀赋不足所致者。

（3）脱发：突然片状脱发，脱落处显露圆形或椭圆形光亮头皮而无自觉症状，称为斑秃，多为血虚受风所致。

①青壮年头发稀疏易落，有眩晕、健忘、腰膝酸软等表现者，多为肾虚。

②头发已脱，头皮瘙痒，多屑多脂者，多为血热化燥所致。

要点二　望面部病变的临床表现及意义

1. 面肿

面部浮肿，按之凹陷者，为水肿病，属全身水肿的一部分。

（1）颜面浮肿，发病迅速者，为阳水，多为外感风邪，肺失宣降所致。

（2）颜面浮肿，兼见面色㿠白，发病缓慢者属阴水，多由脾肾阳虚，水湿泛滥所致。

（3）颜面浮肿，兼见面唇青紫，心悸气喘，不能平卧者，多属心肾阳虚，血行瘀滞，水气凌心所致。

2. 腮肿

（1）痄腮：指一侧或两侧腮部以耳垂为中心肿起，边缘不清，局部灼热疼痛的症状。为外感温毒之邪所致，多见于儿童，属传染病。

（2）发颐：指颧下颌上耳前发红肿起，伴有寒热、疼痛的症状。为阳明热毒上攻所致。

3. 口眼　斜

（1）口僻：单见口眼㖞斜，肌肤不仁，面部肌肉患侧偏缓，健侧紧急，患侧目不能合，口不能闭，不能皱眉鼓腮，饮食言语皆不利者，为风邪中络所致。

（2）中风：若口角㖞斜兼半身不遂者，则为中风病。

4. 面脱

面削颧耸，称面脱。指面部肌肉消瘦，两颧高耸，眼窝、颊部凹陷。因气血虚衰，脏腑精气耗竭所致，多见于慢性病的危重阶段。

5. 特殊面容

（1）惊怖貌：指患者面部呈现恐惧的症状。多见于小儿惊风、客忤以及癫病、瘿气等病。若遇声、光、风刺激，或见水、闻水声时出现者，可能为狂犬病。

（2）苦笑貌：指患者面部呈现无可奈何的苦笑样症状。由于面部肌肉痉挛所致，乃破伤风的特殊征象。

细目六　望五官

要点一　望目部病变的临床表现及意义

1. 五轮学说的内容

目内眦及外眦的血络属心，称为“血轮”；黑珠属肝，称为“风轮”；白睛属肺，称为“气轮”；瞳仁属肾，称为“水轮”；眼胞属脾，称为“肉轮”。

2. 望目色

（1）目赤肿痛：多属实热证。如白睛色红为肺火或外感风热；两眦赤痛为心火；睑缘赤烂为脾有湿热；全目赤肿为肝经风热上攻。

（2）白睛发黄：为黄疸的主要标志。多由湿热或寒湿内蕴，肝胆疏泄失常，胆汁外溢所致。

（3）目眦淡白：属血虚、失血。由血少不能上荣于目所致。

（4）目胞色黑晦暗：多属肾虚。

（5）黑睛灰白混浊，称为目生翳。多因邪毒侵袭，或肝胆实火上攻，或湿热熏蒸，或阴虚火炎等，使黑睛受伤而成。

3. 望目形

（1）目胞浮肿：为水肿的常见表现。

（2）眼窠凹陷：多为伤津耗液或气血不足，可见于吐泻伤津或气血虚衰的病人；若久病重病眼球深陷，伴形瘦如柴，则为脏腑精气竭绝，正气衰竭，属病危。

（3）眼球突出：眼球突出兼喘满上气者，属肺胀，为痰浊阻肺、肺气不宣、呼吸不利所致。若眼球突出兼颈前微肿，急躁易怒者，称为瘿病，因肝郁化火、痰气壅结所致。

（4）胞睑红肿：睑缘肿起结节如麦粒，红肿较轻者，称为针眼；胞睑漫肿，红肿较重者，称为眼丹，皆为风热邪毒或脾胃蕴热上攻于目所致。

4. 望目态

（1）瞳孔缩小：可见于川乌、草乌、毒蕈、有机磷类农药及吗啡、氯丙嗪等药物中毒。

（2）瞳孔散大：可见于颅脑损伤（如头部外伤）、出血中风病等，提示病情危重；若两侧瞳孔完全散大，对光反射消失，则是临床死亡的指征之一；也可见于青风内障或颠茄类药物中毒等。

（3）目睛凝视：指病人两眼固定，不能转动。固定前视者，称瞪目直视；固定上视者，称戴眼反折；固定侧视者，称横目斜视。多属肝风内动所致。

（4）睡眠露睛：指病人昏昏欲睡，睡后胞睑未闭而睛珠外露。多属脾气虚弱，气血不足，胞睑失养所致。常见于吐泻伤津和慢脾风的患儿。

（5）胞睑下垂：又称睑废，指胞睑无力张开而上睑下垂者。双睑下垂者，多为先天不足，脾肾亏虚；单睑下垂者，多见于外伤所致。

要点二　望口与唇病变的临床表现及意义

1. 望口

（1）口之形色

①口角流涎：小儿见之多属脾虚湿盛；成人见之多为中风口㖞不能收摄。

②口疮：唇内和口腔肌膜出现灰白色小溃疡，周围红晕，局部疼痛。多由心、脾二经积热上熏所致。

③口糜：口腔肌膜糜烂成片，口气臭秽，多由湿热内郁，上蒸口腔而成。

④鹅口疮：小儿口腔、舌上出现片状白屑，状如鹅口者，多因感受邪毒，心脾积热，

上熏口舌所致。

（2）口之动态

①口张：口开而不闭，属虚证。若状如鱼口，但出不入，则为肺气将绝。

②口噤：口闭而难开，牙关紧急，属实证，多因筋脉拘急所致，可见于中风、痫病、惊风、破伤风等。

③口撮：上下口唇紧聚，不能吸吮，可见于小儿脐风。

④口㖞：口角向一侧㖞斜，见于风邪中络，或中风病的中经络。

⑤口振：战栗鼓颌，口唇振摇，多为阳虚寒盛或邪正剧争所致，可见于温病、伤寒欲作汗时，或疟疾发作时。

⑥口动：口频繁开合，不能自禁，是胃气虚弱的表现；若口角掣动不止，是热极生风或脾虚生风之象。

2. 察唇

（1）唇之色泽

①唇色红润：此为正常人的表现，说明胃气充足，气血调匀。

②唇色淡白：多属血虚或失血。

③唇色深红：多属热盛。

④口唇赤肿而干：多为热极。

⑤口唇呈樱桃红色者：多见于煤气中毒。

⑥口唇青紫：多属瘀血证。

⑦口唇青黑：多属寒盛、痛极。

（2）唇之形态

①口唇干裂：为津液损伤，多属燥热伤津或阴虚液亏。

②口唇糜烂：多为脾胃积热上蒸。

③唇内溃烂，其色淡红：为虚火上炎。

④唇边生疮，红肿疼痛：为心脾积热。

⑤唇角生疔，麻木痒痛，多为锁口疔；人中部生疔，多为人中疔。

⑥人中满唇反：久病而人中沟变平，口唇翻卷不能覆齿，称“人中满唇反”，为脾气将绝，属病危。

要点三　望齿与龈病变的临床表现及意义

1. 察牙齿

（1）牙齿色泽

①牙齿洁白润泽：是津液内充、肾气充足的表现。

②牙齿干燥：为胃阴已伤。

③牙齿光燥如石：是阳明热盛，津液大伤。

④牙齿燥如枯骨：是肾阴枯涸，精不上荣，见于温热病的晚期。

⑤牙齿枯黄脱落：见于久病者，多为骨绝。

⑥齿焦有垢，为胃肾热盛，但气液未竭；齿焦无垢，为胃肾热甚，气液已竭。

（2）牙齿动态

①牙关紧急：多属风痰阻络或热极生风。

②咬牙啮齿：为热盛动风。

③睡中啮齿：多因胃热或虫积所致，也可见于正常人。

2. 望牙龈

（1）牙龈色泽

①牙龈淡红而润泽：是胃气充足、气血调匀的表现。

②牙龈淡白：多是血虚或失血。

③牙龈红肿疼痛：多是胃火亢盛。

（2）牙龈形态

①齿缝出血，痛而红肿，多为胃热伤络；若不痛不红微肿者，多为气虚，或肾火伤络。

②牙宣：龈肉萎缩，牙根暴露，牙齿松动，多属肾虚或胃阴不足。

③牙疳：牙龈溃烂，流腐臭血水，多因外感疫疠之邪，积毒上攻所致。

要点四　望咽喉病变的临床表现及意义

1. 咽喉色泽

（1）咽部深红，肿痛明显：属实热证，多因肺胃热毒壅盛所致。

（2）咽部嫩红，肿痛不显：属阴虚证，多由肾水亏少、阴虚火旺所致。

（3）咽喉淡红漫肿：多属痰湿凝聚所致。

2. 咽喉形态

（1）乳蛾：一侧或两侧喉核红肿肥大，形如乳头或乳蛾，表面或有脓点，咽痛不适。属肺胃热盛，邪客喉核，或虚火上炎，气血瘀滞所致。

（2）喉痈：咽喉部红肿高突，疼痛剧烈，吞咽困难。多因脏腑蕴热，复感外邪，热毒客于咽喉所致。

（3）咽喉腐烂：溃烂成片或凹陷者，为肺胃热毒壅盛；若腐烂分散浅表者，为肺胃之热尚轻；若溃腐日久，周围淡红或苍白者，多属虚证。

（4）伪膜：咽部溃烂处上覆白腐，形如白膜者。如伪膜松厚，容易拭去，去后不复生，此属肺胃热浊上壅于咽，证较轻；如伪膜坚韧，不易剥离，重剥则出血，或剥去随即复生，此属重证，多是白喉，又称“疫喉”，因肺胃热毒伤阴而成，属烈性传染病。

（5）成脓：咽喉局部红肿高突，有波动感，压之柔软凹陷者，多已成脓；压之坚硬则尚未成脓。

细目七　望躯体

要点一　望颈项病变的临床表现及意义

1. 瘿瘤

瘿瘤指颈部结喉处有肿块突起，或大或小，或单侧或双侧，可随吞咽而上下移动。多因肝郁气结痰凝，或水土失调，痰气搏结所致。

2. 瘰疬

瘰疬指颈侧颌下有肿块如豆，累累如串珠。多由肺肾阴虚，虚火内灼，炼液为痰，结于颈部，或外感风火时毒，夹痰结于颈部所致。

3. 颈瘘

颈瘘指颈部痈肿、瘰疬溃破后，久不收口，形成管道，病名曰鼠瘘。因痰火久结，气血凝滞，疮孔不收而成。

4. 项痈、颈痈

项部或颈部两侧焮红漫肿，疼痛灼热，甚至溃烂流脓者，谓之项痈或颈痈。多由风热邪毒蕴蒸，气血壅滞，痰毒互结于颈项所致。

5. 气管偏移

指气管不居中，向一侧偏移。多为胸膈有水饮或气体，或因单侧瘿瘤、肿物等，挤压、牵拉气管所致，可见于悬饮、气胸、石瘿、肉瘿、肺部肿瘤等病。

6. 项强

指项部拘紧或强硬。

（1）项部拘急牵引不舒，兼有恶寒、发热，是风寒侵袭太阳经脉，经气不利所致。

（2）项部强硬，不能前俯，兼壮热、神昏、抽搐者，多属温病火邪上攻，或脑髓有病。

（3）项强不适，兼头晕者，多属阴虚阳亢，或经气不利所致。

（4）睡眠之后，项强而痛，并无他苦者，为落枕，多因睡姿不当，项部经络气滞所致。

7. 项软

指颈项软弱，抬头无力。小儿项软，多因先天不足，肾精亏损。后天失养，发育不良，可见于佝偻病患儿。久病、重病颈项软弱，头垂不抬，眼窝深陷，多为脏腑精气衰竭之象，属病危。

8. 颈脉搏动

指在安静状态时出现颈侧人迎脉搏动明显，可见于肝阳上亢或血虚重证等病人。

9. 颈脉怒张

指颈部脉管明显胀大，平卧时更甚。多见于心血瘀阻、肺气壅滞及心肾阳衰、水气凌心的病人。

要点二　望手足病变的临床表现及意义

1. 外形

（1）四肢萎缩：指四肢或某一肢体肌肉消瘦、萎缩、松软无力。多因气血亏虚或经络闭阻，肢体失养所致。

（2）肢体肿胀：指四肢或某一肢体肿胀。

①四肢红肿疼痛者，多为热壅血瘀所致。

②足部或下肢肿胀，甚至全身浮肿者，多见于水肿。

③下肢肿胀，皮肤粗厚如橡皮者，多见于丝虫病。

（3）膝部肿大

①膝部红肿热痛，屈伸不利，多见于热痹，为风湿郁久化热所致。

②膝部肿大而股胫消瘦，称为“鹤膝风”，多因寒湿久留，气血亏虚所致。

（4）小腿青筋：指小腿青筋暴露，形似蚯蚓。多因寒湿内侵，络脉血瘀所致。

（5）下肢畸形：指膝内翻、膝外翻、足内翻、足外翻等。直立时两踝并拢而两膝分离，称为膝内翻（又称“O”型腿）；两膝并拢而两踝分离，称为膝外翻（又称“X”型腿）。若踝关节呈固定型内收位，称足内翻；呈固定外展位，称足外翻。均属先天不足，肾气不充，或后天失养，发育不良。

2. 动态

（1）肢体痿废：指肢体肌肉萎缩，筋脉弛缓，痿废不用，多见于痿病。常因精津亏虚或湿热浸淫，筋脉失养所致。若双下肢痿废不用者，多见于截瘫病人。

（2）四肢抽搐：指四肢筋脉挛急与弛张间作，舒缩交替，动作有力。多因肝风内动，筋脉拘急所致。

（3）手足拘急：指手足筋肉挛急不舒，屈伸不利，多因寒邪凝滞，或气血亏虚，筋脉失养所致。

（4）手足颤动：指双手或下肢颤抖，或振摇不定，不能自主。多由血虚筋脉失养，或饮酒过度所致。

（5）手足蠕动：指手足时时掣动，动作弛缓无力，如虫之蠕行。多为阴虚动风所致。

（6）扬手掷足：指热病中，神志不清，昏迷，手足躁动不宁，是热扰心神所致。

（7）循衣摸床，撮空理线：指重病神志不清，病人不自主地伸手抚摸衣被、床沿，或伸手向空，手指时分时合，为病重失神之象。

细目八　望皮肤

要点一　皮肤色泽、形态异常的临床表现及意义

1. 色泽异常

（1）皮肤发赤

皮肤突然鲜红成片，色如涂丹，边缘清楚，灼热肿胀者，为丹毒。

发于头面者，名抱头火丹；发于小腿足部者名流火；发于全身、游走不定者，名赤游丹。发于上部者多由风热化火所致，发于下部者多因湿热化火而成，亦有因外伤染毒而引起者。

（2）皮肤发黄

面目、皮肤、爪甲俱黄者，为黄疸，多因外感湿热、疫毒，内伤酒食，或脾虚湿困，血瘀气滞等所致。

其黄色鲜明如橘皮色者，属阳黄，因湿热蕴蒸，胆汁外溢肌肤而成。黄色晦暗如烟熏色者，属阴黄，因寒湿阻遏，胆汁外溢肌肤所致。

（3）皮肤紫黑

面、手、乳晕、腋窝、外生殖器、口腔黏膜等处呈弥漫性棕黑色改变者，多为黑疸，由劳损伤肾所致；周身皮肤发黑，亦可见于肾阳虚衰的病人。

（4）皮肤白斑

四肢、面部等处出现白斑，大小不等，界限清楚，病程缓慢者，为白驳风。多因风湿侵袭，气血失和，血不荣肤所致。

2. 形态异常

（1）皮肤干燥

皮肤干燥是指皮肤干枯无华，甚至皲裂、脱屑的症状。多因阴津已伤，营血亏虚，肌肤失养，或因外邪侵袭，气血滞涩等所致。

（2）肌肤甲错

肌肤甲错是指皮肤干枯粗糙，状若鱼鳞的症状。多属血瘀日久，肌肤失养所致。

（3）皮肤硬化

皮肤硬化是指皮肤粗厚硬肿，失去弹性，活动度减低的症状。可因外邪侵袭、禀赋不足、阳虚血液亏少、情志内伤、饮食不节、瘀血阻滞等引起肌肤失养所致。

要点二　斑疹、水疱、疮疡的临床表现及意义

1. 斑疹

斑和疹都是全身性疾病表现于皮肤的症状。

（1）斑：指皮肤黏膜出现深红色或青紫色片状斑块，平摊于皮肤，摸之不碍手，压之不褪色的症状。可由外感温热邪毒，热毒窜络，内迫营血，或脾虚血失统摄，或阳衰寒凝血瘀，或外伤血溢肌肤所致。

（2）疹：指皮肤出现红色或紫红色、粟粒状疹点，高出皮肤，抚之碍手，压之褪色的症状。常见于麻疹、风疹、隐疹等病，也可见于温热病中。多因外感风热时邪，或过敏，或热入营血所致。

在外感病中，若斑疹色红，先从胸腹出现，然后延及四肢，斑疹发后热退神清者，是邪气透泄的佳兆，是轻证、顺证；若布点稠密，色现深红或紫黑，并且斑疹先从四肢出现，然后内延胸腹，同时大热不退，神志昏迷，为正不胜邪，邪气内陷，是重证、逆证。

2. 水疱

（1）白痦：又称白疹。指皮肤上出现的一种白色小疱疹。其特点是晶莹如粟，高出皮肤，擦破流水，多发于颈胸部，四肢偶见，面部不发。白痦的出现，多因外感湿热之邪，郁于肌表，汗出不彻而发，见于湿温病。白痦有晶痦、枯痦之分。色白，点细，形如粟，明亮滋润像水晶的，称晶痦，是顺证；若痦色干枯则称为枯痦，是津液枯竭，为逆证。

（2）水痘：指小儿皮肤出现粉红色斑丘疹，很快变成椭圆形小水疱，晶莹明亮，浆液稀薄，皮薄易破，分批出现，大小不等，兼有轻度恶寒发热表现者，称为水痘。因外感时邪，内蕴湿热所致，属儿科常见的传染病。

(3) 湿疹：指周身皮肤出现红斑，迅速形成丘疹、水疱，破后渗液，出现红色湿润之糜烂面者。多因湿热蕴结，复感风邪，郁于肌肤而发。

(4) 热气疮：口角、唇边、鼻旁出现成簇粟米大小的水疱，灼热痒痛。多因外感风热或肺胃蕴热上熏。

3. 疮疡

(1) 痈：指患部红肿高大，根盘紧束，伴有焮热疼痛，并能形成脓疡的疾病。具有未脓易消，已脓易溃，疮口易敛的特点，属阳证。多由湿热火毒内蕴，气血瘀滞所致。

(2) 疽：指患部漫肿无头，肤色不变，疼痛不已的疾病。具有难消、难溃、难敛，溃后易伤筋骨的特点，属阴证。多由气血亏虚，阴寒凝滞所致。

(3) 疔：指患部初起如粟如米，根脚坚硬较深，麻木或发痒，顶白而痛的疾病。多发于颜面和手足。因竹木刺伤，或感受疫毒、火毒等邪所致。

(4) 疖：指患部形小而圆，红肿热痛不甚，根浅、脓出即愈的疾病。因外感火热毒邪或湿热蕴结所致。

细目九　望排出物

要点一　望痰、望涕的临床表现及意义

1. 望痰

(1) 痰黄黏稠，坚而成块者，属热痰。因热邪煎熬津液之故。

(2) 痰白而清稀，或有灰黑点者，属寒痰。因寒伤阳气，气不化津，湿聚为痰之故。

(3) 痰白滑而量多，易咯出者，属湿痰。因脾虚不运，水湿不化，聚而成痰之故。

(4) 痰少而黏，难于咯出者，属燥痰。因燥邪伤肺，或肺阴虚津亏所致。

(5) 痰中带血，色鲜红者，为热伤肺络。因肺阴亏虚，或肝火犯肺，或痰热壅肺所致。

(6) 咳吐脓血腥臭痰，属肺痈。因热毒蕴肺，化腐成脓所致。

2. 望涕

(1) 新病鼻塞流清涕，是外感风寒；鼻流浊涕，是外感风热。

(2) 阵发性清涕，量多如注，伴喷嚏频作，多属鼻鼽，是风寒束于肺胃所致。

(3) 久流浊涕，质稠、量多、气腥臭者，为鼻渊，是湿热蕴阻所致。

要点二　望呕吐物的临床表现及意义

(1) 呕吐物清稀无臭，多因胃阳不足，难以腐熟水谷，或寒邪犯胃，损伤胃阳，导致水饮内停，胃失和降所致。

(2) 呕吐物秽浊酸臭，多因邪热犯胃，胃失和降所致。

(3) 呕吐物酸腐，夹杂不化食物，多属伤食，因暴饮暴食，损伤脾胃，宿食不化，胃气上逆所致。

(4) 呕吐黄绿苦水，多为肝胆湿热或郁热。

（5）吐血色暗红或紫暗有块，夹杂食物残渣，多属胃有积热，或肝火犯胃，或胃腑素有瘀血所致。

（陆小左　魏红）

第三单元　舌诊

舌诊是观察病人舌质和舌苔的变化以诊察疾病的方法，是望诊的重要内容，是中医诊法的特色之一。

细目一　舌诊原理

要点　舌与脏腑、经络、气血、津液的关系

1. 舌与脏腑、经络的联系

舌由肌肉、血脉和经络所构成，三者都与脏腑存在着密切的联系。

（1）舌可反映心、神的病变

①舌为心之苗，手少阴心经之别系舌本。因心主血脉，而舌的脉络丰富，心血上荣于舌，故人体气血运行的情况，可反映在舌质的颜色上。

②心主神明，舌体的运动又受心神的支配，因而舌体运动是否灵活自如，语言是否清晰，与神志密切相关，故舌可反映心、神的病变。

（2）舌可反映脾胃的功能状态

舌为脾之外候，足太阴脾经连舌本、散舌下，舌居口中，司味觉。舌苔是禀胃气而生，与脾胃运化功能相应，故舌可反映脾胃的功能状态；脾胃为后天之本、气血的生化之源，故舌象亦是全身营养和代谢功能的反映，代表了全身气血津液的盛衰。

（3）舌可反映其他脏腑的病变

①肝藏血、主筋，足厥阴肝经络舌本。

②肾藏精，足少阴肾经循喉咙、夹舌本。

③足太阳膀胱经经筋结于舌本。

④肺系上达咽喉，与舌根相连。

⑤其他脏腑组织，由经络沟通，也直接、间接与舌产生联系，因此，脏腑的病变亦必然通过经络气血的变化而反映于舌。

2. 脏腑的病变反映于舌，具有一定的规律

（1）舌质多候五脏病变，侧重血分。

（2）舌苔多候六腑病变，侧重气分。

（3）舌尖多反映上焦心肺的病变。

（4）舌中多反映中焦脾胃的病变。

（5）舌根多反映下焦肾的病变。

(6) 舌两侧多反映肝胆的病变。

(7) 另外，还有“舌尖属上脘，舌中属中脘，舌根属下脘”的说法。

舌尖红赤或破溃，多为心火上炎；舌体两侧出现青紫色斑点，多为肝经气滞血瘀；若舌见厚腻苔，多见于脾失健运所致的湿浊、痰饮、食积等；若舌苔出现剥脱，在舌中多为胃阴不足，在舌根多为肾阴虚等。

3. 舌与气血、津液的联系

(1) 舌与气血

舌为血脉丰富的肌性组织，有赖气血的濡养和津液的滋润。舌体的形质和舌色与气血的盈亏和运行状态有关。

(2) 舌与津液

舌苔和舌体的润燥与津液的多少有关。舌下肉阜部有唾液腺腺体的开口，中医认为，唾为肾液，涎为脾液，为津液的一部分，其生成、输布离不开脏腑功能，尤其与肾、脾胃等脏腑密切相关，所以通过观察舌体的润燥，可以判断体内津液的盈亏及邪热的轻重。

细目二　正常舌象

要点　正常舌象的特点及临床意义

1. 舌诊的内容

舌诊的内容主要分望舌质和舌苔两方面。

(1) 舌质，又称舌体，是舌的肌肉脉络组织。

(2) 舌苔，是舌体上附着的一层苔状物。

2. 正常舌象的主要特征

正常舌象的主要特征为：舌色淡红鲜明，舌质滋润，舌体大小适中、柔软灵活，舌苔均匀薄白而润。简称“淡红舌，薄白苔”。

正常舌象受体内外环境的影响，可以产生生理性变异，如受年龄因素的影响，儿童的舌质多淡嫩，舌苔偏少易剥，老年人的舌色多暗红；受女性生理特点的影响，在月经期可以出现蕈状乳头充血而舌质偏红，或舌尖边部有明显的红刺，月经过后可以恢复正常；受禀赋、体质因素的影响，舌象可以出现一些差异，如先天性裂纹舌、齿痕舌、地图舌等，均属于先天性者；受气候、环境因素的影响，夏天舌苔多厚，秋天舌苔偏干燥，冬季舌常湿润等。

3. 正常舌象的临床意义

正常舌象说明胃气旺盛，气血津液充盈，脏腑功能正常。

细目三　望舌质

要点一　舌色异常的表现特征及临床意义

舌色是指舌质的颜色。

1. 淡红舌

（1）表现特征

淡红舌指舌体颜色淡红润泽、白中透红的表现。

（2）临床意义

淡红舌为气血调和的征象，多见于正常人，或病之轻者。

淡红舌为心血充足，胃气旺盛的生理状态。若外感病初起，病情轻浅，尚未伤及气血及内脏，舌色仍可保持正常。

2. 淡白舌

（1）表现特征

淡白舌指舌色较正常人的淡红色浅淡，白色偏多，红色偏少，甚至全无血色者（枯白舌）的表现。

（2）临床意义

淡白舌主气血两虚、阳虚。枯白舌主脱血夺气。

气血两亏，血不荣舌，或阳气不足，推动血液运行无力，致使血液不能充分营运于舌质中，故舌色浅淡。脱血夺气，病情危重，舌无血气充养，则显枯白无华。

①淡白湿润，舌体胖嫩：多为阳虚水湿内停。

②淡白光莹，舌体瘦薄：属气血两亏。

3. 红舌

（1）表现特征

舌色较淡红色为深，甚至呈鲜红色的表现。红舌可见于整个舌体，亦可只见于舌尖。

（2）临床意义

红舌主实热、阴虚。血得热则行，热盛则气血沸涌，舌体脉络充盈；或阴液亏虚，虚火上炎，故舌色鲜红。

①舌色稍红，或舌边尖略红：多属外感风热表证初期。

②舌色鲜红，舌体不小，或兼黄苔：多属实热证。

③舌尖红：多为心火上炎。

④舌两边红：多为肝经有热。

⑤舌体小，舌鲜红而少苔，或有裂纹，或光红无苔：属虚热证。

4. 绛舌

（1）表现特征

绛舌指舌色较红色更深，或略带暗红色的表现。

（2）临床意义

绛舌主里热亢盛、阴虚火旺。

绛舌多由红舌进一步发展而来。其形成是因热入营血，耗伤营阴，血液浓缩而瘀滞，或虚火上炎，舌体脉络充盈。

①舌绛有苔，或伴有红点、芒刺：多属温病热入营血，或脏腑内热炽盛。

②舌绛少苔或无苔，或有裂纹：多属久病阴虚火旺，或热病后期阴液耗损。

5. 紫舌

（1）表现特征

全舌呈现紫色，或局部出现青紫斑点的表现。舌淡而泛现青紫者，为淡紫舌；舌红而泛现紫色者，为紫红舌；舌绛而泛现紫色者，为绛紫舌；舌体局部出现青紫色斑点者，为斑点舌。

（2）临床意义

紫舌，主血行不畅。

①全舌青紫：多是全身性血行瘀滞。

②舌有紫色斑点：多属瘀血阻滞于某局部。

③舌色淡红中泛现青紫：多因肺气壅滞，或肝郁血瘀，亦可见于先天性心脏病，或某些药物、食物中毒。

④舌淡紫而湿润：阴寒内盛，或阳气虚衰而致寒凝血瘀。

⑤舌紫红或绛紫而干枯少津：为热盛伤津，气血壅滞。

要点二　舌形异常的表现特征及临床意义

舌形是指舌体的形状。

1. 老舌

（1）表现特征

舌质纹理粗糙或皱缩，坚敛而不柔软，舌色较暗者，为苍老舌。

（2）临床意义

老舌：多见于实证。实邪亢盛，充斥体内，而正气未衰，邪正交争，邪气壅滞于上，故舌质苍老。

2. 嫩舌

（1）表现特征

舌质纹理细腻，浮胖娇嫩，舌色浅淡者，为娇嫩舌。

（2）临床意义

娇嫩舌：多见于虚证。气血不足，舌体脉络不充，或阳气亏虚，运血无力，寒湿内生，故舌嫩色淡白。

3. 胖舌

（1）表现特征

舌体较正常舌大而厚，伸舌满口者，称为胖大舌；舌体肿大，盈口满嘴，甚者不能闭口，不能缩回者，称为肿胀舌。

（2）临床意义

胖大舌：多主水湿内停、痰湿热毒上泛。

①舌淡胖大：多为脾肾阳虚，水湿内停。

②舌红胖大：多属脾胃湿热或痰热内蕴。

③肿胀舌：舌红绛肿胀者，多见于心脾热盛，热毒上壅。

④先天性舌血管瘤患者，可呈现青紫肿胀。

4. 瘦舌

（1）表现特征

舌体比正常舌瘦小而薄者，称为瘦薄舌。

（2）临床意义

瘦薄舌：多主气血阴液不足。

①舌体瘦薄而色淡：多是气血两虚。

②舌体瘦薄而色红绛干燥：多见于阴虚火旺，津液耗伤。

5. 点、刺舌

（1）表现特征

点、刺相似，多见于舌的边尖部分。

①点是指鼓起于舌面的红色或紫红色星点。大者为星，称红星舌；小者为点，称红点舌。

②刺是指舌乳头突起如刺，摸之棘手的红色或黄黑色点刺，称为芒刺舌。

（2）临床意义

点、刺舌提示脏腑热极，或血分热盛。

点、刺是由蕈状乳头增生，数目增多，充血肿大而形成。一般点、刺越多，邪热越盛。

①舌红而起芒刺：多为气分热盛。

②舌红而点刺色鲜红：多为血热内盛，或阴虚火旺。

③舌红而点刺色绛紫：多为热入营血而气血壅滞。

（3）根据点刺出现的部位，可区分热在何脏

①舌尖生点刺：多为心火亢盛。

②舌边有点刺：多属肝胆火盛。

③舌中生点刺：多为胃肠热盛。

6. 裂纹舌

（1）表现特征

指舌面出现各种多少不等、深浅不一、各种形态明显的裂沟，有深如刀割剪碎的，有横直皱纹而短小的，有纵形、横形、井字形、爻字形，以及辐射状、脑回状、鹅卵石状等。

（2）临床意义

裂纹舌统属阴血亏损，不能荣润舌面所致。

①舌红绛而有裂纹：多是热盛伤津，或阴液虚损。

②舌淡白而有裂纹：多为血虚不润。

③舌淡白胖嫩，边有齿痕而又有裂纹：属脾虚湿侵。

④健康人舌面上出现裂纹、裂沟，裂纹中一般有舌苔覆盖，且无不适感觉者，为先天性舌裂，应与病理性裂纹舌相鉴别。

7. 齿痕舌

（1）表现特征

齿痕舌指舌体边缘见牙齿压迫的痕迹。

（2）临床意义

齿痕舌多主脾虚、水湿内停证。齿痕舌多因舌体胖大而受齿缘压迫所致，故常与胖大舌同见。

①舌淡胖大，润而有齿痕：多属寒湿壅盛，或阳虚水湿内停。

②舌淡红而有齿痕：多是脾虚或气虚。

③舌红肿胀而有齿痕：为内有湿热痰浊壅滞。

④舌淡红而嫩，舌体不大而边有轻微齿痕：可为先天性齿痕；如病中见之提示病情较轻，多见于小儿或气血不足者。

要点三　舌态异常的表现特征及临床意义

舌态是指舌体的动态。

1. 痿软舌

（1）表现特征

痿软舌指舌体软弱，无力屈伸，痿废不灵的表现。

（2）临床意义

痿软舌多见于伤阴，或气血俱虚。

痿软舌多因气血亏虚，阴液亏损，舌肌筋脉失养而废弛，致使舌体痿软。

①舌淡白而痿软：多是气血俱虚。

②新病舌干红而痿软：多是热灼津伤。

③久病舌绛少苔或无苔而痿软：多见于外感病后期，热极伤阴，或内伤杂病，阴虚火旺。

2. 强硬舌

（1）表现特征

强硬舌指舌体板硬强直，运动不灵活的表现。

（2）临床意义

强硬舌多见于热入心包，或高热伤津，或风痰阻络。

外感热病，热入心包，扰乱心神，使舌无主宰；高热伤津，筋脉失养，使舌体失其灵活与柔和；肝风夹痰，阻于廉泉络道，以致舌体强硬失和。

①舌红绛少津而强硬：多因邪热炽盛。

②舌胖大兼厚腻苔而强硬：多见于风痰阻络。

③舌强语言謇涩，伴肢体麻木、眩晕：多为中风先兆。

3. 歪斜舌

（1）表现特征

歪斜舌指伸舌时舌体偏向一侧，或左或右。

（2）临床意义

歪斜舌多见于中风、喑痱或中风先兆。

多因肝风内动，夹痰或夹瘀，痰瘀阻滞一侧经络，受阻侧舌肌弛缓，收缩无力，而健侧舌肌如常所致。

4. 颤动舌

（1）表现特征

颤动舌指舌体震颤抖动，不能自主的表现。轻者仅伸舌时颤动，重者不伸舌时亦抖颤难宁。

（2）临床意义

颤动舌为肝风内动的表现，可因热盛、阳亢、阴亏、血虚等所致。

气血两虚，使筋脉失于濡养而无力平稳伸展舌体；或因热极阴亏而动风、肝阳化风等导致舌抖颤难安。

①久病舌淡白而颤动：多属血虚动风。

②新病舌绛而颤动：多属热极生风。

③舌红少津而颤动：多属阴虚动风。

④酒毒内蕴，亦可见舌体颤动。

5. 吐弄舌

（1）表现特征

舌伸于口外，不立即回缩者，为“吐舌”；舌微露出口，立即收回，或舐口唇上下左右，摇动不停者，叫做“弄舌”。

（2）临床意义

吐弄舌两者皆因心、脾二经有热所致。心热则动风，脾热则津耗，以致筋脉紧缩不舒，频频动摇。

①吐舌：可见于疫毒攻心或正气已绝。

②弄舌：多见于热甚动风先兆。

③吐弄舌：可见于小儿智能发育不全。

6. 短缩舌

（1）表现特征

指舌体卷短、紧缩，不能伸长的表现。

（2）临床意义

短缩舌，多属危重证候的表现。

①舌短缩，色淡白或青紫而湿润：多属寒凝筋脉。

②舌短缩，色淡白而胖嫩：多属气血俱虚。

③舌短缩，体胖而苔滑腻：多属痰浊内蕴。

④舌短缩，色红绛而干：多属热盛伤津。

要点四　舌下络脉异常的表现特征及临床意义

舌下络脉是指位于舌下舌系带两侧的大络脉。正常的舌下络脉，是由细到粗，颜色呈淡紫色，少有纡曲。舌下络脉的变化可反映气血的运行情况。

望舌下络脉，主要观察其长度、形态、色泽、粗细、舌下小血络等情况。

（1）舌下络脉粗胀，或呈青紫、绛、绛紫、紫黑色，或舌下细小络脉呈暗红色或紫色网络，或舌下络脉曲张如紫色珠子大小不等的结节改变，均为血瘀的征象。可因气滞、寒凝、热郁、痰湿、气虚、阳虚等所致，需结合其他症状进行分析。

（2）舌下络脉短而细，周围小络脉不明显，舌色偏淡者，多属气血不足。

细目四　望舌苔

要点一　望苔质的内容及临床意义

苔质，是指舌苔的质地、形态。主要观察舌苔的厚薄、润燥、腐腻、剥落、真假等方面的改变。

1. 薄、厚苔

（1）表现特征

苔质的厚薄以“见底”和“不见底”为标准，即透过舌苔能隐隐见到舌体的为“薄苔”，不能见到舌体则为“厚苔”。

（2）临床意义

苔的厚薄主要反映邪正的盛衰和邪气之深浅。

①薄苔：本是胃气所生，属正常舌苔；若有病见之，亦属疾病轻浅，正气未伤，邪气不盛。故薄苔主外感表证，或内伤轻病。

②厚苔：是胃气夹湿、邪气熏蒸所致，故厚苔主邪盛入里，或内有痰湿、食积等。

（3）舌苔厚薄变化的临床意义

①舌苔由薄转厚：提示邪气渐盛，或表邪入里，为病进。

②舌苔由厚转薄：提示正气胜邪，内邪消散外达，为病退的征象。

③舌苔的厚薄变化，一般是渐变的过程，如果薄苔突然增厚，提示邪气极盛，迅速入里。

④舌苔骤然消退，舌上无新生舌苔，为正不胜邪，或胃气暴绝。

2. 润、燥苔

（1）表现特征

①润苔：舌苔干湿适中，不滑不燥。

②滑苔：舌面水分过多，伸舌欲滴，扪之湿而滑。

③燥苔：舌苔干燥，扪之无津，甚则舌苔干裂。

④糙苔：苔质粗糙如砂石，扪之糙手，津液全无。

（2）临床意义

舌苔的润燥主要反映体内津液的盈亏和输布情况。

①润苔：是正常的舌苔表现。疾病过程中见润苔，提示体内津液未伤，多见于风寒表证、湿证初起、食滞、瘀血等。

②滑苔：舌面水分过多，伸舌欲滴，扪之湿而滑。滑苔多因水湿之邪内聚，主寒证、主湿证、主痰饮。外感寒邪、湿邪，或脾阳不振，寒湿、痰饮内生，均可出现滑苔。

③燥苔：提示体内津液已伤。如高热、大汗、吐泻、久不饮水或过服温燥药物等，导致津液不足，舌苔失于濡润而干燥。亦有因痰饮、瘀血内阻，阳气被遏，不能上蒸津液濡润舌苔而见燥苔者，属津液输布障碍。

④糙苔：糙苔可由燥苔进一步发展而成。多见于热盛伤津之重症。若苔质粗糙而不干者，多为秽浊之邪盘踞中焦。

（3）舌苔润燥变化的临床意义

①舌苔由润变燥：表示热重津伤，或津失输布。

②舌苔由燥变润：主热退津复，或饮邪始化。

但在特殊情况下也有湿邪苔反燥而热邪苔反润者，如湿邪传入气分，气不化津，则舌苔反燥；热邪传入血分，阳邪入阴，蒸动阴气，则舌苔反润，均宜四诊合参。

3. 腻苔

（1）表现特征

腻苔：指苔质颗粒细腻致密，揩之不去，刮之不脱，如涂有油腻之状，中间厚、边周薄者。

（2）临床意义

腻苔多由湿浊内蕴，阳气被遏，湿浊痰饮停聚于舌面所致。

①舌苔薄腻，或腻而不板滞：多为食积，或脾虚湿困。

②舌苔白腻而滑：为痰浊、寒湿内阻。

③舌苔黏腻而厚，口中发甜：为脾胃湿热。

④舌苔黄腻而厚：为痰热、湿热、暑湿等邪内蕴。

4. 腐苔

（1）表现特征

腐苔：指苔质颗粒疏松，粗大而厚，形如豆腐渣堆积舌面，揩之可去者。若舌上黏厚一层，有如疮脓，则称“脓腐苔”。

（2）临床意义

腐苔，主痰浊、食积；脓腐苔主内痈。腐苔的形成，多因阳热有余，蒸腾胃中腐浊，邪气上泛，聚集于舌面而成。

①腐苔：多见于食积胃肠，或痰浊内蕴。

②脓腐苔：多见于内痈，或邪毒内结，是邪盛病重的表现。

③病中腐苔渐退，续生薄白新苔：为正气胜邪之象，是病邪消散。

④病中腐苔脱落，不能续生新苔：为病久胃气衰败，属于无根苔。

5. 剥落苔

（1）表现特征

剥落苔指舌面本有苔，疾病过程中舌苔全部或部分脱落，脱落处光滑无苔。根据舌苔剥脱的部位和范围大小，可分为以下几种：

①光剥苔：舌苔全部退去，以致舌面光洁如镜（又称为光滑舌或镜面舌）。

②花剥苔：舌苔剥落不全，剥脱处光滑无苔，余处斑斑驳驳地残存舌苔，界限明显。

③地图舌：舌苔不规则地大片脱落，边缘厚苔界限清楚，形似地图。

④类剥舌：剥脱处并不光滑，似有新生颗粒。

⑤前剥苔：舌前半部分苔剥脱。

⑥中剥苔：舌中部分苔剥脱。

⑦根剥苔：舌根部分苔剥脱。

⑧鸡心苔：舌苔周围剥脱，仅留中心一小块。

（2）临床意义

观苔之剥落，可了解胃气胃阴之存亡及气血的盛衰，从而判断疾病预后。

①舌红苔剥：多为阴虚。

②舌淡苔剥或类剥：多为血虚或气血两虚。

③镜面舌而舌色红绛：胃阴枯竭，胃乏生气。

④舌色㿠白如镜，甚至毫无血色：主营血大虚，阳气虚衰。

⑤舌苔部分脱落，未剥处仍有腻苔者：为正气亏虚，痰浊未化。

⑥动态观察舌苔之剥脱。舌苔从全到剥：是胃的气阴不足，正气衰败的表现。舌苔剥脱后，复生薄白之苔：为邪去正胜，胃气渐复之佳兆。

6. 偏、全苔

（1）表现特征

①偏苔：舌苔仅布于前、后、左、右之某一局部。

②全苔：舌苔遍布舌面。

（2）临床意义

①偏苔：常提示舌所分候的脏腑有邪气停聚。如舌苔偏于舌尖部，是邪气入里未深，而胃气却已先伤；舌苔偏于舌根部，是外邪虽退，但胃滞依然；舌苔仅见于舌中，常是痰饮、食浊停聚中焦。

②全苔：主邪气散漫。多为痰湿阻滞之征。

7. 真、假苔

（1）表现特征

①真苔：指舌苔紧贴舌面，似从舌里生出，乃胃气所生，又称为有根苔。

②假苔：指舌苔浮涂舌上，不像从舌上长出来者，又称为无根苔。

判断舌苔之真假，以有根、无根作为标准。

（2）临床意义

舌苔之真假，对于辨别疾病的轻重与预后有重要意义。

①真苔：真苔是脾胃生气熏蒸食浊等邪气上聚于舌面而成。病之初期、中期，舌见真

苔且厚，为胃气壅实，病邪深重；久病见真苔，说明胃气尚存。

②假苔：假苔乃胃气告匮，不能接生新苔，而旧苔仅浮于舌面，并逐渐脱离舌苔。新病出现假苔，乃邪浊渐聚，病情较轻；久病出现假苔，是胃气匮乏，不能上潮，病情危重。

要点二　望苔色的内容及临床意义

苔色，指舌苔的颜色。主要有白、黄、灰黑苔。

1. 白苔

白苔一般常见于表证、寒证、湿证。但在特殊情况下，白苔也主热证。

（1）薄白苔：正常舌象，或见于表证初期，或是里证病轻，或是阳虚内寒。

（2）苔薄白而滑：多为外感寒湿，或脾肾阳虚，水湿内停。

（3）苔薄白而干：多见于外感风热。

（4）苔白厚腻：多为湿浊内停，或为痰饮、食积。

（5）苔白厚而干：主痰浊湿热内蕴。

（6）苔白如积粉，扪之不燥（称“积粉苔”）：常见于瘟疫或内痈等病，系秽浊时邪与热毒相结而成。

（7）苔白燥裂如砂石，扪之粗糙（“糙裂苔”）：提示内热暴起，津液暴伤。

2. 黄苔

黄苔一般主里证、热证。因热邪熏灼所致。淡黄热轻，深黄热重，焦黄为热结。

外感病苔由白转黄，或黄白相兼，为外感表证处于入里化热的阶段。

（1）薄黄苔：提示热势轻浅，多见于外感风热表证或风寒化热。

（2）苔淡黄而滑润多津（黄滑苔）：多是阳虚寒湿之体，痰饮聚久化热，或为气血亏虚，复感湿热之邪。

（3）苔黄而干燥，甚至干裂：多见于邪热伤津，燥结腑实之证。

（4）苔黄而腻：主湿热或痰热内蕴，或食积化腐。

3. 灰黑苔

苔色浅黑，为灰苔；苔色深黑，为黑苔。灰苔与黑苔只是颜色深浅之别，故常并称为灰黑苔。

灰黑苔主阴寒内盛，或里热炽盛。

（1）苔灰黑而湿润：主阳虚寒湿内盛，或痰饮内停。

（2）苔灰黑而干燥：主热极津伤。

（3）苔黄黑（霉酱苔）：多见于胃肠素有湿浊宿食，积久化热，或湿热夹痰。

细目五　舌质舌苔的综合分析及临床意义

要点一　舌质舌苔的综合分析

舌体颜色、形质主要反映脏腑气血津液的情况。舌苔的变化主要与感受病邪和病证的性质有关，所以，观察舌体可以了解脏腑虚实，气血津液的盛衰；察舌苔重在辨病邪的寒热、邪正消长。

1. 舌苔或舌质单方面异常

一般无论病之久暂，舌苔或舌质单方面异常意味着病情尚属单纯。如淡红舌而伴有干、厚、腻、滑、剥等苔质变化，或苔色出现黄、灰、黑等异常时，主要提示病邪性质、病程长短、病位深浅、病邪盛衰和消长等方面的情况，正气尚未明显损伤，故临床治疗时应以祛邪为主。舌苔薄白而出现舌质老嫩，舌体胖瘦或出现舌色红绛、淡白、青紫等变化时，主要反映脏腑功能强弱，或气血、津液的盈亏以及运行的畅滞，或为病邪损及营血的程度等，临床治疗应着重于调整阴阳，调和气血，扶正祛邪。

2. 舌质和舌苔均出现异常

（1）舌苔和舌体变化一致：提示病机相同，所主病证一致，说明病变比较单纯。例如，舌质红，舌苔黄而干燥，主实热证；舌体红绛而有裂纹，舌苔焦黄干燥，多主热极津伤；青紫舌与白腻苔并见，提示气血瘀阻、痰湿内阻等病理特征。

（2）舌苔和舌体变化不一致：多提示病因病机复杂，应对二者的病因病机以及相互关系进行综合分析。如淡白舌黄腻苔者，其舌淡白多主虚寒，而苔黄腻又常为湿热之征，舌色和苔色虽有寒热之别，但是舌质主要反映正气，舌苔主要反映病邪，所以脾胃虚寒而感受湿热之邪可见上述之舌象，表明本虚标实、寒热夹杂的病变特征。又如红绛舌白滑腻苔，舌色红绛属内热盛，而白滑腻苔又常见于寒湿内阻，苔和舌亦反映了寒、热两种病证，分析其成因可能是由于外感热病，营分有热，故舌色红绛，但气分有湿则苔白滑而腻；又有素体阴虚火旺，复感寒湿之邪或饮食积滞，亦可见红绛舌白滑腻苔。所以，当舌苔和舌体变化不一致时，往往提示体内存在两种或两种以上的病理变化，病情一般比较复杂，临床诊疗中要注意处理好多方面的标本缓急关系。

3. 舌象的动态分析

无论外感与内伤病，在疾病发展过程中，都有一个发生、发展、变化的动态过程，舌象亦随之相应变化。因此，观察舌象的动态改变，可以了解疾病的进退、顺逆。

（1）外感病中舌苔由薄变厚，表明邪由表入里；舌苔由白转黄，为病邪化热的征象。

（2）舌色转红，舌苔干燥为邪热充斥，气营两燔。

（3）舌苔剥落，舌质红绛为热入营血，气阴俱伤。

（4）在内伤杂病的发展过程中，舌象亦会产生一定的变化规律，如中风病人舌色淡红，舌苔薄白，表示病情较轻，预后良好，如舌色由淡红转红，转暗红、红绛、紫暗，舌苔黄腻或焦黑，或舌下络脉怒张，表明风痰化热，瘀血阻滞。反之，舌色由暗红、紫暗转为淡红，舌苔渐化，多提示病情趋向稳定好转。

要点二　舌诊的临床意义

舌象变化能较客观地反映病情，故对临床辨证、立法、处方、用药以及判断疾病转归，分析病情预后，都有十分重要的意义。

1. 判断邪正盛衰

邪正的盛衰能明显地在舌上反映出来，如气血充盛则舌色淡红而润；气血不足则舌色淡白；气滞血瘀则舌色青紫或舌下络脉怒张。津液充足则舌质舌苔滋润；津液不足则舌干苔燥。舌苔有根，表明胃气旺盛；舌苔无根或光剥无苔，表明胃气衰败等。

2. 区别病邪性质

不同的病邪致病，舌象特征亦各异。如外感风寒，苔多薄白；外感风热，苔多薄黄。寒湿为病，舌淡而苔白滑；痰饮、湿浊、食滞或外感秽浊之气，均可见舌苔厚腻；燥热为病，则舌红苔燥；瘀血内阻，舌紫暗或有瘀点等。故风、寒、热、燥、湿、痰、瘀、食等诸种病因，大多可从舌象上加以辨别。

3. 辨别病位浅深

病邪轻、浅多见舌苔变化，而病情深、重可见舌苔舌体同时变化。以外感温热病而言，其病位可划分为卫、气、营、血四个层次。邪在卫分，则舌苔薄白；邪入气分，舌苔白厚而干或见黄苔，舌色红；舌绛则为邪入营分；舌色深红、紫绛或紫暗，舌枯少苔或无苔为邪入血分。说明不同的舌象提示病位的浅深不同。

4. 推断病势进退

病情发展的进退趋势，可从舌象上反映出来。从舌苔上看，舌苔由白转黄，由黄转焦黑色，苔质由润转燥，提示热邪由轻变重、由表及里、津液耗损；反之，苔由厚变薄，由黄转白，由燥变润，为邪热渐退，津液复生，病情向好的趋势转变。若舌苔突然剥落，舌面光滑无苔，是邪盛正衰，胃气、胃阴暴绝的征候；薄苔突然增厚，是病邪急剧入里的表现。从舌质观察，舌色淡红转红、绛，甚至转为绛紫，或舌上起刺，是邪热深入营血，有伤阴、血瘀之势；舌色由淡红转为淡白、淡青紫，或舌胖嫩湿润，则为阳气受伤，阴寒渐盛，病邪由表入里，由轻转重，由单纯变复杂，病势在进展。

5. 估计病情预后

舌荣有神，舌面薄苔，舌态正常者为邪气未盛，正气未伤之象，预后较好。舌质枯晦，舌苔无根，舌态异常者为正气亏损，胃气衰败，病情多凶险。

（陆小左　魏红）

第四单元　闻诊

闻诊是通过听声音和嗅气味来诊察疾病的方法。听声音包括诊察病人的声音、呼吸、语言、咳嗽、心音、呕吐、呃逆、嗳气、太息、喷嚏、呵欠、肠鸣等各种响声。嗅气味包括嗅病体发出的异常气味、排出物的气味及病室的气味。

细目一　听声音

要点一　声音异常的表现及临床意义

1. 发声

发声指语声的高低清浊。

（1）疾病状态下，语声高亢洪亮有力，声音连续者，多属阳证、实证、热证。

（2）语声低微细弱，懒言而沉静，声音断续者，多属阴证、虚证、寒证。

（3）语声重浊者，称为声重，多属外感风寒，或湿浊阻滞，以致肺气不宣，鼻窍不通所致。

2. 音哑与失音

语声嘶哑者为音哑，语而无声者为失音，或称为“喑”。前者病轻，后者病重。

（1）新病音哑或失音者，多属实证，多因外感风寒或风热袭肺，或痰湿壅肺，肺失清肃，邪闭清窍所致，即所谓“金实不鸣”。

（2）久病音哑或失音者，多属虚证，多因各种原因导致阴虚火旺，肺肾精气内伤所致，即所谓“金破不鸣”。

（3）暴怒喊叫或持续高声宣讲，伤及喉咙所致音哑或失音者，亦属气阴耗伤。

（4）久病重病，突见语声嘶哑，多是脏气将绝之危象。

（5）妇女妊娠末期出现音哑或失音者，称为妊娠失音（子喑），系因胎儿渐长，压迫肾之络脉，使肾精不能上荣于舌咽所致。

3. 鼻鼾

鼻鼾指熟睡或昏迷时鼻喉发出的一种声响。是气道不利所发出的异常呼吸声。

熟睡鼾声若无其他明显症状，多因慢性鼻病，或睡姿不当所致，体胖、老年之人较常见。

若昏睡不醒或神志昏迷而鼾声不绝者，多属高热神昏，或中风入脏之危候。

4. 呻吟

呻吟指病痛难忍所发出的痛苦哼哼声。

（1）新病呻吟，声音高亢有力，多为实证、剧痛。

（2）久病呻吟，声音低微无力，多为虚证。

临床常结合姿态变化，判断病痛部位，如呻吟护腹者，多为脘痛或腹痛；扪腮者多为齿痛。

5. 惊呼

惊呼指患者突然发出的惊叫声。其声尖锐，表情惊恐者，多为剧痛或惊恐所致。小儿阵发惊呼，多为受惊。成人发出惊呼，除惊恐外，多属剧痛，或精神失常。

6. 喷嚏

喷嚏指肺气上逆于鼻而发出的声响。应注意喷嚏的次数及有无兼症。偶发喷嚏，不属病态。

（1）若新病喷嚏，兼有恶寒发热，鼻流清涕等症状，多因外感风寒，刺激鼻道之故，属表寒证。

（2）久病阳虚之人，突然出现喷嚏，多为阳气回复，病有好转的趋势。

7. 呵欠

呵欠是张口深吸气，微有响声的一种表现。因困倦欲睡而欠者，不属病态。病者不拘时间，呵欠频频不止，称“数欠”，多为体虚阴盛阳衰之故。

8. 太息

太息又称叹息，指情志抑郁，胸闷不畅时发出的长吁或短叹声。不自觉地发出太息声，太息之后自觉宽舒者，是情志不遂、肝气郁结之象。

要点二 语言异常的表现及临床意义

1. 谵语

谵语指神志不清，语无伦次，声高有力的症状。多属邪热内扰神明所致，属实证，故《伤寒论》谓“实则谵语”。见于外感热病，温邪内入心包或阳明实热证、痰热扰乱心神等。

2. 郑声

郑声指神志不清，语言重复，时断时续，语声低弱模糊的症状。多因久病脏气衰竭，心神散乱所致，属虚证，故《伤寒论》谓“虚则郑声”。见于多种疾病的晚期、危重阶段。

3. 夺气

夺气指语言低微，气短不续，欲言不能复言的症状，是宗气大虚之象。

4. 独语

独语指自言自语，喃喃不休，见人语止，首尾不续的症状。多因心气虚弱，神气不足，或气郁痰阻，蒙蔽心神所致，属阴证。常见于癫病、郁病。

5. 错语

错语指病人神志清楚而语言时有错乱，语后自知言错的症状。证有虚实之分，虚证多因心气虚弱，神气不足所致，多见于久病体虚或老年脏气衰微之人；实证多为痰湿、瘀血、气滞阻碍心窍所致。

6. 狂言

狂言指精神错乱，语无伦次，狂叫骂詈的症状。《素问·脉要精微论》说：“衣被不敛，言语善恶，不避亲疏者，此神明之乱也。”多因情志不遂，气郁化火，痰火互结，内扰神明所致。多属阳证、实证，常见于狂病、伤寒蓄血证。

7. 言謇

言謇指神志清楚、思维正常而吐字困难，或吐字不清。因习惯而成者，不属病态。病中言语謇涩，每与舌强并见者，多因风痰阻络所致，为中风之先兆或后遗症。

要点三 呼吸异常的表现及临床意义

1. 喘

即气喘，指呼吸困难、急迫，张口抬肩，甚至鼻翼煽动，难以平卧。常由肺、心病变及白喉、急喉风等导致，而辨证还与脾、肾有关。喘有虚实之分。

（1）发作急骤，呼吸深长，息粗声高，唯以呼出为快者，为实喘。多为风寒袭肺或痰热壅肺，痰饮停肺，肺失宣肃，或水气凌心所致。

（2）病势缓慢，呼吸短浅，急促难续，息微声低，唯以深吸为快，动则喘甚者，为虚喘。是肺肾亏虚，气失摄纳，或心阳气虚所致。

2. 哮

指呼吸急促似喘，喉间有哮鸣音的症状。多因痰饮内伏，复感外邪所诱发，或因久居寒湿之地，或过食酸咸生冷所诱发。

喘不兼哮，但哮必兼喘。喘以气息急迫、呼吸困难为主，哮以喉间哮鸣声为特征。临床上哮与喘常同时出现，所以常并称为哮喘。

3. 短气

指呼吸气急而短促，气短不足以息，数而不相接续的症状。其表现似喘而不抬肩，气急而无痰声，即只自觉短促，他觉征象不明显。短气有虚实之别。

（1）虚证短气，兼有形瘦神疲，声低息微等，多因体质衰弱或元气虚损所致。

（2）实证短气，常兼有呼吸声粗，或胸部窒闷，或胸腹胀满等，多因痰饮、胃肠积滞、气滞或瘀阻所致。

4. 少气

又称气微。指呼吸微弱而声低，气少不足以息，言语无力的症状。属诸虚劳损，多因久病体虚或肺肾气虚所致。

要点四　咳嗽异常的表现及临床意义

咳嗽指肺气向上冲击喉间而发出的一种“咳－咳”声音。古人将其分为三种，有声无痰谓之咳，有痰无声谓之嗽，有痰有声谓之咳嗽。多因六淫外邪袭肺、有害气体刺激、痰饮停肺、气阴亏虚等而致肺失清肃宣降，肺气上逆所致。临床上首先应分辨咳声和痰的色、量、质的变化，其次参考时间、病史及兼症等，以鉴别病证的寒热虚实性质。

（1）咳声重浊沉闷，多属实证，是寒痰湿浊停聚于肺，肺失肃降所致。

（2）咳声轻清低微，多属虚证，多因久病肺气虚损，失于宣降所致。

（3）咳声不扬，痰稠色黄，不易咯出，多属热证，多因热邪犯肺，肺津被灼所致。

（4）咳有痰声，痰多易咯，多属痰湿阻肺所致。

（5）干咳无痰或少痰，多属燥邪犯肺或阴虚肺燥所致。

（6）咳声短促，呈阵发性、痉挛性，连续不断，咳后有鸡鸣样回声，并反复发作者，称为顿咳（百日咳），多因风邪与痰热搏结所致，常见于小儿。

（7）咳声如犬吠，伴有声音嘶哑，吸气困难，是肺肾阴虚，疫毒攻喉所致，多见于白喉。

要点五　胃肠声音异常的表现及临床意义

1. 呕吐

呕吐指饮食物、痰涎从胃中上涌，由口中吐出的症状。是胃失和降，胃气上逆的表现。前人以有声有物为呕吐，有物无声为吐，有声无物为干呕。但临床上难以截然分开，一般统称为呕吐。根据呕吐声音的强弱和吐势的缓急，可判断证候的寒热虚实等。

（1）吐势徐缓，声音微弱，呕吐物清稀者，多属虚寒证。常因脾胃阳虚，脾失健运，胃失和降，胃气上逆所致。

（2）吐势较猛，声音壮厉，呕吐出黏稠黄水，或酸或苦者，多属实热证。常因热伤胃津，胃失濡养所致。

（3）呕吐呈喷射状者，多为热扰神明，或因头颅外伤，颅内有瘀血、肿瘤等，使颅内压力增高所致。

（4）呕吐酸腐味的食糜，多因暴饮暴食，或过食肥甘厚味，以致食滞胃脘，胃失和降，胃气上逆所致。

（5）共同进餐者皆发吐泻，多为食物中毒。朝食暮吐、暮食朝吐者，为胃反，多属脾胃阳虚证。

（6）口干欲饮，饮后则吐者，称为水逆，因饮邪停胃，胃气上逆所致。

2. 呃逆

呃逆指从咽喉发出的一种不由自主的冲击声，声短而频，呃呃作响的症状。俗称“打呃”，唐代以前称“哕”，是胃气上逆的表现。临床上根据呃声的高低强弱，间歇时间的长短不同，来判断病证的虚实寒热性质。

（1）呃声频作，高亢而短，其声有力者，多属实证；呃声低沉，声弱无力，多属虚证。

（2）新病呃逆，其声有力，多属寒邪或热邪客于胃；久病、重病呃逆不止，声低气怯无力者，属胃气衰败之危候。

（3）突发呃逆，呃声不高不低，无其他病史及兼症者，多属饮食刺激，或偶感风寒，一时胃气上逆动膈所致，一般为时短暂，不治自愈。

3. 嗳气

嗳气指胃中气体上出咽喉所发出的一种声长而缓的症状，古称“噫”，是胃气上逆的一种表现。饱食之后，或饮汽水后，偶有嗳气，无其他兼症者，是饮食入胃排挤胃中气体上出所致，不属病态。临床根据嗳声和气味的不同，可判断虚实寒热。

（1）嗳气酸腐，兼脘腹胀满者，多因宿食内停，属于实证。

（2）嗳气频作而响亮，嗳气后脘腹胀减，嗳气发作因情志变化而增减者，多为肝气犯胃，属于实证。

（3）嗳气频作，兼脘腹冷痛，得温症减者，多为寒邪犯胃，或为胃阳亏虚。

（4）嗳声低沉断续，无酸腐气味，兼见纳呆食少者，为胃虚气逆，属虚证。多见于老年人或体虚之人。

4. 肠鸣

又称腹鸣，是气体或液体通过肠道而产生的一种气过水声或沸泡音。在正常情况下，肠鸣声低弱而和缓，一般难以直接闻及，肠鸣声高时，患者或旁人可以直接听到。借助听诊器诊察肠鸣音，在脐部听得较为清楚，大约 4~5 次/分钟，若超过 10 次/分钟则为肠鸣频繁，持续 3~5 分钟才听到 1 次者为肠鸣稀少。

肠鸣发生的频率、强度、音调等与胃肠功能、进食情况、感邪性质等有关。当肠道传导失常或阻塞不通时，则肠鸣声高亢而频急，或肠鸣音减少，甚至完全消失。

（1）肠鸣增多

①当患者动摇身体，或推抚脘部时，脘腹部鸣响如囊裹浆，辘辘有声者，称为振水声，若是饮水过后出现多属正常，若非饮水而常见此声者，多为水饮留聚于胃。

②鸣响在脘腹，如饥肠辘辘，得温得食则减，饥寒则重者，为中气不足，胃肠虚寒。

③肠鸣高亢而频急，脘腹痞满，大便泄泻者，多为感受风寒湿邪以致胃肠气机紊乱所致。

④肠鸣阵作，伴有腹痛欲泻，泻后痛减，胸胁满闷不舒者，为肝脾不调。

（2）肠鸣稀少

肠鸣稀少主要显示肠道传导功能障碍。可因实热蕴结肠胃，肠道气机受阻；肝脾不调，气机郁滞，肠道腑气欠通；脾肺气虚，肠道虚弱，传导无力；阴寒凝滞，气机闭阻，肠道不通等所致。

（3）肠鸣音完全消失

肠鸣音完全消失，腹胀满痛者，多属肠道气滞不通之重症，可见于肠痹或肠结等病。

细目二　嗅气味

要点　口气、病室气味异常的表现及临床意义

1. 口气

口气指从口中散发出的异常气味。正常人呼吸或讲话时，口中无异常气味散出。若口中散发臭气者，称为口臭，多与口腔不洁、龋齿、便秘或消化不良有关。

（1）口气酸臭，并伴食欲不振，脘腹胀满者，多属食积胃肠。

（2）口气臭秽者，多属胃热。

（3）口气腐臭，或兼咳吐脓血者，多是内有溃腐脓疡。

（4）口气臭秽难闻，牙龈腐烂者，为牙疳。

2. 病室气味

病室气味由病体本身或排出物、分泌物散发而形成。气味从病体发展到充斥病室，说明病情重笃。临床上通过嗅病室气味，可作为推断病情及诊断特殊疾病的参考。

（1）病室臭气触人，多为瘟疫类疾病。

（2）病室有血腥味，病者多患失血。

（3）病室散有腐臭气，病者多患溃腐疮疡。

（4）病室尸臭，多为脏腑衰败，病情重笃。

（5）病室尿臊气（氨气味），见于肾衰。

（6）病室有烂苹果样气味（酮体气味），多为消渴厥患者，属危重病症。

（7）病室有蒜臭气味，多见于有机磷中毒。

（陆小左　魏红）

第五单元 脉诊

脉诊又称切脉，是医生用手指对患者身体某些特定部位的动脉进行切按，体验脉动应指的形象，以了解健康或病情，辨别病证的一种诊察方法。

细目一 诊脉概说

要点一 寸口诊法的部位、原理及寸口分候脏腑

1. 寸口诊法的部位

寸口又称气口或脉口，是指单独切按桡骨茎突内侧一段桡动脉的搏动，根据其脉动形象，以推测人体生理、病理状况的一种诊察方法。寸口脉分为寸、关、尺三部。通常以腕后高骨（桡骨茎突）为标记，其内侧的部位关前（腕侧）为寸，关后（肘侧）为尺。两手各有寸、关、尺三部，共六部脉。寸关尺三部又可施行浮、中、沉三候。

2. 寸口诊法的原理

（1）寸口部为“脉之大会”。寸口脉属手太阴肺经之脉，气血循环流注起始于手太阴肺经，营卫气血遍布周身，循环五十度又终止于肺经，复会于寸口，为十二经脉的始终。脉气流注肺而总会聚于寸口，故全身各脏腑生理功能的盛衰，营卫气血的盈亏，均可从寸口部的脉象上反映出来。

（2）寸口部脉气最明显。寸口部是手太阴肺经“经穴”（经渠）和“输穴”（太渊）的所在处，为手太阴肺经经气流注和经气渐旺，以至达到最旺盛的特殊反应点，故前人有“脉会太渊”之说，其脉象变化最有代表性。

（3）可反映宗气的盛衰。肺、脾同属太阴经，脉气相通，手太阴肺经起于中焦，而中焦为脾胃所居之处，脾将通过胃所受纳腐熟的食物之精微上输于肺，肺朝百脉而将营气与呼吸之气布散至全身，脉气变化见于寸口，故寸口脉动与宗气一致。

（4）寸口处为桡动脉，该动脉所在桡骨茎突处，其行径较为固定，解剖位置亦较浅表，毗邻组织比较分明，方便易行，便于诊察，脉搏强弱易于分辨，同时诊寸口脉沿用已久，在长期医疗实践中，积累了丰富的经验，所以说寸口部为诊脉的理想部位。

3. 寸口分候脏腑

左寸候心，右寸候肺，并统括胸以上及头部的疾病；左关候肝胆，右关候脾胃，统括膈以下、脐以上部位的疾病；两尺候肾，并包括脐以下至足部的疾病。

要点二 诊脉方法

1. 患者体位

诊脉时患者应取正坐位或仰卧位，前臂自然向前平展，与心脏置于同一水平，手腕伸直，手掌向上，手指微微弯曲，在腕关节下面垫一松软的脉枕，使寸口部位充分伸展，局

部气血畅通，便于诊察脉象。

2. 医生指法

诊脉指法主要包括有选指、布指、运指三部分。

（1）选指：医生用左手或右手的食指、中指和无名指三个手指的指目诊察，指目是指尖和指腹交界棱起之处，是手指触觉较灵敏的部位。诊脉者的手指指端要平齐，即三指平齐，手指略呈弓形，与受诊者体表约呈 45 度左右为宜，这样的角度可以使指目紧贴于脉搏搏动处。

（2）布指：中指定关，医生先以中指按在掌后高骨内侧动脉处，然后食指按在关前（腕侧）定寸，无名指按在关后（肘侧）定尺。布指的疏密要与患者手臂长短与医生手指的粗细相适应，如病人的手臂长或医者手指较细者，布指宜疏，反之宜密。定寸时可选取太渊穴所在位置（腕横纹上），定尺时可考虑按寸到关的距离确定关到尺的长度，以明确尺的位置。寸、关、尺不是一个点，而是一段脉管的诊察范围。

（3）运指：医生运用指力的轻重、挪移及布指变化以体察脉象。常用的指法有举、按、寻、循、总按和单诊等，注意诊察患者的脉位（浮沉、长短）、脉次（至数与均匀度）、脉形（大小、软硬、紧张度等）、脉势（强弱与流利度等）及左右手寸关尺各部的表现。

常用的具体指法：

①举法：是指医生用较轻的指力，按在寸口脉搏跳动部位，以体察脉搏部位的方法。亦称“轻取”或“浮取”。

②按法：是指医生用较重的指力，甚至按到筋骨体察脉象的方法。此法又称“重取”或“沉取”。医生手指用力适中，按至肌肉以体察脉象的方法称为“中取”。

③寻法：寻是指切脉时指力从轻到重，或从重到轻，左右推寻，调节最适当指力的方法。在寸口三部细细寻找脉动最明显的部位，统称寻法，以捕获最丰富的脉象信息。

④循法：循是指切脉时三指沿寸口脉长轴循行，诊察脉之长短，比较寸、关、尺三部脉象的特点。

⑤总按：总按即三指同时用力诊脉的方法。从总体上辨别寸、关、尺三部和左右两手脉象的形态、脉位的浮沉等。总按时一般指力均匀，但亦有三指用力不一致的情况。

⑥单诊：用一个手指诊察一部脉象的方法。主要用于分别了解寸、关、尺各部脉象的形态特征。

首先应先用总按的方法，从总体上辨别脉象的形态、脉位的浮沉，然后再使用循法和单诊手法等辨别左右手寸、关、尺各部脉象的形态特征。

3. 平息

医生在诊脉时注意调匀呼吸，即所谓“平息”。一方面医生保持呼吸调匀，清心宁神，可以用自己的呼吸计算病人的脉搏至数；另一方面，平息有利于医生思想集中，可以仔细地辨别脉象。

4. 切脉时间

一般每次诊脉每手应不少于 1 分钟，两手以 3 分钟左右为宜。

诊脉时需注意每次诊脉的时间，至少应在 50 动，一则有利于仔细辨别脉象变化，再则切脉时初按和久按的指感有可能不同，对临床辨证有一定的意义，所以切脉的时间要适当长些。

5. 小儿脉诊法

小儿寸口部位甚短，一般用“一指（拇指或食指）定关法”，不必细分寸、关、尺三部。

具体操作方法是：用左手握住小儿的手，对3岁以下的小儿，可用右手大拇指按于小儿掌后高骨部脉上，不分三部，以定至数为主；对4岁以上的小儿，则以高骨中线为关，以一指向两侧转动以寻查三部；7～8岁的小儿，则可挪动拇指诊三部；9～10岁以上，可以次第下指，依寸、关、尺三部诊脉；15岁以上，可按成人三部脉法进行辨析。

要点三　脉象要素

1. 传统脉象要素——四要素

（1）脉位

脉位指脉搏跳动显现的部位和长度。每次诊脉均应诊察脉搏显现部位的浅深、长短。正常脉搏的脉位不浮不沉，中取可得，寸、关、尺三部有脉。

①脉位表浅者为浮脉。

②脉位深沉者为沉脉等。

③脉搏超越寸、关、尺三部者为长脉。

④脉动不及寸、尺者为短脉。

（2）脉数

脉数指脉搏跳动的至数和节律。每次诊脉均应诊察脉搏的频率快慢和节律是否均匀。正常成人，脉搏的频率约每分钟72～80次，且节律均匀，没有歇止。

①如一息五至以上为数脉等。

②一息不满四至为迟脉。

③出现歇止者，有促、结、代等脉的不同。

④脉率快慢不匀者，为三五不调。

（3）脉形

脉形指脉搏跳动的宽度等形态。每次诊脉均应诊察脉搏的大小、软硬等形状。脉形主要与脉管的充盈度、脉搏搏动的幅度等因素有关。

①如脉管较充盈，搏动幅度较大者为洪脉。

②脉管充盈度较小，搏动幅度较小者为细脉。

③脉管弹性差、欠柔和者为弦脉。

④脉体柔软无力者为濡脉、缓脉等。

（4）脉势

脉势指脉搏应指的强弱、流畅等趋势。脉势包含着多种因素，如脉动的轴向和径向力度；主要有由心脏和阻力影响所产生的流利度；由血管弹性和张力影响而产生的紧张度等。每次诊脉均应诊察脉动势力的强弱及流畅程度。正常脉象，应指和缓，力度适中。

①应指有力为实脉。

②应指无力为虚脉。

③通畅状态较好，脉来流利圆滑者为滑脉。

④通畅状态较差，脉来艰涩不畅者为涩脉等。

2. 现代脉象要素——八要素

（1）脉位：指脉动显现部位的浅深。脉位表浅为浮脉；脉位深沉为沉脉。

（2）脉率（至数）：指脉搏的频率。中医以一个呼吸周期为脉搏的计量单位。一呼一吸为“一息”。一息脉来4～5至为平脉，一息6至为数脉，一息3至为迟脉。

（3）脉长：指脉动应指的轴向范围长短。即脉动范围超越寸、关、尺三部称为长脉；应指不及三部，但见关部或寸部者均称为短脉。

（4）脉势（脉力）：指脉搏的强弱。脉搏应指有力为实脉；应指无力为虚脉。

（5）脉宽：指脉动应指的径向范围大小，即手指感觉到脉道的粗细（不等于血管的粗细）。脉道宽大的为大脉；狭小的为细脉。

（6）流利度：指脉搏来势的流利通畅程度。脉来流利圆滑者为滑脉；来势艰难，不流利者为涩脉。

（7）紧张度：指脉管的紧急或弛缓程度。脉管绷紧为弦脉；弛缓为缓脉。

（8）均匀度：均匀度包括两个方面，一是脉动节律是否均匀，脉律不均匀，脉搏搏动无规律，可见于散脉、微脉等，出现歇止者，有促、结、代等脉的不同；二是脉搏力度、大小是否一致，一致为均匀，不一致为参差不齐。

细目二　正常脉象

要点一　正常脉象的特点

正常脉象的主要特点是：寸、关、尺三部有脉，一息4～5至，相当于72～80次/分；不浮不沉，不大不小，从容和缓，节律一致，尺部沉取有一定力量，并随生理活动、气候、季节和环境不同而有相应变化。这些特征在脉学中称为“有胃”、“有神”、“有根”。

要点二　胃、神、根的含义

1. 胃

也称胃气。脉之胃气主要反映脾胃运化功能的盛衰和营养状况的优劣。脉有胃气的特点是徐和、从容、软滑的感觉。

2. 神

脉搏有力是有神的标志，故有胃即有神。脉之有神是指：脉象有力柔和，节律整齐。

3. 根

脉之有根关系到肾。脉之有根主要表现在尺脉有力、沉取不绝两个方面。

总之，胃、神、根是从不同侧面强调了正常脉象所必备的条件，三者相互补充而不能截然分开。

细目三　常见病脉

要点一　常见病脉的脉象特征及鉴别

1. 常见病脉的脉象特征

（1）浮脉：轻取即得，重按稍减而不空，举之有余，按之不足。其脉象特征是脉管的搏动在皮下较浅表的部位，即位于皮下浅层。因此，轻取即得，按之稍减而不空。

（2）散脉：浮取散漫，中候似无，沉取不应，伴节律不齐或脉力不匀。其脉象特征是浮取散漫，中取似无，沉取不应，并常伴有脉动不规则，时快时慢而不匀（但无明显歇止），或脉力往来不一致。

（3）芤脉：浮大中空，如按葱管。其脉象特征是应指浮大而软，按之上下或两边实而中间空。说明芤脉位偏浮、形大、势软而中空。

（4）革脉：浮而搏指，中空外坚，如按鼓皮。其脉象特征是浮取感觉脉管搏动的范围较大而且较硬，有搏指感，但重按则乏力，有豁然而空之感，因而恰似以指按压鼓皮上的外急内空之状。

（5）沉脉：轻取不应，重按始得，举之不足，按之有余。其脉象特征是脉管搏动的部位在皮肉之下靠近筋骨之处，因此用轻指力按触不能察觉，用中等指力按触搏动也不明显，只有用重指力按到筋骨间才能感觉到脉搏明显的跳动。

（6）伏脉：重按推筋着骨始得，甚则暂时伏而不显。其脉象特征是脉管搏动的部位比沉脉更深，隐伏于筋下，附着于骨上。因此，诊脉时浮取、中取均不见，需用重指力直接按至骨上，然后推动筋肉才能触到脉动，甚至伏而不见。

（7）牢脉：沉取实大弦长，坚牢不移。其脉象特征是脉位沉长，脉势实大而弦。牢脉轻取、中取均不应，沉取始得，但搏动有力，势大形长，为沉、弦、大、实、长五种脉象的复合脉。

（8）迟脉：脉来迟慢，一息不足四至（相当于每分钟脉搏在 60 次以下）。其脉象特征是脉管搏动的频率小于正常脉率。

（9）缓脉：其义有二，一是脉来和缓，一息四至（每分钟 60～70 次），应指均匀，脉有胃气的一种表现，称为平缓，多见于正常人；二是脉来怠缓无力，弛纵不鼓的病脉。

（10）数脉：脉来急促，一息五至以上而不满七至（每分钟约在 90～120 次之间）。其脉象特征是脉率较正常为快，比疾脉慢。

（11）疾脉：脉来急疾，一息七八至（每分钟 121 次以上）。其脉象特征是脉率比数脉更快。

（12）虚脉：三部脉举之无力，按之空豁，应指松软。亦是无力脉象的总称。其脉象特征是脉搏搏动力量软弱，寸、关、尺三部，浮、中、沉三候均无力。

（13）短脉：首尾俱短，常只显于关部，而在寸、尺两部多不显。其脉象特征是脉搏搏动的范围短小，脉体不如平脉之长，脉动不满本位，多在关部及寸部应指较明显，而尺部常不能触及。

（14）实脉：三部脉充实有力，其势来去皆盛。亦为有力脉象的总称。其脉象特征是脉搏搏动力量强，寸、关、尺三部，浮、中、沉三候均有力量，脉管宽大。

（15）长脉：首尾端直，超过本位。其脉象特征是脉搏的搏动范围显示较长，超过寸、关、尺三部。

（16）洪脉：脉体宽大，充实有力，来盛去衰，状若波涛汹涌。其脉象特征主要表现在脉搏显现的部位、形态和气势三个方面。脉体宽大，搏动部位浅表，指下有力。

（17）大脉：脉体宽大，但无脉来汹涌之势。其脉象特征是寸口三部皆脉大而和缓、从容。

（18）细脉：脉细如线，但应指明显。其脉象特征是脉道狭小，指下寻之往来如线，但按之不绝，应指起落明显。

（19）濡脉：浮细无力而软。其脉象特征是位浮、形细、势软。其脉管搏动的部位在浅层，形细而软，如絮浮水，轻取即得，重按不显。

（20）弱脉：沉细无力而软。其脉象特征是位沉、形细、势软。由于脉管细小且不充盈，其搏动部位在皮肉之下靠近筋骨处，指下感到细而无力。

（21）微脉：极细极软，按之欲绝，若有若无。其脉象特征是脉形极细小，脉势极软弱，以致轻取不见，重按起落不明显，似有似无。

（22）滑脉：往来流利，应指圆滑，如盘走珠。其脉象特征是脉搏形态应指圆滑，如同圆珠流畅地由尺部向寸部滚动，浮、中、沉取皆可感到。

（23）动脉：见于关部，滑数有力。其脉象特征是具有短、滑、数三种脉象的特点，其脉搏搏动部位在关部明显，应指如豆粒动摇。

（24）涩脉：形细而行迟，往来艰涩不畅，脉势不匀。其脉象特征是脉形较细，脉势滞涩不畅，如“轻刀刮竹”；至数较缓而不匀，脉力大小亦不均，呈三五不调之状。

（25）弦脉：端直以长，如按琴弦。其脉象特征是脉形端直而似长，脉势较强，脉道较硬，切脉时有挺然指下、直起直落的感觉。

（26）紧脉：绷急弹指，状如牵绳转索。其脉象特征是脉势紧张有力，坚搏抗指，脉管的紧张度、力度均比弦脉高，其指感比弦脉更加绷急有力，且有旋转绞动或左右弹指的感觉，但脉体较弦脉柔软。

（27）结脉：脉来缓慢，时有中止，止无定数。其脉象特征是脉来迟缓，脉律不齐，有不规则的歇止。

（28）代脉：脉来一止，止有定数，良久方还。其脉象特征是脉律不齐，表现为有规则的歇止，歇止的时间较长，脉势较软弱。

（29）促脉：脉来数而时有一止，止无定数。其脉象特征是脉率较快且有不规则的歇止。

2. 脉象鉴别

（1）比类法鉴别

①归类：或称分纲，即将29种脉象进行归类、分纲，就能提纲挈领，执简驭繁。如浮脉类有浮、洪、濡、散、芤、革，沉脉类有沉、伏、弱、牢，迟脉类有迟、缓、涩、结，数脉类有数、疾、促、动，虚脉类有虚、细、微、代、短，实脉类有实、滑、弦、紧、长、大。

②辨异：在了解同类脉象相似特征的基础上，再将不同之处进行比较而予以区别，这

就是脉象的辨异。

相似脉部位比较表

脉位	脉名与脉象特征	
脉位表浅	浮脉	举之有余，重按稍减而不空，脉形不大不小
	芤脉	浮大中空，有边无中
脉位表浅	濡脉	浮细而无力
	革脉	浮取弦大搏指，外急中空，如按鼓皮
	散脉	浮而无根，至数不齐，脉力不匀
脉位在皮下深层	沉脉	轻取不应，重按始得
	伏脉	脉位更深更沉，须推筋着骨始得，甚则暂时伏而不见
	牢脉	沉取实大弦长，坚牢不移
	弱脉	弱脉沉而软小无力

相似脉至数比较表

至数	脉名与脉象特征	
脉率快于正常脉象	数脉	一息五至以上，不足七至
	疾脉	一息七八至
	促脉	不仅脉率每息在五至以上，且有不规则的歇止
脉率慢于正常脉象	迟脉	一息不足四至
	缓脉	缓脉虽为一息四至，但脉来怠缓无力
	结脉	结脉不仅脉率不及四至，而且有不规则的歇止

相似脉节律比较表

节律不整	脉名与脉象特征	
有间歇的不整脉象	促脉	数而时止，止无定数
	结脉	缓而时止，止无定数
	代脉	脉来一止，止有定数，良久方还
无间歇的不整脉象	涩脉	脉律不齐，三五不调，往来艰涩，形态不匀
	散脉	脉律不齐，浮散无根

相似脉脉宽比较表

脉象宽细	脉名与脉象特征	
具有细的特征的脉象	细脉	脉细如线，应指显然
	濡脉	脉浮细而软，轻取即得
	弱脉	脉极沉细而软，重按乃得
	微脉	脉极细极软，似有若无
具有宽的特征的脉象	洪脉	脉体宽大，充实有力，来盛去衰
	实脉	三部脉充实有力，其势来去皆盛

相似脉脉长比较表

脉象长短	脉名与脉象特征	
具有长的特征的脉象	长脉	脉动应指超逾三部
	弦脉	端直以长，如按琴弦
	牢脉	长而沉实弦
具有短的特征的脉象	短脉	短脉指脉动应指不及三部，且常兼迟涩
	动脉	动脉以短而滑数为特征

相似脉脉紧张度比较表

脉体紧张度	脉名与脉象特征	
脉体较硬	弦脉	脉长而坚硬，如按琴弦
	紧脉	紧张有力，如按绳索，在脉势绷急和脉形宽大两方面超过弦脉
	革脉	浮大搏指，弦急中空，如按鼓皮
脉体柔软	濡脉	脉浮细而软
	弱脉	脉沉而软小无力
	缓脉	脉来怠缓无力，弛纵不鼓

相似脉脉流利度比较表

流利度	脉名与脉象特征	
脉来流利	数脉	频率快，一息五至以上而不满七至
	滑脉	往来流利圆滑，如珠走盘
	动脉	动则短而滑数，厥厥动摇
脉来艰涩	涩脉	形细而行迟，往来艰涩不畅，脉势不匀，如轻刀刮竹

（2）对举法鉴别

对举法就是把两种相反的脉象对比而加以鉴别的方法。如分别进行浮与沉、迟与数、虚与实、滑与涩、洪与细、长与短、弦与紧、紧与缓、散与牢的鉴别比较。

要点二　常见病脉的临床意义

（1）浮脉：一般见于表证，亦见于虚阳浮越证。

（2）散脉：多见于元气离散，脏腑精气衰败，尤其是心、肾之气将绝的危重病症。

（3）芤脉：常见于大量失血、伤阴之际。

（4）革脉：多见于亡血、失精、半产、漏下等病症。

（5）沉脉：多见于里证。有力为里实；无力为里虚。亦可见于正常人。

（6）伏脉：常见于邪闭、厥病和痛极的病人。

（7）牢脉：多见于阴寒内盛、疝气癥积之实证。

（8）迟脉：多见于寒证，迟而有力为实寒；迟而无力为虚寒。亦见于邪热结聚之实热证。

（9）缓脉：多见于湿病、脾胃虚弱，亦可见于正常人。

（10）数脉：多见于热证，亦见于里虚证。

（11）疾脉：多见于阳极阴竭，元气欲脱之证。

（12）虚脉：见于虚证，多为气血两虚。

（13）短脉：多见于气虚或气郁。

（14）实脉：见于实证。亦见于常人。

（15）长脉：常见于阳证、热证、实证，亦可见于平人。

（16）洪脉：多见于阳明气分热盛。

（17）大脉：多见于健康人，或为病进。

（18）细脉：多见于气血两虚、湿邪为病。

（19）濡脉：多见于虚证或湿困。

（20）弱脉：多见于阳气虚衰，气血俱虚。

（21）微脉：多见于气血大虚，阳气衰微。

（22）滑脉：多见于痰湿、食积和实热等病证。亦是青壮年的常脉，或妇女的孕脉。

（23）动脉：常见于惊恐、疼痛等症。

（24）涩脉：多见于气滞、血瘀、精伤、血少。

（25）弦脉：多见于肝胆病、疼痛、痰饮等，或为胃气衰败者。亦见于老年健康者。

（26）紧脉：见于实寒证、疼痛和食积等。

（27）结脉：多见于阴盛气结、寒痰血瘀，亦可见于气血虚衰。

（28）代脉：见于脏气衰微、疼痛、惊恐、跌仆损伤等病症。

（29）促脉：多见于阳盛实热、气血痰食停滞，亦见于脏气衰败。

脉象鉴别表

脉纲	共同特点	相类脉		
		脉名	脉象	主病
浮脉类	轻取即得	浮	举之有余，按之不足	表证，亦见于虚阳浮越证
		洪	脉体阔大，充实有力，来盛去衰	热盛
		濡	浮细无力而软	虚证，湿困
		散	浮取散漫而无根，伴至数或脉力不匀	元气离散，脏气将绝
		芤	浮大中空，如按葱管	失血，伤阴之际
		革	浮而搏指，中空边坚	亡血、失精、半产、崩漏
沉脉类	重按始得	沉	轻取不应，重按始得	里证
		伏	重按推至筋骨始得	邪闭、厥病、痛极
		弱	沉细无力而软	阳气虚衰，气血俱虚
		牢	沉按实大弦长	阴寒内积、疝气、癥积
迟脉类	一息不足四至	迟	一息不足四至	寒证，亦见于邪热结聚
		缓	一息四至，脉来怠缓	湿病，脾胃虚弱，亦见于平人
		涩	往来艰涩，迟滞不畅	精伤、血少、气滞、血瘀、痰食内停
		结	迟而时有一止，止无定数	阴盛气结，寒痰瘀血，气血虚衰
数脉类	一息五至以上	数	一息五至以上，不足七至	热证，亦主里虚证
		疾	脉来急疾，一息七八至	阳极阴竭，元气欲脱
		促	数而时有一止，止无定数	阳热亢盛，瘀滞、痰食停积，脏气衰败
		动	脉短如豆，滑数有力	疼痛，惊恐
虚脉类	应指无力	虚	举按无力，应指松软	气血两虚
		细	脉细如线，应指明显	气血俱虚，湿证
		微	极细极软，似有似无	气血大虚，阳气暴脱
		代	迟而中止，止有定数	脏气衰微，疼痛，惊恐，跌仆损伤
		短	首尾俱短，不及本部	有力主气郁，无力主气损
实脉类	应指有力	实	举按充实而有力	实证，亦见于平人
		滑	往来流利，应指圆滑	痰湿、食积、实热，亦见于青壮年或孕妇
		弦	端直以长，如按琴弦	肝胆病、疼痛、痰饮等，亦见于老年健康者
		紧	绷急弹指，状如转索	实寒证、疼痛、宿食
		长	首尾端直，超过本位	阳证、热证、实证，亦见于平人
		大	脉体宽大，无汹涌之势	健康人，亦见于病进

细目四 相兼脉

要点 常见相兼脉的表现及临床意义

相兼脉指两种或两种以上的单因素脉相兼出现，复合构成的脉象。临床常见的相兼脉及其临床意义如下：

（1）浮紧脉：多见于外感寒邪之表寒证，或风寒痹病疼痛。

（2）浮缓脉：多见于风邪伤卫、营卫不和的太阳中风证。

（3）浮数脉：多见于风热袭表的表热证。

（4）浮滑脉：多见于表证夹痰，常见于素体多痰湿而又感受外邪者。

（5）沉迟脉：多见于里寒证。

（6）沉弦脉：多见于肝郁气滞，或水饮内停。

（7）沉涩脉：多见于血瘀，尤常见于阳虚而寒凝血瘀者。

（8）沉缓脉：多见于脾虚，水湿停留。

（9）沉细数脉：多见于阴虚内热或血虚。

（10）弦紧脉：多见于寒证、痛证，常见于寒滞肝脉，或肝郁气滞等所致的疼痛等。

（11）弦数脉：多见于肝郁化火或肝胆湿热、肝阳上亢。

（12）弦滑数脉：多见于肝火夹痰，肝胆湿热或肝阳上扰，痰火内蕴等病证。

（13）弦细脉：多见于肝肾阴虚或血虚肝郁，或肝郁脾虚等证。

（14）滑数脉：多见于痰热（火）、湿热或食积内热。

（15）洪数脉：多见于阳明经证、气分热盛，多见于外感热病。

细目五 真脏脉

要点 真脏脉的表现及临床意义

真脏脉又称“败脉”、“绝脉”、“死脉”、“怪脉”，是在疾病危重期出现的无胃、无神、无根的脉象，表示病邪深重，元气衰竭，胃气已败。

1. 无胃之脉

无胃的脉象以无冲和之意，应指坚搏为主要特征。临床提示邪盛正衰，胃气不能相从，心、肝、肾等脏气独现，是病情重危的征兆之一。

（1）如脉来弦急，如循刀刃，称偃刀脉。

（2）脉动短小而坚搏，如循薏苡子，为转豆脉。

（3）急促而坚硬，如弹石，称弹石脉。

2. 无神之脉

无神之脉象以脉律无序，脉形散乱为主要特征。主要由脾（胃）、肾阳（气）衰败所致，提示神气涣散，生命即将告终。

（1）如脉在筋肉间连连数急，三五不调，止而复作，如雀啄食状，称雀啄脉。

（2）如屋漏残滴，良久一滴者，称屋漏脉。

（3）脉来乍疏乍密，如解乱绳状，称解索脉。

3. 无根之脉

无根脉象以虚大无根或微弱不应指为主要特征，为三阴寒极，亡阳于外，虚阳浮越的征象。

（1）若浮数之极，至数不清，如釜中沸水，浮泛无根，称釜沸脉，为三阳热极，阴液枯竭之候。

（2）脉在皮肤，头定而尾摇，似有似无，如鱼在水中游动，称鱼翔脉。

（3）脉在皮肤，如虾游水，时而跃然而去，须臾又来，伴有急促躁动之象，称虾游脉。

七怪脉形态及临床意义

脉名	脉象特征	临床意义
雀啄脉	脉位较深，脉来数急，三五不调，止而复作	脾胃之气将绝
屋漏脉	脉位较深，脉良久一滴，间歇不匀	胃气、营气俱绝
弹石脉	脉位深，脉来急促，坚硬如弹石	肾绝
解索脉	脉位较深，乍疏乍密，散乱无序	肾与命门皆亡
鱼翔脉	脉位表浅，头定尾摇，至数不清，似有似无	三阴寒极，亡阳之候
虾游脉	脉位表浅，如虾跃水，伴急促躁动	神魂将去
釜沸脉	脉位表浅，浮数之极，至数不清，泛泛无根	三阳热极，阴液枯竭

细目六　诊小儿脉

要点一　小儿正常脉象的特点

由于小儿脏腑娇嫩，形气未充，且又生机旺盛，发育迅速，故正常小儿的平和脉象，较成人脉软而速，年龄越小，脉搏越快。若按成人正常呼吸定息，2～3岁的小儿，脉动6～7次为常脉，约每分钟脉跳100～120次；5～10岁的小儿，脉动6次为常脉，约每分钟脉跳100次左右，4～5至为迟脉。

要点二　常见小儿病脉的临床意义

由于小儿疾病一般都比较单纯，故其病脉也不似成人那么复杂。主要以脉的浮、沉、迟、数辨病证的表、里、寒、热，以脉的有力、无力定病证的虚、实。

1. 浮脉多见于表证，浮而有力为表实，浮而无力为表虚。
2. 沉脉多见于里证，沉而有力为里实，沉而无力为里虚。
3. 迟脉多见于寒证，迟而有力为实寒，迟而无力为虚寒。

4. 数脉多见于热证，浮数为表热，沉数为里热，数而有力为实热，数而无力为虚热。

（陆小左 魏红）

第六单元 按诊

按诊是医生用手直接触摸或按压病人的某些部位，以了解局部冷热、润燥、软硬、压痛、肿块或其他异常变化，从而推断疾病部位、性质和病情轻重等情况的一种诊断方法。

细目一 按诊的方法与意义

要点一 按诊的手法

按诊的手法主要有触、摸、按、叩四法。

1. 触法

医生将自然并拢的第2、3、4、5手指掌面或全手掌轻轻接触或轻柔地进行滑动触摸病人局部皮肤，以了解肌肤的凉热、润燥等情况，用于分辨病属外感还是内伤，是否汗出，以及阳气津血的盈亏。

2. 摸法

医生用指掌稍用力寻抚局部，如胸腹、腧穴、肿胀部位等，探明局部的感觉情况，如有无疼痛和肿物、肿胀部位的范围及肿胀程度等，以辨别病位及病性的虚实。

3. 按法

医生以重手按压或推寻局部，如胸腹部或某一肿胀或肿瘤部位，了解深部有无压痛或肿块，肿块的形态、大小，质地的软硬、光滑度，活动程度等，以辨脏腑虚实和邪气的痼结情况。

4. 叩法

医生用手叩击病人身体某部，使之震动而产生叩击音、波动感或震动感，以此确定病变的性质和程度的一种检查方法。叩击法有直接叩击法和间接叩击法两种。

（1）直接叩击法

医生用中指指尖或并拢的第2、3、4、5指的掌面轻轻地直接叩击或拍打按诊部位，通过听音响和叩击手指的感觉来判断病变部位的情况。

（2）间接叩击法

有拳掌叩击法和指指叩击法。

①拳掌叩击法：医生用左手掌平贴在病人的诊察部位，右手握成空拳叩击左手背，边叩边询问患者叩击部位的感觉，有无局部疼痛，医生根据病人感觉以及左手震动感，以推测病变部位、性质和程度。临床常用以诊察腹部和腰部疾病。

②指指叩击法：医生用左手中指第2指节紧贴病体需诊察的部位，其他手指稍微抬起，勿与体表接触，右手指自然弯曲，第2、4、5指微翘起，以中指指端叩击左手中指第

2 指节前端，叩击方向应与叩击部位垂直，叩时应用腕关节与掌指关节活动之力，指力要均匀适中，叩击动作要灵活、短促、富有弹性，叩击后右手中指应立即抬起，以免影响音响。此法病人可采取坐位或仰卧位，常用于对胸背腹及肋间的诊察，如两肋叩击音实而浊，多为悬饮之表现。

要点二　按诊的意义

按诊是切诊的重要组成部分，是诊法中不容忽视的一环。按诊不仅可以进一步确定望诊之所见，补充望诊之不足，而且亦可为问诊提示重点。

按诊对脘腹部疾病的诊断有着更为重要的作用，例如肠痈、癥瘕（肿瘤、肥气、肝积、肠覃、石瘕之类）等，通过按诊可以进一步探明疾病的部位、性质和程度，使其表现客观化，是临床诊断疾病不可缺少的一环。通过按压病人的有关部位，用以了解病变的寒热、虚实变化，以资助辨证诊断。

按诊简便易行，无创伤，无痛苦，在医学非常发达的今天仍不失它的实用价值。

细目二　按诊的内容

要点一　按虚里的内容及临床意义

1. 虚里的部位

虚里即心尖搏动处，位于左乳下第 4 ~ 5 肋间，乳头下稍内侧，当心脏收缩时，心尖向胸壁冲击而引起的局部胸壁的向外搏动，可用手指指尖触到。

2. 正常表现

虚里为诸脉之所宗。虚里按之应手，动而不紧，缓而不怠，动气聚而不散，节律清晰一致，一息 4 ~ 5 至，是心气充盛，宗气积于胸中的正常征象。

3. 按虚里的病理表现与临床意义

（1）虚里按之，其动微弱者为不及，是宗气内虚之征，或为饮停心包之支饮。

（2）搏动迟弱，或久病体虚而动数者，多为心阳不足。

（3）按之弹手，洪大而搏，或绝而不应者，是心肺气绝，属于危候。

（4）孕妇胎前产后，虚里动高者为恶候。

（5）虚损劳瘵之病，虚里日渐动高者为病进。

（6）虚里搏动数急而时有一止，为宗气不守。

（7）胸高而喘，虚里搏动散漫而数者，为心肺气绝之兆。

（8）虚里动高，聚而不散者，为热甚，多见于外感热邪、小儿食滞或痘疹将发之时。

（9）因惊恐、大怒或剧烈运动后，虚里动高，片刻之后即能平复如常不属病态；肥胖之人因胸壁较厚，虚里搏动不明显，亦属生理现象。

要点二　按脘腹的内容及临床意义

1. 按脘腹的凉热

（1）腹部按之肌肤凉而喜温者，属寒证。

（2）腹部按之肌肤灼热而喜凉者，属热证。

（3）按诊腹部皮肤温凉，对判断真热假寒证有非常重要的意义，无论患者四肢温凉与否，只要胸腹灼热，就基本可以断定疾病的实热本质。

2. 按腹部的紧张度

（1）正常人腹壁按之柔软，张力适度。

（2）全腹紧张度降低，触之松软无力，多见于久病重病之人，精气耗损，气血亏虚以及体弱年老之人和经产妇等。

（3）若全腹紧张度消失，多见于痿病和脊髓受损而导致腹肌瘫痪等。

（4）全腹高度紧张，状如硬板，常因急性胃肠穿孔或脏器破裂引起。

（5）右下腹紧张，多见于肠痈患者。

（6）湿热蕴结胆腑，胆汁淤滞者，可见右上腹紧张。

3. 腹满的虚实鉴别

（1）脘腹部按之手下饱满充实而有弹性、有压痛者，多为实满。

（2）若脘腹部虽然膨满，但按之手下虚软而缺乏弹性，无压痛者，多属虚满。

（3）脘腹部按之有形而胀痛，推之辘辘有声音，为胃中有水饮。

4. 鼓胀的鉴别

（1）腹部高度胀大，如鼓之状者，称为鼓胀。

（2）鉴别鼓胀类别时，医生两手分置于腹部两侧相对位置，一手轻轻叩拍腹壁，另一手则有波动感，按之如囊裹水者，为水鼓。

（3）一手轻轻叩拍腹壁，另一手无波动感，以手叩击如击鼓之膨膨然者，为气鼓。

（4）肥胖之人腹大如鼓，按之柔软，无脐突，无病证表现者，不属病态。

5.　瘕积聚的鉴别

（1）凡肿块推之不移，肿块痛有定处者，为癥积，病属血分。

（2）肿块推之可移，或痛无定处，聚散不定者，为瘕聚，病属气分。

（3）肿块大者为病深；形状不规则，表面不光滑者为病重。

（4）坚硬如实者为恶候。

（5）腹中结块，按之起伏聚散，往来不定，或按之形如条索状，久按转移不定，或按之手下如蚯蚓蠕动者，多为虫积。

（6）小腹部触及肿物，若触之有弹性，不能被推移，呈横置的椭圆或球形，按压时有压痛，有尿意，排空尿后肿物消失者，多系因积尿所致而胀大的膀胱。

（7）排空尿后小腹肿物不消，若系妇女停经后者，多为怀孕而胀大的胞宫；否则可能是石瘕等胞宫或膀胱的肿瘤。

6. 腹痛的虚实鉴别

（1）腹痛喜按，按之痛减，腹壁柔软者，多为虚证，常见的有脾胃气虚等。

（2）腹痛拒按，按之痛甚，并伴有腹部硬满者，多为实证，如饮食积滞、胃肠积热之阳明腑实、瘀血肿块等。

（3）局部肿胀拒按者，多为内痈。

（4）按之疼痛，固定不移，多为内有瘀血。

（5）按之胀痛，病处按此联彼者，为病在气分，多为气滞气闭。

7. 腹部压痛

（1）右季肋部压痛，见于肝、胆、右肾和升结肠的病变。

（2）上腹部压痛，见于肝、胆、胃、胰和横结肠病变。

（3）左季肋部压痛，见于脾、左肾、降结肠等病变。

（4）右腰部压痛，多见于肾和升结肠病变。

（5）脐部压痛，见于小肠、横结肠、输尿管病变。

（6）左腰部压痛，见于左肾、降结肠病变。

（7）下腹部压痛，常见于膀胱疾病、肠痈或女性生殖器官病变。

（8）左少腹作痛，按之累累有硬块者，多为肠中有宿粪。

（9）右少腹作痛而拒按，或出现"反跳痛"（按之局部有压痛，若突然移去手指，腹部疼痛加剧），或按之有包块应手者，常见于肠痈等病。

（10）妇女妊娠3个月后，一般可以在其小腹部触及胀大的胞宫；妊娠5～6个月时，胞宫底约与脐平；妊娠7个月时，胞宫底在脐上3横指；妊娠9个月至足月时，胞宫底在剑突下2横指。

（11）妊娠后腹形明显大于正常，皮肤光亮，按之胀满者，多为胎水肿满。

（12）腹形明显小于正常，而胎儿尚存活者，多为胎萎不张。

（13）在吸气时能触到1/2以上的肾脏，即可以诊断为肾下垂。

（14）当触及肾脏肿大时，多提示肾痈、肾盂积水或肾脏肿瘤。

（15）肾水、肾痹、肾著、肾痨、肾石等肾病患者，有的可以在肾区（肋脊角处）出现不同程度的叩击痛。

要点三　按肌肤的内容及临床意义

1. 诊寒热

按肌肤的寒热可了解人体阴阳的盛衰、表里虚实和邪气的性质。

（1）肌肤寒冷、体温偏低者为阳气衰少。

（2）肌肤冷而大汗淋漓、面色苍白、脉微欲绝者为亡阳之征象。

（3）肌肤灼热，体温升高者为阳气盛，多为实热证。

（4）若汗出如油，四肢肌肤尚温而脉躁疾无力者，为亡阴之征。

（5）身灼热而肢厥为阳热内盛，格阴于外所致，属真热假寒证。

（6）外感病汗出热退身凉，为表邪已解。

（7）皮肤无汗而灼热者，为热甚。

（8）身热初按热甚，久按热反转轻者为热在表；久按其热反甚者为热在里。

（9）肌肤初扪之不觉很热，但扪之稍久即感灼手者，称身热不扬。常兼头身困重，脘痞、苔腻等症。主湿热蕴结证。

（10）局部病变通过按肌肤之寒热可辨证之阴阳。皮肤不热，红肿不明显者，多为阴证；皮肤灼热而红肿疼痛者，多为阳证。

2. 诊润燥滑涩

通过触摸患者皮肤的滑润和燥涩，可以了解汗出与否及气血津液的盈亏情况。

（1）皮肤干燥者，尚未出汗。

（2）干瘪者，为津液不足。

（3）湿润者，身已出汗。

（4）肌肤滑润者，为气血充盛。

（5）肌肤枯涩者，为气血不足。

（6）新病皮肤多滑润而有光泽，为气血未伤之表现。

（7）久病肌肤枯涩者，为气血两伤；肌肤甲错者，多为血虚失荣或瘀血所致。

3. 诊疼痛

通过触摸肌肤疼痛的程度，可以分辨疾病的虚实。

（1）肌肤濡软，按之痛减者，为虚证。

（2）硬痛拒按者，为实证。

（3）轻按即痛者，病在表浅。

（4）重按方痛者，病在深部。

4. 诊肿胀

（1）按之凹陷，举手不能即起者，为水肿。

（2）按之凹陷，举手即起者，为气肿。

5. 诊疮疡

触按疮疡局部的凉热、软硬，来判断证之阴阳寒热。

（1）肿硬不热者，属寒证。

（2）肿处烙手而压痛者，属热证。

（3）根盘平塌漫肿者，属虚证。

（4）根盘收束而隆起者，属实证。

（5）患处坚硬多无脓；边硬顶软的已成脓。

6. 诊尺肤

即触摸从肘部内侧至掌后横纹处之间的皮肤。根据其缓急、滑涩、寒热的情况，来判断疾病的性质。

（1）尺肤热甚，其脉象洪滑数盛者，多为温热证。

（2）尺肤凉，而脉象细小者，多为泄泻、少气。

（3）按尺肤窅而不起者，多为风水。

（4）尺肤粗糙如枯鱼之鳞者，多为精血不足，或脾阳虚衰、水饮不化之痰饮病。

要点四　按手足的内容及临床意义

诊手足寒温，对判断阳气存亡，推测疾病预后，具有重要意义。

1. 阳虚之证，四肢犹温，为阳气尚存；若四肢厥冷，多病情深重。

2. 手足俱冷者，为阳虚寒盛，属寒证。

3. 手足俱热者，多为阳盛热炽，属热证。

4. 热证见手足热者，属顺候；热证反见手足逆冷者，属逆候。

5. 手足心与手足背比较，若手足背热甚者，多为外感发热；手足心热甚者，多为内伤发热。

6. 手心热与额上热比较，若额上热甚于手心热者为表热；手心热甚于额上热者为里热。

要点五　按腧穴的内容及临床意义

按腧穴是按压身体的某些特定穴位，通过穴位的变化和反应来判断内脏某些疾病的方法。腧穴是脏腑经络之气转输之处，是内脏病变反映于体表的反应点。

1. 按腧穴的方法

按腧穴可据按诊需要，取坐位或卧（仰卧、俯卧、侧卧）位，医生用单手或双手的食指或拇指按压腧穴，若有结节或条索状物时，手指应在穴位处滑动按寻，进一步了解指下物的形态、大小、软硬程度、活动情况等。

按腧穴要注意发现穴位上是否有结节或条索状物，有无压痛或其他敏感反应，然后结合望、闻、问诊所得的资料综合分析，以判断疾病。

2. 按腧穴的临床表现

正常腧穴按压时有酸胀感，无压痛，无结节或条索状物，无异常感觉和反应。腧穴的病理反应，则有明显压痛，或有结节，或有条索状物，或其他敏感反应等。

3. 诊断脏腑病变的常用腧穴

（1）肺病：中府、肺俞、太渊。

（2）心病：巨阙、膻中、大陵。

（3）肝病：期门、肝俞、太冲。

（4）脾病：章门、太白、脾俞。

（5）肾病：气海、太溪。

（6）大肠病：天枢、大肠俞。

（7）小肠病：关元。

（8）胆病：日月、胆俞。

（9）胃病：胃俞、足三里。

（10）膀胱病：中极。

4. 诊断疾病的特定穴位

（1）天枢：急泻、久泻、大瘕泻。

（2）定志：痫病。

（3）肾俞、环跳：腰痹、偏痹。

（4）生殖点、肾俞：精癃、精浊。

（5）大肠俞、孔最：痔疾、脾约。

（6）阑尾穴（上巨虚穴下1～2寸处）：肠痈。
（7）大杼、天宗：项痹。
（8）肩俞、天宗：肩痹。
（9）胆囊点：胆瘅、胆胀。
（10）肺俞、中府：肺病。
（11）肝俞、期门：肝病。

（陆小左　魏红）

第七单元　八纲辨证

八纲：指表、里、寒、热、虚、实、阴、阳八个纲领。

根据病情资料，运用八纲进行分析综合，从而辨别疾病现阶段病变部位的浅深、病情性质的寒热、邪正斗争的盛衰和病证类别的阴阳，以作为辨证纲领的方法，称为八纲辨证。

细目一　八纲基本证候

要点一　表里证候的临床表现及鉴别要点

表证指六淫、疫疠等邪气，经皮毛、口鼻侵入机体的初期阶段，正（卫）气抗邪于肌表浅层，以新起恶寒发热为主要表现的轻浅证候。

里证指病变部位在内，脏腑、气血、骨髓等受病所反映的证候。

1. 表证与里证的临床表现

（1）表证的临床表现

表证常见的临床表现有新起恶风寒，或恶寒发热，头身疼痛，喷嚏，鼻塞，流涕，咽喉痒痛，微有咳嗽、气喘，舌淡红，苔薄，脉浮。

表证是正气抗邪于外的表现，一般以新起恶寒，或恶寒发热并见，脉浮，内部脏腑的症状不明显为共同特征。多见于外感病初期，具有起病急、病位浅、病程短的特点。

（2）里证的临床表现

里证的范围极为广泛，其临床表现多种多样，概而言之，凡非表证（及半表半里证）的特定证候，一般都属里证的范畴，即所谓“非表即里”。其证候特征是无新起恶寒发热并见，以脏腑症状为主要表现。

里证可见于外感疾病的中、后期阶段，或为内伤疾病。不同的里证，可表现为不同的证候，故很难用几个症状全面概括，但其基本特征是一般病情较重，病位较深，病程较长。

2. 表证与里证的鉴别要点

表证和里证的辨别，主要审察寒热症状，内脏证候是否突出，舌象、脉象等的变化。《医学心悟·寒热虚实表里阴阳辨》说：“一病之表里，全在发热与潮热，恶寒与恶热，头痛与腹痛，鼻塞与口燥，舌苔之有无，脉之浮沉以分之。假如发热恶寒，头痛鼻塞，舌上无苔（或作薄白），脉息浮，此表也；如潮热恶热，腹痛口燥，舌苔黄黑，脉息沉，此里也。”可作为辨别表里证的参考。

（1）外感病中，发热恶寒同时并见者属表证；但热不寒或但寒不热者属里证；寒热往来者属半表半里证。

（2）表证以头身疼痛，鼻塞或喷嚏等为常见症状，内脏证候不明显；里证以内脏证候如咳喘、心悸、腹痛、呕泻之类的表现为主症，鼻塞、头身痛等非其常见症状；半表半里证则有胸胁苦满等特有表现。

（3）表证及半表半里证的舌苔变化不明显，里证舌苔多有变化；表证多见浮脉，里证多见沉脉或其他多种脉象。

（4）辨表里证尚应参考起病的缓急、病情的轻重、病程的长短等。

要点二　寒热证候的临床表现及鉴别要点

寒证指感受寒邪，或阳虚阴盛，导致机体功能活动衰退所表现的具有冷、凉特点的证候。

热证指感受热邪，或脏腑阳气亢盛，或阴虚阳亢，导致机体机能活动亢进所表现的具有温、热特点的证候。

1. 寒证与热证的临床表现

（1）寒证的临床表现

寒证常见的临床表现有恶寒，畏寒，冷痛，喜暖，口淡不渴，肢冷蜷卧，痰、涎、涕清稀，小便清长，大便稀溏，面色白，舌淡，苔白而润，脉紧或迟等。

（2）热证的临床表现

热证常见的临床表现有发热，恶热喜冷，口渴欲饮，面赤，烦躁不宁，痰、涕黄稠，小便短黄，大便干结，舌红，苔黄燥少津，脉数等。

2. 寒证与热证的鉴别要点

寒证与热证的鉴别，应对疾病的全部表现进行综合观察，尤其是恶寒发热、对寒热的喜恶、口渴与否、面色的赤白、四肢的温凉、二便、舌象、脉象等，是辨别寒证与热证的重要依据。《医学心悟·寒热虚实表里阴阳辨》说：“一病之寒热，全在口渴与不渴，渴而消水与不消水，饮食喜热与喜冷，烦躁厥逆，溺之长短赤白，便之溏结，脉之迟数以分之。假如口渴而能消水，喜冷饮食，烦躁，溺短赤，便结，脉数，此热也；假如口不渴，或假渴而不能消水，喜饮热汤，手足厥冷，溺清长，便溏，脉迟，此寒也。”可作为辨别寒热证的参考。

寒证与热证的鉴别

	寒证	热证
寒热喜恶	恶寒喜温	恶热喜凉
口渴	不渴	渴喜冷饮
面色	白	红

续表

	寒证	热证
四肢	冷	热
大便	稀溏	秘结
小便	清长	短赤
舌象	舌淡苔白润	舌红苔黄
脉象	迟或紧	数

要点三　虚实证候的临床表现及鉴别要点

虚证指人体阴阳、气血、津液、精髓等正气亏虚，而邪气不著，表现为不足、松弛、衰退特征的各种证候。

实证指人体感受外邪，或疾病过程中阴阳气血失调，体内病理产物蓄积，以邪气盛、正气不虚为基本病理，表现为有余、亢盛、停聚特征的各种证候。

1. 虚证与实证的临床表现

（1）虚证的临床表现

一般久病、势缓者多虚证，耗损过多者多虚证，体质素弱者多虚证。由于各种虚证的表现极不一致，各脏腑虚证的表现更是各不相同，所以很难用几个症状全面概括。

（2）实证的临床表现

一般新起、暴病者多实证，病情急剧者多实证，体质壮实者多实证。由于感受邪气的性质及致病特点的差异，以及病邪侵袭、停积部位的不同，实证的证候表现各不相同，所以很难以哪几个症状作为实证的代表。

2. 虚证与实证的鉴别要点

虚实证候主要可从病程、病势、体质、症状、舌脉等方面加以鉴别。

虚证与实证的鉴别

	虚　证	实　证
病程	长（久病）	短（新病）
体质	多虚弱	多壮实
精神	萎靡	兴奋
声息	声低息微	声高气粗
疼痛	喜按	拒按
胸腹胀满	按之不痛，胀满时减	按之疼痛，胀满不减
发热	五心烦热，午后微热	蒸蒸壮热
恶寒	畏寒，得衣近火则减	恶寒，添衣加被不减
舌象	质嫩，苔少或无苔	质老，苔厚腻
脉象	无力	有力

要点四　阴阳证候的临床表现及鉴别要点

阴证凡见抑制、沉静、衰退、晦暗等表现的里证、寒证、虚证，以及症状表现于内的、向下的、不易发现的，或病邪性质为阴邪致病、病情变化较慢等，均属阴证范畴。

阳证凡见兴奋、躁动、亢进、明亮等表现的表证、热证、实证，以及症状表现于外的、向上的、容易发现的，或病邪性质为阳邪致病、病情变化较快等，均属阳证范畴。

1. 阴证与阳证的临床表现

（1）阴证的临床表现

阴证的特征性表现有：面色苍白或暗淡，精神萎靡，身重蜷卧，畏冷肢凉，倦怠无力，语声低怯，纳差，口淡不渴，小便清长或短少，大便溏泻气腥，舌淡胖嫩，脉沉迟、微弱、细。

（2）阳证的临床表现

阳证的特征性表现有：面色赤，恶寒发热，肌肤灼热，烦躁不安，语声高亢，呼吸气粗，喘促痰鸣，口干渴饮，小便短赤涩痛，大便秘结奇臭，舌红绛，苔黄黑生芒刺，脉浮数、洪大、滑实。

2. 阴证与阳证的鉴别要点

阴证与阳证的鉴别，其要点可见于表里、寒热、虚实证候的鉴别之中，亦可从四诊角度进行对照鉴别。

阴证与阳证的鉴别

四诊	阴　证	阳　证
问	恶寒畏冷，喜温，食少乏味，不渴或喜热饮，小便清长或短少，大便溏泻气腥	身热，恶热，喜凉，恶食，心烦，口干渴引饮，小便短赤涩痛，大便干硬，或秘结不通，或有奇臭
望	面色苍白或暗淡，身重蜷卧，倦怠无力，精神萎靡，舌淡胖嫩，舌苔润滑	面色潮红或通红，狂躁不安，口唇燥裂，舌红绛，苔黄燥或黑而生芒刺
闻	语声低微，静而少言，呼吸怯弱，气短	语声壮厉，烦而多言，呼吸气粗，喘促痰鸣
切	腹痛喜按，肢凉，脉沉、细、迟、无力等	腹痛拒按，肌肤灼热，脉浮、洪、数、大、滑、有力等

细目二　八纲证候间的关系

八纲证候间的关系，主要可归纳为证候相兼、证候错杂、证候转化、证候真假四个方面。

要点一　证候相兼的内容

广义的证候相兼，指各种证候的相兼存在。本处所指为狭义的证候相兼，即在疾病某一阶段，其病位无论是在表还是在里，在病情性质上没有寒与热、虚与实等相反的证候存在。

临床常见的八纲相兼证候有表实寒证、表实热证、里实寒证、里实热证、里虚寒证、里虚热证等，其临床表现一般是有关纲领证候的相加。如恶寒重发热轻，头身疼痛，无汗，脉浮紧等，为表实寒证；五心烦热，盗汗，口咽干燥，颧红，舌红少津，脉细数等，为里虚热证。

所谓表虚，主要是指卫表（阳）不固证（偏于虚寒），然而以往常将表证有汗出者，称之为“表虚”，表证无汗者，称之为“表实”，其实表证的有无汗出，只是在外邪的作用下，毛窍的闭与未闭，是邪正相争的不同反应，毛窍未闭、肌表疏松而有汗出，不等于疾病的本质属虚。

要点二　证候错杂的内容

证候错杂指疾病的某一阶段，不仅表现为病位的表里同时受病，而且呈现寒、热、虚、实性质相反的证候。

八纲中表里寒热虚实的错杂关系，可以表现为表里同病、寒热错杂、虚实夹杂，临床辨证应对其进行综合分析。证候间的错杂关系有四种情况：第一类是表里同病而寒热虚实性质并无矛盾，如表里实寒证；第二类是表里同病，寒热性质相同，但虚实性质相反的证候，如表实寒里虚寒证；第三类是表里同病，虚实性质相同，但寒热性质相反的证候，如表实寒里实热证，即“寒包火”证；第四类是表里同病，而寒与热、虚与实的性质均相反的证候，临床上除可有表实寒里虚热证外，其余组合则极少见到。

要点三　证候转化的内容

证候转化指疾病在其发展变化过程中，其病位、病性，或邪正盛衰的状态发生变化，由一种证候转化为对立的另一种证候。证候的转化包括表里出入、寒热转化、虚实转化。

1. 表里出入

表里出入是指病情表与里的相互转化，或病情由表入里而转化为里证，或病邪由里出表而有出路。一般而言，这种病位上的变化，由表入里多提示病情转重，由里出表多预示病情减轻。掌握病势的表里出入变化，对于预测疾病的发展与转归，及时改变治法，及时截断、扭转病势，或因势利导，均具有重要意义。

（1）由表入里：指证候由表证转化为里证，即表证入里。表明病情由浅入深，病势发展。

（2）由里出表：指在里的病邪有向外透达所表现的证候。表明邪有出路，病情有向愈的趋势。

2. 寒热转化

指疾病的寒热性质发生相反的转变。寒证化热示阳气旺盛，热证转寒示阳气衰惫。

（1）寒证化热：指原为寒证，后出现热证，而寒证随之消失。

寒证化热常见于外感寒邪未及时发散，而机体阳气偏盛，阳热内郁到一定程度，寒邪化热，形成热证；或是寒湿之邪郁遏，而机体阳气不衰，由寒而化热；或因使用温燥之品太过，亦可使寒证转化为热证。如寒湿痹病，初为关节冷痛、重着、麻木，病程日久，或过服温燥药物，而变成患处红肿灼痛；哮病因寒引发，痰白稀薄，久之见舌红苔黄，痰黄而稠；痰湿凝聚的阴疽冷疮，其形漫肿无头、皮色不变，以后转为红肿热痛而成脓等，均属寒证转化为热证。

（2）热证转寒：指原为热证，后出现寒证，而热证随之消失。

热证转寒常见于邪热毒气严重的情况之下，或因失治、误治，以致邪气过盛，耗伤正气，正不胜邪，机能衰败，阳气耗散，故而转为虚寒证，甚至出现亡阳的证候。如疫毒痢初期，高热烦渴，舌红脉数，泻利不止，若急骤出现四肢厥冷、面色苍白、脉微，或病程日久，进而表现出畏冷肢凉，面白舌淡，皆是由热证转化为寒证。

3. 虚实转化

指疾病的虚实性质发生相反的转变。提示邪与正之间的盛衰关系出现了本质性的变化。实证转虚为疾病的一般规律；虚证转实常常是证候的虚实夹杂。

（1）实证转虚：指原先表现为实证，后来表现为虚证。提示病情发展。

实证转虚，是邪正斗争的趋势，或是正气胜邪而向愈，或是正不胜邪而迁延，故病情日久，或失治误治，正气伤而不足以御邪，皆可形成实证转化为虚证。如本为咳嗽吐痰、息粗而喘、苔腻脉滑，久之见气短而喘、声低懒言、面白、舌淡、脉弱；或初期见高热、口渴、汗多、脉洪数，后期见神疲嗜睡、食少、咽干、舌嫩红无苔、脉细数等，均是邪虽去而正已伤，由实证转化为虚证。

（2）虚证转实：指正气不足，脏腑功能衰退，组织失却濡润充养，或气机运化迟钝，以致气血阻滞，病理产物蓄积，邪实上升为矛盾的主要方面，而表现以实为主的证候。

虚证转实，实际上是因虚而致实，故并非病势向好的方向转变，而是提示病情发展。如心阳气虚日久，温煦无能，推运无力，则可血行迟缓而成瘀，在原有心悸、气短、脉弱等心气虚证的基础上，而后出现心胸绞痛、唇舌紫暗、脉涩等症，则是心血瘀阻证，血瘀之实已超过心气之虚，可视作虚证转实。

要点四　证候真假的内容及鉴别

某些疾病在病情的危重阶段，可以出现一些与疾病本质相反的“假象”，掩盖着病情的真象。所谓“真”，是指与疾病内在本质相符的证候；所谓“假”，是指疾病表现出某些不符合常规认识的假象，即与病理本质所反映的常规证候不相应的某些表现。证候真假的内容主要包括寒热真假与虚实真假。其鉴别主要指真寒假热与真热假寒的鉴别以及真虚假实与真实假虚的鉴别。

1. 寒热真假的内容

当病情发展到寒极或热极的时候，有时会出现一些与其寒、热本质相反的“假象”症状或体征，即所谓真寒假热、真热假寒。

（1）真热假寒

指内有真热而外见某些假寒的“热极似寒”证候。其临床表现有四肢凉甚至厥冷，神志昏沉，面色紫暗，脉沉迟；身热，胸腹灼热，口鼻气灼，口臭息粗，口渴引饮，小便短黄，舌红苔黄而干，脉有力。

由于邪热内盛，阳气郁闭于内而不能布达于外，故可表现出四肢凉甚至厥冷、脉沉迟等类似阴证的假寒现象；邪热内闭，气血不畅，故见神志昏沉、面色紫暗；热邪内蕴，伤津耗液，故见身热、胸腹灼热、口鼻气灼、口臭息粗、口渴引饮、小便短黄、舌红苔黄而干、脉有力等实热证的表现。

真热假寒证常有热深厥亦深的特点，故可称作热极肢厥证，古代亦有称阳盛格阴证者。

（2）真寒假热

指内有真寒而外见某些假热的“寒极似热”证候。其临床表现有自觉发热，欲脱衣揭被，触之胸腹无灼热，下肢厥冷；面色浮红如妆，非满面通红；神志躁扰不宁，疲乏无力；口渴但不欲饮；咽痛而不红肿；脉浮大或数，按之无力；便秘而便质不燥，或下利清谷；小便清长，或尿少浮肿，舌淡，苔白。

由于阳气虚衰，阴寒内盛，逼迫虚阳浮游于上、格越于外，故可表现为自觉发热，欲脱衣揭被，面色浮红如妆，躁扰不宁，口渴咽痛，脉浮大或数等颇似阳热证的表现。但因其本质为阳气虚衰，肢体失其温煦，水液不得输布、气化，故触之胸腹必然无灼热，且下肢厥冷，口渴而不欲饮，咽部不红肿，面色亦不会满面通红，并见疲乏无力，小便清长，或尿少而浮肿，便质不燥，甚至下利清谷，脉按之无力，舌淡，苔白等里虚寒的证候，故可知其所现“热”症为假象。

真寒假热的实际是阳虚阴盛而阳气浮越，故又称虚阳浮越证，古代亦有称阴盛格阳证、戴阳证者。

2. 寒热真假的鉴别

辨别寒热证候的真假，应以表现于内部、中心的症状为准、为真，肢末、外部的症状是现象，可能为假象，故胸腹的冷热是辨别寒热真假的关键，胸腹灼热者为热证，胸腹部冷而不灼热者为寒证。

对于寒热真假的辨别，《温疫论·论阳证似阴》指出：“捷要辨法，凡阳证似阴，外寒而内必热，故小便血赤；凡阴证似阳者，格阳之证也，上（外）热下（内）寒，故小便清白。但以小便赤白为据，以此推之，万不失一。”确为经验之谈。

3. 虚实真假的内容

虚证与实证，都有真假疑似的情况。《内经知要》所谓“至虚有盛候”、“大实有羸状”，就是指证候的虚实真假。

（1）真实假虚

指本质为实证，反见某些虚羸现象的证候。其临床表现可有神情默默，倦怠懒言，身体羸瘦，脉象沉细等表现。但虽默默不语却语时声高气粗；虽倦怠乏力却动之觉舒；肢体羸瘦而腹部硬满拒按；脉沉细而按之有力。

由于热结肠胃、痰食壅积、湿热内蕴、瘀血停蓄等，邪气大积大聚，以致经脉阻滞，气血不能畅达，因而表现出神情默默、倦怠懒言、身体羸瘦、脉象沉细等类似虚证的假象。但病变的本质属实，故虽默默不语却语时声高气粗，虽倦怠乏力却动之觉舒，虽肢体羸瘦而腹部硬满拒按，脉虽沉细却按之有力。因此，《顾氏医镜》云：“聚积在中，按之则痛，色红气粗，脉来有力，实也；甚则默默不欲语，肢体不欲动，或眩晕昏花，或泄泻不实，是大实有羸状。”

（2）真虚假实

指本质为虚证，反见某些盛实现象的证候。其临床表现可有腹部胀满，呼吸喘促，或二便闭涩，脉数等表现。但腹虽胀满而有时缓解，或触之腹内无肿块而喜按；虽喘促但气短息弱；虽大便闭塞而腹部不甚硬满；虽小便不利但无舌红口渴等症。并有神疲乏力，面色萎黄或淡白，舌淡胖嫩，脉虚弱等症。

真虚假实多为脏腑虚衰，气血不足，运化无力，气机不畅，故可出现腹部胀满、呼吸喘促、二便闭塞等类似实证的假象。但其本质属虚，故腹部胀满而有时缓解，或内无肿块而喜按，可知并非实邪内积，而是脾虚不运所致；喘促而气短息弱，可知并非邪气壅滞、肺失宣降，而是肺肾气虚、摄纳无权之故；大便闭塞而腹部不甚硬满，系阳气失其温运之能而腑气不行的表现；阳气亏虚而不能气化水液，或肾关开阖不利，可表现为小便不通；神疲乏力，面色萎黄或淡白，舌淡胖嫩，脉虚弱，更是正气亏虚的本质表现。因此，《顾氏医镜》云："心下痞痛，按之则止，色悴声短，脉来无力，虚也；甚则胀极而不得食，气不舒，便不利，是至虚有盛候。"

4. 虚实真假的鉴别

虚实真假的辨别，关键在于脉象的有力无力、有神无神，其中尤以沉取之象为真谛；其次是舌质的嫩胖与苍老，言语呼吸的高亢粗壮与低怯微弱；病人的体质状况、病之新久、治疗经过等，也是辨析的依据。

（陆小左　魏红）

第八单元　病性辨证

细目一　六淫辨证

要点　风淫证候、寒淫证候、暑淫证候、湿淫证候、燥淫证候、火淫证候的临床表现及意义

1. 风淫证

风淫证指风邪侵袭人体肌表、经络，卫外功能失常，表现出符合"风"性特征的证候。

（1）临床表现

恶风寒，微发热，汗出，苔薄白，脉浮缓。或有鼻塞、流清涕、喷嚏；或伴咽喉痒痛、咳嗽；或为突发皮肤瘙痒、丘疹；或为突发肌肤麻木、口眼㖞斜；或肢关节游走作痛；或新起面睑、肢体浮肿等。

（2）意义

风为阳邪，其性开泄，易袭阳位，善行而数变，常兼夹其他邪气为患。故风淫证具有发病迅速，变化快，游走不定的特点。由于风邪侵袭的部位及兼夹的邪气不同，风淫证常见风邪袭表、风邪犯肺、风客肌肤、风中经络、风毒窜络、风胜行痹、风水相搏证等。

风邪袭表，肺卫失调，腠理疏松，卫气不固，则具有恶寒发热、脉浮等表证的特征症状，并以汗出、恶风、脉浮缓为特点，是为风邪袭表证；外邪易从肺系而入，风邪侵袭肺系，肺气失宣，鼻窍不利，则见咳嗽、咽喉痒痛、鼻塞、流清涕或喷嚏等症，而为风邪犯肺证。

风邪侵袭肌腠，邪气与卫气搏击于肌表，则见皮肤瘙痒、丘疹，从而形成风客肌肤证。风邪或风毒侵袭经络、肌肤，经气阻滞，肌肤麻痹，则可出现肌肤麻木、口眼㖞斜等症，是为风邪中络证。风与寒湿合邪，侵袭筋骨关节，阻痹经络，则见肢体关节游走疼痛，从而形成风胜行痹证。风邪侵犯肺卫，宣降失常，通调水道失职，则见突起面睑、肢体浮肿，是为风水相搏证。

2. 寒淫证

寒淫证指寒邪侵袭机体，阳气被遏，以恶寒甚、无汗、头身或胸腹疼痛、苔白、脉弦紧等为主要表现的实寒证候。

（1）临床表现

恶寒重，或伴发热，无汗，头身疼痛，鼻塞或流清涕，脉浮紧。或见咳嗽、哮喘、咯稀白痰；或为脘腹疼痛、肠鸣腹泻、呕吐；或为肢体厥冷、局部拘急冷痛等；或口不渴，小便清长，面色白甚或青，舌苔白，脉弦紧或脉伏。

（2）意义

寒淫证主要是因感受阴寒之邪所致。寒为阴邪，具有凝滞、收引、易伤阳气的特性。寒淫证有伤寒证和中寒证之分，两者在病因、病位、证候表现、病机等方面有异有同。

伤寒证是指寒邪外袭于肌表，阻遏卫阳，阳气抗邪于外所表现的表实寒证，又称外寒证、表寒证、寒邪束表证、太阳表实证、太阳伤寒证等。寒邪袭表，郁闭肌肤，阳气失却温煦，故见恶寒、头身疼痛、无汗、苔白、脉浮紧等症。

中寒证是指寒邪直接内侵脏腑、气血，遏制及损伤阳气，阻滞脏腑气机和血液运行所表现的里实寒证，又称内寒证、里寒证等。寒邪客于不同脏腑，可有不同的证候特点：寒邪客肺，肺失宣降，故见咳嗽、哮喘、咯稀白痰等症；寒滞胃肠，使胃肠气机失常，运化不利，则见脘腹疼痛、肠鸣腹泻、呕吐等症。

寒邪常与风、湿、燥、痰、饮等邪共存，而表现为风寒证、寒湿证、凉燥证、寒痰证、寒饮证等。寒邪侵袭，常可形成寒凝气滞证、寒凝血瘀证，耗伤阳气则可演变成虚寒证，甚至导致亡阳。

3. 暑淫证

暑淫证指感受暑热之邪，耗气伤津，以发热口渴、神疲气短、心烦头晕、汗出、小便短黄、舌红苔黄干等为主要表现的证候。

（1）临床表现

发热恶热，汗出，口渴喜饮，气短，神疲，肢体困倦，小便短黄，舌红，苔白或黄，脉虚数。或发热，猝然昏倒，汗出不止，气喘，甚至昏迷、惊厥、抽搐等；或见高热，神昏，胸闷，腹痛，呕恶，无汗等。

（2）意义

本证因感受暑热之邪所致。暑为阳邪，具有暑性炎热升散，耗气伤津，易夹湿邪等致病特点。

由于暑性炎热升散，故见发热恶热，汗出多；暑邪耗气伤津，而见口渴喜饮，气短神疲，尿短黄等症；暑夹湿邪，阻碍气机，故见肢体困倦，苔白或黄；暑闭心神，引动肝风，则见神昏，甚至猝然昏倒、昏迷、惊厥、抽搐；暑闭气机，心胸气滞而见胸闷；脾胃运化失司，气机升降失调，则表现为腹痛、呕恶；肺气闭阻，玄府不通，则为无汗、气喘。

4. 湿淫证

湿淫证指感受外界湿邪，或体内水液运化失常而形成湿浊，阻遏气机与清阳，以身体困重、肢体酸痛、腹胀腹泻、纳呆、苔滑、脉濡等为主要表现的证候。

（1）临床表现

头昏沉如裹，嗜睡，身体困重，胸闷脘痞，口腻不渴，纳呆，恶心，肢体关节、肌肉酸痛，大便稀，小便混浊。或为局部渗漏湿液，或皮肤出现湿疹、瘙痒，妇女可见带下量多，面色晦垢，舌苔滑腻，脉濡缓或细等。

（2）意义

湿淫证既可因外湿侵袭，如淋雨下水、居处潮湿、冒受雾露等而形成，又可因脾失健运，水液不能正常输布而化为湿浊，或多食油腻、嗜酒饮冷等而湿浊内生所致。

湿为阴邪，具有阻遏气机，损伤阳气，黏滞缠绵，重浊趋下等致病特点。湿邪阻滞气机，困遏清阳，故湿淫证以困重、闷胀、酸楚、腻浊、脉濡缓或细等为证候特点。外湿、内湿在证候表现上，有一定的差异，外湿以肢体困重、酸痛为主，或见皮肤湿疹、瘙痒，或有恶寒微热，病位偏重于体表，是因湿郁于肌表，阻滞经气所致；内湿以脘腹痞胀、纳呆、恶心、便稀等为主，病位多偏重于内脏，是因湿邪阻滞气机，脾胃运化失调所致。

5. 燥淫证

燥淫证指外界气候干燥，耗伤津液，以皮肤、口鼻、咽喉干燥等为主要表现的证候。

（1）临床表现

皮肤干燥甚至皲裂、脱屑，口唇、鼻孔、咽喉干燥，口渴饮水，舌苔干燥，大便干燥，或见干咳少痰，痰黏难咯，小便短黄，脉象偏浮等。

燥邪具有干燥，伤津耗液，损伤肺脏等致病特点，有凉燥与温燥之分。除以上临床表现外，凉燥常有恶寒发热，无汗，头痛，脉浮缓或浮紧等表寒症状；温燥常见发热有汗，咽喉疼痛，心烦，舌红，脉浮数等表热症状。

（2）意义

燥淫证是秋天的常见证候，有明显的季节性。发于初秋气温者为温燥，发于深秋气凉者为凉燥。

燥邪侵袭，易伤津液，而与外界接触的皮肤、清窍和肺系首当其冲，所以燥淫证的证候主要表现为皮肤、口唇、鼻孔、咽喉、舌苔干燥，干咳少痰等症；大便干燥，小便短黄，口渴饮水，系津伤自救的表现。由于燥淫证主要是感受外界燥邪所致，所以除了“干燥”的证候以外，还有“表证”的一般表现，如轻度恶寒或发热、脉浮等。

6. 火热证

火热证指外感火热邪毒，阳热内盛，以发热、口渴、胸腹灼热、面红、便秘、尿黄、舌红苔黄而干、脉数或洪等为主要表现的证候。

(1) 临床表现

发热恶热，烦躁，口渴喜饮，汗多，大便秘结，小便短黄，面色赤，舌红或绛，苔黄干燥或灰黑，脉数有力（洪数、滑数、弦数等）。甚者或见神昏、谵语、惊厥、抽搐、吐血、衄血、痈肿疮疡等。

(2) 意义

本证多因外界阳热之邪侵袭，或过食辛辣燥热之品，或寒湿等邪气郁久化热，或情志过极而化火，脏腑气机过旺等所致。火为阳邪，具有炎上，耗气伤津，生风动血，易致肿疡等特性。

阳热之气过盛，火热燔灼急迫，气血沸涌，则见发热恶热，颜面色赤，舌红或绛，脉数有力；热扰心神，则见烦躁不安；邪热迫津外泄，则汗多；阳热之邪耗伤津液，则见口渴喜饮，大便秘结，小便短黄等。

由火热所导致的病理变化，最常见者为伤津耗液，甚至亡阴；火热迫血妄行可见各种出血；火热使局部气血壅聚，血肉腐败而形成痈肿脓疡；火热炽盛可致肝风内动，则见抽搐、惊厥；火热闭扰心神，则见神昏谵语等，其中不少为危重证候。

细目二 阴阳虚损辨证

要点一 阳虚证、阴虚证的临床表现及意义

1. 阳虚证

指体内阳气亏损，机体失却温养，推动、蒸腾、气化等作用减退，以畏冷肢凉为主要表现的虚寒证候。

(1) 临床表现

畏冷，肢凉，口淡不渴，或喜热饮，或自汗，小便清长或尿少不利，大便稀薄，面色白，舌淡胖，苔白滑，脉沉迟（或为细数）无力。可兼有神疲、乏力、气短等气虚的表现。

(2) 意义

本证多因久病损伤，阳气亏虚，或气虚进一步发展；久居寒凉之处，或过服寒凉清苦之品，阳气逐渐耗伤；年高而命门之火渐衰所致。

由于阳气亏虚，机体失却温煦，不能抵御阴寒之气，而寒从内生，故见畏冷肢凉等一派虚寒的证候；阳气不能蒸腾、气化水液，则见便溏、尿清或尿少不利、舌淡胖等症；阳虚水湿不化，则口淡不渴；阳虚不能温化和蒸腾津液上承，则可见渴喜热饮。

阳虚可见于许多脏器组织的病变，临床常见心阳虚证、脾阳虚证、胃阳虚证、肾阳虚证、胞宫（精室）虚寒证以及虚阳浮越证等，并表现有各自脏器的证候特征。

阳虚证易与气虚同存，即阳气亏虚证；阳虚则寒，必有寒象并易感寒邪；阳虚可发展演变成阴虚（即阴阳两虚）和亡阳；阳虚可导致气滞、血瘀、水泛，产生痰饮等病理变化。

2. 阴虚证

指体内阴液亏少而无以制阳，滋润、濡养等作用减退，以咽干、五心烦热、脉细数等

为主要表现的虚热证候。

（1）临床表现

形体消瘦，口燥咽干，两颧潮红，五心烦热，潮热，盗汗，小便短黄，大便干结，舌红少津或少苔，脉细数等。

（2）意义

本证多因热病之后，或杂病日久，伤耗阴液；情志过极，火邪内生，久而伤及阴精；房事不节，耗伤阴精；过服温燥之品，使阴液暗耗所致。

阴液亏少，则机体失却濡润滋养，同时由于阴不制阳，则阳热之气相对偏旺而生内热，故表现为一派虚热、干燥不润、虚火内扰的证候。

阴虚证可见于多个脏器组织的病变，常见肺阴虚证、心阴虚证、胃阴虚证、肝阴虚证、肾阴虚证等，并表现出各自脏器的证候特征。

阴虚可与气虚、血虚、阳虚、阳亢、精亏、津液亏虚以及燥邪等证候同时存在，或互为因果，表现为气阴亏虚证、阴血亏虚证、阴阳两虚证、阴虚阳亢证、阴精亏虚证、阴津（液）亏虚证、阴虚燥热证等。阴虚进而可发展成阳虚、亡阴，阴虚可导致动风、气滞、血瘀、水停等病理变化。

要点二　亡阳证、亡阴证的临床表现、鉴别要点及意义

1. 亡阳证

指体内阳气极度衰微而欲脱，以冷汗、肢厥、面白、脉微等为主要表现的危重证候。

（1）临床表现

冷汗淋漓，汗质稀淡，神情淡漠，肌肤不温，手足厥冷，呼吸气弱，面色苍白，舌淡而润，脉微欲绝等。

（2）意义

亡阳一般是在阳气由虚而衰基础上的进一步发展，但亦可因阴寒之邪极盛而致阳气暴伤，或因大汗、失精、大失血等阴血消亡而阳随阴脱，或因剧毒刺激、严重外伤、瘀痰阻塞心窍等而使阳气暴脱所致。

由于阳气极度衰微而欲脱，失却温煦、固摄、推动之能，故见冷汗、肢厥、面色苍白、神情淡漠、气息微弱、脉微等垂危病状。

2. 亡阴证

指体内阴液严重耗损而欲竭，以身灼烦渴、唇焦面赤、脉数疾、汗出如油为主要表现的危重证候。

（1）临床表现

汗热味咸而黏，如珠如油，身灼肢温，虚烦躁扰，恶热，口渴饮冷，皮肤皱瘪，小便极少，面赤颧红，呼吸急促，唇舌干燥，脉细数疾等。

（2）意义

亡阴可以是在病久而阴液亏虚基础上的进一步发展，也可因壮热不退、大吐大泻、大汗不止、大量出血、严重烧伤致阴液暴失而成。

由于阴液欲绝，阴不能制阳，故见脉细数疾，身灼烦渴，面赤唇焦，呼吸急促等阴竭

阳盛的证候，阳热逼迫欲绝之阴津外泄，故见汗出如油。

3. 亡阳证与亡阴证的鉴别

亡阳证与亡阴证均在疾病的危重阶段，突然大汗淋漓，必须及时、准确地辨识。根据汗质的稀冷如水或黏热如油，结合病情，身凉或身灼、四肢厥逆或温和、面白或面赤、脉微或数疾等，一般不难辨别。

亡阳证与亡阴证的鉴别

证名	汗出	寒热	四肢	面色	气息	口渴	舌象	脉象
亡阳	汗冷清稀	身冷畏寒	厥冷	苍白	微弱	不渴或渴喜热饮	白润	脉微欲绝
亡阴	汗热黏稠	身热恶热	温暖	面赤颧红	息粗	渴喜冷饮	红干	脉细数疾而无力

细目三　辨气血类证候

要点一　气虚类证的临床表现及意义

1. 气虚证

指元气不足，气的推动、固摄、防御、气化等功能减退，或脏器组织的功能减退，以气短、乏力、神疲、脉虚等为主要表现的虚弱证候。

（1）临床表现

气短声低，少气懒言，精神疲惫，体倦乏力，舌质淡嫩，脉虚，或有头晕目眩，自汗，动则诸症加重。

（2）意义

气虚证所反映的是机体元气生成不足，消耗太过的状态，其原因主要有：久病、重病、劳累过度等，使元气耗伤太过；先天不足，后天失养，致元气生成匮乏；年老体弱，脏腑功能减退而元气自衰。由于元气不足，脏腑功能衰退，故出现气短、声低、懒言、神疲、乏力；气虚而不能推动营血上荣，则头晕目眩，舌淡嫩；卫气虚弱，不能固护肌表，故为自汗；“劳则气耗”，故活动劳累则诸症加重；气虚鼓动血行之力不足，故脉象虚弱。气虚证临床常见于心、肺、脾、肾、胃等脏腑。除见气虚证的一般表现外，还有各脏腑气虚的特定表现。

2. 气陷证

指气虚无力升举，清阳之气下陷，以自觉气坠或脏器下垂为主要表现的虚弱证候。

（1）临床表现

头晕眼花，气短疲乏，脘腹坠胀感，大便稀溏，形体消瘦，或见内脏下垂、脱肛、阴挺等。

（2）意义

气陷多是气虚的发展，或为气虚的一种特殊表现形式，一般指脾（中）气的下陷。清阳之气不升，则自觉气短、气坠，头晕眼花；气陷而机体失却营精的充养，则见神疲乏力，形体消瘦；脾失健运，水谷精微下趋，则见大便稀溏；气陷无力升举，不能维持脏器的正常位置，故觉脘腹坠胀，甚至出现内脏下垂。

3. 气不固证

指气虚失其固摄之能，以自汗，或大便、小便、经血、精液、胎元等不固为主要表现的虚弱证候。

（1）临床表现

气短，疲乏，面白，舌淡，脉虚无力；或见自汗不止；或为流涎不止；或见遗尿，余溺不尽，小便失禁；或为大便滑脱失禁；或妇女出现崩漏，或为滑胎、小产；或见男子遗精、滑精、早泄等。

（2）意义

本证因气虚固摄失职所致。气不固，包括不能固摄津液、血液、小便、大便、精液、胎元等。其辨证是有气虚证的一般证候表现，并有各自“不固”的证候特点。气不摄血则可导致妇女崩漏及各种慢性出血；气不摄津则可表现为自汗、流涎；气虚不能固摄二便，可表现为遗尿、余溺不尽、小便失禁，或大便滑脱失禁；气不摄精则见遗精、滑精、早泄；气虚胎元不固，可导致滑胎、小产。

4. 气脱证

指元气亏虚已极，急骤外泄，以气息微弱、汗出不止等为主要表现的危重证候。

（1）临床表现

呼吸微弱而不规则，汗出不止，口开目合，全身瘫软，神志朦胧，二便失禁，面色苍白，口唇青紫，舌淡，舌苔白润，脉微。

（2）意义

本证可由气虚证、气不固证发展而来；也可以在大失血、大汗、大吐、大泻、出血、中风等情况下，出现“气随血脱”、“气随津脱”；或于长期饥饿、极度疲劳、暴邪骤袭等状态下发生。

真气欲脱，则心、肺、脾、肾等脏腑之气皆衰。气息微弱欲绝、汗出不止，为肺气外脱之征；面白、脉微、神志朦胧，为心气外越之象；二便失禁为肾气欲脱的表现；全身瘫软、口开、手撒，为脾气外泄之征。

要点二　血虚类证的临床表现及意义

1. 血虚证

指血液亏虚，不能濡养脏腑、经络、组织，以面、睑、唇、舌色白，脉细为主要表现的虚弱证候。

（1）临床表现

面色淡白或萎黄，眼睑、口唇、舌质、爪甲的颜色淡白，头晕，或见眼花，两目干涩，心悸，多梦，健忘，神疲，手足发麻，或妇女月经量少、色淡、延期甚或经闭，脉细无力等。

（2）意义

本证多因血液耗损过多或生化不足所致。可因先天禀赋不足，或因脾胃、肾脏病变，生化乏源；或因各种急慢性出血，或因思虑劳神过度，暗耗阴血；或因虫积肠道，耗吸营养等导致。

血液亏虚，脉络空虚，形体组织缺乏濡养荣润，则见颜面、眼睑、口唇、舌质、爪甲的颜色淡白，脉细无力；血虚而脏器、组织得不到足够的营养，则见头晕，眼花，两目干涩，心悸，手足发麻，妇女月经量少、色淡；血虚失养而心神不宁，故症见多梦，健忘，神疲等。

2. 血脱证

指突然大量出血或长期反复出血，血液亡脱，以面色苍白、心悸、脉微或芤为主要表现的危重证候。

（1）临床表现

面色苍白，头晕，眼花，心悸，气短，四肢逆冷，舌色枯白，脉微或芤。

（2）意义

导致血脱证的主要原因是突然大量出血，诸如呕血、便血、崩漏、外伤失血等，也可以因长期失血、血虚进一步发展而成。所以，大失血、严重血虚等病史可以作为血脱证的主要诊断依据。

血液大量耗失，血脉空虚，不得荣润，则见面色苍白，舌色枯白，脉微或芤；血液亡失，心脏、清窍失养，则见心悸、头晕、眼花等症。

要点三 气滞类证的临床表现及意义

1. 气滞证

指人体某一部分或某一脏腑经络的气机阻滞，运行不畅，以胀闷疼痛为主要表现的证候。

（1）临床表现

胸胁、脘腹等处或损伤部位胀闷或疼痛，疼痛性质可为胀痛、窜痛、攻痛，症状时轻时重，部位不固定，按之一般无形，痛胀常随嗳气、肠鸣、矢气等而减轻，或症状随情绪变化而增减，脉象多弦，舌象可无明显变化。

（2）意义

本证多因情志不舒，气机郁结，或因寒湿、痰饮、瘀血、宿食、蛔虫、砂石等邪气内阻，或脏腑虚弱，运行无力所致。

气滞证候的主要机理是气的运行发生障碍，气机不畅则痞胀，障碍不通则疼痛，气得运行则症减，故气滞以胀闷疼痛为主要临床表现。临床常见的气滞证有肝气郁结证、胃肠气滞证、肝胃气滞（不和）证等，并表现出各自的证候特征。

2. 气逆证

指气机失调，气上冲逆，以咳嗽喘促、呃逆、呕吐等为主要表现的证候。

（1）临床表现

咳嗽频作，呼吸喘促；呃逆、嗳气不止，或呕吐、呕血；头痛、眩晕，甚至昏厥、咯血等。

(2) 意义

导致气逆的原因，有外邪侵袭、痰饮瘀血内停、寒热刺激、情志过激等。

由于气逆证有肺气上逆、胃气上逆、肝气上逆的不同，故可表现出不同的证候。肺气上逆以咳喘为主症；胃气上逆以呃逆、呕恶、嗳气等为主症；肝气上逆以头痛眩晕、昏厥、呕血或咯血等为主症。

3. 气闭证

指邪气阻闭神机或脏器、管腔，以突发昏厥或绞痛为主要表现的实性急重证候。

(1) 临床表现

突然发生势急、症重之昏厥，或内脏绞痛，或二便闭塞，呼吸气粗，声高，脉沉弦有力等。

(2) 意义

本证多因强烈的精神刺激，使神机闭塞；或因瘀血、结石、虫积、痰浊等阻塞脉络、管腔；或因溺水、电击等意外事故，致使心、肺气闭所致。

极度精神刺激，神机闭塞，则见突发昏厥；痰浊、瘀血、砂石、蛔虫等阻塞脉络、管腔等，导致气机闭塞，则突发绞痛，或见二便不通；证因邪实所致，病体不虚，故声高而息粗，脉沉弦有力。

要点四　血瘀证的临床表现及意义

指瘀血内阻，血行不畅，以固定刺痛、肿块、出血、瘀血色脉征为主要表现的证候。

(1) 临床表现

疼痛特点为刺痛，痛久拒按，固定不移，常在夜间痛甚；肿块的性状是在体表者包块色青紫，腹内者触及质硬而推之不移；出血的特征是出血反复不止，色紫暗或夹血块，或大便色黑如柏油状，或妇女血崩、漏血；瘀血色脉征主要有面色黧黑，或唇甲青紫，或皮下紫斑，或肌肤甲错，或腹露青筋，或皮肤出现丝状红缕，或舌有紫色斑点、舌下络脉曲张，脉多细涩或结、代、无脉等。

(2) 意义

本证多因气滞而血行不畅，或阳气亏虚，运血无力；或血寒、血热，或外伤出血等引起；也可因湿热、痰浊、砂石阻遏，使血行不畅，脉络阻滞不通所致。

血瘀证的机理主要为瘀血内积，气血运行受阻，不通则痛，故有刺痛、固定、拒按等特点；夜间阳气内藏，阴气用事，血行较缓，瘀滞益甚，故夜间痛增；血液瘀积不散而凝结成块，则见肿块紫暗、出血紫暗成块；血不循经而溢出脉外，则见各种出血；血行障碍，气血不能濡养肌肤，则见皮肤干涩、肌肤甲错；血行瘀滞，则血色变紫变黑，故见面色黧黑、唇甲青紫；脉络瘀阻，则见络脉显露、丝状红缕、舌现斑点、脉涩等症。

瘀血可阻滞于各种脏器、组织，进而有不同的血瘀证名，如心脉瘀阻证、瘀阻脑络证、胃肠血瘀证、肝经血瘀证、瘀阻胞宫证、瘀滞胸膈证、下焦瘀血证、瘀滞肌肤证、瘀滞脉络证等，并表现出各自脏器、组织的证候特点。

要点五　血热证的临床表现及意义

指火热内炽，侵迫血分，以身热口渴、斑疹吐衄、烦躁谵语、舌绛、脉数等为主要表现的实热证候，即血分的热证。

（1）临床表现

身热夜甚，或潮热，口渴，面赤，心烦，失眠，躁扰不宁，甚或狂乱，神昏谵语，或见各种出血色深红，或斑疹显露，或为疮痈，舌绛，脉数疾等。

（2）意义

本证多因外感温热之邪，或情志过极，气郁化火，或过食辛辣燥热之品，导致火热内炽所致。

热在血分，血行加速，脉道扩张，则见面红目赤，舌绛，脉数疾；血热迫血妄行，可见各种出血；血热内扰心神，而见心烦，失眠，躁扰不宁，甚则狂乱，神昏谵语；热邪内犯营血，灼肉腐血，可为疮痈脓疡；身热夜甚，口渴，为热邪升腾，耗伤津液之象。

血热证常见于外感温热病中，即卫气营血辨证中的血分证；又可见于外科疮疡病、妇科月经病、其他杂病之中。

要点六 血寒证的临床表现及意义

指寒邪客于血脉，凝滞气机，血行不畅，以患处冷痛拘急、畏寒、唇舌青紫、妇女月经后期、经色紫暗夹块等为主要表现的实寒证候，即血分的寒证。

（1）临床表现

畏寒，手足或少腹等患处冷痛拘急，得温痛减，肤色紫暗发凉，或为痛经，月经衍期，经色紫暗并夹有血块，唇舌青紫，苔白滑，脉沉迟弦涩等。

（2）意义

血寒证主要因寒邪侵犯血脉，或阴寒内盛，凝滞脉络而成。

寒凝脉络，气血运行不畅，阳气不得流通，组织失于温养，故常表现为患处的寒冷、疼痛；寒性凝滞收引，故其痛具有拘急冷痛、得温痛减的特点；肤色紫暗、月经衍期、经色紫暗、夹有血块、唇舌青紫、脉沉迟弦涩等，均为血行不畅之瘀血征象。

血寒证属实寒证的范畴，寒滞肝脉证、寒凝胞宫证、寒凝脉络证等，均属于血寒证。

要点七 气血同病类证的临床表现及意义

气病或血病发展到一定的程度，往往影响到另一方的生理功能而发生病变，从而表现为气血同病的证候。

临床常见的气血同病证候，有气滞血瘀证、气虚血瘀证、气血两虚证、气不摄血证和气随血脱证等。各证的临床表现，一般是两个基本证候的相合而同时存在。

1. 气血两虚证

指气虚证和血虚证同时存在所表现的证候。

（1）临床表现

头晕目眩，少气懒言，神疲乏力，自汗，面色淡白或萎黄，唇甲淡白，心悸失眠，形体消瘦，舌淡而嫩，脉细弱。

（2）意义

本证多由久病不愈，气虚不能生血，或血虚无以化气所致。气血互根、互化，血虚则脏腑组织失养，气虚则功能活动减退，故见气血亏虚的表现。气血两虚证，以气虚与血虚的证候共见为辨证要点。少气懒言，乏力自汗，为脾肺气虚之象；心悸失眠，为血不养心所致；血虚不能充盈脉络，见唇甲淡白，脉细弱；气血两虚不得上荣于面、舌，则见面色淡白或萎黄，舌淡嫩；不得外养肌肉而致形体瘦弱。

2. 气虚血瘀证

指气虚运血无力，导致血液瘀滞于体内所产生的证候，属本虚标实证。

（1）临床表现

面色淡白，神疲乏力，气短懒言，食少纳呆，面色晦滞，局部青紫、肿胀，刺痛不移而拒按，或肢体瘫痪、麻木，或可触及肿块，舌淡紫或有瘀点、瘀斑，脉细涩。

（2）意义

气为血之帅，气虚则推动血行无力，导致血液瘀滞难行，形成气虚血瘀证，故见气虚和血瘀的表现。气虚血瘀证虚中夹实，以气虚和血瘀的证候表现为辨证要点。面色淡白，身倦乏力，气短懒言，食少纳呆为气虚之证；气虚运血无力，血行缓慢，终致瘀阻络脉，故面色晦滞，局部青紫、肿胀；血行瘀阻，不通则痛，故疼痛如刺，拒按不移，瘀阻脑络则肢体瘫痪、麻木，结成癥瘕积聚时可触及肿块；气虚舌淡，血瘀舌紫暗，气虚血少则脉细，涩脉主瘀，是为气虚血瘀证的常见舌脉。

3. 气不摄血证

指气虚摄血无力，导致血溢脉外所产生的证候。

（1）临床表现

吐血，便血，崩漏，皮下瘀斑，鼻衄，神疲乏力，气短懒言，面色淡白，舌淡，脉弱。

（2）意义

气为血之帅，统摄血液运行。气虚则统血无权，血不归经而外溢，故见气虚及各种出血表现。气不摄血证，以出血和气虚证共见为辨证要点。血液能循行脉内而不溢于脉外，全赖气的统摄作用，如气虚统摄无权，血即离经而外溢，溢于胃肠，便为吐血、便血；溢于肌肤，则见皮下瘀斑；脾虚统摄无权，冲任不固，渐成月经过多或崩漏；气虚则气短，倦怠乏力，血虚则面白无华；舌淡，脉细弱，皆为气血不足之征。

4. 气随血脱证

气随血脱证是指由于大失血，导致元气外脱所产生的危重证候。

（1）临床表现

大出血时，突然面色苍白，大汗淋漓，四肢厥冷，呼吸微弱，甚至晕厥，舌淡，脉微欲绝或见芤脉。

（2）意义

血为气之母，血脱则气无所依附，元气随血外脱，导致温运、推动、固摄等功能失职所致。本证以大出血时突然出现气脱之证为审证要点。由于气血相互依存，当血液大量亡失之时，则气无所依，乃随之外脱。气脱阳亡，不能上荣于面，故面色苍白；不能温煦四末，故手足厥冷；不能温固肌表，故见大汗淋漓；神随气散，神无所主，故昏厥；舌淡，脉微欲绝或芤，皆为失血亡阳气脱之象。

5. 气滞血瘀证

指气机郁滞，导致血行瘀阻所产生的证候。

（1）临床表现

胸胁胀满疼痛，乳房胀痛，情志抑郁或易怒，兼见痞块刺痛、拒按，妇女痛经，经血紫暗有块，或闭经，舌紫暗或有瘀点、瘀斑，脉弦涩。

（2）意义

气机郁滞日久，血行瘀阻不畅，故见气滞及血瘀证的表现。本证以情志不舒，同时伴有胸胁胀满疼痛、刺痛，女子月经不调为诊断要点。肝主疏泄而藏血，具有条达气机、调节情志的功能，情志不遂或外邪侵袭肝脉则肝气郁滞，疏泄失职，故情绪抑郁或急躁易怒，胸胁胀满疼痛，乳房胀痛；气为血帅，肝郁气滞，日久不解，必致瘀血内停，故渐成胁下痞块，刺痛拒按；肝主藏血，为妇女经血之源，肝血瘀滞，瘀血停滞，积于血海，阻碍经血下行，经血不畅则致经闭、痛经；舌质紫暗或有瘀斑，脉弦涩，均为瘀血内停之症。

细目四　辨津液类证候

要点　痰证、饮证、水停证、津液亏虚证的临床表现、证候鉴别与临床意义

1. 痰证

指痰浊内阻或流窜，以咳吐痰多、胸闷、呕恶、眩晕、体胖或局部有圆滑包块、苔腻、脉滑等为主要表现的证候。

（1）临床表现

常见咳嗽痰多，痰质黏稠，胸脘痞闷，呕恶，纳呆，或头晕目眩，或形体肥胖，或神昏而喉中痰鸣，或神志错乱而为癫、狂、痴、痫，或某些部位出现圆滑柔韧的包块等，舌苔腻，脉滑。

（2）意义

本证多因外感六淫、饮食不当、情志刺激、过逸少动等，影响肺、脾、肾等脏的气化功能，以致水液未能正常输布而停聚凝结成痰所致。

痰的生成与脾的运化功能失常，水湿不化而凝聚密切相关；痰浊为病，颇为广泛，见症多端。痰浊最易内停于肺，进而影响肺气的宣发肃降，故痰证以咳吐痰多、胸闷等为基本表现。痰浊中阻，胃失和降，可见脘痞、纳呆、泛恶呕吐痰涎等症；痰的流动性小而难以消散，故常凝积聚于某些局部而形成圆滑包块；痰亦可随气升降，流窜全身，如痰蒙清窍，则头晕目眩；痰蒙心神则见神昏、神乱；痰泛于肌肤，则见形体肥胖；苔腻、脉滑等为痰浊内阻的表现。

2. 饮证

指水饮停聚于腔隙或胃肠，以胸闷脘痞、呕吐清水、咳吐清稀痰涎、肋间饱满、苔滑等为主要表现的证候。

（1）临床表现

脘腹痞胀，泛吐清水，脘腹部水声辘辘；肋间饱满，咳唾引痛；胸闷，心悸，息促不得

卧；身体、肢节疼重；咳吐清稀痰涎，或喉间哮鸣有声；头目眩晕，舌苔白滑，脉弦或滑等。

（2）意义

本证可因外邪侵袭，或为中阳素虚，使水液输布障碍而停聚成饮所致。饮邪主要停积于胃肠、胸胁、心包、肺等身体的管腔部位。

饮邪停留于胃肠，阻滞气机，胃失和降，可见泛吐清水，脘腹痞胀，腹部水声漉漉，是为狭义的“痰饮”；饮邪停于胸胁，阻碍气机，压迫肺脏，则有肋间饱满、咳唾引痛、胸闷息促等症，为悬饮；饮邪停于心包，阻遏心阳，阻滞气血运行，则见胸闷心悸、气短不得卧等症，为支饮；饮邪犯肺，肺失宣降，气道滞塞，则见胸部紧闷、咳吐清稀痰涎或喉间哮鸣有声；饮邪内阻，清阳不能上升，则见头目眩晕；舌苔白滑、脉弦或滑等，亦为饮证的表现。

根据饮停主要部位的不同，临床有饮停胃肠证、饮停胸胁证、饮停心包证、饮邪客肺证等，并表现出各自的证候特点。

（3）痰饮、悬饮、支饮、溢饮四饮的鉴别

痰饮、悬饮、支饮、溢饮的鉴别表

分类	临床表现	临床意义
痰饮（饮停胃肠）	脘腹痞胀，呕吐清涎，胃中振水音，肠间水声漉漉	饮停胃肠，胃失和降
悬饮（饮停胸胁）	胸胁饱满、胀痛，咳嗽，转侧则痛增，脉弦	饮停胸胁，阻碍气机
支饮（饮停心包）	胸闷心悸，气短不能平卧等	饮停心包，阻遏心阳
溢饮（饮溢四肢）	肢体沉重、酸痛，或浮肿，小便不利	饮溢四肢

3. 水停证

指体内水液因气化失常而停聚，以肢体浮肿，小便不利，或腹部痞胀，舌淡胖等为主要表现的证候。

（1）临床表现

头面、肢体甚或全身水肿，按之凹陷不易起，或为腹水而见腹部膨隆，叩之音浊，小便短少不利，身体困重，舌淡胖，苔白滑，脉濡缓等。

（2）意义

本证多因风邪外袭，或湿邪内阻，亦可因房劳伤肾，或久病肾虚等，影响肺、脾、肾的气化功能，使水液运化、输布失常而停聚为患。此外，瘀血内阻，经脉不利，亦可影响水液的运行，使水蓄腹腔等部位，而成血瘀水停。

水为有形之邪，水液输布失常而泛溢肌肤，故以水肿、身体困重为主症；水液停聚腹腔，而成腹水，故见腹部膨隆，叩之音浊；膀胱气化失司，水液停蓄而不泄，故见小便不利；舌淡胖，苔白滑，脉濡，是水湿内停之征。

根据形成水停的机理、脏器的不同，临床常见的水停证有风水相搏（风袭水停）证、脾虚水泛证、肾虚水泛证、水气凌心证等。

(3) 阳水与阴水的鉴别

阳水与阴水的鉴别表

类型	病因	病机	性质	发病特点	临床表现
阳水	多因外邪侵袭所致	风邪犯肺，通调失职；湿邪困脾，脾失健运	实证	发病急、病程短	眼睑、颜面先肿，迅速遍及全身，皮薄光亮，小便短少，伴咽喉肿痛、咳嗽及表证
阴水	多因久病，脾肾阳气虚衰所致	脾肾阳气虚衰，运化、主水失职	虚实夹杂	发病缓、病程长	足胫、下肢先肿，渐至全身，腰以下肿甚，按之凹陷难复，小便短少，兼脾肾阳虚的表现

4. 津液亏虚证

指体内津液亏少，脏腑、组织、官窍失却滋润、濡养、充盈，以口渴尿少，口、鼻、唇、舌、皮肤、大便干燥等为主要表现的证候。

(1) 临床表现

口、鼻、唇、舌、咽喉、皮肤、大便等干燥，皮肤枯瘪而缺乏弹性，眼球深陷，口渴欲饮水，小便短少而黄，舌红，脉细数无力等。

(2) 意义

本证多因大汗、大吐、大泻、高热、烧伤等，使津液耗损过多；或外界气候干燥，或体内阳气偏亢，使津液耗损；饮水过少，或脏气虚衰，使津液生成不足所致。

津液亏少，不能充养、濡润脏器、组织、官窍，则见口、鼻、唇、舌、咽喉、皮肤、大便等干燥，皮肤枯瘪而缺乏弹性，眼球深陷，口渴欲饮水等一派干燥少津的症状；津液亏少，阳气偏旺，则有舌红、脉细数等症。

津液亏虚的常见证有肺燥津伤证、胃燥津亏证、肠燥津亏证等，均有干燥见症，并表现出各自脏器的证候重点。

细目五 辨情志证候

要点 喜证、怒证、悲恐证、忧思证的临床表现及意义

1. 喜证

指由于过度喜乐，导致神气失常，以嬉笑不休、精神涣散等为主要表现的情志证候。

(1) 临床表现

嬉笑不休，心神不安，精神涣散，思想不集中，甚则语无伦次，举止失常，肢体疲软，脉缓。

(2) 意义

喜则气缓，喜乐无制，则可损伤心神，使心气弛缓，神气不敛，故见肢体疲软，喜笑不休，心神不安，精神涣散，思想不集中等症；暴喜过度，神不守舍，诱发痰火扰乱心神，则见语无伦次，举止失常等症。

2. 怒证

指由于暴怒或过于愤怒，导致肝气横逆、阳气上亢，以烦躁多怒、胸胁胀闷、面赤头痛等为主要表现的情志证候。

（1）临床表现

烦躁多怒，胸胁胀闷，头胀头痛，面红目赤，眩晕，或腹胀，泄泻，甚至呕血、发狂、昏厥，舌红苔黄，脉弦劲有力。

（2）意义

怒则气上，大怒不止，可使肝气升发太过，阳气上亢而成本证。肝气郁滞而欲发，则见胸胁胀闷，烦躁易怒；肝气上逆，血随气涌，故见面红目赤，头胀头痛，眩晕，甚至呕血；阳气暴张而化火，冲扰神气，可表现为发狂，或突致昏厥；肝气横逆犯脾，则见腹胀、泄泻；舌红苔黄，脉弦劲有力，为气逆阳亢之征。

3. 悲恐证

指由于悲伤过度，或经受过度惊骇，使气机消沉，以情绪悲哀或恐惧、胆怯易惊、神疲乏力等为主要表现的情志证候。

（1）临床表现

善悲喜哭，精神萎靡，疲乏少力，面色惨淡；或胆怯易惊，恐惧不安，心悸失眠，常被噩梦惊醒，甚则二便失禁，或为滑精、阳痿等。

（2）意义

悲则气消，悲哀太过，则神气涣散，意志消沉，故见悲哀好哭，精神萎靡，疲乏无力，面色惨淡；惊恐伤肾，恐则气下，肾气不固，胆气不壮，神气不宁，故见胆怯易惊，恐惧不安，心悸失眠，常被噩梦惊醒，甚至出现二便失禁、滑精、阳痿等症。

4. 忧思证

指由于思虑过度，或过分忧愁，导致心、脾等脏腑气机紊乱，以忧愁不乐、失眠多梦等为主要表现的情志证候。

（1）临床表现

情志抑郁，忧愁不乐，表情淡漠，胸闷胁胀，善太息，失眠多梦，头晕健忘，心悸，倦怠乏力，纳谷不馨，腹胀，脉沉弦等。

（2）意义

思则气结，神气郁滞，故见情绪忧虑，郁郁寡欢，表情淡漠，胸闷胁胀，善太息；思虑过度，暗耗心血，血不养神，则有头晕，健忘，失眠，多梦，心悸等症；思伤脾，忧思过度，最易损伤脾胃，使中焦气机不畅，受纳、运化失常，则见纳谷不馨，腹胀等症；脾气不运，营气不充，故可见倦怠乏力。

（陆小左　魏红）

第九单元　脏腑辨证

细目一　辨心病证候

要点一　心病各证候的临床表现

1. 心血虚证

指血液亏虚，心与心神失于濡养，以心悸、失眠、多梦及血虚症状为主要表现的虚弱证候。

临床表现：心悸，头晕眼花，失眠，多梦，健忘，面色淡白或萎黄，舌色淡，脉细无力。本证多有久病、失血等病史，以心悸、失眠、多梦与血虚症状共见为辨证的主要依据。

2. 心阴虚证

指阴液亏损，心与心神失养，虚热内扰，以心烦、心悸、失眠及阴虚症状为主要表现的虚热证候。

临床表现：心烦，心悸，失眠，多梦，口燥咽干，形体消瘦，或见手足心热，潮热盗汗，两颧潮红，舌红少苔乏津，脉细数。本证以心烦、心悸、失眠与阴虚症状共见为辨证的主要依据。

3. 心气虚证

指心气不足，鼓动无力，以心悸、神疲及气虚症状为主要表现的虚弱证候。

临床表现：心悸，胸闷，气短，精神疲倦，或有自汗，活动后诸症加重，面色淡白，舌质淡，脉虚。本证以心悸、神疲与气虚症状共见为辨证的主要依据。

4. 心阳虚证

指心阳虚衰，温运失司，鼓动无力，虚寒内生，以心悸怔忡、心胸憋闷及阳虚症状为主要表现的虚寒证候。

临床表现：心悸怔忡，心胸憋闷或痛，气短，自汗，畏冷肢凉，神疲乏力，面色㿠白，或面唇青紫，舌质淡胖或紫暗，苔白滑，脉弱或结或代。本证以心悸怔忡、心胸憋闷与阳虚症状共见为辨证的主要依据。

5. 心阳虚脱证

指心阳衰极，阳气欲脱，以心悸胸痛、冷汗、肢厥、脉微为主要表现的危重证候。

临床表现：在心阳虚证的基础上，突然冷汗淋漓，四肢厥冷，面色苍白，呼吸微弱，或心悸，心胸剧痛，神志模糊或昏迷，唇舌青紫，脉微欲绝。本证以心悸胸痛、冷汗、肢厥、脉微等表现为辨证依据。

6. 心火亢盛证

指火热内炽，扰乱心神，迫血妄行，上炎口舌，热邪下移，以发热、心烦、吐衄、舌赤生疮、尿赤涩灼痛等为主要表现的实热证候。

临床表现：发热，口渴，心烦，失眠，便秘，尿黄，面红，舌尖红绛，苔黄，脉数有力。甚或口舌生疮、溃烂疼痛；或见小便短赤、灼热涩痛；或见吐血、衄血；或见狂躁谵语、神志不清。本证以发热、心烦、吐衄、舌赤生疮、尿赤涩灼痛等症为辨证的主要依据。

（1）以口舌生疮、赤烂疼痛为主者，称为心火上炎证。

（2）兼小便赤、涩、灼、痛者，称为心火下移证，习称为心移热于小肠。

（3）吐血、衄血表现突出者，称为心火迫血妄行证。

（4）以狂躁谵语、神志不清为主症者，称为热扰心神证或热闭心神证。

7. 心脉痹阻证

指瘀血、痰浊、阴寒、气滞等因素阻痹心脉，以心悸怔忡、胸闷、心痛为主要表现的证候，又名心血（脉）瘀阻证。由于诱因的不同，临床又有瘀阻心脉证、痰阻心脉证、寒凝心脉证、气滞心脉证等之分。

临床表现：心悸怔忡，心胸憋闷疼痛，痛引肩背内臂，时作时止；或以刺痛为主，舌质晦暗或有青紫斑点，脉细、涩、结、代；或以心胸憋闷为主，体胖痰多，身重困倦，舌苔白腻，脉沉滑或沉涩；或以遇寒痛剧为主，得温痛减，畏寒肢冷，舌淡苔白，脉沉迟或沉紧；或以胀痛为主，与情志变化有关，喜太息，舌淡红，脉弦。本证以心悸怔忡、心胸憋闷疼痛与瘀血症状共见为辨证的主要依据。

（1）瘀阻心脉：以刺痛为特点，伴见舌暗，或有青紫色斑点，脉细涩或结或代等瘀血内阻的症状。

（2）痰阻心脉：以闷痛为特点，多伴体胖痰多，身重困倦，苔白腻，脉沉滑或沉涩等痰浊内盛的症状。

（3）寒凝心脉：以痛势剧烈，突然发作，遇寒加剧，得温痛减为特点，伴见畏寒肢冷，舌淡苔白，脉沉迟或沉紧等寒邪内盛的症状。

（4）气滞心脉：以胀痛为特点，其发作往往与精神因素有关，常伴见胁胀，善太息，脉弦等气机郁滞的症状。

8. 痰蒙心神证

指痰浊蒙蔽心神，以神志抑郁、错乱、痴呆、昏迷为主要表现的证候，又名痰迷心窍（包）证。

临床表现：神情痴呆，意识模糊，甚则昏不知人，或神情抑郁，表情淡漠，喃喃独语，举止失常；或突然昏仆，不省人事，口吐涎沫，喉有痰声；并见面色晦暗，胸闷，呕恶，舌苔白腻，脉滑等症。本证以神志抑郁、错乱、痴呆、昏迷与痰浊症状共见为辨证的主要依据。

9. 痰火扰神证

指火热痰浊交结，扰闭心神，以狂躁、神昏及痰热症状为主要表现的证候，又名痰火扰心（闭窍）证。

临床表现：发热，口渴，胸闷，气粗，咯吐黄痰，喉间痰鸣，心烦，失眠，甚则神昏谵语，或狂躁妄动，打人毁物，不避亲疏，胡言乱语，哭笑无常，面赤，舌质红，苔黄腻，脉滑数。本证以神志狂躁、神昏谵语与痰热症状共见为辨证的主要依据。

10. 瘀阻脑络证

指瘀血犯头，阻滞脑络，以头痛、头晕及瘀血症状为主要表现的证候。

临床表现：头晕、头痛经久不愈，痛如锥刺，痛处固定，或健忘，失眠，心悸，或头部外伤后昏不知人，面色晦暗，舌质紫暗或有斑点，脉细涩。本证以头痛、头晕与瘀血症状共见为辨证的主要依据。

要点二　心病各证候的鉴别要点

1. 心血虚证与心阴虚证的鉴别

心血虚与心阴虚虽均可见心悸、失眠、多梦等症，但血虚以“色白”为特征而无热象，阴虚以“色赤”为特征而有明显热象。详见下表：

心血虚证与心阴虚证的鉴别

证名	相同症状	不同症状
心血虚证	因心失所养，心神不安，故心悸，失眠，多梦	有血虚的表现——面色淡白或萎黄，唇舌色淡，脉细无力
心阴虚证		有阴虚的表现——口燥咽干，形体消瘦，五心烦热，潮热盗汗，两颧潮红，舌红少苔乏津，脉细数

2. 心气虚证与心阳虚证的鉴别

心阳虚证与心气虚证的鉴别：两证均有心悸、胸闷气短、自汗等心气虚证。但心阳虚证重，常由心气虚发展而来，表现为心悸怔忡，胸闷或心痛，有畏寒肢冷等阳虚寒证的表现，或面唇青紫，舌淡胖或紫暗，苔白滑，脉沉迟无力。

心气虚与心阳虚均可见心悸、胸闷、气短等症，但阳虚证有畏冷肢凉等表现，气虚证则疲乏等症表现明显。

3. 心气虚证、心阳虚证与心阳暴脱证的鉴别

心气虚证、心阳虚证、心阳暴脱证的病理联系及临床特征：心气虚证、心阳虚证、心阳暴脱证是心的功能损伤由轻到重的三个阶段，三者之间相互联系。心气虚证以心悸、胸闷兼气虚证为特征；心阳虚证是在心气虚的基础上，出现心胸闷痛、畏寒肢冷等虚寒证候；心阳暴脱证是在心阳虚的基础上，突然出现冷汗、肢厥、脉微等亡阳证候。

4. 心脉痹阻证的鉴别

心脉痹阻只是病理结果，导致心脉不通的原因主要有瘀血、痰浊、阴寒、气滞几个方面。心脉痹阻证以心悸怔忡、心胸憋闷疼痛、痛引肩背内臂、时作时止为主症。但由于导致心脉痹阻的原因不同，临床必须辨证求因。心脉痹阻证的辨证比较见下表：

心脉痹阻证的鉴别表

主症	分型	临床表现
心悸怔忡，心胸憋闷作痛，痛引肩背内臂，时作时止	瘀阻心脉	心胸刺痛，舌暗或有青紫斑点，脉细涩或结代
	痰阻心脉	心胸闷痛，体胖痰多，身重困倦，苔白腻，脉沉滑或沉涩
	寒凝心脉	心痛剧痛，遇寒加重，得温痛减，形寒肢冷，舌淡苔白，脉沉迟或沉紧
	气滞心脉	心胸胀痛，胁胀，善太息，舌淡红，脉弦

5. 痰蒙心神证、热扰心神证与痰火扰神证的鉴别

痰蒙心神证、热扰心神证与痰火扰神证均有神志异常的表现，均可或见神昏。但痰蒙心神证为痰浊，其症以抑郁、痴呆、错乱为主，无热证表现；热扰心神证为火热，其症以狂躁、谵语、神昏为主，一派火热证候；痰火扰神证则既有痰，又有火，其症为前两者的兼并。

细目二　辨肺病证候

要点一　肺病各证候的临床表现

1. 肺气虚证

指肺气虚弱，呼吸无力，卫外不固，以咳嗽无力、气短而喘、自汗等为主要表现的虚弱证候。

临床表现：咳嗽无力，气短而喘，动则尤甚，咯痰清稀，声低懒言，或有自汗，畏风，易于感冒，神疲体倦，面色淡白，舌淡苔白，脉弱。本证以咳嗽无力、气短而喘、自汗与气虚症状共见为辨证的主要依据。

2. 肺阴虚证

指肺阴亏虚，虚热内扰，以干咳少痰、潮热、盗汗等为主要表现的虚热证候，又名肺虚热证。

临床表现：干咳无痰，或痰少而黏，不易咯出，或痰中带血，声音嘶哑，口燥咽干，形体消瘦，五心烦热，潮热盗汗，两颧潮红，舌红少苔乏津，脉细数。本证以干咳、痰少难咯、潮热、盗汗等为辨证的主要依据。

3. 风寒犯肺证

指风寒侵袭，肺卫失宣，以咳嗽、咯稀白痰、恶风寒等为主要表现的证候。

临床表现：咳嗽，咯少量稀白痰，气喘，微有恶寒发热，鼻塞，流清涕，喉痒，或见身痛无汗，舌苔薄白，脉浮紧。本证多有外感风寒的病史，以咳嗽、咯稀白痰与风寒表证共见为辨证的主要依据。

4. 风热犯肺证

指风热侵袭，肺卫失宣，以咳嗽、发热恶风等为主要表现的证候。本证在三焦辨证中属上焦病证，在卫气营血辨证中属卫分证。

临床表现：咳嗽，痰少而黄，气喘，鼻塞，流浊涕，咽喉肿痛，发热，微恶风寒，口微渴，舌尖红，苔薄黄，脉浮数。本证多有感受风热的病史，以咳嗽、痰少色黄与风热表证共见为辨证的主要依据。

5. 燥邪犯肺证

指外感燥邪，肺失宣降，以干咳痰少、鼻咽口舌干燥等为主要表现的证候，简称肺燥证。燥邪有偏寒、偏热的不同，而有温燥袭肺证和凉燥袭肺证之分。

临床表现：干咳无痰，或痰少而黏，不易咯出，甚则胸痛，痰中带血，或见鼻衄，口、唇、鼻、咽、皮肤干燥，尿少，大便干结，舌苔薄而干燥少津，或微有发热恶风寒，无汗或少汗，脉浮数或浮紧。本证与气候干燥有关，以干咳痰少、鼻咽口舌干燥等为辨证的主要依据。

6. 肺热炽盛证

指火热炽盛，壅积于肺，肺失清肃，以咳喘气粗、鼻翼煽动等为主要表现的实热证候，简称肺热证或肺火证。本证在卫气营血辨证中属气分证，在三焦辨证中属上焦病证。

临床表现：发热，口渴，咳嗽，气粗而喘，甚则鼻翼煽动，鼻息灼热，胸痛，或有咽喉红肿疼痛，小便短黄，大便秘结，舌红苔黄，脉洪数。本证新病势急，以咳喘气粗、鼻翼煽动与火热症状共见为辨证的主要依据。

7. 痰热壅肺证

指痰热交结，壅滞于肺，肺失清肃，以发热、咳喘、痰多黄稠等为主要表现的证候。

临床表现：咳嗽，咯痰黄稠而量多，胸闷，气喘息粗，甚则鼻翼煽动，喉中痰鸣，或咳吐脓血腥臭痰，胸痛，发热口渴，烦躁不安，小便短黄，大便秘结，舌红苔黄腻，脉滑数。本证以发热、咳喘、痰多黄稠等为辨证的主要依据。

8. 寒痰阻肺证

指寒饮或痰浊停聚于肺，肺失宣降，以咳喘、痰白量多易咯等为主要表现的证候，又名寒饮停肺证、痰浊阻肺证。

临床表现：咳嗽，痰多色白、质稠或清稀易咯，胸闷，气喘，或喉间有哮鸣声，恶寒，肢冷，舌质淡，苔白腻或白滑，脉弦或滑。本证以咳喘、痰白量多易咯等为辨证的主要依据。痰稀者为寒饮停肺证，痰稠者为寒痰阻肺证。

9. 饮停胸胁证

指水饮停于胸腔，阻碍气机，以胸廓饱满、胸胁胀闷或痛等为主要表现的证候。

临床表现：胸廓饱满，胸胁部胀闷或痛，咳嗽，气喘，呼吸、咳嗽或身体转侧时牵引胁痛，或有头目晕眩，舌苔白滑，脉沉弦。本证以胸廓饱满、胸胁胀闷或痛等为辨证的主要依据。

10. 风水相搏证

指风邪外袭，肺卫失宣，水湿泛溢肌肤，以突起头面浮肿及卫表症状为主要表现的证候。

临床表现：眼睑头面先肿，继而遍及全身，上半身肿甚，来势迅速，皮肤薄而发亮，小便短少，或见恶寒重、发热轻，无汗，舌苔薄白，脉浮紧；或见发热重、恶寒轻，咽喉肿痛，舌苔薄黄，脉浮数。本证以突起头面浮肿与卫表症状共见为辨证的主要依据。

要点二　肺病各证候的鉴别要点

1. 风寒犯肺证、风热犯肺证与燥邪犯肺证的鉴别

三证均因外邪侵袭肺系，肺卫失宣所致；均以咳嗽、咯痰为主症，兼外感表证。但因病邪性质不同，故痰的性状（寒痰、热痰、燥痰）及表证的特征（表寒证、表热证、燥邪犯表证）各异。

风寒犯肺证、风热犯肺证与燥邪犯肺证的鉴别

证型	病机	辨证要点	临床表现
风寒犯肺证	风寒袭肺，肺卫失宣	咳嗽、痰稀白及风寒表证	咳嗽，痰稀色白，恶寒重、发热轻，鼻塞，流清涕，喉痒，身痛无汗，舌苔薄白，脉浮紧
风热犯肺证	风热犯肺，肺卫失宣	咳嗽、痰黄稠及风热表证	咳嗽，痰稠色黄，恶寒轻、发热重，鼻塞，流黄浊涕，身热恶风，口干咽痛，舌尖红，苔薄黄，脉浮数
燥邪犯肺证	燥邪犯肺，肺卫失宣	干咳、痰少质黏及燥邪犯表证	干咳，痰少质黏，口舌、咽喉干燥，恶寒发热，无汗或少汗，舌苔薄而干燥，脉浮偏数

2. 肺阴虚证与燥邪犯肺证的鉴别

两者均属燥证，均有燥咳及津液不足的表现，但病因病机不同，两证的主要区别在于有无阴虚内热证或燥邪犯表证的证候。详见下表：

肺阴虚证与燥邪犯肺证的鉴别

证型	病机	共同表现	鉴别要点
肺阴虚证	内伤久病，肺津受损，虚热内生	干咳或少痰，痰黏难咯，或咯血（燥痰），口舌咽干	属内燥，兼颧红、潮热盗汗、五心烦热、脉细数等阴虚内热的表现
燥邪犯肺证	新病外感，发于秋季，燥邪犯肺，肺卫失宣		属外燥，兼发热、微恶风寒、苔薄、脉浮等燥邪犯表证

3. 风热犯肺证与痰热壅肺证的鉴别

两证均以咳嗽、痰稠黄（热痰）为特征。但病位重点不同，痰热壅肺证的病位在肺，属里实热证，痰多，苔黄腻，脉滑数。风热犯肺证乃肺卫受邪，必兼风热表证，病情轻，病程较短，预后良好，但亦可发展成痰热壅肺证。两证的鉴别详见下表：

风热犯肺证与痰热壅肺证的鉴别

证型	病机	共同表现	鉴别要点
痰热壅肺证	痰热蕴结于肺，肺气壅逆	咳嗽，痰稠黄	病位在肺，病情较重，属里实热证；咳喘胸痛，痰多黄稠或脓血腥臭痰，苔黄腻，脉滑数等
风热犯肺证	风热犯肺，肺卫失宣		肺卫受邪，兼风热表证（发热恶寒，苔薄黄，脉浮数）；病情轻，病程较短，预后良好，但亦可发展成痰热壅肺证

细目三　辨脾病证候

要点一　脾病各证候的临床表现

1. 脾气虚证

指脾气不足，运化失职，以食少、腹胀、便溏及气虚症状为主要表现的虚弱证候。

临床表现：不欲食，纳少，脘腹胀满，食后胀甚，或饥时饱胀，大便稀溏，肢体倦怠，神疲乏力，少气懒言，形体消瘦，或肥胖，浮肿，面色淡黄或萎黄，舌淡苔白，脉缓或弱。本证以食少、腹胀、便溏与气虚症状共见为辨证的主要依据。

2. 脾虚气陷证

指脾气虚弱，中气下陷，以脘腹重坠、内脏下垂及气虚症状为主要表现的虚弱证候，又名脾（中）气下陷证。

临床表现：脘腹重坠作胀，食后益甚，或便意频数，肛门重坠，或久泻不止，甚或脱肛，或小便混浊如米泔，或内脏、子宫下垂，气短懒言，神疲乏力，头晕目眩，面白无华，食少，便溏，舌淡苔白，脉缓或弱。本证以脘腹重坠、内脏下垂与气虚症状共见为辨证的主要依据。

3. 脾阳虚证

指脾阳虚衰，失于温运，阴寒内重，以食少、腹胀腹痛、便溏等为主要表现的虚寒证候，又名脾虚寒证。

临床表现：食少，腹胀，腹痛绵绵，喜温喜按，畏寒怕冷，四肢不温，面白少华或虚浮，口淡不渴，大便稀溏，甚至完谷不化，或肢体浮肿，小便短少，或白带清稀量多，舌质淡胖或有齿痕，舌苔白滑，脉沉迟无力。本证以食少、腹胀腹痛、便溏与虚寒症状共见为辨证的主要依据。

4. 脾不统血证

指脾气虚弱，不能统摄血行，以各种慢性出血为主要表现的虚弱证候，又名脾（气）不摄血证。

临床表现：各种慢性出血，如便血、尿血、吐血、鼻衄、紫斑，妇女月经过多、崩漏，食少便溏，神疲乏力，气短懒言，面色萎黄，舌淡，脉细无力。本证以各种慢性出血与气血两虚证共见为辨证的主要依据。

5. 寒湿困脾证

指寒湿内盛，困阻脾阳，脾失温运，以纳呆、腹胀、便溏、身重等为主要表现的寒湿证候，又名湿困脾阳证、寒湿中阻证、太阴寒湿证。

临床表现：脘腹胀闷，口腻纳呆，泛恶欲呕，口淡不渴，腹痛便溏，头身困重，或小便短少，肢体肿胀，或身目发黄，面色晦暗不泽，或妇女白带量多，舌体淡胖，舌苔白滑或白腻，脉濡缓或沉细。本证以纳呆、腹胀、便溏、身重、苔白腻等为辨证的主要依据。

6. 湿热蕴脾证

指湿热内蕴，脾失健运，以腹胀、纳呆、发热、身重、便溏不爽等为主要表现的湿热证候，又名中焦湿热证、脾经湿热证。

临床表现：脘腹胀闷，纳呆，恶心欲呕，口中黏腻，渴不多饮，便溏不爽，小便短黄，肢体困重，或身热不扬，汗出热不解，或见面目发黄鲜明，或皮肤发痒，舌质红，苔黄腻，脉濡数或滑数。本证以腹胀、纳呆、发热、身重、便溏不爽、苔黄腻等为辨证的主要依据。

要点二　脾病各证候的鉴别要点

1. 脾气虚证、脾阳虚证、脾虚气陷证与脾不统血证的鉴别

四证均以脾气虚为病理基础，但因各证的病机不尽相同，故临床表现各有特点。

脾气虚证以脾气亏虚，失于健运为主要病机，以食少、腹胀、便溏，兼神疲乏力等气虚表现为特征。脾阳虚证是在脾气虚的基础上，阳虚生寒所致，以腹部冷痛绵绵、喜温喜按、形寒肢冷等虚寒见症与脾气虚证并见为特征。脾虚气陷证是因脾气亏虚，升举无力而清阳下陷所致，以脘腹坠胀或内脏下垂等下陷证候与脾气虚证并见为特征。脾不统血证因脾气亏虚，统血无权而致，以各种慢性出血（便血，尿血，吐血，肌衄，或月经过多，崩漏）与脾气虚证并见为特征。

脾气虚证、脾阳虚证、脾虚气陷证与脾不统血证的鉴别

证候	病机	相同症状	不同症状	舌象	脉象
脾气虚证	脾气亏虚，运化失职	纳呆腹胀，食后尤甚，便溏肢倦，食少懒言，神疲乏力，面色萎黄	或浮肿，或消瘦	舌质淡或胖嫩，有齿痕，苔白润	脉缓弱或沉细弱或虚大
脾阳虚证	脾阳虚衰，失于温运，阴寒内生		腹痛，喜温喜按，肢冷尿少等	舌质淡胖或边有齿痕，苔白滑	脉沉迟无力
脾虚气陷证	脾气亏虚，升举无力而反下陷		脘腹坠胀，或便意频数，肛门坠重，甚则脱肛，或子宫下垂等脏器脱垂表现	舌质淡，苔薄白	脉缓弱
脾不统血证	脾气虚弱，不能统摄血液		便血，尿血，鼻衄，或妇女月经过多、崩漏等各种出血证	舌淡苔白	脉细弱

2. 寒湿困脾证与脾阳虚证的鉴别

寒湿困脾证是寒湿内侵，中阳受阻，以纳呆、腹胀、便溏、身重、苔白腻等为主要临床表现。脾阳虚证是在脾气虚的基础上，阳虚生寒所致，以腹部冷痛绵绵、喜温喜按、形寒肢冷等虚寒见症与脾气虚证并见为特征。二者一实一虚，病性不同。

寒湿困脾证与脾阳虚证的鉴别

证候	病机	性质	相同症状	不同症状	舌象	脉象
寒湿困脾证	寒湿内侵，中阳受阻	实寒证	纳呆食少，腹胀，腹部冷痛，畏寒喜温，便溏	脘腹痞胀，泛恶欲呕	舌淡，苔白腻	脉濡缓
脾阳虚证	脾虚失运，寒生湿阻	虚寒证		四肢不温，神疲乏力	舌淡胖，苔白滑	脉沉迟无力

3. 湿热蕴脾证与寒湿困脾证的鉴别

两证均因湿邪困脾，脾胃纳运失职所致，可见脘腹痞闷，纳呆呕恶，便溏，肢体困重，面目发黄，苔腻，脉濡等。区别在于兼热、兼寒之不同。前者病性属湿热，故有舌质红，苔黄腻，身热不扬，阳黄，脉濡数等湿热内蕴的表现；后者病性属寒湿，故见舌淡，苔腻白滑，腹痛喜暖，口淡不渴，带下量多清稀，阴黄，脉濡缓等寒湿内停的表现。

湿热蕴脾证与寒湿困脾证的鉴别

证候	相同症状	不同症状	舌象	脉象
湿热蕴脾证	脘腹痞闷，纳呆，恶心呕吐，便溏，肢体困重	身热起伏，汗出热不解，肌肤发黄，色泽鲜明，皮肤发痒，小便短赤	舌红，苔黄腻	脉濡数
寒湿困脾证		口淡不渴，肢体浮肿，小便不利	舌淡，苔白腻	脉濡缓

细目四　辨肝病证候

要点一　肝病各证候的临床表现

1. 肝血虚证

指血液亏损，肝失濡养，以眩晕、视力减退、经少、肢麻手颤及血虚症状为主要表现的虚弱证候。

临床表现：头晕眼花，视力减退或夜盲，或肢体麻木，关节拘急，手足震颤，肌肉瞤动，或妇女月经量少、色淡，甚则闭经，爪甲不荣，面白无华，舌淡，脉细。本证以眩晕、视力减退、经少、肢麻手颤等与血虚症状共见为辨证的主要依据。

2. 肝阴虚证

指阴液亏损，肝失濡润，阴不制阳，虚热内扰，以头晕、目涩、胁痛、烦热等为主要表现的虚热证候，又名肝虚热证。

临床表现：头晕眼花，两目干涩，视力减退，或胁肋隐隐灼痛，面部烘热或两颧潮红，或手足蠕动，口咽干燥，五心烦热，潮热盗汗，舌红少苔乏津，脉弦细数。本证以头晕、目涩、胁痛等与虚热症状共见为辨证的主要依据。

3. 肝郁气滞证

指肝失疏泄，气机郁滞，以情志抑郁、胸胁或少腹胀痛等为主要表现的证候，又名肝气郁结证，简称肝郁证。

临床表现：情志抑郁，善太息，胸胁、少腹胀满疼痛，走窜不定；或咽部异物感，或颈部瘿瘤、瘰疬，或胁下肿块；妇女可见乳房作胀疼痛，月经不调，痛经；舌苔薄白，脉弦。病情轻重与情绪变化关系密切。本证多与情志因素有关，以情志抑郁、胸胁或少腹胀痛等为辨证的主要依据。

4. 肝火炽盛证

指火热炽盛，内扰于肝，气火上逆，以头痛、烦躁、耳鸣、胁痛及火热症状为主要表现的实热证候，又名肝火上炎证、肝经实火证，简称肝火（热）证。

临床表现：头晕胀痛，痛如刀劈，面红目赤，口苦口干，急躁易怒，耳鸣如潮，甚或突发耳聋，失眠，噩梦纷纭，或胁肋灼痛，吐血、衄血，小便短黄，大便秘结，舌红苔黄，脉弦数。本证以头痛、烦躁、耳鸣、胁痛等与火热症状共见为辨证的主要依据。

5. 肝阳上亢证

肝阳亢扰于上，肝肾阴亏于下，以眩晕耳鸣、头目胀痛、面红、烦躁、腰膝酸软等为主要表现的证候。

临床表现：眩晕耳鸣，头目胀痛，面红目赤，急躁易怒，失眠多梦，头重脚轻，腰膝酸软，舌红少津，脉弦有力或弦细数。本证以眩晕耳鸣、头目胀痛、面红、烦躁、腰膝酸软等为辨证的主要依据。

6. 肝风内动证

（1）肝阳化风证

指肝阳上亢，亢则化风，肝风内动，以眩晕、肢麻震颤、头胀痛、面赤，甚至突然昏仆、口眼㖞斜、半身不遂等为主要表现的证候。

临床表现：眩晕欲仆，步履不稳，头胀头痛，急躁易怒，耳鸣，项强，头摇，肢体震颤，手足麻木，语言謇涩，面赤，舌红，或苔腻，脉弦细有力；甚至突然昏仆，口眼㖞斜，半身不遂，舌强语謇。本证以眩晕、肢麻震颤、头胀痛、面赤，甚至突然昏仆、口眼㖞斜、半身不遂等为辨证的主要依据。

（2）热极生风证

指邪热炽盛，热极动风，以高热、神昏、抽搐为主要表现的证候。本证在卫气营血辨证中归属血分证。

临床表现：高热口渴，烦躁，谵语或神昏，颈项强直，两目上视，手足抽搐，角弓反张，牙关紧闭，舌质红绛，苔黄燥，脉弦数。本证以高热、神昏、抽搐为辨证的主要依据。

（3）阴虚动风证

指肝阴亏虚，虚风内动，以眩晕、手足震颤、蠕动或肢体抽搐及阴虚症状为主要表现的证候。

临床表现：手足震颤、蠕动，或肢体抽搐，眩晕耳鸣，口燥咽干，形体消瘦，五心烦热，潮热颧红，舌红少津，脉弦细数。本证以眩晕、手足震颤、蠕动与阴虚内热症状共见为辨证的主要依据。

（4）血虚生风证

指肝血亏虚，虚风内动，以眩晕、肢体震颤、麻木、拘急、瞤动、瘙痒及血虚症状为主要表现的证候。

临床表现：眩晕，肢体震颤、麻木，手足拘急，肌肉瞤动，皮肤瘙痒，爪甲不荣，面白无华，舌质淡白，脉细或弱。本证以眩晕、肢麻、震颤、瘙痒、拘急、瞤动等与血虚症状共见为辨证的主要依据。

7. 寒滞肝脉证

指寒邪侵袭，凝滞肝经，以少腹、前阴、巅顶等肝经经脉循行部位冷痛为主要表现的实寒证候，又名寒凝肝经证、肝寒证、肝经实寒证。

临床表现：少腹冷痛，阴部坠胀作痛，或阴器收缩引痛，或巅顶冷痛，得温则减，遇寒痛增，恶寒肢冷，舌淡，苔白润，脉沉紧或弦紧。本证以少腹、前阴、巅顶冷痛与实寒症状共见为辨证的主要依据。

要点二　肝病各证候的鉴别要点

1. 肝血虚证与肝阴虚证的鉴别

两者均属肝的虚证，均有头晕等表现。但前者为血虚，无热象，常见眩晕、视物模糊、经少、肢麻手颤等症；后者为阴虚，虚热表现明显，常见眼干涩、潮热、颧红、手足蠕动等症。

2. 肝火炽盛证与肝阳上亢证的鉴别

两证的共同表现：头晕胀痛，面红目赤，口苦口干，急躁易怒，耳鸣，失眠。但前者属火热过盛的实证，以目赤头痛、胁肋灼痛、口苦口渴、便秘、尿黄等火热证候为主，阴虚证候不突出，病程较短，病势较急；后者属上实下虚，虚实夹杂，系肝肾阴虚阳亢所致，以眩晕、头目胀痛、头重脚轻等上亢症状为主，且见腰膝酸软、耳鸣等下虚症状，阴虚证候明显，病程较长。

3. 肝风内动四证的鉴别

肝风内动四证的成因与证候有别。肝阳化风证为阳亢阴虚，上盛下虚，表现为眩晕欲仆，头胀痛，头摇，肢麻震颤，步履不稳等；热极生风证为火热炽盛所致，病势急而重，表现为高热，神昏，抽搐；阴虚动风证多见于热病后期，阴液亏损，表现为眩晕、手足震颤、蠕动及虚热证候；血虚生风证多见于慢性久病，血虚失养，表现为眩晕、肢麻、震颤、拘急、面白舌淡等。

肝风内动四证的鉴别表

证候	性质	主症	兼症	舌象	脉象
肝阳化风证	上实下虚证	眩晕欲仆，头摇肢颤，言语謇涩或舌强不语	手足麻木，步履不正	舌红，苔白或腻	脉弦而有力
热极生风证	实热证	手足抽搐，颈项强直，两目上视，牙关紧闭，角弓反张	高热神昏，躁热如狂	舌质红绛	脉弦数
阴虚动风证	虚证	手足蠕动	午后潮热，五心烦热，口咽干燥，形体消瘦	舌红少津	脉弦细数
血虚生风证	虚证	手足震颤，肌肉瞤动，关节拘急不利，肢体麻木	眩晕耳鸣，面白无华	舌淡，苔白	脉细

细目五　辨肾病证候

要点一　肾病各证候的临床表现

1. 肾阳虚证

指肾阳亏虚，机体失却温煦，以腰膝酸冷、性欲减退、夜尿多为主要表现的虚寒证候，又名元阳亏虚（虚衰）证、命门火衰证。

临床表现：头目眩晕，面色㿠白或黧黑，腰膝酸冷疼痛，畏冷肢凉，下肢尤甚，精神萎靡，性欲减退，男子阳痿早泄、滑精精冷，女子宫寒不孕，或久泻不止，完谷不化，五更泄泻，或小便频数清长，夜尿频多，舌淡，苔白，脉沉细无力，尺脉尤甚。本证以腰膝酸冷、性欲减退、夜尿多与虚寒症状共见为辨证的主要依据。

2. 肾虚水泛证

指肾的阳气亏虚，气化无权，水液泛溢，以水肿下肢为甚、尿少、畏冷肢凉等为主要表现的证候。

临床表现：腰膝酸软，耳鸣，身体浮肿，腰以下尤甚，按之没指，小便短少，畏冷肢凉，腹部胀满，或见心悸，气短，咳喘痰鸣，舌质淡胖，苔白滑，脉沉迟无力。本证以水肿下肢为甚、尿少、畏冷肢凉等为辨证的主要依据。

3. 肾阴虚证

指肾阴亏损，失于滋养，虚热内扰，以腰酸而痛、遗精、经少、头晕耳鸣等为主要表现的虚热证候。

临床表现：腰膝酸软而痛，头晕，耳鸣，齿松，发脱，男子阳强易举、遗精、早泄，女子经少或经闭、崩漏，失眠，健忘，口咽干燥，形体消瘦，五心烦热，潮热盗汗，骨蒸发热，午后颧红，小便短黄，舌红少津，少苔或无苔，脉细数。本证以腰酸而痛、遗精、经少、头晕耳鸣等与虚热症状共见为辨证的主要依据。

4. 肾精不足证

指肾精亏损，脑与骨、髓失充，以生长发育迟缓、早衰、生育功能低下等为主要表现的虚弱证候。

临床表现：小儿生长发育迟缓，身体矮小，囟门迟闭，智力低下，骨骼痿软；男子精少不育，女子经闭不孕，性欲减退；成人早衰，腰膝酸软，耳鸣耳聋，发脱齿松，健忘恍惚，神情呆钝，两足痿软，动作迟缓，舌淡，脉弱。本证多与先天不足有关，以生长发育迟缓、早衰、生育功能低下等为辨证的主要依据。

5. 肾气不固证

指肾气亏虚，失于封藏、固摄，以腰膝酸软，小便、精液、经带、胎气不固等为主要表现的虚弱证候。

临床表现：腰膝酸软，神疲乏力，耳鸣失聪；小便频数而清，或尿后余沥不尽，或遗尿，或夜尿频多，或小便失禁；男子滑精、早泄；女子月经淋漓不尽，或带下清稀量多，或胎动易滑；舌淡，苔白，脉弱。本证以腰膝酸软，小便、精液、经带、胎气不固与气虚症状共见为辨证的主要依据。

要点二　肾病各证候的鉴别要点

1. 肾阳虚证与肾虚水泛证的鉴别

两者均以肾阳亏虚为病理基础，都有畏寒肢冷，腰膝酸冷，面白神疲等虚寒之象。但前者以温煦失职，生殖功能减退为主；后者以气化无权，水湿泛滥之水肿尿少为主要表现。

肾阳虚证与肾虚水泛证的鉴别表

证型	病机	辨证要点	临床表现	舌象	脉象
肾阳虚证	命门火衰，温煦失职，火不暖土，气化不行	腰膝酸冷、性欲减退夜尿频多等与虚寒症状共见	头晕目眩，面色㿠白或黧黑，腰膝酸冷疼痛，畏寒肢冷，下肢尤甚，精神萎靡，性欲减退，男子阳痿早泄、滑精精冷，女子宫寒不孕，或久泻不止，完谷不化，五更泄泻，或小便频数清长，夜尿频多	舌淡苔白	脉沉细无力，尺部尤甚
肾虚水泛证	肾阳虚弱，气化无权，水液泛滥	水肿下肢为甚、尿少与畏凉肢冷共见	腰膝酸软，耳鸣，身体浮肿，腰以下为甚，按之没指，小便短少	舌质淡胖，苔白滑	脉沉迟无力

2. 肾阴虚证与肾精不足证的鉴别

两者皆属肾的虚证，均可见腰膝酸软、头晕耳鸣、齿松发脱等症。但前者有阴虚内热的表现，性欲偏亢，梦遗，经少；后者主要为生长发育迟缓，早衰，生育功能低下，无虚热表现。

肾阴虚证与肾精不足证的鉴别表

证候	相同症状	不同症状	舌苔	脉象
肾阴虚证	腰膝酸软	失眠多梦，阳强易举，遗精早泄，潮热盗汗，咽干颧红，溲黄便干	舌红少津	脉细数
肾精不足证		男子精少，女子经闭，发脱齿摇，健忘耳聋，动作迟缓，足痿无力，精神呆钝	舌淡红，苔白	脉沉细

细目六　辨腑病证候

要点一　腑病各证候的临床表现

1. 胃气虚证

指胃气虚弱，胃失和降，以胃脘隐痛或痞胀、喜按、食少等为主要表现的虚弱证候。

临床表现：胃脘隐痛或痞胀，按之觉舒，食欲不振，或得食痛缓，食后胀甚，嗳气，口淡不渴，面色萎黄，气短懒言，神疲倦怠，舌质淡，苔薄白，脉弱。本证以胃脘痞满、隐痛喜按、食少与气虚症状共见为辨证的主要依据。

2. 胃阳虚证

指阳气不足，胃失温煦，以胃脘冷痛、喜温喜按、畏冷、肢凉等为主要表现的虚寒证候，又名胃虚寒证。

临床表现：胃脘冷痛，绵绵不已，时发时止，喜温喜按，食后缓解，泛吐清水或夹有不消化食物，食少脘痞，口淡不渴，倦怠乏力，畏寒肢冷，舌淡胖嫩，脉沉迟无力。本证以胃脘冷痛、喜温喜按、畏冷肢凉为辨证的主要依据。

3. 胃阴虚证

指阴液亏虚，胃失濡润、和降，以胃脘嘈杂、饥不欲食、脘腹痞胀、灼痛等为主要表现的虚热证候，又名胃虚热证。虚热证不明显者，则称胃燥津亏证。

临床表现：胃脘嘈杂，饥不欲食，或痞胀不舒，隐隐灼痛，干呕，呃逆，口燥咽干，大便干结，小便短少，舌红少苔乏津，脉细数。本证以胃脘嘈杂、灼痛、饥不欲食与虚热症状共见为辨证的主要依据。

4. 胃热炽盛证

指火热壅滞于胃，胃失和降，以胃脘灼痛、消谷善饥等为主要表现的实热证候，又名胃（实）热（火）证。

临床表现：胃脘灼痛、拒按，渴喜冷饮，或消谷善饥，或口臭，牙龈肿痛溃烂，齿衄，小便短黄，大便秘结，舌红苔黄，脉滑数。本证以胃脘灼痛、消谷善饥等与实火症状共见为辨证的主要依据。

5. 寒饮停胃证

指寒饮停积于胃，胃失和降，以脘腹痞胀、胃中有振水声、呕吐清水等为主要表现的证候。

临床表现：脘腹痞胀，胃中有振水声，呕吐清水痰涎，口淡不渴，眩晕，舌苔白滑，脉沉弦。本证以脘腹痞胀、胃中有振水声、呕吐清水等为辨证的主要依据。

6. 寒滞胃肠证

指寒邪侵袭胃肠，阻滞气机，以胃脘、腹部冷痛、痛势急剧等为主要表现的实寒证候，又名中焦实寒证。

临床表现：胃脘、腹部冷痛，痛势暴急，遇寒加剧，得温则减，恶心呕吐，吐后痛缓，口淡不渴，或口泛清水，腹泻清稀，或腹胀便秘，面白或青，恶寒肢冷，舌苔白润，脉弦紧或沉紧。本证多有寒冷刺激的诱因，以胃脘、腹部冷痛、痛势急剧等为辨证的主要依据。

7. 食滞胃肠证

指饮食停积胃肠，以脘腹痞胀疼痛、呕泻酸馊腐臭食物等为主要表现的证候。

临床表现：脘腹胀满疼痛、拒按，厌食，嗳腐吞酸，呕吐酸馊食物，吐后胀痛得减，或腹痛，肠鸣，矢气臭如败卵，泻下不爽，大便酸腐臭秽，舌苔厚腻，脉滑或沉实。本证多有伤食病史，以脘腹痞胀疼痛、呕泻酸馊腐臭等为辨证的主要依据。

8. 胃肠气滞证

指胃肠气机阻滞，以脘腹胀痛走窜、嗳气、肠鸣、矢气等为主要表现的证候。

临床表现：胃脘、腹部胀满疼痛，走窜不定，痛而欲吐或欲泻，泻而不爽，嗳气，肠鸣，矢气，得嗳气、矢气后痛胀可缓解，或无肠鸣、矢气则胀痛加剧，或大便秘结，苔厚，脉弦。本证以脘腹胀痛走窜、嗳气、肠鸣、矢气等为辨证的主要依据。

9. 虫积肠道证

指蛔虫等寄生肠道，耗吸营养，阻滞气机，以腹痛、面黄体瘦、大便排虫等为主要表现的证候。

临床表现：胃脘嘈杂，时作腹痛，或嗜食异物，大便排虫，或突发腹痛，按之有条索状物，甚至剧痛，呕吐蛔虫，面黄体瘦，睡中啮齿，鼻痒，或面部出现白色斑，唇内有粟粒样白点，白睛见蓝斑。本证以腹痛、面黄体瘦、大便排虫等为辨证的主要依据。

10. 肠热腑实证

指里热炽盛，腑气不通，以发热、大便秘结、腹满硬痛为主要表现的实热证候，又名大肠热结证、大肠实热证。六经辨证中称为阳明腑证，卫气营血辨证中属气分证，三焦辨证中属中焦证。

临床表现：高热，或日晡潮热，汗多，口渴，脐腹胀满硬痛、拒按，大便秘结，或热结旁流，大便恶臭，小便短黄，甚则神昏谵语、狂乱，舌质红，苔黄厚而燥，或焦黑起刺，脉沉数（或迟）有力。本证以发热、大便秘结、腹满硬痛为辨证的主要依据。

11. 肠燥津亏证

指津液亏损，肠失濡润，传导失职，以大便燥结、排便困难及津亏症状为主要表现的证候。

临床表现：大便干燥如羊屎，艰涩难下，数日一行，腹胀作痛，或可于左少腹触及包块，口干，或口臭，或头晕，舌红少津，苔黄燥，脉细涩。本证多属病久而势缓，以大便燥结、排便困难与津亏症状共见为辨证的主要依据。

12. 肠道湿热证

指湿热内蕴，阻滞肠道，以腹痛、暴泻如下、下痢脓血、大便黄稠秽臭及湿热症状为主要表现的证候，又名大肠湿热证。

临床表现：身热口渴，腹痛腹胀，下痢脓血，里急后重，或暴泻如水，或腹泻不爽，粪质黄稠秽臭，肛门灼热，小便短黄，舌质红，苔黄腻，脉滑数。本证以腹痛、暴泻如水、下痢脓血、大便黄稠秽臭等与湿热症状共见为辨证的主要依据。

13. 膀胱湿热证

指湿热侵袭，蕴结膀胱，以小便频急、灼涩疼痛及湿热症状为主要表现的证候。

临床表现：小便频数，排尿灼热涩痛，小便短赤，尿血或有砂石，小腹胀痛，腰痛，发热口渴，舌红，苔黄腻，脉濡数。本证属新病势急，以小便频急、灼涩疼痛等与湿热症状共见为辨证的主要依据。

14. 胆郁痰扰证

指痰浊或痰热内扰，胆郁失宣，以胆怯、惊悸、烦躁、失眠、眩晕等为主要表现的证候。

临床表现：胆怯易惊，惊悸不宁，失眠多梦，烦躁不安，胸胁胀闷，善太息，头晕目眩，口苦呕恶，舌淡红或红，苔白腻或黄滑，脉弦缓或弦数。本证以胆怯、惊悸、烦躁、失眠、眩晕、呕恶等为辨证的主要依据。

要点二　腑病各证候的鉴别要点

1. 脾气虚证与胃气虚证、脾阳虚证与胃阳虚证的鉴别

四者均有食少、脘腹隐痛及气虚或阳虚的共同症状。但脾阳虚、脾气虚以脾失运化为主，胀或痛的部位在大腹，腹胀腹痛、便溏、水肿等症突出；胃阳虚、胃气虚以受纳腐熟功能减弱，胃失和降为主，胀或痛的部位在胃脘，脘痞隐痛、嗳气等症明显。

2. 胃阴虚证与胃热炽盛证的鉴别

两者均属胃的热证，可见脘痛、口渴、脉数等症。但前者为虚热，常见嘈杂，饥不欲食，舌红少苔，脉细；后者为实热，常见消谷善饥，口臭，牙龈肿痛，齿衄，脉滑。

胃阴虚证与胃热炽盛证的鉴别表

证候	疼痛性质	呕吐	口味与口渴	大便	舌象	脉象
胃热炽盛证	灼痛	吞酸	渴喜冷饮	秘结	舌红苔黄	脉滑数
胃阴虚证	隐痛	干呕	口咽干燥	干结	舌红少苔	脉细数

3. 寒滞胃肠证与胃肠气滞证的鉴别

两者均有气滞的病机，故胃肠气滞证与寒滞胃肠证均可见脘腹痞胀、疼痛、呕泻等症。但寒滞胃肠证有寒邪刺激的病因，有冷痛喜温、恶寒肢冷、脉紧等属寒的表现；胃肠气滞证则以胀痛为主，嗳气、肠鸣、矢气等症明显，而无寒因、寒症。

4. 湿热蕴脾证与肠道湿热证的鉴别

两者均属湿热为病，可见发热、口渴、尿黄、舌红、苔黄腻、脉滑数等症。但前者病势略缓，除有腹胀、纳呆、呕恶、便溏等胃肠症状外，并有身热不扬、汗出热不解、肢体困重、口腻、渴不多饮，或有黄疸、肤痒等症状；后者则病势较急，病位以肠道为主，腹痛、暴泻如水、下痢脓血、大便黄稠秽臭等为突出表现。

5. 心火下移证与膀胱湿热证的鉴别

两者均可见小便频急、灼涩疼痛等症。但前者为火热炽盛，灼伤津液，兼有心烦、口舌生疮等症；后者为湿热蕴结膀胱，气机不畅，有苔黄腻、脉滑数等湿热证候。

细目七　辨脏腑兼病证候

要点一　脏腑兼病各证候的临床表现

1. 心肾不交证

指心与肾的阴液亏虚，阳气偏亢，以心烦、失眠、梦遗、耳鸣、腰酸等为主要表现的虚热证候，又名心肾阴虚阳亢（火旺）证。

临床表现：心烦失眠，惊悸健忘，头晕，耳鸣，腰膝酸软，梦遗，口咽干燥，五心烦热，潮热盗汗，便结尿黄，舌红少苔，脉细数。本证以心烦、失眠、腰酸、耳鸣、梦遗与虚热症状共见为辨证的主要依据。

2. 心肾阳虚证

指心与肾的阳气虚衰，失于温煦，以心悸、水肿等为主要表现的虚寒证候，又名心肾虚寒证。水肿明显者，可称水气凌心证。

临床表现：畏寒肢冷，心悸怔忡，胸闷气喘，肢体浮肿，小便不利，神疲乏力，腰膝酸冷，唇甲青紫，舌淡紫，苔白滑，脉弱。本证以心悸、水肿与虚寒症状共见为辨证的主要依据。

3. 心肺气虚证

指心肺两脏气虚，以咳喘、心悸、胸闷等为主要表现的虚弱证候。

临床表现：胸闷，咳嗽，气短而喘，心悸，动而尤甚，吐痰清稀，神疲乏力，声低懒言，自汗，面色淡白，舌淡苔白，或唇舌淡紫，脉弱或结或代。本证以咳喘、心悸、胸闷与气虚症状共见为辨证的主要依据。

4. 心脾气血虚证

指脾气亏虚，心血不足，以心悸、神疲、头晕、食少、腹胀、便溏等为主要表现的虚弱证候。简称心脾两虚证。

临床表现：心悸怔忡，头晕，多梦，健忘，食欲不振，腹胀，便溏，神疲乏力，或见皮下紫斑，女子月经量少、色淡、淋漓不尽，面色萎黄，舌淡嫩，脉弱。本证以心悸、神疲、头晕、食少、腹胀、便溏等为辨证的主要依据。

5. 心肝血虚证

指血液亏少，心肝失养，以心悸、多梦、眩晕、肢麻、经少及血虚症状为主要表现的证候。

临床表现：心悸心慌，多梦健忘，头晕目眩，视物模糊，肢体麻木、震颤，女子月经量少、色淡，甚则经闭，面白无华，爪甲不荣，舌质淡白，脉细。本证以心悸、多梦、眩晕、肢麻等与血虚症状共见为辨证的主要依据。

6. 脾肺气虚证

指脾肺两脏气虚，以咳嗽、气喘、咯痰、食少、腹胀、便溏等为主要表现的虚弱证候，又名脾肺两虚证。

临床表现：食欲不振，食少，腹胀，便溏，久咳不止，气短而喘，咯痰清稀，面部虚浮，下肢微肿，声低懒言，神疲乏力，面白无华，舌淡，苔白滑，脉弱。本证以咳嗽、气喘、咯痰、食少、腹胀、便溏与气虚症状共见为辨证的主要依据。

7. 肺肾气虚证

指肺肾气虚，摄纳无权，以久病咳喘、呼多吸少、动则尤甚等为主要表现的虚弱证候，又名肾不纳气证。

临床表现：咳嗽无力，呼多吸少，气短而喘，动则尤甚，吐痰清稀，声低，乏力，自汗，耳鸣，腰膝酸软，或尿随咳出，舌淡紫，脉弱。本证以久病咳喘、呼多吸少、动则尤甚与气虚症状共见为辨证的主要依据。

8. 肺肾阴虚证

指肺肾阴液亏虚，虚热内扰，以干咳、少痰、腰酸、遗精等为主要表现的虚热证候。

临床表现：咳嗽痰少，或痰中带血，或声音嘶哑，腰膝酸软，形体消瘦，口燥咽干，骨蒸潮热，盗汗，颧红，男子遗精，女子经少，舌红，少苔，脉细数。本证以干咳、少痰、腰酸、遗精等与虚热症状共见为辨证的主要依据。

9. 肝火犯肺证

指肝火炽盛，上逆犯肺，肺失肃降，以胸胁灼痛、急躁、咳嗽痰黄或咳血等为主要表现的实热证候。

临床表现：胸胁灼痛，急躁易怒，头胀头晕，面红目赤，口苦口干，咳嗽阵作，痰黄稠黏，甚则咳血，舌红，苔薄黄，脉弦数。本证以胸胁灼痛、急躁、咳嗽痰黄或咳血等与实热症状共见为辨证的主要依据。

10. 肝胆湿热证

指湿热内蕴，肝胆疏泄失常，以身目发黄、胁肋胀痛及湿热症状为主要表现的证候。以阴痒、带下黄臭等为主要表现者，称肝经湿热（下注）证。

临床表现：身目发黄，胁肋胀痛，或胁下有痞块，纳呆，厌油腻，泛恶欲呕，腹胀，大便不调，小便短赤，发热或寒热往来，口苦口干，舌红，苔黄腻，脉弦滑数；或为阴部潮湿、瘙痒、湿疹，阴器肿痛，带下黄稠臭秽等。本证以胁肋胀痛、身目发黄，或阴部瘙痒、带下黄臭等与湿热症状共见为辨证的主要依据。

11. 肝胃不和证

指肝气郁结，胃失和降，以脘胁胀痛、嗳气、吞酸、情绪抑郁等为主要表现的证候，又名肝气犯胃证、肝胃气滞证。

临床表现：胃脘、胁肋胀满疼痛，走窜不定，嗳气，吞酸嘈杂，呃逆，不思饮食，情绪抑郁，善太息，或烦躁易怒，舌淡红，苔薄黄，脉弦。本证以脘胁胀痛、嗳气、吞酸、情绪抑郁等为辨证的主要依据。

12. 肝郁脾虚证

指肝失疏泄，脾失健运，以胁胀作痛、情志抑郁、腹胀、便溏等为主要表现的证候，又称肝脾不调证。

临床表现：胸胁胀满窜痛，善太息，情志抑郁，或急躁易怒，食少，腹胀，肠鸣矢气，便溏不爽，或腹痛欲便，泻后痛减，或大便溏结不调，舌苔白，脉弦或缓。本证以胁胀作痛、情志抑郁、腹胀、便溏等为辨证的主要依据。

13. 肝肾阴虚证

指肝肾阴液亏虚，虚热内扰，以腰酸胁痛、眩晕、耳鸣、遗精等为主要表现的虚热证候，又名肝肾虚火证。

临床表现：头晕，目眩，耳鸣，健忘，胁痛，腰膝酸软，口燥咽干，失眠多梦，低热或五心烦热，颧红，男子遗精，女子月经量少，舌红，少苔，脉细数。本证以腰酸胁痛、眩晕、耳鸣、遗精等与虚热症状共见为辨证的主要依据。

14. 脾肾阳虚证

指脾肾阳气亏虚，虚寒内生，以久泻久痢、水肿、腰腹冷痛等为主要表现的虚寒证候。

临床表现：腰膝、下腹冷痛，畏冷肢凉，久泻久痢，或五更泄泻，完谷不化，便质清冷，或全身水肿，小便不利，面色㿠白，舌淡胖，苔白滑，脉沉迟无力。本证以久泻久痢、水肿、腰腹冷痛等与虚寒症状共见为辨证的主要依据。

要点二　脏腑兼病各证候的鉴别要点

1. 心脾气血虚证与心肝血虚证的鉴别

两者均有心血不足，心及心神失养，而见心悸、失眠多梦等症。但前者兼有脾虚失运，血不归经的表现，常见食少、腹胀、便溏、慢性失血等症；后者兼有肝血不足，失于充养的表现，常见眩晕、肢麻、视力减退、经少等症。

2. 心肺气虚证、脾肺气虚证与肺肾气虚证的鉴别

三者均有肺气虚，呼吸功能减退，而见咳喘无力、气短、咯痰清稀等症。心肺气虚证则兼有心悸怔忡、胸闷等心气不足的证候；肺脾气虚证则兼有食少、腹胀、便溏等脾失健运的证候；肺肾气虚证则兼有呼多吸少、腰酸耳鸣、尿随咳出等肾失摄纳的证候。

3. 肝胃不和证、肝郁脾虚证与胃肠气滞证的鉴别

前两者均有肝气郁结，而见胸胁胀满疼痛、情志抑郁或烦躁等表现。但肝胃不和证兼胃失和降，常有胃脘胀痛、嗳气、呃逆等症；肝郁脾虚证兼脾失健运，常有食少、腹胀、便溏等症；胃肠气滞证则肝气郁结的证候不明显，只见胃肠气机阻滞的症状，以脘腹胀痛走窜、嗳气、肠鸣、矢气等为主要表现。

肝胃不和证、肝郁脾虚证与胃肠气滞证的鉴别表

证候	病机	相同症状	不同症状	舌象	脉象
肝胃不和证	肝失疏泄，横逆犯胃，胃失和降	抑郁易怒，胸胁胀痛及纳少	腹胀、呕恶、呃逆、嗳气、嘈杂等胃气上逆的症状	舌苔薄白或薄黄	脉弦或带数
肝郁脾虚证	肝失疏泄，横逆犯脾，脾失健运		腹痛肠鸣，腹泻不爽	舌苔白	脉弦或缓弱
胃肠气滞证	多因情志不遂，外邪内侵，病理产物或病邪停滞，导致胃肠气机阻滞而成	脘腹胀痛走窜、嗳气、肠鸣、矢气	肝气郁结的证候不明显，以脘腹胀痛走窜、嗳气、肠鸣、矢气等为主要表现	舌苔厚	脉弦

4. 心肾不交证、肺肾阴虚证与肝肾阴虚证的鉴别

三者都有肾阴虚的证候，均见腰膝酸软、耳鸣、遗精及阴虚内热的表现。但心肾不交证兼心阴亏虚，虚火扰神，故心悸、心烦、失眠多梦等症明显；肺肾阴虚证兼肺阴亏损，肺失清肃，故有干咳、痰少难咯等表现；肝肾阴虚证兼肝阴虚损，失于滋养，常见胁痛、目涩、眩晕等症。

5. 脾肾阳虚证与心肾阳虚证的鉴别

两者均有畏冷肢凉、舌淡胖、苔白滑等虚寒证候，且有腰膝酸冷、小便不利、浮肿等肾阳虚水湿内停的表现。但前者并有久泻久痢、完谷不化等脾阳虚、运化无权的表现；后者心悸怔忡、胸闷气喘、面唇紫暗等心阳不振、血行不畅的症状转为突出。

6. 肝胆湿热证与湿热蕴脾证的鉴别

两证均因湿热内蕴所致，可见湿热证候及脾胃纳运升降失职的表现，均可出现脘腹胀满、纳呆呕恶、身目发黄、色泽鲜明、大便不调、小便短黄、舌质红、苔黄腻、脉滑数等症。肝胆与脾胃之间在病理上相互影响，由于二者主要的病位病机不同，故症状有别。

肝胆湿热证的病位主要在肝胆（疏泄功能失职），故以胁肋胀痛、胁下痞块、黄疸、口苦等肝胆疏泄失常症状为主，尚可出现寒热往来及阴部瘙痒、妇女带下黄臭等症。湿热蕴脾证的病位主要在脾胃（纳运升降失职），故以脘腹胀闷、纳呆呕恶、大便溏泻等受纳运化功能失常的症状为主，还可出现肢体困重、身热不扬等症状。

7. 肝火犯肺证、燥邪犯肺证、热邪壅肺证与肺阴虚证的鉴别

四证均可能有咳嗽、咳血的表现。但肝火犯肺证系肝经气火上逆犯肺，肺失清肃，有急躁易怒、胁肋灼痛等肝火内炽的症状；燥邪犯肺证只发于秋季，必兼发热恶寒之表证；热邪壅肺证系邪热内盛，痰热互结，壅闭于肺，有典型的实热表现；肺阴虚证系内伤久病，肺津受损，虚热内生，有潮热盗汗等阴虚内热的症状。四证的舌脉表现也各有不同。

肝火犯肺证、燥邪犯肺证、热邪壅肺证与肺阴虚证的鉴别表

证候	病机	相同症状	不同症状	舌象	脉象
肝火犯肺证	肝经气火上逆犯肺，肺失清肃	咳嗽，咳血	急躁易怒、胁肋灼痛等肝火内炽的症状	舌红，苔薄黄	脉弦数
燥邪犯肺证	外界燥邪侵犯肺卫，肺系津液耗伤		只发于秋季，必兼发热恶寒之表证	苔薄而干燥少津	脉浮数或浮紧
热邪壅肺证	邪热内盛，痰热互结，壅闭于肺		一般与情志无关，肝经症状不明显，有实热表现	舌红，苔黄或黄腻	脉数或滑数
肺阴虚证	内伤久病，肺津受损，虚热内生		潮热盗汗等阴虚内热的症状	舌苔白	脉弦或缓弱

8. 肝肾阴虚证与肝阳上亢证的鉴别

两证均有肝肾阴亏、阴不制阳的病机，均有头晕目眩、耳鸣、腰膝酸软等症。但肝肾阴虚证为虚证，以颧红盗汗、五心烦热等虚火内扰的表现为主；肝阳上亢证为本虚标实之证，急躁易怒、头目胀痛、头重脚轻等肝阳亢逆、气血上冲的症状比较突出。

肝肾阴虚证与肝阳上亢证的鉴别表

证候	病机	相同症状	不同症状	舌象	脉象
肝肾阴虚证	肝肾阴液亏虚，阴不制阳，虚热内扰	头晕目眩，耳鸣，腰膝酸软	颧红盗汗、五心烦热等虚火内扰的表现	舌红少苔	脉细数
肝阳上亢证	肝肾阴亏，阴不制阳，亢阳上扰		面红目赤、急躁易怒、头目胀痛、头重脚轻等肝阳亢逆、气血上冲的症状	舌红	脉弦或弦细数

（陆小左　魏红）

第十单元　其他辨证方法概要

细目一　辨六经病证

六经辨证是《伤寒论》辨证论治的纲领。由东汉·张仲景在《素问·热论》的基础上，根据伤寒病的证候特点和传变规律而总结出来的一种辨证方法。

六经，指太阳、阳明、少阳、太阴、少阴和厥阴。六经辨证，就是以六经所系经络、脏腑的生理病理为基础，将外感病过程中所出现的各种证候，综合归纳为太阳病证、阳明病证、少阳病证、太阴病证、少阴病证和厥阴病证六类证候，用来阐述外感病不同阶段的病理特点，并指导临床治疗。

要点一　太阳病证的辨证要点

太阳病证指风寒之邪侵犯人体肌表，正邪抗争，营卫失和，以恶风寒、脉浮、头痛等为主要表现的证候。

1. 太阳经证

（1）太阳中风证：指以风邪为主的风寒之邪侵袭太阳经脉，卫强营弱，以发热、恶风、汗出、脉浮缓等为主要表现的证候。

临床表现：发热，恶风，汗出，脉浮缓，或见鼻鸣，干呕。

辨证要点：本证以恶风、汗出、脉浮缓为辨证依据。

（2）太阳伤寒证：指以寒邪为主的风寒之邪侵犯太阳经脉，卫阳被遏，毛窍闭伏，以恶寒、发热、无汗、头身疼痛、脉浮紧等为主要表现的证候。

临床表现：恶寒，发热，头项强痛，身体疼痛，无汗，脉浮紧，或见气喘。

辨证要点：本证以恶寒、无汗、头身痛、脉浮紧为辨证依据。

2. 太阳腑证

（1）太阳蓄水证：指太阳经证不解，邪与水结，膀胱气化不利，水液停蓄，以发热恶寒、小便不利等为主要表现的证候。

临床表现：发热恶寒，小便不利，小腹满，口渴，或水入即吐，脉浮或浮数。

辨证要点：本证以太阳经证与小便不利、小腹满并见为辨证依据。

（2）太阳蓄血证：指太阳经证不解，邪热传里，与血相结于少腹，以少腹急强或硬满、大便色黑等为主要表现的证候。

临床表现：少腹急结或硬满，小便自利，如狂或发狂，善忘，大便色黑如漆，脉沉涩或沉结。

辨证要点：本证以少腹急结、小便自利、大便色黑等为辨证依据。

要点二　阳明病证的辨证要点

阳明病证指伤寒病发展过程中，阳热亢盛，胃肠燥热所表现的证候。主要病机是“胃家实”，属里实热证，为邪正斗争的极期阶段。阳明病证又可分为阳明经证和阳明腑证。

1. 阳明经证

指邪热亢盛，充斥阳明之经，弥漫全身，肠中尚无燥屎内结，以高热、汗出、口渴、脉洪等为主要表现的证候。

临床表现：身大热，不恶寒，反恶热，汗大出，大渴引饮，心烦躁扰，面赤，气粗，苔黄燥，脉洪大。

辨证要点：本证以大热、大汗、大渴、脉洪大为辨证要点。

2. 阳明腑证

指邪热内盛，与肠中糟粕相搏，燥屎内结，以潮热汗出、腹满痛、便秘、脉沉实等为主要表现的证候。

临床表现：日晡潮热，手足汗出，脐腹胀满疼痛、拒按，大便秘结，甚则神昏谵语，狂躁不得眠，舌苔黄厚干燥，或起芒刺，甚至苔焦黑燥裂，脉沉实或滑数。

辨证要点：本证以潮热汗出、腹满痛、便秘、脉沉实等为辨证要点。

要点三　少阳病证的辨证要点

少阳病证指邪犯少阳胆腑，枢机不运，经气不利，以寒热往来、胸胁苦满等为主要表现的证候。

临床表现：口苦，咽干，目眩，寒热往来，胸胁苦满，默默不欲饮食，心烦欲呕，脉弦。

辨证要点：本证以寒热往来、胸胁苦满等为辨证依据。

要点四　太阴病证的辨证要点

指脾阳虚弱，寒湿内生，以腹满而痛、不欲食、腹泻等为主要表现的虚寒证候。

临床表现：腹满而吐，食不下，泄泻，口不渴，时腹自痛，四肢欠温，脉沉缓或弱。

辨证要点：本证以腹满时痛、腹泻等虚寒表现为辨证要点。

要点五　少阴病证的辨证要点

1. 少阴寒化证

指心肾阳气虚衰，阴寒独盛，病性从阴化寒，以畏寒肢凉、下利清谷等为主要表现的虚寒证候。

临床表现：无热恶寒，但欲寐，四肢厥冷，下利清谷，呕不能食，或食入即吐，或身热反不恶寒，甚至面赤，脉微细。

辨证要点：本证以畏寒肢厥、下利清谷、脉微细等为辨证依据。

2. 少阴热化证

指心肾阴虚阳亢，病性从阳化热，以心烦不寐、舌尖红、脉细数等为主要表现的虚热证候。

临床表现：心烦不得眠，口燥咽干，舌尖红，脉细数。

辨证要点：本证以心烦不得眠以及阴虚证候为辨证依据。

要点六　厥阴病证的辨证要点

厥阴病证指伤寒病发展传变的较后阶段，表现为阴阳对峙、寒热交错、厥热胜复的证候。

临床表现：消渴，气上撞心，心中疼热，饥而不欲食，食则吐蛔。

辨证要点：本证以消渴、气上撞心、心中疼热、饥而不欲食为辨证依据。

要点七　六经病证的传变

1. 传经

病邪自外侵入，逐渐向里发展，由某一经病证转变为另一经病证，称为“传经”。其中若按伤寒六经的顺序相传者，即太阳病证→阳明病证→少阳病证→太阴病证→少阴病证→厥阴病证，称为“循经传”；若是隔一经或两经以上相传者，称为“越经传”；若相互表里的两经相传者，称为“表里传”，如太阳病传少阴病等。

2. 直中

伤寒病初起不从阳经传入，病邪直入于三阴者，称为“直中”。

3. 合病

伤寒病不经过传变，两经或三经同时出现的病证，称为“合病”。如太阳阳明合病、太阳太阴合病等。

4. 并病

伤寒病凡一经病证未罢，又见他经病证者，称为“并病”。如太阳少阴并病、太阴少阴并病等。

细目二　辨卫气营血病证

卫气营血辨证，是清代叶天士在《外感温热篇》中所创立的一种适用于外感温热病的辨证方法。即将外感温热病发展过程中，不同病理阶段所反映的证候，分为卫分证、气分证、营分证、血分证四类，用以说明病位的浅深、病情的轻重和传变的规律，并指导临床治疗。

要点一　卫分证的辨证要点

卫分证指温热病邪侵袭肌表，卫气功能失调，肺失宣降，以发热、微恶风寒、脉浮数等为主要表现的表热证候。

临床表现：发热，微恶风寒，少汗，头痛，全身不适，口微渴，舌边尖红，苔薄黄，脉浮数，或有咳嗽、咽喉肿痛。

辨证要点：本证以发热而微恶风寒、舌边尖红、脉浮数等为辨证要点。

要点二　气分证的辨证要点

气分证指温热病邪内传脏腑，正盛邪炽，阳热亢盛所表现的里实热证候。根据邪热侵犯肺、胸膈、胃肠、胆等脏腑的不同，兼有不同的表现。

临床表现：发热不恶寒，口渴，汗出，心烦，尿赤，舌红，苔黄，脉数有力；或兼咳喘胸痛，咯痰黄稠；或兼心烦懊侬，坐卧不安；或兼潮热，腹胀痛、拒按；或时有谵语、狂乱，大便秘结或下秽臭稀水，苔黄燥，甚则焦黑起刺，脉沉实；或见口苦，胁痛，心烦，干呕，脉弦数等。

辨证要点：气分证以发热不恶寒、舌红苔黄、脉数有力为辨证要点。

要点三　营分证的辨证要点

营分证指温热病邪内陷，营阴受损，心神被扰，以身热夜甚、心烦不寐、斑疹隐隐、舌绛等为主要表现的证候。

临床表现：身热夜甚，口不甚渴或不渴，心烦不寐，甚或神昏谵语，斑疹隐隐，舌质红绛，无苔，脉细数。

辨证要点：本证以身热夜甚、心烦不寐、舌绛、脉细数等为辨证要点。

要点四　血分证的辨证要点

血分证指温热病邪深入血分，耗血、伤阴，动血、动风，以发热、谵语神昏、抽搐或手足蠕动、斑疹、吐衄、舌质深绛等为主要表现的证候。

临床表现：身热夜甚，躁扰不宁，甚或谵语神昏，斑疹显露、色紫黑，吐血、衄血、便血、尿血，舌质深绛，脉红数；或见抽搐，颈项强直，角弓反张，目睛上视，牙关紧闭，脉弦数；或见手足蠕动、瘛疭等；或见持续低热，暮热早凉，五心烦热，神疲欲寐，耳聋，形瘦，脉虚细。

辨证要点：本证以身热夜甚、谵语神昏、抽搐或手足蠕动、斑疹、吐衄、舌质深绛、脉细数等为辨证要点。

要点五　卫气营血病证的传变

顺传：指病变多从卫分开始，依次传入气分、营分、血分，反映了温病由浅入深的演变规律。

逆传：指邪入卫分后，不经过气分阶段而直接深入营、血分。实际上，“逆传”只是顺传规律中的一种特殊类型，病情更加急剧、重笃。

细目三　辨三焦病证

要点一　上焦病证的辨证要点

上焦病证指温热之邪侵袭手太阴肺和手厥阴心包，以发热汗出、咳嗽气喘或谵语神昏等为主要表现的证候。

临床表现：发热，微恶风寒，头痛，汗出，口渴，咳嗽，舌边尖红，脉浮数或两寸独大；或见但热不寒，咳嗽，气喘，口渴，苔黄，脉数；甚则高热，大汗，谵语神昏或昏愦不语，舌謇肢厥，舌质红绛。

辨证要点：本证以发热汗出、咳嗽气喘或谵语神昏等为辨证的主要依据。

要点二　中焦病证的辨证要点

中焦病证指温热之邪侵袭中焦脾胃，邪从燥化和邪从湿化，以发热口渴、腹满便秘或身热不扬、呕恶脘痞、便溏等为主要表现的证候。

临床表现：身热面赤，呼吸气粗，腹满，便秘，神昏谵语，渴欲饮冷，口干唇裂，小便短赤，苔黄燥或焦黑起刺，脉沉实有力；或身热不扬，头身重痛，胸脘痞闷，泛恶欲呕，大便不爽或溏泻，舌苔黄腻，脉濡数。

辨证要点：本证以发热口渴、腹满便秘或身热不扬、呕恶脘痞、便溏等为辨证的主要依据。

要点三　下焦病证的辨证要点

下焦病证指温热之邪犯及下焦，劫夺肝肾之阴，以身热颧红、手足蠕动或瘛疭、舌绛苔少等为主要表现的证候。

临床表现：身热颧红，手足心热，口燥咽干，神倦，耳聋，或见手足蠕动、瘛疭，心中憺憺大动，舌绛苔少，脉细数或虚大。

辨证要点：本证以身热颧红、手足蠕动或瘛疭、舌绛苔少等为辨证的主要依据。

（陆小左　魏红）

诊断学基础

第一单元 症状学

细目一 发热

要点一 发热的病因

1. 感染性发热

各种病原体（如病毒、细菌、支原体、立克次体、螺旋体、真菌、寄生虫）均可引起感染性发热。

2. 非感染性发热

（1）无菌性坏死物质的吸收：①机械性、物理性或化学性损害，如大手术、内出血、大面积烧伤等。②因血管栓塞或血栓形成而引起心肌、肺、脾等脏器的梗死或肢体坏死等。③组织坏死与细胞破坏，如癌、白血病、淋巴瘤、溶血反应等。

（2）抗原－抗体反应：如风湿热、血清病、药物热、结缔组织病等。

（3）内分泌与代谢障碍：如甲状腺功能亢进症、严重脱水等。

（4）皮肤散热减少：如广泛性皮炎、鱼鳞癣以及慢性心力衰竭等。

（5）体温调节中枢功能失常：如中暑、安眠药中毒、脑出血、脑外伤等。

（6）植物神经功能紊乱：由于植物神经紊乱，影响正常的体温调节过程，使产热大于散热所致。

要点二 发热的临床表现

1. 发热的临床分度

按发热的高低可分为：

（1）低热：37.5℃～38℃。

（2）中等度热：38.1℃～39℃。

（3）高热：39.1℃～41℃。

（4）超高热：41℃以上。

2. 热型

临床常见的热型有下列几种：

（1）稽留热：体温持续在39℃～40℃以上，达数日或数周，24小时波动范围不超过1℃。见于肺炎链球菌肺炎、伤寒等的高热期。

（2）弛张热：体温在39℃以上，但波动幅度大，24小时内体温差达2℃以上，最低时一般仍高于正常水平。常见于败血症、风湿热、重症肺结核、化脓性炎症等。

(3) 间歇热：高热期与无热期交替出现，体温波动幅度可达数度，无热期（间歇期）可持续1日至数日，反复发作。见于疟疾、急性肾盂肾炎等。

(4) 回归热：体温骤升至39℃以上，持续数日后又骤降至正常水平，高热期与无热期各持续若干日后即有规律地交替1次。见于回归热、霍奇金病等。

(5) 波状热：体温逐渐升高达39℃或以上，数天后逐渐下降至正常水平，数天后再逐渐升高，如此反复多次。见于布鲁菌病。

(6) 不规则热：发热无一定规律，可见于结核病、风湿热、支气管肺炎、渗出性胸膜炎等。

根据热型可判断发热病因。但须注意，由于抗生素、解热镇痛药与糖皮质激素的广泛应用，使一些疾病的热型变为不典型。此外，热型也和个体反应有关，年龄、营养状态均可影响热型。

要点三　发热的伴随症状

1. 伴寒战，常见于肺炎链球菌肺炎、败血症、急性胆囊炎、急性肾盂肾炎、疟疾等。
2. 伴意识障碍，常提示中枢神经系统的疾患。
3. 伴皮疹，应注意是否为急性出疹性传染病及药物热等。
4. 伴口唇单纯疱疹，常见于肺炎链球菌肺炎、流行性脑脊髓膜炎、流行性感冒等。
5. 伴结膜充血，常见于麻疹、流行性出血热、斑疹伤寒、钩端螺旋体病等。
6. 伴淋巴结肿大，常见于传染性单核细胞增多症、风疹、淋巴结结核、淋巴瘤、白血病、转移癌等。
7. 伴肝脾肿大，常见于传染性单核细胞增多症、病毒性肝炎、肝及胆道感染、结缔组织病、白血病等。

要点四　发热的问诊要点

1. 起病时间、季节、起病情况（缓急）、病程、发热程度、频度、诱因。
2. 传染病接触史、不洁饮食史、疫水接触史、手术史、流产或分娩史、服药史、职业特点等。
3. 伴随症状。
4. 诊治经过。
5. 患病以来的一般情况。

细目二　胸痛

要点一　胸痛的病因

1. 胸壁疾病

皮肤及皮下组织病变、肌肉病变、肋骨病变、肋间神经病变。

2. 呼吸系统疾病

支气管及肺部病变、胸膜病变。

3. 心血管疾病

冠心病、心包及心肌病变、血管病变、心脏神经症。

4. 其他原因

食管疾病、纵隔疾病、腹部疾病。

要点二　胸痛的问诊要点

1. 发病年龄

青壮年应注意结核性胸膜炎、自发性气胸、心肌炎、心肌病，40 岁以上者应多考虑心绞痛、心肌梗死与肺癌等。

2. 胸痛的部位

胸壁疾病所致的胸痛常固定于病变部位，局部常有压痛。带状疱疹沿一侧肋间神经分布伴胸痛，疱疹不超过体表正中线。非化脓性肋软骨炎多侵犯第 1、2 肋软骨。心绞痛与急性心肌梗死的疼痛常位于胸骨后或心前区，疼痛常牵涉至左肩背、左臂内侧达无名指及小指。食管、膈和纵隔肿瘤的疼痛也位于胸骨后。

3. 胸痛的性质

带状疱疹呈阵发性的灼痛或刺痛。肌痛常呈酸痛。骨痛呈刺痛。食管炎常呈灼痛或灼热感。心绞痛常呈压榨样痛，可伴有窒息感。心肌梗死则疼痛更为剧烈并有恐惧、濒死感。干性胸膜炎常呈尖锐刺痛。肺梗死为突然剧烈刺痛或绞痛，常伴有呼吸困难与发绀。

4. 胸痛持续时间

平滑肌痉挛或血管狭窄缺血所致的疼痛为阵发性，如心绞痛发作时间短暂，而心肌梗死疼痛持续时间长且不易缓解。炎症、肿瘤、栓塞或梗死所致的疼痛呈持续性。

5. 胸痛的诱因与缓解因素

心绞痛常因劳累、体力活动或精神紧张而诱发，含服硝酸甘油可迅速缓解，而对心肌梗死的胸痛则无效。心脏神经症的胸痛在体力活动后反而减轻。胸膜炎、自发性气胸的胸痛则可因深呼吸与咳嗽而加剧。胸壁疾病所致的胸痛常于局部压迫或因胸廓活动时加剧。食管疾病的胸骨后疼痛常于吞咽食物时出现或加剧。反流性食管炎的胸骨后烧灼痛，在服用抗酸剂后减轻或消失。

6. 伴随症状

伴咳嗽、咯痰见于气管、支气管、肺或胸膜疾病；伴咯血见于肺炎、肺脓肿、肺梗死或支气管肺癌；伴呼吸困难提示肺部较大面积病变，如肺炎链球菌肺炎、自发性气胸、渗出性胸膜炎或其他重症心、肺疾病；伴吞咽困难提示食管疾病；伴面色苍白、大汗、血压下降或休克多考虑急性心肌梗死、夹层动脉瘤或大块肺栓塞等严重疾病。

细目三　腹痛

要点一　腹痛的病因

1. 腹部疾病

腹膜炎、腹腔脏器炎症、空腔脏器梗阻或扩张、脏器扭转或破裂、腹腔或脏器包膜牵张、化学性刺激、肿瘤压迫与浸润等。

2. 胸腔疾病的牵涉痛

如急性心肌梗死、肺炎、肺梗死、胸膜炎等，疼痛可牵涉腹部，类似急腹症。

3. 全身性疾病

如尿毒症、铅中毒等。

4. 其他原因

如荨麻疹、过敏性紫癜等。

要点二　腹痛的问诊要点

1. 腹痛的病因、诱因及发病缓急

暴饮暴食后出现的急性腹痛多为急性胰腺炎、急性胃扩张或急性胆囊炎；进食油腻食物后突发腹痛多见于急性胆囊炎、胆石症或急性胰腺炎；腹部外伤后突发腹痛有休克者应考虑肝、脾破裂；反复发作的饥饿性腹痛伴反酸、嗳气者多为十二指肠溃疡。

2. 腹痛部位

右上腹痛多为肝、胆疾患；右下腹痛多见于阑尾炎；脐周疼痛多为小肠病变；左下腹痛多为降结肠、乙状结肠病变；中上腹痛多为胃、十二指肠或胰腺病变；全腹痛见于弥漫性腹膜炎。

3. 腹痛的性质与程度

腹痛的性质与病变性质密切相关。烧灼样痛多与化学性刺激有关，如胃酸的刺激；绞痛多为空腔脏器痉挛、扩张或梗阻引起，如胆绞痛、肾绞痛及肠绞痛；持续性的钝痛可能为实质脏器牵张或腹膜外刺激所致；剧烈的刀割样疼痛多为脏器穿孔或严重炎症所致；隐痛或胀痛反应病变轻微，可能为脏器轻度扩张或包膜牵扯等引起。

4. 腹痛与体位的关系

胃黏膜脱垂者左侧卧位时疼痛减轻；胰腺癌者卧位时疼痛明显，前倾位或俯卧位疼痛减轻；反流性食管炎腹痛在立位时减轻。

5. 腹痛的伴随症状

伴寒战、高热提示急性炎症；伴黄疸提示肝、胆、胰腺疾病，急性溶血等；伴血尿多见于尿路结石；伴休克常见于急性腹腔内出血、急性胃肠穿孔、急性心肌梗死、中毒性菌痢等；伴呕吐、腹胀、停止排便排气提示胃肠梗阻。

6. 腹痛与年龄、性别、职业的关系

儿童要多考虑肠道蛔虫症及肠套叠；青壮年则以消化性溃疡、阑尾炎多见；中老年人则应警惕恶性肿瘤的可能；育龄妇女要考虑卵巢囊肿扭转、异位妊娠破裂等；有长期铅接触史要考虑铅中毒。

7. 既往病史

询问相关病史如酗酒史、停经史、消化性溃疡病史等对腹痛的诊断颇有帮助。

细目四 咳嗽与咯痰

要点一 咳嗽的病因

1. 呼吸道疾病

从鼻咽部至小支气管整个呼吸道黏膜受到刺激（如刺激性气体、炎症、粉尘、出血、肿瘤、异物等）时，均可引起咳嗽与咯痰。

2. 胸膜疾病

如胸膜炎、自发性气胸、胸腔穿刺等。

3. 心血管疾病

如二尖瓣狭窄或其他原因所致的肺淤血与肺水肿、肺栓塞等。

4. 中枢神经因素

大脑皮质可引起随意性咳嗽，也能在一定程度上抑制咳嗽反射。

5. 其他原因

如胃食管反流病、服用血管紧张素转化酶抑制剂等。

要点二 咳嗽与咯痰的问诊要点

1. 发病年龄与性别

婴幼儿呛咳要考虑是否有异物吸入。青壮年长期咳嗽须考虑肺结核或支气管扩张；对40岁以上长期吸烟的男性患者，则须考虑慢性支气管炎、肺气肿或肺癌；对青年女性患者则须注意支气管内膜结核等。

2. 咳嗽的性质

（1）干性咳嗽：常见于急性咽喉炎、急性支气管炎初期、胸膜炎、轻症肺结核、肺癌等。

（2）湿性咳嗽：常见于慢性支气管炎、支气管扩张症、肺炎、肺脓肿、空洞型肺结核等。

3. 咳嗽出现的时间与节律

（1）突然发生的咳嗽：常见于吸入刺激性气体、气管与支气管异物等。

（2）阵发性咳嗽：见于支气管异物、支气管哮喘、支气管淋巴结结核、支气管肺癌、百日咳等。

(3) 长期慢性咳嗽：见于慢性支气管炎、支气管扩张、慢性肺脓肿、空洞型肺结核等。

(4) 晨咳或夜间平卧时（即改变体位时）加剧并伴咯痰：常见于慢性支气管炎、支气管扩张和肺脓肿等病。

(5) 左心衰竭夜间咳嗽明显。

4. 咳嗽的音色

(1) 声音嘶哑的咳嗽多见于声带炎、喉炎、喉癌，以及肺癌、扩张的左心房或主动脉瘤压迫喉返神经。

(2) 犬吠样咳嗽多见于急性喉炎或气道异物。

(3) 带有鸡鸣样吼声常见于百日咳。

5. 痰的性质与量

痰的性质可分为黏液性、浆液性、脓性、黏液脓性、浆液血性、血性等。急性呼吸道炎症时痰量较少；支气管扩张、空洞型肺结核、肺脓肿等痰量常较多。支气管扩张与肺脓肿患者痰量多时，痰可出现分层现象：上层为泡沫，中层为浆液或浆液脓性，下层为坏死性物质。大叶性肺炎咯吐铁锈色痰，肺水肿时痰呈粉红色泡沫状。

6. 伴随症状

(1) 伴发热：多见于呼吸道感染、胸膜炎、肺结核等。

(2) 伴胸痛：见于累及胸膜的疾病，如肺炎、胸膜炎、支气管肺癌、自发性气胸等。

(3) 伴哮喘：可见于支气管哮喘、喘息型慢性支气管炎、心源性哮喘等。

(4) 伴呼吸困难：见于喉头水肿、喉肿瘤、慢性阻塞性肺病、重症肺炎以及重症肺结核、大量胸腔积液、气胸、肺淤血、肺水肿等。

(5) 伴咯血：常见于肺结核、支气管扩张、肺脓肿、支气管肺癌及风湿性二尖瓣狭窄等。

细目五　咯血

要点一　咯血的病因

1. 支气管疾病

支气管扩张、支气管肺癌、支气管内膜结核和慢性支气管炎等。

2. 肺部疾病

肺结核、肺炎链球菌肺炎、肺脓肿等。

3. 心血管疾病

如二尖瓣狭窄、先天性心脏病所致的肺动脉高压、肺栓塞等。

4. 其他

血液病，如血小板减少性紫癜、白血病等；某些急性传染病，如肺出血型钩端螺旋体病、流行性出血热等。

要点二 咯血的问诊要点

1. 病史

了解病人的年龄，居住地，有无心、肺、血液系统疾病，有无结核病接触史等。

2. 咯血的量及其性状

大量咯血常见于空洞型肺结核、支气管扩张和肺脓肿；中等量以上的咯血可见于二尖瓣狭窄；其他原因所致的咯血量较少，或仅为痰中带血。咯粉红色泡沫痰见于急性左心衰竭。多次反复少量咯血，要警惕支气管肺癌。

3. 伴随症状

伴发热、胸痛、咳嗽、咯痰，首先须考虑肺炎、肺结核、肺脓肿等；伴有呛咳、杵状指须考虑支气管肺癌；伴皮肤黏膜出血应考虑钩端螺旋体病、流行性出血热、血液病等。

要点三 咯血与呕血的鉴别

咯血与呕血的鉴别

	咯血	呕血
病史	肺结核、支气管扩张、肺癌、心脏病等	消化性溃疡、肝硬化等
出血前症状	喉部痒感、胸闷、咳嗽等	上腹不适、恶心、呕吐等
出血方式	咯出	呕出，可为喷射状
出血颜色	鲜红	棕黑色或暗红色，有时鲜红色
血内混有物	泡沫和（或）痰	食物残渣、胃液
黑便	无（如咽下血液时可有）	有，可在呕血停止后仍持续数日
酸碱反应	碱性	酸性

细目六 呼吸困难

要点一 呼吸困难的病因

引起呼吸困难的原因很多，主要为胸肺部病变和心血管系统疾病。

1. 胸肺部病变

常见于肺部疾病、呼吸道梗阻、胸廓活动障碍。

2. 心血管系统

各种原因所致的重度心力衰竭。

3. 中毒

如吗啡中毒、巴比妥类中毒、一氧化碳中毒等。

4. 血液病

如重度贫血、高铁血红蛋白血症等。

5. 神经精神因素

如脑出血、脑肿瘤、脑外伤、脑炎、神经肌肉病变、癔症等。

要点二　呼吸困难的临床表现

1. 肺源性呼吸困难

（1）吸气性呼吸困难：表现为吸气时三凹征。

（2）呼气性呼吸困难：呼气费力，呼气时间延长，伴有广泛哮鸣音。

（3）混合性呼吸困难：吸气与呼气均感费力，呼吸频率浅而快。

2. 心源性呼吸困难

（1）劳力性呼吸困难：在体力活动时出现或加重，休息时减轻或缓解。

（2）端坐呼吸：表现为平卧时加重，端坐位时减轻。

（3）夜间阵发性呼吸困难：多在夜间入睡后感到气闷而被憋醒。患者被迫坐起喘气和咳嗽，轻者数十分钟后症状消失，重者表现为面色青紫，大汗，呼吸有哮鸣声，咳浆液性粉红色泡沫痰，查体示两肺底湿啰音，心率增快，可出现奔马律。

3. 中毒性呼吸困难

（1）代谢性酸中毒：血中酸性代谢产物增多，强烈刺激呼吸中枢，出现深大而规则的呼吸，可伴有鼾声，称库斯莫尔呼吸或酸中毒大呼吸。

（2）呼吸抑制药物及毒物：如吗啡、巴比妥类、有机磷农药等药物过量或中毒。

4. 中枢性呼吸困难

重症颅脑疾病，呼吸中枢因受增高的颅内压和供血减少的刺激，使呼吸变慢而深，并常伴有呼吸节律的异常。

5. 癔症性呼吸困难

其特点是呼吸非常频速（可达 60～100 次/分钟）和表浅，并常因换气过度而发生呼吸性碱中毒，经暗示疗法，分散其注意力，或在睡眠中，可使呼吸困难减轻或消失。

要点三　呼吸困难的伴随症状

1. 伴发热，见于肺炎、肺脓肿、肺结核、胸膜炎、急性心包炎等。

2. 伴咳嗽、咳痰，见于慢性支气管炎、肺炎、肺脓肿等；呼吸困难伴粉红色泡沫痰见于急性左心衰竭。

3. 伴哮鸣音，多见于支气管哮喘、心源性哮喘等。

4. 伴胸痛，见于肺炎链球菌肺炎、肺梗死、气胸、支气管肺癌、急性心包炎、急性心肌梗死等。

5. 伴昏迷，见于脑出血、脑膜炎、尿毒症、糖尿病酮症酸中毒、肺性脑病、急性中毒等。

要点四　呼吸困难的问诊要点

1. 发生的诱因：包括有无引起呼吸困难的基础病因和直接诱因，如心肺疾病、代谢性疾病病史等，还应询问有无药物、毒物摄入史及头痛、意识障碍、颅脑外伤史。

2. 呼吸困难的特点：注意询问是吸气性、呼气性呼吸困难，还是混合性呼吸困难；呼吸困难与活动、体位的关系。

3. 伴随症状。

细目七　发绀

要点一　发绀的病因与临床表现

血液中还原血红蛋白增多引起的发绀可分为以下 3 种类型：

1. 中心性发绀

特点是全身性发绀，但皮肤温暖。主要因为心、肺疾病导致 SaO_2降低所致。可分为以下两种：

（1）肺性发绀：见于呼吸道（喉、气管、支气管）阻塞、肺部疾病（肺炎、肺气肿、肺淤血等）和胸膜疾病（胸腔积液、气胸等）。

（2）心性混血性发绀：见于存在动静脉血相混合的先天性心脏病，如法洛四联征等。

2. 周围性发绀

发绀常见于肢体末梢，如肢端、耳垂或耳尖，且皮肤冰冷。主要因周围循环血流障碍所致。可分为以下两种：

（1）淤血性周围性发绀：见于右心衰竭、缩窄性心包炎、局部静脉病变等。

（2）缺血性周围性发绀：见于重症休克、血栓闭塞性脉管炎、雷诺病等。

3. 混合性发绀

中心性与周围性发绀并存，见于心力衰竭、急性高原反应等。

广义的发绀也包括由于异常血红蛋白衍生物所致的皮肤青紫现象。如高铁血红蛋白血症，见于食用含大量硝酸盐的变质蔬菜或腌菜后发生。

要点二　发绀的问诊要点

1. 发病年龄与性别

自出生或幼年即出现发绀者应考虑先天性心脏病或先天性高铁血红蛋白血症。特发性阵发性高铁血红蛋白血症可见于育龄妇女，且发绀的出现多与月经周期有关。

2. 发绀部位及特点

发绀部位及特点用以判断发绀的类型。如为周围性，须询问有无心肺疾病的症状，如心悸、胸痛、咳嗽等。

3. 发病诱因及病程

急性起病又无心肺疾病表现的发绀，则应询问有无摄入相关药物、化学物品、变质蔬菜和在持久便秘情况下过多食蛋类与硫化物的病史。

细目八　水肿

要点一　水肿的病因

1. 全身性水肿

（1）心源性水肿：常见于右心衰竭。

（2）肾源性水肿：可见于各型肾炎和肾病。

（3）肝源性水肿：见于各种病因引起的肝硬化、重症肝炎等。

（4）营养不良性水肿：见于低蛋白血症和维生素 B_1 缺乏。

（5）其他：如内分泌疾病、结缔组织疾病、妊娠高血压综合征等。

2. 局部性水肿

如血栓性静脉炎、丝虫病、局部炎症、创伤或过敏等。

要点二　水肿的问诊要点

1. 水肿的开始部位及蔓延情况、全身性或局部性、是否凹陷、与体位变化及活动的关系。

2. 有无心、肝、肾、内分泌及过敏性疾病病史及其相关症状。

3. 水肿与药物、饮食、月经及妊娠的关系。

4. 伴随症状：伴颈静脉怒张、肝－颈静脉回流征阳性见于心源性水肿；伴高血压、蛋白尿、管型尿等见于肾源性水肿；伴肝掌、蜘蛛痣、腹壁静脉曲张、脾肿大等见于肝源性水肿。

细目九　恶心与呕吐

要点一　恶心与呕吐的病因

1. 反射性呕吐

（1）消化系统疾病是引起反射性呕吐最常见的病因。常见于急慢性胃炎、急性食物中毒、消化性溃疡、胃肿瘤、幽门梗阻、急性肠炎、急性阑尾炎、肠梗阻、急慢性胆囊炎、胆石症、急性胰腺炎、急性腹膜炎等。

（2）其他各系统疾病均可能导致反射性恶心、呕吐，如肺炎、胸膜炎、急性心肌梗死、急性肾炎等。

2. 中枢性呕吐

（1）中枢神经系统疾病：如高血压脑病、脑梗死、脑出血、脑炎、脑膜炎、脑脓肿、脑寄生虫、偏头痛等。

（2）全身性疾病：如感染、甲亢危象、糖尿病酮症酸中毒、尿毒症、休克、缺氧、中暑等。

（3）药物反应与中毒：如洋地黄、吗啡等药物；如有机磷农药中毒、毒蕈中毒等。

（4）精神因素：胃神经症、癔症等。

3. 前庭障碍性呕吐

常见于迷路炎、梅尼埃病、晕动病。

要点二　恶心与呕吐的问诊要点

1. 呕吐与进食的关系

进食后出现的呕吐多见于胃源性呕吐。如餐后骤起而集体发病见于集体食物中毒。

2. 呕吐发生的时间

晨间呕吐发生在育龄女性要考虑早孕反应。服药后出现呕吐应考虑药物反应。乘飞机、车、船发生呕吐常提示晕动病。餐后6小时以上呕吐多见于幽门梗阻。

3. 呕吐的特点

有恶心先兆，呕吐后感轻松者多见于胃源性呕吐。喷射状呕吐多见于颅内高压。

4. 呕吐物的性质

呕吐物呈咖啡色，见于上消化道出血。呕吐隔餐或隔日食物，并含腐酵气味，见于幽门梗阻。呕吐物含胆汁者多见于十二指肠乳头以下的十二指肠或空肠梗阻。呕吐物有粪臭者提示低位肠梗阻。呕吐物中有蛔虫者见于胆道蛔虫、肠道蛔虫。

5. 伴随症状

（1）伴发热：见于全身或中枢神经系统感染、急性细菌性食物中毒。

（2）伴剧烈头痛：见于颅内高压、偏头痛、青光眼。

（3）伴眩晕及眼球震颤：见于前庭器官疾病。

（4）伴腹泻：见于急性胃肠炎、急性中毒、霍乱等。

（5）伴腹痛：见于急性胰腺炎、急性阑尾炎及空腔脏器梗阻等。

（6）伴黄疸：见于急性肝炎、胆道梗阻、急性溶血。

（7）伴贫血、水肿、蛋白尿：见于肾功能不全。

细目十　呕血与黑便

要点一　呕血与黑便的病因

1. 食管疾病

食管与胃底静脉曲张破裂、食管炎、食管癌、食管贲门黏膜撕裂、食管异物、食管裂孔疝。

2. 胃及十二指肠疾病

最常见的原因是消化性溃疡。非甾体类抗炎药及应激所致的胃黏膜病变出血也较常见。其他病因有胃肿瘤、急慢性胃炎、十二指肠炎等。

3. 肝、胆、胰的疾病

肝硬化、门静脉高压引起的食管与胃底静脉曲张破裂是引起上消化道出血的常见病因。胆道感染、胆石症、胆道肿瘤可引起胆道出血。胰腺癌、急性重症胰腺炎也可引起上消化道出血，但少见。

4. 全身性疾病

如白血病、再生障碍性贫血、血小板减少性紫癜、过敏性紫癜、弥散性血管内凝血、肾综合征出血热、钩端螺旋体病、尿毒症、肺心病等。

引起上消化道出血的前三位病因是：消化性溃疡、食管与胃底静脉曲张破裂、急性胃黏膜病变。

要点二　呕血与黑便的问诊要点

1. 是否为上消化道出血

呕血应与咯血及口、鼻、咽喉部位的出血相鉴别。黑便应与食动物血、铁剂、铋剂等造成的黑便相鉴别。

2. 估计出血量

出血量达5ml以上可出现大便隐血试验阳性。达60ml以上可出现黑便，胃内蓄积血量达300ml可出现呕血。出血量一次达400ml以上可出现头昏、眼花、口干、乏力、皮肤苍白、心悸不安、出冷汗，甚至昏倒。出血量达800～1000ml以上可出现周围循环衰竭。评估出血量还应参考呕血及便血量、血压及脉搏情况、贫血程度等。

3. 诱因

如饮食不节、饮酒及服用某些药物、严重创伤等。

4. 既往病史

重点询问有无消化性溃疡、肝炎、肝硬化以及长期服药史。

5. 伴随症状

（1）伴慢性、周期性、节律性上腹痛：见于消化性溃疡。

（2）伴蜘蛛痣、肝掌、黄疸、腹壁静脉曲张、腹水、脾肿大：见于肝硬化门静脉高压。

（3）伴皮肤黏膜出血：见于血液病及急性传染病。

（4）伴右上腹痛、黄疸、寒战高热：见于急性梗阻性化脓性胆管炎。

细目十一　腹泻

要点一　腹泻的病因

1. 急性腹泻

（1）急性肠道疾病：各种病原微生物及寄生虫引起的急性感染、细菌性食物中毒、Crohn 病或溃疡性结肠炎急性发作、急性出血性坏死性肠炎等。

（2）急性中毒：如毒蕈、鱼胆、河豚、砷、有机磷等中毒。

（3）全身性疾病：如伤寒、副伤寒、败血症等感染性疾病、过敏性紫癜、甲亢危象及某些药物副作用等。

2. 慢性腹泻

（1）消化系统疾病：见于慢性肠道感染、胃肠道肿瘤、吸收不良性腹泻、非感染性炎性病变。

（2）全身性疾病：如甲状腺功能亢进、肾上腺皮质功能减退、糖尿病、药物性腹泻、神经功能紊乱等。

要点二　腹泻的问诊要点

1. 起病情况

发病季节，夏秋季多见于急性肠道感染。是否有诱因，如不洁饮食史、药物及食物过敏史等。起病急缓。

2. 大便情况

水样便见于急性胃肠炎；米泔样便见于霍乱；黏液脓血便见于细菌性痢疾；果酱样便见于阿米巴痢疾等。

3. 伴随症状

（1）伴发热：见于急性肠道感染、细菌性食物中毒、全身感染等。

（2）伴里急后重：见于细菌性痢疾、直肠癌等。

（3）伴明显消瘦：见于恶性肿瘤、肠结核、吸收不良综合征。

（4）伴皮疹或皮下出血：见于伤寒、败血症、过敏性紫癜。

（5）伴腹部肿块：见于肿瘤、肠结核、血吸虫病、Crohn 病等。

细目十二　黄疸

要点一　黄疸的分类及其特点

1. 黄疸的分类

临床上一般分为溶血性、肝细胞性、胆汁淤积性 3 种类型。

2. 黄疸的特点

(1) 溶血性黄疸：轻度黄疸，不伴皮肤瘙痒。急性溶血时，起病急骤，出现寒战、高热、头痛、腰痛、呕吐，严重者出现周围循环衰竭及急性肾功能衰竭。慢性溶血常有贫血、黄疸、脾肿大三大特征。实验室检查以非结合胆红素增多为主，结合胆红素一般正常。尿胆原增多，尿胆红素阴性。贫血，网织红细胞增多。

(2) 肝细胞性黄疸：黄疸呈浅黄至深黄。有乏力、食欲下降、恶心呕吐甚至出血等肝功能受损的症状及肝脏肿大等体征。实验室检查示血清结合及非结合胆红素均增多。尿中尿胆原增多，尿胆红素阳性。有转氨酶升高等肝功能受损的表现。

(3) 胆汁淤积性黄疸：黄疸色深，伴皮肤瘙痒及心动过缓。尿色深，粪色变浅。实验室检查示血清结合胆红素明显增多。尿胆原减少或阴性，尿胆红素阳性。血清碱性磷酸酶增高。

要点二　黄疸的问诊要点

1. 年龄与性别

新生儿黄疸常见于生理性黄疸、新生儿溶血性黄疸、新生儿败血症及先天性胆道闭锁等。儿童与青少年时期出现的黄疸要考虑先天性与遗传性疾病。病毒性肝炎多见于儿童及青年人。中年以后胆道结石、肝硬化、原发性肝癌较为常见。老年人应多考虑肿瘤。胆石症、原发性胆汁性肝硬化多见于女性；而原发性肝癌、胰腺癌多见于成年男性。

2. 原因与诱因

输血早期出现黄疸见于误输异型血，之后出现的黄疸见于输血引起的病毒性肝炎。有无食鲜蚕豆及毒蕈史。有无服氯丙嗪、异烟肼等药物及接触锑剂、氟烷等毒物。

3. 既往史

有无溶血家族史、病毒性肝炎及肝硬化病史，有无胆道结石史、酗酒史、血吸虫病史等。

4. 黄疸的时间与波动情况

有利于区别梗阻性与肝细胞性黄疸。

5. 伴随症状

询问有无寒战、高热、腹痛、皮肤瘙痒、贫血、脾肿大等症状有助于鉴别诊断。

细目十三　皮肤黏膜出血

要点一　皮肤黏膜出血的病因

1. 血管壁功能异常

(1) 先天性：如遗传性出血性毛细血管扩张症、血管性假性血友病等。

(2) 获得性：过敏性紫癜、单纯性紫癜、药物中毒、严重感染、维生素 C 缺乏症等。

2. 血小板数量与功能异常

(1) 血小板减少：①生成减少：如再生障碍性贫血、急性白血病、感染或放化疗后的骨髓抑制等。②破坏增多：如特发性血小板减少性紫癜、脾功能亢进等。③消耗过多：如弥散性血管内凝血、血栓性血小板减少性紫癜、溶血性尿毒综合征等。

（2）血小板增多：原发性血小板增多症、慢性粒细胞白血病、脾切除术后等。

（3）血小板功能异常：如血小板无力症，或继发于感染、药物、尿毒症、肝病等。

3. 凝血功能障碍

（1）先天性：血友病、凝血酶原缺乏症、纤维蛋白缺乏症等。

（2）获得性：严重肝功能不全、尿毒症、维生素K缺乏症等。

（3）抗凝血物质增多或纤溶亢进：常见于中毒（如蛇毒）、抗凝药过量、原发或继发纤溶亢进。

要点二　皮肤黏膜出血的问诊要点

1. 发病年龄、性别、家族史、过敏及外伤史、感染、中毒及肝肾病史。

2. 出血病程、部位、范围、特点、诱因等。

3. 伴随症状：伴关节痛、腹痛见于过敏性紫癜；伴关节腔出血或关节畸形见于血友病。

细目十四　抽搐

要点一　抽搐的病因

1. 颅脑疾病

（1）感染性：如各种脑炎及脑膜炎、脑脓肿、脑寄生虫病等。

（2）非感染性：脑外伤、脑肿瘤、脑血管性疾病、癫痫、先天异常及变性疾病等。

2. 全身性疾病

（1）感染性：如中毒性肺炎、中毒性菌痢、败血症、狂犬病、破伤风、小儿高热惊厥等。

（2）非感染性：缺氧、中毒、代谢性疾病、物理损伤、癔症性抽搐等。

要点二　抽搐的问诊要点

1. 发作情况

有无诱因及先兆，有无意识丧失及大小便失禁，发作时肢体抽动次序及分布。

2. 病史、发病年龄

包括出生史、发育史、颅脑疾病史、长期服药史，有无心、肺、肝、肾及内分泌疾病史，既往有无抽搐史等。

3. 伴随症状

（1）伴高热：见于颅内与全身感染性疾病、小儿高热惊厥等。

（2）伴高血压：见于高血压脑病、高血压脑出血、妊娠高血压综合征、颅内高压等。

（3）伴脑膜刺激征：见于各种脑膜炎及蛛网膜下腔出血。

（4）伴瞳孔散大、意识丧失、大小便失禁：见于癫痫大发作。

（5）不伴意识丧失：见于破伤风、狂犬病、低钙抽搐、癔症性抽搐。

（6）伴肢体偏瘫者：见于脑血管疾病及颅内占位性病变。

细目十五　意识障碍

要点一　意识障碍的病因

1. 颅脑疾病

（1）感染性：各种脑炎、脑膜炎、脑脓肿、脑寄生虫感染等。

（2）非感染性：颅内占位性病变、脑血管疾病、颅脑外伤、癫痫等。

2. 全身性疾病

（1）感染性：如伤寒、中毒型细菌性痢疾、重症肝炎、肾综合征出血热、钩端螺旋体病、中毒性肺炎、败血症等。

（2）非感染性：心血管疾病、内分泌与代谢性障碍、中毒、物理性损伤等。

要点二　意识障碍的临床表现

意识障碍一般可分为以下几种类型：

1. 嗜睡

嗜睡是最轻的意识障碍，表现为持续性睡眠。轻刺激可被唤醒，醒后能回答简单的问题或做一些简单的活动。刺激停止后，又迅速入睡。

2. 昏睡

患者近乎不省人事，处于熟睡状态，不易唤醒。虽在强刺激下（如压迫眶上神经）可被唤醒，但不能回答问题或答非所问，而且很快又再入睡。

3. 昏迷

意识丧失，任何强大的刺激都不能唤醒。昏迷是最严重的意识障碍。按程度不同可分为以下两种：

（1）浅昏迷：意识大部分丧失，强刺激也不能唤醒，但对疼痛刺激有痛苦表情及躲避反应，角膜反射、瞳孔对光反射、吞咽反射、眼球运动等都存在。

（2）深昏迷：意识全部丧失，对疼痛等各种刺激均无反应，角膜反射、瞳孔对光反射、眼球运动均消失，可出现病理反射。

4. 意识模糊

意识模糊是一种常见的轻度意识障碍，意识障碍程度较嗜睡重。具有简单的精神活动，但定向力（即对时间、空间、人物的判断能力）有障碍。

5. 谵妄

谵妄是一种以兴奋性增高为主的急性高级神经中枢活动失调状态。表现为意识模糊，定向力障碍，伴错觉、幻觉、躁动不安、谵语。

要点三　意识障碍的伴随症状

1. 伴发热

先发热后出现意识障碍见于严重的感染性疾病；先出现意识障碍后发热见于体温调节中枢功能失常而引起发热的疾病。

2. 伴呼吸缓慢

见于吗啡或巴比妥类中毒、颅内高压等。

3. 伴呼吸深大

见于尿毒症、糖尿病酮症酸中毒等。

4. 伴瞳孔散大

见于酒精中毒、癫痫、低血糖昏迷等。

5. 伴瞳孔缩小

见于海洛因、吗啡、巴比妥类、有机磷等中毒。

6. 伴高血压

常见于脑出血、高血压脑病、肾炎、颅内高压等。

7. 伴脑膜刺激征

见于各种脑膜炎及蛛网膜下腔出血。

要点四　意识障碍的问诊要点

1. 发病情况：突然出现的意识障碍多为急性中毒、颅脑外伤、急性感染、脑血管疾病等。缓慢出现者见于肺性脑病、肝性脑病、尿毒症等。
2. 有无诱因及病因：如中毒、外伤、中暑、传染病接触史等。
3. 既往史：如高血压、肺心病、肝硬化、慢性肾炎、糖尿病等病史。
4. 伴随症状。

（孙士玲）

第二单元　问诊

细目　问诊的方法及内容

要点一　问诊的方法

问诊时首先要关心体贴患者，营造宽松和谐的气氛。医师应避免暗示性或诱导性提问。问诊的过程中，医师应边提问边思考，随时分析，归纳患者所陈述的各种症状之间的内在联系，分清主次，去伪存真，采集全面、准确的病史。

要点二 问诊的内容

1. 一般项目

包括姓名、性别、年龄、民族、婚姻、住址、工作单位、职业、入院日期、记录日期、病史陈述者及其可靠性。

2. 主诉

主诉是迫使患者就医的最明显、最主要的症状或体征及持续时间，也就是本次就诊的最主要原因。

3. 现病史

现病史为问诊的最重要内容，争取做到全面而详细的询问。

（1）起病情况与患病时间：包括病因或诱因。

（2）主要症状的特点：此为诊断疾病的主要依据，应详细询问。其特点包括主要症状的部位、性质、持续时间、程度、缓解和加剧的因素。

（3）病情的发展与演变：症状的变化或新症状的出现，都是病情的发展与演变的表现。

（4）伴随症状：常是鉴别诊断的重要依据。

（5）诊治经过：应询问既往的重要诊断和检查、主要治疗措施及用药情况，以便为制定本次诊断和治疗方案时参考。

（6）一般情况：病后的精神、体力状态、食欲及食量、睡眠、大小便、体重变化等情况也应详细询问。

4. 既往史

包括患者既往的健康状况和过去曾经患过的疾病（包括各种传染病）、外伤手术、预防接种、过敏史等，尤其是与现病有密切关系的疾病的历史。

5. 个人史

包括出生地及居住地区，职业和工作条件，习惯与嗜好，冶游史等。

6. 婚姻史

婚姻史包括未婚或已婚，结婚年龄，配偶的健康状况，性生活情况，夫妻关系等。

7. 月经史及生育史

月经史包括月经初潮年龄，月经周期和经期天数，经血的量和颜色，经期症状，有无痛经与白带，末次月经日期，闭经日期，绝经年龄。记录格式如下：

$$\text{初潮年龄}\ \frac{\text{行经期（天）}}{\text{月经周期（天）}}\ \text{末次月经时间或闭经年龄}$$

生育史包括妊娠与生育次数和年龄，人工或自然流产的次数，有无死产、手术产、产褥热及计划生育状况等。

8. 家族史

包括双亲与兄弟姐妹及子女的健康状况，特别应询问有无患同样疾病者，有无与遗传有关的疾病以及传染病。

（孙士玲）

第三单元　检体诊断

细目一　基本检查法

要点一　视诊

视诊是医师用视觉来观察患者全身或局部表现的诊断方法。

要点二　触诊

1. 浅部触诊

用于检查体表浅在病变、关节、软组织、浅部的动脉与静脉、神经、阴囊和精索等。

2. 深部触诊

主要用于腹部检查。

（1）深部滑行触诊：用于检查腹腔深部的包块和脏器。

（2）双手触诊：用于肝、脾、肾、子宫和腹腔肿物的检查。

（3）深压触诊：用于探测腹部深在病变部位或确定腹部压痛点。

（4）冲击触诊：用于大量腹水而肝脾难以触及时。

要点三　叩诊

1. 叩诊方法

（1）间接叩诊法：临床最常用，如心脏、肺脏、肝脏、腹部等的叩诊检查。

（2）直接叩诊法：用于胸部或腹部面积较广泛病变的性质判定，如大量气胸、大量胸水或腹水等。

2. 叩诊音

临床常见的叩诊音有以下5种：

（1）清音：是正常的肺部叩诊音。

（2）过清音：肺气肿时的特征性叩诊音。

（3）鼓音：正常情况下，存在于左下胸的胃泡区及腹部。病理情况下，见于肺空洞、气胸或气腹等。

（4）浊音：叩击被少量含气组织覆盖的实质脏器时产生的声音，如被肺覆盖的心脏或肝脏部分。病理情况下，见于肺组织含气减少，如肺部炎症、少量胸腔或腹腔积液等。

（5）实音（绝对浊音）：是不含气组织（如骨骼、心脏、肝脏）的正常叩诊音。病理状态下，见于大量胸腔积液、肺实变等。

要点四　听诊

听诊的注意事项：

1. 环境安静，温度适宜。
2. 患者取坐位或卧位，必要时，嘱患者变换体位进行听诊。
3. 充分暴露检查部位，切忌隔衣听诊。

要点五　嗅诊

常见异常气味的临床意义：

1. 呼吸气味

意识障碍伴浓烈的酒味见于酒精中毒；刺激性蒜味伴意识障碍见于有机磷农药中毒；烂苹果味见于糖尿病酮症酸中毒；氨味见于尿毒症；腥臭味见于肝昏迷。

2. 痰液味

血腥味痰见于大咯血者；恶臭味见于厌氧菌感染。

3. 呕吐物味

粪臭味见于肠梗阻；酒味见于饮酒和醉酒；腐臭味见于幽门梗阻。

4. 粪便

腥臭味见于细菌性痢疾，肝腥味见于阿米巴痢疾。

细目二　一般检查

要点一　全身状态检查

1. 体温

（1）体温的测量方法及正常范围：①口测法：将消毒后的口表水银端斜放于舌下，紧闭口唇，5 分钟后读数。正常值为 36.3℃ ~37.2℃。该法结果较准确，但不能用于婴幼儿及神志不清者。②肛测法：患者屈膝侧卧，将肛表水银端涂布润滑剂后，徐徐插入肛门，深达肛表的 1/2，5 分钟后读数。正常值为 36.5℃ ~37.7℃。该法测值稳定，多用于婴幼儿及神志不清者。③腋测法：将体温计水银端置于患者的干燥腋窝深处，嘱其夹紧，10 分钟后读数。正常值为 36℃ ~37℃。该法简便、安全，为最常用的体温测定方法。

生理情况下，体温有一定的波动，早晨略低，下午稍高，但 24 小时内波动幅度一般不超过 1℃；运动或进食后体温稍高；老年人体温略低；月经期前或妊娠期妇女体温略高。

体温高于正常称为发热，见于感染、创伤、恶性肿瘤、抗原 – 抗体反应等；体温低于正常称为体温过低，见于大量失血、休克、甲状腺功能减退等。

（2）体温测量误差的常见原因：①测量前未将体温计的汞柱甩到 36℃以下。②消瘦、病情危重或神志不清的患者使用腋表时，未能将体温计夹紧。③体温计附近存在冷热物品。

2. 脉搏

多检查桡动脉，也可触摸肱动脉、颈动脉等。

（1）脉率：正常成人在安静状态下脉率为60～100次/分钟。儿童较快，婴幼儿可达130次/分。发热、疼痛、贫血、甲亢、心力衰竭、休克、心肌炎等脉率增快；颅内高压、伤寒、病态窦房结综合征、Ⅱ度以上窦房或房室传导阻滞，或服用强心甙、钙拮抗剂、β受体阻滞剂等药时，脉率减慢。

（2）节律：正常人的节律规整。心房颤动时，节律不规则，并且强弱不一。

3. 血压

（1）血压水平的定义和分类。

成人血压水平的定义和分类

类别	收缩压（mmHg）	舒张压（mmHg）
正常血压	<120	<80
正常高值	120～139	80～89
1级高血压（轻度）	140～159	90～99
2级高血压（中度）	160～179	100～109
3级高血压（重度）	≥180	≥110
单纯收缩期高血压	≥140	<90

注：如收缩压与舒张压水平不在一个级别的，按其中较高级别分类。

（2）血压变异的临床意义：①高血压：收缩压≥140mmHg和（或）舒张压≥90mmHg，即为高血压。高血压绝大多数见于高血压病（即原发性高血压）；继发性高血压可见于肾脏病、肾上腺皮质或髓质肿瘤、肢端肥大症、甲亢、妊娠高血压综合征等。②低血压：血压低于90/60mmHg时，称为低血压。常见于休克、急性心肌梗死、心力衰竭、心包填塞、肾上腺皮质功能减退等。③脉压增大和减小：脉压>40mmHg称为脉压增大，见于主动脉瓣关闭不全、动脉导管未闭、动静脉瘘、高热、甲亢、严重贫血、老年主动脉硬化等。脉压<30mmHg称为脉压减小，见于主动脉瓣狭窄、心力衰竭、休克、心包积液、缩窄性心包炎等。④上、下肢血压差异常：双上肢血压差大于10mmHg见于多发性大动脉炎、血栓闭塞性脉管炎、先天性动脉畸形等。下肢血压等于或低于上肢血压，见于主动脉缩窄、胸腹主动脉型大动脉炎等。

4. 发育与体型

发育正常与否，通常以年龄与体格成长状态（身高、体重、第二性征）、智力之间的关系来判断。发育正常时，年龄与智力和体格的成长状态是相应的。发育成熟前如有脑垂体前叶功能亢进，可致体格异常高大，称为巨人症；反之，垂体功能减退时，体格异常矮小，称为垂体性侏儒症。

体型是身体各部发育的外观表现，包括骨骼、肌肉的成长与脂肪分布的状态等。临床上把正常人的体型分为匀称型、矮胖型、瘦长型3种。

5. 营养状态

（1）营养状态的判断方法：根据被检者的皮肤、毛发、皮下脂肪及肌肉发育情况进行判断。最简便而迅速的方法是观察皮下脂肪充实的程度，方法是观察前臂屈侧或上臂背侧下 1/3 处脂肪的分布。

（2）营养状态的分级：分为良好、中等、不良 3 个等级。①良好：皮肤黏膜红润、有光泽、弹性良好，皮下脂肪丰满而有弹性，肌肉结实，指甲、毛发润泽，肋间隙及锁骨上窝深浅适中，肩胛部和股部肌肉丰满。②不良：皮肤黏膜干燥、弹性降低，皮下脂肪菲薄，肌肉松弛无力，指甲粗糙无光泽，毛发稀疏，肋间隙、锁骨上窝凹陷，肩胛骨、髂骨嶙峋突出。③中等：介于两者之间。

（3）理想体重：理想体重（kg）= 身高（cm）－105

（4）常见的营养异常：①营养不良：当体重减轻至不足理想体重的 90% 时称为消瘦，极度消瘦者称为恶病质。营养不良常见于胃肠功能不良或手术后、肝脏、胆囊、胰腺病变或结核病、糖尿病、甲亢、癌症患者等。②营养过度：体内中性脂肪积聚过多，导致体重增加，超过标准体重的 20% 以上者称为肥胖。亦可计算体重指数［体重（kg）/身高（m^2）］，按 WHO 的标准，男性 >27，女性 >25 即为肥胖症。

6. 意识状态

意识是大脑功能活动的综合表现，即对环境的知觉状态。正常人的意识清晰，定向力正常，反应敏锐精确，思维和情感活动正常，语言流畅、准确，表达能力良好，凡能影响大脑功能活动的疾病均可引起程度不等的意识改变，称为意识障碍。

判断意识状态多采用问诊，通过交谈了解患者的思维、反应、情感、计算及定向力等方面的情况；对较为严重者，尚应进行痛觉试验、瞳孔反射等检查，以确定患者意识障碍的程度。意识障碍分为嗜睡、意识模糊、昏睡、昏迷。

7. 面容与表情

（1）急性病容：面色潮红，兴奋不安，口唇干燥，呼吸急促，表情痛苦，有时鼻翼煽动，口唇疱疹。见于肺炎链球菌肺炎、疟疾、流行性脑脊髓膜炎等急性感染性疾病。

（2）慢性病容：面容憔悴，面色晦暗或苍白无华，双目无神，表情淡漠等。见于肝硬变、严重肺结核、恶性肿瘤等慢性消耗性疾病。

（3）甲亢面容：眼裂增大，眼球突出，目光闪烁，呈惊恐貌，兴奋不安，烦躁易怒。见于甲状腺功能亢进症。

（4）黏液性水肿面容：面色苍白，睑厚面宽，颜面浮肿，目光呆滞，反应迟钝，眉毛、头发稀疏，舌色淡、胖大。见于甲状腺功能减退症。

（5）二尖瓣面容：面色晦暗，双颊紫红，口唇轻度发绀。见于风心病二尖瓣狭窄。

（6）伤寒面容：表情淡漠，反应迟钝，呈无欲状态。见于伤寒。

（7）苦笑面容：发作时牙关紧闭，面肌痉挛，呈苦笑状。见于破伤风。

（8）满月面容：面圆如满月，皮肤发红，常伴痤疮和小须。见于库欣综合征及长期应用肾上腺皮质激素者。

（9）肢端肥大症面容：头颅增大，脸面变长，下颌增大，向前突出，眉弓及两颧隆起，唇舌肥厚，耳鼻增大。见于肢端肥大症。

8. 体位

（1）自动体位：活动自如，不受限制，见于正常人、轻病或疾病早期。

（2）被动体位：不能随意调整或变换体位，需别人帮助才能改变体位。见于极度衰弱或意识丧失者。

（3）强迫体位：患者为减轻疾病所致的痛苦而被迫采取的某些特殊体位。①强迫仰卧位：患者仰卧，双腿蜷曲，借以减轻腹部肌肉的紧张，见于急性弥漫性腹膜炎等。②强迫俯卧位：见于脊柱疾病。③强迫侧卧位：患者侧卧于患侧，以减轻疼痛，且有利于健侧代偿呼吸，见于一侧大量胸腔积液。④强迫坐位（端坐呼吸）：以减轻心肺的负担，减轻喘憋症状，见于心肺功能不全者。⑤辗转体位：患者坐卧不安，辗转反侧，见于胆绞痛、肾绞痛、肠绞痛等。⑥角弓反张位：患者颈及脊背肌肉强直，以致头向后仰，胸腹前凸，背过伸，躯干呈反弓形，见于破伤风及小儿脑膜炎。

9. 步态

（1）偏瘫步态：见于脑血管病后遗症。

（2）剪刀步态：见于双侧锥体束损害及脑性瘫痪等。

（3）醉酒步态：见于小脑病变、酒精中毒等。

（4）慌张步态：见于震颤麻痹。

（5）蹒跚步态（鸭步）：见于佝偻病、大骨节病、进行性肌营养不良或先天性双髋关节脱位等。

要点二　皮肤检查

1. 皮肤弹性

皮肤弹性与年龄、营养状态、皮下脂肪及组织间隙所含液量有关。长期消耗性疾病或严重脱水者皮肤弹性减弱。

2. 皮肤颜色

（1）发红：因毛细血管扩张充血、血流加速及增多所致。病理情况见于发热性疾病、阿托品中毒等；一氧化碳中毒者的皮肤、黏膜呈樱桃红色；皮肤持久性发红见于库欣综合征、真性红细胞增多症。

（2）苍白：多因贫血、末梢毛细血管痉挛或充盈不足引起。常见于贫血、寒冷、休克、虚脱等；只有肢端苍白者，见于雷诺病、血栓闭塞性脉管炎。

（3）黄染：轻微时仅见于巩膜及软腭黏膜，较明显时见于全身皮肤。见于各种原因的黄疸。过多食用胡萝卜、南瓜、橘子等，血中的胡萝卜素含量增加，也可使皮肤黄染，但发黄部位多在手掌、足底部，一般不发生于巩膜和口腔黏膜。长期服用阿的平、呋喃类药物也可使皮肤发黄，严重者可表现为巩膜黄染，但黄染以角膜缘周围最明显，离角膜缘越远，黄染越浅。

（4）发绀：见于各种原因的缺氧，以舌、口唇、耳郭、指端容易见到。

（5）色素沉着：全身性色素沉着多见于慢性肾上腺皮质功能减退，有时也见于肝硬变、肝癌晚期等。使用某些药物如砷剂、抗癌药等，也可引起不同程度的皮肤色素沉着。妇女在妊娠期，面部、额部可发生棕褐色对称性色素斑片，称为妊娠斑。老年人全身或面部也可发生散在的色素斑，称老年斑 。

（6）色素脱失：局部色素脱失见于白癜风、口腔或女性外阴部白斑，全身色素脱失见于白化症。

3. 湿度与出汗

皮肤的湿度与汗腺的分泌功能有关。出汗增多见于风湿热、结核病、甲亢、佝偻病等。盗汗（夜间睡后出汗）见于肺结核活动期。冷汗（手脚皮肤发凉、大汗淋漓）见于休克与虚脱。无汗时皮肤异常干燥，见于维生素A缺乏症、黏液性水肿、硬皮病和脱水等。

4. 皮疹

检查时应注意皮疹出现与消失的时间、发展顺序、分布部位、形状及大小、颜色、压之是否退色、平坦或隆起、有无瘙痒和脱屑等。常见的皮疹如下：

（1）斑疹：局部皮肤发红，一般不高出皮肤，见于麻疹初起、斑疹伤寒、丹毒、风湿性多形性红斑等。

（2）玫瑰疹：鲜红色圆形斑疹，直径2～3mm，由病灶周围的血管扩张所形成，压之退色，松开时又复现，多出现于胸腹部。对伤寒或副伤寒具有诊断意义。

（3）丘疹：皮疹局部发红并凸出皮肤表面，见于药物疹、麻疹及湿疹等。

（4）斑丘疹：在丘疹周围有发红的皮肤底盘称为斑丘疹，见于风疹、猩红热、湿疹及药物疹等。

（5）荨麻疹（风团块）：是一种边缘清楚的红色或苍白色的瘙痒性皮肤损害，出现得快，消退也快，消退后不留痕迹，见于食物或药物过敏。

5. 皮下出血

皮肤或黏膜下出血直径小于2mm者称为瘀点；皮下出血直径在3～5mm者称为紫癜；皮下出血直径大于5mm者称为瘀斑；片状出血并伴有皮肤显著隆起者称为血肿。皮肤黏膜出血常见于造血系统疾病、重症感染、某些血管损害的疾病以及某些毒物或药物中毒等。小的出血点需与皮疹或小红痣相鉴别，皮疹压之退色，出血点压之不退色，小红痣加压虽不退色，但触诊时可稍高出平面，并且表面发亮。

6. 蜘蛛痣

蜘蛛痣是体内雌激素增多导致皮肤小动脉末端分支扩张所形成的血管痣，检查时用火柴杆等压迫蜘蛛痣的中心，周围辐射状的小血管随之消退，解除压迫后又复现，则证明为蜘蛛痣。多出现在上腔静脉分布区，如面、颈、手背、上臂、前胸和肩部等处。常见于慢性肝炎、肝硬化患者，也可见于妊娠妇女。慢性肝病患者的手掌大、小鱼际处常发红，加压后退色，称为肝掌。肝掌的发生机制与蜘蛛痣相同。

7. 皮下结节

位于关节附近或长骨骺端的圆形硬质小结，无压痛，多为风湿小结。

8. 水肿

全身性水肿常见于肾炎和肾病、心力衰竭、肝硬变失代偿期及营养不良等；局限性水肿见于局部炎症、外伤、过敏、血栓形成等；黏液性水肿见于甲状腺功能减退；象皮肿见于丝虫病。后两者均为非凹陷性水肿。

9. 皮下气肿

外观如同水肿，指压可凹陷，去掉压力后迅速恢复原形，按压时有握雪感，见于肺部外伤或产气杆菌感染。

要点三　淋巴结检查

1. 表浅淋巴结的检查顺序及注意事项

正常浅表淋巴结直径多为0.2～0.5cm，质地柔软，表面光滑，与邻近组织无粘连，不易触及，可移动，无压痛。表浅淋巴结的检查顺序是：耳前、耳后、乳突区、枕骨下区、颌下、颏下、颈后三角、颈前三角、锁骨上窝、腋窝、滑车上、腹股沟、腘窝。发现有淋巴结肿大时，应记录其数目、大小、质地、移动度，表面是否光滑，有无红肿、压痛和波动，是否有瘢痕、溃疡和瘘管等，同时应注意寻找引起淋巴结肿大的病灶。

2. 浅表淋巴结肿大的临床意义

（1）局限性淋巴结肿大：①局部炎症：肿大的淋巴结表面光滑，有触痛，无粘连，质不硬。②淋巴结结核：常发生在颈部血管周围，多发性，质地较硬，大小不等，可互相粘连或与邻近组织、皮肤粘连，移动性稍差；破溃后形成瘘管，愈合后可形成瘢痕。③恶性肿瘤转移：肿大的淋巴结质硬或有橡皮样感，一般无压痛，表面可光滑或有突起，与周围组织粘连而不易推动。左锁骨上窝淋巴结肿大，多为腹腔脏器癌肿转移；右锁骨上窝淋巴结肿大，多为胸腔脏器癌肿转移；鼻咽癌易转移到颈部淋巴结；乳腺癌常引起腋下淋巴结肿大。

（2）全身淋巴结肿大：见于传染性单核细胞增多症、白血病、淋巴瘤等。

细目三　头部检查

要点一　头颅检查

1. 大小与形态

小头畸形见于先天性痴呆症；方颅见于小儿佝偻病、先天性梅毒；巨颅见于脑积水。

2. 头颅运动

正常人的头部活动自如。头部活动受限见于颈椎病；头部不随意颤动见于震颤麻痹（帕金森病）；与颈动脉搏动节律一致的点头运动见于严重的主动脉瓣关闭不全。

3. 颜面

两侧腮腺肿大致耳垂被托起，颜面增宽，见于流行性腮腺炎。

要点二　头部器官检查

1. 眼

（1）眼睑：①上睑下垂：双上眼睑下垂见于重症肌无力、先天性上眼睑下垂；单侧上眼睑下垂见于动眼神经麻痹。②眼睑水肿：多见于肾炎、肝炎、贫血、营养不良、血管神经性水肿等。③眼睑闭合不全：双侧眼睑闭合不全常见于甲亢；单侧眼睑闭合不全见于面神经麻痹。

（2）结膜：检查时注意结膜的颜色，有无充血、水肿、乳头肥大、滤泡增生、瘢痕形成等。结膜发红、水肿、血管充盈，见于结膜炎、角膜炎、沙眼早期；结膜苍白见于贫血；结膜发黄见于黄疸；睑结膜有滤泡或乳头见于沙眼；结膜有散在出血点见于亚急性感染性心内膜炎；结膜下片状出血见于外伤及出血性疾病，亦可见于高血压、动脉硬化；球结膜透明而隆起为球结膜下水肿，见于脑水肿或输液过多。

（3）巩膜：显性黄疸时可在巩膜看到均匀的黄染。

（4）角膜：检查角膜时用斜照光更易观察其透明度。检查时应注意角膜的透明度，有无白斑、云翳、溃疡、角膜软化和血管增生等。角膜边缘出现黄色或棕褐色环，外缘清晰，内缘模糊，是铜代谢障碍的体征，称为凯－费环（角膜色素环），见于肝豆状核变性。

（5）瞳孔：正常瞳孔的直径为 2～5mm，两侧等大等圆。检查时应注意大小、形态、双侧是否相同、对光反射和调节反射是否正常。①瞳孔大小改变：病理情况下，瞳孔缩小见于虹膜炎、有机磷农药中毒、毒蕈中毒、吗啡、氯丙嗪、毛果云香碱等药物的影响；瞳孔扩大见于外伤、青光眼绝对期、视神经萎缩、完全失明、濒死状态、颈交感神经刺激和阿托品、可卡因等药物的影响；双侧瞳孔大小不等，常见于脑外伤、脑肿瘤、脑疝及中枢神经梅毒等。②瞳孔对光反射迟钝或消失，见于昏迷病人。③调节反射与聚合反射：嘱被检查者注视 1m 以外的目标，然后逐渐将目标移至距被检查者眼球约 10cm 处，正常反应是双侧瞳孔逐渐缩小（调节反射）、双眼球向内聚合（聚合反射）。当动眼神经受损害时，调节和聚合（辐辏）反射消失。

（6）眼球：检查时注意眼球的外形和运动。①眼球突出：双侧突出见于甲亢。单侧突出见于局部炎症或眶内占位性病变。②眼球凹陷：双侧凹陷见于重度脱水，单侧凹陷见于 Horner 综合征和眶尖骨折。③眼球运动：眼球运动受动眼神经（Ⅲ）、滑车神经（Ⅳ）和外展神经（Ⅵ）支配，这些神经麻痹时，会引起眼球运动障碍，并伴有复视。双侧眼球出现一系列快速水平或垂直的往返运动，称为眼球震颤。自发的眼球震颤见于耳源性眩晕及小脑疾患等。

2. 耳

（1）外耳：外耳道有脓性分泌物、耳痛及全身症状见于中耳炎；外耳道有血性或脑脊液流出，多为颅底骨折。

（2）乳突：乳突压痛、耳郭后皮肤红肿见于乳突炎。

3. 鼻

（1）鼻的外形：鼻梁部皮肤出现红色斑块，病损处高出皮面且向两侧面颊扩展为蝶形红斑见于红斑狼疮；鼻部皮肤发红并有小脓疱或小丘疹见于痤疮；鼻尖及鼻翼皮肤发红，并有毛细血管扩张、组织肥厚见于酒糟鼻；鞍鼻见于鼻骨骨折、鼻骨发育不全和先天性梅毒；蛙状鼻见于肥大鼻息肉者。

（2）鼻翼煽动：见于肺炎球菌肺炎、支气管哮喘、心源性哮喘等。

（3）鼻窦：包括上颌窦、额窦、筛窦和蝶窦 4 对。鼻窦炎时鼻窦区有压痛。

（4）鼻出血：单侧鼻出血见于局部血管损伤；双侧鼻出血见于高热、血液病、高血压、肝脏疾病等。

4. 口腔

（1）口唇：口唇苍白见于贫血、主动脉瓣关闭不全或虚脱。唇色深红见于急性发热性疾病。口唇单纯疱疹常伴发于肺炎链球菌肺炎、感冒、流行性脑脊髓膜炎、疟疾等。口唇干燥并有皲裂见于重度脱水患者。口角糜烂见于核黄素缺乏。口唇发绀见于先天性心脏病、慢性阻塞性肺气肿、心力衰竭、休克等。

（2）口腔黏膜：正常人的口腔黏膜光洁呈粉红色。出现蓝黑色色素沉着见于肾上腺皮质功能减退。在第2磨牙处的颊黏膜出现直径约1mm的灰白色小点，外有红色晕圈，为麻疹黏膜斑，是麻疹的早期（发疹前24～48小时）特征。黏膜下出现出血点或瘀斑见于出血性疾病或维生素C缺乏。口腔黏膜溃疡见于慢性复发性口疮。乳白色薄膜覆盖于口腔黏膜、口角等处，为鹅口疮（白色念珠菌感染），多见于体弱重症者，或长期使用广谱抗生素者。

（3）牙齿及牙龈：检查牙齿要注意有无龋齿、缺齿、义齿、残根，以及牙齿的颜色、形状。牙齿呈黄褐色为斑釉牙，见于长期饮用含氟量高的水或服用四环素等药物后。切牙切缘凹陷呈月牙形伴牙间隙过宽见于先天性梅毒。单纯性牙间隙过宽见于肢端肥大症。

正常人的牙龈呈粉红色并与牙颈部紧密贴合。齿龈水肿及流脓见于慢性牙周炎。牙龈萎缩见于牙周病。牙龈出血可见于牙石、牙周炎、血液系统疾病及坏血病等。齿龈的游离缘出现灰黑色点线为铅线，见于慢性铅中毒。在铋、汞、砷中毒时，也可出现类似黑褐色点线状的色素沉着。

（4）舌：正常人的舌质淡红，湿润柔软，活动自如，无震颤。舌面干燥见于脱水、大出血、高热；地图舌见于核黄素缺乏者；草莓舌见于猩红热或长期发热患者；牛肉舌见于糙皮病（烟酸缺乏）；镜面舌见于缺铁性贫血、恶性贫血及慢性萎缩性胃炎；舌震颤见于甲亢；舌伸出后偏向患侧，见于舌下神经麻痹。

（5）咽部及扁桃体：急性咽炎可见咽部充血红肿。咽部充血，表面粗糙，有淋巴滤泡呈簇状增生见于慢性咽炎。扁桃体发炎时，腺体红肿、增大。扁桃体肿大分三度：不超过咽腭弓者为Ⅰ度；超过咽腭弓者为Ⅱ度；达到或超过咽后壁中线者为Ⅲ度。化脓性扁桃体炎时，扁桃体上可见脓性分泌物，或形成苔片状假膜，容易与扁桃体剥离，而咽白喉在扁桃体所形成的假膜不易剥离，若强行剥离则易引起出血。

（6）喉：急性失音多见于急性喉炎；慢性失音见于喉结核、喉癌；喉返神经受损时可出现声音嘶哑或失音。

5. 腮腺

腮腺位于耳屏、下颌角与颧弓所构成的三角区内。腮腺导管开口于相当上颌第2磨牙牙冠相对的颊黏膜上。正常的腮腺腺体软薄，不能触清其轮廓。腮腺肿大时可出现以耳垂为中心的隆起，并可触及包块。一侧或双侧腮腺肿大，触诊边缘不清，有轻压痛，腮腺导管口红肿，见于流行性腮腺炎。腮腺导管有脓性分泌物见于化脓性腮腺炎。腮腺肿瘤也可致腮腺肿大。

细目四　颈部检查

要点一　颈部姿势与运动

正常的颈部转动自如。斜颈见于先天性颈肌痉挛、外伤、瘢痕挛缩等；颈部活动受限见于炎症、颈肌扭伤、颈椎骨质增生、结核及肿瘤等。

要点二　颈部皮肤、包块及血管检查

1. 颈部皮肤与包块

注意颈部皮肤有无感染、蜘蛛痣、瘢痕、瘘管、皮损等；如发现包块须注意是肿大淋巴结还是囊肿，或是甲状腺肿大等。

2. 颈静脉

正常人立位或坐位时颈静脉常不显露，平卧时可稍见充盈，充盈的水平仅限于锁骨上缘至下颌角下缘距离的下1/3以内。若取30°~45°的半卧位时静脉充盈度超过正常水平，或立位与坐位时可见明显的静脉充盈称为颈静脉怒张，提示静脉压增高，见于右心衰竭、缩窄性心包炎、心包积液或上腔静脉梗阻。

正常情况下看不到颈静脉搏动，三尖瓣关闭不全伴颈静脉怒张时可见颈静脉搏动。

3. 颈动脉

安静状态下出现颈动脉明显搏动，见于主动脉瓣关闭不全、高血压、甲亢及严重贫血者。

要点三　甲状腺检查

1. 检查方法

甲状腺位于甲状软骨下方和两侧，表面光滑柔软，不易触及。做吞咽动作时可随吞咽向上移动，以此可与颈前其他包块鉴别。触诊方法：一是从后面检查，医师站在被检查者身后，用双手触摸甲状腺；二是从前面触摸甲状腺。触到肿大的甲状腺，应注意肿大程度、硬度、对称性、表面是否光滑、有无结节、压痛和震颤，与周围组织有无粘连，听诊有无血管杂音。

2. 甲状腺肿大的分度

不能看出肿大但能触及者为Ⅰ度；既可看出肿大又能触及，但在胸锁乳突肌以内者为Ⅱ度；肿大超出胸锁乳突肌外缘为Ⅲ度。

3. 甲状腺肿大的临床意义

（1）单纯性甲状腺肿：缺碘为主要的原因。甲状腺呈对称性肿大，质地柔软，多为弥漫性，也可为结节性，没有甲亢的表现。

（2）甲状腺功能亢进症：甲状腺对称性或非对称性肿大，质地多柔软，可听到连续性血管杂音并触及震颤。

（3）甲状腺肿瘤：甲状腺癌肿常呈不对称性肿大，表面凹凸不平，呈结节性，质地坚硬而固定，与周围组织发生粘连波及喉返神经时，可引起声音嘶哑。甲状腺腺瘤呈圆形或椭圆形肿大，多为单发，质地坚韧，无压痛。

（4）慢性淋巴细胞性甲状腺炎：多为对称性、弥漫性肿大，也可呈结节性肿大，与四周无粘连而边界清楚，表面光滑，质地坚韧而有弹性。

要点四　气管检查

正常人的气管位于颈前正中部。检查时让患者取坐位或仰卧位，使颈部处于自然正中位置，医师将右手食指与环指分别置于两侧胸锁关节上，将中指置于气管之上，观察中指是否在食指与环指的正中间，如不在正中表示气管有偏移。根据气管的偏移方向可以判断病变的性质。大量胸腔积液、积气、纵隔肿瘤以及单侧甲状腺肿大可将气管推向健侧，而肺不张、胸膜粘连可将气管拉向患侧。

细目五 胸壁及胸廓检查

要点一 胸部体表标志

1. 胸骨角

与第2肋软骨相连接，以此作为标记来计数前胸壁上的肋骨和肋间隙。气管分叉位于胸骨角的水平。

2. 肩胛下角

直立位、两手自然下垂时，肩胛下角平第7肋骨或第7肋间隙，或相当于第8胸椎水平。

要点二 胸廓检查

1. 正常胸廓

正常成人胸廓前后径较横径（左右径）短，前后径与横径之比约为1∶1.5，小儿和老年人前后径略小于或等于横径。

2. 异常胸廓

（1）桶状胸：胸廓前后径增大，与横径几乎相等，外观呈圆桶形，见于肺气肿、支气管哮喘发作时，亦见于部分老年人及矮胖体型者。

（2）扁平胸：胸廓扁平，前后径常不到横径的一半，见于瘦长体型者，以及肺结核等慢性消耗性疾病。

（3）佝偻病胸（鸡胸）：为佝偻病所致的胸部病变，多见于儿童，胸骨特别是胸骨下部显著前凸，两侧肋骨凹陷，形似鸡胸而得名。

（4）漏斗胸：胸骨下端剑突处内陷，有时连同依附的肋软骨一起内陷而形似漏斗，见于佝偻病、胸骨下部长期受压者。

要点三 胸壁检查

1. 胸壁静脉

正常胸壁无明显静脉可见。上腔静脉或下腔静脉回流受阻建立侧支循环时，胸壁静脉可充盈或曲张。上腔静脉受阻时，胸壁静脉的血流方向自上向下；下腔静脉受阻时，胸壁静脉的血流方向自下向上。

2. 胸壁压痛

用手指轻压或轻叩胸壁，正常人无疼痛的感觉。胸壁炎症、肿瘤浸润、肋软骨炎、肋间神经痛、带状疱疹、肋骨骨折等，可有局部压痛。白血病时，常有胸骨压痛或叩击痛。

要点四　乳房检查

1. 视诊

注意两侧乳房的大小、对称性、外表、乳头状态及有无溢液等。乳房外表发红、肿胀并伴疼痛、发热者，见于急性乳腺炎。乳房皮肤表皮水肿隆起，毛囊及毛囊孔明显下陷，皮肤呈“橘皮样”，多为浅表淋巴管被乳癌堵塞后局部皮肤出现淋巴性水肿所致；近期发生的乳头内陷或位置偏移可能为癌变；乳头有血性分泌物见于乳管内乳头状瘤、乳癌。

2. 触诊

被检者采取坐位，先两臂下垂，然后双臂高举超过头部或双手叉腰再进行检查。按外上、外下、内下、内上、中央（乳头、乳晕）的顺序滑动触诊，然后检查腋窝，锁骨上、下窝等处淋巴结。

急性乳腺炎时乳房红、肿、热、痛，常局限于一侧乳房的某一象限，触诊有明显压痛的硬块，患侧腋窝淋巴结肿大、压痛。

乳房肿块见于乳癌、乳房纤维腺瘤等。恶性肿瘤以乳癌最多，常见于中年以上的妇女，肿块质硬，形状不规则，表面凹凸不平，边界不清，压痛不明显，晚期与皮肤及深部组织粘连而固定，易向腋窝等处淋巴结转移。

细目六　肺和胸膜检查

要点一　视诊

1. 呼吸类型

成年女性以胸式呼吸为主，儿童及成年男性以腹式呼吸为主。肺炎、重症肺结核、胸膜炎、肋骨骨折、肋间肌麻痹等胸部疾患时，胸式呼吸减弱而腹式呼吸增强。腹膜炎、腹水、巨大卵巢囊肿、肝脾极度肿大、胃肠胀气等腹部疾病及妊娠晚期，腹式呼吸减弱而胸式呼吸增强。

2. 呼吸频率、深度及节律

平静状态下，正常成人的呼吸频率为 12～22 次/分钟，呼吸与脉搏之比为 1∶4。

（1）呼吸频率变化：呼吸频率超过 22 次/分钟，为呼吸过速，病理情况下，见于发热、疼痛、贫血、甲亢、心力衰竭、肺炎等。呼吸频率低于 12 次/分钟，称为呼吸频率过缓，见于深睡、颅内高压、黏液性水肿、吗啡及巴比妥中毒等。

（2）呼吸深度变化：严重代谢性酸中毒时，呼吸深而大称为库斯莫尔呼吸，又称酸中毒大呼吸，见于尿毒症、糖尿病酮症酸中毒等疾病。呼吸浅快可见于肺气肿、胸膜炎、胸腔积液、气胸、呼吸肌麻痹、大量腹水、肥胖、鼓肠等，呼吸浅慢见于颅内高压、麻醉剂或镇静剂过量等。

3. 呼吸运动

正常时，两侧呼吸运动对称。双侧呼吸运动减弱见于阻塞性肺气肿；双侧呼吸运动增强见于剧烈运动以及高热、甲亢、库斯莫尔呼吸等。一侧呼吸运动减弱或消失见于患侧大量胸腔积液、气胸、胸膜肥厚、大面积肺实变、肺不张等。

要点二 触诊

1. 触觉语颤（语颤）

正常情况下，前胸上部语颤较下部强；后胸下部语颤较上部强；右上胸语颤较左上胸强。

（1）语颤增强见于：①肺实变：如肺炎链球菌肺炎、肺梗死、肺结核、肺脓肿及肺癌等。②压迫性肺不张：胸腔积液上方受压而萎瘪的肺组织及受肿瘤压迫的肺组织。③较浅而大的肺空洞：见于肺结核、肺脓肿、肺肿瘤所致的空洞。

（2）语颤减弱或消失见于：①肺泡内含气量增多：如肺气肿及支气管哮喘发作时。②支气管阻塞：如阻塞性肺不张、气管内分泌物增多。③胸壁距肺组织距离加大：如胸腔积液、气胸、胸膜高度增厚及粘连、胸壁水肿或皮下气肿等。④体质衰弱者，大量胸腔积液、严重气胸时，语颤可消失。

2. 胸膜摩擦感

见于干性胸膜炎，在腋中线第5～7肋间隙最易感觉到。

要点三 叩诊

1. 肺部正常叩诊音

肺部正常叩诊音为清音。

2. 肺界叩诊

（1）肺下界：正常成人的右肺下界在右侧锁骨中线、腋中线、肩胛线，分别为第6、第8、第10肋间。左肺下界除在左锁骨中线上变动较大（因有胃泡鼓音区）外，其余与右侧大致相同。病理情况下，肺下界下移见于肺气肿；肺下界上移见于肺不张、肺萎缩，以及腹水、鼓肠、肝脾肿大、腹腔肿瘤。下叶肺实变、胸腔积液、胸膜增厚时，肺下界不易叩出。

（2）肺下界移动度：正常成人两侧肺下界的移动度为6～8cm。肺下界移动度减小见于阻塞性肺气肿、肺不张、肺炎及各种原因所致的腹压增高；胸腔大量积液、积气或广泛胸膜增厚及粘连时，肺下界移动度难以叩出。

3. 肺部异常叩诊音

（1）浊音或实音：见于以下几种情况：①肺组织含气量减少或消失：如肺炎、肺结核、肺梗死、肺不张、肺水肿、肺硬化等。②肺内不含气的病变：如肺肿瘤、肺包囊虫病、未穿破的肺脓肿等。③胸膜腔病变：如胸腔积液、胸膜增厚及粘连等；④胸壁疾病：如胸壁水肿、肿瘤等。

（2）鼓音：见于气胸及直径大于3～4cm的浅表肺空洞，如空洞型肺结核、肺脓肿或肺肿瘤空洞。

（3）过清音：见于肺气肿、支气管哮喘发作时。

要点四　听诊

1. 正常呼吸音

（1）支气管呼吸音：指气流在声门及气管、支气管内形成的湍流和摩擦所产生的声音。正常人在喉部、胸骨上窝、背部第6颈椎至第2胸椎附近可听到支气管呼吸音，肺部其他部位听到支气管呼吸音则为病理现象。

（2）肺泡呼吸音：指气流进出肺泡所产生的声音，正常人在肺部任何区域都可听到。

（3）支气管肺泡呼吸音（混合呼吸音）：正常人在胸骨角附近、肩胛间区的第3、4胸椎水平及右肺尖可以听到。

2. 病理性呼吸音

（1）病理性肺泡呼吸音：①肺泡呼吸音减弱或消失：见于呼吸运动障碍（如全身衰弱、呼吸肌瘫痪、腹压过高、胸膜炎、肋骨骨折、肋间神经痛等）、呼吸道阻塞（如支气管炎、支气管哮喘、喉或大支气管肿瘤等）、肺顺应性降低（如肺气肿、肺淤血、肺间质炎症等）、胸腔内肿物（如肺癌、肺囊肿等）、胸膜疾患（如胸腔积液、气胸、胸膜增厚及粘连等）。②肺泡呼吸音增强：双侧增强见于运动、发热、甲亢、贫血、代谢性酸中毒时；肺脏或胸腔病变使一侧或一部分肺的呼吸功能减弱或丧失，则健侧或无病变部分的肺泡呼吸音可出现代偿性增强。③呼气延长：见于阻塞性肺气肿、支气管哮喘发作时。

（2）病理性支气管呼吸音：常见于以下几种情况：①肺组织实变。②肺内大空洞。③压迫性肺不张。

（3）病理性支气管肺泡呼吸音（正常肺泡呼吸音分布区域听到的支气管肺泡呼吸音）：常见于肺实变区，且与正常肺组织掺杂存在，或肺实变部位较深并被正常肺组织所遮盖。

3. 啰音

指呼吸音以外的附加音。

（1）干啰音：气流通过狭窄支气管时发生漩涡，或气流通过有黏稠分泌物的管腔时冲击黏稠分泌物引起的震动所致。

听诊特点：①吸气和呼气都可听到，但呼气时更加清楚。②性质多变且部位变换不定。③几种不同性质的干啰音可同时存在。

临床意义：干啰音是支气管病变的表现。两肺干啰音见于急慢性支气管炎、支气管哮喘、支气管肺炎、心源性哮喘等；局限性干啰音见于支气管局部结核、肿瘤、异物或黏稠分泌物附着；局部而持久的干啰音见于肺癌早期或支气管内膜结核。

（2）湿啰音（水泡音）：气流通过气道、肺泡或空洞内的稀薄液体（渗出物、黏液、血液、漏出液、分泌液）时形成水泡并立即破裂时所产生的声音。

听诊特点：①吸气和呼气都可听到，以吸气末时多而清楚。②部位较恒定，性质不易改变。③大、中、小湿啰音可同时存在。

临床意义：湿啰音是肺与支气管病变的表现。①粗湿啰音（大水泡音）：见于肺结核空洞、支气管扩张症、肺水肿、昏迷或濒死患者。②中湿啰音（中水泡音）：见于支气管肺炎、支气管炎、肺梗死、肺结核等。③细湿啰音（小水泡音）：见于细支气管炎、支气管肺炎、肺结核早期、肺淤血、肺水肿及肺梗死等。两肺散在分布的湿啰音，常见于支气管炎、支气管肺炎、血行播散型肺结核、肺水肿；两肺底分布的湿啰音多见于肺淤血、肺水肿及支气管肺炎；一侧或局限性分布的湿啰音见于肺炎、肺结核（多在肺上部）、支气管扩张症（多在肺下部）、肺脓肿、肺癌及肺出血等。

（3）捻发音：是一种微小湿啰音。生理情况下见于老年人、深睡或长期卧床者，深吸气时可在肺底听到，数次深呼吸或咳嗽后可消失，无特殊临床意义；持续存在的捻发音，见于肺炎早期、肺结核早期、肺淤血、纤维性肺泡炎等。

4. 胸膜摩擦音

胸膜摩擦音是干性胸膜炎的体征，见于结核性胸膜炎、化脓性胸膜炎、尿毒症胸膜炎等。一般吸气、呼气均可听到，但屏住呼吸时消失，借此可与心包摩擦音区别。胸膜摩擦音在胸膜任何部位都可听到，以胸廓下侧沿腋中线处最清楚。

要点五　肺与胸膜常见病的体征

肺与胸膜常见疾病的体征

	视诊		触诊		叩诊	听诊	
	胸廓	呼吸动度	气管位置	语颤		呼吸音	听觉语音
肺实变	对称	患侧减弱	居中	患侧增强	浊音或实音	呼吸音消失，可闻及病理性支气管呼吸音	患侧增强
阻塞性肺气肿	桶状	减弱	居中	减弱	过清音，肺下界下降，移动度减少	减弱，呼气延长	减弱
气胸	患侧饱满	患侧减弱或消失	推向健侧	患侧减弱或消失	鼓音	减弱或消失	减弱或消失
胸腔积液	患侧饱满	患侧减弱	推向健侧	患侧减弱或消失	浊音或实音	减弱或消失	减弱或消失

细目七　心脏、血管检查

要点一　视诊

1. 心前区隆起

①某些先天性心脏病，如法洛四联症、肺动脉瓣狭窄等。②慢性风湿性心脏病伴右心室增大者。

2. 心尖搏动

（1）正常成人心尖搏动：位于左侧第5肋间隙、锁骨中线内侧0.5~1.0cm处，搏动范围的直径约为2.0～2.5cm。

（2）心尖搏动位置改变：①生理因素：卧位时心尖搏动可稍上移；左侧卧位时，心尖搏动可向左移2～3cm；右侧卧位时可向右移1.0～2.5cm。小儿及妊娠时心脏常呈横位，心尖搏动可向上外方移位；瘦长体型者，心脏呈垂直位，心尖搏动可向下、向内移至第6肋间隙。②病理因素：左心室增大时，心尖搏动向左下移位；右心室增大时，心尖搏动向左移位；肺不张、粘连性胸膜炎时，心尖搏动移向患侧；胸腔积液、气胸时，心尖搏动移向健侧；大量腹水、肠胀气、腹腔巨大肿瘤或妊娠等，心尖搏动位置向上外移位。

（3）心尖搏动强度及范围改变：患甲亢、重症贫血、发热等疾病时，心尖搏动增强；心包积液、左侧气胸或胸腔积液、肺气肿等，心尖搏动减弱甚或消失；负性心尖搏动见于粘连性心包炎。

要点二　触诊

1. 左心室肥大时，心尖搏动呈抬举性。

2. 震颤（猫喘）是器质性心血管疾病的体征。震颤出现的时期、部位和临床意义见下表：

心脏常见震颤的临床意义

时期	部位	临床意义
收缩期	胸骨右缘第2肋间	主动脉瓣狭窄
	胸骨左缘第2肋间	肺动脉瓣狭窄
	胸骨左缘第3、4肋间	室间隔缺损
舒张期	心尖部	二尖瓣狭窄
连续性	胸骨左缘第2肋间及其附近	动脉导管未闭

3. 心包摩擦感，是干性心包炎的体征，见于结核性、化脓性心包炎，也可见于风湿热、急性心肌梗死、尿毒症、系统性红斑狼疮等引起的心包炎。通常在胸骨左缘第4肋间最易触及，心脏收缩期和舒张期均可触及，以收缩期较为明显。坐位稍前倾或深呼气末更易触及。

要点三　叩诊

1. 叩诊方法

采用间接叩诊法，沿肋间隙从外向内、自下而上叩诊，板指与肋间隙平行并紧贴胸壁。叩诊心脏左界时，从心尖搏动外2～3cm处由外向内进行叩诊。如心尖搏动不明显，则自第6肋间隙左锁骨中线外的清音区开始，然后按肋间隙逐一上移，至第2肋间隙为止；叩诊心脏右界时，自肝浊音界的上一肋间隙开始，逐一叩诊至第2肋间隙。

2. 心脏浊音界改变的临床意义

（1）心脏与血管本身病变：①左心室增大：心脏浊音界向左下扩大，使心界呈靴形，见于主动脉瓣关闭不全、高血压性心脏病。②右心室增大：右心室显著增大时，心界向左、右两侧扩大，以向左增大较为显著。常见于单纯二尖瓣狭窄、肺心病。③左心房增大或合并肺动脉段扩大：心腰部饱满或膨出，心脏浊音区呈梨形，见于二尖瓣狭窄。④左、右心室增大：心界向两侧扩大，称为普大型心脏，见于扩张型心肌病等。⑤心包积液：坐位时心脏浊音界呈烧瓶形，卧位时心底部浊音界增宽。

（2）心外因素：大量胸腔积液、积气时，心浊音界向健侧移位；胸膜增厚及粘连、肺不张，则使心界移向患侧；肺气肿时心浊音界变小。

要点四　听诊

（一）心脏瓣膜听诊区

1. 二尖瓣区

位于左侧第5肋间隙，锁骨中线内侧。

2. 主动脉瓣区

①主动脉瓣区：位于胸骨右缘第2肋间隙，主动脉瓣狭窄时的收缩期杂音在此区最响。②主动脉瓣第二听诊区位于胸骨左缘第3、4肋间隙，主动脉瓣关闭不全时的舒张期杂音在此区最响。

3. 肺动脉瓣区

在胸骨左缘第2肋间隙。

4. 三尖瓣区

在胸骨体下端近剑突偏右或偏左处。

（二）听诊内容

1. 心率

正常成人的心率为60～100次/分钟。心率超过100次/分钟为心动过速，临床意义同脉率增快；心率低于60次/分钟为窦性心动过缓，临床意义同脉率减慢。

2. 心律

正常人的心律基本是规则的。窦性心律不齐常见于健康青少年及儿童，表现为吸气时心率增快，呼气时心率减慢。期前收缩（过早搏动）见于情绪激动、酗酒、饮浓茶以及各种心脏病、心脏手术、心导管检查、低血钾等。心房颤动（房颤）多见于二尖瓣狭窄、冠心病、甲亢，具有以下听诊特点：①心律绝对不规则。②S_1强弱不等。③脉搏短绌。

3. 心音

（1）正常心音

正常心音有4个。按其在心动周期中出现的顺序，依次命名为第一心音（S_1）、第二心音（S_2）、第三心音（S_3）及第四心音（S_4）。通常听到的是S_1和S_2，在儿童和青少年中有时可听到S_3，一般听不到S_4。

第一、第二心音的区别

区别点	第一心音	第二心音
声音特点	音强，调低，时限较长	音弱，调高，时限较短
最强部位	心尖部	心底部
与心尖搏动及动脉搏动的关系	与心尖搏动和动脉搏动同时出现	心尖搏动之后出现
与心动周期的关系	S_1 和 S_2 之间的间隔（收缩期）较短	S_2 到下一心动周期 S_1 的间隔（舒张期）较长

（2）心音改变及其临床意义

两个心音同时增强：见于胸壁较薄、情绪激动、甲亢、发热、贫血等。两个心音同时减弱：见于肥胖、胸壁水肿、左侧胸腔积液、肺气肿、心包积液、缩窄性心包炎、甲状腺功能减退症、心肌炎、心肌病、心肌梗死、心功能不全等。

S_1增强：见于发热、甲亢、二尖瓣狭窄等。S_1减弱：见于心肌炎、心肌病、心肌梗死、二尖瓣关闭不全等。

A_2增强：见于高血压病、主动脉粥样硬化等。A_2减弱：见于低血压、主动脉瓣狭窄和关闭不全。

P_2增强：见于肺动脉高压、二尖瓣狭窄、左心功能不全、室间隔缺损、动脉导管未闭、肺心病。P_2减弱：见于肺动脉瓣狭窄或关闭不全。

钟摆律或胎心律见于心肌有严重病变时，如大面积急性心肌梗死、重症心肌炎等。

S_2分裂临床上较常见，以肺动脉瓣区较为明显。见于右心室排血时间延长，肺动脉瓣关闭明显延迟（如完全性右束支传导阻滞、肺动脉瓣狭窄），或左心室射血时间缩短，主动脉关闭时间提前（如二尖瓣关闭不全、室间隔缺损等）。

4. 额外心音（在正常心音之外的附加心音）

（1）舒张早期奔马律：是病理性 S_3，又称 S_3奔马律或室性奔马律。在心尖部容易听到，提示心脏有严重的器质性病变，见于各种原因的心力衰竭。

（2）开瓣音（二尖瓣开放拍击音）：见于二尖瓣狭窄而瓣膜弹性尚好时，是二尖瓣分离术适应证的重要参考条件。

5. 心脏杂音

（1）杂音产生的机制：①血流加速：见于剧烈运动后、发热、贫血、甲亢等。②瓣膜口狭窄：如二尖瓣狭窄、主动脉瓣狭窄、肺动脉瓣狭窄等。③瓣膜关闭不全：如二尖瓣关闭不全、主动脉瓣关闭不全等。④异常通道：如室间隔缺损、动脉导管未闭及动静脉瘘等。⑤心腔内漂浮物：如心内膜炎时赘生物产生的杂音等。⑥大血管腔瘤样扩张：如动脉瘤。

（2）杂音的特性：①最响的部位：一般来说，杂音最响的部位，就是病变所在的部位。②出现的时期：按杂音出现的时期不同，将杂音分为收缩期杂音、舒张期杂音、连续性杂音、双期杂音。舒张期杂音及连续性杂音均为病理性，收缩期杂音多为功能性。③杂音的性质：分为吹风样、隆隆样（或雷鸣样）、叹气样、机器样及乐音样等，进一步分为粗糙、柔和。④收缩期杂音强度：采用 Levine 6 级分级法。1 级——杂音很弱，所占时间很短，须仔细听诊才能听到。2 级——较易听到，杂音柔和。3 级——中等响亮的杂音。4 级——响亮的杂音，常伴有震颤。5 级——很响亮的杂音，震耳，但听诊器如离开胸壁则听不到，伴有震颤。6 级——极响亮，听诊器稍离胸壁时亦可听到，有强烈的震颤。⑤杂音强度的表示法：6 作分母，杂音级别作分子。4 级杂音记为“4/6 级收缩期杂音”。一般而言，3/6 级和以上的收缩期杂音多为器质性。但应注意，杂音的强度不一定与病变的严重程度成正比。病变较重时，杂音可能较弱；相反，病变较轻时也可能听到较强的杂音。⑥传导方向：二尖瓣关闭不全的收缩期杂音在心尖部最响，并向左腋下及左肩胛下角处传导；主动脉瓣关闭不全的舒张期杂音在主动脉瓣第二听诊区最响，并向胸骨下端或心尖部传导；主动脉瓣狭窄的收缩期杂音以主动脉瓣区最响，可向上传至右侧胸骨上窝及颈部；肺动脉瓣关闭不全的舒张期杂音在肺动脉瓣区最响，可传至胸骨左缘第 3 肋间。⑦较局限的杂音：二尖瓣狭窄的舒张期杂音常局限于心尖部；肺动脉瓣狭窄的收缩期杂音常局限于胸骨左缘第 2 肋间；室间隔缺损的收缩期杂音常局限于胸骨左缘第 3、4 肋间。⑧与体位的关系：体位改变可使某些杂音减弱或增强，有助于病变部位的诊断。例如，左侧卧位可使二尖瓣狭窄的舒张中晚期隆隆样杂音更明显；前倾坐位可使主动脉瓣关闭不全的舒张期杂音更易于听到；仰卧位则使肺动脉瓣、二尖瓣、三尖瓣关闭不全的杂音更明显。⑨与呼吸的关系：深吸气时可使右心（三尖瓣、肺动脉瓣）的杂音增强；深呼气时可使左心（二尖瓣、主动脉瓣）的杂音增强。⑩与运动的关系：运动后心率加快，增加循环血流量及流速，在一定的心率范围内可使杂音增强，如运动可使二尖瓣狭窄的舒张中晚期杂音增强。

（3）各瓣膜区杂音的临床意义：①二尖瓣区收缩期杂音：见于二尖瓣关闭不全、二尖瓣脱垂、冠心病乳头肌功能不全等，杂音为吹风样，较粗糙，响亮，多在 3/6 级以上，可占全收缩期；左心室扩张引起的二尖瓣相对关闭不全（如高血压性心脏病、扩张型心肌病等），杂音为 3/6 级以下柔和的吹风样，传导不明显；运动、发热、贫血、妊娠、甲亢等产生的杂音一般为 2/6 级以下，性质柔和，较局限，病因去除后杂音消失。②二尖瓣区舒张期杂音：器质性病变见于二尖瓣狭窄，为心尖部舒张中晚期隆隆样杂音，呈递增型，音调较低而局限，左侧卧位呼气末时较清楚，常伴有 S_1亢进、二尖瓣开放拍击音及舒张期震颤，P_2亢进及分裂；主动脉瓣关闭不全所致的相对性二尖瓣狭窄杂音，称为奥 - 弗杂音（Austin - Flint 杂音），性质柔和，不伴有 S_1亢进、开瓣音，无震颤。③主动脉瓣区收缩期杂音：见于各种病因的主动脉瓣狭窄，杂音为喷射性，响亮而粗糙，呈递增 - 递减型，沿大血管向颈部传导，常伴有收缩期震颤；主动脉粥样硬化、高血压性心脏病等引起的相对性主动脉瓣狭窄，杂音柔和，常有 A_2增强。④主动脉瓣区舒张期杂音：器质性者常见于风湿性主动脉瓣关闭不全、主动脉粥样硬化、梅毒，为叹气样，递减型，可传至胸骨下端左侧或心尖部，前倾坐位，在主动脉瓣第二听诊区深呼气末最易听到，伴有 A_2减弱及周围血管征。⑤肺动脉瓣区收缩期杂音：见于肺动脉瓣狭窄，多为先天性，杂音粗糙，呈喷射性，强度在 3/6 级以上，常伴收缩期震颤；二尖瓣狭窄、房间隔缺损等引起的相对性肺动脉瓣狭窄，杂音时限较短，较柔和，伴 P_2增强亢进。⑥肺动脉瓣区舒张期杂音：器质性极少，多由相对性肺动脉瓣关闭不全所引起，常见于二尖瓣狭窄、肺心病等，伴明显的肺动脉高压，杂音为叹气样，柔和，递减型，卧位吸气末增强，常伴 P_2亢进，称为格 - 斯杂音（Graham - Steell 杂音）。⑦三尖瓣区收缩期杂音：器质性者极少见，多为右心室扩大导致的相对性三尖瓣关闭不全，见于二尖瓣狭窄、肺心病等，杂音柔和，在 3/6 级以下。⑧胸骨左缘第 3、4 肋间听到响亮而粗糙的收缩期杂音，或伴收缩期震颤，见于室间隔缺损或肥厚型梗阻性心肌病。⑨连续性杂音：是一种连续、粗糙、类似机器转动的声音，在胸骨左缘第 2 肋间隙及其附近听到，见于动脉导管未闭。

器质性与功能性收缩期杂音的鉴别

区别点	器质性	功能性
部位	任何瓣膜听诊区	肺动脉瓣区和（或）心尖部
持续时间	长，常占全收缩期，可遮盖 S_1	短，不遮盖 S_1
性质	吹风样，粗糙	吹风样，柔和
传导	较广而远	比较局限
强度	常在 3/6 级或以上	一般在 2/6 级或以下
心脏大小	有心房和（或）心室增大	正常

6. 心包摩擦音

在胸骨左缘第 3、4 肋间隙较易听到，病人坐位稍前倾，深呼气后屏住呼吸时易于听到，见于急性心包炎。

要点五　血管检查

1. 毛细血管搏动征

用手指轻压病人指甲床末端，或以干净玻片轻压病人的口唇黏膜，如见到红白交替的、与病人心搏一致的节律性微血管搏动现象，称为毛细血管搏动征。

2. 水冲脉

脉搏骤起骤降，急促而有力。检查者用手紧握患者的手腕掌面，将患者的前臂高举过头，则水冲脉更易触知。

3. 交替脉

此为一种节律正常而强弱交替的脉搏，为左室衰竭的重要体征，见于高血压性心脏病、急性心肌梗死或主动脉瓣关闭不全等。

4. 重搏脉

见于伤寒、肥厚型梗阻性心肌病等。

5. 奇脉

指吸气时脉搏明显减弱或消失的现象，又称为吸停脉。常见于心包积液和缩窄性心包炎，是心包填塞的重要体征之一。

6. 无脉

即脉搏消失，见于严重休克及多发性大动脉炎。

7. 枪击音与杜氏双重杂音

将听诊器体件放在肱动脉等外周较大动脉的表面，可听到与心跳一致的“嗒——嗒——”

音，称为枪击音。如再稍加压力，则可听到收缩期与舒张期双重杂音，即杜氏双重杂音。

8. 其他血管杂音

①在甲亢病人肿大的甲状腺上可听到血管杂音，常为连续性，收缩期较强。②主动脉瘤时，在相应部位可听到收缩期杂音。③动－静脉瘘时，在病变部位可听到连续性杂音。④肾动脉狭窄时，可在腰背部及腹部听到收缩期杂音。

9. 周围血管征

包括头部随脉搏呈节律性点头运动、颈动脉搏动明显、毛细血管搏动征、水冲脉、枪击音与杜氏双重杂音。它们均由脉压增大所致，常见于主动脉瓣关闭不全、发热、贫血及甲亢等。

要点六　循环系统常见病的体征

循环系统常见病的体征

病变	视诊	触诊	叩诊	听诊
二尖瓣狭窄	二尖瓣面容，心尖搏动略向左移	心尖搏动向左移，心尖部触及舒张期震颤	心浊音界早期稍向左，以后向右扩大，心腰部膨出，呈梨形	心尖部 S_1 亢进，较局限的递增型舒张中晚期隆隆样杂音，可伴开瓣音，P_2 亢进、分裂，肺动脉瓣区 Graham Steell 杂音
二尖瓣关闭不全	心尖搏动向左下移位	心尖搏动向左下移位，常呈抬举性	心浊音界向左下扩大	心尖部 S_1 减弱，心尖部有3/6级或以上较粗糙的吹风样全收缩期杂音，范围广泛，常向左腋下及左肩胛下角传导，并可掩盖 S_1
主动脉瓣狭窄	心尖搏动向左下移位	心尖搏动向左下移位，呈抬举性，主动脉瓣区收缩期震颤	心浊音界向左下扩大	主动脉瓣区高调、粗糙的递增－递减型收缩期杂音，向颈部传导，心尖部 S_1 减弱，A_2 减弱
主动脉瓣关闭不全	颜面较苍白，颈动脉搏动明显，心尖搏动向左下移位且范围较广，可见点头运动	心尖搏动向左下移位并呈抬举性，周围血管征阳性	心浊音界向左下扩大，心脏呈靴形	主动脉瓣第二听诊区叹气样递减型舒张期杂音，可向心尖部传导；心尖部 S_1 减弱，A_2 减弱或消失，可闻及 Austin－Flint 杂音
右心衰竭	颈静脉怒张，口唇发绀，浮肿	肝脏肿大、压痛，肝－颈静脉回流征阳性，下肢或腰骶部凹陷性水肿	心界扩大，可有胸水或腹水体征	心率增快，心尖部舒张期奔马律

细目八　腹部检查

要点一　视诊

1. 腹部外形

正常的腹部平坦。腹部明显膨隆或凹陷见于以下几种情况：

（1）全腹膨隆：见于各种原因的肠梗阻或肠麻痹、气腹、腹腔巨大肿块（如巨大卵巢囊肿等）、肝硬化门脉高压症、右心衰竭、缩窄性心包炎、肾病综合征、结核性腹膜炎、腹膜转移癌等引起的腹腔积液（腹腔大量积液时，仰卧位时腹部外形宽而扁，呈蛙腹状）。

（2）局部膨隆：常见于腹部炎性包块、胃肠胀气、脏器肿大、腹内肿瘤、腹壁肿瘤和疝等。左上腹膨隆见于脾肿大、巨结肠或结肠脾曲肿瘤；上腹中部膨隆见于肝左叶肿大、胃扩张、胃癌、胰腺囊肿或肿瘤；右上腹膨隆见于肝肿大（淤血、脓肿、肿瘤）、胆囊肿大及结肠肝曲肿瘤；腰部膨隆见于大量肾盂积水或积脓、多囊肾、巨大肾上腺瘤；左下腹部膨隆见于降结肠肿瘤、干结粪块；下腹部膨隆多见于妊娠、子宫肌瘤、卵巢囊肿、尿滞留等；右下腹膨隆见于阑尾周围脓肿、回盲部结核或肿瘤等。

（3）全腹凹陷：见于严重脱水、明显消瘦及恶病质等，严重者呈舟状腹。

2. 腹壁静脉

正常时腹壁静脉一般不显露。当门静脉高压或上、下腔静脉回流受阻导致侧支循环形成时，腹壁静脉呈现扩张、迂曲状态，称为腹壁静脉曲张。①门脉高压时，腹壁曲张的静脉以脐为中心向周围伸展，脐以上腹壁静脉血流方向从下向上，脐以下腹壁静脉血流方向自上向下。②上腔静脉梗阻时，胸腹壁静脉血流方向自上向下，流入下腔静脉。③下腔静脉梗阻时，腹壁浅静脉血流方向向上，进入上腔静脉。

3. 蠕动波

正常人的腹部一般看不到蠕动波及胃型和肠型，有时在腹壁菲薄或松弛的老年人、极度消瘦者或经产妇可能见到。

幽门梗阻时，可见到胃蠕动波自左肋缘下向右缓慢推进（正蠕动波），有时可见到逆蠕动波；脐部出现肠蠕动波见于小肠梗阻。严重梗阻时，脐部可见横行排列呈多层梯形的肠型和较大的肠蠕动波；结肠梗阻时，宽大的肠型多出现于腹壁周边，同时盲肠多胀大呈球形。

4. 皮疹

伤寒时的玫瑰疹多见于上腹壁皮肤。

5. 腹纹

肥胖者和高度水肿者可见腹壁白色纵形腹纹；经产妇的银白色条纹称为妊娠纹；肾上腺皮质功能亢进患者的腹部、腰部及臀部都可出现紫红色纵形条纹，称紫纹。

6. 脐

正常的脐与腹壁相平或稍凹陷。脐深陷见于腹壁肥胖者；脐稍突出见于少年和腹壁菲薄者；脐明显突出见于大量腹水；腹腔压力增加时，腹腔内容物经脐部向外膨出而形成脐疝；脐部发炎、溃烂见于化脓性或结核性感染；脐部溃疡使局部坚硬、固定而突出的，多为癌肿。

7. 疝

腹腔内容物易经腹壁或骨盆壁的间隙或薄弱部分向体表突出而形成疝。手术瘢痕愈合不良处可有切口疝；股疝位于腹股沟韧带中部，多见于女性；腹股沟疝则发生于髂窝部偏内侧，男性腹股沟斜疝可下降至阴囊，该疝在直立位或咳嗽用力时明显，平卧位时可缩小或消失，如有嵌顿，则可引起急性腹痛。

8. 腹部体毛

腹部体毛增多或女性阴毛呈男性型分布，多见于皮质醇增多症；腹部阴毛稀少见于垂体前叶功能减退症、黏液性水肿等。

要点二　触诊

（一）触诊的方法及注意事项

被检者采取仰卧位，两手平放于躯干两侧，两腿并拢屈曲，使腹壁肌肉放松，做缓慢的腹式呼吸运动。医生站在其右侧，面向被检者，以便观察其有无疼痛等表情。检查时手应温暖，动作应轻柔；触诊时可与被检者交谈，转移其注意力，使腹肌放松。检查顺序：从健康部位开始，逐渐移向病变区域，一般常规体检先从左下腹开始，循逆时针方向，由下而上，先左后右，由浅入深，将腹部各区进行仔细触诊，左右对比。

（二）触诊的内容

包括腹壁紧张度、有无压痛和反跳痛、腹部包块、液波震颤及肝脾等腹内脏器的情况。

1. 腹壁紧张度

正常人的腹壁柔软，无抵抗。在某些病理情况下可使全腹或局部紧张度增加、减弱或消失。

（1）腹壁紧张度增加（腹肌紧张）：①弥漫性腹肌紧张多见于胃肠道穿孔或实质脏器破裂所致的急性弥漫性腹膜炎，此时腹壁常强直，硬如木板，故称为板状腹。②局限性腹肌紧张多系局限性腹膜炎所致，如右下腹腹壁紧张多见于急性阑尾炎，右上腹腹壁紧张多见于急性胆囊炎；腹膜慢性炎症时，触诊如揉面团一样，称为揉面感，常见于结核性腹膜炎、癌性腹膜炎。

（2）腹壁紧张度减低或消失：全腹紧张度减低见于慢性消耗性疾病或刚放出大量腹水者，也可见于身体瘦弱的老年人和经产妇；全腹紧张度消失见于脊髓损伤所致的腹肌瘫痪和重症肌无力等。

2. 压痛及反跳痛

（1）压痛：①广泛性压痛见于弥漫性腹膜炎。②局限性压痛见于局限性腹膜炎或局部脏器的病变。明确而固定的压痛点是诊断某些疾病的重要依据。如麦氏（Mc Burney）点（右髂前上棘与脐连线中外1/3交界处）压痛多考虑急性阑尾炎；胆囊区（右腹直肌外缘与肋弓交界处）压痛考虑胆囊病变。

（2）反跳痛：反跳痛表示炎症已波及腹膜壁层，腹肌紧张伴压痛、反跳痛称为腹膜刺激征，是急性腹膜炎的可靠体征。

3. 腹部包块

腹腔脏器的肿大、异位、肿瘤、囊肿或脓肿、炎性组织粘连或肿大的淋巴结等均可形成包块。如触到包块要鉴别其来源于何种脏器；是炎症性还是非炎症性；是实质性还是囊性；是良性还是恶性；在腹腔内还是在腹壁上。还须注意包块的部位、大小、形态、质地、压痛、搏动、移动度、与邻近器官的关系等。

4. 液波震颤

检查时患者仰卧，医师用手掌面贴于患者的腹壁一侧，以另一手并拢屈曲的四指指端并迅速叩击腹壁另一侧，如腹腔内有大量游离液体时，贴于腹壁的手掌就可感到液波的冲击，称为液波震颤。

5. 腹内脏器触诊

（1）肝脏：①检查方法：采用单手或双手触诊法，分别在右侧锁骨中线延长线和前正中线上触诊肝脏右叶和左叶。检查时患者取仰卧位，双腿稍屈曲，使腹壁松弛，医师位于患者的右侧检查。②正常肝脏：正常成人的肝脏一般触不到，但腹壁松弛的瘦者于深吸气时可触及肝下缘，多在肋弓下1cm以内，剑突下如能触及肝左叶，多在3cm以内。2岁以下小儿的肝脏相对较大，易触及。正常的肝脏质地柔软，边缘较薄，表面光滑，无压痛和叩击痛。③触诊的注意事项：触及肝脏时，应详细描述其大小、质地、表面光滑度及边缘情况、有无压痛及搏动等。④肝脏大小变化的临床意义：弥漫性肝肿大见于肝炎、脂肪肝、肝淤血、早期肝硬化、白血病、血吸虫病等；局限性肝肿大见于肝脓肿、肝囊肿（包括肝包虫病）、肝肿瘤等；肝脏缩小见于急性和亚急性肝坏死、晚期肝硬化。⑤肝脏质地分级：分为质软、质韧（中等硬度）和质硬3级。正常的肝脏质地柔软，如触口唇；急性肝炎及脂肪肝时，质地稍韧；慢性肝炎质韧，如触鼻尖；肝硬化质硬，肝癌质地最硬，如触前额。⑥肝脏常见病的表现：急性肝炎时肝脏轻度肿大，质稍韧，表面光滑，边缘钝，有压痛；慢性肝炎时肝脏肿大较明显，质韧或稍硬，压痛较轻；肝硬化早期肝常肿大，晚期则缩小变硬，表面呈结节状，边缘较薄，无压痛；肝癌时肝脏进行性肿大，质坚硬如石，表面呈大小不等的结节状或巨块状，高低不平，边缘不整，压痛明显；脂肪肝所致的肝肿大，质软或稍韧，表面光滑，无压痛；肝淤血时肝脏明显肿大，质韧，表面光滑，边缘圆钝，有压痛；右心功能不全引起肝淤血肿大时，压迫肝脏，颈静脉怒张更明显，称为肝颈静脉回流征阳性。

（2）胆囊：①胆囊点：右侧腹直肌外缘与肋弓交界处即为胆囊点。②胆囊触痛的检查方法：医生将左手掌平放在被检者的右肋，拇指放在胆囊点，用中等压力按压腹壁，然后嘱被检者缓慢深呼吸，如果深吸气时被检者因疼痛而突然屏气，则称胆囊触痛征（墨菲征）阳性，见于急性胆囊炎。③临床意义：正常时胆囊不能触及。急性胆囊炎引起胆囊肿大时墨菲征阳性；胰头癌压迫胆总管导致胆囊肿大时无压痛，但有逐渐加深的黄疸，称库瓦济埃征阳性；胆囊肿大，有实性感者，见于胆囊结石或胆囊癌。

（3）脾脏：正常时脾脏不能触及。内脏下垂、左侧大量胸腔积液或积气时，脾向下移而可触及。除此之外，若能触及脾脏，则提示脾肿大。①检查方法：仰卧位或右侧卧位，右下肢伸直，左下肢屈髋、屈膝进行检查。②注意事项：触及脾脏后应注意其大小、质地、表面形态、有无压痛及摩擦感等。③脾肿大分度：深吸气时脾脏在肋下不超过3cm者为轻度肿大；超过3cm但在脐水平线以上为中度肿大；超过脐水平线或前正中线为高度肿大，又称巨脾。中度以上脾肿大时，其右缘常可触及脾切迹，这一特征可与左肋下其他包块相区别。④脾肿大的测量方法：用三线记录法（单位：cm），ab线测量左锁骨中线与左肋缘交点（a点）至脾下缘（b点）之间的距离；ac线是测量a点至脾脏最远端（c点）之间的距离；de线是测量脾右缘（d点）与前正中线之间的距离；如脾脏高度增大，向右越过前正中线，则测量脾右缘至前正中线的最大距离，以“+”表示；未超过前正中线，则测量脾右缘与前正中线的最短距离，以“-”表示。⑤脾肿大的临床意义：轻度脾大见于慢性肝炎、粟粒性肺结核、伤寒、感染性心内膜炎、败血症和急性疟疾等，一般质地较柔软；中度脾大见于肝硬化、慢性溶血性黄疸、慢性淋巴细胞性白血病、系统性红斑狼疮、疟疾后遗症及淋巴瘤等，一般质地较硬；高度脾大，表面光滑者见于慢性粒细胞性白血病、慢性疟疾和骨髓纤维化症等，表面不平而有结节者见于淋巴瘤等；脾脓肿、脾梗死和脾周围炎时，可触到摩擦感且压痛明显。

（4）肾脏：肾脏触诊常用双手触诊法。患者可取仰卧位或立位。医师位于患者的右侧，将左手掌放在其右后腰部向上托（触诊左肾时，左手绕过患者前方托住左后腰部），右手掌平放于被检侧季肋部，以微弯的手指指端放在肋弓下方，随患者呼气，右手逐渐深压向后腹壁，与在后腰部向上托起的左手试图接近，双手夹触肾。如未触及肾脏，应让患者深吸气，此时随吸气下移的肾脏可能滑入双手之间而被触知。如能触及肾脏大部分，则可将其在两手间夹住，同时患者常有类似恶心或酸痛的不适感。有时只能触及光滑、圆钝的肾下极，它常从触诊的手中滑出。

触及肾脏时应注意其大小、形状、质地、表面状态、敏感性和移动度等。正常的肾脏表面光滑而圆钝，质地结实而富有弹性，有浮沉感。正常人的肾脏一般不能触及，身材瘦长者有时可触及右肾下极。肾脏代偿性增大、肾下垂及游走肾常被触及。肾脏肿大见于肾盂积水或积脓、肾肿瘤及多囊肾等。肾盂积水或积脓时，其质地柔软，富有弹性，有波动感；肾肿瘤则质地坚硬，表面凹凸不平；多囊肾时，不规则增大的肾脏有囊性感。

肾脏和尿路疾病，尤其是炎性疾病时，可在一些部位出现压痛点：①季肋点：在第10肋骨前端。②上输尿管点：在脐水平线上，腹直肌外缘。③中输尿管点：在两侧髂前上棘水平线上，腹直肌外缘，相当于输尿管第2狭窄处（入骨盆腔处）。④肋脊点：在背部脊柱与第12肋所成的夹角顶点，又称肋脊角。⑤肋腰点：在第12肋与腰肌外缘的夹角顶点，又称肋腰点。季肋点压痛亦提示肾脏病变。输尿管有结石、化脓性或结核性炎症时，在上或中输尿管点出现压痛。肋脊点和肋腰点是肾脏炎症性疾病（如肾盂肾炎、肾结核或肾脓肿等）常出现压痛的部位。如炎症深隐于肾实质内，可无压痛而仅有叩击痛。

6. 正常腹部可触到的脏器

腹主动脉、腰椎椎体与骶骨岬、横结肠、乙状结肠、盲肠等。

7. 膀胱触诊

用单手滑行触诊法。正常的膀胱空虚时不能查到。当膀胱积尿而充盈时，在下腹正中部可触到圆形、表面光滑的囊状物，排尿后包块消失，此点可与腹部其他包块相鉴别。尿潴留常见于尿道梗阻、脊髓病、昏迷、腰椎或骶椎麻醉及手术后患者。导尿后肿块消失即可确诊膀胱潴留。

要点三　叩诊

1. 肝脏叩诊

体型对肝脏位置有一定的影响，匀称型者正常肝上界在右锁骨中线上第5肋间，下界位于右季肋下缘。右锁骨中线上，肝浊音区上下径之间的距离约为9～11cm；在右腋中线上，肝上界在第7肋间，下界相当于第10肋骨水平；在右肩胛线上，肝上界为第10肋间，下界不易叩出。瘦长型者肝上下界均可低一个肋间，矮胖型者则可高一个肋间。

病理情况下，肝浊音界向上移位见于右肺不张、右肺纤维化、气腹及鼓肠等；肝浊音界向下移位见于肺气肿、右侧张力性气胸等。肝浊音界扩大见于肝炎、肝脓肿、肝淤血、肝癌和多囊肝等；肝浊音界缩小见于急性肝坏死、晚期肝硬化和胃肠胀气等；肝浊音界消失代之以鼓音者，是急性胃肠穿孔的一个重要征象，亦可见于人工气腹等。

肝区叩击痛对肝炎、肝脓肿有一定的诊断意义。

2. 胃泡鼓音区

胃泡鼓音区上界为膈及肺下缘，下界为肋弓，左界为脾脏，右界为肝左缘。此区明显扩大见于幽门梗阻；明显缩小见于胸腔积液、心包积液、脾肿大及肝左叶肿大等。此区鼓音消失见于急性胃扩张或溺水者。

3. 脾脏叩诊

脾浊音区宜采用轻叩法，在左腋中线自上而下进行叩诊。正常时脾浊音区在该线上第9～11肋间，宽约4～7cm，前方不超过腋前线。脾浊音区缩小或消失见于左侧气胸、胃扩张及鼓肠等；脾浊音区扩大见于脾肿大。

4. 膀胱叩诊

膀胱空虚时，因小肠位于耻骨上方遮盖膀胱，故叩诊呈鼓音，叩不出膀胱的轮廓。膀胱充盈时，耻骨上方叩出圆形浊音区。妊娠的子宫、卵巢囊肿或子宫肌瘤等，该区叩诊也呈浊音，应予鉴别。腹水时，耻骨上方叩诊可呈浊音区，但此区的弧形上缘凹向脐部，而膀胱胀大的浊音区弧形上缘凸向脐部。排尿或导尿后复查，如为浊音区转为鼓音，即为尿潴留而致的膀胱胀大。

5. 腹水的检查

当腹腔内有较多的游离液体（在1000ml以上）时，如患者仰卧位，液体因重力作用多积聚于腹腔低处，含气的肠管漂浮其上，故叩诊腹中部呈鼓音，腹部两侧呈浊音；在患者侧卧位时，液体随之流动，叩诊上侧腹部转为鼓音，下侧腹部呈浊音。这种因体位不同而出现浊音区变动的现象，为移动性浊音阳性。

要点四　听诊

1. 肠鸣音（肠蠕动音）

正常肠鸣音大约每分钟4～5次，在脐部或右下腹部听得最清楚。肠鸣音超过每分钟

10 次称为肠鸣音频繁，见于服泻药后、急性肠炎或胃肠道大出血等；如肠鸣音次数多，且呈响亮、高亢的金属音，称肠鸣音亢进，见于机械性肠梗阻；肠鸣音明显少于正常，或 3～5 分钟以上才听到 1 次，称肠鸣音减弱或稀少，见于老年性便秘、电解质紊乱（低血钾）及胃肠动力低下等；如持续听诊 3～5 分钟未闻及肠鸣音，称肠鸣音消失或静腹，见于急性腹膜炎或各种原因所致的麻痹性肠梗阻。

2. 振水音

患者仰卧，医师用耳凑近患者的上腹部，或将听诊器体件放于此处，然后用稍弯曲的手指以冲击触诊法连续迅速冲击患者上腹部，如听到胃内液体与气体相撞击的声音为振水音。正常人餐后或饮入多量液体时，振水音阳性。若空腹或餐后 6～8 小时以上仍有此音，则提示胃内有液体潴留，见于胃扩张、幽门梗阻及胃液分泌过多等。

3. 血管杂音

上腹部的两侧出现收缩期血管杂音常提示肾动脉狭窄；左叶肝癌压迫肝动脉或腹主动脉时，可在包块部位闻及吹风样血管杂音；中腹部收缩期血管杂音提示腹主动脉瘤或腹主动脉狭窄；肝硬化门脉高压侧支循环形成时，在脐周可闻及连续性的嗡鸣音。

要点五　腹部常见疾病的体征

腹部常见疾病的体征

病变	视诊	触诊	叩诊	听诊
肝硬化	肝病面容、蜘蛛痣及肝掌，晚期患者黄疸，腹部膨隆，呈蛙腹状，腹壁静脉曲张	早期肝肿大，质地偏硬；晚期肝脏缩小，脾大，腹水	早期肝浊音区轻度扩大，晚期肝浊音区缩小，移动性浊音阳性	肠鸣音正常
幽门梗阻	脱水、消瘦，上腹部可见胃蠕动波、胃型及逆蠕动波	上腹部紧张度增加	上腹部浊音或实音	可出现振水音
急性腹膜炎	急性病容，强迫仰卧位，腹式呼吸消失，肠麻痹时腹部膨隆	出现典型的腹膜刺激征——腹壁紧张、压痛及反跳痛	鼓肠或有气腹时，肝浊音区缩小或消失，移动性浊音阳性	肠鸣音减弱或消失
急性阑尾炎	急性病容，腹式呼吸减弱	麦氏点压痛或反跳痛，结肠充气试验阳性	右下腹部可有叩击痛	肠鸣音无明显变化
急性胆囊炎	急性病容，右上腹部稍膨隆，腹式呼吸减弱	右肋下胆囊区腹壁紧张，墨菲征阳性	右肋下胆囊区有叩击痛	肠鸣音无明显变化
急性胰腺炎	急性病容，出血坏死型可见脐周皮肤青紫	上腹或左上腹压痛，重者腹膜刺激征阳性	可出现移动性浊音	肠鸣音减弱或消失

续表

病变	视诊	触诊	叩诊	听诊
肠梗阻	急性病容，腹式呼吸减弱或消失，可见肠型及蠕动波	腹壁紧张，压痛，绞窄性肠梗阻有压痛性包块及反跳痛	腹部鼓音明显	早期肠鸣音亢进呈金属调；麻痹性肠梗阻时肠鸣音减弱或消失

细目九　肛门、直肠检查

要点　肛门、直肠指诊

肛门指诊或直肠指诊对肛门、直肠疾病的诊断有重要价值。指诊有剧烈触痛见于肛裂与感染；触痛并有波动感见于肛门、直肠周围脓肿；触及柔软光滑而有弹性物见于直肠息肉；触及质地坚硬、表面凹凸不平的包块应考虑直肠癌。指诊后指套带有黏液、脓液或血液，说明存在炎症并有组织破坏。

细目十　脊柱与四肢检查

要点一　脊柱检查

1. 脊柱弯曲度

（1）检查法：患者取立位或坐位，先从侧面观察脊柱有无过度的前凸与后凸；然后从后面用手指沿脊椎棘突用力从上向下划压，划压后的皮肤出现一条红色充血线，观察脊柱有无侧弯。

（2）临床意义：①脊柱后凸多发生于胸段，见于佝偻病、脊柱结核、强直性脊柱炎、脊柱退行性变等。②脊柱前凸多发生于腰段，见于大量腹水、腹腔巨大肿瘤、髋关节结核及髋关节后脱位等。③脊柱侧凸：姿势性侧凸多见于儿童发育期坐立位姿势不良、椎间盘突出症、脊髓灰质炎等；器质性侧凸时，改变体位不能使侧凸得到纠正，见于佝偻病、脊椎损伤、胸膜肥厚等。

2. 脊柱压痛与叩击痛

（1）检查法：①检查脊柱压痛时，患者取坐位，身体稍向前倾，医师用右手拇指自上而下逐个按压脊椎棘突及椎旁肌肉。②脊柱叩击痛检查：患者取坐位，医师用手指或用叩诊锤直接叩击各个脊椎棘突，了解患者是否有叩击痛，此为直接叩诊法；或患者取坐位，医师将左手掌置于患者头顶部，右手半握拳，以小鱼际肌部位叩击左手背，了解患者的脊柱是否有疼痛，此为间接叩诊法。

（2）临床意义：正常人的脊柱无压痛与叩击痛，若某一部位有压痛与叩击痛，提示该处有病变，如脊椎结核、脊椎骨折、脊椎肿瘤、椎间盘突出等。

3. 脊柱活动度

（1）检查方法：检查颈段活动时，固定被检查者的双肩，让其做颈部的前屈、后伸、侧弯、旋转等动作；检查腰段活动时，固定被检查者的骨盆，让其做腰部的前屈、后伸、侧弯、旋转等动作。若已有外伤性骨折或关节脱位时，应避免做脊柱运动，以防损伤脊髓。

（2）脊柱活动受限的原因：软组织损伤、骨质增生、骨质破坏、脊椎骨折或脱位、腰椎间盘突出。

要点二　四肢检查

1. 形态异常

（1）匙状甲（反甲）：常见于缺铁性贫血，偶见于风湿热。

（2）杵状指（趾）：常见于支气管扩张、支气管肺癌、慢性肺脓肿、脓胸以及发绀型先天性心脏病、亚急性感染性心内膜炎等。

（3）指关节变形：以类风湿性关节炎引起的梭形关节最为常见。

（4）膝内翻、膝外翻：膝内翻为“O”形腿，膝外翻为“X”形腿。常见于佝偻病及大骨节病。

（5）膝关节变形：常见于风湿性关节炎活动期、结核性关节炎。

（6）足内翻、足外翻：多见于先天畸形、脊髓灰质炎后遗症等。

（7）肢端肥大症：见于腺垂体功能亢进、生长激素分泌过多引起的肢端肥大症。

（8）下肢静脉曲张：多见于小腿，因下肢浅静脉血液回流受阻或静脉瓣功能不全所致。表现为下肢静脉如蚯蚓状怒张、弯曲，久立位更明显，严重时有小腿肿胀感，局部皮肤颜色暗紫红色或有色素沉着，甚至形成溃疡。常见于从事站立性工作者或栓塞性静脉炎患者。

2. 运动功能

关节活动障碍见于相应部位的骨折、脱位、炎症、肿瘤、退行性变等。

细目十一　神经系统检查

要点一　中枢性与周围性面神经麻痹的鉴别方法

中枢性与周围性面神经麻痹的鉴别方法

	中枢性面神经麻痹	周围性面神经麻痹
病因	核上组织（包括皮质、皮质脑干纤维、内囊、脑桥等）受损	面神经核或面神经受损
临床表现	病灶对侧颜面下部肌肉麻痹，可见鼻唇沟变浅，露齿时口角下垂（或口角歪向病灶侧），不能吹口哨和鼓腮等	病灶同侧全部面肌瘫痪，从上到下表现为不能皱额、皱眉、闭目，角膜反射消失，鼻唇沟变浅，不能露齿、鼓腮、吹口哨，口角下垂（或口角歪向病灶对侧）

续表

	中枢性面神经麻痹	周围性面神经麻痹
临床意义	多见于脑血管病变、脑肿瘤和脑炎等	多见于受寒、耳部或脑膜感染、神经纤维瘤引起的周围型面神经麻痹，还可出现舌前2/3味觉障碍等

要点二　感觉功能的检查

1. 感觉功能的检查内容

（1）浅感觉：包括痛觉、触觉、温度觉。

（2）深感觉：包括运动觉、位置觉、振动觉。

（3）复合感觉（皮质感觉）：包括定位觉、两点辨别觉、立体觉和图形觉。

2. 感觉障碍的表现形式

有疼痛、感觉减退、感觉异常、感觉过敏、感觉过度和感觉分离。

3. 感觉障碍的类型

（1）末梢型：表现为肢体远端对称性完全性感觉缺失，呈手套状、袜子状分布，也可有感觉异常、感觉过度和疼痛等。多见于多发性神经炎。

（2）神经根型：感觉障碍的范围与某种神经根的节段分布一致，呈节段型或带状，在躯干呈横轴走向，在四肢呈纵轴走向。疼痛较剧烈，常伴有放射痛或麻木感，因脊神经后根损伤所致。见于椎间盘突出症、颈椎病和神经根炎等。

（3）脊髓型：根据脊髓受损程度分为：①脊髓横贯型：为脊髓完全被横断，其特点为病变平面以上完全正常，病变平面以下各种感觉均缺失，并伴有截瘫或四肢瘫，排尿排便障碍。多见于急性脊髓炎、脊髓外伤等。②脊髓半横贯型：脊髓仅一半被横断，又称布朗－塞卡尔综合征，其特点为病变同侧损伤平面以下深感觉丧失及痉挛性瘫痪，对侧痛、温觉丧失。见于脊髓外肿瘤和脊髓外伤等。

（4）内囊型：表现为病灶对侧半身感觉障碍、偏瘫、同向偏盲，常称为三偏征，常见于脑血管疾病。

（5）脑干型：特点是同侧面部感觉缺失和对侧躯干及肢体感觉缺失，见于炎症、肿瘤和血管病变。

（6）皮质型：特点为上肢或下肢感觉障碍，并有复合感觉障碍。

要点三　运动功能检查

1. 肌力

（1）肌力分级：分为6级。

0级：无肢体活动，也无肌肉收缩，为完全性瘫痪。

1级：可见肌肉收缩，但无肢体活动。

2级：肢体能在床面上做水平移动，但不能抬起。

3级：肢体能抬离床面，但不能抵抗阻力。

4 级：能做抵抗阻力的动作，但较正常差。

5 级：正常肌力。

其中，0 级为全瘫，1 ~4 级为不完全瘫痪（轻瘫），5 级为正常肌力。

（2）瘫痪的表现形式：①单瘫：单一肢体瘫痪，多见于脊髓灰质炎。②偏瘫：为一侧肢体（上、下肢）瘫痪，常伴有同侧脑神经损害，多见于颅内病变或脑卒中。③交叉性偏瘫：为一侧偏瘫及对侧脑神经损害。④截瘫：为双下肢瘫痪，是脊髓横贯性损伤，见于脊髓外伤、炎症等。

2. 肌张力

正常时肌肉有一定的张力。张力过低或缺失见于周围神经、脊髓灰质前角及小脑病变。折刀样张力过高见于锥体束损害，铅管样肌张力过高见于锥体外系损害。

3. 不自主运动

（1）震颤：静止性震颤见于帕金森病；动作性震颤见于小脑病变；扑翼样震颤主要见于肝性脑病。

（2）舞蹈症：多见于儿童脑风湿病变。

（3）手足搐搦：见于低钙血症和碱中毒。

4. 共济运动

（1）检查方法：指鼻试验、对指试验、轮替动作、跟－膝－胫试验等。

（2）临床意义：正常人的动作协调、稳准，如动作笨拙和不协调时称为共济失调。按病损部位分为小脑性、感觉性及前庭性共济失调。

要点四　中枢性与周围性瘫痪的鉴别方法

中枢性与周围性瘫痪的鉴别方法

	中枢性瘫痪	周围性瘫痪
瘫痪分布	范围较广，单瘫、偏瘫、截瘫	范围较局限，以肌群为主
肌张力	增强	降低
肌萎缩	不明显	明显
膝腱反射	亢进	减弱或消失
病理反射	有	无
肌束颤动	无	可有

要点五　神经反射检查

1. 浅反射

（1）角膜反射：直接角膜反射存在，间接角膜反射消失，为受刺激对侧的面神经瘫痪；直接角膜反射消失，间接角膜反射存在，为受刺激侧的面神经瘫痪；直接、间接角膜反射均消失，为受刺激侧三叉神经病变；深昏迷患者角膜反射也消失。

（2）腹壁反射：上部腹壁反射消失，说明病变在胸髓 7～8 节；中部腹壁反射消失，说明病变在胸髓 9～10 节；下部腹壁反射消失，说明病变在胸髓 11～12 节；一侧腹壁反射消失，多见于同侧锥体束病损；上、中、下腹壁反射均消失，见于昏迷或急腹症患者；肥胖、老年人、经产妇也可见腹壁反射消失。

（3）提睾反射：一侧反射减弱或消失见于锥体束损害，或腹股沟疝、阴囊水肿、睾丸炎等；双侧反射消失见于腰髓 1～2 节病损。

2. 深反射

（1）检查内容：肱二头肌反射、肱三头肌反射、桡骨骨膜反射、膝反射、踝反射。

（2）临床意义：①深反射减弱或消失多为器质性病变，是相应脊髓节段或所属的脊神经的病变，常见于末梢神经炎、神经根炎、脊髓灰质炎、脑或脊髓休克状态等。②深反射亢进见于锥体束的病变，如急性脑血管病、急性脊髓炎休克期过后等。

3. 病理反射

（1）检查内容：巴宾斯基（Babinski）征、奥本海姆（Oppenheim）征、戈登（Gordon）征、查多克（Chaddock）征、霍夫曼（Hoffmann）征、肌阵挛（髌阵挛、踝阵挛）。

（2）临床意义：锥体束病变时，失去对脑干和脊髓的抑制功能而出现的低级反射现象称为病理反射。1 岁半以内的婴幼儿由于锥体束尚未发育完善，可以出现上述反射现象。成人出现则为病理反射。

4. 脑膜刺激征

（1）颈强直：患者去枕仰卧，下肢伸直，医师左手托其枕部做被动屈颈动作，正常时下颏可贴近前胸。如下颏不能贴近前胸且医师感到有抵抗感，患者感颈后疼痛时为阳性。

（2）凯尔尼格（Kernig）征：患者去枕仰卧，一腿伸直，医师将另一下肢先屈髋、屈膝成直角，然后抬小腿并伸直其膝部，正常人的膝关节可伸达 135°以上。如小于 135°时就出现抵抗，且伴有疼痛及屈肌痉挛时为阳性。

（3）布鲁津斯基（Brudzinski）征：患者去枕仰卧，双下肢自然伸直，医师左手托患者枕部，右手置于患者胸前，使颈部前屈，如两膝关节和髋关节反射性屈曲为阳性。

（4）临床意义：脑膜刺激征阳性见于各种脑膜炎、蛛网膜下腔出血等。颈强直也可见于颈椎病、颈部肌肉病变。凯尔尼格征也可见于坐骨神经痛、腰骶神经根炎等。

5. 拉塞格征

（1）检查法：患者仰卧，两下肢伸直，医师一手压在一侧膝关节上，使下肢保持伸直，另一手将下肢抬起，正常时可抬高 70°以上，如不到 30°即出现由上而下的放射性疼痛为阳性。以同样的方法再检查另一侧。

（2）临床意义：阳性见于坐骨神经痛、腰椎间盘突出或腰骶神经根炎等。

（韩力军）

第四单元　实验诊断

细目一　血液的一般检查

要点一　血红蛋白测定与红细胞计数

（一）参考值

血红蛋白（Hb）：男性 120～160g/L，女性 110～150g/L。

红细胞（RBC）：男性（4.0～5.5）×10^{12}/L，女性（3.5～5.0）×10^{12}/L。

（二）临床意义

血红蛋白测定与红细胞计数的临床意义基本相同。

1. 红细胞及血红蛋白减少

贫血的诊断标准：男性 Hb＜120g/L，女性 Hb＜110g/L，孕妇 Hb＜100g/L。

（1）生理性减少：见于妊娠中、后期，6 个月至 2 岁的婴幼儿，老年人。

（2）病理性减少：见于各种病因的贫血。①红细胞生成减少：造血原料不足，如缺铁性贫血、巨幼细胞贫血；造血功能障碍，如再生障碍性贫血、白血病；一些慢性疾病，如慢性感染、恶性肿瘤、慢性肾病等。②红细胞破坏过多：见于各种原因引起的溶血性贫血，如异常血红蛋白病、珠蛋白生成障碍性贫血、阵发性睡眠性血红蛋白尿、免疫性溶血性贫血、脾功能亢进等。③红细胞丢失过多：见于急性失血性贫血、月经过多、钩虫病等引起的慢性失血。

2. 红细胞及血红蛋白增多

判定标准：成年男性 Hb＞170g/L，RBC＞6.0×10^{12}/L；成年女性 Hb＞160g/L，RBC＞5.5×10^{12}/L。

（1）相对性增多：见于严重腹泻、频繁呕吐、大量出汗、大面积烧伤、糖尿病酮症酸中毒、尿崩症等引起的血液浓缩。

（2）绝对性增多：①继发性：生理性见于新生儿及高原生活者；病理性见于阻塞性肺气肿、肺源性心脏病、发绀型先天性心脏病等。②原发性：见于真性红细胞增多症。

3. 红细胞形态异常的临床意义

（1）大小改变：①小红细胞：小细胞低色素性见于缺铁性贫血。②大红细胞：见于溶血性贫血、急性失血性贫血、巨幼细胞贫血。③巨红细胞：见于叶酸或维生素 B_{12} 缺乏引起的巨幼细胞贫血。④红细胞大小不均：反映骨髓中红细胞系增生旺盛，见于增生性贫血，如溶血性贫血、失血性贫血、巨幼细胞贫血，尤其以巨幼细胞贫血更为显著。

（2）形态改变：①球形红细胞：主要见于遗传性球形红细胞增多症。②椭圆形红细胞：主要见于遗传性椭圆形红细胞增多症。③靶形红细胞：常见于珠蛋白生成障碍性贫血、异常血红蛋白病。④口形红细胞：主要见于遗传性口形红细胞增多症，少量可见于DIC及乙醇中毒。⑤镰形细胞：见于镰形细胞性贫血。⑥泪滴形细胞：见于骨髓纤维化，也可见于珠蛋白生成障碍性贫血、溶血性贫血。

要点二　白细胞计数及分类计数

（一）参考值

1. 白细胞总数

成人：（4.0～10.0）$\times 10^9/L$。

2. 分类计数

5种白细胞的正常百分数和绝对值

细胞类型	百分数（%）	绝对值（$\times 10^9/L$）
杆状核（中性粒细胞）	1～5	0.04～0.5
分叶核（中性粒细胞）	50～70	2.0～7.0
嗜酸性粒细胞	0.5～5.0	0.02～0.5
嗜碱性粒细胞	0～1	0～0.1
淋巴细胞	20～40	0.8～4.0
单核细胞	3～8	0.12～0.8

（二）临床意义

成人白细胞数 $>10.0\times 10^9/L$ 称为白细胞增多，$<4.0\times 10^9/L$ 称为白细胞减少。白细胞总数的增减主要受中性粒细胞数量的影响。

1. 中性粒细胞

（1）增多：生理性增多见于新生儿、妊娠后期、分娩、剧烈运动或劳动后。病理性增多见于：①急性感染：化脓性感染最为常见，如流行性脑脊髓膜炎、肺炎链球菌肺炎、阑尾炎等。②急性大出血及溶血。③严重组织损伤：如大手术后、大面积烧伤、急性心肌梗死等。④急性中毒：如代谢性酸中毒（尿毒症、糖尿病酮症酸中毒）、化学药物中毒（安眠药中毒）、有机磷农药中毒等。⑤恶性肿瘤及白血病。

（2）减少：中性粒细胞绝对值 $<1.5\times 10^9/L$ 称为粒细胞减少症，$<0.5\times 10^9/L$ 称为粒细胞缺乏症。病理性减少见于：①感染：病毒感染最为常见，如流行性感冒、病毒性肝炎、麻疹、风疹、水痘等；某些革兰阴性杆菌感染，如伤寒及副伤寒等；某些原虫感染，如恙虫病、疟疾等。②血液病：如再生障碍性贫血、粒细胞缺乏症等。③自身免疫性疾病：如系统性红斑狼疮等。④脾功能亢进：如肝硬化等。⑤药物及理化因素损伤：物理因素，如X线、γ射线、放射性核素等；化学物质，如苯、铅、汞等；化学药物，如氯霉素、磺胺类药、抗肿瘤药、抗糖尿病及抗甲状腺药物等。

（3）中性粒细胞的核象变化：①核左移：周围血中杆状核粒细胞增多并出现晚幼粒、中幼粒、早幼粒等细胞。常见于感染，特别是急性化脓性感染，也可见于急性大出血、急性溶血反应、急性中毒等。②核右移：正常人血中的中性粒细胞以3叶者为主，若5叶者超过3%时称为核右移。常伴有白细胞总数减少，为骨髓造血功能减退或缺乏造血物质所致。主要见于巨幼细胞贫血、恶性贫血。

2. 嗜酸性粒细胞

（1）增多：①变态反应性疾病：如支气管哮喘、血管神经性水肿、荨麻疹、药物过敏、血清病等。②寄生虫病：如血吸虫病、蛔虫病、钩虫病等。③血液病：如慢性粒细胞白血病、淋巴瘤、多发性骨髓瘤等。

（2）减少：见于伤寒、副伤寒、应激状态、休克、库欣综合征等。

3. 嗜碱性粒细胞

增多见于慢性粒细胞性白血病、嗜碱性粒细胞白血病、转移癌、骨髓纤维化等。减少一般无临床意义。

4. 淋巴细胞

（1）增多：①感染性疾病：主要为病毒感染，如麻疹、风疹、水痘、流行性腮腺炎、传染性单核细胞增多症、病毒性肝炎、流行性出血热等；某些杆菌感染，如结核病、百日咳、布鲁菌病。②某些血液病：急性和慢性淋巴细胞白血病、淋巴瘤等。淋巴细胞相对比例增高，但绝对值不增高，见于再生障碍性贫血、粒细胞缺乏症。

（2）减少：主要见于接触放射线，应用肾上腺皮质激素、烷化剂，免疫缺陷性疾病等。

5. 单核细胞

单核细胞增多见于：①某些感染：如感染性心内膜炎、活动性结核病、疟疾、急性感染的恢复期等。②某些血液病：单核细胞白血病、粒细胞缺乏症恢复期等。减少一般无临床意义。

要点三　血小板检测

1. 参考值

（100～300）$\times 10^9$/L。

2. 临床意义

血小板 $>400\times 10^9$/L 称为血小板增多，$<100\times 10^9$/L 称为血小板减少。

（1）增多：①反应性增多：见于急性大出血及溶血之后、脾切除术后等。②原发性增多：见于原发性血小板增多症、真性红细胞增多症、慢性粒细胞性白血病、骨髓纤维化早期等。

（2）减少：①生成障碍：见于再生障碍性贫血、急性白血病、放射性损伤、骨髓纤维化晚期等。②破坏或消耗增多：见于原发性血小板减少性紫癜、脾功能亢进、系统性红斑狼疮、淋巴瘤等。

要点四 网织红细胞计数

1. 参考值

百分数为0.005~0.015（0.5%~1.5%），绝对值为（24~84）×10^9/L。

2. 临床意义

网织红细胞计数反映骨髓造血的功能状态，对贫血的鉴别诊断及指导治疗有重要意义。

（1）增多：表示骨髓红细胞系增生旺盛。①明显增多：见于溶血性贫血和急性失血性贫血。②贫血治疗的疗效判断指标：缺铁性贫血及巨幼细胞贫血的病人，治疗前网织红细胞轻度增多，给予铁剂或叶酸治疗后可迅速增高。

（2）减少：表示骨髓造血功能减低，见于再生障碍性贫血、骨髓病性贫血（如急性白血病）。

要点五 红细胞沉降率（血沉）检查

1. 参考值

男性0~15mm/h；女性0~20mm/h。

2. 临床意义

（1）生理性增快：见于妇女月经期、妊娠3个月以上、60岁以上高龄者。

（2）病理性增快：①各种炎症：细菌性急性炎症、结核病和风湿热活动期。②组织损伤及坏死：急性心肌梗死血沉增快，而心绞痛时则正常。③恶性肿瘤：恶性肿瘤血沉增快，良性肿瘤血沉正常。④各种原因导致的高球蛋白血症：如慢性肾炎、多发性骨髓瘤、肝硬化、感染性心内膜炎、系统性红斑狼疮等。⑤贫血和高胆固醇血症时血沉可增快。

细目二 血栓与止血检查

要点一 毛细血管脆性试验

1. 检查方法

在上臂用脉压带以被检查者收缩压和舒张压之间的压力加压，维持8分钟，然后观察前臂屈侧在直径5cm圆圈内的出血点。

2. 参考值

新出血点数量：女性和儿童<10个，男性<5个。超过为阳性，说明毛细血管脆性增加。

3. 临床意义

毛细血管脆性增加见于：①毛细血管壁异常：如遗传性出血性毛细血管扩张症、过敏性紫癜、单纯性紫癜及维生素C缺乏症；中毒性损害，如败血症、感染性心内膜炎、尿毒症、砷中毒。②血小板量与质异常：如原发性或继发性血小板减少性紫癜、血小板无力症。③血管性血友病等。

要点二　出血时间测定

1. 参考值

不同的检测方法正常值不同。

2. 临床意义

出血时间（BT）延长见于：①血小板显著减少：如原发性或继发性血小板减少性紫癜。②血小板功能不良：如血小板无力症、巨大血小板综合征。③毛细血管壁异常：如遗传性出血性毛细血管扩张症、维生素 C 缺乏症。④某些凝血因子严重缺乏：如血管性血友病、DIC。

要点三　凝血因子检测

（一）凝血时间（CT）测定

1. 参考值

6~12 分钟（试管法）。

2. 临床意义

（1）CT 延长：①血浆Ⅷ、Ⅸ、Ⅺ因子明显减少：如重症 A、B 型血友病和遗传性因子Ⅺ缺乏症。②凝血酶原严重减少：如先天性凝血酶原缺乏症。③纤维蛋白原严重减少：如先天性纤维蛋白减少症。④纤溶亢进：DIC 后期继发纤溶亢进。

（2）CT 缩短：见于血液高凝状态时，如 DIC 早期、脑血栓形成、心肌梗死。

（二）血浆凝血酶原时间（PT）测定

1. 参考值

正常为 11~13 秒，超过正常对照值 3 秒以上为异常。

2. 临床意义

（1）PT 延长：①先天性凝血因子异常：如因子Ⅱ、Ⅴ、Ⅶ、Ⅹ减少及纤维蛋白原缺乏。②后天性凝血因子异常：如严重肝病、维生素 K 缺乏、DIC 后期及使用双香豆素抗凝时。

（2）PT 缩短：主要见于血液高凝状态时，如 DIC 早期、脑血栓形成、心肌梗死等。

（三）血浆纤维蛋白原（Fg）测定

1. 参考值

2~4g/L。

2. 临床意义

（1）增高：见于急性心肌梗死、系统性红斑狼疮、急性感染、急性肾炎、糖尿病、多发性骨髓瘤、休克、大手术后、妊娠高血压综合征、恶性肿瘤及血栓前状态等。

（2）减低：见于 DIC、重症肝炎和肝硬化等。

要点四　D－二聚体测定

1. 参考值

胶乳凝集法：阴性。ELISA 法：小于 200μg/L。

2. 临床意义

本试验为鉴别原发与继发纤溶症的重要指标。①继发纤溶症：为阳性或增高，见于 DIC、恶性肿瘤、各种栓塞及心、肝、肾疾病等。②原发纤溶症：为阴性或不升高。

要点五　DIC 检查法

1. 检查项目

①血小板计数。②血浆纤维蛋白原测定。③3P 试验或血浆纤维蛋白原降解产物测定或 D－二聚体测定。④血浆凝血酶原时间测定。⑤纤溶酶原含量及活性测定。⑥抗凝血酶Ⅲ活性测定。⑦血浆因子Ⅷ：C 活性测定。⑧血浆内皮素－1 测定。

2. 诊断标准

DIC 的实验诊断标准：同时有 3 项以上异常者。

细目三　血型鉴定与交叉配血试验

要点一　ABO 血型系统的临床意义

ABO 血型系统在临床输血上有重要意义。输血前必须准确鉴定供血者与受血者的血型，选择同型人的血液，并经过交叉配血试验，证明完全相配时才可输用。为防止输血反应，必须坚持同型输血。血型不合或不同亚型之间输血都可能引起输血反应，威胁生命。非同型患者输入 O 型血仍有可能发生溶血反应，O 型血并非“万能血”。另外，在器官移植上，如果供者与受者 ABO 血型系统不和，也会加大排异反应，增加移植的失败率。

要点二　交叉配血试验

1. 试验内容

包括主试验和副试验。①主试验：受血者血清＋供血者红细胞悬液。②副试验：供血者血清＋受血者红细胞悬液。两者合称为交叉配血试验。

2. 试验结果

①主、副试验均无凝集反应（配血完全相适合），可输血。②当主试验有凝集，其血绝对不可输用。③若主试验无凝集，副试验出现凝集时，如病情紧急又无同型血可用而凝集又较弱时，可输少量（不超过 200ml）。

3. 临床意义

进行交叉配血试验可以检出 ABO 血型系统的不规则抗原，发现 ABO 血型系统以外的配血不合，防止因血型定错所导致的输血事故。

细目四 骨髓检查

要点一 骨髓细胞学检查的临床意义

1. 诊断造血系统疾病

①对各型白血病、恶性组织细胞病、巨幼细胞性贫血、再生障碍性贫血、多发性骨髓瘤、典型的缺铁性贫血、原发性血小板减少性紫癜等，具有明确诊断的作用。②对增生性贫血、粒细胞缺乏症、骨髓增生异常综合征、骨髓增殖性疾病、类白血病反应等有辅助诊断价值。

2. 诊断其他非造血系统疾病

①感染性疾病：如疟疾、感染性心内膜炎、伤寒等。②某些骨髓转移癌（瘤）。③某些代谢疾病等。

3. 鉴别诊断

如不明原因的发热，肝、脾、淋巴结肿大的鉴别诊断等。

要点二 骨髓增生度分级

骨髓内有核细胞的多少反映骨髓的增生情况，一般以成熟红细胞和有核细胞的比例判断骨髓增生的程度。骨髓增生程度的分级，见下表。

骨髓增生程度的分级

增生程度	成熟红细胞：有核细胞	有核细胞（%）	常见的原因
极度活跃	1：1	>50	各种白血病
明显活跃	10：1	10~50	白血病、增生性贫血
活跃	20：1	1~10	正常骨髓、某些贫血
减低	50：1	0.5~1	慢性型再障、粒细胞减少或缺乏症
极度减低	200：1	<0.5	急性型再障

细目五 肝脏病常用的实验室检查

要点一 蛋白质代谢检查

（一）参考值

血清总蛋白（STP）60~80g/L，白蛋白（A）40~55g/L，球蛋白（G）20~30g/L；A/G为（1.5~2.5）：1。

（二）临床意义

STP<60g/L或A<25g/L称为低蛋白血症；STP>80g/L或G>35g/L，分别称为高蛋

白血症或高球蛋白血症。

1. 肝脏疾病

（1）急性或局限性肝损害：血清蛋白检查可无明显异常。

（2）慢性肝病：慢性肝炎、肝硬化、肝癌时可有白蛋白减少，球蛋白增加，A/G 比值减低。

（3）A/G 比值倒置：表示肝功能严重损害，如重度慢性肝炎、肝硬化。

（4）低蛋白血症：常出现严重水肿及胸、腹水。

2. 肝外因素

（1）低蛋白血症见于：①蛋白质摄入不足或消化吸收不良。②蛋白质丢失过多，如肾病综合征、大面积烧伤、急性大出血等。③消耗增加，见于慢性消耗性疾病，如重症结核、甲状腺功能亢进症、恶性肿瘤等。

（2）高蛋白血症：主要是因球蛋白增高引起，见于以下几种情况：①慢性肝病，如肝硬化、慢性肝炎。②M 球蛋白血症，如多发性骨髓瘤、淋巴瘤。③自身免疫性疾病，如系统性红斑狼疮、类风湿性关节炎。④慢性炎症与慢性感染，如结核病、疟疾、黑热病等。

要点二　胆红素代谢检查

1. 参考值

（1）血清总胆红素（STB）3.4～17.1μmol/L；结合胆红素（CB）0～6.8μmol/L；非结合胆红素（UCB）1.7～10.2μmol/L。

（2）尿胆红素定性：阴性。

（3）尿胆原定性：阴性或弱阳性。

2. 临床意义

任何原因使红细胞破坏过多、肝细胞功能受损及胆道阻塞，均可影响胆红素的代谢过程而引起黄疸。通过检测血清总胆红素、结合胆红素、非结合胆红素及尿胆红素、尿胆原，临床可鉴别 3 种类型的黄疸，见下表。

3 种类型黄疸的实验室检查鉴别表

类型	STB	CB	UCB	CB/STB	尿胆原	尿胆红素
溶血性黄疸	↑↑	轻度↑或正常	↑↑	<20%	强（+）	（-）
阻塞性黄疸	↑↑	↑↑	轻度↑或正常	>50%	（-）	强（+）
肝细胞性黄疸	↑↑	↑	↑	20%～50%	（+）或（-）	（+）

要点三　常用血清酶检查

肝脏病常用的血清酶及同工酶检查包括：丙氨酸氨基转移酶（ALT）、天门冬氨酸氨基转移酶（AST）、碱性磷酸酶（ALP）、γ-谷氨酰转移酶（GGT，γ-GT）、乳酸脱氢酶（LDH）及其同工酶（LDH_1、LDH_2、LDH_3、LDH_4、LDH_5）。

1. 参考值

（1）ALT 10～40U/L；AST 10～40U/L；ALT/AST≤1。

（2）成人 ALP 40～110U/L；儿童 ALP＜250U/L。

（3）GGT 0～50U/L。

（4）LDH（连续检测法）104～245U/L；LDH（速率法）95～200U/L。

2. 临床意义

（1）ALT、AST：ALT 主要分布在肝脏，AST 主要分布在心肌。①急性病毒性肝炎：两者均显著增高，ALT 增高更明显，ALT/AST＞1。②慢性病毒性肝炎：两者轻度增高或正常，ALT/AST＞1；若 ALT/AST＜1，提示慢性肝炎进入活动期。③肝硬化：转氨酶活性取决于肝细胞进行性坏死程度。④非病毒性肝病及肝内、外胆汁淤积：转氨酶轻度增高或正常。⑤急性心肌梗死：6～8 小时后 AST 增高，18～24 小时达高峰，4～5 天恢复正常，若再次增高提示梗死范围扩大或有新的梗死发生。

（2）ALP：ALP 主要分布在肝脏、骨骼、肾、小肠及胎盘中，血清中大部分 ALP 来源于肝脏与骨骼，ALP 经胆汁排入小肠。ALP 增高见于：①肝胆系统疾病：各种肝内、外胆管阻塞性疾病，如胰头癌、胆道结石，ALP 明显增高；累及肝细胞的疾病，如肝炎、肝硬化，ALP 轻度增高。②骨骼疾病：如纤维性骨炎、骨肉瘤、佝偻病、骨软化症、成骨细胞瘤及骨折恢复期等，ALP 均可增高。

（3）GGT：血清中的 GGT 主要来自肝脏。增高见于：①胆道阻塞：如原发性胆汁性肝硬化、硬化性胆管炎，GGT 明显增高。②肝脏疾病：肝癌明显增高，可高达正常的 10 倍以上；急性病毒性肝炎中度增高；慢性病毒性肝炎、肝硬化活动期可增高；急性和慢性酒精性肝炎、药物性肝炎可明显或中度以上增高。

（4）LDH 及其同工酶：LDH 在心肌、骨骼肌、肾脏和红细胞中的含量较为丰富；LDH_1 和 LDH_2 主要来自心肌，LDH_3 主要来自肺、脾，LDH_4 和 LDH_5 主要来自肝脏、骨骼肌，血清中的 LDH_2 含量最高。①急性心肌梗死：发病后 8～18 小时开始增高，24～72 小时达高峰，6～10 天恢复正常；病程中 LDH 持续增高或再次增高，提示梗死面积扩大或再次出现梗死；LDH_1 和 LDH_2 均增高，LDH_1 增高更明显，$LDH_1/LDH_2>1$。②肝脏疾病：急性和慢性活动性肝炎、肝癌（尤其是转移性肝癌），LDH 明显增高；肝细胞损伤时 LDH_5 增高明显，$LDH_5>LDH_4$；阻塞性黄疸时 $LDH_4>LDH_5$。③恶性肿瘤：大多数以 LDH_3、LDH_4 及 LDH_5 增高为主。

要点四　病毒性肝炎标志物检测的临床意义

1. 甲型肝炎病毒（HAV）标志物检测

①HAVAg 阳性：证实 HAV 在体内的存在，出现于感染后 10～20 天的粪便中，见于甲肝急性期。②抗 HAV－IgM 阳性：说明机体正在感染 HAV，感染 1 周后产生，是早期诊断甲肝的特异性指标。③抗 HAV－IgA 阳性：是早期诊断甲肝的指标之一，见于甲肝早期、急性期。④抗 HAV－IgG 阳性：是保护性抗体，出现于恢复期，且持久存在，是获得免疫力的标志，提示既往感染，可作为流行病学调查的指标。

2. 乙型肝炎病毒（HBV）标志物检测

①HBsAg 阳性：是 HBV 感染的标志，见于乙型肝炎和 HBV 携带者。②抗 - HBs 阳性：感染后 3 ~6 个月出现，是一种保护性抗体，见于注射过乙肝疫苗和曾经感染过 HBV 者。③HBeAg 阳性：是病毒复制的标志，传染性强，乙型肝炎处于活动期；HBeAg 持续阳性，表明肝细胞损害较重，且可转为慢性乙型肝炎或肝硬化。④抗 - HBe 阳性：多见于 HBeAg 转阴的病人，表示大部分 HBV 被消除，复制减少，传染性降低，但并非保护性抗体，见于 HBV 感染的恢复期。⑤HBcAg 阳性：提示病人血清中有感染的 HBV，病毒复制活跃，传染性强。⑥抗 - HBc 阳性：是反映肝细胞受到 HBV 感染的可靠指标，抗 HBc - IgG 能反映抗 - HBc 总抗体的情况，阳性表明患有乙型肝炎且 HBV 正在复制。

3. 丙型肝炎病毒（HCV）标志物检测

①抗 HCV - IgM 阳性：见于急性丙型肝炎。②抗 HCV - IgG 阳性：表明已有 HCV 感染，输血后肝炎患者 80% ~90% 出现阳性。③HCV - RNA 阳性：提示 HCV 复制活跃，传染性强，治愈后很快消失。

4. 丁型肝炎病毒（HDV）标志物检测

①HDVAg 阳性：出现早，持续时间短，HDVAg 与 HBsAg 常同时阳性，表示 HDV 与 HBV 同时感染。②抗 HDV - IgG 阳性：是诊断丁型肝炎的可靠指标。③抗 HDV - IgM 阳性：出现早，可用于丁型肝炎的早期诊断。④HDV - RNA 阳性：可特异性确诊丁型肝炎。

5. 戊型肝炎病毒（HEV）标志物检测

95% 的急性期病人抗 HEV - IgM 阳性，是确诊戊型肝炎较为可靠的指标。

细目六　肾功能检查

要点一　内生肌酐清除率测定

1. 参考值

成人（体表面积以 $1.73m^2$ 计）80 ~120ml/min。

2. 临床意义

内生肌酐清除率（Ccr）是判断肾小球损害的敏感指标，根据 Ccr 可将肾功能分为 4 级：①肾衰竭代偿期：Ccr 51 ~80ml/min。②肾衰竭失代偿期：Ccr 50 ~20ml/min。③肾衰竭期（尿毒症早期）：Ccr 19 ~10ml/min。④肾衰竭终末期（尿毒症晚期）：Ccr <10ml/min。Ccr 测定还可指导临床用药。

要点二　血肌酐测定

1. 参考值

全血 Cr：88 ~ 177μmol/L。血清或血浆 Cr：男性 53 ~ 106μmol/L，女性 44 ~ 97μmol/L。

2. 临床意义

当肾小球滤过功能下降至正常人的1/3时，血肌酐（Cr）才明显升高。因此，血肌酐不是检测肾功能的敏感指标。检测的临床意义是：①评估肾功能的损害程度：Cr增高程度与慢性肾功能衰竭程度成正比。肾功能衰竭代偿期，Cr常<178μmol/L；肾功能衰竭失代偿期，Cr为178～445μmol/L；肾功能衰竭期，Cr常>445μmol/L。②鉴别肾前性与肾实质性少尿：肾前性少尿，Cr增高，一般≤200μmol/L；肾实质性少尿，Cr增高，可达200μmol/L以上。

要点三　血清尿素氮测定

1. 参考值

成人3.2～7.1mmol/L。

2. 临床意义

血清尿素氮（BUN）测定反映肾小球的滤过功能，但不是敏感和特异性指标。BUN增高见于：①肾前性因素：肾血流量减少，如心功能不全、水肿、脱水、休克等；蛋白质分解增加，如急性传染病、上消化道出血、大面积烧伤、大手术后、甲状腺功能亢进症等。②肾脏因素：见于严重肾脏疾病引起的慢性肾衰竭，如慢性肾炎、肾盂肾炎、肾结核、肾肿瘤、肾动脉硬化症等。BUN测定对尿毒症的诊断及预后估计有重要意义。③肾后性因素：尿路结石、前列腺肥大、泌尿系肿瘤等引起的尿路梗阻。

要点四　血清尿酸测定

1. 参考值

男性268～488μmol/L，女性178～387μmol/L。

2. 临床意义

血清尿酸（UA）增高见于：①痛风：UA明显增高是诊断痛风的主要依据。②肾脏疾病：如急性或慢性肾炎。③妊娠高血压综合征。④白血病和恶性肿瘤。

要点五　血浆二氧化碳结合力测定

1. 参考值

22～31mmol/L。

2. 临床意义

①血浆二氧化碳结合力（CO_2CP）下降：见于代谢性酸中毒，如急性或慢性肾衰竭、糖尿病酮症酸中毒、严重腹泻；呼吸性碱中毒，如支气管哮喘、脑炎、癔症。②CO_2CP增高：见于代谢性碱中毒，如急性胃炎、幽门梗阻所致的剧烈呕吐；呼吸性酸中毒，如慢性肺源性心脏病、慢性阻塞性肺气肿、广泛肺纤维化等。

要点六　浓缩稀释试验的临床意义

浓缩稀释试验主要反映远曲小管和集合管的重吸收功能。正常人24小时尿量为1000～

2000ml，尿最高比重 > 1.020。①尿量少比重高：见于肾前性少尿（血容量不足）、肾性少尿（如急性肾炎）。②夜尿多比重低：见于慢性肾盂肾炎、慢性肾炎。③尿比重固定在 1.010（等张尿）：表明肾小管重吸收功能很差，见于慢性肾炎、慢性肾盂肾炎晚期等。

细目七　常用生化检查

要点一　血清钾测定

（一）参考值

3.5 ~ 5.5mmol/L。

（二）临床意义

1. 高钾血症（血钾 > 5.5mmol/L）

（1）排出减少：如急性或慢性肾衰竭少尿期、肾上腺皮质功能减退症。

（2）摄入过多：如高钾饮食、静脉输注大量钾盐、输入大量库存血液。

（3）细胞内钾外移增多：如严重溶血、大面积烧伤、挤压综合征、组织缺氧和代谢性酸中毒等。

2. 低钾血症（血钾 < 3.5mmol/L）

（1）摄入不足：如长期低钾饮食、禁食。

（2）丢失过多：如频繁呕吐、腹泻、胃肠引流、肾上腺皮质功能亢进症、醛固酮增多症、长期应用排钾利尿剂。

（3）分布异常：如心功能不全、肾性水肿、大量应用胰岛素、碱中毒等。

要点二　血清钠测定

（一）参考值

135 ~ 145mmol/L。

（二）临床意义

1. 高钠血症（血钠 > 145mmol/L）

（1）摄入过多：如输注大量高渗盐水。

（2）水分丢失过多：如大量出汗、长期腹泻、呕吐。

（3）抗利尿激素分泌过多：如肾上腺皮质功能亢进症、醛固酮增多症、脑性高钠血症（如脑外伤、急性脑血管病等）。

2. 低钠血症（血钠 < 135mmol/L）

（1）胃肠道失钠：如幽门梗阻、严重呕吐、腹泻、胃肠引流。

（2）尿排出过多：如慢性肾衰竭多尿期、大量应用利尿剂、肾上腺皮质功能减退症。

（3）皮肤失钠：如大量出汗、大面积烧伤。

（4）消耗性低钠：如肺结核、肿瘤等慢性消耗性疾病等。

(5) 摄入不足：长期低钠饮食、营养不良等。

要点三　血清氯测定

(一) 参考值

95 ~ 105mmol/L。

(二) 临床意义

1. 高氯血症（血清氯 >105mmol/L）

(1) 排出减少：如急性或慢性肾衰竭少尿期、尿路梗阻、心力衰竭等。

(2) 血液浓缩：如频繁呕吐、反复腹泻、大量出汗。

(3) 吸收增加：如肾上腺皮质功能亢进症。

(4) 摄入过多：如过量输入生理盐水。

(5) 过度换气所致的呼吸性碱中毒等。

2. 低氯血症（血清氯 <95mmol/L）

(1) 丢失过多：①严重呕吐、腹泻、胃肠引流。②尿排出过多，如肾上腺皮质功能减退症、慢性肾衰竭、糖尿病、应用利尿剂等。③呼吸性酸中毒。

(2) 摄入不足：长期低盐饮食、饥饿等。

要点四　血清钙测定

(一) 参考值

2.25 ~ 2.58mmol/L。

(二) 临床意义

1. 高钙血症（血清钙 >2.58mmol/L）

(1) 溶骨作用增强：如甲状旁腺功能亢进症、多发性骨髓瘤、肺癌等。

(2) 吸收增加：如大量应用维生素 D。

(3) 排出减少：如急性肾衰竭等。

(4) 摄入过多：大量饮用高钙牛奶或静脉输入过多。

2. 低钙血症（血清钙 <2.25mmol/L）

(1) 成骨作用增强：如甲状旁腺功能减退症。

(2) 摄入不足：如长期低钙饮食。

(3) 吸收减少或吸收不良：如手足搐搦症、骨质软化症、佝偻病、阻塞性黄疸、维生素 D 缺乏症。

(4) 急性或慢性肾衰竭、代谢性碱中毒、急性坏死性胰腺炎等。

要点五　血清铁测定

(一) 参考值

男性 11 ~ 30μmol/L，女性 9 ~ 27μmol/L。

（二）临床意义

1. 血清铁增高

（1）铁利用障碍：如再生障碍性贫血、铁粒幼细胞性贫血、铅中毒。

（2）释放增多：如溶血性贫血、急性肝炎、慢性活动性肝炎。

（3）反复输血及铁剂治疗过量。

2. 血清铁降低

（1）需铁增加，摄入不足：如生长发育期的婴幼儿、青少年，生育期、妊娠期及哺乳。

（2）慢性失血：如消化性溃疡、慢性炎症、恶性肿瘤、月经过多等。

要点六　血糖测定

1. 参考值

空腹血糖（FBG）以空腹血浆葡萄糖（FPG）检测较为方便，结果可靠。①葡萄糖氧化酶法：3.9～6.1mmol/L。②邻甲苯胺法：3.9～6.4mmol/L。

2. 临床意义

FBG＞7.0mmol/L 称为高糖血症；FBG＞9.0mmol/L 时尿糖阳性；FBG＜3.9mmol/L 时为血糖减低；FBG＜2.8mmol/L 称为低糖血症；FBG 增高但未达到糖尿病诊断标准时称为空腹血糖过高。

（1）FBG 增高：生理性增高见于餐后1～2小时、高糖饮食、突发剧烈运动、情绪激动等。病理性增高见于。①各型糖尿病。②内分泌疾病：如甲状腺功能亢进症、巨人症、肢端肥大症、嗜铬细胞瘤、肾上腺皮质功能亢进症等。③应激性因素：如颅脑外伤、急性脑血管病、中枢神经系统感染、心肌梗死等。④肝脏和胰腺疾病：如严重肝损害、坏死性胰腺炎。⑤其他：如呕吐、脱水、缺氧、麻醉等。

（2）FBG 减低：生理性减低见于饥饿、长时间剧烈运动等。病理性减低见于：①胰岛素分泌过多：如胰岛β细胞增生或肿瘤、胰岛素瘤等。②对抗胰岛素的激素缺乏：如生长激素、肾上腺皮质激素缺乏等。③肝糖原储存缺乏：如重型肝炎、肝硬化、肝癌等严重肝病。④急性酒精中毒。⑤消耗性疾病：如严重营养不良、恶病质等。

要点七　糖耐量试验

1. 适应证

①无糖尿病症状，空腹血糖或随机血糖有异常，但尚未达到糖尿病诊断标准；或有持续性尿糖者。②无糖尿病症状，但有糖尿病家族史者。③有糖尿病症状，但空腹血糖未达到糖尿病诊断标准者。④有巨大胎儿史的妇女。⑤其他：妊娠或甲状腺功能亢进症患者出现糖尿，或原因不明的肾脏病患者等。

2. 方法

采用 WHO 推荐的口服75g 葡萄糖标准（即口服葡萄糖耐量试验，OGTT），分别检测空腹血糖、服糖后0.5小时、1小时、2小时、3小时的血糖和尿糖。

3. 参考值

①FPG 3.9~6.1mmol/L。②服糖后0.5~1小时血糖达高峰，一般在7.8~9.0mmol/L，峰值<11.1mmol/L。③2小时血糖（2hPG）<7.8mmol/L。④3小时血糖恢复至空腹水平。⑤每次尿糖均为阴性。

4. 临床意义

（1）诊断糖尿病：具备以下一项即可诊断为糖尿病：①FPG>7.0mmol/L，并具有糖尿病症状。②OGTT血糖峰值>11.1mmol/L，OGTT 2hPG>11.1mmol/L。③随机血糖>11.1mmol/L，同步尿糖阳性，有糖尿病症状者。

（2）判断糖耐量异常：FPG<7.0mmol/L，2hPG 7.8~11.1mmol/L，且血糖到达高峰时间延长至1小时后，血糖恢复正常时间延长至2~3小时后，同时伴尿糖阳性者为糖耐量异常，其中1/3最终转为糖尿病。常见于2型糖尿病、肢端肥大症、甲状腺功能亢进症等。

（3）平坦型糖耐量曲线：FPG降低，服糖后血糖上升不明显，2hPG仍处于低水平。常见于胰岛β细胞瘤等。

要点八　血脂检查

1. 血清总胆固醇（TC）测定

（1）参考值：①合适水平：<5.20mmol/L。②边缘水平：5.23~5.69mmol/L。③增高：>5.72mmol/L。

（2）临床意义：①TC增高：是动脉粥样硬化的危险因素之一，常见于动脉粥样硬化所致的心、脑血管疾病；还可见于各种高脂蛋白血症、甲状腺功能减退症、糖尿病、肾病综合征、阻塞性黄疸；长期高脂饮食、精神紧张、吸烟、饮酒等。②TC减低：见于严重的肝脏疾病，如急性重型肝炎、肝硬化、甲状腺功能亢进症、严重贫血、营养不良和恶性肿瘤等。

2. 血清甘油三酯（TG）测定

（1）参考值：0.56~1.70mmol/L。

（2）临床意义：①TG增高：见于动脉粥样硬化症、冠心病、原发性高脂血症、肥胖症、糖尿病、肾病综合征、甲状腺功能减退症、痛风、阻塞性黄疸和高脂饮食等。②TG减低：见于甲状腺功能亢进症、肾上腺皮质功能减退症、严重的肝脏疾病等。

3. 血清脂蛋白测定

（1）高密度脂蛋白-胆固醇（HDL-C）测定的临床意义：①HDL-C增高：HDL-C具有抗动脉粥样硬化作用，与TG呈负相关，也与冠心病发病呈负相关，故HDL-C水平高的个体患冠心病的危险性小。②HDL-C减低：常见于动脉粥样硬化症、心脑血管疾病、糖尿病、肾病综合征等。

（2）低密度脂蛋白-胆固醇（LDL-C）测定的临床意义：①LDL-C增高：判断发生冠心病的危险性，LDL-C是动脉粥样硬化的危险因素之一，LDL-C水平增高与冠心病发病呈正相关；还可见于肥胖症、肾病综合征、甲状腺功能减退症、阻塞性黄疸等。②LDL－C 减低：见于甲状腺功能亢进症、肝硬化和低脂饮食等。

细目八　酶学检查

要点一　血清淀粉酶测定

1. 参考值

Somogyi 法：800～1800U/L。

2. 临床意义

增高见于：①急性胰腺炎：发病后 6～12 小时血清淀粉酶（AMS）开始升高，12～72 小时达高峰，3～5 天后恢复正常。②其他胰腺疾病：如慢性胰腺炎急性发作、胰腺囊肿、胰腺癌、胰腺外伤。③非胰腺疾病：急性胆囊炎、流行性腮腺炎、胃肠穿孔、胆管梗阻等。

要点二　血清心肌酶检测

心肌酶包括 AST、血清肌酸激酶（CK）及其同工酶（CK－MB）、乳酸脱氢酶（LDH）及其同工酶。

1. AST 参考值及其临床意义

见肝脏疾病常用的实验室检查。

2. CK 及其 CK－MB

（1）参考值：男性 38～174U/L，女性 26～140U/L。

（2）临床意义：CK 主要存在于骨骼肌和心肌；CK－MB 主要存在于心肌。急性心肌梗死（AMI）发病后 4～10 小时 CK 开始增高，12～36 小时达高峰，72～96 小时后恢复正常，是 AMI 早期诊断的敏感指标之一。在 AMI 病程中，如 CK 再次升高，往往说明心肌再梗死；其他如病毒性心肌炎、进行性肌营养不良、骨骼肌损伤、心导管术、电复律以及 AMI 溶栓后再灌注等，也可引起 CK 活性升高。CK－MB 对 AMI 早期诊断的灵敏度明显高于 CK，且特异性达 92% 以上，一般在 AMI 后 3～8 小时增高，2～3 天恢复正常，因此对诊断发病较长时间的 AMI 有困难。

（3）LDH 及其同工酶（见肝脏疾病常用的实验室检查）。

细目九　心肌蛋白检测

要点一　肌钙蛋白 T 测定

1. 参考值

① 0.02～0.13μg/L。② >0.2μg/L 为诊断临界值。③ >0.5μg/L 可诊断 AMI。

2. 临床意义

①诊断 AMI：肌钙蛋白 T 是诊断 AMI 的确定性标志物。AMI 发病后 3～6 小时开始升高，10～24 小时达高峰，10～15 天恢复正常。对诊断 AMI 的特异性优于 CK－MB 和 LDH；对亚急性及非 Q 波性心肌梗死或 CK－MB 无法诊断的心梗患者更有诊断价值。②其他：用于判断不稳定型心绞痛是否发生了微小心肌损伤、AMI 后溶栓是否出现再灌注以及预测血液透析病人的心血管事件等。

要点二　肌钙蛋白 I 测定

1. 参考值

①＜0.2μg/L。②＞1.5μg/L 为诊断临界值。

2. 临床意义

①诊断 AMI：cTnI 对诊断 AMI 与 cTnT 无显著性差异。②其他：用于判断是否有微小心肌损伤，如不稳定型心绞痛、急性心肌炎。

要点三　肌红蛋白测定

1. 参考值

①ELISA 法：50～85μg/L。RIA 法：6～85μg/L。②＞75μg/L 为诊断临界值。

2. 临床意义

Mb 存在于心肌和骨骼肌中，因此，测定 Mb 可用来判断有无心肌或骨骼肌的损伤。AMI 发病后 0.5～2 小时 Mb 开始升高，5～12 小时达高峰，18～30 小时恢复正常。因此，对早期诊断 AMI 明显优于 CM－MB 和 LDH。当骨骼肌损伤、肌营养不良、多发性肌炎、肾功能衰竭及休克时，Mb 也可增高。

细目十　免疫学检查

要点一　血清免疫球蛋白测定的临床意义

免疫球蛋白（Ig）是一组具有抗体活性的蛋白质，有抗病毒、抗菌、溶菌、抗毒素、抗寄生虫感染以及其他免疫作用。血清中的 Ig 分为 5 类：IgG、IgA、IgM、IgD 和 IgE。

1. 增高

（1）单克隆增高（5 种 Ig 中仅有某一种增高）见于：①原发性巨球蛋白血症时，IgM 单独明显增高。②多发性骨髓瘤可分别见到 IgG、IgA、IgD、IgE 增高，并以此分型。③支气管哮喘、过敏性鼻炎或寄生虫感染时 IgE 增高。

（2）多克隆增高（IgG、IgA、IgM 均增高）见于各种慢性炎症、慢性肝病、肝癌、淋巴瘤、系统性红斑狼疮、类风湿性关节炎等自身免疫性疾病。

2. 减低

见于各类先天性和获得性体液免疫缺陷、联合免疫缺陷以及长期使用免疫抑制剂的患者，血清中 5 种 Ig 均有降低。

要点二　血清补体测定的临床意义

1. 总补体溶血活性（CH_{50}）

（1）增高：见于各种急性炎症、组织损伤和某些恶性肿瘤。

（2）减低：见于各种免疫复合物性疾病，如肾小球肾炎；自身免疫性疾病，如系统性红斑狼疮、类风湿性关节炎、强直性脊柱炎以及同种异体移植排斥反应、血清病等；补体大量丢失，如外伤、手术、大失血；补体合成不足，如慢性肝炎、肝硬化等。

2. 补体 C_3

补体 C_3 是补体各成分中含量最高的一种，占总补体含量的 1/2 以上。

（1）增高：见于急性炎症、传染病早期、某些恶性肿瘤及排斥反应等。

（2）减低：见于大部分急性肾小球肾炎、狼疮性肾炎及系统性红斑狼疮、类风湿性关节炎等。

要点三　抗链球菌溶血素“O”测定

1. 参考值

ALT 法：滴度 $<1:400$。

2. 临床意义

①增高：见于风湿热、链球菌感染后急性肾小球肾炎、扁桃体炎、感染性心内膜炎等。②曾有溶血性链球菌感染：在感染溶血性链球菌 1 周后 ASO 开始升高，4～6 周达高峰，可持续数月甚至数年。所以，ASO 升高不一定是近期感染链球菌的证据。若动态升高，且 C 反应蛋白阳性、血沉增快，有利于风湿热的诊断。

要点四　自身抗体检查的临床意义

1. 类风湿因子（RF）检查

（1）参考值：阴性。

（2）临床意义：RF 阳性主要见于类风湿性关节炎（阳性率约为 70%），还可见于系统性红斑狼疮、硬皮病、干燥综合征、皮肌炎、结节性多动脉炎以及结核、传染性单核细胞增多症等。少数正常人 RF 呈弱阳性反应。

2. 抗核抗体（ANA）测定

（1）参考值：阴性。

（2）临床意义：未经治疗的系统性红斑狼疮 95% 以上为阳性反应，但缺乏特异性。

3. 抗双链 DNA（dsDNA）抗体测定

（1）参考值：阴性。

（2）临床意义：抗 dsDNA 抗体阳性见于活动期系统性红斑狼疮，对诊断 SLE 有较大的特异性；类风湿性关节炎、慢性肝炎、干燥综合征等亦可出现阳性。

要点五　肥达反应检测的临床意义

肥达反应是检测血清中有无伤寒、副伤寒沙门菌抗体的一种反应。血清抗体效价 O > 1∶80 及 H > 1∶160 对伤寒有诊断意义。①O、H 均增高：提示伤寒可能性大。②O 不高、H 增高：可能曾接种过伤寒疫苗或既往感染过。③O 增高、H 不高：可能为感染早期或其他沙门菌感染。

要点六　梅毒血清学检查的临床意义

梅毒螺旋体侵入人体后，在血清中产生非特异性抗体（反应素）及特异性抗体。反应素定性试验敏感性高，用于梅毒的初筛；定性试验阳性时必须进行特异性抗体确诊试验，若阳性可确诊为梅毒。

要点七　艾滋病病毒抗体测定的临床意义

艾滋病是由人获得性免疫缺陷病毒（HIV）引起的获得性免疫缺陷综合征。当机体感染 HIV 数周到半年后，体内可产生抗 - HIV 抗体。若抗 - HIV 抗体阳性而无临床症状，则为 HIV 感染者；如有症状则为艾滋病患者。确诊试验有利于艾滋病的确诊和早期诊断。

要点八　肿瘤标志物检测的临床意义

1. 血清甲胎蛋白（AFP）增高的临床意义

①原发性肝癌：AFP 是目前诊断原发性肝细胞癌最特异的标志物，血清中 AFP > 300μg/L 可作为诊断阈值。②病毒性肝炎、肝硬化时，AFP 可有不同程度的增高。③生殖腺肿瘤、胎儿神经管畸形时，AFP 也可增高。

2. 癌胚抗原（CEA）检测的临床意义

①用于消化器官癌症的诊断：增高见于结肠癌、胃癌、胰腺癌等，但无特异性。②鉴别原发性和转移性肝癌：原发性肝癌 CEA 增高者不超过 9%，而转移性肝癌 CEA 阳性率高达 90%。

要点九　循环免疫复合物测定的临床意义

CIC 为非特异性诊断指标，阳性见于：①自身免疫性疾病：如系统性红斑狼疮、类风湿性关节炎、干燥综合征等。②急性链球菌感染后肾炎、乙型肝炎、感染性心内膜炎、麻风等。

要点十　C 反应蛋白测定的临床意义

1. CRP 升高见于各种急性化脓性炎症、菌血症、组织坏死、恶性肿瘤等的早期。

2. 可作为细菌感染与非细菌感染、器质性病变与功能性改变的鉴别指标，一般非细菌性感染、功能性改变者 CRP 正常。

细目十一 尿液检查

要点一 正常尿液各种检查表现

1. 尿量

正常成人 1000 ~ 2000ml/24h。

2. 外观

正常新鲜尿液清澈透明，呈黄色或淡黄色。

3. 气味

正常尿液的气味来自尿中挥发酸的酸性物质，久置后可出现氨味。

4. 酸碱反应

正常新鲜尿液呈弱酸性至中性反应，pH 为 5.0 ~ 7.0。

5. 比重

正常人在普通膳食的情况下，尿比重为 1.015 ~ 1.025。

要点二 尿液一般性状各项检查异常的临床意义

1. 尿量

（1）多尿：尿量 > 2500ml/24h。病理性多尿见于糖尿病、尿崩症、有浓缩功能障碍的肾脏疾病（如慢性肾炎、慢性肾盂肾炎等）及精神性多尿等。

（2）少尿或无尿：尿量 < 400ml/24h 或 < 17ml/h 为少尿；尿量 < 100ml/24h 为无尿。①肾前性少尿：休克、脱水、心衰等所致的肾血流量减少。②肾性少尿：急性肾炎、慢性肾炎急性发作、急性肾衰竭少尿期、慢性肾衰竭终末期等。③肾后性少尿：尿道结石、狭窄、肿瘤等引起的尿道梗阻。

2. 外观（颜色和透明度）

（1）血尿：见于泌尿系统炎症、结石、肿瘤、结核等；也可见于血液系统疾病，如血小板减少性紫癜、血友病等。

（2）血红蛋白尿：呈浓茶色或酱油色，镜检无红细胞，但隐血试验为阳性。见于蚕豆病、阵发性睡眠性血红蛋白尿、恶性疟疾和血型不合的输血反应等。

（3）胆红素尿：见于肝细胞性黄疸和阻塞性黄疸。

（4）乳糜尿：见于丝虫病。

（5）脓尿和菌尿：见于泌尿系统感染，如肾盂肾炎、膀胱炎等。

3. 酸碱反应

（1）尿 pH 减低：见于多食肉类、蛋白质食物、代谢性酸中毒、发热、痛风等。

（2）尿 pH 增高：见于多食蔬菜、服用碳酸氢铵类药物、代谢性碱中毒等。

4. 比重

（1）增高：见于急性肾炎、糖尿病、肾病综合征及肾前性少尿等。

（2）减低：见于慢性肾炎、慢性肾衰竭、尿崩症等。

要点三　尿液化学检查异常的临床意义

1. 蛋白尿

尿蛋白定性试验阳性或定量试验 >150mg/24h 称为蛋白尿。

（1）生理性蛋白尿：见于剧烈运动、寒冷、精神紧张等，为暂时性，尿中蛋白含量少。

（2）病理性蛋白尿：①肾小球性蛋白尿：见于肾小球肾炎、肾病综合征等。②肾小管性蛋白尿：见于肾盂肾炎、间质性肾炎等。③混合性蛋白尿：见于肾小球肾炎或肾盂肾炎后期、糖尿病、系统性红斑狼疮等。④溢出性蛋白尿：见于多发性骨髓瘤、巨球蛋白血症、严重骨骼肌创伤、急性血管内溶血等。

2. 尿糖阳性

（1）暂时性糖尿：见于强烈精神刺激、全身麻醉、颅脑外伤、急性脑血管病及食糖过多等。

（2）血糖增高性糖尿：见于糖尿病、甲状腺功能亢进症、库欣综合征、嗜铬细胞瘤及胰腺炎等。

（3）肾性糖尿：见于慢性肾炎、肾病综合征等。

3. 尿酮体阳性

见于糖尿病酮症酸中毒、妊娠剧吐、重症不能进食等。

要点四　尿液镜检异常的临床意义

1. 细胞

（1）上皮细胞：①扁平上皮细胞：见于正常成年女性。②大圆上皮细胞：大量出现见于膀胱炎。③尾形上皮细胞：见于肾盂肾炎、输尿管炎。④小圆上皮细胞：提示肾小管病变。

（2）红细胞：尿沉渣镜检每高倍视野 >3 个，称镜下血尿。见于急性肾炎、慢性肾炎急性发作、急性膀胱炎、肾结核、肾结石、肾盂肾炎等。

（3）白细胞和脓细胞：尿沉渣镜检每高倍视野 >5 个，称镜下脓尿。见于肾盂肾炎、膀胱炎、尿道炎、肾结核等。

2. 管型

（1）透明管型：少量出现见于剧烈运动、高热等；明显增多提示肾实质病变，如肾病综合征、慢性肾炎等。

（2）细胞管型：①红细胞管型：见于急性肾炎、慢性肾炎急性发作。②白细胞管型：见于肾盂肾炎、间质性肾炎。③上皮细胞管型：见于慢性肾炎晚期、肾病综合征等。

（3）颗粒管型：①粗颗粒管型：见于慢性肾炎、肾盂肾炎或某些原因（药物中毒等）引起的肾小管损伤。②细颗粒管型：见于慢性肾炎或急性肾炎后期。

（4）蜡样管型：提示肾小管病变严重，见于慢性肾炎晚期、慢性肾衰竭、肾淀粉样变性。

（5）脂肪管型：见于肾病综合征、慢性肾炎急性发作、中毒性肾病。

要点五　尿沉渣计数的临床意义

1 小时尿细胞计数：白细胞数增多见于肾盂肾炎，红细胞数增多见于急性肾炎。

细目十二　粪便检查

要点一　粪便一般性状检查

1. 量

正常成人每日排便 1 次，约 100～300g。胃肠、胰腺病变或其功能紊乱时，粪便次数及粪量可增多或减少。

2. 颜色及性状

正常成人的粪便为黄褐色圆柱状软便，婴儿的粪便呈金黄色。

（1）水样或粥样稀便：见于各种感染性或非感染性腹泻，如急性胃肠炎、甲状腺功能亢进症等。

（2）米泔样便：见于霍乱。

（3）黏液脓样或脓血便：见于痢疾、溃疡性结肠炎、直肠癌等。

（4）冻状便：见于肠易激综合征、慢性菌痢。患阿米巴痢疾时，以血为主，呈暗红色果酱样；细菌性痢疾则以黏液脓性便或脓血便为主。

（5）鲜血便：多见于肠道下段出血，如痔疮、肛裂、直肠癌等。

（6）柏油样便：见于各种原因引起的上消化道出血。

（7）灰白色便：见于阻塞性黄疸。

（8）细条状便：多见于直肠癌。

（9）绿色粪便：提示消化不良。

（10）羊粪样便：多见于老年人及经产妇排便无力者。

3. 气味

①恶臭味：见于慢性肠炎、胰腺疾病、结肠或直肠癌溃烂。②腥臭味：见于阿米巴痢疾。③酸臭味：见于脂肪和碳水化合物消化或吸收不良。

4. 寄生虫体

肉眼可分辨蛔虫、蛲虫、绦虫等较大虫体。

5. 结石

最常见的是应用排石药物或碎石术后排出的胆石。

要点二　粪便显微镜检查

1. 细胞

①红细胞：正常粪便中无红细胞，出现红细胞见于下消化道出血、痢疾、溃疡性结肠炎、结肠或直肠癌等。②白细胞：正常粪便中不见或偶见白细胞，大量出现见于细菌性痢

疾、溃疡性结肠炎。③巨噬细胞：见于细菌性痢疾、溃疡性结肠炎。

2. 寄生虫

肠道有寄生虫时可在粪便中找到相应的病原体，如虫体或虫卵、原虫滋养体及其包囊。

3. 食物残渣

①淀粉颗粒增多：见于慢性胰腺炎。②脂肪小滴增多：见于慢性胰腺炎、胰腺癌。③肌肉纤维增多：提示蛋白质消化不良。

要点三　粪便化学检查

隐血试验：正常为阴性。阳性见于消化性溃疡活动期、胃癌、钩虫病、消化道炎症、出血性疾病等。消化道癌症呈持续阳性，消化性溃疡呈间断阳性。

要点四　粪便细菌学检查

肠道致病菌的检测主要通过粪便直接涂片镜检和细菌培养，用于菌痢、霍乱等的诊断。

细目十三　痰液检查

要点一　痰液标本收集

留痰前应先漱口，用力咳出气管深处的痰液，以清晨第一口痰为宜，注意避免混入唾液和鼻咽分泌物。做细菌培养时，需用无菌容器留取并及时送检；做浓集结核菌检查时，需留 24 小时痰液送检；做痰液脱落细胞学检查，最好收集上午 9 ~ 10 点的痰液并立即送检。细菌培养或脱落细胞学检查，一般连续检查 3 次，必要时可以重复进行。无痰或痰少患者，可用化痰药物或超声雾化排痰；昏迷者可采用负压吸引取痰。为保证痰液的质量，必要时可取支气管灌洗液进行病原菌培养或细胞学检查。

要点二　痰液一般性状检查

1. 痰量

正常人无痰或仅有少量无色黏液样痰。痰量增多见于肺脓肿、慢性支气管炎、支气管扩张、肺结核等。

2. 颜色

①黄色痰：见于呼吸道化脓性感染。②黄绿色痰：见于绿脓杆菌感染、干酪性肺炎。③红色痰：见于肺癌、肺结核、支气管扩张。④粉红色泡沫样痰：见于急性肺水肿。⑤铁锈色痰：见于大叶性肺炎。⑥棕褐色痰：见于阿米巴肺脓肿。

3. 性状

①黏液性痰：见于支气管炎、肺炎早期及支气管哮喘等。②浆液性痰：见于肺水肿、肺淤血。③脓性痰：痰液静置后可分 3 层，即上层为泡沫，中层为浆液，下层为坏死组织，见于支气管扩张、肺脓肿。

要点三 痰液显微镜检查

主要用于检查癌细胞和细菌。

细目十四 浆膜腔穿刺液检查

要点一 浆膜腔穿刺液检查

浆膜腔包括胸腔、腹腔和心包腔。正常成人的胸腔液＜20ml，腹腔液＜50ml，心包腔液10～50ml。浆膜腔内液体过多称为浆膜腔积液。浆膜腔积液检查包括一般性状检查、化学检查、显微镜检查和细菌学检查。

要点二 渗出液与漏出液鉴别

渗出液与漏出液鉴别表

	漏出液	渗出液
原因	非炎症所致	炎症、肿瘤、物理或化学性刺激
外观	淡黄，浆液性	不定，可为黄色、脓性、血性、乳糜性等
透明度	透明或微混	多混浊
比重	＜1.018	＞1.018
凝固	不自凝	能自凝
黏蛋白定性（Rivalta 试验）	阴性	阳性
蛋白质定量	＜25g/L	＞30g/L
葡萄糖定量	与血糖相近	常低于血糖水平
细胞计数	常＜100×10⁶/L	常＞500×10⁶/L
细胞分类	以淋巴细胞为主	根据不同的病因，分别以中性粒细胞或淋巴细胞为主，恶性肿瘤患者可找到癌细胞
细菌学检查	阴性	可找到病原菌
乳酸脱氢酶	＜200IU	＞200IU

细目十五 脑脊液检查

要点一 脑脊液检查的适应证和禁忌证

1. 适应证

①有脑膜刺激症状需明确诊断者。②疑有颅内出血。③疑有中枢神经系统恶性肿瘤。④

有剧烈头痛、昏迷、抽搐及瘫痪等表现而原因未明者。⑤中枢神经系统手术前的常规检查。

2. 禁忌证

①颅内压明显增高或伴显著视乳头水肿者。②有脑疝先兆者。③处于休克、衰竭或濒危状态者。④局部皮肤有炎症。⑤颅后窝有占位性病变者。

要点二 常见中枢神经系统疾病的脑脊液特点

常见中枢神经系统疾病的脑脊液特点

	压力（mmH_2O）	外观	细胞数（$\times 10^6/L$）及分类	蛋白质定性	蛋白质定量（g/L）	葡萄糖（mmol/L）	氯化物（mmol/L）	细菌
正常	侧卧位 70～180	无色透明	0～8，多为淋巴细胞	（-）	0.2～0.4	2.5～4.5	120～130	无
化脓性脑膜炎	↑↑↑	混浊脓性，可有脓块	显著增加，以中性粒细胞为主	（+++）以上	↑↑↑	↓↓↓	↓	有致病菌
结核性脑膜炎	↑↑	微浊，毛玻璃样，静置后有薄膜形成	增加，以淋巴细胞为主	（+）～（+++）	↑↑	↓↓	↓↓	抗酸染色可找到结核杆菌
病毒性脑膜炎	↑	清晰或微浊	增加，以淋巴细胞为主	（+）～（++）	↑	正常	正常	无
蛛网膜下腔出血	↑	血性为主	增加，以红细胞为主	（+）～（++）	↑	正常	正常	无
脑脓肿（未破裂）	↑↑	无色或黄色微浊	稍增加，以淋巴细胞为主	（+）	↑	正常	正常	有或无
脑肿瘤	↑↑	黄色或无色	正常或稍增加，以淋巴细胞为主	（±）～（+）	↑	正常	正常	无

细目十六 生殖系统体液检查

要点一 阴道分泌物检查

1. 一般性状检查

正常阴道分泌物为无色、无特殊气味的稀糊状，pH 为 4.0～4.5。

2. 阴道清洁度检查

正常为Ⅰ、Ⅱ度。当阴道清洁度为Ⅲ～Ⅳ度时，常可同时发现病原菌，提示存在感染性阴道炎。阴道分泌物清洁度判断，见下表。

阴道分泌物清洁度判断表

清洁度	杆菌	球菌	上皮细胞	白细胞（个/HP）	临床意义
Ⅰ度	多量	无	满视野	0～5	正常
Ⅱ度	少量	少量	1/2 视野	5～15	基本正常
Ⅲ度	极少	多量	少量	15～30	提示阴道炎
Ⅳ度	无	大量	无	>30	较重的阴道炎

3. 病原学检查

包括细菌、真菌、滴虫、病毒检测等。

要点二　精液检查

1. 量

正常情况下，每次射精量为 3～5ml。①精液减少：已数日未射精而精液量少于 1.5ml 者。②无精液症：精液量减少至 1～2 滴，甚至排不出。③精液过多：1 次射精的精液量超过 8ml 者。

2. 颜色及透明度

正常为灰白色或乳白色。①血性精液：精液呈鲜红色、淡红色或暗红色，并含有大量红细胞者，见于生殖系统的炎症、结核和肿瘤等。②脓性精液：呈黄色或棕色，见于精囊炎和前列腺炎等。

3. 黏稠度和液化时间

①精液黏稠度减低：似米汤样，见于先天性精囊缺如、精囊液排出受阻。②精液不能液化：常见于前列腺炎。

要点三　前列腺液检查

主要用于前列腺炎、结石、肿瘤和前列腺肥大等的辅助诊断。

正常人的前列腺液为数滴至 2ml，淡乳白色，稀薄、半透明的弱酸性液体。前列腺炎时，前列腺液减少，黄色，混浊或呈脓性；镜下卵磷脂小体常减少，白细胞增多；细菌培养可以找到致病菌。前列腺癌、结核、结石时，前列腺液常呈不同程度的血性，镜下见大量红细胞。

（姜智慧）

第五单元　器械检查

细目一　心电图检查

要点一　常用心电图导联

（一）肢体导联

包括标准导联Ⅰ、Ⅱ、Ⅲ及加压单极肢体导联。标准导联为双极肢体导联，反映两个肢体之间的电位差。加压单极肢体导联为单极导联，基本上代表检测部位的电位变化，见下表。

常规肢体导联心电图电极位置

导联	Ⅰ	Ⅱ	Ⅲ	aVR	aVL	aVF
正极	L	F	F	R	L	F
负极	R	R	L	另两肢体加接电阻并连接在一起		
导联轴在六轴系统中的方位	0°	+60°	+120°	-150°	-30°	-90°

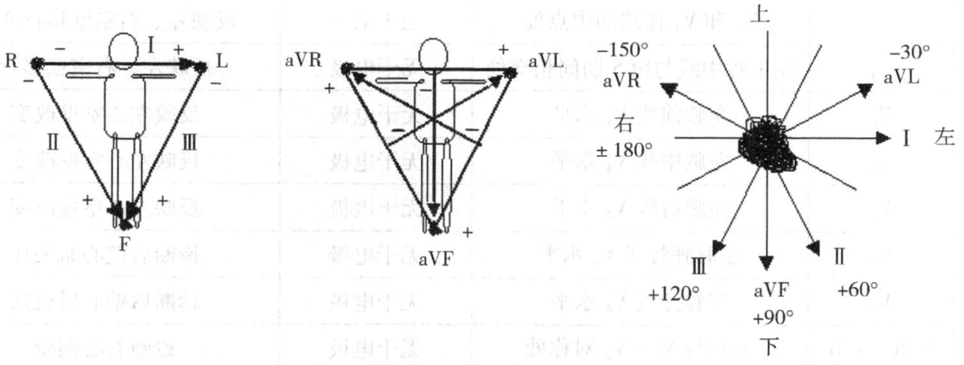

双极肢体导联的导联轴　　单极加压肢体导联的导联轴　　肢体导联六轴系统

肢体导联的导联轴与肢体导联六轴系统

1. 标准导联

（1）Ⅰ导联：正极接左上肢，负极接右上肢。

（2）Ⅱ导联：正极接左下肢，负极接右上肢。

（3）Ⅲ导联：正极接左下肢，负极接左上肢。

2. 加压单极肢体导联

（1）加压单极右上肢导联（aVR）：探查电极置于右上肢并与心电图机正极相连，左上、下肢连接构成无关电极并与心电图机负极相连。

（2）加压单极左上肢导联（aVL）：探查电极置于左上肢并与心电图机正极相连，右上肢与左下肢连接构成无关电极并与心电图机负极相连。

（3）加压单极左下肢导联（aVF）：探查电极置于左下肢并与心电图机正极相连，左、右上肢连接构成无关电极并与心电图机负极相连。

（二）胸导联

胸导联属单极导联，包括 $V_1 \sim V_6$ 导联。将负极与中心电端连接，正极与放置在胸壁一定位置的探查电极相连。探查电极距心脏很近，心电图波形振幅较大。

（1）V_1：胸骨右缘第4肋间。

（2）V_2：胸骨左缘第4肋间。

（3）V_3：V_2 与 V_4 两点连线的中点。

（4）V_4：左锁骨中线与第5肋间相交处。

（5）V_5：左腋前线 V_4 水平处。

（6）V_6：左腋中线 V_4 水平处。

临床上为诊断后壁心肌梗死，常需要加做 $V_7 \sim V_9$ 导联；诊断右心病变需加做 $V_3R \sim V_6R$ 导联。

常规胸导联及选用导联电极的位置与作用

	导联	正极位置	负极位置	主要作用
常规导联	V_1	胸骨右缘第4肋间	无干电极	反映右心室壁改变
	V_2	胸骨左缘第4肋间	无干电极	反映右心室壁改变
	V_3	V_2 和 V_4 连线的中点处	无干电极	反映左、右室壁移行变化
	V_4	左锁骨中线与第5肋间相交处	无干电极	反映左、右室壁移行
	V_5	左腋前线 V_4 水平	无干电极	反映左心室壁改变
	V_6	左腋中线 V_4 水平	无干电极	反映左心室壁改变
选用导联	V_7	左腋后线 V_4 水平	无干电极	反映左心室壁改变
	V_8	左肩胛骨线 V_4 水平	无干电极	诊断后壁心肌梗死
	V_9	左脊旁线 V_4 水平	无干电极	诊断后壁心肌梗死
	$V_3R \sim V_8R$	右胸与 $V_3 \sim V_8$ 对称处	无干电极	诊断右心病变

要点二　心电图测量方法

（一）心电图记录纸的组成

1. 横坐标，表示时间。

2. 纵坐标，记录电压。

（二）心率的计算

1. 律齐者

HR（次/分）=60/ R－R（或 P－P）间距。也可采用查表法。

2. 律不齐者

取数个心动周期 R－R 间距的平均值，求出心率。

（三）心电图各波段的测量

1. 各波时间的测量

一般规定，测量各波时距应自波形起点的内缘起测至波形终点的内缘。

2. 各波振幅（电压）的测量

测量正向波形的高度，以基线上缘至波形的顶点之间的垂直距离为准；测量负向波形的深度，以基线的下缘至波形底端的垂直距离为准。

3. VAT 的测量

指从 QRS 波群起点量到 R 波顶点与等电位线的垂直线之间的距离。有切迹或 R′波，则以 R′波顶点为准。一般只测 V_1 和 V_5。

4. 各间期的测量

（1）P－R 间期：应选择有明显 P 波和 Q 波的导联（一般多选Ⅱ导联），自 P 波的起点量至 QRS 波群的起点。

（2）Q－T 间期：选择 T 波比较清晰的导联，测量 QRS 波起点到 T 波终点的间距。

（3）S－T 段移位的测量：①S－T 段抬高：从等电位线上缘垂直量到 S－T 上缘。②S－T 段下移：从等电位线下缘垂直量到 S－T 段下缘。③S－T 段移位：一般应与 T－P 段相比较；如因心动过速等原因而 T－P 不明显时，可与 P－R 段相比较；亦可以前后两个 QRS 波群起点的连线作为基线与之比较。斜行向上的 S－T 段，以 J 点作为判断 S－T 段移位的依据；斜行向下的 S－T 段，以 J 点后 0.04s 处作为判断 S－T 段移位的依据。

要点三　心电图各波段的正常范围和临床意义

1. P 波

代表左、右心房去极时的电位和时间的变化。正常 P 波在多数导联呈钝圆形，有时可有切迹，但切迹双峰之间的距离＜0.04s。正常 P 波在 aVF 导联倒置，Ⅰ、Ⅱ、V_3～V_6 导联直立，其余导联（Ⅲ、aVL、V_1、V_2）可直立、低平、双向或倒置。正常 P 波的时间≤0.11s；电压在肢导联＜0.25mV，胸导联＜0.2mV。

P 波在 aVR 导联直立，Ⅱ、Ⅲ、aVF 导联倒置时，称为逆行型 P′波，表示激动自房室交界区逆行向心房传导。P 波时间＞0.11s，且切迹双峰间的距离≥0.04s，提示左心房肥大；P 波电压在肢导联≥0.25mV、胸导联≥0.2mV，常表示右心房肥大；低平无病理意义。

2. P－R 间期

代表心房去极开始至心室开始去极的时间，成年人心率在正常范围时，P－R 间期为0.12～0.20s。P－R 间期受年龄和心率的影响，年龄小或心率快时 P－R 间期较短，反之较长。

P－R 间期超过正常最高值者称为 P－R 间期延长，见于Ⅰ度房室传导阻滞。P－R 间期＜0.12s，而 P 波形态、方向正常，见于预激综合征；P－R 间期＜0.12s，且伴有逆行型 P 波时，见于房室交界区心律。

3. QRS 波群

代表左、右心室去极过程电位和时间的变化。

（1）时间：正常成人 QRS 波群时间为 0.06～0.10s，V_1导联 VAT＜0.03s，V_5导联 VAT＜0.05s。QRS 波群时间或 VAT 延长，见于心室肥大、心室内传导阻滞及预激综合征。

（2）形态与电压：正常人 V_1、V_2导联为 RS 型，R/S＜1、R_{V1}＜1.0mV，反映右心室壁去极的电位变化，如超过这些值可能为右心室肥大。V_5、V_6导联呈 QR、QRS、RS 型，R/S＞1、R_{V5}＜2.5mV，反映左心室壁去极的电位变化，如超过这这些值可能为左心室肥大。V_3、V_4导联为过渡区图形，呈 RS 型，R/S 比值接近于 1。正常人的胸导联，自 V_1至 V_5R 波逐渐增高至最大，S 波逐渐变小甚至消失。如果过渡区图形出现于 V_1、V_2导联，表示心脏有逆钟向转位；如果过渡区图形出现在 V_5、V_6导联，表示心脏有顺钟向转位。在 aVR 导联，QRS 波群主波向下，可呈 QS、QR、RS 或 RSR′型，R_{avR}＜0.5mV，如超过此值可能为右心室肥大。在 aVL 及 aVF 导联，QRS 波群形态不定，可呈 QR、QRS 或 RS 型等，但R_{aVL}＜1.2mV、R_{aVF}＜2.0mV，如超过此值可能为左心室肥大。在标准导联中，QRS 波群的波形变化也很大，但Ⅱ导联上 QRS 波群主波向上，Ⅰ、Ⅲ导联上 QRS 波群的形态随 QRS 平均心电轴而变化。

如果 6 个肢体导联中，每个 QRS 波群中向上及向下波电压的绝对值之和都小于 0.5mV 或（和）每个胸导联 QRS 波群中向上及向下波电压的绝对值之和都小于 0.8mV，称为低电压。个别导联的 QRS 波群振幅很小，并无病理意义。低电压可见于少数正常人，多见于肺气肿、心包积液、全身水肿、心肌梗死、心肌病、黏液性水肿、缩窄性心包炎等。

Q 波：正常人除 aVR 导联可呈 QS 或 QR 型外，其他导联 Q 波的振幅不得超过同导联 R 波的 1/4，时间＜0.04s。正常情况下，V_1、V_2导联不应有 Q 波，但可呈 QS 型，V_3导联极少有 Q 波。超过正常范围的 Q 波称为异常 Q 波，常见于心肌梗死。

4. J 点

QRS 波群的终末与 S－T 段起始的交接点称为 J 点。J 点大多在等电位线上，通常随着 S－T 段的偏移而发生移位。

5. S－T 段

正常 S－T 段多为一等电位线，有时亦可有轻微偏移，但在任何导联 S－T 段下移不应超过 0.05mV；S－T 段抬高，在 V_1～V_3导联不超过 0.3mV，其他导联均不应超过 0.1mV。

S－T 段下移超过正常范围，见于心肌缺血、心肌损害、洋地黄作用、心室肥厚及束支传导阻滞等。S－T 段上抬超过正常范围且弓背向上见于急性心肌梗死，弓背向下的抬高见于急性心包炎。S－T 段上抬亦可见于变异型心绞痛和室壁膨胀瘤。

6. T 波

代表心室快速（晚期）复极时的电位改变。正常 T 波是一个不对称的宽大而光滑的波，前支较长，后支较短；T 波的方向与 QRS 波群主波方向一致；在 R 波为主的导联中，T 波电压不应低于同导联 R 波的 1/10。

在 QRS 波群主波向上的导联中，T 波低平、双向或倒置见于心肌缺血、心肌损害、低血钾、低血钙、洋地黄效应、心室肥厚及心室内传导阻滞等。T 波高耸见于急性心肌梗死早期和高血钾。

7. Q-T间期

代表心室去极和复极所需时间的总和。Q－T间期与心率快慢密切相关，心率越快，Q－T间期越短，反之越长。Q－T间期的正常范围为0.32～0.44s。Q－T间期延长常见于心肌损害、心肌缺血、心室肥大、心室内传导阻滞、心肌炎、心肌病、低血钙、低血钾、Q－T间期延长综合征以及药物（如奎尼丁、胺碘酮）作用等。Q－T间期缩短见于高血钙、高血钾、洋地黄效应。

8. U波

U波是T波后的一个低平波，波形圆钝，在胸导联上（尤其是V_3）较清楚。U波的方向与T波方向一致，但在胸导联中全部是直立的。U波电压较小，肢导联一般在0.05mV以下，V_3导联上最高，有时可达0.2～0.3mV。U波增高最常见于低血钾。

要点四　平均心电轴

心电轴是心脏激动过程中全部瞬间综合向量形成的总向量。

（1）心电轴的测量方法有3种，即目测法、振幅法、查表法。目测法是根据Ⅰ、Ⅲ导联QRS波群的主波方向进行判断的。如果Ⅰ、Ⅲ导联QRS波群的主波方向均向上，则电轴不偏；若Ⅰ导联QRS波群的主波方向向上，而Ⅲ导联QRS波群的主波方向向下，则心电轴左偏；若Ⅰ导联QRS波群的主波方向向下，而Ⅲ导联QRS波群的主波方向向上，则为心电轴右偏；如果Ⅰ、Ⅲ导联QRS波群的主波方向均向下，则为心电轴极度右偏。

（2）心电轴的临床意义：正常心电轴一般在0°～90°之间。电轴从＋90°顺钟向转动至－90°范围为心电轴右偏；从＋30°逆钟向转动至－90°范围为心电轴左偏。心电轴轻度、中度左偏或右偏不一定是病态。左心室肥大、大量腹水、肥胖、妊娠、横位心脏等，可使心电轴左偏；右心室肥大、广泛心肌梗死、肺气肿、垂直位心脏等，可使心电轴右偏。

要点五　房、室肥大的心电图表现

（一）心房肥大的心电图表现

正常P波的前1/3为右房去极，中1/3为左、右心房同去极，后1/3为左房去极所致。在V_1导联上，首先见到右房去极的低幅度的正向波，其高度与宽度的乘积称为起始P波指数，正常＜0.03mm·s；随后见到左房去极的负向波，其深度与宽度的乘积称为P波终末电势（Ptf），正常不低于0.02mm·s。

1. 左房肥大的心电图表现

P波增宽＞0.11s，常呈双峰型，双峰间期≥0.04s，以在V_1导联上最为显著。典型者多见于二尖瓣狭窄，故称为“二尖瓣型P波”。P波幅度改变在Ⅰ、Ⅱ、aVL导联明显。由于左房向左后的向量增大，使V_1的P波终末部的负向波变深，Ptf超过－0.04mm·s。

2. 右房肥大的心电图表现

P波尖而高耸，其幅度＞0.25mV，由于向下的P向量增大，故在心电图中的Ⅱ、Ⅲ、aVF导联表现最为突出，称为“肺型P波”，常见于慢性肺源性心脏病以及某些先天性心脏病。

（二）心室肥大的心电图表现

1. 左室肥大的心电图表现

（1）QRS 波群电压增高：$R_{V5}>2.5mV$，$R_{V5}+S_{V1}>4.0mV$（男）或 >3.5mV（女）。

（2）心电轴左偏。

（3）QRS 波群时间延长到 0.10～0.11s。

（4）ST－T 改变，以 R 波为主的导联中，T 波低平，双向或倒置。

仅有 QRS 波群电压增高表现而无其他阳性指标者，称为左室高电压，可见于左心室肥大，也可见于经常体力锻炼者，是诊断左室肥大的基本条件；仅有 V_5 导联或以 R 波为主的导联 S－T 段下移 >0.05mV，T 波低平、双向或倒置者，为左心室劳损；同时有 QRS 波群电压增高及 ST－T 改变者，称为左室肥大伴劳损。

左室肥大常见于高血压性心脏病、二尖瓣关闭不全、主动脉瓣病变、冠心病、心肌病等。

2. 右室肥大的心电图表现

（1）$V_1R/S>1$，$V_5R/S<1$，V_1 或 V_3R 的 QRS 波群呈 RS、RSR′、R 或 QR 型。

（2）$R_{V1}+S_{V5}>1.2\ mV$，aVR R/Q 或 R/S >1，$R_{aVR}>0.5mV$。

（3）心电轴右偏，重症可 > +110°。

（4）V_1 或 V_3R 等右胸导联 ST－T 下移 >0.05mV，T 波低平、双向或倒置。

要点六　心肌缺血与心肌梗死的心电图表现

（一）心肌缺血

1. 典型心绞痛

面对缺血区的导联上出现 S－T 段水平型或下垂型下移≥0.1mV，T 波低平、双向或倒置，时间一般小于 15 分钟。

2. 变异性心绞痛

常于休息或安静时发病，心电图可见 S－T 段抬高，常常伴有 T 波高耸，对应导联 S－T段下移。

3. 慢性冠状动脉供血不足

在 R 波占优势的导联上，S－T 段呈水平型或下垂型压低，≥0.05mV，T 波低平、双向或倒置。

（二）心肌梗死

1. 基本图形

（1）缺血型 T 波改变：缺血发生于心内膜面，T 波高而直立；若发生于心外膜面，出现对称性 T 波倒置。

（2）损伤型 S－T 段改变：面向损伤心肌的导联出现 S－T 段抬高，明显抬高可形成单相曲线。

（3）坏死型 Q 波出现：面向坏死区的导联出现异常 Q 波（宽度≥0.04s，深度≥

1/4R）或者呈 QS 波。

2. 心肌梗死的图形演变及分期

（1）早期：心肌梗死数分钟后出现 T 波高耸或 S－T 段斜行上升，持续数小时。

（2）急性期：心肌梗死后数小时或数日，持续数周，S－T 段逐渐升高呈弓背型，并可与 T 波融合成单向曲线，此时可出现异常 Q 波，继而 S－T 段逐渐下降至等电位线，直立的 T 波开始倒置，并逐渐加深。在此期坏死型 Q 波、损伤型 S－T 段抬高及缺血性 T 波倒置可同时并存。

（3）近期：心肌梗死后数周至数月，抬高的 S－T 段基本恢复至基线，坏死型 Q 波持续存在，缺血型 T 波由倒置较深逐渐变浅。

（4）陈旧期：急性心肌梗死 3～6 个月之后或更久，S－T 段和 T 波不再变化，常遗留下坏死的 Q 波，常持续存在终生，亦可能逐渐缩小。

3. 心肌梗死的定位诊断

根据坏死图形（异常 Q 波或 QS 波）出现于哪些导联而作出定位诊断，见下表。

心肌梗死的心电图定位诊断

部位	特征性 ECG 改变导联	对应性改变导联
前间壁	V_1～V_3	－
前壁	V_3～V_5	－
广泛前壁	V_1～V_6	－
下壁	Ⅱ、Ⅲ、aVF	Ⅰ、aVL
右室	V_3R～V_7R	多伴下壁梗死

要点七　常见心律失常的心电图表现

1. 房性期前收缩的心电图表现

（1）提早出现的房性 P′波，形态与窦性 P 波不同。

（2）P′－R 间期≥0.12s。

（3）房性 P′波后有正常形态的 QRS 波群。

（4）代偿间歇不完全。

2. 室性期前收缩的心电图表现

（1）提早出现的宽大畸形的 QRS－T 波群，其前无提早出现的异位 P 波。

（2）QRS 时限常≥0.12s。

（3）T 波方向与 QRS 主波方向相反。

（4）常有完全性代偿间歇。

3. 交界性期前收缩的心电图表现

（1）提前出现的 QRS 波群，形态基本正常。

（2）出现逆行 P′波，可在 QRS 之前（P′－R＜0.12s），或 QRS 之后（R－P′＜

0.20s)，或与 QRS 相重叠。

（3）常有完全性代偿间歇。

4. 阵发性室上性心动过速的心电图表现

（1）相当于一系列连续很快的房性或交界性早搏，频率为 150～250 次/分，节律规则。

（2）QRS 波群形态基本正常，时间≤0.10s。

（3）ST－T 无变化，或发作时 S－T 段下移和 T 波倒置。

5. 心房颤动的心电图表现

（1）P 波消失，代以大小不等、形状各异的 F 波，频率为 350～600 次/分，以 V_1 导联最明显。

（2）心室律绝对不规则，心室率通常在 120～180 次/分之间。

（3）QRS 波群形态通常正常，当心室率过快时，发生室内差异性传导，QRS 波群增宽变形。

6. 心室颤动的心电图表现

（1）QRS－T 波群消失，出现形状不一、大小不等、极不规则的心室颤动波。

（2）频率为 200～500 次/分。

7. 房室传导阻滞的心电图表现

（1）一度房室传导阻滞：①窦性 P 波之后均伴随有 QRS 波群。②P－R 间期延长≥0.21s。

（2）二度Ⅰ型房室传导阻滞：①P 波规律出现，P－R 间期呈进行性延长，直至发生心室漏搏（P 波后无 QRS 波群）。②漏搏后 P－R 间期又趋缩短，之后又逐渐延长，周而复始。③QRS 波群时间、形态一般正常（除非合并室内传导异常）。

（3）二度Ⅱ型房室传导阻滞：①P－R 间期恒定（正常或延长）。②部分 P 波后无 QRS 波群（发生心室漏搏）。③房室传导比例一般为 2：1 或 3：2 等。

（4）三度房室传导阻滞（完全性房室传导阻滞）：①P 波和 QRS 波群无固定关系，P－P 与 R－R 间距各有其固定的规律性。②心房率＞心室率。③QRS 波群形态正常或宽大畸形。

要点八　心电图负荷试验的适应证和禁忌证

（一）适应证

1. 用于诊断

（1）确定冠心病的诊断。

（2）胸痛的鉴别诊断。

（3）早期检出无临床症状的冠心病。

（4）确定与运动相关的心律失常。

（5）确定运动引起症状的原因。

（6）早期检出不稳定型心绞痛。

2. 用于评价

（1）评价心功能。

（2）冠心病药物（如抗心绞痛药物）的疗效。
（3）外科及介入治疗效果，如PTCA、CABG。
（4）心肌梗死病人的预后；梗死后病人是否进一步行心导管检查的筛选。
（5）评价窦房结功能。

3. 用于指导康复锻炼

（1）心脏病人的康复。
（2）非心脏病人的康复。

4. 用于研究

（1）评价抗心绞痛药物。
（2）评价抗心律失常的药物。
（3）评价各类心血管疾病的运动反应。

5. 用于筛选

如挑选宇航员或运动员体力鉴定等。

（二）禁忌证

1. 绝对禁忌证

（1）急性心肌梗死5天内。
（2）药物治疗未控制的不稳定型心绞痛。
（3）引起症状或血流动力学障碍的未控制的心律失常。
（4）有症状的严重主动脉瓣狭窄；未控制的有症状的心衰。
（5）急性肺栓塞。
（6）急性心肌炎或心包炎。
（7）急性主动脉夹层。

2. 相对禁忌证

（1）冠状动脉左主干狭窄。
（2）中度狭窄的心脏瓣膜病。
（3）电解质异常。
（4）严重的高血压（收缩压>200mmHg及（或）舒张压> 110mmHg）。
（5）肥厚梗阻性心肌病及其他形式的流出道梗阻。
（6）导致不能充分运动的身心障碍。
（7）高度房室传导阻滞。

细目二　肺功能检查

要点一　肺容积检查

4种基础肺容积包括：潮气容积、补吸气容积、补呼气容积和残气容积。正常成人的潮气容积约为500ml。

要点二　肺容量检查

肺容量由2个或2个以上的肺容积组成。4种基础肺容量包括：深吸气量、肺活量、功能残气量和肺总量。

1. 深吸气量（IC）

呼吸肌功能减退、限制性或阻塞性通气功能障碍时IC减少。

2. 肺活量（VC）

正常成年男性的VC为4217±690ml，女性为3105±452ml。正常人的VC不应低于预计值的80%。VC减少见于各种疾病引起的限制性通气功能障碍，以及阻塞性通气功能障碍和呼吸肌功能障碍等疾病。

3. 功能残气量（FRC）

正常成年男性的FRC为3112±611ml，女性为2348±479ml。FRC增加提示肺充气过度，见于阻塞性肺气肿、支气管哮喘发作等。

4. 肺总量（TLC）

正常成年男性的TLC为5766±782ml，女性为4353±644ml。TLC增加见于阻塞性肺气肿等阻塞性通气障碍；TLC减少见于限制性通气功能障碍，如气胸、胸腔积液、肺纤维化等。

要点三　通气功能检查

1. 肺通气量

包括每分钟静息通气量、肺泡通气量、最大通气量。最大通气量减少见于各种疾病引起的限制性、阻塞性通气功能障碍和呼吸肌功能障碍等。

2. 用力肺活量（FVC）

正常人的FVC＝VC。FVC的检查内容包括一秒钟用力呼气容积（$FEV_{1.0}$）、最大呼气中段流量。正常人的$FEV_{1.0}$/FVC%为83%，$FEV_{3.0}$/FVC%为99%。当$FEV_{1.0}$/FVC%＜70%时，提示有阻塞性通气功能障碍，如肺气肿等。限制性通气功能障碍时，此比值正常，甚至增加。

要点四　换气功能检查

包括气体分布、通气/血流比值以及弥散功能检查。正常人的肺泡通气量每分钟约为4L，肺血流量每分钟约为5L，通气/血流比值为0.8。通气/血流比值＞0.8，见于肺动脉栓塞等；通气/血流比值＜0.8，见于支气管痉挛与阻塞、肺炎、肺水肿、ARDS等。

要点五　血气分析及酸碱度测定

1. 动脉血氧分压（PaO_2）

正常值为95～100mmHg。PaO_2＜60mmHg是诊断呼吸衰竭的主要指标。PaO_2下降，见于各种原因的呼吸衰竭、静脉血分流入动脉血以及吸入氧分压过低等。

2. 动脉血氧饱和度（SaO_2）

正常值为95%～98%。

3. 动脉血二氧化碳分压（$PaCO_2$）

反映肺泡的通气状况，正常值为35～45mmHg。$PaCO_2$升高，表明肺泡通气不足，见于肺气肿、慢性呼吸衰竭；$PaCO_2$降低，表明肺泡通气过度。

4. pH值

正常值为7.35～7.45。pH＜7.35见于失代偿性酸中毒；pH＞7.45见于失代偿性碱中毒。

5. 碳酸氢盐

有标准碳酸氢盐（SB）和实际碳酸氢盐（AB）2个指标。SB的正常值为22～27mmol/L，它不受呼吸因素的影响。SB下降见于代谢性酸中毒和呼吸性碱中毒；SB增多见于代谢性碱中毒和呼吸性酸中毒。正常人的SB＝AB。SB＞AB见于呼吸性碱中毒和肺代偿后的代谢性酸中毒；SB＜AB见于呼吸性酸中毒和肺代偿后的代谢性碱中毒。

6. 剩余碱（BE）

正常值为0±3mmol/L，临床意义同SB。

7. 二氧化碳结合力（CO_2CP）

正常值为23～31mmol/L，临床意义同SB。

8. 阴离子间隙（AG）

指血浆中未测定阴离子与未测定阳离子之差。$AG = Na^+ - (Cl^- + HCO_3^-)$。AG的正常范围是8～16mmol/L。AG增高见于乳酸酸中毒、糖尿病酮症酸中毒等，也可见于脱水、使用大量含钠盐的药物等。AG＞30mmol/L时，肯定有酸中毒。AG降低见于低蛋白血症等。

要点六　常见酸碱平衡紊乱的实验室检查结果

1. 代谢性酸中毒

临床上较多见，主要由机体产酸过多（糖尿病、饥饿、酒精中毒）、排酸障碍（肾衰竭等）、碱性物质丢失过多（严重腹泻、肠瘘、持续胃肠减压等）诱发。

2. 代谢性碱中毒

发生机制为HCO_3^-增加（不恰当应用利尿剂、糖皮质激素以及长期大量输用葡萄糖溶液等）和体液H^+（严重呕吐、幽门梗阻、持续胃管吸引术等）减少。

3. 呼吸性酸中毒

此为慢性肺心病最常见的酸碱失衡。发生机制为各种原因导致的肺泡通气不足。

4. 呼吸性酸中毒合并代谢性碱中毒

此为慢性肺心病常见的酸碱失衡，常发生于呼吸衰竭治疗过程中及治疗后期，绝大多数患者因使用利尿剂或糖皮质激素不当引起低血钾、低血氯等医源性因素引发，也见于补充碱性药物过量及通气过度等。

5. 呼吸性酸中毒合并代谢性酸中毒

多见于慢性肺心病患者，发生机制为肺泡通气不足，体内非挥发性酸生成过多（严重缺氧、周围循环衰竭、饥饿、糖尿病酮症酸中毒等）。

6. 呼吸性碱中毒

多见于慢性肺心病患者，发生机制为肺泡过度通气，多因机械通气掌握不当，突然解除气道梗阻等引起。

常见酸碱平衡紊乱的实验室检查结果

	pH	K^+	Cl^-	HCO_3^-	BE	$PaCO_2$
代谢性酸中毒	↓或*	↑	↑或*	↓	-→	↓或*
代谢性碱中毒	↑或*	↓	↓	↑	+→	↑或*
呼吸性酸中毒	↓或*	↑	↓或*	↑或*	-或+→	↑
呼吸性碱中毒	↑或*	↓	↑或*	↓或*	-或-→	↓
呼酸合并代酸	↓↓	↑	↑或*	↓或*	-或-→	↑
呼酸合并代碱	↑*↓	↓	↓	↑↑	+→	↑
呼碱合并代酸	↑*↓	-	↑或*	↓↓	-→	↓
呼碱合并代碱	↑↑	↓	↓或*	↑或*	-或+→	↓

注：↑升高；↓下降；*接近正常；+正值；-负值；→增大。

细目三　内镜检查

要点一　上消化道内镜检查

上消化道内镜检查，包括食管、胃、十二指肠的检查。

1. 适应证

所有食管、胃、十二指肠疾病诊断不清者，均可进行上消化道内镜检查。

（1）有咽下困难、胸骨后疼痛、烧灼、上腹部疼痛、不适、饱胀、反酸等症状原因不明者。

（2）上消化道出血原因不明者。

（3）X线钡餐检查不能确诊或不能解释的上消化道病变，特别是黏膜病变和疑有肿瘤者。

（4）药物治疗前后对比，需要随访的病变，如溃疡病、萎缩性胃炎、反流性食管炎等。

（5）需要内镜治疗的患者，如摘取异物、上消化道出血止血、食管静脉曲张硬化剂注射及结扎、食管狭窄的扩张治疗、上消化道息肉摘除术等。

2. 禁忌证

（1）神志不清、精神失常、检查不能合作者。

（2）休克、昏迷等危重状态。

（3）严重的心肺疾患，如严重心律失常、心力衰竭、心肌梗死活动期、严重呼吸衰竭和支气管哮喘发作。轻症心肺功能不全不属禁忌证，但需在监护下进行。

（4）食管、胃、十二指肠穿孔急性期。

（5）严重的咽喉部疾患、腐蚀性食管炎和胃炎、巨大食管憩室、主动脉瘤及严重颈胸段脊柱畸形等。

（6）急性传染性肝炎或胃肠道传染病一般暂缓检查；慢性乙、丙型肝炎或抗原携带者、AIDS 患者应备有特殊的消毒措施。

要点二　下消化道内镜检查

下消化道内镜检查，包括乙状结肠镜、全结肠镜及小肠镜检查。

1. 适应证

（1）有腹泻、便血、下腹部疼痛、贫血、腹部包块等症状、体征原因不明者。

（2）X 线钡剂灌肠或乙状结肠镜检查有异常者，如狭窄、溃疡、息肉、癌肿、憩室等。

（3）肠道炎性疾病的诊断与随访观察。

（4）结肠癌肿的术前诊断与术后随访、癌前病变的监视、息肉摘除术后的随访等。

（5）需做止血及结肠息肉摘除术等治疗者。

2. 禁忌证

（1）肛门、直肠严重狭窄者。

（2）重症痢疾、溃疡性结肠炎及憩室炎等。

（3）严重心肺功能不全、精神失常及昏迷者。

（4）急性弥漫性腹膜炎及腹腔器官穿孔者。

（5）妊娠妇女。

要点三　纤维支气管镜检查

纤维支气管镜可用于观察病变、做活检或刷检、钳取异物、清除异物、进行支气管灌洗或支气管肺泡灌洗等，为诊断、治疗、抢救支气管与肺及胸膜疾病的重要方法。

1. 适应证

（1）原因不明的咯血或痰中带血者。

（2）原因不明的干咳或局限性哮鸣音者。

（3）同一部位反复发生的肺炎者。

（4）原因不明的肺不张或胸腔积液者。

（5）原因不明的喉返神经麻痹、膈神经麻痹或上腔静脉梗阻者。

（6）临床表现或 X 线检查疑为肺癌者。

（7）X 线检查无异常，而痰中找到癌细胞者。

（8）诊断不明的支气管及肺部病变需要做支气管活检、刷检或灌洗并进行细胞学或细菌学检查者。

（9）用于治疗：如取支气管异物，肺化脓症的吸痰或局部用药，手术后痰液潴留的吸痰，肺癌局部瘤体的放疗和化疗，紧急情况下纤维支气管镜引导的气管插管实施等。

2. 禁忌证

（1）严重心肺功能不全、严重心律失常、频发心绞痛者。

（2）极度衰弱且不能耐受检查者。

（3）出血、凝血机制明显异常者。

（4）主动脉瘤有破裂危险者。

（5）近期有大咯血、哮喘发作、上呼吸道感染或高热者应暂缓检查。

（6）对麻醉药物过敏者。

（潘　涛）

第六单元　影像诊断

细目一　超声诊断

要点　超声诊断的临床应用

1. 检测实质性脏器（如肝、肾、脾、胰腺、子宫及卵巢等）的大小、形态、边界及脏器内部回声等，帮助判断有无病变或病变情况。

2. 检测某些囊性器官（如胆囊、膀胱、胃等）的形态、走向及功能状态。

3. 检测心脏、大血管和外周血管的结构、功能及血液动力学状态，包括对各种先天性和后天性心脏病、血管畸形及闭塞性血管病等的诊断。

4. 鉴别脏器内局灶性病变性质，是实质性还是囊性，还可鉴别部分病例的良、恶性。

5. 检测积液（如胸腔积液、腹腔积液、心包积液、肾盂积液及脓肿等）的存在与否，对积液量的多少作出初步估计。

6. 对一些疾病的治疗后动态随访，如急性胰腺炎、甲状腺肿块、子宫肌瘤等。

7. 介入性诊断与治疗。如超声引导下进行穿刺，或进行某些引流及药物注入治疗等。

细目二　放射诊断

要点一　呼吸系统病变的基本 X 线表现

1. 肺部病变

（1）渗出与实变：多为肺部炎症所致，X 线多表现为密度较高的斑片影，边缘模糊；

一个肺叶发生实变时，可见整个肺叶密度增高的大片状阴影。

（2）增殖：X线表现为密度较高的阴影，边缘较清楚，呈梅花瓣样。

（3）纤维化：X线呈密度高的索条状影或网状、蜂窝状影。

（4）钙化：表现为边缘锐利的高密度影，形态不一，可呈点状、块状或球形。

（5）肿块：良性肿块X线表现为带有包膜、生长较慢、边缘锐利光滑的球形肿块，一般不发生坏死；恶性肿瘤多无包膜，生长快，呈浸润性，边缘有毛刺或为分叶状，中心可坏死形成空洞。

（6）空洞：为肺组织坏死液化所致，X线表现为：①薄壁空洞：常见于肺结核，也可见于肺转移瘤。②厚壁空洞：常见于肺脓肿（空洞内多有液面）、肺癌（洞壁多厚薄不规则）。③虫蚀样空洞：见于干酪样肺炎。

（7）空腔：X线表现为肺内壁薄而光滑的腔隙。多为肺大泡、含气肺囊肿、肺气囊及囊状支气管扩张等所致。

（8）索条状、网状、蜂窝状影：见于肺纤维化、间质性肺炎、尘肺、间质性肺水肿等。

（9）肺门增大：见于肺门血管扩张、淋巴结肿大、支气管肿瘤等。

（10）支气管阻塞：支气管阻塞可引起阻塞性肺炎、阻塞性肺不张、阻塞性肺气肿。①阻塞性肺不张：是支气管完全阻塞的表现。X线可见片状或三角形密度增高影、肺体积缩小影，肺门或纵隔移向患侧，膈肌升高，肋间隙变窄。②阻塞性肺气肿：是支气管部分阻塞，肺泡残气量增多所致。X线表现为肺透亮度增加，纹理稀疏、纤细，肋间隙增宽，膈肌下降、平坦、活动减弱等。

2. 胸膜病变

（1）胸腔积液：①游离性胸腔积液：当积液达250ml左右时，站立位X线检查可见外侧肋膈角变钝；中等量积液时，患侧胸中、下部呈均匀性致密影，其上缘形成自外上斜向内下的凹面弧形，同侧膈和心缘下部被积液遮蔽；大量积液时，除肺尖外，患侧全胸呈均匀的致密增高阴影，与纵隔连成一片，患侧肋间隙增宽，膈肌下降，气管纵隔移向健侧。②包裹性胸腔积液：X线表现为圆形或半圆形密度均匀影，边缘清晰。包裹性积液局限在叶间裂时称为叶间积液。

（2）气胸及液气胸：气胸时X线显示胸腔顶部和外侧高度透亮，其中无肺纹理，透亮带内侧可见被压缩的肺边缘。液气胸时，立位检查可见上方为透亮的气体影，下方为密度增高的液体影，且随体位改变而流动。

（3）胸膜肥厚、粘连、钙化：胸膜轻度增厚时，X线表现为肋膈角变钝或消失，沿胸壁可见密度增高或条状阴影，还可见膈上幕状粘连，膈运动受限。广泛胸膜增厚则呈大片不均匀性密度增高影，患侧肋间隙变窄或胸廓塌陷，纵隔向患侧移位，膈肌升高，活动减弱，严重时可见胸部脊柱向健侧凸起。胸膜钙化的X线表现为斑块状、条状或片状高密度钙化影，切线位观察时，可见其包在肺的外围。

要点二　呼吸系统常见疾病的X线及CT表现

1. 慢性支气管炎

早期X线可无异常发现。典型慢支表现为两肺纹理增多、增粗、紊乱，肺纹理伸展至肺野外带。

2. 支气管扩张症

确诊主要靠胸部 CT 检查，尤其是高分辨力 CT（HRCT）。柱状扩张时可见“轨道征”或“戒指征”；囊状扩张时可见葡萄串样改变；扩张的支气管腔内充满黏液栓时，可见“指状征”。

3. 大叶性肺炎

充血期 X 线无明显变化，或仅可见肺纹理增粗；实变期肺野出现均匀性密度增高的片状阴影，病变范围呈肺段性或大叶性分布，在大片密实阴影中常可见到透亮的含气支气管影，即支气管充气征。消散期 X 线可见实变区密度逐渐减退，表现为散在性的斑片状影，大小不等，继而可见到增粗的肺纹理，最后可完全恢复正常。CT 在充血期即可见病变区磨玻璃样阴影，边缘模糊。实变期可见呈肺段性或大叶性分布的密实阴影，支气管充气征较 X 线检查更为清楚。

4. 支气管肺炎（小叶性肺炎）

常见于两中下肺野的中、内带，X 线表现为沿肺纹理分布的、散在密度不均的小斑片状阴影，边界模糊。CT 见两中下肺支气管血管束增粗，有大小不等的结节状及片状阴影，边缘模糊。

5. 间质性肺炎

病变常同时累及两肺，以中、下肺最显著。X 线表现为两肺门及两中下肺纹理增粗、模糊，可呈网状，并伴有小点状影，肺门影轻度增大，轮廓模糊，密度增高。病变早期 HRCT 可见两侧支气管血管束增粗、不规则，伴有磨玻璃样阴影。较重者可有小叶性实变导致的小斑片影，肺门、纵隔淋巴结可增大。

6. 肺脓肿

急性肺脓肿 X 线可见肺内大片致密影，边缘模糊，密度较均匀，可侵及一个肺段或一叶的大部。在致密的实变区中可见含有液面的空洞，内壁不规整。慢性肺脓肿可见空洞壁变薄，周围有较多紊乱的纤维条索状阴影。多房性空洞则显示为多个大小不等的透亮区。CT 较平片能更早、更清楚地显示肺脓肿，因此，有利于早期诊断和指导治疗。

7. 肺结核

（1）原发性肺结核：表现为原发综合征及胸内淋巴结结核。①原发综合征：是由肺内原发灶、淋巴管炎及淋巴结炎三者组成的哑铃状双极现象。②胸内淋巴结结核：表现为肺门和（或）纵隔淋巴结肿大突向肺野。

（2）血行播散型肺结核：①急性粟粒型肺结核：X 线可见两肺大小、密度、分布都均匀一致的粟粒状阴影，正常肺纹理显示不清。②亚急性与慢性血行播散型肺结核：X 线可见以两上、中肺野为主的大小不一、密度不同、分布不均的多种性质（渗出、增殖、钙化、纤维化、空洞等）的病灶。

（3）继发性肺结核：包括浸润型肺结核（成人最常见）、慢性纤维空洞型肺结核。病变多在肺尖和锁骨下区开始，X 线可见渗出、增殖、播散、纤维和空洞等多种性质的病灶同时存在。慢性纤维空洞型肺结核的 X 线主要表现为两肺上部多发厚壁的慢性纤维病变及空洞，周围有广泛的纤维索条影及散在的新老病灶，常伴有明显的胸膜肥厚，病变的肺因纤维化而萎缩，出现肺不张征象，上叶萎缩使肺门影向上移位，下肺野血管纹理牵引向上及下肺叶的代偿性肺气肿，使膈肌下降、平坦，肺纹理被拉长呈垂柳状。

（4）结核性胸膜炎：多见于儿童与青少年，可单独存在，或与肺结核同时出现。少量积液时X线可见患侧肋膈角变钝，大量积液时X线可见患侧均匀的密度增高阴影，阴影上方呈外高内低状，积液随体位的变化而改变。后期可引起胸膜肥厚、粘连、钙化。

肺结核CT表现与平片相似，但可更早、更细微地显示病变情况，发现平片难以发现的病变，有助于鉴别诊断。

8. 肺肿瘤

肺肿瘤分原发性与转移性两类。原发性肿瘤有良性与恶性之分。良性少见，恶性中98%为原发性支气管肺癌，少数为肺肉瘤。

（1）原发性支气管肺癌（肺癌）：按发生部位可分3型。①中心型：早期局限于黏膜内时X线无异常发现，引起管腔狭窄时可出现阻塞性肺气肿、阻塞性肺炎、阻塞性肺不张3种肺癌的间接征象；肿瘤同时向腔外生长或（和）伴肺门淋巴结转移时形成肺门肿块影，肺门肿块影是肺癌的直接征象。发生于右上叶的肺癌，肺门肿块及右肺上叶不张连在一起可形成横行“S”状下缘。有时肺癌发展迅速，中心可坏死形成内壁不规则的偏心性空洞。CT可见支气管壁不规则增厚，管腔狭窄；分叶状或不规则的肺门肿块，可同时伴有阻塞性肺炎、肺不张；肺门、纵隔淋巴结肿大等。②周围型：X线表现为密度增高、轮廓模糊的结节状或球形病灶，逐渐发展可形成分叶状肿块；发生于肺尖的癌称为肺沟癌。HRCT有利于显示结节或肿块的形态、边缘、周围状况以及内部结构等，可见分叶征、毛刺征、胸膜凹陷征、空泡征或支气管充气征（直径小于3cm以下的癌，肿块内见到的小圆形或管状低密度影），同时发现肺门或纵隔淋巴结肿大则更有助于肺癌的诊断。增强CT能更早地发现肺门、纵隔淋巴结转移。③细支气管肺泡癌（弥漫性肺癌）：表现为两肺广泛的细小结节，边界不清，分布不对称，进一步发展可融合成大片肿块，形成癌性实变。CT可见两肺不规则分布的1cm以下结节，边缘模糊，常伴有肺门、纵隔淋巴结转移；融合后的大片实变影中靠近肺门处可见支气管充气征，实变区密度较低呈毛玻璃样，其中可见到高密度的隐约血管影是其重要特征。

（2）转移性肿瘤：X线可见两肺中、下肺野外带，出现密度均匀、大小不一、轮廓清楚的棉絮样低密度影。血供丰富的肿瘤发生粟粒状转移时，可见两中、下肺野轮廓光滑，密度均匀的粟粒影。淋巴转移至肺的肿瘤，则主要表现为肺门和（或）纵隔淋巴结肿大。CT发现肺部转移较平片敏感；HRCT对淋巴转移的诊断具有优势，可见肺门、纵隔淋巴结肿大、支气管血管束增粗、小叶间隔增厚以及沿两者分布的细小结节影。

要点三　循环系统常见疾病的X线及CT表现

1. 风湿性心脏病

（1）单纯二尖瓣狭窄：X线表现为左心房及右心室增大，左心耳部凸出，肺动脉段突出，主动脉结及左心室变小，心脏外形呈鸭梨状。

（2）二尖瓣关闭不全：典型患者的X线表现是左心房和左心室明显增大。

(3) 主动脉瓣狭窄：X线可见左心室增大，或伴左心房增大，升主动脉中段局限性扩张，主动脉瓣区可见钙化。

(4) 主动脉瓣关闭不全：左心室明显增大，升主动脉、主动脉弓普遍扩张，心脏呈靴形。

2. 高血压性心脏病

X线表现为左心室扩大，主动脉增宽、延长、迂曲，心脏呈靴形。

3. 慢性肺源性心脏病

X线表现为肺气肿征象，右下肺动脉增宽≥15mm，右心室增大。

4. 心包积液

心包积液在300ml以下者，X线难以发现。中等量积液时，后前位可见心脏形态呈烧瓶形，上腔静脉增宽，心缘搏动减弱或消失等。

要点四　消化系统疾病的X线检查方法

1. 普通检查

包括透视和腹部平片，常用于急腹症的诊断。

2. 造影

①食道吞钡，观察食道黏膜、轮廓、蠕动和食道扩张度及通畅性。②上消化道钡餐（气钡双重造影）检查：包括食道、胃、十二指肠和上段空肠。③小肠系钡剂造影。④结肠钡剂灌肠造影等。

3. 肝、胆、胰的影像检查方法

(1) 肝脏：①CT平扫。②CT增强扫描：增加正常肝组织与病灶之间的密度差，显示平扫不能发现的或可疑的病灶，帮助鉴别病灶的性质。

(2) 胆道系统：①X线平片检查：可观察有无不透X线的结石、胆囊壁钙化或异常的气体影。②造影检查：如口服胆囊造影、静脉胆道造影以及内镜逆行性胆胰管造影（ERCP）。③CT检查。

(3) 胰腺检查：①X线平片可了解胰腺有无钙化、结石。ERCP对诊断慢性胰腺炎、胰头癌和壶腹癌有一定的帮助。②CT检查可显示胰腺的大小、形态、密度和结构，区分病变属囊性或实性，是胰腺疾病最重要的影像学检查方法。

要点五　消化系统常见疾病的X线、CT及磁共振检查表现

1. 食管静脉曲张

X线钡剂造影可见食管中、下段的黏膜皱襞明显增宽、迂曲，呈蚯蚓状或串珠状充盈缺损，管壁边缘呈锯齿状。

2. 食管癌

X线钡剂造影可见：①黏膜皱襞改变：由于肿瘤破坏黏膜层，使正常皱襞消失、中断、破坏，形成表面杂乱的不规则影像。②管腔狭窄。③腔内充盈缺损。④不规则的龛

影，早期较浅小，较大者表现为长径与食管长轴一致的长形龛影。⑤受累食管呈局限性僵硬。

3. 消化性溃疡

（1）胃溃疡：上消化道钡剂造影检查的直接征象是龛影，多见于胃小弯；龛影口周围有一圈黏膜水肿造成的透明带，这种黏膜水肿带是良性溃疡的特征性表现。胃溃疡引起的功能性改变包括：①痉挛性改变。②分泌增加。③胃蠕动增强或减弱。

（2）十二指肠溃疡：绝大部分发生在球部，溃疡易造成球部变形；球部龛影或球部变形是十二指肠溃疡的直接征象。间接征象有：①激惹征。②幽门痉挛，开放延迟。③胃分泌增多和胃张力及蠕动方面的改变。④球部固定压痛。

4. 胃癌

上消化道钡剂造影检查可见：①胃内形态不规则的充盈缺损，多见于蕈伞型癌。②胃腔狭窄，胃壁僵硬，多见于浸润型癌。③形状不规则、位于胃轮廓之内的龛影，多见于溃疡型癌。④黏膜皱襞破坏、消失或中断。⑤肿瘤区蠕动消失。CT 或 MRI 检查可直接观察肿瘤侵犯胃壁、周围浸润及远处转移的情况，其影像表现直接反映了胃癌的大体形态，但检查时需用清水或对比剂将胃充分扩张。

5. 溃疡性结肠炎

结肠气钡双重对比造影检查可见病变肠管结肠袋变浅、消失，黏膜皱襞多紊乱，粗细不一，其中可见溃疡龛影。晚期病例的 X 线表现为肠管从下向上呈连续性的向心性狭窄，边缘僵直，同时肠管明显缩短，肠腔舒张或收缩受限，形如硬管状。

6. 结肠癌

结肠气钡双重对比造影可见：①肠腔内肿块，形态不规则，黏膜皱襞消失。病变处肠壁僵硬，结肠袋消失。②较大的龛影，形状不规则，边缘不整齐，周围有不同程度的充盈缺损和狭窄，肠壁僵硬，结肠袋消失。③肠管狭窄，肠壁僵硬。

7. 胃肠道穿孔

最多见于胃或十二指肠穿孔，立位 X 线透视或腹部平片可见两侧膈下有弧形或半月形透亮气体影。若并发急性腹膜炎则可见肠管充气、积液、膨胀，肠壁间隔增宽，在腹平片上可见腹部肌肉与脂肪层分界不清。

8. 肠梗阻

典型的 X 线表现为梗阻上段肠管扩张，积气、积液，立位或侧位水平位摄片可见肠管扩张，呈阶梯状气液平，梗阻以下的肠管闭合，无气或仅有少量气体。CT 尤其是螺旋 CT 适用于一些危重患者、不能配合检查者以及肥胖者，有助于发现腹腔包裹性或游离性气体、液体及肠坏死，帮助判断梗阻的部位及病因。

9. 原发性肝癌

肝动脉造影可见肿瘤供血的肝动脉扩张，肿瘤内显示病理血管，肝血管受压移位或被肿瘤包绕，可见动静脉瘘等。CT 检查可见肝内单发或多发、圆形或类圆形较低密度的肿块影，边界清楚或模糊，周围可见低密度的透亮带；巨块型肝癌中心坏死时可出现更低密度区；对比增强造影全过程呈“快显快出”现象等。MRI 检查主要用于小肝癌的鉴别诊断，作用优于 CT。

要点六　泌尿系统常见疾病的 X 线、CT 及磁共振检查表现

1. 泌尿系结石

X 线平片可显示的结石称为阳性结石，约占 90%。疑为肾或输尿管结石时，首选腹部平片检查；必要时，选用 CT。

（1）肾结石：发生于单侧或双侧，可单个或多个，主要位于肾盂或肾盏内。阳性结石 X 线平片可见圆形、卵圆形或桑椹状致密影，密度高而均匀或浓淡不等或呈分层状。阴性结石平片不能显影，造影可见肾盂内圆形或卵圆形密度减低影或充盈缺损，还可引起肾盂、肾盏积水扩张等。阳性结石需与腹腔内淋巴结钙化、肠内粪石、胆囊或胰腺结石相鉴别，肾结石时腹部侧位片上结石与脊柱影重叠。CT 检查表现基本同平片。

（2）输尿管结石：阳性结石平片或 CT 可见输尿管走行区域内米粒大小的高密度影，CT 可见结石上方输尿管、肾盂积水扩张；静脉肾盂造影可见造影剂中止在结石处，其上方尿路扩张。

（3）膀胱结石：多为阳性，X 线平片可见耻骨联合上方圆形或卵圆形致密影，边缘光滑或毛糙，密度均匀或不均匀，可呈层状，大小不一。结石可随体位而改变位置，但总是在膀胱最低处。阴性结石排泄性尿路造影可见充盈缺损影。CT 可见膀胱内致密影。MRI 检查呈非常低的信号。

2. 肾癌

较大肾癌的 X 线平片可见肾轮廓局限性外突；尿路造影可见肾盏伸长、狭窄、受压变形，或肾盏封闭、扩张。CT 可见肾实质内肿块，密度不定，可略高于周围肾实质，也可低于或接近于周围肾实质，肿块较大时可突向肾外，少数肿块内可有钙化影；增强扫描可见早期肿块有明显、不均一的强化，之后表现为相对低密度。

要点七　骨与关节基本病变的 X 线、CT 及磁共振检查表现

1. 骨骼基本病变的 X 线、CT 及 MRI 表现

（1）骨质疏松：X 线表现为骨质密度减低，骨小梁稀疏、减少，间隙增大，骨皮质变薄。CT 表现与 X 线表现基本相同。

（2）骨质软化：X 线表现为骨密度减低，骨小梁、骨皮质边缘模糊，长骨往往弯曲变形，脊柱椎体可呈双凹变形。

（3）骨质破坏：X 线表现为局部骨密度减低，骨小梁稀疏、消失、出现骨质缺损。骨质破坏发生在骨松质时，X 线可见骨小梁模糊和消失；CT 表现为斑片状松质骨缺损区。骨质破坏发生在骨皮质时，X 线表现为骨皮质缺损或完全消失；CT 表现为骨皮质内的筛空样破坏和内外表面的不规则虫蚀样破坏、骨皮质变薄或见斑片状缺损。CT 较平片更容易区分骨松质与骨皮质的破坏。MRI 检查显示骨皮质破坏的形态学改变与 CT 相同。

（4）骨质增生硬化：X 线表现为骨质密度增高，伴有或不伴有骨骼增大。骨质增生硬化的 CT 表现及 MRI 的形态学改变与 X 线平片相似。

（5）骨膜增生（又称骨膜反应）：多因炎症、肿瘤、外伤等产生，使本来不显影的骨

膜可在X线下显影，出现线型、成层型、垂直型、散射型、花边型等改变。骨膜增生的CT表现与X线平片相似。MRI显示骨膜增生早于X线及CT，但CT、MRI的空间分辨力不如平片，不能像X线平片一样显示骨膜新生骨的精细结构。

（6）骨质坏死：坏死的骨质称为死骨，X线表现为骨质局限性密度增高，呈游离条状或颗粒样致密阴影。多见于慢性化脓性骨髓炎，也可见于外伤骨折后或骨缺血性坏死。

（7）骨骼变形：见于发育畸形、骨肿瘤、脑垂体功能亢进以及骨软化症等。

（8）矿物质沉积：铅、磷、铋等进入体内，在生长期主要沉积于生长较快的干骺端，X线表现为多条横行而相互平行的致密带，厚薄不一。成年人不容易显示。

2. 关节病变的基本X线、CT及MRI表现

（1）关节肿胀：X线表现为关节周围软组织肿胀，密度增高，各软组织层次变模糊，大量关节积液时可见关节间隙增宽。CT可见关节囊肿胀、增厚，关节积液时可见关节腔内水样密度影。

（2）关节破坏：是诊断关节疾病的重要依据。早期病变累及关节软骨时，X线仅见关节间隙变窄；累及关节面骨质时，出现相应区域的骨质破坏和缺损，严重时引起关节半脱位和变形。CT可清晰显示关节软骨下细微的骨质破坏。MRI可见关节软骨破坏早期软骨表面毛糙、凹凸不平、表层缺损，进一步导致局部软骨变薄，严重时关节软骨不连续，呈碎片状或大部分消失。

（3）关节退行性：早期表现为骨关节面模糊、中断、消失，中晚期表现为关节间隙狭窄，软骨下骨质囊变，骨关节面边缘骨赘形成，但一般不发生骨质破坏和骨质疏松。这些X线征象在CT均能见到。MRI除可见关节软骨改变和关节间隙变窄外，还可见骨性关节面中断和局部增厚等。

（4）关节强直：骨性关节强直的X线表现为关节间隙明显变窄或消失，并有骨小梁通过关节连接两侧骨端；CT检查有同样的表现；MRI可见关节软骨完全破坏，关节间隙消失。纤维性强直X线可见关节间隙狭窄，无骨小梁贯穿；MRI可见关节骨端有破坏，骨端间可见高低混杂的异常信号，关节间隙存在。

（5）关节脱位：一般部位的关节脱位X线平片即可诊断，表现为组成关节的两个骨端失去正常的相对位置；胸锁关节前、后位脱位，骶髂关节脱位平片难以发现，CT、MRI可以诊断，并且MRI还可显示关节周围软组织有无损伤等。

要点八　骨与关节常见疾病的X线、CT及磁共振检查表现

1. 长骨骨折

X线检查是诊断骨折最常用、最基本的方法，可见骨皮质连续性中断、骨小梁断裂和歪曲，有边缘光滑锐利的线状透亮阴影，即骨折线。根据骨折程度把骨折分为完全性骨折和不完全性骨折。完全性骨折时骨折线贯穿骨全径；不完全性骨折的骨折线不贯穿骨全径。根据骨折线的形状和走行，将骨折分为横行、斜行和螺旋形。CT不是诊断骨折的常规检查方法，但对解剖结构比较复杂的部位（如骨盆、髋关节、肩关节、脊柱、面部等），骨折的诊断、诊断骨折碎片的数目等较普通X线有优势。MRI显示骨折不如CT，但可清晰显示骨折周围软组织损伤的情况以及骨折断端出血、水肿等。

2. 脊柱骨折

主要发生在胸椎下段和腰椎上段，以单个椎体损伤多见。多因受到纵轴性暴力冲击而发生椎体压缩性骨折。X 线可见骨折椎体压缩呈楔形，前缘骨皮质嵌压。由于断端嵌入，所以不仅不见骨折线，反而可见横行不规则的线状致密影。有时椎体前上方可见分离的骨碎片，上、下椎间隙保持正常。严重时并发脊椎后突成角、侧移，甚至发生椎体错位，压迫脊髓而引起截瘫；常并发棘突间韧带撕裂，使棘突间隙增宽，或并发棘突撕脱骨折，也可发生横突骨折。CT 对脊椎骨折的定位、骨折类型、骨折片移位程度以及椎管有无变形、狭窄等的诊断优于普通平片。MRI 对脊椎骨折及有无椎间盘突出、韧带撕裂等有较高的诊断价值。

3. 椎间盘突出

青壮年多发，下段腰椎最容易发生。

（1）X 线平片可见：①椎间隙变窄或前窄后宽。②椎体后缘唇样肥大增生、骨桥形成或游离骨块。③脊柱生理曲度变直或侧弯。Schmorl 结节表现为椎体上面或下面的圆形或半圆形凹陷，其边缘有硬化线，常对称见于相邻椎体的上、下面且常累及数个椎体。

（2）CT 检查：根据椎间盘变形的程度，分为椎间盘变性、椎间盘膨出、椎间盘突出 3 种，以椎间盘突出最为严重，其 CT 直接征象是：椎间盘后缘变形，有局限性突出，其内可有钙化。间接征象是：①硬膜外脂肪层受压、变形甚至消失，两侧硬膜外间隙不对称。②硬膜囊受压变形和移位。③一侧神经根鞘受压。

（3）MRI 检查：能很好地显示各部位椎间盘突出的图像，是诊断椎间盘突出的最好方法。在矢状面可见突出的椎间盘向后方或侧后方伸出；横断面上突出的椎间盘局限突出于椎体后缘；可见硬膜外脂肪层受压、变形甚至消失和神经根鞘受压图像。

4. 急性化脓性骨髓炎

（1）X 线表现：①发病后 2 周内，可见肌间隙模糊或消失，皮下组织与肌间分界模糊等。②发病 2 周后可见骨改变。开始在干骺端骨松质中出现骨质疏松，进一步出现骨质破坏，破坏区边缘模糊；骨质破坏逐渐向骨干延伸，小的破坏区可融合形成大的破坏区，骨皮质也受到破坏，皮质周围出现骨膜增生，表现为一层密度不高的新生骨，新生骨广泛时可形成包壳；骨皮质供血障碍时可发生骨质坏死，出现沿骨长轴形成的长条形死骨，有时可引起病理性骨折。

（2）CT 表现：能较清楚地显示软组织感染、骨膜下脓肿以及骨破坏和死骨，尤其有助于发现平片不能显示的小的破坏区和死骨。

（3）MRI 检查：对显示骨髓腔内改变和软组织感染优于平片和 CT。

5. 慢性化脓性骨髓炎

（1）X 线表现：X 线可见明显的修复，即在骨破坏周围有骨质增生硬化现象；骨膜的新生骨增厚，并同骨皮质融合，呈分层状，外缘呈花边状；骨干增粗，轮廓不整，骨密度增高，甚至骨髓腔发生闭塞；并可见骨质破坏和死骨。

（2）CT 表现：与 X 线表现相似，并容易发现 X 线不能显示的死骨。

6. 骨关节结核

多继发于肺结核，儿童和青年多见，发病部位以椎体、骺和干骺端为多，X 线主要表现为骨质疏松和骨质破坏，部分可出现冷脓肿。

（1）长骨结核：①好发于骺和干骺端。X 线早期可见骨质疏松；在骨松质中可见局限性类圆形、边缘较清楚的骨质破坏区，邻近无明显骨质增生现象；骨质破坏区有时可见碎屑状死骨，密度不高，边缘模糊，称之为“泥沙”状死骨；骨膜反应轻微；病变发展易破坏骺而侵入关节，形成关节结核，但很少向骨干发展。②CT 检查可显示低密度的骨质破坏区，内部可见高密度的小斑片状死骨影，病变周围软组织发生结核性脓肿，密度低于肌肉。

（2）关节结核：分为继发于骺、干骺端结核的骨型关节结核和结核菌经血行累及关节滑膜的滑膜型结核。①骨型关节结核的 X 线表现较为明显，即在原有病变征象的基础上，又有关节周围软组织肿胀、关节间隙不对称性狭窄或关节骨质破坏等。滑膜型结核以髋关节和膝关节常见，早期 X 线表现为关节囊和关节软组织肿胀，密度增高，关节间隙正常或增宽，周围骨骼骨质疏松；病变进展而侵入关节软骨及软骨下骨质时，X 线可见关节面及邻近骨质模糊及有虫蚀样不规则破坏，这种破坏多在关节边缘，而且上、下两端相对应存在；晚期发生关节间隙变窄甚至消失，关节强直。②CT 检查可见肿胀的关节囊、关节周围软组织和关节囊内积液，骨关节面毛糙，可见虫蚀样骨质缺损；关节周围冷脓肿密度较低，注射对比剂后可见边缘强化。③MRI：滑膜型结核早期可见关节周围软组织肿胀，肌间隙模糊。依据病变组织密度不同而显示不同信号。

（3）脊椎结核：好发于腰椎，可累及相邻的两个椎体，附件较少受累。①X 线表现：病变椎体骨松质破坏，发生塌陷变形或呈楔形变，椎间隙变窄或消失，严重时椎体互相嵌入融合而难以分辨；病变椎体旁因大量坏死物质流入而形成冷脓肿，表现为病变椎体旁软组织梭形肿胀，边缘清楚；病变部位脊柱后突畸形。②CT 对显示椎体及其附件的骨质破坏、死骨、冷脓肿均优于平片。③MRI 对病变部位、大小、形态和椎管内病变的显示优于平片和 CT。

7. 骨肿瘤

分为原发性和转移性两种，转移性骨肿瘤在恶性骨肿瘤中最为常见。原发性骨肿瘤分为良性与恶性。X 线检查不仅可以发现骨肿瘤，还可帮助鉴别肿瘤的良恶以及是原发还是转移。一般原发性骨肿瘤好发于长骨；转移性骨肿瘤好发于躯干骨与四肢骨近侧的近端。原发性骨肿瘤多为单发；转移性骨肿瘤常为多发。良性骨肿瘤多无骨膜增生；恶性骨肿瘤常有骨膜增生，并且骨膜新生骨可被肿瘤破坏，形成恶性骨肿瘤的特征性 X 线表现——Codman 三角。

（1）骨巨细胞瘤（破骨细胞瘤）：多见于 20～40 岁的青壮年，股骨下端、胫骨上端以及桡骨远端多发，良性多见。①X 线平片：在长骨干骺端可见到偏侧性的膨胀性骨质破坏透亮区，边界清楚。多数病例破坏区内可见数量不等的骨嵴，将破坏区分隔成大小不一的小房征，称为分房型；少数破坏区无骨嵴，称为溶骨型。当肿瘤边缘出现筛孔状或虫蚀状骨破坏，骨嵴残缺紊乱，环绕骨干出现软组织肿块影时，提示恶性骨巨细胞瘤。②CT 平扫：可见骨端的囊性膨胀性骨破坏区，骨壳基本完整，骨破坏与正常骨小梁的交界处多没有骨增生硬化带。骨破坏区内为软组织密度影，无钙化和骨化影。增强扫描示肿瘤组织有较明显的强化，而坏死囊变区无强化。

（2）骨肉瘤：多见于 11～20 岁的男性，好发于股骨下端、胫骨上端及肱骨上端的干骺端。①X 线主要表现为骨髓腔内不规则的骨破坏和骨增生，骨皮质破坏，不同形式的骨膜增生和骨膜新生骨的再破坏，可见软组织肿块以及其中的云絮状、斑块状肿瘤骨形成等，肿瘤骨存在是诊断骨肉瘤的重要依据。根据X线表现不同，骨肉瘤分为溶骨型、成骨型和混合型3种类型，混合型最多见。溶骨型骨肉瘤以骨质破坏为主要表现，破坏偏于一侧，呈不规则斑片或大片状溶骨性骨质破坏，边界不清；可见骨膜增生被破坏形成的骨膜三角。成骨型骨肉瘤以肿瘤骨形成为主要X线表现，可见大片致密的骨质硬化改变，称为象牙质变；骨膜增生明显；软组织肿块中多有肿瘤骨形成。混合型骨肉瘤兼有以上两者的骨质改变。②CT表现为松质骨的斑片状缺损，骨皮质内表面的侵蚀或全层的虫蚀状、斑片状破坏或大片缺损。骨质增生表现为松质骨内不规则斑片状高密度影和骨皮质增厚。软组织肿块围绕病变骨骼生长或偏于一侧，边缘模糊，与周围正常组织界限不清，其内常见大小不等的坏死囊变区。CT发现肿瘤骨较平片敏感，并能显示肿瘤与邻近结构的关系。③MRI能清楚地显示骨肿瘤与周围正常组织的关系，以及肿瘤在髓腔内的情况等；但对细小、淡薄的骨化或钙化的显示不如CT。一般的典型骨肉瘤平片即可诊断，而判断骨髓病变则MRI更好。

（3）转移性骨肿瘤：乳癌、甲状腺癌、前列腺癌、肾癌、肺癌及鼻咽癌等癌细胞通过血性可转移至胸椎、腰椎、肋骨、股骨上段，以及髋骨、颅骨和肱骨等处。①根据X线表现的不同将其分为溶骨型、成骨型和混合型3种，以溶骨型最为多见。②CT显示骨转移瘤不仅比普通平片敏感，而且还能清楚地显示骨外局部软组织肿块的范围、大小、与相邻脏器的关系等。③MRI对骨髓中的肿瘤组织及其周围水肿非常敏感，比CT能更早地发现骨转移瘤，从而为临床诊断、治疗等提供更早而可靠的依据。

8. 颈椎病

X线表现为颈椎生理曲度变直或向后反向成角，椎体前缘唇样骨质增生或后缘骨质增生、后翘，相对关节面致密，椎间隙变窄，椎间孔变小，钩突关节增生、肥大、变尖，前、后纵韧带及项韧带钙化。CT、MRI对颈椎病的诊断优于普通X线平片，尤其对平片不能确诊的颈椎病，MRI诊断更具有优势。

9. 类风湿性关节炎

X线表现为早期手足小关节多发对称性梭形软组织肿胀，关节间隙可因积液而增宽，出现软骨破坏后关节间隙变窄；发生在关节边缘的关节面骨质侵蚀（边缘性侵蚀）是类风湿性关节炎的重要早期征象；进一步发展可见骨性关节面模糊、中断，常有软骨下囊性病灶，呈多发、边缘不清楚的小透亮区（血管翳侵入所致）；骨质疏松早期发生在受累关节周围，以后可累及全身骨骼；晚期可见四肢肌肉萎缩，关节半脱位或脱位，指间、掌指间关节半脱位明显，常造成手指向尺侧偏斜畸形。

10. 退行性骨关节病

依靠普通平片即可诊断。

（1）四肢关节（髋与膝关节）退行性骨关节病的X线表现：由于关节软骨破坏，使关节间隙变窄，关节面变平，边缘锐利或有骨赘突出。软骨下骨质致密，关节面下方骨内出现圆形或不规整形透明区。晚期还可见关节半脱位和关节内游离骨体，但多不造成关节强直。

（2）脊椎关节病（脊椎小关节和椎间盘退行性变）的X线表现：脊椎小关节改变包括上下关节突变尖、关节面骨质硬化和关节间隙变窄。椎间盘退行性变表现为椎体边缘出现骨赘，相对之骨赘可连成骨桥；椎间隙前方可见小骨片，但不与椎体相连，为纤维环及邻近软组织骨化后形成；髓核退行性变则出现椎间隙变窄，椎体上、下骨缘硬化。

要点九　中枢神经系统常见疾病的X线、CT及磁共振检查表现

（一）脑血管病

1. 脑出血

高血压性脑出血是最常见的病因，出血部位多为基底节、丘脑、脑桥和小脑。根据血肿演变分为急性期、吸收期和囊变期。CT、MRI可以确诊。

CT表现：①急性期血肿呈圆形、椭圆形或不规则形均匀密度增高影，边界清楚；周围有环形密度减低影（水肿带）；局部脑室受压移位；血液进入脑室或蛛网膜下腔时，可见脑室或蛛网膜下腔内有积血影。②吸收期（发病后3~7天）可见血肿缩小、密度降低，小的血肿可以完全吸收，血肿周围变模糊，水肿带增宽。③发病2个月后进入囊变期，较大的血肿吸收后常留下大小不等的囊腔，同时伴有不同程度的脑萎缩。

2. 蛛网膜下腔出血

CT表现为脑沟、脑池、脑裂内密度增高影，脑沟、脑裂、脑池增大，少数严重病例周围脑组织受压移位。出血一般7天左右吸收，此时CT检查无异常发现，但MRI仍可见高信号出血灶痕迹。

3. 脑梗死

常见的原因有脑血栓形成、脑栓塞、低血压和凝血状态等。病理上分为缺血性脑梗死、出血性脑梗死、腔隙性脑梗死。

（1）CT表现：①缺血性脑梗死：发病12~24小时之内，CT无异常所见；少数病例在血管闭塞6小时即可显示大范围低密度区，其部位、范围与闭塞血管供血区一致，皮质与髓质同时受累，多呈三角形或扇形，边界不清，密度不均，在等密度区内散在较高密度的斑点影，代表梗死区内脑质的相对无损害区；2~3周后，病变处的密度越来越低，最后变为等密度而不可见；1~2个月后可见边界清楚的低密度囊腔。②出血性脑梗死：在密度减低的脑梗死灶内，见到不规则斑点状或片状高密度出血灶影；由于占位，脑室轻度受压，中线轻度移位；2~3周后，病变处密度逐渐变低。③腔隙性脑梗死：发病12~24小时之内，CT无异常所见；典型者可见小片状密度减低影，边缘模糊，无占位效应。

（2）MRI检查：MRI对脑梗死灶发现早、敏感性高，发病后1小时即可见局部脑回肿胀，脑沟变浅。

（二）脑肿瘤

影像检查的目的在于确定肿瘤有无，并对其作出定位、定量乃至定性诊断。颅骨平片的诊断价值有限，CT、MRI是主要的诊断手段。

（三）颅脑外伤

1. 脑挫裂伤

CT可见低密度脑水肿区内散在斑点状高密度出血灶，伴有占位效应。有的表现为广

泛性脑水肿或脑内血肿。

2. 颅内出血

包括硬膜外、硬膜下、脑内、脑室和蛛网膜下腔出血等。CT 可见相应部位的高密度影。

要点十　冠状动脉造影检查的临床意义

冠状动脉造影是检查冠状动脉分布情况、有无冠状动脉缺血及缺血部位、范围、程度的最客观的方法，对一些心血管疾病的诊断和鉴别诊断有重要意义，也是冠状动脉搭桥术或血管形成术前必须做的检查。

细目三　放射性核素诊断

要点一　甲状腺吸^{131}碘功能测定

1. 参考值

正常情况下，甲状腺吸^{131}碘的百分率为 2～3 小时 15%～25%；4～6 小时 20%～30%；24 小时 30%～50%，吸^{131}碘高峰出现在 24 小时。

2. 影响因素

（1）地域因素：甲状腺吸^{131}碘率正常值受不同地域中食物及水中含碘多少不同而有差异，但共同的规律是随着时间的增加，吸碘率逐渐增高，吸碘高峰在 24 小时。

（2）年龄、性别：儿童、青春期少年甲状腺吸^{131}碘率较成年人高，女性高于男性，但差异均无显著性。

（3）食物、药物：含碘食物如海带、紫菜，一些药物如海藻、昆布、乙胺碘呋酮等对甲状腺吸碘率有抑制作用。

3. 临床意义

（1）甲状腺吸^{131}碘功能测定可用于甲亢、亚急性甲状腺炎、甲状腺功能减低以及地方性甲状腺肿的辅助诊断或鉴别诊断。此项检查对成人身体几乎无害，因此安全可靠。但为了防止射线损伤胎儿，禁用于妊娠及哺乳期妇女。

（2）吸碘率增高见于：①甲状腺功能亢进：此时不仅有吸^{131}碘率增高，而且吸^{131}碘高峰前移，但吸^{131}碘率的高低与甲亢病情的严重程度不成正比关系。②地方性缺碘性甲状腺肿：虽然吸^{131}碘率增高，但无高峰前移。

（3）吸碘率降低见于：①原发性或继发性甲状腺功能减低。②亚急性甲状腺炎、慢性淋巴性甲状腺炎。

要点二　血清甲状腺素和促甲状腺激素测定

1. 甲状腺素测定

主要是测定血液中有活性的四碘甲状腺原氨酸（T_4）和三碘甲状腺原氨酸（T_3）。正常情况下，血液循环中的 T_4 绝大部分与蛋白相结合，只有 0.04% 呈游离状态，称为游离 T_4（FT_4），血液中总的 T_4 含量称为总 T_4（TT_4）。血液中 T_4 均是由甲状腺分泌而来，其浓度比 T_3 大 60～80 倍，但生物活性较 T_3 低。血液中 T_3 只有 20% 是甲状腺分泌的，其余 80% 是由 T_4 转化而来。与 T_4 一样，血液循环中绝大部分 T_3 与蛋白结合，只有 0.3%～0.5% 呈游离状态，称为游离 T_3（FT_3）。只有游离的甲状腺素才能在靶细胞中发挥生物效应。因此，测定 FT_3、FT_4 能更准确地反映甲状腺的功能。

2. 甲状腺素测定的临床意义

TT_3、TT_4 联合测定对甲状腺功能判定有重要意义。FT_3、FT_4 对诊断甲亢或甲减更加准确和敏感，其诊断价值依次是 $FT_3 > FT_4 > TT_3 > TT_4$。

3. 血清促甲状腺激素（TSH）测定的临床意义

TSH 增高见于甲状腺功能减退症；TSH 降低主要见于甲状腺功能亢进症。

（张永涛）

传 染 病 学

第一单元　传染病学总论

细目一　传染病流行过程与特征

要点一　传染病的流行过程

有传染源、传播途径、易感人群三个基本条件（环节）。

要点二　传染病的特征

1. 基本特征

有病原体、有传染性、有流行病学特征、有感染后免疫等特征。

2. 临床特征

（1）根据病程发展的阶段性，分为潜伏期、前驱期、症状明显期、恢复期、复发与再燃、后遗症期等。

（2）常见的症状和体征：发热、发疹、毒血症、单核－巨噬细胞系统反应等。

细目二　传染病的诊治与预防

要点一　传染病的诊断

1. 西医诊断

（1）流行病学资料：包括发病地区、发病季节、接触史、预防接种史、既往患传染病情况，还包括年龄、籍贯、职业、流行地区旅居史等。

（2）临床资料：包括详询病史及全面体格检查的发现，并加以综合分析。

（3）实验室检查及其他检查　应重视有诊断和鉴别诊断意义的病原学检查。

2. 中医治疗辨证及诊法

（1）中医辨证：分卫气营血辨证、三焦辨证、六经辨证（太阳病证、阳明病证、少阳病证、太阴病证、少阴病证、厥阴病证）等。

（2）中医诊法：根据望、闻、问、切四诊，掌握病邪的消长，尤其是舌象、脉象的变化与主病主证密切相关，是辨证的重要依据。同时，应注意外感病具有起病急、多有发热、病情变化快等特点。

要点二　传染病的治疗

1. 西医治疗

（1）治疗原则：对传染病患者的治疗，不仅为了促进其康复，还在于控制传染源。要坚持治疗、护理与隔离、消毒并重，一般治疗、对症治疗与特效治疗并重的原则。

（2）治疗方法：包括一般及支持疗法，病原或特效疗法，对症疗法（如降温、给氧、解痉止痛、抗惊厥、补液、纠正酸中毒、抗休克、抗呼吸衰竭等），康复疗法等。

2. 中医治疗

（1）治疗原则：审证求因，审因论治；分析病机，确定治法；辨证与辨病相结合等。

（2）治疗方法：常用解表法、清气法、和解法、化湿法、通下逐邪法、清营凉血法、开窍法、息风法、滋阴生津法、固脱法等。另外，还有外洗、灌肠、针灸等疗法。

要点三　传染病的预防

应当遵循以下两者相结合的原则：针对传染病流行过程三环节采取综合性措施，根据各个传染病的特点采取起主导作用的措施。

1. 管理传染源

对患者和病原体携带者实施管理，要求早发现、早诊断、早报告、早隔离，积极治疗患者。传染病报告制度是早发现传染病的重要措施。

2. 切断传播途径

对于消化道传染病、虫媒传染病以及许多寄生虫病来说，切断传播途径通常是起主导作用的预防措施。

3. 保护易感人群

主要是提高人体免疫力。

要点四　近几年所发传染病的中医认识

传染病属于中医“瘟疫”范畴，长久以来中医药在防治“瘟疫”方面积累了丰富的经验。近年来新发传染病层出不穷，已经列入我国传染病法的有传染性非典型肺炎、人感染高致病性禽流感、手足口病、甲型 H1N1 流感。中医药在诊治上述新发传染病中取得了成功经验。中医理论认为，传染病的发生是由气候环境因素、人体内在因素和戾气、时行之气共同作用的结果。中医、中西医结合治疗可改善患者的发热等症状、缩短病程、减少合并用药、降低病死率。中医药预防可以提高易感人群免疫力，减少或减轻发病，特别是新发传染病没有疫苗预防时，中医药是预防的重要措施。

（李秀惠）

第二单元　常见传染病

细目一　病毒性肝炎

要点一　病原学

病毒性肝炎的病原体是肝炎病毒，目前已证实甲、乙、丙、丁、戊五型肝炎病毒是病毒性肝炎的致病因子，但不除外仍有未发现的肝炎病毒存在。

要点二　流行病学

1. 传染源

甲型、戊型肝炎的传染源为急性患者和隐性感染者，乙型、丙型、丁型肝炎的传染源为急、慢性患者和病毒携带者。

2. 传播途径

（1）甲型肝炎、戊型肝炎经粪口途径传播。

（2）乙型肝炎、丁型肝炎主要经母婴传播和血液、体液传播。

（3）丙型肝炎主要通过输血和注射传播，也可通过母婴传播。

3. 易感人群

（1）甲型肝炎：抗 HAV 阴性者。

（2）乙型肝炎：抗 HBs 阴性者。

（3）丙型肝炎：普遍易感。

（4）丁型肝炎：与 HBV 同时感染或在慢性 HBV 感染基础上感染。

（5）戊型肝炎：青壮年多见，男性多于女性。

4. 流行特征

甲型肝炎、戊型肝炎多呈散发、暴发交替出现。乙型肝炎有明显的地域、性别差异，有家庭聚集现象。丙型肝炎与乙型肝炎类似，但主要与手术及输血等有关。丁型肝炎的流行特征与乙型肝炎相似。

要点三　病机病理

1. 西医发病机制及病理

（1）甲肝病毒在肝细胞的内质网增殖，早期主要是 HAV 本身的致病作用，随后是一种免疫病理损害。其主要病理改变是点状分布的肝细胞变性、液化坏死，并有一部分细胞浆脱水、紧缩、形成嗜酸小体。

（2）乙肝病毒进入人体，通过血液到肝脏，进入肝细胞内复制。肝细胞病变主要取决于机体的免疫应答。

（3）丙肝病毒感染机体主要是通过激活病毒特异性细胞毒性 T 细胞，引发肝损伤。

（4）丁肝病毒通过对肝细胞直接损害引起肝脏病变。

（5）戊肝病毒主要由免疫应答介导，可诱发肝脏的坏死。

2. 中医病因病机

病毒性肝炎属中医“黄疸”、“胁痛”等范畴。急性肝炎多是在饮食不洁（节），或劳累过度，或嗜酒过度等因素下，“湿热疫毒”入侵而发病。湿热疫毒郁于中焦脾胃，交蒸于肝胆，以致肝失疏泄，胆汁外溢，发为黄疸。慢性肝炎是由于湿热缠绵，邪正相争，日久则“湿热毒瘀邪未尽，肝郁脾肾气血虚”，病程迁延不愈。病位在肝、胆、脾胃。

要点四　临床表现

1. 急性肝炎

病程在 6 个月内，包括急性黄疸型肝炎和急性无黄疸型肝炎。

2. 慢性肝炎

仅见于乙、丙、丁型肝炎。病程超过 6 个月，依病情轻重可分轻、中、重度。

3. 重型肝炎

发病率低，但病死率较高。根据病理组织学特征和病情发展速度，可分为急性重型肝炎、亚急性重型肝炎、慢性重型肝炎。其中 2010 年病毒性肝炎指南将慢性重型肝炎分为慢加急性肝衰竭和慢性肝衰竭。

4. 淤胆型肝炎

黄疸深，且持续时间长，皮肤瘙痒，大便灰白，可有肝脾肿大等。

5. 肝炎肝硬化

根据肝脏炎症情况，分为活动性与静止性两型；根据肝脏组织病理及临床表现，分为代偿性肝硬化和失代偿性肝硬化。

要点五　实验室及其他检查

1. 血常规

部分慢性肝炎患者可有血小板、白细胞、红细胞的减少。

2. 肝功能检查

可有血清转氨酶、白蛋白、球蛋白、胆红素、凝血酶原时间、凝血酶原活动度等不同程度的异常。

3. 病原学检查

（1）甲型肝炎：抗 - HAV IgM 是近期感染的标志，有早期诊断价值。

（2）乙型肝炎：HBsAg 阳性是现症感染标志，HBeAg、HBcAg、抗 - HBc IgM、HBV - DNA 阳性均为病毒复制活跃指标，抗 - HBs 为保护性抗体。

（3）丙型肝炎：抗 - HCV 为非保护性抗体，是病毒感染的标志。HCV - RNA 阳性是

HCV 感染及复制活跃的标志。

（4）丁型肝炎：HDAg 是 HDV 感染的直接标志。

（5）戊型肝炎：抗 - HEV IgM 是 HEV 近期感染的标志，有早期诊断价值。

4. 肝组织病理检查

是确定诊断的标准，是判定炎症和纤维化程度及评估疗效的指标。

5. 影像学检查

B 型超声检查对肝硬化、脂肪肝及肝内占位病变的诊断、阻塞性黄疸的鉴别诊断有意义。

要点六　诊断与鉴别诊断

1. 诊断

有流行病学史、相应的临床表现及实验室病原学检查阳性可予诊断。慢性乙型肝炎根据 HBeAg 诊断为 HBeAg 阳性慢性乙型肝炎和 HBeAg 阴性慢性乙型肝炎。

2. 鉴别诊断

（1）急、慢性肝炎出现黄疸者，要与溶血性黄疸、肝外阻塞性黄疸等相鉴别，后两者都有诱发因素。

（2）需要与其他原因引起的肝炎如中毒性肝炎、药物性肝炎、酒精性肝炎、自身免疫性肝炎和脂肪肝等鉴别。

要点七　治疗

1. 治疗原则

急性肝炎以保证足够的休息、合理营养为主，一般具有自限性，不需病原治疗；慢性肝炎目前一般认为应以抗病毒治疗为主，辅以适当药物，避免饮酒、过劳和应用损害肝脏的药物。

2. 中医辨证论治

（1）急性肝炎

①阳黄证：湿热蕴蒸型，治疗原则为清热解毒，利湿退黄。方药用茵陈蒿汤加减。湿重于热，可用茵陈五苓散加减。

②阴黄证：寒湿阻遏型，治疗原则为健脾和胃，温中化湿。方药用茵陈术附汤加减。

③无黄证：肝郁气滞型，治疗原则为疏肝理气。方药用柴胡疏肝散加减或逍遥散加减。

（2）慢性肝炎

①肝胆湿热型，治疗原则为清利湿热，凉血解毒。方药用茵陈蒿汤加凉血解毒药。

②肝郁脾虚型，治疗原则为疏肝和胃。方药用逍遥散加减。

③肝肾阴虚型，治疗原则为养血柔肝，滋阴补肾。方药用一贯煎或滋水清肝饮化裁。

④瘀血阻络型，治疗原则为活血化瘀，散结通络。方药用血府逐瘀汤，或膈下逐瘀汤，或鳖甲煎丸化裁。

⑤脾肾阳虚型，治疗原则为健脾益气，温肾扶阳。方药用附子理中汤合五苓散或四君子汤合肾气丸加减。

（3）重型肝炎

①毒热炽盛型，治疗原则为清热解毒，凉血救阴。方药用神犀丹加减。

②脾肾阳虚、痰湿蒙闭型，治疗原则为健脾温肾，行气利水，化痰开窍。方药用茵陈四逆汤合菖蒲郁金汤加减。

③气阴两虚、脉络瘀阻型，治疗原则为益气救阴，活血化瘀。方药用生脉饮合桃红四物汤加减。

要点八　预防

1. 控制传染源

肝炎患者和病毒携带者是本病的传染源。急性患者应隔离治疗至病毒消失。慢性患者和病毒携带者应养成良好卫生习惯，防止经血液、体液传染他人。

2. 切断传播途径

（1）甲型和戊型肝炎：重点在搞好卫生防护，防止“病从口入”。

（2）乙、丙、丁型肝炎：重点在于防止通过血液和体液传播。

3. 保护易感人群

（1）甲型肝炎：在甲型肝炎流行期间，易感人群应注射甲肝疫苗。

（2）乙型肝炎：接种乙肝疫苗是我国预防和控制乙型肝炎流行的最关键措施。意外暴露于 HBV 的易感者及 HBeAg 阳性母亲所生的新生儿可尽早注射乙肝免疫球蛋白，获得被动免疫。

（3）目前对丙、丁、戊型肝炎尚缺乏特异性免疫预防措施。

细目二　肾综合征出血热

要点一　病原学

肾综合征出血热（HFRS）是由汉坦病毒引起的，以鼠类为主要传染源的一种自然疫源性疾病。我国流行的主要是Ⅰ型汉滩病毒（野鼠型）及Ⅱ型汉城病毒（家鼠型）。

要点二　流行病学

1. 传染源

我国黑线姬鼠、褐家鼠为主要宿主动物及传染源。患者不是本病的主要传染源。

2. 传播途径

病毒可通过呼吸道、消化道、接触、虫媒、母婴等多种途径传播。

3. 易感性

人群普遍易感。

4. 流行特征

（1）地区性：本病主要分布在亚洲，我国疫情严重。

（2）季节性和周期性：野鼠型发病高峰多在秋冬季，家鼠型主要发生在春季和夏初。

（3）人群分布：以男性青壮年发病率高。

要点三 病机病理

1. 西医发病机制

汉坦病毒对人体呈泛嗜性感染，引起机体多器官损伤的机制包括病毒直接作用、免疫作用及各种细胞因子和介质的作用。

2. 中医病因病机

本病属中医“瘟疫”、“疫斑”、“疫疹”等范畴。由疫疠之气所致，主要病机是热毒侵袭卫表，邪正相争，之后迅速传气入营而导致气营两燔，变证丛生。

要点四 临床表现

典型临床病例病程中有发热期、低血压休克期、少尿期、多尿期和恢复期五期经过。根据发热、中毒症状和出血、休克、肾功能损害的严重程度，可分为轻型、中型、重型、危重型和非典型型5型。

1. 发热期

主要表现为全身中毒症状、毛细血管损伤和肾损害等。全身中毒症状表现为头痛、腰痛、眼眶痛（三痛症），出现中毒性神经精神症状者多数可发展为重型。毛细血管损伤表现为充血、出血和渗出水肿征。皮肤充血表现为颜面、颈、胸背潮红（三红征），重者呈醉酒貌，黏膜充血见于眼结膜、软腭和咽部。皮肤出血常见于腋下和胸背部。黏膜出血常见于软腭、眼结膜。渗出水肿征表现在球结膜。肾损害表现在蛋白尿和尿镜检发现管型。热退后病情反而加重是本期的特点。

2. 低血压休克期

主要为中毒性低血容量性休克的表现，于病程3～7天发生的低血压休克称为原发性休克，少尿期以后发生的休克称为继发性休克。

3. 少尿期

主要表现为尿毒症，酸中毒和水、电解质紊乱。严重者出现高血容量综合征和肺水肿。

4. 多尿期

每日尿量显著增多至2000ml即进入多尿期。根据尿量和氮质血症情况可以分为以下三期：移行期、多尿早期、多尿后期。

5. 恢复期

经过多尿期后，血尿素氮、肌酐降至正常，为进入此期的标志。

要点五　实验室检查

1. 血常规

早期出现血小板降低，白细胞升高，以中性粒细胞为主，病后4～5日开始有淋巴细胞增多。

2. 尿常规

早期出现尿蛋白，尿镜检发现管型和红细胞。

3. 血液生化检查

在低血压休克期即开始有血尿素氮和肌酐升高，少尿期及多尿期达高峰以后逐渐下降；少尿期血钾多升高。

4. 凝血功能检查

若出现DIC，高凝期凝血时间缩短，低凝期凝血酶原时间延长，纤维蛋白原降低。纤溶亢进期则纤维蛋白降解产物（FDP）升高，血浆鱼精蛋白副凝试验（3P试验）阳性。

5. 免疫学检查

（1）特异性抗原检查：早期患者的血清、外周血白细胞及尿沉渣细胞内可检测出抗原。

（2）特异性抗体检测：血清特异性抗体IgM在第1病日即可阳性，第3病日阳性率接近100%，故有早期诊断意义。发病早期和恢复期血清特异性抗体IgG双份血清滴度呈4倍以上升高有诊断价值。

6. PCR技术

可检测出病毒RNA，具有较高的特异性和敏感性。

要点六　诊断和鉴别诊断

1. 诊断

主要依靠流行病学史、临床症状和体征，结合实验室检查进行诊断。

2. 鉴别诊断

发热期应与上呼吸道感染、急性胃肠炎、菌痢、败血症等疾病相鉴别。休克期应与其他感染性休克鉴别。少尿期与急性肾小球肾炎及其他原因引起的肾功能衰竭相鉴别。出血倾向明显者，应与血小板减少性紫癜、伤寒肠出血等相鉴别。

要点七　治疗

目前尚无特效疗法，仍以综合疗法为主。总的原则是“三早一就”，即“早发现、早休息、早治疗及就近治疗”，防治休克、出血、肾功能衰竭和继发感染。

1. 发热期

（1）治疗原则：控制感染，减轻外渗，改善中毒症状，预防DIC等。

（2）中医辨证论治

①邪袭表卫型，治疗原则为清热解毒，透表散邪。方药用银翘散加减。

②热燔阳明型，治疗原则为清气泄热，解毒透邪。方药用白虎汤合银翘散加减。

③热入营血型，治疗原则为清营凉血。方药用清瘟败毒饮加减。

2. 低血压休克期

（1）治疗原则：补充血容量，纠正酸中毒，改善微循环，维护重要脏器功能等。

（2）中医辨证论治

①热厥证，治疗原则为清热凉血解毒，益气养阴救脱。方药用清营汤合生脉散加减。

②寒厥证，治疗原则为回阳救逆。方药用参附汤或参附龙牡汤。

3. 少尿期

（1）治疗原则：稳定内环境，利尿，导泻和透析治疗等。

（2）中医辨证论治

①肾阴亏虚型，治疗原则为滋阴生津，凉血化瘀，清热解毒。方药用犀角地黄汤合增液承气汤加减。

②阴虚热结型，治疗原则为滋阴利水，清热散结。方药用导赤散合知柏地黄丸加减。

4. 多尿期

（1）治疗原则：维持水和电解质平衡，防治继发感染。

（2）中医辨证论治

肾气不固型，治疗原则为补肾益气，育阴生津。方药用左归丸合生脉散加减。

5. 恢复期

（1）治疗原则：注意休息，加强营养，逐渐增加活动量。

（2）中医辨证论治

气阴两虚型，治疗原则为益气养阴。方药用生脉散加减。

6. 并发症治疗

积极防治消化道出血、脑水肿、肺水肿、ARDS 等严重并发症。

要点八 预防

积极做好疫情监测、防鼠灭鼠、食品卫生和个人卫生、疫苗注射等。

细目三 艾滋病

艾滋病全称为获得性免疫缺陷综合征（AIDS），是由人类免疫缺陷病毒（HIV）感染引起的、主要经性接触和体液传播的慢性传染病。

要点一 病原学

HIV 分为 HIV－1 和 HIV－2 两个亚型。目前全球流行的多为 HIV－1。HIV－2 毒力较弱，临床上潜伏期较长，进展为艾滋病所需时间也较久，该亚型主要在非洲局部流行。

要点二 流行病学

1. 传染源

艾滋病病人和 HIV 感染者是传染源。病毒主要存在于血液、精液、子宫和阴道分泌物、唾液、泪液、乳汁等体液中。

2. 传播途径

主要有性接触传播、血液传播和母婴传播。

3. 易感人群

人群普遍易感。高危人群包括：同性恋者、性乱者、性病病人、静脉药瘾者、艾滋病病人所生婴儿。

要点三 病机病理

1. 西医发病机制和病理

HIV 进入机体，主要与辅助 T 淋巴细胞 CD4 + 分子结合而进入靶细胞进行复制，使细胞死亡。也能感染 B 淋巴细胞、巨噬细胞等，使这些细胞的数量减少或功能受损，致细胞免疫缺陷，最终并发严重机会性感染和肿瘤。主要病变在淋巴结、胸腺等免疫器官及神经系统。

2. 中医病因病机

本病的病因病机为“正虚邪侵”。“正虚”主要指肺脾肾气血亏虚。邪侵是指“疫毒”秽邪循精室、血液等乘虚而入，伏于血络而致脏腑功能失调，病情日渐深重，致脏腑气血亏虚，甚至衰竭而亡。

要点四 临床表现

1. Ⅰ期（急性感染期）

多发生在接触 HIV 后 2～6 周，约 50%～70% 的感染者可出现 HIV 病毒血症和免疫系统急性损伤，主要表现为发热、乏力、咽痛等类上呼吸道感染的症状。从感染 HIV 到出现 HIV 抗体之前或者检测不到抗体的这段时期，称为“窗口期”。

2. Ⅱ期（无症状感染期）

一般无特殊临床表现，部分患者可出现淋巴结肿大。血液中可检出 HIV 及 HIV 抗体。此期短则数月，长可 20 年，平均 8～10 年。

3. Ⅲ期（艾滋病前期）

主要表现为持续性全身淋巴结肿大综合征，指腹股沟淋巴结以外的两处以上淋巴结肿大，直径 1cm 以上，且持续 3 个月以上。

4. Ⅳ期（艾滋病期）

主要表现为由细胞免疫缺陷引起的各种机会性感染及恶性肿瘤。常见 5 种表现是体质性疾病、神经系统症状、严重的临床免疫缺陷、继发肿瘤、免疫缺陷并发的其他疾病。

要点五 实验室检查及其他检查

1. HIV 检查

包括抗体检测、病毒载量检测等，其中 HIV 抗体检测是最常用的方法，分为初筛试验和确证试验。

2. 免疫学检查

T 细胞绝对数下降，包括 CD4 + T 淋巴细胞计数下降、CD4/CD8 < 1.0，其中 CD4 + T 淋巴细胞计数是评价机体免疫功能和判断抗病毒疗效的重要指标。

3. 常规检查

血常规、肝肾功能检查，可正常或异常。

要点六 诊断

1. HIV 感染

受检血液 HIV 抗体初筛试验阳性，确证试验阳性。

2. 艾滋病病人

HIV 抗体阳性，具有以下任何一项者：① CD4 + T 细胞计数 $<0.2\times10^9/L$。②6 个月内体重减轻 10% 以上。③原因不明的持续发热，体温在 38℃以上，超过 1 个月。④慢性腹泻次数多于 3 次/日，超过 1 个月。⑤反复发生的细菌、真菌、病毒感染或条件致病菌感染。⑥卡波西肉瘤。

要点七 治疗

1. 抗病毒治疗

目前国际上有四类药物，分为核苷类反转录酶抑制剂、非核苷酸类反转录酶抑制剂、蛋白酶抑制剂、进入和融合抑制剂。前三类药物目前已在国内应用。目前多主张联合用药，合理且有效的联合抗病毒治疗被称之为高效抗反转录病毒疗法（HAART）。

2. 免疫治疗

采用白细胞介素 2，与抗病毒药物同时应用有助于改善患者免疫功能。

3. 并发症治疗

肺孢子虫肺炎应用复方磺胺甲噁唑。隐孢子虫感染应用螺旋霉素。弓形虫病应用螺旋霉素或克林霉素。隐球菌脑膜炎应用氟康唑或两性霉素 B 等。

4. 支持及对症治疗

输血及营养支持疗法，补充维生素等。

5. 预防性治疗

CD4 + T 淋巴细胞计数低于 $0.2\times10^9/L$ 者，应接受预防治疗，口服复方磺胺甲噁唑。

6. 中医药治疗

（1）急性感染期

① 风热表实证，治疗原则为辛凉解表，疏散风热。方药用银翘散加减。

② 风寒表实证，治疗原则为辛温解表，宣肺散寒。方药用荆防败毒散加减。

（2）HIV 无症状感染期

治疗原则为扶正祛邪，健脾益气，清热解毒化湿。方药用归脾汤、甘露消毒丸加减。

（3）艾滋病前期

① 脾肺亏虚证，治疗原则为健脾益气和胃。方药用补中益气汤、参苓白术散加减。

② 肺肾亏虚证，治疗原则为滋补肺肾。方药用沙参麦门冬汤、百合固金汤等。

（4）艾滋病期

①毒热蕴肺证，治疗原则为清热解毒，化痰止咳。方药用千金苇茎汤、竹叶石膏汤等。

②热入营血证，治疗原则为清热凉血，解毒息风。方药用清瘟败毒饮、羚角钩藤汤、安宫牛黄丸等。

③湿热中阻证，治疗原则为清热利湿。方药用葛根芩连汤、霍朴夏苓汤。

④邪毒阻络证，治疗原则为凉血解毒，化瘀散结。方药用血府逐瘀汤加减。

要点八　预防

预防的关键在于改变高危行为。

1. 普及艾滋病、性病的预防知识。
2. 确保血液安全，防止经血液制品传播 HIV。
3. 禁止静脉药瘾者共用注射器及针头。
4. 提倡安全性行为，推广使用安全套。
5. HIV 感染的女性避免妊娠。如妊娠，要进行母婴阻断，所生婴儿避免母乳喂养。
6. 防止医源性感染，使用一次性注射器，严格消毒制度。

细目四　流行性感冒

流行性感冒是由流行性感冒病毒引起的急性呼吸道传染病。

要点一　病原学

流感病毒属正黏液病毒科，分为甲、乙、丙三型。甲型流感病毒抗原变异性极强，已经引起多次世界性大流行。

要点二　流行病学

1. 传染源

病人和隐性感染者是主要传染源。发病 3 日内传染性最强。

2. 传播途径

主要在人与人之间经飞沫直接传播。

3. 人群易感性

人群普遍易感。

4. 流行特征

一般多发生在冬季，突然发生，迅速蔓延。

要点三　病机病理

1. 西医发病机制及病理

流感病毒依靠血凝素与呼吸道纤毛柱状上皮细胞受体结合，病毒进入细胞内进行复制，新增殖的病毒颗粒借神经氨酸酶的作用释放并播散。

2. 中医病因病机

一般认为本病相当于中医"外感病"、"时行感冒"的范畴。多因正气不足，卫外功能低下，感受时行疫疠毒邪。毒邪常随风邪时气，自口鼻、皮毛侵入人体，先犯肺卫，致卫外失司，肺气失宣。

要点四　临床表现

典型流感突起高热、寒战、头痛等全身症状较重，上呼吸道卡他症状相对较轻。轻型流感全身症状及呼吸道症状轻，2～3 日自愈。幼年和老年、原有基础疾病或免疫受抑制的患者感染，可见肺炎型流感，出现高热、咳嗽、呼吸困难及发绀。X 线胸片示肺部阴影，可于5～10 日发生呼吸循环衰竭，预后较差。部分患者伴呕吐、腹泻等消化道症状的称胃肠型流感。脑膜脑炎型表现为意识障碍、脑膜刺激征等神经系统症状体征阳性。

要点五　实验室检查

1. 血常规

白细胞计数正常或减少，中性粒细胞显著减少，淋巴细胞相对增多。

2. 其他

如病毒分离、血清学检查、免疫荧光法检测抗原等。确定诊断流感主要靠病毒分离阳性。

要点六　诊断及鉴别诊断

1. 诊断

冬春季节在同一地区、短时间内（1～3 日）有大量流感样病人出现，应考虑流感。散发病例须结合流行病学、临床表现、病毒分离及血清学检查结果综合判断。

2. 鉴别诊断

本病应与其他病原体所致的上呼吸道感染相鉴别。

要点七　治疗

1. 对症治疗时儿童患者应避免应用阿司匹林，以免诱发 Reye 综合征。抗流感病毒药物可选用金刚烷胺、甲基金刚烷胺等。

2. 中医辨证论治

（1）邪袭卫表

①外感风热型，治疗原则为辛凉解表。方药用银翘散加减。

②外感风寒型，治疗原则为辛温解表。方药用荆防败毒散加减。

③外感暑湿型，治疗原则为祛暑化湿解表。方药用藿香正气散加减或新加香薷饮加减。

④外感燥邪型，治疗原则为解表清肺润燥。方药用桑杏汤加减。

（2）热郁气分

①肺热壅盛型，治疗原则为辛凉宣肺，清热平喘。方药用麻杏石甘汤加减。。

②热灼肺胃型，治疗原则为清气泄热，除烦生津。方药用白虎汤加减。

③肺热及肠型，治疗原则为解肌清热。方药用葛根芩连汤加减。

（3）邪犯营血

①热入心营型，治疗原则为透营泄热，清心醒神。方药用犀角地黄汤加味。

②热动肝风型，治疗原则为凉肝息风。方药用羚角钩藤汤加减。

（4）余热伤阴，治疗原则为益气养阴。方药用沙参麦冬汤加减。

要点八　预防

疫苗注射是预防流感的最基本措施。每年应根据流行病学调查结果，补充或更换疫苗的抗原组成。接种时间一般在每年流行前的秋季进行。

细目五　流行性脑脊髓膜炎

流行性脑脊髓膜炎是由脑膜炎球菌引起的一种化脓性脑膜炎。

要点一　病原学

脑膜炎球菌属奈瑟菌属，可从带菌者及患者的鼻咽部、血液、脑脊液、皮肤瘀点中检出。

要点二　流行病学

1. 传染源

带菌者及流脑患者是本病的传染源。带菌者不易被发现，是更重要的传染源。

2. 传播途径

主要借飞沫经呼吸道直接传播。

3. 易感人群

普遍易感，隐性感染率高。

4. 流行特征

冬春季高发，5岁以下儿童发病率高。

要点三　病机病理

1. 西医发病机制及病理

病原菌自鼻咽部侵入人体，病毒和宿主间的相互作用最终决定是否发病以及病情的轻重。主要病理改变是血管内皮损害，血管壁炎症、坏死及血栓形成。

2. 中医病因病机

本病主要是冬春季节感受瘟疫毒邪，若人体正气不足，难以抗御，即可发病。温邪自口鼻而入，犯于肺经，导致卫分证。化热入里，气营两燔，热入营分，则发斑疹。甚者邪陷血分，或热闭心包，神昏谵语，出现危候。

要点四　临床表现

根据临床表现的不同可分为4型：

1. 普通型

占全部病例的90%以上，按病情的进展可分为前驱期、败血症期、脑膜炎期、恢复期四期。

2. 暴发型

起病急骤，24小时内出现意识障碍，病势凶险，死亡率高，儿童多见。根据临床表现的不同可分为休克型、脑膜脑炎型、混合型。

3. 轻型

病变轻微，可有低热、皮肤黏膜少数出血点和脑膜刺激征。脑脊液多无明显改变，咽拭子培养可有病原菌。

4. 慢性败血症型

不多见，主要见于成人，病程迁延数周或数月。反复出现寒战、高热、皮肤瘀点、瘀斑等。

要点五　实验室检查

1. 血常规

白细胞总数多在 $20 \times 10^9/L$ 以上，中性粒细胞占90%以上。

2. 脑脊液检查

是明确诊断的重要方法。颅内压增高，脑脊液外观混浊，白细胞数升高 $1.0 \times 10^9/L$ 以上，以多核细胞增多为主。蛋白增高，糖及氯化物明显减低。对颅内压明显增高的患者，腰穿时要注意防止发生脑疝。

3. 细菌学检查

（1）涂片：脑脊液沉淀物或皮肤瘀点涂片染色，可见革兰染色阴性双球菌。

（2）细菌培养：血培养或脑脊液培养可获阳性结果。是临床诊断的金标准。

4. 免疫学检查

抗原测定可用于早期诊断。

要点六　诊断与鉴别诊断

1. 诊断

有流行病学史、典型的临床表现（起病急，突发发热、剧烈头痛，喷射性呕吐，皮肤黏膜瘀点，脑膜刺激征阳性等）及实验室病原学检查阳性可予诊断。

2. 鉴别诊断

应与其他非化脓性脑膜炎、结核性脑膜炎、流行性乙型脑炎、败血症、肾综合征出血热等进行鉴别。

要点七　治疗

1. 治疗原则

就地隔离，保证足够液体入量；病原治疗首选有效抗菌药物，如青霉素 G；对症治疗，积极处理并发症等。

2. 中医辨证论治

（1）邪犯肺卫型：治疗原则为辛凉解表，泄热解毒。方药用银翘散加减。
（2）卫气同病型：治疗原则为清热解毒，泄卫清气。方药用银翘散合白虎汤加减。
（3）气营两燔型：治疗原则为清气凉血，泄热解毒。方药用清瘟败毒饮加减。
（4）内闭外脱型：治疗原则为扶正固脱。方药用生脉散合参附汤。
（5）气阴两虚型：治疗原则为养阴益气，兼以清热。方药用青蒿鳖甲汤加减。

要点八　预防

1. 管理传染源

早发现、早诊断、早隔离、早治疗，加强监测和报告。

2. 切断传播途径

保持空气流通，减少飞沫传播。

3. 保护易感人群

对易感人群，可注射 A 群或 A、C 群联合菌苗预防；对密切接触者，可服用利福平等抗菌药物预防。

细目六　伤寒

伤寒是由伤寒杆菌引起的一种急性肠道传染病。

要点一　病原学

伤寒杆菌属沙门菌属中的 D 群，革兰染色阴性，不产生外毒素，其菌体破裂所释放的内毒素在发病中起重要作用。

要点二　流行病学

1. 传染源

带菌者或患者是唯一传染源。

2. 传播途径

主要经粪 – 口途径传播。

3. 易感人群

普遍易感。病后可以获得较稳固的免疫力，第二次发病少见。

4. 流行特征

夏秋多发，水源污染可导致暴发流行。

要点三　病机病理

1. 西医发病机制和病理

人体感染伤寒杆菌后是否发病取决于所摄入细菌的数量、致病性以及宿主的防御能力。主要病理改变为全身单核吞噬细胞系统的炎性增生反应。病变部位主要在回肠下段的集合淋巴结和孤立淋巴滤泡。

2. 中医病因病机

本病属中医“湿温”、“暑温”的范畴。主要与外感湿热或暑湿有关。夏秋季节，湿易困脾，加上饮食不节或不洁，湿热疫毒之邪阻滞中焦。上阻清阳见发热，热炽肠络则便血，蒙蔽清窍则神昏谵语，疾病后期多有余邪未尽，气阴两虚。

要点四　临床表现

1. 典型伤寒的临床表现分为 4 期。

（1）初期：病程第 1 周。多数患者起病较缓，体温呈阶梯升高，病情逐渐加重。

（2）极期：病程第 2 ~ 3 周。出现伤寒典型临床表现：持续发热，食欲减退等消化系统症状，表情淡漠、听力减退等神经系统症状，相对缓脉等循环系统症状，以及玫瑰疹、肝脾肿大等。

（3）缓解期：病程第 4 周。体温逐渐下降，各种症状逐渐好转。

（4）恢复期：病程第 5 周。体温正常，神经、消化系统症状消失，肝脾恢复正常。

2. 临床类型

临床分为普通型、轻型、迁延型、逍遥型、暴发型等。

3. 常见并发症

可见肠出血、肠穿孔、中毒性肝炎、中毒性心肌炎、支气管炎及肺炎、溶血性尿毒综合征等多种并发症。其中肠穿孔是最严重的并发症。

要点五　实验室检查

1. 血常规检查

白细胞总数在 $3 \times 10^9/L \sim 5 \times 10^9/L$，中性粒细胞减少，嗜酸性粒细胞减少或消失。

2. 细菌培养

（1）血培养：是确诊的依据，病程 1 ~2 周阳性率最高。

（2）骨髓培养：阳性率比血培养高。对病程较长，已经应用抗菌素或血培养阴性的疑似病例尤为适用。

（3）其他：粪便培养、尿培养、十二指肠引流液培养等。

3. 肥达反应

第 2 周开始增高，第 3 ~4 周阳性率最高。肥达反应在病程中效价呈 4 倍以上增高有助于诊断。

要点六　诊断与鉴别诊断

1. 诊断

根据流行病学史、典型的临床表现及实验室检查阳性可予诊断。

2. 鉴别诊断

需与发热伴肝脾肿大的疾病鉴别，如病毒性呼吸道感染、疟疾、革兰阴性杆菌败血症、血行播散性结核病等。

要点七　治疗

1. 一般治疗

消毒隔离，进易消化或无渣饮食，卧床休息等。一般退热后 2 周才可恢复正常饮食。

2. 对症治疗

高热者给予物理降温。腹胀明显者用肛管排气，禁用新斯的明类药物。便秘者可用高渗盐水灌肠，禁用泻药。腹泻者可用收敛药，忌用鸦片制剂。

3. 病原治疗

首选第三代喹诺酮类药物，儿童和孕妇患者宜首选第三代头孢菌素。

4. 带菌者的治疗

可以选用喹诺酮类药物。

5. 对症治疗

积极治疗肠出血、肠穿孔等严重并发症。

6. 中医辨证论治

（1）湿遏卫气型：治疗原则为清热透表，芳香化湿。方药用藿朴夏苓汤加减。

（2）湿热中阻型：治疗原则为清热化湿，理气和中。方药用王氏连朴饮加减。
（3）热重湿轻型：治疗原则为清热解毒，佐以化湿。方药用白虎加苍术汤加减。
（4）湿热蒙蔽心包：治疗原则为清热化湿，芳香开窍。方药用菖蒲郁金汤加减。
（5）湿热化燥，伤络便血：治疗原则为清热解毒，凉血止血。方药用犀角地黄汤加减。
（6）余邪留恋，气阴两虚：治疗原则为益气养阴，泻除余邪。方药用竹叶石膏汤加减。

要点八　预防

1. 控制传染源

患者需按消化道传染病隔离至体温正常后15天。带菌者不能从事餐饮、托幼工作。

2. 切断传播途径

做好水源、饮食、粪便管理及消灭苍蝇等卫生工作。

3. 保护易感人群

可进行疫苗接种。

细目七　细菌性痢疾

细菌性痢疾是志贺菌属细菌引起的肠道传染病。终年散发，夏秋季可引起流行。

要点一　病原学

痢疾杆菌为肠杆菌科志贺菌属，分为4群：痢疾志贺菌A群、福氏志贺菌B群、鲍氏志贺菌C群、宋内志贺菌D群。目前我国多数地区B群占据首位，其次是D群，再其次是C群。

要点二　流行病学

1. 传染源

急、慢性菌痢患者及带菌者。非典型患者、慢性患者及带菌者在流行病学中有重要意义。

2. 传播途径

主要为粪－口途径传播。

3. 人群易感性

人群普遍易感，不同菌群间无交叉免疫。

4. 流行特征

全年散发，夏秋呈季节性高峰。

要点三　病机病理

1. 西医发病机制及病理

痢疾杆菌进入机体后是否发病与细菌的数量、致病力及人体的抵抗力有关。菌痢的主要病变部位为乙状结肠和直肠，严重者波及整个结肠和回肠末端。基本病理变化为肠黏膜的弥漫性纤维蛋白渗出性炎症。

2. 中医辨证论治

本病属中医“痢疾”范畴。多是由于外感时邪或饮食不节，湿热疫毒内蕴肠腑，血败化为脓血而赤白下痢。急性期多属实证，慢性期多属本虚标实证。病位主要在大肠，与脾胃关系密切，并可涉及肝肾。

要点四　临床表现

1. 急性菌痢

根据毒血症及肠道症状轻重，可分为普通型（典型）、轻型（非典型）、重型、中毒型四型。普通型起病急，有畏寒、发热、腹痛、腹泻黏液脓血便和里急后重等症状。中毒型多见于2～7岁体质健壮儿童，起病急骤，见高热、精神萎靡、四肢厥冷等，可迅速发生循环衰竭和/或呼吸衰竭，临床上以全身毒血症、休克和/或中毒性脑炎为主要表现，初起可无腹痛、腹泻症状。根据临床表现，分为休克型（周围循环衰竭型）、脑型（呼吸衰竭型）和混合型等。

2. 慢性菌痢

急性菌痢病程迁延超过2个月以上不愈者，为慢性菌痢。根据临床表现，可分为慢性迁延型、急性发作型和慢性隐匿型3型。

要点五　实验室检查

1. 一般检查

血常规检查，急性菌痢白细胞总数及中性粒细胞计数可增加，慢性患者可有贫血。粪便常规检查，外观为黏液脓血便，镜下可见大量白细胞、红细胞。

2. 病原学检查

（1）细菌培养：粪便细菌培养阳性即可确诊。

（2）免疫学和核酸检测：具有早期、快速的优点。目前尚未在临床推广应用。

要点六　诊断与鉴别诊断

1. 诊断

依据流行病学史、症状体征及实验室检查进行综合诊断。确诊须依赖于病原学检查。

2. 鉴别诊断

菌痢应与霍乱等感染性腹泻相鉴别。中毒型菌痢应与乙脑、疟疾等疾病相鉴别。

要点七　治疗

1. 西医治疗原则

急性菌痢中普通型病原治疗首选喹诺酮类药物，儿童和孕妇患者如非必要不宜使用。

中毒型菌痢应针对病情，采用改善微循环、解痉、纠正休克、降低颅内压等救治措施。慢性菌痢还应注意改善胃肠功能等。

2. 中医辨证论治

（1）湿热痢：治疗原则为清利湿热，调气行血。方药用芍药汤加减。

（2）疫毒痢：治疗原则为清热解毒，凉血理气。方药用白头翁汤加减。

（3）寒湿痢：治疗原则为散寒除湿，调气行血。方药用胃苓汤加减，或平胃散加减。

（4）阴虚痢：治疗原则为养阴清肠。方药用驻车丸加减。

（5）虚寒痢：治疗原则为温补脾肾，涩肠固脱。方药用真人养脏汤加减。

（6）休息痢：治疗原则为温中清肠，调气化滞。方药用连理汤加减，或四君子汤合香连丸加减。

要点八　预防

管理传染源，急慢性病人和带菌者应隔离或定期访视，彻底治疗。切断传播途径，搞好个人和环境卫生。易感人群可口服疫苗。

细目八　近年新发、多发传染病概况

要点一　近年新发的传染病概况

近年新发传染病的出现和流行严重威胁人们的生命健康。为有效防控传染病疫情和积极采取救治措施，我国《传染病防治法》新增加了3种传染病。规定传染性非典型肺炎和人感染高致病性禽流感为乙类法定传染病，同时采取甲类传染病的预防、控制措施。手足口病为丙类法定传染病。

1. 传染性非典型肺炎

WHO命名为严重呼吸窘迫综合症（SARS），2003年曾在我国26个省流行。该病传染性极强，病情进展快速，病死率高。属于中医学“瘟疫”、“热病”的范畴。其病因为疫毒之邪由口鼻而入，主要病位在肺，基本病机为邪毒壅肺、湿痰瘀阻、肺气郁闭、气阴亏虚（热、毒、湿、瘀、虚）。中西医结合治疗能够有效改善患者症状，降低病死率。同时，实践证明中医药有积极的预防作用。

2. 人感染高致病性禽流感

本病是由禽甲型流感病毒某些亚型中具有高致病性的毒株引起的急性呼吸道传染病，在我国散在发生。本病死亡率极高，中医药尚无系统认识和成熟的治疗经验。

3. 甲型H1N1流感

其病原体是一种新型的甲型H1N1流感病毒，2009年开始，在包括我国在内的全球大部分地区大规模流行。本病属于中医“疫毒”、“戾气”致病，病位在肺。中医药早期治疗可以取得较好疗效，可以降低重症病例病死率。

要点二　近年多发的传染病概况

手足口病是由肠道病毒引起的急性传染病，在全球多个国家和地区流行，多发生于学龄前儿童。近年在我国出现的重型病例多由 EV71 病毒感染引起，可以出现死亡病例。本病属于中医“温病”范畴，病因为感染疫毒时邪，湿热蕴结，心火炽盛等，病位在肺、脾、心、肝脏。初步临床观察发现，中医药治疗普通型可以减轻发热、皮疹等症状，治疗重型可以改善症状和降低危重症死亡率。

（李秀惠）

第三单元　医院感染

细目　消毒与隔离

要点一　消毒

消毒是用物理或化学方法消灭停留在不同的传播媒介物上的病原体，藉以切断传播途径，阻止和控制传染的发生。消毒种类：疫源地消毒和预防性消毒。消毒方法分为高效消毒法、中效消毒法、低效消毒法等。

要点二　隔离

隔离是指把传染期内的患者或病原携带者置于不能传染给他人的条件之下，防止病原体向外扩散，便于管理、消毒和治疗。隔离种类：严密隔离、呼吸道隔离、消化道隔离、接触隔离、昆虫隔离等。

要点三　医院感染的预防

医院感染预防的基本特点：①既要防止血源性疾病的传播，也要防止非血源性疾病的传播；②强调双向防护，既防止疾病从患者传至医务人员，又防止疾病从医务人员传至患者；③根据疾病的主要传播途径，采取相应的隔离措施，包括接触隔离、空气隔离和微粒隔离。

（李秀惠）

医学心理学

第一单元　心理学基础知识

细目　人的心理现象

要点一　心理学的内容

心理学是研究心理现象发生、发展规律的科学。心理现象是心理活动的表现形式，心理活动包括心理过程和个性心理。它们是两个不可分割的部分。科学的心理观认为，人的心理其实质可以理解为以下三个方面：脑是心理的器官，心理是脑的机能；心理是客观现实的反映；人的心理是对客观现实主观的、能动的反映。

要点二　认识过程：感觉、知觉、记忆、想象和注意

1. 感觉

感觉是直接作用于感觉器官的客观事物的个别属性的反映。人主要的感觉分为外部感觉和内部感觉。

几种感觉的现象：

①适应：是指当刺激连续作用时，感觉随时间延续逐渐发生变化，感受性降低甚至消失的现象。

②联觉：一种感觉引起另一种感觉的现象。如颜色可以引起温度觉。

③补偿：当某种感觉受损或缺失后，其他感觉会过度进行补偿。例如，失明的人触觉一般都很灵敏。

④掩蔽：是当不同感觉器官同时接受刺激时，一种感觉使另一种感觉感受性减低的现象。如一些牙科诊所利用音乐镇痛。

⑤后像：是刺激消失之后感觉暂时存留的现象。如在夜晚关灯之后，视觉仍然能暂时存留灯亮时的形象。

2. 知觉

知觉是人脑对直接作用于感觉器官的客观事物的各个部分和属性的整体反映。知觉是以感觉为基础的，同时是感觉的深入和发展，是一种纯粹的心理现象。

（1）知觉的基本特征

①知觉的选择性：作用于人的感官刺激丰富多彩，但人并非对所有刺激作出反应，而只选取其中少数刺激进一步加工，并做出反应，这种特性称为知觉的选择性。

②知觉的理解性：根据已有的知识经验，对感知的事物进行加工处理，并用语词加以概括、赋予说明的组织加工过程。知觉的理解性主要受到个人的知识经验、言语指导、实

践活动以及兴趣爱好等多种因素的影响。

③知觉的整体性：人根据知识经验把直接作用于感官的客观事物的多种属性整合为统一整体的组织加工过程。

④知觉的恒常性：当客观事物的物理特性在一定范围内已发生变化，而知觉仍保持相对稳定特性的组织加工过程，称为知觉的恒常性。

（2）几种主要的知觉

①空间知觉：对物体距离、形状、大小、方位等空间特性的知觉称为空间知觉。空间知觉包括距离知觉、形状知觉和方位知觉。

②时间知觉：人对客观现象的延续性和顺序性的感知称为时间知觉。

③运动知觉：人对物体在空间位移的知觉称为运动知觉。运动知觉是视觉、动觉、平衡觉等多种感官协同活动的结果，其中视觉起着重要的作用。运动知觉包括真正运动知觉和似动知觉。似动指在一定时间和空间条件下，人们在静止物体间看到移动，或者在没有连续移动时看到连续移动。

④错觉：指人对客观事物不正确的知觉。错觉现象十分普遍，几乎在各种知觉中都可以发生。视错觉在各种错觉中表现得最为明显，研究得也最多，如图形错觉、大小错觉等。

3. 记忆

记忆是人脑对过去经验的保持和再现。

（1）记忆的分类：根据记忆的内容分为形象记忆、逻辑记忆、情绪记忆和运动记忆4种。根据输入信息编码加工方式的不同和储存时间的长短分为瞬时记忆、短时记忆和长时记忆3种。其中，瞬时记忆又叫感觉记忆，是记忆的开始。保持时间短，为0.25~2秒，有鲜明的形象性。短时记忆是瞬时和长时记忆的中间阶段，此阶段储存的时间稍长，但不超过1分钟，其容量相当有限。短时记忆的信息经过复述成为长时记忆。长时记忆保持在1分钟以上直到许多年，甚至终生的记忆。

（2）记忆系统：在记忆过程中，由于从信息的输入到提取经过的时间间隔不同，对信息的编码方式也不同，可以把记忆分为3种系统，即感觉记忆系统、短时记忆系统和长时记忆系统。

①感觉记忆：感觉刺激作用后仍在脑中继续短暂保持其映象的记忆，是信息加工的第一阶段。感觉记忆的特点是：信息保持的时间短，图像记忆约1秒左右，听觉稍长，但不超过4秒；信息完全按照物理特性编码，并以感知的顺序被登记，具有鲜明的形象性；记忆信息容量由感受器的解剖生理特点所决定，几乎进入感官的信息都能被登记，但感觉记忆痕迹很容易衰退，只有受到注意的信息才能转入短时记忆。

②短时记忆：短时记忆是指脑中的信息在1分钟之内的加工编码记忆，又称为工作记忆。短时记忆的基本特征：信息在无复述的情况下一般只有5~20秒，最长也不超过1分钟；短时记忆的容量有限，记忆广度为7±2组块；信息易受干扰，很难恢复，复述是使短时记忆的信息转入长时记忆的关键；短时记忆的信息编码主要采用语言听觉形式编码，少量的是视觉或语义编码。

③长时记忆：是指信息在人脑中长久保持的记忆，又称为永久性记忆。长时记忆的特点：长时记忆容量无限；信息保持时间长，理论上认为是永久存在的；信息编码以意义编

码为主，包括语义编码和表象编码；长时记忆的储存有两种，包括程序性记忆和陈述性记忆。程序性记忆是一种技能记忆，是个人对具有先后顺序的活动的记忆。陈述性记忆是个人对事实性信息的记忆。

（3）记忆过程：记忆的三个基本环节是识记、保持和遗忘、回忆和再认。

①识记：记忆过程从识记开始，它是保持、回忆和再认的必要前提。根据识记有无明确的目的，可将识记分为无意识记和有意识记。无意识记是指事先没有预定目的，不需要任何有助于识记的方法，也不需意志努力而进行的识记。有意识记是指具有明确的识记目的，并通过一定意志努力，采取一定方法进行的识记。在其他条件相同的情况下，有意识记的记忆效果比无意识记好。

识记还可根据识记材料有无意义或识记者是否了解其意义分为意义识记和机械识记。

②保持和遗忘：保持以识记为前提，在再认或回忆中得到体现。对识记过的材料不能再认或回忆，若表现为错误的再认或回忆称为遗忘。

德国心理学家艾宾浩斯首先对遗忘做了系统的研究，提出著名的艾宾浩斯遗忘曲线，也称保持曲线。曲线表明了遗忘发展的规律：遗忘进程不是均衡的。遗忘的发展，时间上看是“先快后慢”，数量上是“先多后少”。

③回忆和再认：回忆是把以前经历过的事物在头脑中重新呈现并加以确认的心理过程。回忆常常以联想的形式出现，联想的种类有接近联想、类似联想、对比联想和因果联想。再认是当经验过的事物再次出现时能够识别确认的过程。

4. 想象

想象是人脑中对已有表象进行加工改造而创造新形象的过程。想象促进智力发展，想象力的发展是智力发展的一个极为重要的方面。

根据想象时有无目的性和计划性可以把想象分为有意想象和无意想象。有意想象是有预定的目的，自觉地进行的想象。无意想象是没有预定目的和计划而产生的想象。根据创造性程度的不同，可以把想象分为再造想象和创造想象。

5. 注意

注意是心理活动对某种事物的指向和集中，它本身并不是独立的心理活动过程，而是伴随心理过程并在其中起指向作用的心理活动。指向性和集中性是注意的两个特点。

要点三　情感过程：情绪和情感的定义、分类和作用

（一）情绪和情感的定义

情绪和情感是人对客观事物的态度的体验，是人的需要是否获得满足的反映。情绪和情感是人类心理生活的一个重要方面，也是人对客观现实的一种反映形式。

（二）情绪和情感的分类和作用

1. 情绪的分类和作用

情绪是多种多样的，种类划分很难有明确的界定，一般认为快乐、愤怒、恐惧和悲哀是最基本、最原始的 4 种情绪。

情绪状态是指在某种事件或情境的影响下，在一定时间内所产生的一定情绪状况。最

典型的情绪状态有心境、激情和应激3种。

（1）心境：心境是一种深入的、比较微弱的、持久的、影响人的整个精神活动的情绪状态，如得意、忧虑。心境具有弥散性，它不是关于某一事物的特定体验，而是由一定情境唤起后在一段时间内影响各种事物的态度体验。

（2）激情：激情是一种强烈的、短暂的、爆发性的情绪状态。激情通常由一个人生活中具有重大意义的事件所引发。激情发生时有明显的外部表现，如面红耳赤、咬牙切齿等。激情状态下，人的认识活动范围缩小，控制力减弱，对自己的行为后果不能做出适当的估价。

（3）应激：应激是在出乎意料的紧急情况下所引起的情绪状态，是人对某种意外的环境刺激作出的适应性反应。应激状态有时使人做出平时不可能做出的大胆判断和行为，所谓急中生智；另一些时候可能使人知觉狭隘，注意局限，思维迟滞，行动刻板，正常能力也得不到发挥。

2. 情感的分类和作用

情感是指与人的社会性需要相联系的主观体验。人类高级的社会性情感主要有道德感、理智感和美感。

（1）道德感：道德感是个体根据一定社会政治道德标准，评价自己或他人的行为、举止、思想、意图时产生的情感体验。当个体自身的言行符合基本道德准则时，就会产生幸福感、自豪感，否则就会产生自责、内疚、不安等。当别人的言行符合基本道德准则时，人们就会对他产生尊敬、钦佩、爱慕感，对那些违背了基本道德标准的思想和行为，人们就会产生厌恶感、鄙视感等。

道德感是在人的社会实践中发生和发展的，不同的历史时期、不同的社会制度、不同阶级具有不同的道德标准。所以道德感具有社会性、历史性和阶级性。

（2）理智感：理智感是人在智力活动过程中认识和追求真理的需要是否满足而产生的情感体验。这类情感和人的认识活动、求知欲望、认识兴趣以及对客观规律的探求有着密切联系。人们在认识世界和改造世界的过程中，形成并发展了认识和追求真理的需要，形成了理智感。认识活动越深入，求知欲越强，追求真理的兴趣越浓厚，理智感也就越深厚。

理智感是人们认识世界和改造世界的动力之一，对人们学习知识、认识事物、发现规律和追求真理的活动具有积极的推动作用。理智感的表现形式有探索未知事件时所表现出的求知感、获得新知识时的喜悦感、对新异事物的好奇心和新异感、对奇异现象的惊奇感、对某种理论的怀疑感和确信感、对真理的热爱感、对谬误和迷信的鄙视和憎恶感等。

（3）美感：美感是客观事物是否符合个人审美需要而产生的个人体验，根据对象可以分为自然美感、社会美感和艺术美感三类。美感受个人的审美观、审美能力、社会性、历史性等诸多因素的影响。人的审美标准既反映了事物的客观属性，又受到个人的思想观点和价值观念的影响。在不同的文化背景下，不同民族、不同阶级的人对事物美的评价可能有所不同。“桂林山水甲天下”就是对自然美的感悟。

要点四　个性的定义、内容和个性心理特征

1. 个性的定义、内容

在心理学中个性可以理解为一个人的整个心理面貌，即具有一定倾向性的各种心理特征的总和。部分心理学书籍，也把个性翻译为人格。个性是复杂的，是多侧面、多层次的统一体。个性的心理结构包括个性倾向性和个性心理特征两大部分。

2. 个性的心理特征

个性的心理特征包括能力、气质和性格。

（1）能力：能力是直接影响活动的效率，使活动顺利完成的个性心理特征。能力在活动中形成和发展，并且在活动中表现出来。能力可以分为一般能力和特殊能力。一般能力包括观察力、记忆力、注意力、思维能力、想象力，也就是通常说的智力，它们适用于广泛的活动范围，并保证人们较容易和有效地掌握知识，与认识活动密切联系。特殊能力只在特殊活动领域内发生作用，如音乐能力、色彩鉴别能力、图画能力等。为了顺利完成某种活动而形成的多种能力的完备结合称为才能。才能的高度发展就是天才。能力是在遗传和环境两大因素支配下由成熟和学习交互作用的结果。个体在能力上存在着个别差异。

（2）气质：气质是个体心理活动稳定的动力特征。所谓心理活动的动力特征主要指心理过程的速度和稳定性、心理过程的强度以及心理活动的指向性等方面的特点。

（3）性格：性格是一个人在现实的稳定态度下和习惯化了的行为方式中所表现出来的个性心理特征。性格的个体差异很大，性格一经形成就比较稳固，并且贯穿于全部行动之中。个体一时的偶然表现，不能认为是其性格特征，只有经常性、习惯性的表现才能认为是个体的性格特征。

（孔军辉）

第二单元　心理应激

细目　应激反应

要点一　应激、应激源及种类

应激是个体觉察环境刺激对生理、心理及社会系统造成负担过重时的整体现象，所引起的反应可以是适应的，也可以是适应不良的。引起一定反应并产生结果的刺激就是应激源。

心理应激源可分为以下4类：

1. 躯体性应激源

是指引起生理反应的直接作用于人体的各种物理、化学和生物学刺激，如冷、热、噪音、病毒、损伤等，这些刺激会导致心理反应。过度的疲劳也属于躯体性应激源。

2. 心理性应激源

挫折和心理冲突是最重要的两种心理性应激源。个人需求强烈或对自己的要求过高，凡事要求完美，而能力限制或信息不够都会导致心理的反应。人际关系的冲突往往是很大的心理性应激源。

3. 社会性应激源

社会性应激源的范围很广，生活中的很多事件都可能成为应激源。生活事件也称生活变化，主要是指可以造成个人的生活风格和行为方式改变，并要求个体去适应或应对的社会生活情境和事件。

4. 文化性应激源

产生文化性应激源的主要原因是社会文化环境的改变，如迁居异地，文化、语言等环境的变化给人带来的不适应。社会的巨变同样可带来对个体的持久影响。

要点二　中介机制和应激反应

1. 应激的心理中介机制

心理中介机制主要是指对应激源的觉察和评价。中介机制中以心理的作用最为重要，心理的变化影响着脑-内分泌-免疫系统的变化。

2. 应激的生理中介机制

对于生理中介的因素虽尚未全部探明其细微的机理，但脑的作用与行为的关系，心理、神经、内分泌、免疫领域的研究已有许多资料。

3. 应激反应

应激的心身反应包括心理反应和生理反应。应激的心理反应存在很大的个体差异，但是从心理反应的性质来看，一类是积极的心理反应，一类是消极的心理反应。

积极的心理反应可以引起适度的皮层唤醒水平和情绪唤醒，注意力集中，思维敏锐和动机调整适宜。消极的心理反应常常是过度唤醒，通常会产生不良情绪，导致认知能力降低，甚至自我概念模糊。

要点三　应对与心理防御机制

1. 应对

应对是个体对因生活事件而出现自身不平衡状态所采取的认知和行为措施。

2. 心理防御机制

精神分析学说通过自我的无意识过程来探讨个体如何应付外界压力，认为在面临挫折或冲突时，个体会不自觉地运用防御机制来改变对现实的感知，从而维护理性的自我形象，使情绪得到调节，而不是客观地面对并解决问题。

（孔军辉）

第三单元　心身疾病

细目一　心身疾病的概述

要点一　心身疾病的特点

心身疾病又称心理生理疾患，是一类在发病、发展、转归和防治等方面都与心理－社会因素密切相关的躯体疾病。

心身疾病有以下主要特征：主要是由心理－社会因素刺激，通过情绪和人格特征等作用而发病；必须具有躯体症状和与症状相关的体征，有明确的器质性损害；损害往往涉及的是植物神经所支配的组织或器官；区别于神经症和精神病；大多数病人不了解心理－社会因素在自身发病中的作用。

要点二　心身疾病的诊断要点

对心身疾病的诊断要重视病因中的心理社会因素，对心身疾病的诊断不仅要通过体格检查做出躯体诊断，还要尽量发现病人的心理社会因素刺激，根据心身相关的概念，作出全面正确的诊断。心身疾病的诊断包括躯体诊断和心理诊断两个方面。

要点三　心身疾病的治疗原则

心身疾病的治疗要兼顾病人的生物学和心理－社会诸方面，不仅要采用有效的生物医学手段在躯体水平上处理实在的病理过程，而且必须在心理和社会水平上加以干预或治疗。治疗达到消除心理－社会刺激因素、消除心理学病因和消除生物学症状三个目标。

细目二　临床心身相关问题

要点一　临床典型的心身疾病

1. 消化性溃疡。
2. 神经性厌食。
3. 原发性高血压。
4. 冠心病。
5. 肥胖症。
6. 支气管哮喘。
7. 偏头痛。
8. 肿瘤。

要点二　睡眠障碍与疼痛心理

1. 睡眠障碍

睡眠障碍既可见于正常人，也可以是各种疾病的伴随症状。睡眠障碍分为 4 大类：入睡和维持睡眠障碍（主要指失眠）、白天过度瞌睡、睡眠中的行为异常和睡眠节律紊乱。

（1）失眠：失眠分为入睡困难型、保持睡眠困难型和早醒型。造成失眠的原因主要有心理－社会因素、环境与外在因素、疾病及药物因素。

失眠的治疗有药物治疗、针对原发病治疗和心理治疗。心理治疗包括：①端正对睡眠的认识；②养成良好的睡眠习惯；③创造美好环境；④安抚扰乱心理。

（2）其他睡眠障碍

①白天过多瞌睡：主要表现为白天出现无法克制的睡意，可有无意识动作、认知功能降低等表现。

②睡眠中的异常行为：主要是指与睡眠有关的发作性躯体异常和行为异常，如梦游症、梦呓、睡行症、夜惊、梦魇、磨牙和机体不自主跳动等。

③睡眠节律紊乱：患者的睡眠模式与常规的作息不同，表现为入睡和觉醒时间后移。治疗都应当首先排除精神性疾病和癫痫等器质性病变，然后针对不同情况采取相应措施，消除影响睡眠的不良因素。

2. 疼痛心理

疼痛是一种复杂的心理、生理现象，疼痛的程度与损害程度不一定一致，心理－社会因素对疼痛的影响较大。

（1）社会学习：疼痛从某种意义上与社会学习过程相关。

（2）对处境的认知评价：对疼痛刺激的含义理解不同，疼痛体验也不同。

（3）注意力：如果把注意力集中在自己的痛觉上，疼痛就会更加剧烈。相反，把注意力集中在疼痛以外的事物上，对疼痛的感觉就会处于抑制状态。

（4）情绪状态：恐惧、生气、内疚等情绪是疼痛的催化剂，人的情绪状态在痛知觉中起到重要作用。

（5）人格特征：自尊心强的人常常表现出较高的疼痛耐受性，具有疑病、抑郁、癔症、紧张等特征的人对疼痛更敏感。

（6）暗示：暗示对疼痛影响很大。

此外，宗教、文化、信仰等因素也能影响疼痛的感受和耐受。

要点三　妇科和儿科心身疾病

1. 妇科心身疾病

心理－社会因素在妇科疾病发病、发展中起到重要作用。妇科病人的心理问题许多是由月经、妊娠、分娩等这些女性特有的生理现象所引起的。这些心理问题有时候还会引起强烈的心身反应，转化为心身障碍。妇科常见的心理问题干预有以下几方面：

（1）大力开展健康教育，普及医疗卫生知识，向广大妇女宣讲月经、妊娠、分娩等生理卫生、心理健康科学知识，改变不良认识，从而改善不良心理刺激的影响。

（2）对不良情绪严重的病人，可通过心理支持疗法、认知心理疗法改善不良认知和不良情绪。

（3）通过心理指导，帮助患者改善不良个性，提高心理素质，从而改善心身反应，促进心身健康。

2. 儿科心身疾病

儿童期个体的生理和心理处于快速发展阶段，由于大脑结构和相关功能的发育正在完善之中，大脑缺乏对植物神经和情绪活动的有效调节，极易受到体内外各种因素的影响从而导致心身疾病。儿科心身疾病的心理干预包括心理护理和心理治疗两方面。

（孔军辉）

第四单元　心理障碍

细目一　心理障碍的概述

要点一　心理障碍的判断标准

1. 内省的经验标准

内省的经验是通过患者自己的主观经验和观察者根据自身的活动经验来判别的。

2. 社会适应的标准

是指在社会常模的基础上来衡量行为顺应是否完善，人的行为是否与环境协调一致。一个人成长的过程是不断适应社会的过程，使其从一个自然人转变成为一个社会人。若一个人成人后不能适应它所处的社会环境，则其有心理障碍。如人格障碍就形成了某些整体适应能力受损的人格特点。主要考察患者对人对己的态度、在群体中的表现、与他人交往和处理人际关系是否恰当、对社会实践和社会关系的看法是否适应社会的要求等。

一般认为，社会适应能力包括4个方面：①自理生活的能力；②人际交往与沟通能力；③工作、学习和操持家务的能力；④遵守道德、行政、法律和习俗等社会规则的能力。

3. 医学标准

该标准是将心理变态当作躯体疾病一样看待。有些异常的心理现象或致病因素在正常人的身上不一定存在，若在某人身上发现这些致病因素或疾病的症状则被判断为异常。这个标准比较客观，但是运用的范围比较窄。

4. 统计学标准

该标准有两个假设，一是人群中某一心理现象或行为方式的程度是正态分布的；二是评价是正常的，统计学检验有显著性差异的，即是有障碍的。凡是符合这两个标准的心理现象和行为方式才可以用统计学方式来衡量。但是统计学标准也不是普遍适用的。

要点二　心理障碍的分类

心理障碍的表现有：神经症性障碍、人格障碍和其他类型心理障碍。

细目二　神经症性障碍

要点一　神经症性障碍的临床特征与常见症状

1. 临床特征

神经症性障碍主要临床表现为烦恼、焦虑、紧张、恐怖、强迫、疑病、抑郁等，患者有严重的痛苦体验，一般无幻觉、妄想等精神病性症状；患者自知力良好，往往主动求医；患者往往有大量的躯体症状主诉，却无法查明器质性病变；同时生活自理能力、社会适应能力和工作能力基本没有缺损。病程多迁延不愈。

2. 常见症状

（1）精神易兴奋、易疲劳。

（2）情绪症状：主要表现为焦虑、恐惧、抑郁及情绪易激惹。

（3）强迫症状：在强迫性神经症中表现最为明显。

（4）疑病观念：在疑病性神经症中疑病观念表现得最为突出。

（5）慢性疼痛。

（6）头痛。

（7）心慌。

（8）植物神经症状群。

（9）睡眠障碍。

（10）性功能障碍。

要点二　临床常见神经症性障碍：焦虑症、抑郁症、恐惧症、强迫症、神经衰弱

1. 焦虑症

焦虑是一切神经症性障碍表现的基础，也是所有神经症性障碍的一个共同症状。但在焦虑性神经症中，患者对焦虑的体验要显著得多，弥漫性也大得多，每时每刻都会感到很高程度的恐惧，同时伴有显著的植物神经症状和肌肉紧张，以及运动性不安。焦虑可继发于多种神经症性障碍，但只有原发性焦虑症状可视为焦虑性神经症。焦虑性神经症有两种主要的临床形式，即惊恐障碍和广泛性焦虑。

2. 抑郁症

抑郁性神经症是一种以心境低落为主要临床表现的神经症性障碍，其特征是有强烈的、强迫性的、弥漫性的和持续的抑郁情绪。在抑郁性神经症患者的生活中，每天都充满不快和悲伤，并常伴有焦虑、躯体不适和睡眠障碍。由于迁延不愈，患者感到内心痛苦，

常主动求治。

3. 恐惧症

该症是指与现实根本不对应的完全耗费性恐惧。恐惧症的恐惧都有某种具体的对象，如某些事物或特殊的情境，与在焦虑中体验到的泛化恐惧不同。患者明知自己的恐惧是过分的、不合理的和不必要的，但仍然成为它们的囚徒，即这种认知并不能防止恐怖发生。由于患者不能自我控制，因而极为回避所害怕的事物或情境。

4. 强迫症

临床表现以强迫症状为特征。强迫症的特点是有意识的自我强迫和自我反强迫同时存在，二者的尖锐冲突使患者异常焦虑和痛苦。患者体验到，观念或冲动来源于自身，但违反自己的意愿，遂极力抵抗和排斥，却无法控制。患者认识到强迫症状是异常的，但无法摆脱。本病常发生于青年期。

5. 神经衰弱

神经衰弱的主要表现是与精神易兴奋相联系的精神易疲劳、心情紧张、烦恼和易激惹等情绪症状，伴随肌肉紧张性疼痛和睡眠障碍等生理功能紊乱症状。

细目三　其他类型的心理障碍

要点一　人格障碍及类型

人格障碍是指人格特征明显偏离正常，从而使患者形成特有的行为模式，对环境适应不良，明显影响社会功能和职业功能，或者患者自己感到精神痛苦。人格障碍一般早年开始，不存在智能障碍，对自己的行为和问题具有自知力，但是人格明显偏离正常，常常发生动机不明的行为。

人格障碍分为以下6种类型：

1. 偏执型人格障碍。
2. 分裂型人格障碍。
3. 反社会型人格障碍。
4. 冲动型人格障碍。
5. 表演型人格障碍。
6. 强迫型人格障碍。

要点二　行为不良

不良行为包括酒瘾、烟瘾、药物依赖、贪食与厌食等。

（孔军辉）

第五单元　心理健康

细目一　心理健康概述

要点一　心理健康的意义

1948 年，世界卫生组织（WHO）为健康提出的定义是："健康，不仅仅是没有疾病和身体的虚弱现象，而是身体上、心理上和社会上的完满状态。" 1990 年进一步对健康的定义作了补充，即健康是指一个人身体健康、心理健康、社会适应健康和道德健康四个方面。一般认为，心理健康就是以积极的、有效的心理活动，平稳的、正常的心理状态，对当前和发展着的社会、自然环境以及自我变化有良好的适应能力；并由此不断地发展健全的人格，提高生活质量，保持旺盛的精力和愉快的情绪。

心理健康的意义有三个方面：一是有助于群体心理疾病的防治；二是有助于个体心理健康的发展；三是有助于社会精神文明的建设。

要点二　心理健康的标准

心理健康的标准具有相对性，许多心理学家提出了自己的观点，其中马斯洛的 10 项标准得到了较多认可。10 项标准是：①有充分的适应能力；②充分了解自己，并对自己的能力作恰当的估计；③生活目标能切合实际；④与现实环境保持接触；⑤能保持人格的完整和谐；⑥有从经验中学习的能力；⑦能保持良好的人际关系；⑧适度的情绪发泄与控制；⑨在不违背集体利益的前提下，有限度地发挥个性；⑩在不违背社会规范的情况下，个人基本需求能恰当满足。

我国心理学家从适应能力、耐受力、控制力、意识水平、社会交往能力、康复力、愉快胜于痛苦的道德感等方面阐述了心理健康的标准。其中有智力正常、情绪良好、人际和谐、社会适应和人格完整 5 条标准值得重视。

细目二　心理健康的发展

要点一　不同年龄的心理健康：婴幼儿、儿童期、青春期、中年期和老年期

1. 婴儿期

婴儿时期的心理健康，不仅影响婴儿的生长发育，对其今后的成长都有着重要的影响。婴儿期的心理健康被认为是心理健康的起点，如儿童期出现的心理疾病包括发育迟缓、情绪不稳定等多数是因为婴儿时期抚养不当。

该时期的关键问题包括：①母乳喂养的重要性；②增进母爱，帮助婴儿建立依恋关系，减少分离焦虑；③保证充足的睡眠；④促进运动与智力的发展。

2. 幼儿期（3～6岁）

幼儿期心理健康应注意的是：①促进幼儿语言的发展；②对幼儿的独立愿望因势利导；③玩耍与游戏是幼儿的主导活动，应帮助幼儿走出自我中心，学会与人交往，建立合作伙伴关系；④正确对待孩子的无理取闹和过失；⑤父母的言行举止注意起到表率作用。

3. 儿童期（6～12岁）

儿童期也称学龄期。该阶段心理健康应注意的是：①科学、合理地安排学习，帮助小学生入学的适应，培养正确的学习动机和学习习惯；②组织社会劳动，在集体活动中发展友谊感和责任心；③培养开拓创造性思维；④注意情商的培养，帮助其建立良好的道德情操，积极、乐观、豁达的品性，持之以恒的韧性，同情和关心他人的品质，并善于调控自己的情感。

4. 青少年期

青少年心身发展快，达到一生的高峰，也是为中年打基础的时期。该期心理健康的常见问题包括：①学习问题，是家长关注的焦点问题；②情绪、情感问题；③恋爱与性的问题。

针对容易出现的心身问题，父母应为青少年健康成长创造良好的家庭氛围，学校和社会应对青少年健康成长提供良好的环境。

5. 中年期

中年期是一生中发展最成熟、精力最充沛、工作能力最强的阶段，中年人是整个社会的中坚力量。中年人的心身特点是：①生理从成熟走向衰退；②智力发展到最佳状态；③个性成熟与稳定。

中年人心理发展中常出现的问题有：①反应速度与记忆能力下降；②渴望健康与追求成就的矛盾；③人际关系错综复杂；④家庭与事业的双趋冲突。

心理保健方面要建立可行的保健与监测体系，加强自我心理保健。

6. 老年期

老年期生理和心理功能都已经过了鼎盛时期，心身发展的特点是：各个器官生理功能逐渐衰退，认知能力和应变能力下降；智力水平开始下降，容易产生孤独心理和恐惧心理。老年人心理发展中常出现的问题有：①不适应退休生活；②主观健康评价差；③性生活问题；④对死亡的恐惧。

老年人心理保健的目标是提高生活质量，渡过一个愉快的晚年。

要点二　不同群体的心理健康：家庭、学校和职业

1. 家庭

家庭环境对个体心理健康具有重要意义。家庭内部平等、民主、相互尊重，才能有温馨和幸福的生活。家庭心理问题主要反映为代际之间及夫妻之间的关系问题。家庭崩溃和家庭冲突及家庭教育子女的方式也会带来很多心理问题。加强家庭成员的沟通，增进相互间的理解，互相关心、帮助和尊重，避免家庭的破裂，采用正确的教育子女的方式方法，及增强家庭成员对家庭的责任感等均是增进和维护家庭心理健康的重要措施。

2. 学校

学校是现代社会中个体社会化的重要场所，学校生活构成了个体发展的重要环节。学校环境对学生心理健康状态的维系甚为重要。在学习负担和升学的压力下，导致学生紧张、焦虑情绪的产生。长此以往，势必严重影响青少年的心理健康和发展。

3. 职业群体

职业活动是人们实现自我价值，寻求社会与他人尊重，谋求生活经费来源的主要渠道。职业性质和职业环境是社会生活和社会环境中最重要的部分，这是因为它在很大程度上决定着人们的安宁、幸福、前途等问题。工作环境、工作安排、人际关系等都会直接影响每个工作人员的身心健康。职业群体的心理健康主要是通过提高职业满意度、促进人际关系和谐、实现工作环境优化及劳动组织合理化来达到的。

（孔军辉）

第六单元　病人心理与医患关系

细目一　病人的心理问题

要点一　病人角色

病人角色是以社会角色为基础的，社会角色是社会规定的用于表现社会地位的行为模式。病人角色有以下特点：减免平日“正常”的社会责任；有接受帮助的义务；有恢复健康的责任；有寻求医疗帮助的责任。

要点二　病人的心理需要

病人除了具有一般人所共有的多种心理需要外，还具有在疾病状态下的特殊心理需要。主要表现在以下4个方面：

1. 接纳的需要。
2. 尊重的需要。
3. 提供诊疗信息的需要。
4. 安全的需要。

要点三　病人的一般心理问题

病人身体上的损伤会直接或者间接造成其心理变化，主要表现为焦虑、行为退化、愤怒、抑郁和猜疑。

要点四 各类病人的心理特点：门诊、住院和手术病人

1. 门诊病人

门诊病人的心理要求主要有以下三点：

（1）希望能及时就诊，并得到良好的医护对待。

（2）期盼明确的诊断，以妥善治疗。

（3）急诊病人较普通门诊病人心理反应更强烈。

2. 住院病人

住院无疑对疾病的诊断和治疗都会带来好处，然而住院又是疾病较为严重的标志，它会让病人产生心理－社会应激。

（1）环境突变增加了病人的负性心理。

（2）生活方式的不适应。

（3）工作及家庭生活中断易产生自我认同迷失，带来心理压力。

3. 手术病人

（1）手术病人的一般心理：手术往往被人们认为是重大的生活事件，病人的心理压力很大。求生的欲望使他们对医务人员产生依赖心理。

（2）手术前病人的心理：手术都具有一定的危险性和不可预期性，病人的心理负担很重。

（3）术前心理准备：术前心理准备可以调整病人对手术和麻醉的认识，缓解心理冲突，使之更容易配合手术，同时也能减轻病人术中的痛苦，促进术后恢复。

4. 手术后病人的心理问题

手术前的心理问题通过实施手术而大都解决，或已时过境迁，手术后的各种实际问题便在较长的恢复期内不时出现，如手术之后的疼痛。如果术后疼痛持续时间较长，应考虑是否为术后抑郁或心理退化所致。

细目二 医患关系

要点一 医患关系的模式与重要性

1. 医患关系的定义

医患关系是人际关系的一种，是人际关系在医疗情境中的一种具体化形式。医患关系有狭义与广义之分。狭义的医患关系是特指医生与患者关系的一个专门术语，广义的医患关系指以医生为主体的人群与以患者为中心的人群的关系。

2. 医患关系的模式

医患关系常常用医患关系模式来描述。此模式根据医生的地位、患者的地位、主动性的程度将医患关系分为3种类型：主动－被动型、指导－合作型和共同参与型。

（1）主动－被动型：这是一种具有悠久历史的医患关系模型。医务人员处于完全主动

的地位，患者处于完全被动的地位。这种模式在现代医学实践中普遍存在。

(2) 指导－合作型：这是一种构成现代医疗实践医患关系基础的模型，医患间存在着相互作用。在这种关系中，虽然患者有一定的地位和主动性，但在总体上医患的权利是不平等的。按照这个模式，在临床实践中医生的作用占优势，同时又在一定程度上调动了患者的主动性。在这种模式中，医生是主角，患者是配角。目前临床上的医患关系多属于此种模式。

(3) 共同参与型：在这种模式的医患关系中，医务人员和患者有近似相等的权利和地位，医生帮助患者进行自疗。几乎所有的心理治疗均属于这种模式。在这个模式中，医生和患者都是主动的，患者的主观能动作用得以充分发挥。

要点二　医务人员的心理素质培养

医务人员应当有较强的自我控制能力，保持稳定的情绪，不把工作及个人生活中的不愉快发泄到患者身上，这不仅是一种职业的道德要求，也是医务人员保持心身健康的一个重要途径。医务人员应注意培养良好的性格特征，善于使用安慰性、鼓励性和劝说性的语言，对病痛之中的患者进行安慰，这样会使他们感到温暖，心情愉快。医务人员对患者的鼓励实际上是对患者的心理支持。

要点三　医务人员与患者的沟通技巧

1. 语言交流的要领

语言交流的要领是：尊重患者、遵循一定社会语言规范、及时反馈。

2. 语言交流的技巧

语言交流的技巧有：倾听、同感反应、控制谈话方向、及时恰当反应、沉默技巧。

（孔军辉）

医学伦理学

第一单元　医学的道德传统

细目一　中国医学的道德传统

要点一　中国医学道德规范

1. 对待患者——至亲之想

中国古代医家认为，医生应从患者的痛苦出发，把患者当做亲人来对待。“不得问其贵贱贫富，长幼妍媸，怨亲善友，华夷愚智，普同一等，皆如至亲之想。”“凡病家大小贫富人等，请视者便可往之，勿得迟延厌弃，欲往而不往，不为平易。”

2. 治学态度——至精至微

中国古代医家注重道德的一个重要特征是精于医术。“博极医源，精勤不倦。”省疾问病，要“至意深心，详察形候，纤毫勿失，处判汤药，无得参差”。

3. 服务态度——一心赴救

中国古代医家把及时地抢救患者作为自己的天职。“见彼苦恼，若己有之，深心凄怆，勿避崄巇、昼夜、寒暑、饥渴、疲劳，一心赴救。”

4. 医疗作风——端正淳良

中国古代医家十分重视医生的作风和仪表。医生要“正己正物”。“正己”指精通医理，严肃医风；“正物”指诊断正确，用药恰当。

5. 对待同道——谦和谨慎

谦和谨慎是古代医家处理同道关系的道德原则。“道说是非，议论人物，炫耀声名，訾毁诸医，自矜己德。偶然治瘥一病，则昂首戴面而有自许之貌，谓天下无双，此医人之膏肓也。”

要点二　中国古代医学家的道德风范

1. 张仲景

张仲景（公元150～219年）名机，东汉医学家。东汉末年，战乱频仍，疾疫流行，人多病死。张仲景深为感慨，发愤精研古代医经，广收各家方书，著成《伤寒杂病论》16卷。张仲景以“仁爱救人”为准则，以“救人活命”为己任，行医治病，从不分贵贱贫富，“上以疗君亲之疾，下以救贫贱之厄”，受到人民群众的爱戴。

2. 孙思邈

孙思邈（公元581～682年），唐代医学家。他医术精湛，医德高尚，在《备急千金要方》的“大医精诚”中对医生在为患者诊治疾病中的道德要求做出了详细的说明，成为规范后世医家行为、激励后人高尚医德的精神力量。

3. 钱乙

钱乙（1035～1117年），北宋医学家。他医术精湛，屡愈危证，名震朝野。他为人治病不分贵贱。“自是戚里贵室，逮士庶之家，愿致之，无虚日”。钱乙70多岁时回到故乡，虽然手挛痛，坐卧不起，但登门求医者仍“扶携襁负，累累满前，近自邻井，远或百数十里，皆授之药”。

4. 陈实功

陈实功（1555～1636年），明代医学家。他医术高明，医德高尚，深得病家信任。他提出“遇贫难者，当量力微赠，方为仁术”。他在《外科正宗》一书中提出了医生的“十要”和“五戒”。对医生的学习、知识结构、药物的选择和配制、对同道的态度、防治疾病、医生对患者家庭和社会的责任、对待患者馈赠等都做出了详细的规定。

5. 徐大椿

徐大椿（1693～1771年），清代医学家，著有《内经诠释》、《慎疾刍言》、《洄溪脉学》、《医学源流论》、《伤寒约编》等。他医风严谨，待人诚朴，关心贫苦百姓疾苦，认为“医者能正其心术，虽学不足，犹不至于害人。况果能虚心笃学则学日近，学日近则治必愈。”

细目二　外国医学的道德传统

要点一　外国医学道德规范

1. 救死扶伤，尽职尽责

要求医务人员把维护患者的生命、增进人类健康看做是最崇高的职责。

2. 平等待人，一视同仁

指医务人员尊重和关心患者的权利、利益，强调医务人员与患者、患者与患者之间在人格上的平等。

3. 医行庄重，语言和蔼

目的在于调动患者的积极性，使其密切配合治疗，以及帮助患者建立良好的心理素质。

4. 慎言守密，尊重患者

要求医务人员要全力解除患者痛苦，尽量给予其精神安慰，使之对生活充满希望，并为其保守秘密。

5. 尊重同仁，团结协作

要求医务人员在协调好医患关系的同时，还要处理好医务人员之间的关系。

要点二　外国医学家的道德风范

1. 希波克拉底

希波克拉底（约公元前460~371年）古希腊医学家，为后世留下了十分丰富的医学著作《希波克拉底文集》共70卷，流传至今的有60卷，涉及面很广。希波克拉底堪称“西方医学之父”。“西方医学史上最早的一位巨人”。他认为，医生对一切患者不论穷人与富人都应尽职尽责，一切为患者利益着想。他的医德理论和实践也为西方医学道德的发展奠定了基础。

2. 阿维森纳

阿维森纳（公元980~1037年），阿拉伯医学全盛时期最杰出的医学家。他对穷人体贴入微，立志习医免费为患者治病。除免费施诊外，还出钱救济穷人。他临终前将家奴全部解放，把余下的钱全部分给贫民。

3. 塞尔维特

塞尔维特（1511~1553年），西班牙著名的医生和学者。他提出血液循环理论，坚信科学，反对迷信，为医学事业献出了宝贵的生命。

4. 南丁格尔

南丁格尔（1820~1910年），近代护理学和护士教育的创始人。她主张从人道主义出发，帮助患者完成疾病的“修复过程”。注意患者护理过程的自然环境和生理因素，对患者的饮食起居，空气、阳光、通风、环境等都提出了具体的要求。创办了世界上第一所护士学校，注重学生道德品质的培养。

5. 野口英世

野口英世日本明治时期著名的传染病学家和医生。20世纪初，拉丁美洲各国流行黄热病，许多人死亡。他亲赴病区，在拉丁美洲的厄瓜多尔热带丛林中，对死亡率极高的传染病——黄热病的病因进行了4个月的潜心研究，终于找到了黄热病的病原体，又冒着生命危险奔赴非洲黄热病疫区，以身殉职。

（张金钟）

第二单元　医学伦理学的基本原则与范畴

细目一　医学伦理学的基本原则

要点一　不伤害原则

1. 概念

不伤害原则是指在医学服务中不使患者受到不应有的伤害。损伤是医学实践中客观存在的现象。不伤害原则强调医务人员对患者高度负责、保护患者健康和生命，努力使患者免受不应有的伤害。

2. 医疗伤害的分类

（1）有意伤害与无意伤害：有意伤害是由于医务人员极其不负责任，拒绝给患者必要的诊治、抢救，或者出于增加收入等私利，为患者滥施不必要的诊治手段所直接造成的故意伤害。无意伤害是指医务人员实施正常诊治中导致的间接伤害。

（2）可知伤害与意外伤害：可知伤害是指医务人员知晓的不可避免的伤害。意外伤害是指医务人员无法预先知晓的对患者的伤害。

（3）可控伤害与不可控伤害：可控伤害是指医务人员经过努力可以降低、甚至可以避免的伤害。不可控伤害是指超出医务人员控制能力的伤害。

（4）责任伤害与非责任伤害：责任伤害是指有意伤害以及虽然无意但属可知、可控而未加认真预防与控制的伤害。不伤害原则就是针对责任伤害提出的。非责任伤害是指意外伤害或虽可知但不可控的伤害。

3. 不伤害原则的具体要求

强化以患者为中心和维护患者利益的动机和意识，坚决杜绝有意和责任伤害；恪尽职守，千方百计防范无意的但可知的伤害以及意外伤害出现，不给患者造成本可避免的身体上、精神上的伤害和经济上的损失；正确处理审慎与胆识的关系，经过风险/治疗、伤害/受益的比较评价，选择最佳诊治方案，并在实施中尽最大努力把可控伤害控制在最低限度之内。

要点二　有利原则

1. 概念

有利原则是指把有利于患者健康放在第一位，切实为患者谋利益，亦称行善原则。

2. 有利原则与不伤害原则的关系

有利原则与不伤害原则有着密切关系。有利包含不伤害；不伤害是有利的起码要求和体现，是有利的一个方面。有利原则由两个层次构成，低层次是不伤害患者，高层次是为患者谋利益。不伤害原则为有利原则规定底线，奠定了基础。

3. 有利原则的具体要求

（1）科学、全面地思考以患者健康利益为核心的患者利益，如挽救生命、止痛、康复、治愈、节省医疗费用等正当心理需求和社会学需求。

（2）提供最优服务，努力使患者受益，包括预防疾病和损伤、促进和维持健康，照料那些不能治愈的患者，提高患者的生活质量，追求安详死亡。

（3）努力预防或减少难以避免的伤害。

（4）全面权衡利害得失，选择受益最大、伤害最小的医学决策。

（5）坚持公益原则，将有利于患者与有利于社会健康公益有机地统一起来。

要点三　尊重原则

1. 概念

尊重原则是指医患交往时应该真诚地相互尊重，并强调医务人员尊重患者及其家属。

2. 狭义的尊重原则与广义的尊重原则

（1）狭义的尊重原则：狭义的尊重原则要求尊重患者的人格，尊重患者独立的平等的人格尊严，不允许“重病不重人”，不允许做有损患者人格的事。人格权是一个人生下来即享有并受到法律、道德肯定和保护的权利。在我国，依据现行法律和伦理传统，每一位公民都享有生命权、健康权、身体权、姓名权、肖像权、名誉权、荣誉权、人格尊严权、人身自由权等；隐私权或者其他人格利益；人去世后仍享有的姓名权、肖像权、名誉权、荣誉权、隐私权、遗体权等；具有人格象征意义的特定纪念物品的财产权。其中，自然人的生命权、健康权、身体权及其死后的遗体权等属于物质性人格权，其余的属于精神性人格权。

（2）广义的尊重原则：广义的尊重原则还包括尊重患者的自主性，保证患者在能够理性地选择诊治决策时的自主选择。患者的自主权并不因其罹患疾病、处于弱势地位而降低和丧失。相反，正因其身心在承受病痛折磨，更应得到医务人员的尊重。尊重患者自主性的伦理价值在于从根本上体现和保障患者的健康权益。

3. 坚持尊重原则的意义

尊重原则是医学人道主义基本精神的必然要求和具体体现，也是现代生物 - 心理 - 社会医学模式的必然要求和具体体现。实现尊重原则是建立和谐医患关系的必要条件和可靠基础，是保障患者根本权益的必要条件和可靠基础。

要点四　公正原则

1. 概念

公正原则是指在医学服务中公平地对待每一位患者。

2. 形式公正与内容公正

公正由形式层面的公正和内容层面的公正组成。形式公正是指同样的人给予相同的待遇，不同的人给予不同的待遇。内容公正是指不同个体的地位、能力、贡献、需要等决定其承担的社会义务和权利。

3. 医疗服务公正观

医疗服务公正观是形式公正与内容公正的有机统一，即做出同样社会贡献具有相同条件的患者，应得到同样的医疗待遇，贡献和条件不同的患者则享受有差别的医疗待遇；在基本医疗保健需求上要求做到绝对公正，即人人同样享有；在特殊医疗保健需求上要求做到相对公正，即为具有同样条件的患者提供同样的服务。

4. 医疗公正原则

（1）政府在宏观管理上全面负起医疗公正的职责，建立以广大群众基本医疗保健机制和家庭经济困难人群医疗救助机制为基础的完善的公正医疗制度和规则，当好医疗公正的“守门人”。

（2）医疗卫生机构直接负起医疗公正的职责，以全面覆盖、功能互补、结构合理的医疗保健格局为依托，为广大人民群众提供人人享受得起、数量充足、质价相称的医疗保健服务。

（3）医务人员具有公正素质，恪尽职守，平等地对待每一位患者，合理地使用稀有卫生资源。

细目二　医学伦理学的基本范畴

要点一　权利与义务

1. 权利

（1）患者的权利

①患者权利的概念：患者权利是指患者在患病就医期间所拥有的而且能够行使的权力和应该享受的利益，也称患者权益。患者权利包括法律层面的权利和道德层面的权利。

②患者道德权利的内容：

第一，平等医疗权。公民人人享有平等的生命健康权；所有患者在社会地位、人格尊严等方面都是相互平等的；患者与医务人员双方的社会地位、人格尊严是相互平等的。

医务人员在与患者及其家属交往时平等相处，一视同仁地对待不同患者；医务人员在满足患者基本医疗保健需求时体现和保证公平，在满足患者不同层次尤其是特殊医疗保健需求时体现和保证公平。不尊重患者平等医疗权必然受到社会的谴责，造成严重后果的，要受到法律的制裁。

第二，自主权。患者享有经过深思熟虑以后做出的自主的、合乎理性的选择和决定，以及改变这些选择和决定的权利，包括有权选择医院、医生，有权自主决定采取合理的诊治决策，有权放弃或拒绝诊治。

医务人员要尊重和保障患者或其家属的自主决定；慎重、负责任地处理患者自主放弃或终止治疗的决定。

第三，知情同意权。患者有权获悉与自己疾病诊治相关的一切信息，并根据自己的利益做出选择。不经患者或者其家属知情同意而实施的诊治是不道德的，甚至是违法的。

医务人员要以口头或书面的形式为患者及其家属提供关于患者疾病的医学信息，使患者及家属全面了解诊治决策的利与弊，包括诊治的性质、作用、依据、损伤、风险、意外等，鼓励患者及其家属提出他们所关心的任何问题，以及患者在完全知情后，自主、理性地做出的负责任的承诺。患者或者家属做出同意的必要条件是：具备自主选择的合法身份，具备认知理解能力，具备理性的决策能力。

第四，保密和隐私权。患者享有要求医务人员为其隐私、疾病信息的保守秘密的权利。医务人员要自觉地尊重患者的隐私，为患者的隐私和诊疗信息保密。

（2）医务人员的权利

①医务人员权利的概念：医务人员的权力是维护和保证患者普遍、平等医疗权利的实现，促进患者的身心健康。所以，医务人员的权力必须服从患者的权利。

②医务人员权力的内容：

第一，有权对患者的疾病作出判断，并根据自己的临床经验采取必要的治疗措施。

第二，有权根据病情需要开具诊断证明，证明患者是否需要休息，甚至是否承担某些社会或法律责任。

第三，有权要求患者或家属配合诊治。

第四，有权干涉对自主选择意向违背社会利益、他人利益、自身根本利益患者的行为。

2. 义务

（1）医务人员的道德义务

①医务人员道德义务的特点：医务人员的道德义务具有不以享有某种权利为前提和自觉自愿履行的特点。道德义务没有相应的权利获得，它的履行全凭自己的使命感、内心信念和意志。

②医务人员道德义务的内容

第一，为患者治疗疾病是医师基本的道德义务，包括为患者诊断治疗的义务、为患者解除痛苦的义务、对患者及其家属解释说明的义务。医务人员要以维护患者健康为己任，全身心为患者诊治疾病；抢救危重患者时，要处置果断、敢于承担风险；尽可能为患者、患者家庭、社会减少治病费用，减轻大病造成的经济负担。

第二，对社会负责的义务。出现疫情和突发灾难，医务人员要毫不犹豫的进入疫区、灾区，控制和消灭疫情，救治伤员。患者是社会的一员，对患者负责与对社会负责是一致的。在个别患者利益与社会利益发生矛盾时，医务人员应坚持社会利益为重。

（2）患者的道德义务

①保持健康和恢复健康。②积极配合医生治疗。③支持医学科学研究。

要点二　情感、良心

1. 医德情感

（1）医德情感的概念：医德情感是指医务人员对医疗卫生工作及患者的职业态度和内心体验，它是建立在对患者的生命和健康高度负责基础上的崇高道德情感。

（2）医德情感的特点：①具有医学职业的特殊性。②具有理智性。③具有纯洁性。

（3）医德情感的内容

①同情感：同情感是医务人员对患者的遭遇和不幸在自己的情感上发生共鸣，并以相应的态度表现出来的怜悯情感。医务人员面对受疾病折磨、盼望救治的患者，思想上自然产生一种痛苦的感觉。

②责任感：责任感是建立在为患者解除病痛神圣职责基础上的，对医务人员的行为起主导作用的情感。

③事业感：事业感是医务人员积极探索疾病、勇于追求真理的道德情感。

2. 医德良心

（1）医德良心的概念：医德良心是指医务人员对医德义务和医德责任的自觉认识，是医务人员在自我意识中按照一定的医德准则进行的自我评价能力。

（2）医德良心的特点

①存在于医务人员意识之中的对患者和社会负责的道德责任感，是在学习医学知识和从事医疗活动中，认识到自身的使命、职责和任务而产生的对患者和社会应尽道德义务的强烈而持久的愿望。

②医师在内心深处进行自我评价的能力，是医师在深刻理解职业道德原则和道德规范的基础上，以高度负责的态度对自己行为进行自我判断和评价的心理过程。

（3）医德良心的作用

①医疗行为前的选择作用：医务人员在做诊疗准备时，职业良心会促使他根据自己的道德义务作出正确的抉择，避免失误，防止医疗差错。

②医疗行为过程中的监督作用：职业良心对符合医德要求的诊断、治疗给予肯定和鼓励，对不符合医德要求的给予抑制和克服，促使医务人员以良心发现的形式随时主动调节自己的行为。

③医疗行为结束后的评价作用：诊疗工作完成后，医务人员对履行了道德义务的操作感到满足和欣慰；对没有履行道德义务或造成的不良后果和影响感到内疚、惭愧和悔恨，自我谴责，主动反省自己的缺陷和不足。

要点三　审慎、保密

1. 审慎

（1）审慎的概念：审慎即周密谨慎，是指医务人员在医疗行为之前的周密思考和医疗过程中的谨慎认真。审慎既是医务人员内心信念和良心的具体表现，又是医务人员对患者和社会的义务感、责任感、同情感的总体表现。

（2）审慎的道德要求

①在医疗实践的各个环节，应自觉地做到认真负责，谨慎小心，兢兢业业，一丝不苟。李时珍在《本草纲目》中把“用药”比喻成“用刑”，“谈即便隔生死”。

②不断地提高自己的业务水平，在技术上做到精益求精。

2. 保密

（1）保密的概念：保密是指医务人员在防病治病的医疗活动中应当保守医疗秘密，不得对外泄露。医疗秘密包括患者及其家庭生活、个人隐私，独特的体征及畸形、“不名誉”的疾病（性病、精神病、妇科病）以及不良诊断的和预后。

（2）保密的内容

①为患者保密：医生无权泄露由于执行医疗任务而获知的有关患者的疾病、隐私及家庭生活的情况。这是对患者人格的尊重。

②对患者保密：征得患者家属同意，医生不告诉患者所患危重疾病的病情。这是为加强疗效、提高患者治疗疾病的信心而采取的一种保护性的医疗措施。

（3）保密的道德要求

①询问病史、查体从疾病诊断的需要出发，不有意探听患者的隐私。对在诊疗中知晓的患者的隐私进行保密。

②对某些可能给患者带来精神打击的诊断和预后，应对患者保密。

③医务人员在向家属交代病情时，应选择合适的时机和场合，并嘱咐家属不宜将危重病情过多地向亲友泄露，不要在患者面前过分悲伤，以免引起患者猜测，增加患者的疑虑和心理负担。

要点四　荣誉与幸福

1. 荣誉

（1）医务人员的荣誉观：医务人员的荣誉是建立在全心全意为人民健康服务基础之上

的。医务人员热爱医学事业，全心全意为人民的健康服务，并在自己的岗位上作出贡献，获得社会的褒奖，因而产生荣誉感。

（2）医务人员的荣誉是个人荣誉与集体荣誉的统一。个人荣誉中包含着集体的智慧和力量，集体荣誉也离不开每个医务人员辛勤工作作出的贡献。集体荣誉是个人荣誉的基础和归宿，个人荣誉是集体荣誉的体现和组成部分。

（3）荣誉的作用：荣誉对医务人员的行为起评价和激励作用，促使医务人员严格要求自己，力争使自己的行为获得社会的肯定和赞许，并努力保持自己的荣誉，不断进步。

2. 幸福

（1）医务人员幸福观的特点

①物质生活和精神生活的统一：既包含物质生活的改善和提高，在职业服务中获得应有的物质报酬；又包含精神生活的充实，从患者的康复中获得其精神上的满足，从而感受幸福和快乐。

②个人幸福和集体幸福的统一：国家富强和集体幸福是个人幸福的基础，离开集体幸福，医务人员的个人幸福是无法实现的。在强调集体幸福高于个人幸福的前提下，积极关心和维护医务人员的幸福是必要的。

③创造幸福和享受幸福的统一：医务人员只有在为患者的服务之中，通过辛勤劳动、精心治疗、使患者恢复健康、得到社会的肯定，才能获得物质上和精神上的利益和享受。因此，医务人员的幸福寓于职业劳动和创造之中，是创造与享受的统一。

（2）医务人员幸福观的作用

①促使医务人员将个人幸福建立在崇高的职业生活和职业理想的追求上，体现在救死扶伤、防治疾病的平凡而又伟大的医疗工作中，从集体幸福和患者康复的欢乐中获得幸福。

②促使医务人员认识到没有苦就没有乐，没有辛勤的耕耘就难以体会收获的欣慰和欢乐，感受到自身价值的实现和工作意义，更加热爱自己的专业，努力地工作，将自己毕生的精力献给医疗卫生事业。

（张金钟）

第三单元　临床诊疗的道德要求

细目一　临床诊断的道德要求

要点一　询问病史的道德要求

1. 举止端庄，态度热情

医生举止端庄、态度热情，可以使患者、患者家属产生信赖感和亲切感，能缓解患者的紧张心理，有利于患者倾诉病情、告知与疾病有关的隐私，从而获得全面而可靠的病史资料，避免漏诊、误诊。

2. 全神贯注，语言得当

医生要精神集中、冷静，语言温馨、通俗，避免使用专业性强、难以理解的术语，避免使用惊叹、惋惜、埋怨的语言。这样既有利于正确的诊断，又可减轻患者的心理负担。

3. 耐心倾听，正确引导

医生要耐心地倾听患者及其家属的述说，并善于整理、分析、综合，引导患者及其家属介绍有关病情的重要信息。要避免机械地听记，避免对疾病的主观臆断，避免误导。

要点二　体格检查的道德要求

1. 全面系统，认真细致

医生要按照一定的顺序检查，不遗漏部位和内容，不放过任何疑点，做到一丝不苟。对难以确定的体征要反复检查或请上级医生核查。对于危重患者，特别是昏迷患者，为了不耽误抢救，可以扼要、重点检查，但病情缓解后，必须充分检查。

2. 关心体贴，减少痛苦

在体格检查过程中，要根据患者的病情选择舒适的体位，动作要敏捷，手法要轻柔，要用语言转移患者的注意力，不要让患者频繁的改变体位，更不能动作粗暴，以免增加患者的痛苦。

3. 尊重患者，心正无私

始终保持对被检查的尊重，要根据体检的需要依次暴露和检查各部位。检查异性、畸形者时，态度要庄重。遇到难以合作者，要讲清体检对诊断、治疗的重要性，不可勉强，待做好工作再查，或先查容易检查的部位。男医生为女性体检，要有女护士在场。

要点三　辅助检查的道德要求

1. 从诊断要求出发，目的纯正

辅助检查要从患者所患疾病诊查的实际出发。简单检查能解决问题的，不得作复杂而危险的检查；少数几项检查能得出结论的，不得做更多的检查。怕麻烦、图省事，需要做的检查项目不做是失职行为；出于“经济效益”的需要进行“大撒网”式的、与疾病无关的检查同样是失职行为。

2. 知情同意，尽职尽责

确定了辅助检查项目后，要向患者和家属讲清楚检查的目的和意义，得到同意后再行检查。特别是一些比较复杂、费用比较昂贵或危险较大的检查，更应得到患者的理解和同意。有些患者对某些检查，如腰穿、骨穿、内镜等，因惧怕痛苦而拒绝检查，医生应尽职尽责地向患者解释，讲清辅助检查对尽早确定诊断和进行治疗的意义，不能不做解释听其自然，也不能强行实施检查而剥夺患者的自主权。

3. 综合分析，切忌片面

辅助检查能够使医务人员更深入、更细致、更准确地认识疾病，为疾病的诊断提供重要依据。但是由于辅助检查受各种条件的严格限制，有些结果反映的又是局部表现或瞬间状态，存在一定的局限性，因此，要注意将辅助检查的结果与病史、体格检查资料综合分析，防止片面夸大辅助检查在诊断中的作用。

4. 密切联系，加强协作

辅助检查分别在不同的医技科室或研究室进行，而各医技科室和研究室都有自己的专业特长。医技人员要利用自己的特长主动地开展工作，在自己的专业领域不断进取，更好地为患者服务。临床医生与医技人员既要承认对方工作的相对独立性和重要性，又要相互协作、共同完成对患者的诊断任务。

要点四　会诊的道德要求

1. 一切从维护患者利益出发

会诊的目的是分析病情，做出正确的诊疗决策，维护患者的身心健康。

2. 经治医生应客观陈述患者的状况

经治医生对患者的病情及信息掌握比较全面，必须客观介绍情况，虚心求教，不得夸大病情及其复杂程度，不得推卸责任。

3. 尊重科学，学术面前人人平等

无论什么级别的医生在参与会诊时都应具有严谨的科学精神，实事求是的作风，不能碍于情面不发表意见，也不得指责、挑剔，提出不切实际的意见。

细目二　临床治疗的道德要求

要点一　药物治疗的道德要求

1. 对症用药，剂量适宜

医生必须明确疾病的诊断和药物的性能、适应证和禁忌证，根据患者的病情选择药物，确定适宜的剂量。

2. 合理配伍

在联合用药时，合理配伍可以提高患者抵御疾病的能力，也可以克服或对抗一些药物的副作用，使药物发挥更大的疗效，减少毒副作用。要掌握药物的配伍禁忌，预防药源性疾病。

3. 节约费用

在确保疗效的前提下，尽量节约患者的费用。常用药、国内生产的药物能达到疗效时，不用贵重药、进口药；不开大处方。

4. 严守法规

按国家法规处方用药。

要点二　非药物治疗的道德要求

1. 手术治疗的道德要求

（1）术前：严格掌握指征，对手术效果与代价要进行全面的权衡，提出手术方案，充分考虑麻醉和手术中可能发生的意外，并制定出相应的对策。得到患者及家属对手术的真正理解和同意，签订患者及家属知情同意协议书。帮助患者在心理上、躯体上做好接受手术治疗的准备。

（2）术中：认真操作，一丝不苟。一旦手术上遇到问题，要大胆、果断、及时地处理。对意识清醒的手术患者，医务人员还要给予安慰，告知手术进展情况，缓解患者的紧张情绪。

（3）术后：密切观察病情，理解并帮助患者减轻痛苦，发现异常，及时处理，尽可能减少或消除意外情况。

2. 针灸推拿治疗的道德要求

（1）尊重患者。在针灸推拿治疗中，多数情况是一位医生为一位患者服务，医生要尊重患者的隐私。

（2）耐心体贴。针灸推拿在非麻醉条件下进行，由于病情不同，患者对疼痛感知的个体差异大，医生在操作中态度要和蔼，手法要精细，动作要轻，尽量减轻患者痛苦。

3. 心理治疗的道德要求

尊重和满足患者的心理需要，建立良好的医患关系。从患者的具体情况出发，选择适当的治疗方法，保证治疗效果。尊重患者的隐私，采取必要的安全保护措施。帮助患者建立和谐的亲属关系。

4. 饮食治疗中的道德要求

①保证饮食营养的科学性和安全性。②创造良好的进餐环境和条件。③尽量满足患者的饮食习惯和营养要求。

（张金钟）

第四单元　疾病预防的道德要求

细目一　卫生防疫道德

要点一　卫生防疫的道德内涵

预防疾病是最经济、最积极的医学服务，反映着社会道德进步。预防医学的工作效果直接关系到整个民族的健康素质和国家的繁荣昌盛，关系到人类的命运和前途。

要点二 卫生防疫的道德要求

1. 坚持群众受益，维护公益

预防医学实践的目的和根本宗旨是维护和改善人们的生产、生活环境，保护生产力，提高社会成员的整体健康水平，促进社会的繁荣和发展。

2. 坚持“预防为主”

以饱满的工作热情，积极、主动地采取各种措施维护和改善环境，消灭可能引发疾病的各种因素，充分发挥第一级预防的作用。面对已经出现的疫情要积极采取措施，隔离传染源，切断传染渠道，保护易感人群，有效地控制疫情的发展。

3. 严谨求实，秉公执法

要坚持原则，不徇私情，秉公执法。依法打击损害他人健康、破坏自然和社会环境的行为。

4. 文明礼貌，团结协作

要互相支持，齐心协力；要深入群众，虚心听取群众意见，取得全社会的支持和配合。

细目二 中医“治未病”理论的道德内涵

要点一 “治未病”理论

“上医治未病”是中国传统医学的重要思想，养生、防病为历代医家所重视。“养生”中的“生”包括生命、生存、生长；“养”包括保养、调养、补养、护养。“养生”的内涵，一是延长生命的时限，二是提高生活的质量。构建中医特色明显、技术适宜、形式多样、服务规范的预防保健服务体系是“治未病”健康工程的目标。不断提高中医预防保健服务的能力和水平，满足人民群众日益增长的多层次、多样化的中医预防保健服务需求是“治未病”健康工程的目的。以“治未病”理念为指导，融健康文化、健康管理、健康保险为一体是“治未病”健康工程的服务模式。

要点二 “治未病”实践的道德准则

1. 以提高人民群众健康水平为目的

自觉树立为提高人民群众健康水平服务的意识，在临床实践中普及“治未病”理念和方法。将中医学强调的心理健康、饮食养生、运动养生、气功养生、药物养生等方法传达给患者及其家属。

2. 发掘和整理“治未病”理念和方法

整理、研究包括道家、儒家在内的中国传统“治未病”理念和方法。道家的养生思想强调“清静无为”，“保养精气、顺乎自然、气功修炼”，“恬淡虚无，真气从之，精神内守，病安从来。”儒家的养生思想强调“天行健，君子以自强不息”。“仁者寿”、“智者寿”、“欲而不贪”是儒家在养生道德理念上的重要思想。这两种思想形成了一个静动结合的思维方式，贯穿在中医养生学发展过程中。

（张金钟）

第五单元　医学研究道德

细目一　人体试验的道德准则

要点一　有利于医学和社会发展

医学研究的主要目的是改善预防、诊断和治疗的方法，提高对疾病病源和疾病发生因素的认识。人体试验的根本目的在于研究人体的生理机制，探索疾病的病因和发病机理，改进疾病的诊断、治疗和预防措施，维护和促进人类的健康水平以及促进医学的发展。人体试验必须做到有利于医学发展，有利于社会的文明进步。背离这一根本目的，为个人私利或小团体利益的试验是不道德的行为。

要点二　维护受试者利益

任何生命科学研究都必须保护受试者的利益，做到受试者利益第一，医学利益第二。在人体研究之前，首先预测试验过程中的风险，如可能对受试者造成身体上或精神上的严重伤害，无论这项研究的科学价值有多大，也无论对医学的发展和人类的健康具有多么重要的意义，都不得实施。

要点三　受试者知情同意

受试者知情是同意的前提和必要条件。同意的基本条件包括：受试者处于能够自由选择的地位、受试者有正常的理解力、受试者具备必要的知识。受试者做出同意决定后，经过思考撤销原来的决定，研究者必须给予理解和支持。

要点四　严谨的科学态度

研究者要细心观察，精确测量，深思熟虑。人体试验必须建立在基础实验、动物实验等前期试验基础之上。人体试验前，必须周密思考该试验的目的、要解决的问题、预期的治疗效果及可能产生的危害，预期的受益必须超过可能出现的损害。所选择的临床试验方法必须符合科学标准和伦理标准。试验方案的设计须经过严密的科学论证，有极高的可信度和可靠性，以确保试验中不发生意外。严谨的科学态度是人体试验顺利进行的重要保障。

细目二　医学研究的伦理审查

要点一　伦理审查程序

（1）研究前必需提交伦理委员会审查：所有以人为实验对象的科研项目都要向伦理审查委员会提交伦理审查申请报告。

（2）获得伦理委员会批准后方可开始研究。

（3）研究开展后，接受伦理委员会的全过程监督。

要点二　利益冲突的预防

1. 切实保障受试者利益

人体试验要充分考虑并切实保障受试者利益，最大限度地避免人体试验中发生意外事件，使人体试验的风险降低到最小。

2. 妥善处理对受试者的意外伤害

人体试验中发生意外事故造成对受试者的伤害时，要立即采取措施救护受试者，并按受试者受伤害情况给予相应的赔偿。

（张金钟）

第六单元　医德修养与评价

细目一　医德修养

医德修养是医务人员在医德方面通过自我教育、自我塑造，把医德理论、原则和规范转化为个人的医德品质的过程，是经过学习和实践所达到的医德境界。它包括两个方面：一是医务人员按照社会主义医德原则和规范磨炼意志、实践医德的过程；二是医务人员在医德实践中经过长期努力所达到的医德境界或医德水平。

要点一　医德修养的含义

1. 医德认识的提高

医德认识是医务人员医德品质形成的基础。医务人员只有认识自己医德行为的意义、个人和他人相互间的道德义务，掌握医德原则和规范，才能产生一定的思想感情，才能具有对自己行为的道德判断力，才能增强履行医德义务的自觉性。

2. 医德感情的丰富

医德情感是激发人们进行自我反省的动力。医德情感是在长期的医德实践中形成的。随着医德情感的不断深化，医务人员的事业心和责任感在日益增强，以高度的同情心和责任感为患者解除痛苦，履行医德义务。

3. 医德意志的形成

医德意志是指发自内心地对自己应尽义务的坚定信心和强烈责任心。锻炼医德意志，树立医德信念，关系到医德修养的形成和完善，是调节医德行为的精神力量。有了这种意志和精神，就能在疑难患者和危重患者面前敢担风险，知难而进。

4. 医德行为和习惯的养成

良好的医德行为和习惯是医德修养的目的，也是衡量医务人员医德水平的客观标志。

要点二　医德修养的途径、方法

1. 在医疗实践中加强医德修养

医学实践是医德修养的最根本方法和途径。医务人员只有投身于道德实践中，才能真正理解医学道德的内涵，才能培养医学道德情感，坚定医学道德信念，养成医学道德习惯，提高医德境界。

2. 努力做到“慎独”

慎独既是道德修养的一种方法，也是道德修养所要达到的无私奉献的医德境界。

第一，确立医德理想，增强医德修养的主动性和自觉性，持之以恒，坚持不懈。

第二，必须防微杜渐，在思想和行为的隐蔽和微小处下工夫。

第三，必须打消一切侥幸、省事的念头，在劳累过度、工作压力大的情况下，尤其要严格要求自己。

3. 勇于自我批评，自觉抵制违反医德的行为

自觉地进行自我批评是医德修养的一种方法。只有经常反省自己，敢于自我批评，才能与违反医德的行为作斗争。

细目二　医德评价

要点一　医德评价及标准

1. 医德评价的含义

医德评价是指人们根据一定的医德标准，对他人或自己的医德行为所作的善恶判断。医德评价有两种类型：一种是社会评价，即医德行为当事人之外的组织或个人通过各种形式对医务人员的职业行为进行善恶判断并表明倾向性态度；另一种是自我评价，即医务人员对自己的行为在内心深处进行的善恶判断。

2. 医德评价的标准

（1）疗效标准：即指医疗行为是否有利于患者疾病的缓解和根除。

（2）科学标准：即指医疗行为是否有利于医学科学的发展。

（3）社会标准：即指医疗行为是否有利于人类的健康、长寿、优生和人类生存环境的改善。

这三条标准是一个统一整体，其基本点在于维护患者的医疗利益和健康利益，总的目的是为了人类的健康和幸福。

要点二 医德评价方式

1. 社会舆论

社会舆论是医德评价中最普遍、最重要的一种方式。

2. 内心信念

内心信念是指医务人员发自内心地对医德义务的深刻认识和强烈的责任感，是把医德原则内化为高度自觉的思想品质，是医务人员对自己进行善恶评价的精神力量。内心信念具有深刻性、稳定性和自我监督性。

3. 传统习俗

传统习俗是人们在长期社会生活中形成的稳定的、习以为常的行为倾向和行为规范。

第七单元 医疗机构从业人员行为规范

细目一 医疗机构从业人员行为规范总则

要点 总则

1. 为规范医疗机构从业人员行为，根据医疗卫生有关法律法规、规章制度，结合医疗机构实际，制定本规范。

2. 本规范适用于各级各类医疗机构内所有从业人员，包括：

（1）管理人员。指在医疗机构及其内设各部门、科室从事计划、组织、协调、控制、决策等管理工作的人员。

（2）医师。指依法取得执业医师资格或执业助理医师资格，经注册在医疗机构从事医疗、预防、保健及临床科研教学等工作的人员。

（3）护士。指经执业注册取得护士执业证书，依法在医疗机构从事护理工作的人员。

（4）医技人员。指医疗技术人员，主要包括医疗机构内各种检验检查科室技术人员、口腔技师、康复理疗师、医学物理工程师和医疗器械检验、维护人员等。

（5）药学技术人员。指依法取得药学专业技术职称，在医疗机构从事药学工作的药师及技术人员。

（6）其他人员。指除以上五类人员外，在医疗机构从业的其他人员，主要包括物资、总务、设备、信息、统计、财务、基本建设、后勤等部门工作人员。

3. 医疗机构从业人员，既要遵守本文件所列基本行为规范，又要遵守与职业相对应的分类行为规范。

细目二　医疗机构从业人员基本行为规范

要点　基本行为规范

1. 以人为本，践行宗旨。坚持救死扶伤、防病治病的宗旨，以病人为中心，全心全意为人民健康服务。

2. 遵纪守法，依法执业。自觉遵守国家法律法规，遵守医疗卫生行业规章和纪律，严格执行所在医疗机构各项制度规定。

3. 尊重患者，关爱生命。遵守医学伦理道德，尊重患者的知情同意权和隐私权，为患者保守医疗秘密，维护患者合法权益；尊重患者被救治的权利，不因种族、宗教、地域、贫富、地位、残疾、疾病等歧视患者。

4. 优质服务，医患和谐。言语文明，举止端庄，认真践行医疗服务承诺，加强与患者的交流与沟通，自觉维护行业形象。

5. 廉洁自律，恪守医德。弘扬高尚医德，严格自律，不索取和非法收受患者财物，不利用执业之便谋取不正当利益；不收受医疗器械、药品、试剂等生产、销售企业或人员以各种名义、形式给予的回扣、提成，不参与其提供的各类娱乐活动；不违规参与医疗广告宣传和药品医疗器械促销，不倒卖号源。

6. 严谨求实，精益求精。热爱学习，钻研业务，努力提高专业素养，抵制学术不端行为。

7. 爱岗敬业，团结协作。忠诚职业，尽职尽责，正确处理同行同事间关系，互相尊重，互相配合，和谐共事。

8. 乐于奉献，热心公益。积极参加上级安排的指令性医疗任务和社会公益性的扶贫、义诊、助残、支农、援外等活动，主动开展公众健康教育。

细目三　医师行为规范

要点　具体行为规范

1. 遵循医学科学规律，不断更新医学理念和知识，保证医疗技术应用的科学性、合理性。

2. 规范行医，严格遵循临床诊疗规范和技术操作规范，使用适宜诊疗技术和药物，因病施治，合理医疗，不隐瞒、误导或夸大病情，不过度医疗。

3. 认真执行医疗文书制度，规范书写、妥善保存病历材料，不隐匿、伪造或违规涂改、销毁医学文书及有关资料，不违规签署医学证明文件。

4. 按规定履行医疗事故、传染病疫情和涉嫌伤害事件或非正常死亡报告职责。

5. 认真履行医师职责，强化责任安全意识，积极防范和控制医疗责任差错事件。

6. 开展医疗新技术时，保障患者及家属在充分知情条件下对诊疗决策的决定权，不违规进行试验性医疗。

（张金钟）

卫 生 法 规

第一单元　卫生法中的法律责任

卫生法律责任分为民事责任、行政责任和刑事责任三种。

细目一　卫生法中的民事责任

要点一　民事责任的概念及其特征

1. 概念

卫生法中的民事责任主要是指医疗机构和卫生工作人员或从事与卫生事业有关的机构违反法律规定侵害公民的健康权利时，应向受害人承担损害赔偿的责任。

2. 特征

（1）主要是财产责任；
（2）是一方当事人对另一方的责任；
（3）是补偿当事人的损失；
（4）在法律允许的条件下，民事责任可以由当事人协商解决。

要点二　民事责任的构成

构成损害赔偿的民事责任要同时具备下列四个条件：
（1）损害的事实存在；
（2）行为的违法性；
（3）行为人有过错；
（4）损害事实与行为人的过错有直接的因果关系。

要点三　承担民事责任的方式

《民法通则》规定，承担民事责任的方式有：停止侵害；排除妨碍；消除危险；返还财产；恢复原状；修理、重作、更换；赔偿损失；支付违约金；消除影响、恢复名誉；赔礼道歉。

卫生法所涉及的民事责任以赔偿损失为主要形式。

细目二　卫生法中的行政责任

要点一　行政责任的概念及其特征

1. 概念

卫生行政责任，是指卫生行政法律关系主体违反卫生行政法律规范，尚未构成犯罪所应承担的法律后果。

2. 特征

行政责任具有以下特征：

(1) 行政责任依据行政管理法规而产生。只有违反了行政管理法规所规定的义务，才需承担行政责任。

(2) 行政责任多发生在纵向的卫生管理方面，其责任形式是对实施违反行政法规的卫生工作人员、公民或法人给予行政制裁，其行政行为具有强制性。

(3) 行政责任的追究机关只能是国家行政机关或国家授权的企事业单位的行政领导机关。

要点二　行政责任的构成

行政责任的构成，必须同时具备以下三方面的条件：

(1) 违反卫生法中行政管理方面法律规定的义务。

(2) 行为人必须有过错，即主观上的故意或过失。

(3) 违法失职行为已经超过了批评教育的限度。

要点三　行政责任的形式

1. 行政处分

行政处分是指有管辖权的国家机关或企事业单位的行政领导对所属一般违法失职人员给予的一种行政制裁。行政处分的种类主要有警告、记过、记大过、降级、降职、撤职、留用察看、开除等形式。

2. 行政处罚

行政处罚是指卫生行政机关或者法律法规授权组织在职权范围内对违反卫生行政管理秩序而尚未构成犯罪的公民、法人和其他组织实施的一种卫生行政制裁。行政处罚的种类主要有警告，罚款，没收违法所得、没收非法财物，责令停产停业，暂扣或者吊销许可证、暂扣或者吊销执照等。

细目三　卫生法中的刑事责任

要点一　刑事责任的概念及特征

1. 概念

卫生刑事责任是指违反卫生法的行为，侵害了《刑法》所保护的社会关系构成犯罪所应承担的法律后果。

我国《刑法》规定了十余个与违反卫生法有关的罪名：

(1) 生产、销售假药、劣药罪；

(2) 生产、销售不符合卫生标准食品的犯罪；

(3) 生产、销售不符合卫生标准医疗器械、医用卫生材料的犯罪；

（4）非法行医情节严重的犯罪；

（5）违反《传染病防治法》的规定，引起甲类传染病传播或者有传播严重危险的犯罪；

（6）非法采集、供应血液罪或者制作、供应血液制品罪；

（7）违反国境卫生检疫罪；

（8）违反规定造成病菌种、毒种扩散罪；

（9）医务人员严重不负责任造成严重后果的犯罪；

另外，法律还规定了玩忽职守的犯罪、危害环境的犯罪等。

2. 特征

（1）刑事责任是最严厉的一种法律责任。它不仅可以剥夺犯罪行为人的财产和其他权利，而且可以剥夺其人身自由，甚至可以剥夺其生命。

（2）刑事责任只能由犯罪行为人承担，具有不可转移性。

（3）刑事责任只能由司法机关代表国家依法定程序予以追究。

要点二　刑事责任的构成

每一个犯罪构成必须同时具备四个要件：

（1）犯罪客体：是指我国刑法所保护而为犯罪行为所侵害的社会关系或各种合法权益。

（2）犯罪客观方面：是指犯罪活动的客观外在表现。

（3）犯罪主体：是指实施犯罪行为，依法应负刑事责任的自然人或法人。

（4）犯罪主观方面：指犯罪主体对自己实施的犯罪行为及危害结果所持的心理状态。

根据我国《刑法》规定，实现刑事责任的方式是刑罚。刑罚包括主刑和附加刑。主刑有管制、拘役、有期徒刑、无期徒刑、死刑。它们只能单独适用。附加刑有罚金、剥夺政治权利、没收财产。附加刑是补充主刑适用的刑罚方法，既可以独立适用，也可以附加适用。

（杨建红）

第二单元　相关卫生法律法规

细目一　《中华人民共和国执业医师法》

《中华人民共和国执业医师法》(以下简称《执业医师法》) 对医师在执业活动中享有的权利和履行的义务做了明确的规定。

要点一　执业医师享有的权利

1. 在注册的执业范围内进行医学诊查、疾病调查、医学处置、出具相应的医学证明文件，选择合理的医疗、预防、保健方案；

2. 按照国务院卫生行政部门规定的标准，获得与本人执业活动相当的医疗设备基本条件；

3. 从事医学研究、学术交流，参加专业学术团体；

4. 参加专业培训，接受继续医学教育；

5. 在执业活动中，人格尊严、人身安全不受侵犯；

6. 获取工资报酬和津贴，享受国家规定的福利待遇；

7. 对所在机构的医疗、预防、保健工作和卫生行政部门的工作提出意见和建议，依法参与所在机构的民主管理。

要点二　执业医师在执业活动中应履行的义务

1. 遵守法律、法规，遵守技术操作规范；

2. 树立敬业精神，遵守职业道德，履行医师职责，尽职尽责为患者服务；

3. 关心、爱护、尊重患者，保护患者的隐私；

4. 努力钻研业务，更新知识，提高专业技术水平；

5. 宣传卫生保健知识，对患者进行健康教育。

要点三　《执业医师法》对医师在执业活动中提出的法定要求

1. 医师实施医疗、预防、保健措施，签署有关医学证明文件，必须亲自诊查、调查，并按照规定及时填写医学文书，不得隐匿、伪造或者销毁医学文书及有关资料。

医师不得出具与自己执业范围无关或者与执业类别不相符的医学证明文件。

2. 对急危患者，医师应当采取紧急措施进行诊治；不得拒绝急救处置。

3. 医师应当使用经国家有关部门批准使用的药品、消毒药剂和医疗器械。

除正当诊断治疗外，不得使用麻醉药品、医疗用毒性药品、精神药品和放射性药品。

4. 医师应当如实向患者或者其家属介绍病情，但应注意避免对患者产生不利后果。

医师进行实验性临床医疗，应当经医院批准并征得患者本人或者其家属同意。

5. 医师不得利用职务之便，索取、非法收受患者财物或者牟取其他不正当利益。

6. 遇有自然灾害、传染病流行、突发重大伤亡事故及其他严重威胁人民生命健康的紧急情况时，医师应当服从县级以上人民政府卫生行政部门的调遣。

7. 医师发生医疗事故或者发现传染病疫情时，应当依照有关规定及时向所在机构或者卫生行政部门报告。医师发现患者涉嫌伤害事件或者非正常死亡时，应当按照有关规定向有关部门报告。

8. 执业助理医师应当在执业医师的指导下，在医疗、预防、保健机构中按照其执业类别执业。在乡、民族乡、镇的医疗、预防、保健机构中工作的执业助理医师，可以根据医疗诊治的情况和需要，独立从事一般的执业活动。

要点四　《执业医师法》规定的法律责任

1. 医师在医疗、预防、保健工作中造成事故的，依照法律或者国家有关规定处理。未经批准擅自开办医疗机构行医或者非医师行医的，除按规定承担行政责任外，给患者造成损害的，依法承担赔偿责任。

2. 以不正当手段取得医师执业证书的，由发给证书的卫生行政部门予以吊销；对负有直接责任的主管人员和其他直接责任人员，依法给予行政处分。

3. 医师在执业活动中有下列行为之一的，由县级以上人民政府卫生行政部门给予警告或者责令暂停6个月以上1年以下执业活动；情节严重的，吊销其执业证书：

（1）违反卫生行政规章制度或者技术操作规范造成严重后果的；

（2）由于不负责任延误急危患者的抢救和诊治造成严重后果的；

（3）造成医疗责任事故的；

（4）未经亲自诊查、调查，签署诊断、治疗、流行病学等证明文件或者有关出生、死亡等证明文件的；

（5）隐匿、伪造或者擅自销毁医学文书及有关资料的；

（6）使用未经批准使用的药品、消毒药剂和医疗器械的；

（7）不按照规定使用麻醉药品、医疗用毒性药品、精神药品和放射性药品的；

（8）未经患者或者其家属同意，对患者进行实验性临床医疗的；

（9）泄露患者隐私，造成严重后果的；

（10）利用职务之便，索取、非法收受患者财物或者牟取其他不正当利益的；

（11）发生自然灾害、传染病流行、突发重大伤亡事故以及其他严重威胁人民生命健康的紧急情况时，不服从卫生行政部门调遣的；

（12）发生医疗事故或者发现传染病疫情、患者涉嫌伤害事件或者非正常死亡，不按照规定报告的。

4. 未经批准擅自开办医疗机构行医或者非医师行医的，由县级以上人民政府卫生行政部门予以取缔，没收其违法所得及其药品、器械，并处10万元以下的罚款；对医师吊销其执业证书；构成犯罪的，依照刑法追究刑事责任。

5. 卫生行政部门工作人员或者医疗、预防、保健机构工作人员违反《执业医师法》有关规定，弄虚作假、玩忽职守、滥用职权、徇私舞弊，尚不构成犯罪的，依法给予行政处分；构成犯罪的，依照刑法追究刑事责任。

6. 医务人员由于严重不负责任，造成就诊人死亡或者严重损害就诊人身体健康的，处3年以下有期徒刑或者拘役。

细目二 《中华人民共和国药品管理法》

要点一 药品必须符合法定要求

1. 必须是《中华人民共和国药品管理法》（以下简称《药品管理法》）明确规定的药品含义中所包括的内容。

2. 必须符合《药品管理法》有关规定要求：

（1）药品生产、经营企业是合法的生产、经营企业。药品生产企业、药品经营企业必须持有药品监督管理部门批准发给的《药品生产许可证》、《药品经营许可证》和工商管理机关核发的《营业执照》。

（2）生产药品须经国务院药品监督管理部门批准并发给药品批准文号。

（3）药品必须符合国家药品标准。国务院药品监督管理部门颁布的《中华人民共和国药典》和药品标准为国家药品标准。

要点二　假药和劣药

1. 禁止生产（包括配制）、销售假药

有下列情形之一的为假药：

（1）药品所含成份与国家药品标准规定的成份不符的；

（2）以非药品冒充药品或者以他种药品冒充此种药品的。

有下列情形之一的药品按假药论处：

（1）国务院药品监督管理部门规定禁止使用的；

（2）依照本法必须批准而未经批准生产、进口，或者依照本法必须检验而未经检验即销售的；

（3）变质的；

（4）被污染的；

（5）使用依照本法必须取得批准文号而未取得批准文号的原料药生产的；

（6）所标明的适应症或者功能主治超出规定范围的。

2. 禁止生产、销售劣药

药品成份的含量不符合国家药品标准的，为劣药。

有下列情形之一的药品按劣药论处：

（1）未标明有效期或者更改有效期的；

（2）不注明或者更改生产批号的；

（3）超过有效期的；

（4）直接接触药品的包装材料和容器未经批准的；

（5）擅自添加着色剂、防腐剂、香料、矫味剂及辅料的；

（6）其他不符合药品标准规定的。

要点三　特殊管理的药品

国家对麻醉药品、精神药品、医疗用毒性药品、放射性药品实行特殊管理。

1. 麻醉药品和精神药品管理的相关规定

（1）《麻醉药品和精神药品管理条例》的相关规定

《麻醉药品和精神药品管理条例》第四条规定，国家对麻醉药品药用原植物以及麻醉药品和精神药品实行管制。

第三十条规定，麻醉药品和第一类精神药品不得零售。禁止使用现金进行麻醉药品和精神药品交易，但是个人合法购买麻醉药品和精神药品的除外。

第三十二条规定，第二类精神药品零售企业应当凭执业医师出具的处方，按规定剂量销售第二类精神药品，并将处方保存2年备查；禁止超剂量或者无处方销售第二类精神药品；不得向未成年人销售第二类精神药品。

（2）《处方管理办法》的相关规定

《处方管理办法》第二十三条规定，为门（急）诊患者开具的麻醉药品注射剂，每张处方为一次常用量；控缓释制剂，每张处方不得超过7日常用量；其他剂型，每张处方不得超过3日常用量。

第一类精神药品注射剂，每张处方为一次常用量；控缓释制剂，每张处方不得超过7日常用量；其他剂型，每张处方不得超过3日常用量。哌甲酯用于治疗儿童多动症时，每张处方不得超过15日常用量。

第二类精神药品一般每张处方不得超过7日常用量；对于慢性病或某些特殊情况的患者，处方用量可以适当延长，医师应当注明理由。

第二十四条规定，为门（急）诊癌症疼痛患者和中、重度慢性疼痛患者开具的麻醉药品、第一类精神药品注射剂，每张处方不得超过3日常用量；控缓释制剂，每张处方不得超过15日常用量；其他剂型，每张处方不得超过7日常用量。

第二十六条规定，对于需要特别加强管制的麻醉药品，盐酸二氢埃托啡处方为一次常用量，仅限于二级以上医院内使用；盐酸哌替啶处方为一次常用量，仅限于医疗机构内使用。

第五十条规定，处方由调剂处方药品的医疗机构妥善保存。普通处方、急诊处方、儿科处方保存期限为1年，医疗用毒性药品、第二类精神药品处方保存期限为2年，麻醉药品和第一类精神药品处方保存期限为3年。

2. 医疗用毒性药品管理的有关规定

《医疗用毒性药品管理办法》第九条规定：医疗单位供应和调配毒性药品，凭医师签名的正式处方。每次处方剂量不得超过2日极量。

要点四 《药品管理法》及相关法规、规章对医疗机构及其人员的有关规定

1. 医疗机构药品使用的管理规定

《药品管理法》第二十五条规定，医疗机构配制的制剂应当是本单位临床需要而市场上没有供应的品种，并须经所在地省、自治区、直辖市人民政府药品监督管理部门批准后方可配制。配制的制剂必须按照规定进行质量检验；合格的凭医师处方在本医疗机构使用。

医疗机构配制的制剂不得在市场销售。

《药品管理法》第二十六条规定，医疗机构购进药品，必须建立并执行进货检查验收制度；必须有真实、完整的药品购进记录。

《药品管理法实施条例》第二十七条规定，医疗机构向患者提供的药品应当与诊疗范围相适应，并凭执业医师或者执业助理医师的处方调配。计划生育技术服务机构采购和向患者提供药品，其范围应当与经批准的服务范围相一致，并凭执业医师或执业助理医师的处方调配。个人设置的门诊部、诊所等医疗机构不得配备常用药品和急救药品以外的其他药品。常用药品和急救药品的范围和品种，由所在地的省、自治区、直辖市人民政府卫生行政部门会同同级人民政府药品监督管理部门规定。

2. 处方的管理规定

《处方管理办法》第二条规定，处方是指由注册的执业医师和执业助理医师（以下简称医师）在诊疗活动中为患者开具的、由取得药学专业技术职务任职资格的药学专业技术

人员（以下简称药师）审核、调配、核对，并作为患者用药凭证的医疗文书。处方包括医疗机构病区用药医嘱单。

第四条规定，医师开具处方和药师调剂处方应当遵循安全、有效、经济的原则。处方药应当凭医师处方销售、调剂和使用。

第十七条规定，医师开具处方应当使用经药品监督管理部门批准并公布的药品通用名称、新活性化合物的专利药品名称和复方制剂药品名称。医师开具院内制剂处方时应当使用经省级卫生行政部门审核、药品监督管理部门批准的名称。医师可以使用由卫生部公布的药品习惯名称开具处方。

第十九条规定，处方一般不得超过7日用量；急诊处方一般不得超过3日用量；对于某些慢性病、老年病或特殊情况，处方用量可适当延长，但医师应当注明理由。

第三十七条规定，药师调剂处方时必须做到“四查十对”：查处方，对科别、姓名、年龄；查药品，对药名、剂型、规格、数量；查配伍禁忌，对药品性状、用法用量；查用药合理性，对临床诊断。

3. 关于禁止药品购销中账外暗中给予、收受回扣或者其他利益的规定

《药品管理法》第五十九条规定，禁止药品的生产企业、经营企业和医疗机构在药品购销中账外暗中给予、收受回扣或者其他利益。

禁止药品的生产企业、经营企业或者其代理人以任何名义给予使用其药品的医疗机构的负责人、药品采购人员、医师等有关人员以财物或者其他利益。禁止医疗机构的负责人、药品采购人员、医师等有关人员以任何名义收受药品的生产企业、经营企业或者其代理人给予的财物或者其他利益。

要点五　《药品管理法》规定的法律责任

违反《药品管理法》规定，应承担的法律责任有行政责任、民事责任和刑事责任。

1. 药品的生产企业、经营企业、医疗机构违反本法规定，给药品使用者造成损害的，依法承担赔偿责任。

2. 生产、销售假药的，没收违法生产、销售的药品和违法所得，并处违法生产、销售药品货值金额两倍以上五倍以下的罚款；有药品批准证明文件的予以撤销，并责令停产、停业整顿；情节严重的，吊销有关许可证；构成犯罪的，依法追究刑事责任。

3. 生产、销售劣药的，没收违法生产、销售的药品和违法所得，并处违法生产、销售药品货值金额一倍以上三倍以下的罚款；情节严重的，责令停产、停业整顿或者撤销药品批准证明文件、吊销有关许可证；构成犯罪的，依法追究刑事责任。

4. 医疗机构将其配制的制剂在市场销售的，责令改正，没收违法销售的制剂，并处违法销售制剂货值金额一倍以上三倍以下的罚款；有违法所得的，没收违法所得。

5. 有关单位或者个人在药品购销中违法给予、收受回扣应承担的法律责任：

（1）医疗单位的有关人员在药品购销中，收受给予财物或者其他利益，由卫生行政部门或者本单位给予处分，没收违法所得；对违法行为情节严重的执业医师，由卫生行政部门吊销其执业证书；构成犯罪的，依法追究刑事责任。

（2）《中华人民共和国刑法修正案（六）》第七条将《刑法》第一百六十三条修改为：公司、企业或者其他单位的工作人员利用职务上的便利，索取他人财物或者非法收受他人财物，为他人谋取利益，数额较大的，处五年以下有期徒刑或者拘役；数额巨大的，处五年以上有期徒刑，可以并处没收财产。

公司、企业或者其他单位的工作人员在经济往来中利用职务上的便利，违反国家规定，收受各种名义的回扣、手续费，归个人所有的，依照前款的规定处罚。

细目三 《中华人民共和国传染病防治法》

要点一 法定传染病的分类

《中华人民共和国传染病防治法》（以下简称《传染病防治法》）将37种急、慢性传染病列为法定管理的传染病，并根据其传播方式、速度及对人类危害程度的不同，分为甲类、乙类和丙类三类。

（1）甲类传染病：是指鼠疫、霍乱。

（2）乙类传染病：是指传染性非典型肺炎、艾滋病、病毒性肝炎、脊髓灰质炎、人感染高致病性禽流感、麻疹、流行性出血热、狂犬病、流行性乙型脑炎、登革热、炭疽、细菌性和阿米巴性痢疾、肺结核、伤寒和副伤寒、流行性脑脊髓膜炎、百日咳、白喉、新生儿破伤风、猩红热、布鲁氏菌病、淋病、梅毒、钩端螺旋体病、血吸虫病、疟疾。

（3）丙类传染病：是指流行性感冒、流行性腮腺炎、风疹、急性出血性结膜炎、麻风病、流行性和地方性斑疹伤寒、黑热病、包虫病、丝虫病，除霍乱、细菌性和阿米巴性痢疾、伤寒和副伤寒以外的感染性腹泻病。

上述规定以外的其他传染病，根据其暴发、流行情况和危害程度，需要列入乙类、丙类传染病的，由国务院卫生行政部门决定并予以公布。

对乙类传染病中传染性非典型肺炎、炭疽中的肺炭疽和人感染高致病性禽流感采取本法所称甲类传染病的预防、控制措施。其他乙类传染病和突发原因不明的传染病需要采取本法所称甲类传染病的预防、控制措施的，由国务院卫生行政部门及时报经国务院批准后予以公布、实施。

要点二 传染病防治方针与管理原则

国家对传染病防治实行预防为主的方针。

传染病防治管理原则是“防治结合、分类管理、依靠科学、依靠群众。”

要点三 传染病预防与疫情报告

1. 国家建立传染病预防的相关制度

（1）国家实行有计划的预防接种制度。用于预防接种的疫苗必须符合国家质量标准。国家对儿童实行预防接种证制度。国家免疫规划项目的预防接种实行免费。

（2）国家建立传染病监测制度。各级疾病预防控制机构对传染病的发生、流行以及影响其发生、流行的因素进行监测

（3）国家建立传染病预警制度。国务院卫生行政部门和省、自治区、直辖市人民政府根据传染病发生、流行趋势的预测，及时发出传染病预警，根据情况予以公布。

（4）县级以上地方人民政府应当制定传染病预防控制预案，报上一级人民政府备案。

（5）国家建立传染病菌种、毒种库。对可能导致甲类传染病传播的以及国务院卫生行政部门规定的菌种、毒种和传染病检测样本，确需采集、保藏、携带、运输和使用的，须经省级以上人民政府卫生行政部门批准。

2. 医疗机构和疾病预防控制机构在传染病预防控制中的职责

各级医疗机构必须严格执行国务院卫生行政部门规定的管理制度、操作规范，防止传染病的医源性感染和医院感染。应当确定专门的部门或者人员，承担传染病疫情报告、本单位的传染病预防、控制以及责任区域内的传染病预防工作；承担医疗活动中与医院感染有关的危险因素监测、安全防护、消毒、隔离和医疗废物处置工作。

疾病预防控制机构应当指定专门人员负责对医疗机构内传染病预防工作进行指导、考核，开展流行病学调查。

疾病预防控制机构、医疗机构的实验室和从事病原微生物实验的单位应当符合国家规定的条件和技术标准，建立严格的监督管理制度，对传染病病原体样本按照规定的措施实行严格监督管理，严防传染病病原体的实验室感染和病原微生物的扩散。

疾病预防控制机构、医疗机构使用血液和血液制品必须遵守国家有关规定，防止因输入血液、使用血液制品引起经血液传播疾病的发生。

3. 传染病疫情报告

（1）疾病预防控制机构、医疗机构和采供血机构及其执行职务的人员发现本法规定的传染病疫情或者发现其他传染病暴发、流行以及突发原因不明的传染病时，应当遵循疫情报告属地管理原则，按照国务院规定的或者国务院卫生行政部门规定的内容、程序、方式和时限报告。

任何单位和个人发现传染病病人或者疑似传染病病人时，应当及时向附近的疾病预防控制机构或者医疗机构报告。

（2）国家建立传染病疫情信息公布制度。

国务院卫生行政部门定期公布全国传染病疫情信息。省、自治区、直辖市人民政府卫生行政部门定期公布本行政区域的传染病疫情信息。

传染病暴发、流行时，国务院卫生行政部门负责向社会公布传染病疫情信息，并可以授权省、自治区、直辖市人民政府卫生行政部门向社会公布本行政区域的传染病疫情信息。

公布传染病疫情信息应当及时、准确。

要点四　传染病疫情控制措施及医疗救治

1. 医疗机构发现传染病时应采取的措施

（1）医疗机构发现甲类传染病时，应当及时采取下列措施：

①对病人、病原携带者予以隔离治疗，隔离期限根据医学检查结果确定；

②对疑似病人，确诊前在指定场所单独隔离治疗；

③对医疗机构内的病人、病原携带者、疑似病人的密切接触者，在指定场所进行医学观察和采取其他必要的预防措施。

拒绝隔离治疗或者隔离期未满擅自脱离隔离治疗的，可以由公安机关协助医疗机构采取强制隔离治疗措施。

（2）医疗机构发现乙类或者丙类传染病病人，应当根据病情采取必要的治疗和控制传播措施。

（3）医疗机构对本单位内被传染病病原体污染的场所、物品以及医疗废物，必须依照法律、法规的规定实施消毒和无害化处置。

2. 疾病预防控制机构发现或接到传染病疫情时应采取的措施

（1）对传染病疫情进行流行病学调查，根据调查情况提出划定疫点、疫区的建议，对被污染的场所进行卫生处理，对密切接触者，在指定场所进行医学观察和采取其他必要的预防措施，并向卫生行政部门提出疫情控制方案；

（2）传染病暴发、流行时，对疫点、疫区进行卫生处理，向卫生行政部门提出疫情控制方案，并按照卫生行政部门的要求采取措施；

（3）指导下级疾病预防控制机构实施传染病预防、控制措施，组织、指导有关单位对传染病疫情的处理。

3. 各级政府部门在传染病发生时应采取的紧急措施

（1）传染病暴发、流行时，县级以上地方人民政府应当立即组织力量，按照预防、控制预案进行防治，切断传染病的传播途径，必要时，报经上一级人民政府决定，可以采取下列紧急措施并予以公告：

①限制或者停止集市、影剧院演出或者其他人群聚集的活动；

②停工、停业、停课；

③封闭或者封存被传染病病原体污染的公共饮用水源、食品以及相关物品；

④控制或者扑杀染疫野生动物、家畜家禽；

⑤封闭可能造成传染病扩散的场所。

上级人民政府接到下级人民政府关于采取前款所列紧急措施的报告时，应当即时作出决定。

紧急措施的解除，由原决定机关决定并宣布。

（2）甲类、乙类传染病暴发、流行时，县级以上地方人民政府报经上一级人民政府决定，可以宣布本行政区域部分或者全部为疫区；国务院可以决定并宣布跨省、自治区、直辖市的疫区。

4. 医疗救治

医疗机构应当对传染病病人或者疑似传染病病人提供医疗救护、现场救援和接诊治疗，实行传染病预检、分诊制度；对传染病病人、疑似传染病病人，应当引导至相对隔离的分诊点进行初诊；书写病历记录以及其他有关资料，并妥善保管。

医疗机构不具备相应救治能力的，应当将患者及其病历记录复印件一并转至具备相应救治能力的医疗机构。

要点五 相关机构及其人员违反《传染病防治法》有关规定应承担的法律责任

1.《传染病防治法》规定：单位和个人违反本法，导致传染病传播、流行，给他人人身、财产造成损害的，应依法承担民事责任。

2. 医疗机构违反本法规定的下列情形之一的，由县级以上人民政府卫生行政部门责令改正，通报批评，给予警告；造成传染病传播、流行或者其他严重后果的，对负有责任的主管人员和其他直接责任人员，依法给予降级、撤职、开除的处分，并可以依法吊销有关责任人员的执业证书；构成犯罪的，依法追究刑事责任：

（1）未按照规定承担本单位的传染病预防、控制工作、医院感染控制任务和责任区域内的传染病预防工作的；

（2）未按照规定报告传染病疫情，或者隐瞒、谎报、缓报传染病疫情的；

（3）发现传染病疫情时，未按照规定对传染病病人、疑似传染病病人提供医疗救护、现场救援、接诊、转诊的，或者拒绝接受转诊的；

（4）未按照规定对本单位内被传染病病原体污染的场所、物品以及医疗废物实施消毒或者无害化处置的；

（5）未按照规定对医疗器械进行消毒，或者对按照规定一次使用的医疗器具未予销毁，再次使用的；

（6）在医疗救治过程中未按照规定保管医学记录资料的；

（7）故意泄露传染病病人、病原携带者、疑似传染病病人、密切接触者涉及个人隐私的有关信息、资料的。

细目四　《突发公共卫生事件应急条例》

要点一　突发公共卫生事件的预防与应急准备

1. 突发事件应急预案的制定与预案的主要内容

（1）突发事件应急预案的制定：国务院卫生行政主管部门按照分类指导、快速反应的要求，制定全国突发事件应急预案，报请国务院批准。

省、自治区、直辖市人民政府根据全国突发事件应急预案，结合本地实际情况，制定本行政区域的突发事件应急预案。

（2）全国突发事件应急预案应包括的主要内容：

①突发事件应急处理指挥部的组成和相关部门的职责；

②突发事件的监测与预警；

③突发事件信息的收集、分析、报告、通报制度；

④突发事件应急处理技术和监测机构及其任务；

⑤突发事件的分级和应急处理工作方案；

⑥突发事件预防、现场控制，应急设施、设备、救治药品和医疗器械以及其他物资和技术的储备与调度；

⑦突发事件应急处理专业队伍的建设和培训。

2. 突发事件预防控制体系

（1）国家建立统一的突发事件预防控制体系。

（2）县级以上人民政府建立和完善突发事件监测与预警系统。

（3）县级以上人民政府卫生行政主管部门指定机构负责开展突发事件的日常监测。

要点二　突发公共卫生事件的报告与信息发布

1. 突发事件应急报告制度与报告情形

（1）国家建立突发事件应急报告制度

国务院卫生行政主管部门制定突发事件应急报告规范，建立重大、紧急疫情信息报告系统。

（2）突发事件的报告情形和报告时限要求

突发事件监测机构、医疗卫生机构和有关单位发现有下列情形之一的，应当在2小时内向所在地县级人民政府卫生行政主管部门报告；接到报告的卫生行政主管部门应当在2小时内向本级人民政府报告，并同时向上级人民政府卫生行政主管部门和国务院卫生行政主管部门报告：

①发生或者可能发生传染病暴发、流行的；

②发生或者发现不明原因的群体性疾病的；

③发生传染病菌种、毒种丢失的；

④发生或者可能发生重大食物和职业中毒事件的。

任何单位和个人对突发事件不得隐瞒、缓报、谎报或者授意他人隐瞒、缓报、谎报。

2. 突发事件的信息发布

国家建立突发事件的信息发布制度。国务院卫生行政主管部门负责向社会发布突发事件的信息。必要时，可以授权省、自治区、直辖市人民政府卫生行政主管部门向社会发布本行政区域内突发事件的信息。

信息发布应当及时、准确、全面。

要点三　突发公共卫生事件的应急处理

1. 应急预案的启动与实施

（1）预案启动：在全国范围内或者跨省、自治区、直辖市范围内启动全国突发事件应急预案，由国务院卫生行政主管部门报国务院批准后实施。省、自治区、直辖市启动突发事件应急预案，由省、自治区、直辖市人民政府决定，并向国务院报告。

（2）预案实施

①医疗卫生机构、监测机构和科学研究机构应当服从突发事件应急处理指挥部的统一指挥，相互配合、协作，集中力量开展相关的科学研究工作；

②根据突发事件应急处理的需要，突发事件应急处理指挥部有权紧急调集人员、储备的物资、交通工具以及相关设施、设备；必要时，对人员进行疏散或者隔离，并可以依法对传染病疫区实行封锁；

③参加突发事件应急处理的工作人员，应当按照预案的规定，采取卫生防护措施，并在专业人员的指导下进行工作；

④医疗卫生机构应采取的措施：医疗卫生机构应当对因突发事件致病的人员提供医疗

救护和现场救援，对就诊病人必须接诊治疗，并书写详细、完整的病历记录；对需要转送的病人，应当按照规定将病人及其病历记录的复印件转送至接诊的或者指定的医疗机构。

医疗卫生机构内应当采取卫生防护措施，防止交叉感染和污染。

医疗卫生机构应当对传染病病人密切接触者采取医学观察措施。

医疗机构收治传染病病人、疑似传染病病人，应当依法报告所在地的疾病预防控制机构。

⑤有关部门、医疗卫生机构应当对传染病做到早发现、早报告、早隔离、早治疗，切断传播途径，防止扩散。

要点四　《突发公共卫生事件应急条例》规定的法律责任

1. 医疗机构违反条例规定应追究的法律责任

医疗卫生机构有下列行为之一的，由卫生行政主管部门责令改正、通报批评、给予警告；情节严重的，吊销《医疗机构执业许可证》；对主要负责人、负有责任的主管人员和其他直接责任人员依法给予降级或者撤职的纪律处分；造成传染病传播、流行或者对社会公众健康造成其他严重危害后果，构成犯罪的，依法追究刑事责任：

（1）未依照本条例的规定履行报告职责，隐瞒、缓报或者谎报的；

（2）未依照本条例的规定及时采取控制措施的；

（3）未依照本条例的规定履行突发事件监测职责的；

（4）拒绝接诊病人的；

（5）拒不服从突发事件应急处理指挥部调度的。

2. 在突发事件处理工作中有关单位和个人未履行职责应承担的法律责任

在突发事件应急处理工作中，有关单位和个人未依照本条例的规定履行报告职责，隐瞒、缓报或者谎报，阻碍突发事件应急处理工作人员执行职务，拒绝国务院卫生行政主管部门或者其他有关部门指定的专业技术机构进入突发事件现场，或者不配合调查、采样、技术分析和检验的，对有关责任人员依法给予行政处分或者纪律处分；触犯《中华人民共和国治安管理处罚条例》，构成违反治安管理行为的，由公安机关依法予以处罚；构成犯罪的，依法追究刑事责任。

3. 在突发事件发生期间扰乱公共秩序应追究的法律责任

在突发事件发生期间，散布谣言、哄抬物价、欺骗消费者，扰乱社会秩序、市场秩序的，由公安机关或者工商行政管理部门依法给予行政处罚；构成犯罪的，依法追究刑事责任。

细目五　《医疗事故处理条例》

要点一　医疗事故的处理原则与分级

1. 医疗事故的处理原则

处理医疗事故应当遵循公开、公平、公正、及时、便民的原则，坚持实事求是的科学态度，做到事实清楚、定性准确、责任明确、处理恰当。

2. 医疗事故的分级

根据对患者人身造成的损害程度，医疗事故分为四级：

一级医疗事故：造成患者死亡、重度残疾的；

二级医疗事故：造成患者中度残疾、器官组织损伤导致严重功能障碍的；

三级医疗事故：造成患者轻度残疾、器官组织损伤导致一般功能障碍的；

四级医疗事故：造成患者明显人身损害的其他后果的。

3.《条例》第三十三条规定，有下列情形之一的，不属于医疗事故

（1）在紧急情况下为抢救垂危患者生命而采取紧急医学措施造成不良后果的；

（2）在医疗活动中由于患者病情异常或者患者体质特殊而发生医疗意外的；

（3）在现有医学科学技术条件下，发生无法预料或者不能防范的不良后果的；

（4）无过错输血感染造成不良后果的；

（5）因患方原因延误诊疗导致不良后果的；

（6）因不可抗力造成不良后果的。

要点二 医疗事故的预防与处置

1. 医疗事故的预防

（1）医疗机构及其医务人员在医疗活动中，必须严格遵守医疗卫生管理法律、行政法规、部门规章和诊疗护理规范、常规，恪守医疗服务职业道德。

（2）医疗机构应当对其医务人员进行医疗卫生管理法律、行政法规、部门规章和诊疗护理规范、常规的培训和医疗服务职业道德教育。

（3）医疗机构应当设置医疗服务质量监控部门或者配备专（兼）职人员。

（4）医疗机构应当按照国务院卫生行政部门规定的要求，书写并妥善保管病历资料。

（5）在医疗活动中，医疗机构及其医务人员应当将患者的病情、医疗措施、医疗风险等如实告知患者，及时解答其咨询；但是应当避免对患者产生不利后果。

（6）医疗机构应当制定防范、处理医疗事故的预案，预防医疗事故的发生，减轻医疗事故的损害。

2. 医疗事故预防与处置中患者的权利

患者有权复印或者复制其门诊病历、住院志、体温单、医嘱单、化验单（检验报告）、医学影像检查资料、特殊检查同意书、手术同意书、手术及麻醉记录单、病理资料、护理记录以及国务院卫生行政部门规定的其他病历资料。

3. 发生医疗事故后的报告与处置

（1）发生医疗事故后的报告

医务人员在医疗活动中发生或者发现医疗事故、可能引起医疗事故的医疗过失行为或者发生医疗事故争议的，应立即向所在科室负责人报告，科室负责人应及时向本医疗机构负责医疗服务质量监控的部门或者专（兼）职人员报告；负责医疗服务质量监控的部门或者专（兼）职人员接到报告后，应立即进行调查、核实，将有关情况如实向本医疗机构的负责人报告，并向患者通报、解释。

发生医疗事故的医疗机构应当按照规定向所在地卫生行政部门报告。

（2）发生医疗事故的处置

①发生或者发现医疗过失行为，医疗机构及其医务人员应立即采取有效措施，避免或者减轻对患者身体健康的损害，防止损害扩大；

②发生医疗事故争议时，死亡病例讨论记录、疑难病例讨论记录、上级医师查房记录、会诊意见、病程记录应在医患双方在场的情况下封存和启封。

要点三　医疗事故的处理

（1）发生医疗事故争议，可以由医患双方当事人以互解互谅的精神自行协商解决。

（2）医疗事故争议协商不成的，当事人自知道或者应当知道其身体健康受到损害之日起1年内，可以向卫生行政部门提出医疗事故争议处理申请，也可以直接向人民法院提起民事诉讼。

卫生行政部门应当自收到医疗事故争议处理申请之日起10日内进行审查，作出是否受理的决定。

（3）已确定为医疗事故的，由卫生行政部门根据医疗事故等级和情节给予警告；情节严重的，责令限期停业整顿直至由原发证部门吊销执业许可证，对负有责任的医务人员依照《刑法》关于医疗事故罪的规定，依法追究刑事责任；尚不够刑事处罚的，依法给予行政处分或者纪律处分。

对发生医疗事故的有关医务人员，除依照前款处罚外，卫生行政部门并可以责令暂停6个月以上1年以下执业活动；情节严重的，吊销其执业证书。

细目六　《中华人民共和国中医药条例》

要点一《中医药条例》制定目的与适用范围

1. 制定目的

为了继承和发展中医药学，保障和促进中医药事业的发展，保护人体健康。

2. 适用范围

在中华人民共和国境内从事中医医疗、预防、保健、康复服务和中医药教育、科研、对外交流以及中医药事业管理活动的单位或者个人，应当遵守本条例。

要点二　国家发展中医药的方针、政策

国家保护、扶持、发展中医药事业，实行中西医并重的方针，鼓励中西医相互学习、相互补充、共同提高，推动中医、西医两种医学体系的有机结合，全面发展我国中医药事业。

要点三　发展中医药事业的原则与中医药现代化

发展中医药事业应当遵循继承与创新相结合的原则，保持和发扬中医药特色和优势，

积极利用现代科学技术，促进中医药理论和实践的发展，推进中医药现代化。

要点四　中医医疗机构与从业人员

1. 对中医医疗机构的相关规定

（1）开办中医医疗机构，应当符合国务院卫生行政部门制定的中医医疗机构设置标准和当地区域卫生规划，并按照《医疗机构管理条例》的规定办理审批手续，取得医疗机构执业许可证后，方可从事中医医疗活动。

（2）中医医疗机构从事医疗服务活动，应当充分发挥中医药特色和优势，遵循中医药自身发展规律，运用传统理论和方法，结合现代科学技术手段，发挥中医药在防治疾病、保健、康复中的作用，为群众提供价格合理、质量优良的中医药服务。

（3）依法设立的社区卫生服务中心（站）、乡镇卫生院等城乡基层卫生服务机构，应当能够提供中医医疗服务。

2. 对中医从业人员的相关规定

（1）中医从业人员应当依照有关卫生管理的法律、行政法规、部门规章的规定，通过资格考试，并经注册取得执业证书后，方可从事中医服务活动。

（2）以师承方式学习中医学的人员以及确有专长的人员，应当按照国务院卫生行政部门的规定，通过执业医师或者执业助理医师资格考核考试，并经注册取得医师执业证书后，方可从事中医医疗活动。

（3）中医从业人员应当遵守相应的中医诊断治疗原则、医疗技术标准和技术操作规范。

全科医师和乡村医生应当具备中医药基本知识以及运用中医诊疗知识、技术，处理常见病和多发病的基本技能。

要点五　中医药教育与科研

1.《中医药条例》对中医药教育、科研的相关规定

（1）各类中医药教育机构应当加强中医药基础理论教学，重视中医药基础理论与中医药临床实践相结合，推进素质教育。

（2）设立各类中医药教育机构应当符合国家规定的设置标准，并建立符合国家规定标准的临床教学基地。

中医药教育机构的设置标准，由国务院卫生行政部门会同国务院教育行政部门制定；中医药教育机构临床教学基地标准，由国务院卫生行政部门制定。

（3）省、自治区、直辖市人民政府负责中医药管理的部门应当依据国家有关规定，完善本地区中医药人员继续教育制度，制定中医药人员培训规划。

（4）国家发展中医药科学技术，将其纳入科学技术发展规划，加强重点中医药科研机构建设。

县级以上地方人民政府应当充分利用中医药资源，重视中医药科学研究和技术开发，采取措施开发、推广、应用中医药技术成果，促进中医药科学技术发展。

（5）中医药科学研究应当注重运用传统方法和现代方法开展中医药基础理论研究和临

床研究，运用中医药理论和现代科学技术开展对常见病、多发病和疑难病的防治研究。

2.《中医药条例》对中医药学术经验和技术专长继承工作的相关规定

（1）承担中医药专家学术经验和技术专长继承工作的指导老师应当具备下列条件：

①具有较高学术水平和丰富的实践经验、技术专长和良好的职业品德；

②从事中医药专业工作30年以上，并担任高级专业技术职务10年以上。

（2）中医药专家学术经验和技术专长继承工作的继承人应当具备下列条件：

①具有大学本科以上学历和良好的职业品德；

②受聘于医疗卫生机构或者医学教育、科研机构从事中医药工作，并担任中级以上专业技术职务。

要点六　中医药发展的保障措施

1. 政府、单位、组织和个人的作用

（1）国家支持、鼓励各种方式发展中医药事业

县级以上地方人民政府应当根据中医药事业发展的需要以及本地区国民经济和社会发展状况，逐步增加对中医药事业的投入，扶持中医药事业的发展。

任何单位和个人不得将中医药事业经费挪作他用。

国家鼓励境内外组织和个人通过捐资、投资等方式扶持中医药事业发展。

非营利性中医医疗机构，依照国家有关规定享受财政补贴、税收减免等优惠政策。

县级以上地方人民政府劳动保障行政部门确定的城镇职工基本医疗保险定点医疗机构，应当包括符合条件的中医医疗机构。

获得定点资格的中医医疗机构，应当按照规定向参保人员提供基本医疗服务。

（2）加强对中医药文献的整理、研究与保护工作

县级以上各级人民政府应当采取措施加强对中医药文献的收集、整理、研究和保护工作。有关单位和中医医疗机构应当加强重要中医药文献资料的管理、保护和利用。

2. 加强中医药资源管理

国家保护野生中药材资源，扶持濒危动植物中药材人工代用品的研究和开发利用。

县级以上地方人民政府应当加强中药材的合理开发和利用，鼓励建立中药材种植、培育基地，促进短缺中药材的开发、生产。

（杨建红）

中 医 儿 科 学

第一单元　儿科学基础

细目一　小儿生长发育

要点一　年龄分期

儿童生命活动的开始，起于胚胎。新生命产生之后，始终处在生长发育的动态过程中。不同年龄的小儿，由于受先天禀赋和后天环境、气候、生活条件等影响，其形体、生理、病理方面各有其不同特点，各年龄组小儿患病种类、病理变化、临床表现也各有差异，因而对养育、保健、疾病防治等都有着不同的要求。古代医家对小儿年龄的分期，最早在《灵枢·卫气失常》就提出“十八已上为少，六岁已上为小”，现代将18岁以内均作为儿科就诊范围。为了儿科临床工作的方便，根据小儿生长发育的特点，将整个小儿时期划分为7个阶段。

（一）胎儿期

从男女生殖之精相合而受孕，直至分娩断脐，属于胎儿期。胎龄从孕妇末次月经的第1天算起为40周，280天，以4周为一个妊娠月，即“怀胎十月”。

胎儿在孕育期间，在胞宫内生长发育，与其母借助胎盘脐带相连，完全依靠母体气血供养。这一时期既受到父母体质强弱、遗传因素的影响，又受孕母之营养、心理、精神状况、卫生环境等条件的影响。诚如《幼幼集成·护胎》所说：“父主阳施，犹天雨露；母主阴受，若地资生。胎成之后，阳精之凝，尤仗阴气护养。故胎婴在腹，与母同呼吸，共安危，而母之饥饱劳逸、喜怒忧惊、食饮寒温、起居慎肆，莫不相为休戚。”在整个孕期内，尤其在妊娠早期12周的胚胎期，从受精卵细胞至基本形成胎儿，最易受到各种病理因素，如感染、药物、劳累、物理、营养缺乏以及不良心理因素等伤害，造成流产、死胎或先天畸形。妊娠中期15周，胎儿各器官迅速增长，功能也渐成熟。妊娠晚期13周，胎儿以肌肉发育和脂肪积累为主，体重增长快。后两个阶段若胎儿受到伤害，易发生早产。因此，做好妇女孕期保健，不仅是为了保护孕妇，更是为了保护未曾出生易受伤害的胎儿，保障胎儿健康孕育成长。古代医家为此提倡护胎、养胎、胎教，提出了许多切实可行的措施，这些论述至今对于做好胎儿期保健仍具有指导意义。

目前国内还将胎龄满28周至出生后7足天，定为围生期。这一时期小儿死亡率最高，因而应特别强调围生期的保健。围生期保健包括胎儿及新生儿的生长发育观察和疾病防治，孕母产妇的生理卫生和适当处理，分娩时胎儿监测技术，高危新生儿的集中监护和治疗，某些先天性疾病的筛查和早期治疗等，形成了“围生期医学”。

（二）新生儿期

从出生后脐带结扎开始，至生后满28天，称为新生儿期。

新生儿脱离母体而独立生存，需要在短时期内适应新的内外环境变化。肺系开始呼吸，脾胃开始受盛化物、输布精微和排泄糟粕，心主神明、肝主疏泄、肾主生长的功能开始发挥。但是，此期小儿体质尤其稚嫩，五脏六腑皆成而未全、全而未壮，脏腑娇嫩、形气未充的生理特点在这一时期表现得最为突出。由于新生儿对外界的适应能力和御邪能力都较差，加上胎内、分娩及生后护理不当等原因损伤胎儿，易导致产伤、窒息、硬肿、脐风等疾病，许多先天性疾病也显示出来。因此应当高度重视新生儿保健，予以细心养护，才能降低其发病率和死亡率。

（三）婴儿期

出生 28 天后至 1 周岁为婴儿期。

婴儿期已初步适应了外界环境，显示出蓬勃的生机，生长发育特别迅速。1 周岁与初生时相比，小儿体重增至 3 倍，身长增至 1.5 倍，头围增大 1/3 左右，脏腑功能也在不断发育完善。这一时期处于乳类喂养并逐渐添加辅食的阶段，机体发育快，营养需求高。但是，婴儿脾胃运化力弱，肺卫娇嫩未固，受之于母体的免疫能力逐渐消失，自身免疫力尚未健全，容易发生肺系疾病、脾系疾病及各种传染病。必须加强这一时期好发疾病的预防和保健工作。

（四）幼儿期

1 周岁后至 3 周岁为幼儿期。

这一时期小儿体格增长较婴儿期减慢，但是，学会了走路，接触周围事物的机会增多，智力发育迅速，语言、思维和感知、运动的能力增强。尽管乳牙渐次出齐，但因断乳后食物品种转换，脾胃功能比较薄弱，容易发生吐泻、疳证等脾系疾病；随着小儿年龄的增长，户外活动逐渐增多，接触面扩大，多种小儿传染病如水痘、流行性腮腺炎、猩红热等发病率增高；幼儿识别危险、自我保护能力差，故易于发生中毒、烫伤等意外事故。因此，要有针对性地做好幼儿期保健工作。

（五）学龄前期

3 周岁后到 6 ~7 周岁入小学前为学龄前期，也称幼童期。

学龄前期的小儿体格发育稳步增长，智力发育渐趋完善。这一时期已确立了不少抽象的概念，如数字、时间等，能跳跃、登楼梯、唱歌、画图，开始认字并用较复杂的语言表达自己的思维和感情，模仿兴趣高，好奇心强，是小儿性格特点形成的关键时期。因此，要加强思想品德教育，养成良好的卫生习惯，以保障儿童的身心健康。根据该年龄段儿童的智能发育特点开展早期教育。学龄前期儿童容易发生溺水、烫伤、坠床、误服药物以致中毒等，应注意防护。学龄前期由于自身抗病能力的增强，因而疾病有所减少，但也要注意加强该年龄段好发疾病的防治。

（六）学龄期

6 ~7 周岁入小学至青春期来临（一般为女 12 岁，男 13 岁）称学龄期。

学龄期儿童体格发育仍稳步增长，乳牙脱落，换上恒牙，脑的形态发育已基本与成人相同，智能发育更加成熟，自控、理解分析、综合等能力均进一步增强，已能适应学校、社会的环境。对各种传染病的抗病能力增强，疾病的种类及表现基本接近成人。此期需要注意的是：要端正坐、立、行的姿势，注意保护视力。要安排好起居作息，保证充足的营养和休息，注意情绪和行为变化，减少精神行为障碍的发病率。学龄期是接受教育、增长知识的重要时期，家长应与学校配合，因势利导，使他们在各方面得到全面发展。

（七）青春期

青春期受地区、气候、种族等影响，有一定差异，一般女孩自 11～12 岁到 17～18 岁，男孩自 13～14 岁到 18～20 岁。近 30 多年来，小儿进入青春期的平均年龄有提早的趋势。

青春期是从儿童向成人过渡的时期，其生理特点是肾气盛、天癸至、阴阳和，生殖系统发育趋于成熟，体格生长出现第二次高峰，体重、身高增长幅度加大。由于青春期生理变化大，社会接触增多，应根据这一特点，加强教育与引导，使之在心理上、生活上适应这些变化。防治这个阶段容易出现的各种身心疾病，保障青春期的身心健康。

要点二　生理常数

小儿从成胎、初生到青春期，一直处于不断生长发育的过程中。生长发育是小儿不同于成人的重要特点。一般以“生长”表示形体的增长，即儿童身体各器官、系统的长大，可用相应的测量值来表示；“发育”表示机体各种功能的进步。生长主要反映机体量的增加，发育主要反映质的变化。生长和发育两者密切相关，生长是发育的物质基础，生长变化量的一定积累可以形成各种生理功能的不断进步，“形”与“神”同步发展，因此，生长发育通常相提并论。小儿生长发育具有一定规律，形成各年龄段的生理常数。掌握小儿生理常数，对于指导儿童保健、做好儿科疾病防治，具有重要意义。

（一）体格生长常数

小儿体格生长，可以用生理常数表示。这些生理常数，是对大规模实际测量的数据加以统计得出的，临床用来衡量和判断儿童生长发育水平，并为某些疾病诊断和临床治疗用药提供依据。我国自 1975 年以来，建立了九市协作组，每 10 年做一次普查，测定城区、郊区 7 岁以下各年龄组男、女儿童的体重、身高、头围、胸围等数值，并作统计处理，得出其正常值，形成了我国儿童生长发育常数的重要数据。为了临床实际应用的便利，又在以上数据的基础上，就小儿体格生长的规律，提出一些计算公式，临床可以此来估算出各年龄组儿童的体格生长常数。

1. 体重

体重是机体量的总和，其中以骨骼、肌肉、内脏、体脂、体液为主要成分。

（1）测量方法：测量体重，应在清晨空腹、排空大小便、仅穿单衣的状况下进行。平时于进食后 2 小时称量为佳。小婴儿用载重 10～15kg 盘式杠杆秤测量，准确读数至 10g；儿童用载重 50kg 杠杆秤测量，准确读数至 50g；7 岁以上用载重 100kg 杠杆秤测量，准确读数不超过 100g。称前必须校正秤至零点。称量时小儿不可接触其他物体或摇晃。

（2）估算方法：小儿体重的增长不是匀速的，在青春期之前，年龄愈小，增长速率愈快。出生时体重约为 3kg，出生后的前半年平均每月增长约 0.7kg，后半年平均每月增长约 0.5kg，1 周岁以后平均每年增加约 2kg。对于身高正常的儿童，可以用以下公式粗略估算体重：

<6 个月　体重（kg）=3（kg）+0.7（kg）×月龄

7～12 个月 体重（kg）=7（kg）+0.5（kg）×（月龄−6）

1 岁以上　体重（kg）=8（kg）+2（kg）×年龄

12 岁以后为青春发育阶段，是生长发育的第 2 次高峰，体重增长较快，不能按上述公式推算。由于女孩青春期比男孩早约 2 年，10～13 岁时女孩体重可超过男孩，12～15 岁后男孩体重复又超出女孩。

（3）临床意义：①体重是衡量小儿体格生长和营养状况的指标之一。②体重是临床计算用药量的主要依据之一。③体重增长过速可能为肥胖症、巨人症；体重低于正常均值的 85%者为营养不良。

2. 身高（长）

身高是指从头顶至足底的垂直长度。一般 3 岁以下小儿立位测量不易准确，应仰卧位以量床测量，称身长。

（1）测量方法：3 岁以下小儿测量身长时，用量床卧位测身长。脱帽、鞋、袜及外衣，仰卧于量板中线上，头顶接触头板，测量者一手按直小儿膝部，使两下肢伸直紧贴底板，一手移动足板使紧贴小儿足底，并与底板相互垂直，读刻度至 0.1cm。3 岁以上可用身高计或固定于墙上的软尺进行测量。小儿脱去鞋、帽，直立，两眼正视前方。足跟靠拢，足尖分开约 60°角，足跟、臀部和两肩都接触立柱或墙壁。测量者移动身高计头顶板与小儿头顶接触，板呈水平位时读立柱上数字（cm），记录至 0.1cm。

（2）估算方法：出生时身长约为 50cm。生后第一年身长增长最快，约 25cm，其中前 3 个月约增长 12cm。第二年身长增长速度减慢，约 10cm。2 周岁后至青春期身高（长）增长平稳，每年约 7cm。临床可用以下公式估算 2 岁后至 12 岁儿童的身高：

身高（cm）=70（cm）+7（cm）×年龄

青春期开始后出现身高增长的第 2 个加速期，其增长速率约为学龄期的 2 倍，持续 2～3 年，故 12 岁以后不能再按上式推算。10～13 岁时女孩身高可较同龄男孩为高，但男孩进入青春期后最终身高多数超过女孩。

（3）临床意义：①身高（长）是反映骨骼发育的重要指标之一，其增长与种族、遗传、体质、营养、运动、疾病等因素有关。②身高的显著异常是疾病的表现，如身高低于正常均值的 70%，应考虑侏儒症、克汀病、营养不良等。

此外，还有上部量和下部量的测定。从头顶至耻骨联合上缘的长度为上部量，从耻骨联合上缘至足底的长度为下部量。上部量与脊柱增长关系密切，下部量与下肢长骨的生长关系密切。12 岁前上部量大于下部量，12 岁以后下部量大于上部量。

3. 囟门

囟门有前囟、后囟之分。前囟是额骨和顶骨之间的菱形间隙，后囟是顶骨和枕骨之间的三角形间隙。

（1）测量方法及正常值：前囟的大小以囟门对边中点间的连线距离表示，出生时约 1.5～2cm，至 12～18 个月闭合。后囟在部分小儿出生时就已闭合，未闭合者正常情况应在生后 2～4 个月内闭合。颅骨缝约于 3～4 个月闭合。

（2）临床意义：囟门反映小儿颅骨间隙闭合情况，对某些疾病诊断有一定意义。囟门早闭且头围明显小于正常者，为头小畸形；囟门迟闭及头围大于正常者，常见于解颅（脑积水）、佝偻病、先天性甲状腺功能减低症等。囟门凹陷多见于阴伤液竭之失水或极度消瘦者，称囟陷；囟门凸出反映颅内压增高，多见于热炽气营之脑炎、脑膜炎等，称囟填。

4. 头围

（1）测量方法：自双眉弓上缘处，经过枕骨结节绕头一周的长度为头围。测量者将软尺0点固定于头部一侧眉弓上缘，将软尺紧贴头皮绕枕骨结节最高点及另一侧眉弓上缘回至0点，记录读数至0.1cm。

（2）正常值：足月儿出生时头围约为33～34cm，出生后前3个月和后9个月各增长6cm，1周岁时约为46cm，2周岁时约为48cm，5周岁时约增长至50cm，15岁时接近成人，约为54～58cm。

（3）临床意义：头围的大小与脑和颅骨的发育有关。头围小者提示脑发育不良。头围增长过速常提示为解颅。

5. 胸围

（1）测量方法：测量胸围时，3岁以下小儿可取立位或卧位，3岁以上取立位。被测者应处于安静状态，两手自然下垂或平放（卧位时），两眼平视；测量者立于被测者右前侧，将软尺0点固定于一侧乳头下缘（乳腺已发育的女孩，固定于胸骨中线第4肋间），将软尺紧贴皮肤，经两侧肩胛骨下缘回至0点，取呼气和吸气时的平均值，记录读数至0.1cm。测量时软尺应松紧适中、前后左右对称。

（2）正常值：新生儿胸围约32cm。1岁时约44cm，接近头围，2岁后胸围渐大于头围，其差数（cm）约等于其岁数减1。

（3）临床意义：胸围反映胸廓、胸背的肌肉、皮下脂肪及肺的发育程度。一般营养不良或缺少锻炼的小儿胸廓发育差，胸围超过头围的时间较晚；反之，营养状况良好的小儿，胸围超过头围的时间较早。

6. 牙齿

（1）正常值：人一生有两副牙齿，即乳牙和恒牙，乳牙出齐为20颗，恒牙出齐为32颗。生后4～10个月乳牙开始萌出，出牙顺序是先下颌后上颌，自前向后依次萌出，唯尖牙例外。乳牙约在2～2.5岁出齐。6岁左右开始萌出第1颗恒牙，自7～8岁开始，乳牙按萌出先后逐个脱落，代之以恒牙，最后一颗恒牙（第三磨牙）一般在20～30岁时出齐，也有终生不出者。

2岁以内乳牙颗数可用以下公式推算：

乳牙数＝月龄－4（或6）

（2）临床意义：出牙时间推迟或出牙顺序混乱，常见于佝偻病、呆小病、营养不良等。出牙时个别小儿可出现低热、流涎、睡眠不安、烦躁等反应，不属病态。孕妇或小儿服用四环素者，可引起小儿牙质发黄和损坏。

7. 呼吸、脉搏

（1）测量方法：小儿呼吸、脉搏易受发热、运动、哭闹等影响，所以，呼吸、脉搏的检测应在小儿安静时进行。对小儿呼吸频率的检测可观察其腹部的起伏状况，也可用少量棉花纤维放置于小儿的鼻孔边缘，观察棉花纤维的摆动次数。对小儿脉搏的检测可通过摸寸口脉或心脏听诊完成。

（2）正常值：各年龄组小儿呼吸、脉搏的正常值随着年龄的增长而降低，见表 1－1。

表 1－1　　各年龄组小儿呼吸、脉搏次数（次/分钟）

年龄	呼吸（次）	脉搏（次）	呼吸：脉搏
新生儿	45～40	140～120	1：3
≤1 岁	40～30	130～110	1：（3～4）
1^+～3 岁	30～25	120～100	1：（3～4）
3^+～7 岁	25～20	100～80	1：4
7^+～14 岁	20～18	90～70	1：4

8. 血压

（1）测量方法：测量血压时应根据不同年龄选择不同宽度的袖带，袖带宽度应为上臂长度的 2/3，袖带过宽测得的血压值较实际血压值为低，过窄测得的血压值较实际血压值为高。小儿血压的正常值随着年龄的增长而缓慢增高。

（2）正常值：不同年龄小儿血压正常值可用公式推算：（注：1kPa＝7.5mmHg）

收缩压（mmHg）＝80＋2×年龄

舒张压（mmHg）＝收缩压×2/3

（二）智能发育常数

智能发育与体格生长一样，是反映小儿生长发育正常与否的重要指征。智能发育指神经心理发育，包括感知、运动、语言、性格等方面。智能发育除与先天遗传因素有关外，还与后天所处环境及受到的教育等密切相关。小儿不同年龄阶段，应当在智能发育方面达到一定的数值、指标。

1. 感知发育

（1）视感知的发育：新生儿视觉不敏锐，在 15～20cm 距离处最清晰，可短暂地注视和反射地跟随近距离内缓慢移动的物体；2 个月起可协调地注视物体，初步有头眼协调；3 个月时头眼协调好，可追寻活动的物体或人；4～5 个月开始能认识母亲，见到奶瓶表示喜悦；6 个月时能转动身体协调视觉；9 个月时出现视深度感觉，能看到小物体；1 岁半时能区别各种形状；2 岁时能区别垂直线与横线，目光跟踪落地的物体；5 岁时可区别各种颜色；6 岁时视力才达到 1.0。视力需在外界刺激不断作用下反复练习才能得以发展。

（2）听感知的发育：新生儿出生 3～7 天听觉已相当良好；3 个月时可转头向声源；4 个月时听到悦耳的声音会有微笑；5 个月时对母亲语声有反应；8 个月时能区别语声的意义；9 个月时能寻找来自不同方向的声源；1 岁时听懂自己的名字；2 岁时听懂简单的吩咐；4 岁时听觉发育完善。听觉的发育对小儿语言的发展有重要意义。

（3）嗅觉和味觉：新生儿的嗅觉和味觉出生时已基本发育成熟，对母乳香味已有反应，对不同味道如甜、酸、苦等反应也不同；3～4 月时能区别好闻和难闻的气味；5 个月时对食物味道的微小改变很敏感，应适时合理添加各类辅食，使之适应不同味道和食物。

（4）皮肤感觉：新生儿的触觉已很敏感，尤其以嘴唇、手掌、脚掌、前额和眼睑等部位最敏感；痛觉出生时已存在，疼痛可引起全身或局部的反应；温度觉也很灵敏，尤其对冷的反应，如出生时离开母体环境温度骤降就引发啼哭。2～3 岁时小儿能通过皮肤觉与手眼协调一致的活动区分物体的大小、软硬和冷热等。5 岁时能分辨体积相同重量不同的物体。

（5）知觉：知觉是人对事物的综合反映，与上述各感觉能力的发育密切相关。小儿 1 岁末开始有空间和时间知觉；3 岁能辨上下；4 岁辨前后，开始有时间概念；5 岁能辨别自身的左右。

2. 运动发育

运动功能的发育是以脑的发育为前提的，妊娠后期出现的胎动为小儿最初的运动形式。运动的发育既依赖于小儿视感、知觉等的参与，又反过来影响其社会心理等功能的发展。小儿动作发育遵循一定的规律，发育顺序是由上向下、由粗到细、由不协调到协调进展的。

（1）粗动作：发育过程可归纳为："二抬四撑六会坐，七滚八爬周会走"（数字代表月龄）。新生儿仅有反射性活动（如吮吸、吞咽等）和不自主的活动；1 个月小儿睡醒后常作伸欠动作；2 个月时扶坐或侧卧时能勉强抬头；4 个月时可用手撑起上半身；6 个月时能独坐片刻；7 个月会翻滚；8 个月会爬；10 个月可站立扶走；12 个月后能独走；18 个月可跑步和倒退行走；24 个月时可双足并跳；36 个月会骑三轮车。

（2）细动作：指手指的精细运动，发育过程为：新生儿时双手握拳；3～4 个月时可自行玩手，并企图抓东西；5 个月时眼与手的动作取得协调，能有意识地抓取面前的物品；5～7 个月时出现换手与捏、敲等探索性的动作；9～10 个月时可用拇指、示指拾东西；12～15 个月时学会用匙，乱涂画；18 个月时能摆放 2～3 块方积木；2 岁时会粗略地翻书页；3 岁时会穿简单的衣服。

3. 语言发育

语言是表达思维、意识的一种方式，与智能有直接的联系。小儿语言发育要经过发音、理解与表达三个阶段。新生儿已会哭叫；2 个月能发出和谐喉音；3 个月发出咿呀之声；4 个月能发出笑声；7～8 个月会发复音，如"妈妈"、"爸爸"等；8～9 个月喜欢学亲人口势发音；10 个月能有意识叫"妈妈"、"爸爸"。1 岁时能说出简单的生活用语，如吃、走、拿等，通过视觉、触觉、体位感等与听觉的联系逐步理解一些日常用品，如"奶瓶"、"电灯"等名称；1 岁半时能用语言表达自己的要求；2 岁后能简单地交谈；5 岁后能用完整的语言表达自己的意思。

4. 性格发育

性格是指人在对事、对人的态度和行为方式上所表现出来的心理特点，如英勇、刚强、懦弱、粗暴等。

从人的个体性格发展过程来看，小儿性格的形成、变化是在社会生活和教育条件的影响下，经过不断的量变和质变而发展起来的。小儿的性格表现在新生儿期就有相应的反映，比如每当母亲将小儿抱在怀里时，小儿会有积极的探寻母乳的表现；在出生后的第 2 个月，就能对照顾他的人发出特有的"天真快乐反应"，注视照顾人的脸，手脚乱动，甚至表现出微笑的样子。这种最初的性格表现是多变而不稳定的，个体特征也是不鲜明的。

由于每个人的生活环境、心理特征不同，因而表现在对人对事的兴趣、能力、适应程度等方面的性格特点也各不相同。小儿性格特征的形成和建立，是随着小儿的生长发育逐步完成的。

（1）婴儿期：一切生理需要必须依赖于成人的照顾，因而随之建立的是以相依情感为突出表现的性格。2～3个月的小儿以笑、停止啼哭、伸手、眼神或发出声音等表示见到父母的愉快；3～4个月会对外界感到高兴的事情表现出大笑；7～8个月会对不熟悉的人表现出认生；9～12个月会对外界不同的事情做出许多不同的面部表情反映。此期的生理需要（如吃、抱等）应得到及时的满足，使他产生信任感；相反，如果婴儿的需要得不到满足，就易产生对人和社会的一种不信任感。

（2）幼儿期：能独立行走、自己进食，并且具备了一定的语言表达能力，产生一种自主感。性格的相依性较前减弱，表现为相依情感与自主情感或行为交替出现的性格特征。如果家长对小儿的行为限制过多、批评过多或者惩罚过多，易使小儿产生羞耻感或自卑感。

（3）学龄前期：运动、言语能力发展较快，具有一定的独立性、主动性，如果家长经常嘲笑儿童的活动，就会使他们对自己的活动产生内疚感。

（4）学龄期：如果在学习方面经常得到别人的表扬，会变得越来越勤奋上进。反之，如果学习上遭到失败，受到批评，则易形成厌学、自卑感。

（5）青春期：生理发育逐渐成熟，心理适应能力有很大发展，有明确的身份意识及未来目标。如果在感情问题、伙伴关系、职业选择、道德价值等问题上处理不当，则易产生身份紊乱。

（三）变蒸学说

变蒸，是古代医家用来解释婴幼儿生长发育规律的一种学说。前人认为，两岁以内的小儿，生长发育特别迅速，每隔一定的时间，即有一定的变化，就是智慧逐渐聪明、表情逐渐活泼、身体逐渐长高、筋骨逐渐坚强、功能逐渐进步。在此期间有一个变化和蒸腾的过程，并有一定的周期规律，针对这种过程，前人提出了“变蒸”学说。

1. 变蒸学说的起源

变蒸之说，最早见于西晋王叔和的《脉经》。《脉经·平小儿杂病证第九》曰：“小儿是其日数应变蒸之时……脉乱无苦也。”说明变蒸是小儿生长发育过程中有一定时间规律的生理现象。以后在《诸病源候论》和《备急千金要方》中，对小儿某些动作与功能的发育，就是通过变蒸来解释的。历代许多儿科专著中对“变蒸”均有专门论述。因此，“变蒸”学说在一个很长的时期内，曾是小儿生长发育的理论根据。

2. 变蒸学说的内容

（1）变蒸的概念：历代医家对变蒸含义的认识基本上是一致的。变者，变其情智，发其聪明；蒸者，蒸其血脉，长其百骸。通过“变蒸”，伴随着脏腑功能渐趋完善，小儿的情志就有改变，血脉与筋骨更加充盈和坚实，动作不断发育。如唐代孙思邈《备急千金要方·变蒸论》说：“小儿所以变蒸者，是荣其血脉，改其五脏，故一变竟辄觉情态有异。”清代夏禹铸《幼科铁镜·辨变蒸》中说：“变者变生五脏，蒸者蒸养六腑，长血气而生精神、益智慧也”。《小儿药证直诀·变蒸》则对变蒸作了更为详细的解释：“小儿在母腹中乃生骨气，五脏六腑成而未全。自生之后，即长骨脉，五脏六腑之神智也。变者，易也。《巢源》云：上多变气。又生变蒸者，自内而长，自下而上，又身热，故以生之日后三十二日一变。每变毕，即情性有异于前。何者？长生脏腑智意故也。”

（2）变蒸的规律：据多数儿科古籍的记载，变蒸的日数，是从出生之日算起，32 日为一变，64 日再变，变且蒸，即两变为一蒸，合 320 日为十变五小蒸。小蒸之后，转为 64 日一大蒸，又 64 日复大蒸，复大蒸后，又 128 日再复大蒸，计 256 日三大蒸。至此，小蒸 320 日，大蒸 256 日，共计 576 日，约一岁零七个月，变蒸完毕。小儿在变蒸过程中，不仅其形体不断地成长，其脏腑功能也不断地成熟完善，因而形成了小儿形与神之间的协调发展。

关于变蒸的日数，历来也有不一致的认识，但对“小蒸”的意见比较统一，认为 32 天为一“小蒸”，共 10 次，即 320 天。“小蒸”后是“大蒸”，一般“大蒸”第一次为 64 天，第二次 64 天，第三次 128 天，这样大、小蒸共 576 天。《备急千金要方》中记载：“小蒸”10 次，“大蒸”3 次，共 576 天。《幼科发挥》则定为 12“小蒸”，共 384 天。

（3）变蒸的临床表现与处理：对变蒸的临床表现一般认为轻重不同，也有认为除生长发育变化外无临床表现者。变蒸的临床表现一般出现在变蒸期交换的前后数日。因变蒸是小儿生长发育的正常生理现象，一般无需治疗。但若症状较重则需考虑是否有兼证，要使用药物治疗。

3. 古代医家对变蒸学说的不同观点

（1）肯定意见：大多数古代医籍对变蒸学说持肯定意见，如《颅囟经》、《诸病源候论》、《备急千金要方》、《小儿药证直诀》、《小儿病源方论》、《证治准绳·幼科》、《幼科发挥》、《医学正传》、《幼科心法要诀》、《幼科铁镜》、《小儿药证直诀笺正》等，他们都肯定了变蒸的基本理论，并提出了伴随变蒸产生的婴幼儿生长发育的变化。例如：《小儿药证直诀·变蒸》认为每次变蒸会随之出现脏腑功能的明显进步：“变者易也……故以生之日后三十二日一变，每变毕，即情性有异于前，何者？长生腑脏智意故也……故初三十二日一变生肾生志；六十四日再变生膀胱……生之九十六日三变生心喜……一百二十八日四变生小肠……一百六十日五变生肝哭；一百九十二日六变生胆……二百二十四日七变生肺声；二百五十六日八变生大肠……二百八十八日九变生脾智；三百二十日十变生胃……”《幼幼新书·卷七·变蒸第一》描述了伴随变蒸产生的功能进步：“一蒸肝生魂……蒸后魂定，令目瞳子光明；二蒸肺主魄……上通于鼻，蒸后能令嚏嗽；三蒸心生神……蒸后令儿能语笑；四蒸脾生智……蒸后令儿举动任意；五蒸肾生精志……蒸后儿骨髓气通流；六蒸筋脉伸，蒸后筋脉通、行九窍、津液转流，儿能立；七蒸骨神定，气力渐加，蒸后儿举脚行；八蒸呼吸无停息，以正一万三千五百息也，呼出心与肺，吸入肾与肝，故令儿呼吸有数，血脉通流五千周也。”

同时，以上医籍中不少又认为变蒸时会同时出现某些临床表现，如发热、微惊、耳冷、尻冷、不欲食、脉乱等，一些医家对没有临床表现者还用“暗变蒸”的理论来解释，如徐春甫在《古今医统·变蒸》中说：“亦有胎气禀实，当其变蒸之候，皆无形证，自然一一变易知觉，此为暗变蒸也。”

（2）否定意见：也有少数古代医家对变蒸学说持否定意见。如张介宾（在《景岳全书·小儿则》中）、陈复正（在《幼幼集成》中）等，他们基本上否定变蒸学说。认为小儿足月生后，形气虽未壮实，但脏腑已经长成，其生长之机，是一息不停的，且百骸齐长，绝不是一变某脏、二变某腑等此先彼后的，也没有什么三十二日一变等。并且认为小儿患病，不是外感就是内伤，其发热也没有一定的时间。如《景岳全书·变蒸》说："凡属违和，则不因外感，必以内伤，初未闻有无因而病者。"《幼幼集成·变蒸辨》说："予临证四十余载，从未见一儿依期作热而变者。有自生至长未尝一热者，有生下十朝半月而常多作热者，岂变蒸之谓乎？凡小儿作热，总无一定，不必拘泥，后贤毋执以为实，而以正病作变蒸，迁延时日，误事不小。但依证治疗，自可生全。"

4. 现代对变蒸学说的认识

现代经全面综合分析古代的变蒸学说，可以看出，这一学说总结出婴幼儿生长发育具有这样一些规律：小儿生长发育在婴幼儿时期最快；婴幼儿生长发育是一个连续不断的变化过程；每经过一定的时间周期，显示出显著的生长发育变化；在小儿周期性生长发育显著变化中，形、神是相应发育同步发展的；变蒸周期是逐步延长的，显示婴幼儿生长发育随着年龄增长而逐步减慢；一定年龄（576 日）后，不再有变蒸，小儿生长发育趋于平缓。变蒸学说揭示的婴幼儿生长发育规律是符合实际的，对于我们认识小儿的生长发育特点、研究当代儿童的生长发育规律有重要的借鉴价值。对于所谓"脏腑变生次第说"，不应当理解为是出生之后这些脏腑的形态才逐渐形成，而是指"藏象学说"的脏腑，即指的是五脏六腑的功能逐渐成熟。当然，若认为婴幼儿出现的发热等症状可能是变蒸的表现，则易于造成生理与病理的混淆，甚至延误疾病的诊断，是值得我们注意避免的。由此可见，变蒸学说揭示的婴幼儿生长发育规律是符合实际的，对于我们认识小儿的生长发育特点、研究当代儿童的生长发育规律有着重要的借鉴价值。但是，也曾有些古代医籍提出变蒸时小儿会出现发热等症状，属于正常表现，不需治疗，这种说法则应当扬弃。

现代美国儿科专家盖泽尔（Gesell）通过对大样本小儿活动的连续摄像观察分析，提出了盖泽尔发育进程表（Gesell developmental schedules），认为不同周龄阶段（每 4 周为一个阶段）小儿的运动、适应、语言、个人 - 社会四个方面显示出飞跃发展，由此提出了"枢纽龄（key age）"的概念。"变蒸"与"枢纽龄"学说的内容相似，只是由于两者的研究观察对象不同，"变蒸"观察的是中国古代儿童，"枢纽龄"观察的是美国现代儿童，因而所观察到的显著性变化基本周期略有差别，但两者所阐述的小儿生长发育的阶段性显著变化的规律是基本一致的。盖泽尔的研究工作也可作为小儿变蒸学说的一个佐证。

细目二　小儿生理、病因、病理特点

要点一　生理特点

小儿自出生到成人，始终处于不断的生长发育过程中，年龄越小，生长发育越快。小儿无论是在形体、生理方面，还是在病因、病理及其他方面，都与成人有着显著的不同，因此，不能简单地将小儿看成是成人的缩影。有关小儿的生理、病因、病理特点，历代医家论述颇多，归纳起来有：生理方面主要表现为脏腑娇嫩，形气未充；生机蓬勃，发育迅速。病因方面以外感、食伤、先天因素居多。病理方面主要表现为发病容易，传变迅速；脏气清灵，易趋康复。掌握这些特点，对于指导儿童保健和疾病防治，有着重要的意义。

（一）脏腑娇嫩，形气未充

1. 含义

脏腑，指五脏六腑；娇，指娇弱，不耐寒暑与攻伐；嫩，指柔嫩；形，指形体结构，即四肢百骸、筋肉骨骼、精血津液等；气，指各种生理功能活动，如肺气、脾气、肾气等；充，指充实完善。脏腑娇嫩，形气未充，概括地说明小儿自出生开始，虽然五脏六腑形体已成，但全而未壮，处在不断的生长发育过程中，机体各系统和器官的形态发育未曾成熟、各种生理功能未曾健全，脏腑柔弱，对病邪侵袭、药物攻伐的抵抗和耐受能力都较低。如小儿与成人相比易于感受风寒或风热邪气，出现发热，鼻塞流涕，咳嗽等症；又如小儿若使用攻伐之品，与成人相比用量小、禁忌多。小儿形、气均未充盛，人体的各种功能活动还不能完全体现出来，如小儿的语言能力、行为能力都较成人差，生殖能力至青春期后才能逐步具备等。

肾气的生发是推动小儿生长发育、脏腑功能成熟完善的根本动力。《素问·上古天真论》说："女子七岁，肾气盛，齿更发长；二七而天癸至，任脉通，太冲脉盛，月事以时下，故有子……丈夫八岁，肾气实，发长齿更；二八，肾气盛，天癸至，精气溢泻，阴阳和，故能有子。"小儿的脏腑功能处于"娇嫩"、"未充"的阶段，这种脏腑功能的"娇嫩"与"未充"，需要在肾气的生发、推动下，随着小儿年龄的不断增长，至女子"二七"14岁左右，男子"二八"16岁左右才能逐渐成熟完善起来。肾气包括寓于肾中的元阴元阳，禀赋于先天并赖于后天水谷精微之气的不断充养，因而其自身就必须在小儿成长过程中逐渐得到充盛。

2. 历史沿革

关于小儿生理特点的论述，最早见于《灵枢·逆顺肥瘦》："婴儿者，其肉脆、血少、气弱。"肉脆指肌肉等有形之质脆薄，血少指血液等营养物质相对不足，气弱指脏腑功能未臻健全。巢元方在《诸病源候论·养小儿候》中亦说："小儿腑脏之气软弱。"可见，中医学远在春秋战国至隋代，对小儿的体质特点已有了明确的认识。北宋钱乙发展了这一理论，他在《小儿药证直诀·变蒸》中说：小儿"五脏六腑，成而未全。"该书"原序"中也说："骨气未成，形声未正，悲啼喜笑，变态不常。"意思是指小儿的脏腑和精神意识，都处于未臻完善的状态。南宋陈文中在《小儿病源方论·养子十法》中进一步指出："小儿一周之内，皮毛、肌肉、筋骨、髓脑、五脏、六腑、荣卫、气血，皆未坚固。"他把这种情况比喻为"草木茸芽之状，未经寒暑，娇嫩软弱，今婴孩称为芽儿故也。"明代万密斋在《万氏家藏育婴秘诀·发微赋》中也认为，小儿"血气未充……肠胃脆薄……精神怯弱"。

以上历代医家的论述都充分说明：小儿尤其是初生儿和婴儿，有着脏腑娇嫩，肌肤柔弱，血少气弱，经脉未盛，神气怯弱等生理特点，其赖以生存的物质基础虽已形成，但尚未充实和坚固；机体的生理功能活动虽已运转，但尚未成熟。

3. 主要表现

从脏腑娇嫩的具体内容来看，是指五脏六腑的形和气皆属不足，形气未充，又常常表现为五脏六腑的功能状况不够稳定、未臻完善，其中尤以肺、脾、肾三脏更为突出。这一方面是由于小儿出生后肺脏、脾脏、肾脏皆成而未全、全而未壮，更是因为小儿不仅与成人一样，需要维持正常的生理活动，而且处于生长旺盛、发育迅速的阶段，对水谷精气的需求，较成人相对迫切，必须满足这一特殊的需求。所以，小儿对肺气宣发、脾气运化、肾气生发的功能要求更高。因此，相对于小儿的生长发育需求，经常会出现肺、脾、肾气之不足，表现出肺常不足、脾常不足、肾常虚的特点。

肺主一身之气、肾为先天之本、脾为后天之本，三者密切相关。先天之本主藏精，内寓元阴元阳，主生长发育，既受五脏六腑之精而藏之，又不断滋润各脏之阴，温煦各脏之阳。后天之本主运化水谷精微，为气血生化之源。

（1）肺常不足：肺主气、司呼吸，主宣发肃降。小儿肺脏娇嫩，表现为呼吸不匀、息数较促。脾与肺为母子关系，脾之运化赖肺之宣发敷布，精微化生方能濡养全身；肺之主气赖脾之运化精微不断充养。脾胃健旺，则肺卫自固。小儿“脾常不足”，故肺气亦常显得不足。另一方面，人体之气，来源于肺吸入自然界的清气与脾转运水谷精微之气二者相合，然后才能敷布供养全身，小儿生长发育迅速，对于气的需求比成人相对更多，肺气也常显得不足。所以，小儿肺常不足，体现在其与成人相比绝对不足和相对于机体生长发育的需求而言相对不足两个方面。由于肺常不足，外邪容易乘虚而人，故易于发生感冒、咳喘等肺系疾病及传染病。

（2）脾常不足：脾为后天之本，主运化水湿和水谷精微，为人体气血生化之源。小儿出生之初，脾胃“未曾用事”，其后虽然逐渐发育，但要到长大之后才能逐渐健全和成熟，此前与成人相比总是处于不足的状态。另一方面，小儿出生之后迅速生长发育，对气、血、津、精等营养物质的需求比成人多，而脾胃的运化功能尚未健旺，总是显得对于机体维持生理功能和生长发育两方面的需求而言，相对不足。小儿脾常不足，也就体现在其与成人相比绝对不足和相对不足两个方面。小儿脾常不足表现为运化力弱，摄入的食物要软而易消化，饮食乳哺要有节制，否则易于出现积滞、厌食、吐泻、疳证等脾系疾病。

（3）肾常虚：肾为先天之本，藏精、主水。小儿肾常虚，表现为肾精未充、肾气未盛，婴幼儿二便不能自控或自控能力较弱，青春期前天癸未至，女孩无“月事以时下”、男孩无“精气溢泻”等，且易见解颅、五迟、五软等疾病。先天之气要在出生之后得到后天之气的补充才能逐渐充盛，在青春期发育完成之前，总是处于未曾充盛的状态。而小儿不断地迅速地生长发育的生理特点，又对肾气生发有着更高的需求。所以，小儿肾常虚，同样体现在其与成人相比，有绝对不足和相对不足两个方面。

“肺常不足”、“脾常不足”、“肾常虚”，是小儿脏腑娇嫩，形气未充的主要表现。

不仅如此，小儿心、肝二脏同样未臻充盛，功能未健。心主血脉、主神明，小儿心气未充、心神怯弱未定，表现为脉数，易受惊吓，思维及行为的约束能力较差。肝主疏泄、主风，小儿肝气尚未充实、经筋刚柔未济，表现为好动，易发惊惕、抽风等症。

4. “稚阴稚阳”学说

稚，指幼稚；阴，指体内精、血、津液及脏腑、筋骨、脑髓、血脉、肌肤等有形之质；阳，指人体的各种生理功能活动。《温病条辨·解儿难》明确提出：小儿“稚阳未充、稚阴未长者也。”“稚阴稚阳”学说认为小儿机体，无论在形体方面还是生理功能方面，都处于相对不足的状态，都需要随着年龄的不断增长而不断生长发育，才能逐步趋向完善和成熟。

《素问·宝命全形论》说："人生有形，不离阴阳。"《素问·阴阳应象大论》说："阳化气，阴成形。"清代医家吴鞠通从阴阳学说出发，在《温病条辨·解儿难》中创立了"稚阴稚阳"学说。他认为：小儿时期的机体柔嫩，气血未充，脾胃薄弱，筋骨未坚等特点，是稚阴稚阳的表现，小儿生长发育是阴长而阳充的过程："男子……十六而精通，可以有子，三八二十四岁真牙生而精足，筋骨坚强，可以任事，盖阴气长而阳亦充矣。女子……十四而天癸至，三七二十一岁而真牙生，阴始足，阴足而阳充也。"阴阳是互根相生的，而小儿时期的脏腑娇嫩，形气未充，正是"稚阴稚阳"的具体表现，需要到青春期之后才能阴足阳充。稚阴稚阳学说是对小儿机体柔嫩、气血未盛、脾胃薄弱、肾气未充、腠理疏松、神气怯弱、筋骨未坚等特点的概括。如新生儿生理性黄疸就是因为新生儿代谢功能还不成熟，特别是肝脏酶系统发育不完善，不能形成足量的葡萄糖醛酸转移酶，以致肝细胞对间接胆红素摄取能力不足，生后2~3日出现皮肤巩膜黄染，这种生理现象就是脏腑娇嫩的典型表现之一。小儿随着年龄增长而出现的各种生长发育现象，也都是阴、阳逐渐充盛的具体体现。

（二）生机蓬勃，发育迅速

1. 含义

生机，指生命力、活力。生机蓬勃，发育迅速，指小儿在生长发育过程中，无论在机体的形态结构方面，还是在各种生理功能活动方面，都是在迅速地、不断地发育完善。如小儿的身长、胸围、头围随着年龄的增加而增长；小儿的思维、语言、动作能力随着年龄的增加而迅速地提高。小儿的年龄越小，这种蓬勃的生机、迅速的生长发育就越是显著。

2. "纯阳"学说

"纯"指小儿初生，未经太多的外界因素影响，胎元之气尚未耗散；"阳"指以阳为用，即生机。我国现存最早的儿科专著《颅囟经·脉法》首先提出："凡孩子三岁以下，呼为纯阳，元气未散。"就是说小儿先天所禀之元阴元阳尚未耗伤，生机特别旺盛，因此，生长发育才极为迅速。"纯阳"学说高度概括了小儿在生长发育、阳充阴长的过程中，表现为生机旺盛，发育迅速，犹如旭日之初升，草木之方萌，蒸蒸日上，欣欣向荣的生理现象。"纯阳"并不等于"盛阳"，也不是有阳无阴的"独阳"。

当然，对于小儿为"纯阳"之体的理解，历代医家也不尽一致。

明代万密斋《万氏家藏育婴秘诀·鞠养以慎其疾四》中说："小儿纯阳之气，兼于无阴。"即"有阳无阴"。这种观点显然违背了阴阳学说"阴生于阳，阳生于阴，阴阳互根，互相依存"之旨，因为任何"孤阴"和"独阳"都是不存在的，只有阴平阳秘，才能精神乃治。

《小儿药证直诀·四库全书总目提要·呈词》中说："小儿纯阳，无烦益火。"把小儿看成了盛阳之体，并衍生为不要使用温阳药物。这种观点如被认为小儿生理状态下阳气有余，显然也是有悖于人体应当阴阳平衡协调方能健康的道理的。

金代医家刘完素在《宣明论方·小儿门》中说："大概小儿病在纯阳，热多冷少也。"明代虞抟《医学正传·小儿科·急慢惊风》有"夫小儿八岁以前曰纯阳，盖其真水未旺，心火已炎。"清代叶天士的《幼科要略·总论》中说："按襁褓小儿，体属纯阳，所患热病最多。"《徐灵胎医学全集》也说"小儿纯阳之体，最宜清凉。"这里所说的纯阳，都是指在病理状况下，因为机体阳亢阴亏，所以容易从热化火。

吴鞠通在《温病条辨·解儿难》中说："古称小儿纯阳，此丹灶家言，谓其未曾破身耳。"指出这只是一种道家的说法，即把未婚的青少年和小儿均称之为纯阳之体，阳气未曾外泄。

上述医家所论之"纯阳"，多从小儿热病的病机推断解释小儿疾病易于热化的一面，但临床上小儿疾病寒化者并非少见，如新生儿硬肿症、新生儿窒息以及小儿危重症中表现为虚寒证候者也很多。江苏省中医院曾分析61例小儿危重症，发现年龄越小出现阳气衰竭的证候也愈快愈多。故清代芝屿樵客《儿科醒·寒论第五》说："大都小儿病证，虚寒者多。"可见，将小儿热病较多归咎于体禀"纯阳"是不全面的，将"纯阳"作小儿阳气有余认识也是不恰当的。

此外，清代余梦塘在《保赤存真》中说："真阴有虚，真阳岂无虚……此又不可徒执小儿纯阳之论也。"清代罗整齐《鲦溪医论选》进一步提出："小儿年幼，阴气未充，故曰纯阳，原非阳气有余也，特稚阳耳！稚阳之阳，其阳几何?"更明确提出了小儿生理上原本处于阴、阳均未充盛的状态，"纯阳"就应当从"稚阳"来理解。

近代中医儿科学术界对小儿为"纯阳之体"还是"稚阴稚阳"之体有不少探讨。多数学者认为"稚阴稚阳"之说最为合理，更符合小儿生理特点。也有认为"纯阳既不能完满地阐述小儿体质的特点，也不能恰当地指导临床实践"，主张按罗整齐的观点将"纯阳"归并于"稚阴稚阳"的理论观点中去认识。目前，多用"稚阴稚阳"和"纯阳之体"的理论概括小儿生理特点的两个方面，认为：前者是指小儿机体柔弱，阴阳二气均较幼稚不足；后者是指小儿在生长发育过程中，生机蓬勃、发育迅速。故两者说的是一个问题的两个方面，并无矛盾之处。

要点二　病因特点

儿科常见的发病原因与成人大致相同，但先天因素是儿科特有的病因，由于小儿具有自身的生理特点，因而小儿对不同病因为病的情况和易感程度与成人也有明显的差别。小儿病因相对较成人单纯，以外感、食伤和先天因素居多，情志、意外和其他因素也值得注意。在小儿自身的群体中，不同年龄对不同病因的易感程度也不同，如年龄越小对六淫邪气的易感程度越高，年龄越小因乳食而伤的情况越多等。

（一）外感因素

外感六淫邪气与疫疠之气，均易于伤害小儿而致病。

1. 六淫邪气

六淫邪气是风、寒、暑、湿、燥、火六种外感病邪的统称。风、寒、暑、湿、燥、火在正常情况下称为"六气"，是自然界六种不同的气候变化。当"六气"发生太过或不及的改变，非其时而有其气，便成为导致人体患病的原因，称为"六淫"。由于小儿为稚阴稚阳之体，脏腑娇嫩，又不能自己调摄冷暖，因而与成人相比，小儿更易被"六淫"邪气所伤。现分述如下：

（1）风邪：风为百病之长。小儿"肺脏娇嫩"，卫外功能较成人弱，加之寒温不知自调，所以最易被风热、风寒邪气所伤。风邪从口鼻或皮毛而入，侵袭肺卫，即所谓"伤于风者，上先受之”，从而产生各种肺系疾病。风为阳邪，善行而数变，故发病多急且传变也快。风邪常与他邪相兼为患，如风寒、风热、风燥等。

（2）寒邪：寒为阴邪，易伤阳气。小儿稚阳未充，若外感寒邪或嗜食生冷，则伤肺而损人体之阳，水饮内停发生冷哮之证；若寒邪直中脾胃，脾阳受损，可见脘腹冷痛、呕吐、泄泻等症；寒性凝滞而收引，气血易涩而不畅，新生儿特别是早产儿，阴阳二气不足，若感受寒邪，则阳气被郁不能温煦肌肤，寒客血脉，气血凝滞，可发生新生儿硬肿症。

（3）暑邪：暑为阳邪，其性炎热，为夏令之气。小儿禀赋不足，体质虚弱，不能适应夏令酷热的气候，常表现长期发热不退，口渴喜饮，无汗尿多之夏季热；暑多夹湿，小儿脾常不足，脾喜燥而恶湿，夏月之季暑湿同病，常见小儿身重体倦、泛恶、便溏、苔腻诸症；暑邪既易伤阴又易伤气，故暑热病后期多有气虚、阴伤或气阴两伤之证。

（4）湿邪：湿为阴邪。小儿脾常不足，若湿困于脾，则运化无权，可出现厌食、泄泻、精神疲乏等症；湿性黏腻，感湿之后其病情往往缠绵难愈；湿邪也多兼夹他邪，若湿夹热毒，可致皮肤湿疹、流注。

（5）燥邪：燥为阳邪，乃秋季主气，其性干涩，化火伤阴最速。小儿脏腑娇嫩，阴常不足，气血津液尚不充盛，易被燥邪所伤，邪从口鼻而入，侵犯肺卫，燥伤津液，气道失润而发生燥咳。

（6）火邪：火为阳盛所生，常与热混称，但热为温之渐，火乃热之极，热多属于外淫，而火常由内生，两者同中有异。小儿体质稚嫩，易于感受外邪，六气易从火化，故小儿外感之后以热性病证为多。常见的火热证如肺热喘咳、肠热泻痢、温热疫毒、热毒斑疹、高热惊厥等。

由此可见，六淫是引起小儿疾病的一类重要病因。需要注意的是：由于现代科技发展对人们生活方式的影响，使得六淫不再局限于自然气候因素，许多类似性质的人为因素如暖气、空调、加湿器等装置，改变了气候环境，造成气温变异系数加大，它们在小儿疾病病因学中的作用值得进行研究。

2. 疫疠之邪

疫疠之邪是一类具有强烈传染性的病邪，其引发的疾病有起病急骤、病情较重、症状相似、易于流行等特点。小儿之体为稚阴稚阳，形气未充，御邪能力较弱，是疫疠邪气所伤的易感群体，当在气候反常之时，如久旱、酷热、湿雾瘴气或空气、水源、食物受到污染，或没有及时做好预防隔离工作等，都可导致疫病的发生与流行。新中国成立以来，随着社会环境卫生条件的不断改善，以及多种预防措施的广泛应用，小儿常见传染病的发病率和病死率已大为降低。

（二）乳食因素

小儿“脾常不足”，且饮食不知自调，如喂养不当，易于为乳食所伤，产生各种脾胃疾病。诚如《幼科发挥·小儿正诀指南赋》所说：“肠胃脆薄兮，饮食易伤。”《婴童百问·呕证吐乳证》说：“凡小儿乳哺，不宜过饱，若满则溢，故令呕吐。”所以说，小儿乳食贵在有序、有时、有节，若不注意调摄，便容易患病。

1. 饥饱失常

小儿生长发育迅速，所需营养物质相对较多，若家长喂养不当，初生缺乳，或未能按期添加辅食，气血生化乏源，久之正气虚弱，抵抗力降低，则继发多种疾病，如反复呼吸道感染、疳证等。或任意纵儿所好，乳食无度，饮食营养不均衡，皆能损伤小儿脾胃，使运化失健，产生脾胃病证，出现呕吐、泄泻、腹胀、腹痛、积滞、厌食等。此即所谓“饮食自倍，肠胃乃伤”。

2. 饮食偏嗜

小儿在生长发育过程中需要各种营养物质的供给，才能满足身体的需要，正如《素问·脏气法时论》所说：“五谷为养，五果为助，五畜为益，五菜为充。”饮食要多样化，更需要适当调配，不能偏嗜。过食有害健康，偏嗜同样有害健康。《景岳全书·小儿则》认为：“小儿饮食有任意偏好者，无不致病，所谓爽口味多终作疾也，极宜慎之。”因小儿幼稚，不能自控、自调饮食，易于造成挑食、偏食，过食寒凉者伤阳，过食辛热者伤阴，过食肥甘厚腻者伤脾等，产生诸多病证。

3. 饮食不洁

饮食不洁也是小儿发病的一个常见原因。小儿缺乏卫生知识，易于误食一些被污染的食物，引发肠胃疾病，如吐泻、腹痛、寄生虫病等。若蛔虫窜进胆道可致蛔厥证；若进食腐败变质有毒食物，严重者可危及生命。

脾胃为后天之本，若为饮食所伤，势必影响气血生化，妨碍小儿生长发育。可见养成良好的饮食习惯，保护小儿脾胃功能，对小儿健康成长有重要意义。

（三）先天因素

先天因素即胎产因素，包括遗传病因和孕期因素，是指小儿出生之前已作用于胎儿的致病因素。遗传病因是小儿先天因素中的重要病因，父母的基因缺陷可导致小儿先天畸形、生理缺陷或代谢异常等。据统计，近年来已被认识的遗传性疾病有3500种以上，均属于先天性疾病。过去不少原因不明的疾病，随着现代诊断技术的进步，已被证明为先天因素所致。妇女受孕以后，不注意养胎护胎，也是导致小儿出现先天性疾病的常见原因，如妊娠妇女饮食失节、情志不调、劳逸失度、感受外邪、房事不节等，都可能损伤胎儿而为病。因此，了解和认识孕期致病因素对于防治先天性、遗传性疾病，是十分必要的。诚如《格致余论·慈幼论》所说：“儿之在胎，与母同体，得热则俱热，得寒则俱寒，病则俱病，安则俱安。”

此外，早产、难产、初生不啼等，也是引起小儿残障的重要病因。如胎位不正、横生倒产、分娩损伤，可致头颅血肿、产伤、骨折、斜颈，重者甚至窒息、死亡。因此，为保证分娩顺利，孕妇应定期进行产前检查。

（四）情志因素

小儿对外周环境认识的角度不同于成人，因而导致小儿为病的情志因素与成人有一定的区别。《温病条辨·解儿难·儿科总论》说：“小儿但无色欲耳，喜怒悲恐，较之成人更专且笃。”小儿心怯神弱，最常见的情志所伤是惊恐。《小儿药证直诀·急惊》中有“因闻大声或大惊而发搐”的描述。当小儿乍见异物或骤闻异声时，容易导致惊伤心神，出现夜啼、心悸、惊惕、抽风等病证。此外，长时间的所欲不遂，缺少关爱，容易导致忧思、思虑损伤心脾，出现厌食、呕吐、腹痛、孤独忧郁等病证；家长对子女的溺爱，使儿童心理承受能力差，或者学习负担过重，家长期望值过高，都易于产生精神行为障碍性疾病。

（五）意外因素

小儿年少，智识未开，没有或者缺少生活自理能力，缺乏对周围环境状况的判断能力，如果家长、保育员、教师等对小儿护理不当，照看不周，容易受到意外伤害。例如：溺水、触电、烫伤，以及跌打仆损的外伤、误食毒物的中毒、不慎吸入异物的窒息等。

（六）其他因素

环境污染，食品污染或农药、激素含量超标等，已成为当前普遍关心的致病因素。放射性物质损伤，包括对胎儿和儿童的伤害，引起了广泛的重视。医源性损害，包括治疗、护理不当、院内感染等，有增多的趋势，需要特别引起儿科工作者的注意。

要点三　病理特点

（一）发病容易，传变迅速

1. 发病容易，传变迅速的生理基础

小儿脏腑娇嫩、形气未充，为“稚阴稚阳”之体，阴阳二气均属不足。因此，在病理上不仅发病容易，而且变化迅速，年龄越小，则脏腑娇嫩的表现越显得突出。清·陈修园《医学三字经·小儿》说：“稚阳体，邪易干。”清代石寿堂《医原·儿科论》说：“稚阳未充，则肌肤疏薄，易于感触；稚阴未长，则脏脏娇嫩，易于传变，易于伤阴。”《片玉心书·活幼指南赋》也说：“肠胃脆而多伤乳食，筋骨嫩而易于风寒，易虚易实兮，变如反掌。”吴鞠通《温病条辨·解儿难》更明确指出：“其脏腑薄，藩篱疏，易于传变；肌肤嫩，神气怯，易于感触。”以上论述，说明了由于小儿脏腑娇嫩、形气未充的生理特点，就形成了比成人发病容易、传变迅速的病理特点。

2. 发病容易的主要表现

由于小儿脏腑娇嫩，对病原抵抗力差，加上寒热不能自调、乳食不能自节，一旦调护失宜，则外易为六淫所侵、内易为饮食所伤。因此，小儿发病容易，突出表现在肺、脾、肾系疾病及外感时行疾病方面。

（1）肺系疾病：肺为娇脏，外合皮毛。小儿肺脏娇嫩、卫表未固，故易为邪气所感。肺气宣发，主一身之表，小儿之肺气宣发功能尚不健全，腠理开阖、固表抗邪的功能较弱；肺主呼吸，司一身之气，小儿之肺气肃降功能尚不完善，“治节”一身之气的功能未健；小儿冷暖不知自调，一旦护养失宜，易于感受外邪。且脾与肺为母子关系，脾胃健旺，则肺卫自固。小儿“脾常不足”，故肺气亦弱。因此，六淫外邪，不论从口鼻而入，或由皮毛侵袭，均能影响肺之宣肃功能，在临床上出现感冒、咳嗽、肺炎喘嗽等肺系病证，使肺系疾病为儿科发病率最高的一类疾病。故万全在《幼科发挥·五脏虚实补泻之法》中说：“肺常不足”，“天地之寒热伤人也，感则肺先受之”。

（2）脾系疾病：小儿脾胃发育未臻完善，运化功能不健，表现出“脾常不足”的生理特点。小儿脾胃之体成而未全、脾胃之气全而未壮，因而易于因家长喂养不当、小儿饮食失节，出现受纳、腐熟、精微化生转输等方面的异常。小儿之体处于快速的生长发育阶段，脾为后天之本，气血生化之源，需为小儿迅速长养提供气血营养。小儿脾胃的功能状态与小儿快速生长发育的需求常常不相适应。《万氏家藏育婴秘诀·五脏证治总论》曾说："胃主纳谷，脾主消谷，饥则伤胃，饱则伤脾。小儿之病，多过于饱也。"乳足者，纵儿饮乳，易于伤乳；乳不足者，过哺谷肉糕果，易于伤食，从而在临床上出现脾胃纳化功能紊乱的病证。《幼科发挥·原病论》又说："乳食伤胃，则为呕吐；乳食伤脾，则为泄泻。"所以，呕吐、泄泻、厌食、积滞、疳证等疾病为小儿时期的常见病多发病，并且互为因果，严重者可影响小儿生长发育。脾系疾病发病率在儿科仅次于肺系疾病而居第二位。

（3）肾系疾病：小儿"肾常虚"，包括肾气未盛和机体对肾气需求旺盛而言。肾藏精，主骨生髓，为先天之本，与生长发育密切相关。肾的这种功能对正处在生长发育过程中、多种生理功能尚未成熟的小儿更为重要。小儿生长发育，赖肾阳以生，肾阴以长。它直接关系到小儿骨、脑、发、耳、齿的功能及形态，关乎生长发育和性功能成熟，因而临床常能见到肾精失充、骨骼改变、水液代谢失常等疾病。若先天肾气虚弱，加上后天脾气失调，影响小儿的生长发育，可见解颅、五迟、五软等先天禀赋不足之病；若肾阳虚亏，下元虚寒，膀胱闭藏失职，不能制约小便，则发生遗尿、尿频等病证。

（4）时行疾病：《素问·生气通天论》说："阳气者，若天与日，失其所则折寿而不彰……阳因而上，卫外者也。""不彰"是淹没的意思，这里指寿命夭折。"因"是大的意思。这句话说，阳气在人体中，好像天体与太阳的关系一样，如果阳气失去了它应处的场所，人的生命就要夭折。阳气的作用强大，上升，方能起卫外作用。阳气，即人体的正气，在生理状态下是全身的动力，在病理状态下是抗病的主力。由于小儿体禀"稚阴稚阳"，阴阳二气俱属不足，御邪抗邪的能力较弱，所以小儿罹患各种时行疾病远较成人为多。邪从鼻入，肺卫受袭，可致麻疹、流行性腮腺炎、水痘等传染病；邪从口入，脾胃受邪，引起痢疾、霍乱、肝炎等传染病。传染病一旦发生，又易于在儿童中相互染易，造成流行。

（5）心肝疾病：小儿病理特点的另一方面表现为"心常有余"、"肝常有余"，这是指儿科临床上既易见心惊、又易见肝风的病证。小儿脏腑经络柔嫩，内脏精气不足，感邪后，邪气易于枭张，从阳化热，由温化火。温者热之渐，火者热之极也。邪热内蕴，则壮热、烦躁；引动肝风，则手足抽搐；肝风心火交相煽动，火热炽盛，内陷厥阴，真阴内亏，柔不济刚，筋脉失养，则可见壮热、惊惕，甚则神志昏迷、颈项强直、角弓反张。这种情况在时行疾病中尤为多见，如流行性乙型脑炎、疫毒痢、高热惊厥等。朱丹溪和万全等古代医家把这一病理特点归纳为"肝常有余"、"心常有余"。万全《万氏家藏育婴秘诀·五脏证治总论》说："心热为火同肝论"，"人皆曰肝常有余……予亦曰心常有余"。虞抟《医学正传·急慢惊风》亦说："小儿……真水未旺，心火已炎。"这些论述，都说明了小儿疾病多见心肝热证的特点。

3. 传变迅速的主要表现

由于"脏腑柔弱，形气未充"，小儿患病以后，又有变化迅速的特点，这主要表现为疾病的寒热虚实容易相互转化演变或同时并见。《小儿药证直诀·原序》中说小儿疾病"易虚易实，易寒易热"，是对这一特点的高度概括。

（1）易虚易实：虚实是指小儿机体正气的强弱与导致疾病的邪气盛衰状况而言。诚如《素问·通评虚实论》所说："邪气盛则实，精气夺则虚。"易虚易实即是指小儿一旦患病，则邪气易实，正气易虚，实证可迅速转化为虚证，虚证也可转化为实证，或虚实并见之证。

例如：小儿感受外邪而患感冒，如失治误治，护理失宜，则外邪常易化热化火，灼伤肺津，炼液成痰，闭阻肺络，迅速发展为肺炎喘嗽，出现发热、咳嗽、气急、鼻煽等实证。肺气痹阻，心血运行不畅，可见面唇肢端紫绀等症。若正不敌邪，心失所养，造成心气不足，又可致正虚邪陷、心阳虚衰之变，甚则导致全身阳气衰脱，出现颜面苍白、四肢厥冷、大汗淋漓、脉微细数等虚脱证。

又如：婴幼儿泄泻之初多为外感病邪或内伤乳食的实证。由于小儿体禀"稚阴稚阳"，在病变发展的过程中，若失治误治，或邪毒枭张，正不敌邪，或因暴吐暴泻，津伤液脱，病情可急剧变化，出现目眶前囟凹陷、小便短少、口渴的伤阴证。阴阳互根，阴伤及阳，则产生肢冷面白、表情淡漠、肤出冷汗等伤阳证，最后导致阴竭阳脱的重危证候。

（2）易寒易热：寒热是指疾病病理表现两种不同性质的证候属性。"易寒易热"是指在疾病的过程中，由于小儿"稚阴未长"，故易见阴伤阳亢，表现为热证，所谓"阳胜则热"（《素问·阴阳应象大论》）；又由于"稚阳未充"，故易见阳气虚衰，表现为寒证，所谓"阴胜则寒"（《素问·阴阳应象大论》）。小儿的易寒易热常常与易实易虚交错出现，在病机转化上，形成寒证、热证迅速转化，或者夹虚、夹实的复杂证候。例如，小儿患风寒外束之寒实证，若不及时疏解，驱邪外出，易转化为外寒内热，甚则风寒之邪迅速化热传里，转为里实热证，失治或误治也易转变成阳气虚衰的虚寒证，或阴伤内热的虚热证等。

（3）小儿疾病传变迅速除了具体表现为易虚易实、易寒易热之外，还表现在以下几个方面：

由表入里传变迅速：小儿外感时邪后，卫气营血传变迅速。以流行性脑脊髓膜炎为例，邪在卫分为时短暂，迅即入气，或起病即见卫气同病，转瞬又侵入营血，少数患儿发病急骤，由卫分直迫营血，逆传心包，内陷肝经。

由经络及脏腑传变迅速：小儿经络受邪，多侵及相关之脏腑。如：痄腮患儿，本为风温时毒壅滞少阳、厥阴经络，发病后可能并发脑膜脑炎、睾丸炎及胰腺炎。麻疹患儿，麻毒犯于肺脾二经，重者并发肺炎、肠炎、脑炎、心力衰竭等症。

由一脏及他脏传变迅速：小儿患病常同时发生数个脏器功能损害。例如：肺炎喘嗽，正虚邪陷时致心阳虚衰（合并心力衰竭）或引动肝风（合并中毒性脑病）。又如：急性肾小球肾炎，重者可发生水凌心肺（严重循环充血）和邪陷心肝（高血压脑病）等变证。

（二）脏气清灵，易趋康复

与成人相比，小儿体禀纯阳，生机蓬勃，脏气清灵，活力充沛，对各种治疗反应灵敏；小儿宿疾较少，病因相对单纯，疾病过程中情志因素的干扰和影响相对较少。因此，小儿虽有发病容易、传变迅速不利的一面，但一般说来，只要诊断无误，辨证准确，治疗及时，处理得当，用药合理，护理适宜，病情好转的速度较成人快，疾病治愈的可能也较成人大。例如：小儿感冒、咳嗽、泄泻等病证多数发病快好转也快，小儿哮喘、癫痫、阴水等病证虽病情缠绵，但其预后较成人相对为好。正如张介宾在《景岳全书·小儿则》中所说："小儿之病……其脏气清灵，随拨随应，但能确得其本而撮取之，则一药可愈，非若男妇损伤、积痼痴顽者之比。"对于儿科的一般常见病证，固然要有信心，即使是重病顽证、危急病证也应有耐心，要充分发挥中西医结合综合治疗之优势，充分应用各种治疗手段，调动小儿机体自身的抗病能力，就能争取得到最佳的治疗效果。

细目三 诊法概要

要点一 概述

小儿疾病的诊断方法，与临床其他各科一样，均运用望、闻、问、切四种不同的诊查手段进行诊断和辨证。早在《内经》中就有关于四诊的论述，《素问·阴阳应象大论》说："善诊者，察色按脉，先别阴阳；审清浊，而知部分；视喘息，听音声，而知所苦；观权衡规矩，而知病所主；按尺寸，观浮沉滑涩，而知病所生。"小儿有其生理、病理特点，生长发育、病情反应均不同于成人，四诊也有其特点。因乳婴儿不会说话，较大儿童虽已会说话，也不能正确叙述自己的病情，所以古称儿科为"哑科"。加上就诊时常啼哭叫闹，影响气息脉象，造成诊断上的困难。钱乙认为小儿"脉难以消息求，证不可言语取。"（《小儿斑疹备急方论·后序》）所以，历代儿科医家对于小儿诊法，既主张四诊合参，又特别重视望诊。诚如《幼科铁镜·望形色审苗窍从外知内》所说："而小儿科，则唯以望为主，问继之，闻则次。"近代以来，应用物理学、化学、数学、工程技术等学科原理，研制了多种诊断仪器设备，不断扩大了诊察范围，搜集到的疾病信息资料更为丰富，也为疾病与证候的诊断提供了更可靠的基础。

要点二 望诊

望诊，是医生用视觉观察患儿的神、色、形、态、舌象及分泌物、排泄物等异常变化，以了解病情的一种方法。历代儿科医家都把望诊列为四诊之首，认为"小儿病有诸于内，必形诸于外"。小儿肌肤柔嫩，反应灵敏，凡外感六淫、内伤乳食，以及脏腑自身功能失调，或气血阴阳的偏盛偏衰，易从面、唇、舌等苗窍各部显现出来，其反映病情的真实性较成人更为明显，不易受到患儿主观因素的影响。通过望诊可以观察病儿体表的全身和局部情况，从而获得与疾病有关的辨证印象。因此，望诊在儿科疾病的诊断上显得尤为重要。

望诊内容可分为整体望诊（望神色、望形态）和分部望诊（审苗窍、辨斑疹、察二便、察指纹）两个方面。

（一）望神色

神是指小儿的精神状态，色是指面部气色。望神色就是望小儿的精神气色。通过对小儿目光、神态、表情、反应等方面的综合观察，了解五脏精气盛衰和病情轻重及预后。凡精神振作，二目有神，表情活泼，面色红润，呼吸调匀，反应敏捷，均为气血调和，神气充沛的表现，是健康或病情轻浅之象；反之，若精神委顿，二目无神，表情呆滞，面色晦暗，呼吸不匀，反应迟钝，谓之无神，均为体弱有病之表现，或病情较重之象。

面部望诊是小儿望神色中的重要组成部分。《灵枢·邪气脏腑病形》说："十二经脉，三百六十五络，其血气皆上于面而走空窍。"望面色可以了解脏腑气血的盛衰，以及邪气之所在。常用的面部望诊方法有五色主病和五部配五脏，其中五色主病是望神察色诊病的主要方法。

1. 五色主病

按五色主病诊病又称五色诊，即按面色红、青、黄、白、黑五种不同颜色的偏向表现来诊察疾病。《片玉心书·观形察色总论》中说："凡看小儿疾病，先观形色，而切脉次之……五位青色者惊积不散，欲发风候；五位红色者，痰积壅盛，惊悸不宁；五位黄色者，食积症伤，疳候痞癖；五位白色者，肺气不实，滑泄吐痢；五位黑色者，脏腑欲绝，为疾危恶。"《万氏家藏育婴秘诀·幼科发微赋》更概括为："青惊赤热，黄积白疳，如煤之黑兮必中乎恶毒，似赭之紫兮斯感乎风寒。"《幼科全书·观形察色》中也说："色红者热，主外感；色青多惊；色白者主虫；色青黑腹痛；色白者主疳；色黄者脾虚。"古代儿科医家对于五色主病的论述，来自于临床观察、经验积累，同时常与五脏、五行理论联系起来加以分析。

面呈白色，是气血不荣，络脉空虚所致，多为虚证、寒证。外感初起，面白无汗，是风寒外束；阵阵发白，啼哭不宁，常为中寒腹痛；若面白浮肿为阳虚水泛，常见于阴水；面色惨白，四肢厥冷，多为滑泄吐利，阳气暴脱，可见于脱证；面白少华，唇色淡白，多为血虚。若小儿久居室内，少见阳光，皮肤白皙，又当别论。

面色红赤，因血液充盈脉络皮肤所致，多为热证，又有实热、虚热之分。若面红耳赤，咽痛，脉浮，为风热外感；午后颧红潮热，口唇红赤，为阴虚内热，虚火上炎；若两颧艳红如妆，面白肢厥，冷汗淋漓，为虚阳上越，是阳气欲脱的危重证候。新生儿面色嫩红，或小儿面色白里透红，为正常肤色。小儿也有因衣被过暖、活动过多、日晒烤火、啼哭不宁而面红者，不能认为是病态。

面色黄而非常色者，常因脾虚失运，水谷、水湿不化所致，多为虚证或湿证。若面色萎黄，形体消瘦为脾胃功能失调，常见于疳证；面黄无华，脐周阵痛，夜间磨牙，多为肠寄生虫病；面目色黄而鲜明，为湿热内蕴之阳黄；面目黄而晦暗，为寒湿阻滞之阴黄；出生后不久出现的黄疸为胎黄，有生理性与病理性之分。有因过食胡萝卜、南瓜、西红柿等食物或阿的平等药物而面部发黄者，则不能误认为黄疸。

面色青，因气血不畅，经脉阻滞所致，多为寒证、痛证、瘀证、惊痫。若面色白中带青，表情愁苦皱眉，多为里寒腹痛；面青而晦暗，神昏抽搐，常见于惊风和癫痫发作之时；面青唇紫，呼吸急促，为肺气闭塞，气血瘀阻。大凡小儿面呈青色，病情一般较重，应注意多加观察。

面色黑，常因阳气虚衰，水湿不化，气血凝滞所致，多为寒证、痛证、瘀证、水饮证。若面色青黑，手足逆冷多为阴寒里证；面色黑而晦暗，兼有腹痛呕吐，可为药物或食物中毒；面色青黑晦暗为肾气衰竭，不论新病久病，皆属危重。若小儿肤色黑红润泽，体强无病，是先天肾气充沛的表现；若因常在户外，日晒风吹，肤色红黑，不属病态。

2. 五部配五脏

面部望诊除五色主病外，还有根据面部不同部位出现各种色泽变化来推断脏腑病变的，这就是五部配五脏的面部望诊方法。五部就是指左腮、右腮、额上、鼻部、颏部，最早见于《小儿药证直诀·面上证》："左腮为肝，右腮为肺，额上为心，鼻为脾，颏为肾。"《证治准绳·幼科·初生门·察色》中对这五个部位的色泽变化用五行学说作了解释："左颊属肝，东方之位，春见微青者平，深青者病，白色者绝"；"右颊属肺，西方之位，居右，秋见微白者平，深白者病，赤色者绝"；"额上属心，南方之位，火性炎上，故居上，夏见微赤者平，深赤者病，黑色者绝"；"鼻上属脾，中央之位，故居中而四季见，微黄者平，深黄者病，青色者绝"；"下颏属肾，北方之位，水性润下，故居下，冬见微黑者平，深黑者病，黄色者绝"。在临床诊疗时有一定的参考价值。

总之，望神色可以为小儿病情判断得到一个初步的印象，为疾病诊断提供资料。五色主病和五部配五脏都是古代医家临床观察的总结，它和四诊其他方法一样，都不能单独用来作为诊断小儿疾病的依据，二者相较，又以五色主病更有临床意义。

（二）望形态

形指形体，态指动态。望形态就是观察病儿形体的强弱胖瘦和动静姿态。形体望诊，包括头囟、躯体、四肢、肌肤、毛发等。

1. 望形体

凡发育正常、筋骨强健、肌丰肤润、毛发黑泽、姿态活泼者，是胎禀充足，营养良好，属健康表现；若生长迟缓、筋骨软弱、肌瘦形瘠、皮肤干枯、毛发萎黄、囟门逾期不合、姿态呆滞者，为胎禀不足，营养不良，多属有病。

小儿头颅大小应适中，与其年龄相称。如头小顶尖，颅缝闭合过早，是头小畸形；头方发稀，囟门宽大，当闭不闭，可见于五迟证；头大颌缩，前囟宽大，头缝开解，目睛下垂，见于解颅；前囟及眼窝凹陷，皮肤干燥，可见于婴幼儿泄泻阴伤液脱。

头发茂密，分布均匀，色黑润泽，是肾气充盛之常态；头发稀细，色枯无泽，多是肾气亏虚或阴血内亏；发细结穗，色黄不荣，多是气血亏虚，积滞血瘀；头发脱落，见于枕部，是为气虚多汗之枕秃；脱落成片，界限分明，是为血虚血瘀之斑秃。

颜面丰满，皮肤润泽，五官端正，表情自然，是先天禀赋正常，脏气和调，气血充盈之面容表现；面容瘦削，气色不华，是为气血不足；面部浮肿，睑肿如蚕，是为水湿泛溢。耳下腮部肿胀，是为邪毒窜络之痄腮或发颐；颌下肿胀热痛，多为热毒壅结之臖核肿大。五官不正，眼距缩小，鼻梁扁平，口张舌伸，见于先天禀赋异常之痴呆；口角歪斜，眼睑不合，偏侧流涎，表情不对称，见于后天风邪留络之面瘫。面呈苦笑貌，是风毒从创口内侵之破伤风；面肌抽搐，是风邪走窜经络之惊风或癫痫。近年来常见有小儿面部表情异常，或眨眼，或搐鼻，或咧嘴，或呲牙，或多咽，多属多发性抽动症。

胸廓前凸形如鸡胸，可见于佝偻病、哮喘；腹部膨大，肢体瘦弱，发稀，额上有青筋显现，属于疳积；毛发枯黄，或发竖稀疏，或容易脱落，均为气血亏虚的表现。

小儿形体，现代除由医生望诊得出印象之外，还可对若干指标进行测试，如测定身高、体重、皮下脂肪厚度、毛发直径颜色等，使望形诊断逐渐增加了量化指标。

2. 望动态

通过动态观察，可以分析不同姿态显示的疾病。如坐卧不宁，是肝阳心火内盛；嗜卧少坐，懒动无力，是阴寒阳气亏虚；仰卧伸足，揭衣弃被，常为热势炽盛；动作不遂，瘫痪不用，是为痿病；关节肿胀，屈伸不利，是为痹病；喜俯卧者，为乳食内积；喜蜷卧者，多为腹痛；颈项强直，手指开合，四肢拘急抽搐，角弓反张，是为惊风；若翻滚不安，呼叫哭吵，两手捧腹，多为盘肠气痛所致；端坐喘促，痰鸣哮吼，多为哮喘；咳逆鼻煽，胁肋凹陷如坑，呼吸急促，多为肺炎喘嗽。

各年龄组小儿具有不同的生理动态能力，如竖颈、爬行、站立、行走、爬梯等动作能力均需到相应月龄才能具备。因此，不少动作的正常与否还需与年龄结合起来分析。

（三）审苗窍

苗窍是指口、舌、目、鼻、耳及前后二阴。苗窍与脏腑关系密切。舌为心之苗，肝开窍于目，肺开窍于鼻，脾开窍于口，肾开窍于耳及前后二阴。脏腑有病，能在苗窍上有所反映，诚如夏禹铸《幼科铁镜·望形色审苗窍从外知内》所说："五脏不可望，唯望之苗与窍"，"小儿病于内，必形于外，外者内之著也，望形审窍，自知其病"。因此，审察苗窍可以测知脏腑病情。

1. 察舌

舌为心之苗，心开窍于舌。《灵枢·脉度》说："心气通于舌，心和则舌能知五味矣。"心主血，所以察舌可以了解营卫气血和脾胃消化功能的病变，同时可以了解病之表里、寒热、虚实。

察舌应注意有无舌苔、舌苔的厚薄、颜色和津液的多少，还要注意有无染苔等假象，以免误诊。正常小儿舌体柔软、淡红润泽、伸缩自如，舌面有干湿适中的薄苔。小儿舌质较成人红嫩。新生儿舌红无苔和哺乳婴儿的乳白苔，均属正常舌象。进食有色食物或服药后可能造成染苔，应予注意。若心火上炎则舌红，甚则生疮；心血瘀阻，则舌质紫黯或有瘀斑；心阳不足，则舌质淡白胖嫩；心阴不足，则舌质红绛瘦瘪。临床望舌，要注意观察舌体、舌质、舌苔三方面的变化。这三个方面既要分看，又要合看，才能结合其他诊法，作出正确的判断。

（1）舌体：舌体胖嫩，舌边齿痕显著，多为脾肾阳虚，或有水饮痰湿内停；舌体肿大，色泽青紫，可见于气血瘀滞；舌体强硬，多为热盛伤津；急性热病中出现舌体短缩，舌干绛者，则为热甚津伤，经脉失养而挛缩。小儿舌体异常，还有以下几种情况：

木舌：舌体肿大，板硬麻木，转动不灵，甚则肿塞满口，称为木舌。因心脾热炽，循经上行，致使舌体肿胀而板硬，还常引起口腔难以开合，啼声謇涩，吮乳困难等。如舌下海绵状淋巴管瘤，就属中医木舌中之一种。

重舌：在舌下连根处红肿胀突，形如小舌，即为重舌。重舌也是心脾火炽，循经上冲舌体，血脉肿胀所致。轻证不感疼痛，但可影响吮乳；重证则感疼痛，甚或溃烂。如舌下囊肿，就属中医重舌中的一种。

连舌：亦称绊舌，是舌系带过短、牵连舌头，以致舌体转动伸缩不灵，年龄稍大，可令语言发音不准。证属先天胎禀异常。

吐舌、弄舌：舌吐唇外，缓缓收回，称吐舌，常为心经有热所致，吐舌不收，心气将绝；舌吐唇外，掉弄如蛇，称为弄舌，多为大病之后，心气不足或惊风之兆。若舌常吐于唇外，伴见眼裂增宽，表情愚钝者，为智力低下之表现。时时用舌舔口唇，以致口唇四周发红或有脱屑、作痒，称舔舌，多因脾经伏热所致。一些智能发育低下的小儿，如先天愚型和大脑发育不全，常有吐舌、弄舌的表现。

（2）舌质：正常舌质淡红。若舌质淡白为气血虚亏；舌质绛红，舌面红刺，为温热病邪入营入血；舌质红少苔，甚则无苔而干，为阴虚火旺；舌质紫黯或紫红，为气血瘀滞；舌起粗大红刺，状如草莓者，常见于猩红热、皮肤黏膜淋巴结综合征。

（3）舌苔：舌苔色白为寒，色黄为热；舌苔白腻为寒湿内滞，或寒痰与积食所致；舌苔黄腻为湿热内蕴，或乳食积滞化热；热性病后而见剥苔，多为阴伤津亏。小儿患病时，舌苔的变化与成人基本相似，但也有一些小儿常见的特殊舌苔，分述于下：

霉酱苔：舌苔厚腻不化，整个舌面垢浊，是属宿食内滞的表观，常见于积滞、便秘等疾病。由于食滞中焦，胃失和降，大便秘结，浊气蒸腾，舌苔垢腻如霉酱，常有厌恶进食、口气秽臭、腹胀腹痛、脉象滑实等症。

花剥苔：又称"地图舌"。舌上部分剥蚀无苔，可剥去一处，也可剥去数处，剥蚀边缘有白色隆起，边缘清楚。一般开始出现在出生6个月以后，常多年不易消失，平时身体无明显不适，但在热病之后，剥蚀范围增大，舌质变红，从而引起舌头疼痛，尤其吃热、咸、酸的食物时疼痛加重，常造成拒食。花剥苔的形成，是由于舌表面丝状乳头剥脱所致，但舌表面上皮组织一般未受影响。花剥苔多属胃之气阴不足所致，舌质淡而有津者为气虚、舌质红而少津者多属阴虚。

染苔：因吃了某些有色食物或药物，颜色染于舌苔所致。如吃红色糖果可成红苔，吃橄榄、杨梅、茶叶呈黑苔，吃维生素B_2、橘子水、蛋黄或服中药汤剂后可成黄苔，青黛染苔可见青苔等，临诊时须注意鉴别。染上去的颜色比较鲜艳而浮浅，与因疾病造成的舌苔变化不同，当发现疑问时，稍加追问，不难弄清。

观察舌象还应注意其动态变化。舌质淡红转红转绛，是热证由浅入深；舌苔由白转黄转灰，是热证由轻转重；舌苔由无到有，说明胃气逐渐来复；舌苔由薄转厚，说明食积湿滞加重；舌苔由厚转薄，说明食积湿滞渐化。

2. 察目

目为肝之窍，五脏之精华皆上注于目，察目包括眼睑、眼珠及瞳仁黑睛等在内。《灵枢·脉度》说："肝气通于目，肝和则目能辨五色矣。"《灵枢·大惑论》又说："五脏六腑之精气皆上注于目"，"肝开窍于目"，"肝受血而能视"。眼的各部分分属各脏腑，眼睑属脾，二眼眦属心，白睛（巩膜）属肺，黑睛（虹膜）属肝，瞳神（瞳孔）属肾。故察目之各部，可知各脏腑病变。

黑睛等圆，目珠灵活，目光有神，开阖自如，是肝肾气血充沛之象；若眼睑浮肿，多为水肿之象；眼睑开阖无力，是元气虚惫；寐时眼睑张开而不闭，是脾虚气弱之露睛；平时眼睑不能开阖自如，是气血两虚之睑废；两目呆滞，转动迟钝，是肾精不足，或为惊风之先兆；两目直视，瞪目不活，是肝风内动；白睛黄染，多为黄疸；目赤肿痛，是风热上攻；目眶凹陷，啼哭无泪，是阴津大伤；瞳孔缩小或不等或散大，对光无反应，病情危殆。

3. 察鼻

鼻为肺窍，是呼吸的孔道，肺开窍于鼻而司呼吸。《灵枢·脉度》说："肺气通于鼻，肺和则鼻能知香臭矣。"察鼻主要观察鼻内分泌物和鼻形的变化。鼻塞流清涕，为风寒感冒；鼻流黄浊涕，为风热客肺；长期鼻流浊涕，气味腥臭，为肺经郁热；鼻孔干燥，为肺经燥热伤阴；鼻衄鲜红，为肺热迫血妄行；鼻翼煽动，伴气急喘促，为肺气郁闭。鼻孔黑如烟煤而干，多为热毒深重，伤及阴津；鼻尖冷如冰，多为正气将绝；麻疹患儿在鼻准部出现了疹点，为麻疹邪毒已经外透之顺证表现。

鼻根二目之间，名曰山根，常有青筋隐现。山根脉纹形色对疾病诊断有一定参考价值。一般认为：色青多见于惊风、腹痛、癫痫等属肝病的证候；色红多见于感冒、肺炎、哮喘等属肺病的证候；色黄多见于积滞、呕吐、疳证等属脾胃病的证候。另从形态看，认为横形多见于脾胃病证、竖形多见于肺系病证、斜形无临床意义。其实用价值及判断标准尚待研究。

4. 察口

脾开窍于口，除观舌外，还须审察口唇、齿、龈、咽喉、腮、腭等部，这些部位与肺、肾、胃也相关。《灵枢·脉度》说："脾气通于口，脾和则口能知五味矣。"口为脾之窍，所以察口与口味，可了解脾胃等脏腑病变。察口主要观察口唇、口腔、齿龈、咽喉的颜色、润燥及外形变化。唇色淡白为气血不足；唇色淡青为风寒束表；唇色红赤为热；唇色红紫为瘀热互结；唇色樱红，为暴泻伤阴；唇白而肿，是为唇风；面颊潮红，唯口唇周围苍白，是猩红热征象。

口腔破溃糜烂，为心脾积热之口疮；口内白屑成片，为鹅口疮。两颊黏膜有针头大小的白色小点，周围红晕，为麻疹黏膜斑；上下臼齿间腮腺管口红肿如粟粒，按摩肿胀腮部无脓水流出者为痄腮（流行性腮腺炎）、有脓水流出者为发颐（化脓性腮腺炎）。

齿为骨之余，龈为胃之络。牙龈红肿，齿缝出血而疼痛，多为胃火上炎；牙龈淡白，多为血虚；牙龈淡红不肿而出血，多为脾虚不能统血，虚火伤络；牙齿萌出延迟，为肾气不足；新生儿牙龈上有白色斑点斑块，称为马牙，并非病态。

咽喉为肺胃之门户，是呼吸与饮食通道。咽红恶寒发热是外感之象；咽红乳蛾肿痛为外感风热或肺胃之火上炎；乳蛾红肿溢脓，是热壅肉腐；乳蛾大而不红，多为瘀热未尽，或气虚不敛。咽痛微红，有灰白色假膜，不易拭去，为白喉之症。

5. 察耳

《灵枢·脉度》说："肾气通于耳，肾和则耳能闻五音矣。"耳为肾窍，内通于脑，部位属少阳，为宗脉之所聚。前人将耳的各部分属五脏，即耳尖属心、耳垂属肾、耳轮属脾、耳外属肝、耳内属肺。小儿耳壳丰厚，颜色红润，是先天肾气充沛的表现；耳壳薄软，耳舟不清，是先天肾气未充的证候；耳内疼痛流脓，为肝胆火盛之证；耳垂为中心的腮部漫肿疼痛是痄腮（流行性腮腺炎）之表现。

6. 察二阴

二阴属肾，为肾之窍。肾开窍于前后二阴，前阴为清窍，后阴为浊窍，察二阴可知病情之虚实寒热。男孩阴囊紧缩，颜色沉着，是先天肾气充足的表现；若阴囊松弛，颜色淡白，则是先天肾气不足之征象。在患病过程中，阴囊紧缩者多寒；弛纵不收者多热；阴囊肿大透亮，状如水晶，为水疝；阴囊中有物下坠，时大时小，上下可移，为小肠下坠之狐疝；腹痛啼哭而将睾丸收引入腹者，俗称"走肾"，多为厥阴受寒；阴囊、阴茎均现水肿，常见于阳虚阴水；女孩前阴部潮红灼热瘙痒，常由于湿热下注，亦须注意是否有蛲虫病。

婴儿肛门周围潮湿红痛，多属尿布皮炎，亦称“红臀”。便后直肠脱出者是脱肛，其色鲜红，有血渗出者多属肺热下迫；其色淡而无血者，多属气虚下陷。肛门开裂出血，多因大便秘结，损伤肛门所致。

（四）辨斑疹

斑疹均见于肌肤。前人认为斑为阳明热毒，疹为太阴风热。一般而言，斑，点大成片，不高出皮肤，摸之不碍手，压之不退色；疹，点小量多，高出皮肤，摸之碍手，压之退色。斑疹在儿科多见于外感时行疾病，如麻疹、幼儿急疹、风疹、猩红热、水痘等，也见于杂病，如紫癜等。

斑有阳斑、阴斑之分。阳斑为温热毒邪发斑，多见于温病热入营血，其斑大小不一，色泽鲜红或紫红，常伴发热等症；阴斑多内伤或者伴有外感而发，色淡红者多为气不摄血，色淡紫者多系阴虚内热，色紫红者多属血热夹瘀，色青紫者多是瘀血停滞。

疹有丘疹、疱疹之别，以疹内是否有液体而区分。若发热3～4天出疹，疹形细小，状如麻粒，口腔黏膜出现“麻疹黏膜斑”者为麻疹；若低热出疹，分布稀疏，色泽淡红，出没较快，常为风疹；若发热三四天后热退疹出，疹细稠密，如玫瑰红色，常为幼儿急疹；若壮热，肤布疹点，舌绛如草莓，常为猩红热或皮肤黏膜淋巴结综合征；若斑丘疹大小不一，如云出没，瘙痒难忍，常见于荨麻疹；若丘疹、疱疹、结痂并见，疱疹内有水液色清，见于水痘；若疱疹相对较大，疱液混浊，疱壁薄而易破，流出脓水，常见于脓疱疮。

（五）望排泄物

排出物指苗窍分泌、排泄之物质，包括前阴排出的小便和后阴排出的大便，口腔吐出的痰涎、呕吐物等。

1. 辨涎液

涎液是口腔内的分泌物，除婴儿外一般不会自动从口角流出。涎为脾之液。常有涎液流出，渍于颏下，称为滞颐，多因先后天心脾不足，涎液失摄所致。若是原无流涎，近日多涎，伴拒食哭闹，要进一步检查口腔，可能是心脾积热上炎之口疮。

2. 辨痰液

痰液与涎液不同，需咯吐方出，来自气道与肺。痰液变化与肺脾二脏关系最为密切，所谓“脾为生痰之源，肺为贮痰之器。”痰液清稀属寒，清稀夹泡沫是风痰；清稀易咯吐是风寒；痰多色白质黏是湿痰；质稀久不止是脾虚。痰液色黄属热，痰液由白转黄是寒从热化；痰液黄稠是肺热灼津炼液；痰黄量少难咯是肺热伤阴。痰中带血是热伤肺络，痰液黄稠带血丝，频咳胸胁作痛，为肝火灼肺；痰液黄红相兼，量少难咯，为燥火伤肺；痰液脓浊带血，气味腥臭，为肺热肉腐之肺痈；久咳痰中带血，须防阴伤肺热之肺痨。

3. 辨呕吐物

呕吐物亦自口而出，但往往先恶心作呕而后吐出，来自于胃。吐物臭秽浊腐为胃热；吐物清稀无臭为胃寒；吐物腐臭多宿食停滞。呕吐黄绿苦水为胆热犯胃；呕吐暗红血水为胃络损伤。呕吐吐出蛔虫，是虫踞肠腑或蛔厥、虫瘕的证候。呕吐频频不止，伴腹痛便闭，要防肠腑滞塞不通之肠结（肠梗阻），新生儿患者需考虑先天性消化道畸形。

4. 辨大便

正常小儿的大便色黄，干湿适中。初生婴儿的胎粪，呈暗绿色或赤褐色，黏稠无臭；母乳喂养儿，大便呈卵黄色，稠而不成形，常发酸臭气；牛奶、羊奶喂养儿，大便呈淡黄白色，质地较硬，有臭气。一般而言，除新生儿及较小乳儿大便可呈糊状，1 日 3 次左右，正常小儿的大便应该色黄而干湿适中，日行 1～2 次。大便燥结，为内有实热或津伤内热；大便稀薄，夹有白色凝块，为内伤乳食；大便稀薄，色黄秽臭，为肠腑湿热；下利清谷，洞泄不止，为脾肾阳虚；大便赤白黏冻，为湿热积滞，常见于痢疾；婴幼儿大便呈果酱色，伴阵发性哭闹，常为肠套叠；大便色泽灰白不黄，多系胆道阻滞。

5. 辨小便

正常小儿的小便为淡黄色。若小便黄赤短少，或有刺痛，多为湿热下注之热淋；若小便黄褐如浓茶，伴身黄、目黄，多为湿热黄疸；若小便色红如洗肉水或镜检红细胞增多者为尿血，鲜红色为血热妄行、淡红色为气不摄血、红褐色为瘀热内结、暗红色为阴虚内热；若小便浑浊如米泔水，为脾胃虚弱，饮食不调所致，常见于积滞与疳证。

（六）察指纹

察指纹指诊察婴幼儿食指掌面靠拇指一侧的浅表静脉。察指纹也称看虎口三关，是古代医家诊断小儿疾病的手段之一。《全幼心鉴·卷一》指出，一岁以前看指纹三关以验其病。而《幼幼集成·指纹切要》则指出“小儿自弥月而至于三岁，犹未可以诊切……不若以指纹之可见者，与面色病候相印证。”指纹是作为 3 岁以内小儿代替脉象的一种辅助诊断方法。影响指纹表现的因素很多，有先天性的血管分布、走向差异，也与年龄、体型、皮下脂肪、皮肤颜色、外界温度等因素有关。所以，应当结合患儿无病时、患病时的指纹状况，以及患病后的其他各种临床表现，全面加以分析辨证。

1. 观察姿势

观察指纹应该抱小儿到向光之处，医生以示中两指夹住小儿指端，以拇指从命关向风关轻轻推按，使指纹显露，以便于观察。

2. 正常指纹

指纹分为风、气、命三关，自虎口向指端，第 1 节为风关、第 2 节为气关、第 3 节为命关。指纹只有乳婴儿才比较明显，较大儿童已经不易显露。指纹是古代医家用来辨别婴幼儿疾病的病因、性质，以及估计预后的一种辅助诊断方法。正常小儿的指纹大多淡紫隐隐在风关以内。

3. 病理指纹

若发生疾病，尤其是危重病证，指纹的浮沉、色泽、部位等可随之发生变化。因而，察指纹对疾病的诊断辨证有一定的参考价值。指纹的辨证纲要，可以归纳为“浮沉分表里，红紫辨寒热，淡滞定虚实，三关测轻重”。

浮沉分表里：“浮”指指纹浮现，显露于外，主病邪在表；“沉”指指纹沉伏，深而不显，主病邪在里。

红紫辨寒热：纹色鲜红浮露，多为外感风寒；纹色紫红，多为邪热郁滞；纹色淡红，多为内有虚寒；纹色青紫，多为瘀热内结；纹色深紫，多为瘀滞络闭，病情深重。

淡滞定虚实：指纹色淡，推之流畅，主气血亏虚；指纹色紫，推之滞涩，复盈缓慢，主实邪内滞，如瘀热、痰湿、积滞等。

三关测轻重：纹在风关，示病邪初入，病情轻浅；纹达气关，示病邪入里，病情较重；纹进命关，示病邪深入，病情加重；纹达指尖，称透关射甲，若非一向如此，则示病情重危。

察指纹时，应结合患儿指纹状况与全身证候表现，全面分析。当指纹与病证不符时，当“舍纹从证”。病情轻者指纹的变化一般不显著，也可“舍纹从证”，或“舍纹从脉”，不必拘泥。

要点三　闻诊

闻诊是医者用听觉和嗅觉诊查疾病的方法。儿科听声音主要包括小儿的啼哭、呼吸、咳嗽、语言等声音的高亢低微；嗅气味包括小儿口中之气味及大小便、痰液、汗液、呕吐物等的气味。

（一）听声音

1. 啼哭声

《医宗金鉴·幼科杂病心法要诀》说：“有声有泪声长曰哭，有声无泪声短曰啼。”啼哭是婴儿的语言，正常健康婴儿哭声都较洪亮而长，并有泪液。小儿的啼哭，有属生理现象的，也有的是某种不适的表示，还可是各种病态的表现。

新生儿刚离母腹，便会发生响亮的啼哭。若初生不啼，便属病态，需紧急抢救。婴幼儿有各种不适时，也常以啼哭表示。例如：衣着过暖、温度过高或过低、口渴、饥饿或过饱、要睡觉、要抚抱、包扎过紧妨碍活动、尿布潮湿、虫咬、受惊等，都可引起啼哭。不适引起的啼哭常哭闹不止，解除了原因后，啼哭自然停止。哭声绵长，伸头转动，口若吸吮，得乳食则止者，是饥饿啼哭；哭声急迫，臂若拥抱，可能是要求抚抱；哭声骤起而连续不止，可能是大小便或虫咬针刺等引起，要细心检查。

病理性啼哭：若声音洪亮有力者多为实证；细弱无力者多为虚证；哭声尖锐惊怖者多为剧烈头痛、腹痛等急重症；哭声低弱目干无泪者多为气阴衰竭危证。哭声尖锐，阵作阵缓，弯腰曲背，多为腹痛；啼哭声嘶，呼吸不利，谨防急喉风；夜卧啼哭，睡卧不宁，为夜啼或积滞；哭声绵长，抽泣呻吟，为疳证体弱；哭声极低，或黯然无声，须防阴竭阳脱。

总之，小儿哭声以洪亮为实证，以微细而弱为虚证；哭声洪亮和顺为佳，哭声尖锐或细弱无力为重。

2. 呼吸声

正常小儿的呼吸均匀平稳。若乳儿呼吸稍促，用口呼吸者，常因鼻塞所致；若呼吸气粗有力，多为外感实证，肺蕴痰热；若呼吸急促，喉间哮鸣者，为风痰束肺，是为哮喘；呼吸急迫，甚则鼻煽，咳嗽频作者，是为肺气闭郁；呼吸窘迫，面青呛咳，常为异物堵塞气道；呼吸微弱及吸气如哭泣样，为肺气欲绝之状。

3. 咳嗽声

咳嗽是肺系疾病的主症之一，有声无痰为咳、有痰无声为嗽、有声有痰为咳嗽。从咳嗽声和痰鸣声可辨别其表里寒热。如干咳无痰或痰少黏稠，多为燥邪犯肺，或肺阴受损；咳声清高，鼻塞声重，多为外感；干咳无痰，咳声响亮，常为咽炎所致；咳嗽频频，痰稠难咯，喉中痰鸣，多为肺蕴痰热，或肺气闭塞；咳声嘶哑如犬吠状者，常见于白喉、急喉风；连声咳嗽，夜咳为主，咳而呕吐，伴鸡鸣样回声者为顿咳。

4. 语言声

对于会讲话的小儿，应将语言声列为闻诊内容之一。正常小儿的语言声应当清晰，语调抑扬顿挫有度，语声有力。呻吟不休，多为身体不适；妄言乱语，语无伦次，声音粗壮，称为谵语，多属心气大伤。语声过响，多言躁动，常属阳热有余；语声低弱，多语无力，常属气虚心怯。语声重浊，伴有鼻塞，多为风寒束肺；语声嘶哑，呼吸不利，多为毒结咽喉。小儿惊呼尖叫，多为剧痛、惊风；喃喃独语，多为心虚、痰阻；语声謇涩，多为热病高热伤津，或痰浊蒙闭心包。

5. 呕逆声

呕吐、呃逆、嗳气均属胃气上逆。呕吐声响亮有力，来势急骤，属实证、热证；呕吐声低弱无力，来势徐缓，属虚证、寒证。呃逆频作而短，声响有力，多为实热证；呃逆低沉而长，气弱无力，多为虚寒证。嗳气为气自胃中上冲喉间而发，有宿食不化、寒气犯胃、肝胃不和多种证候，需结合他症辨证。

（二）嗅气味

嗅气味包括病儿口中之气味及大小便、呕吐物等的气味。注意排除因吃某些食物后引起的特殊气味。

1. 口气

口气臭秽，多属胃热；嗳气酸腐，多为伤食；口气腥臭，见于血证，如齿衄；口气如烂苹果味，为酸中毒的表现；口有肝腥臭，为肝硬化后期。

2. 便臭

大便臭秽，是湿热积滞；大便酸臭而稀，多为伤食；下利清谷，无明显臭味，为脾肾两虚。

3. 尿臭

小便短赤，气味臊臭，为湿热下注；小便清长少臭，是脾肾虚寒之症。

4. 呕吐物气味

吐物酸臭，多因食滞化热；吐物臭秽如粪，多因肠结气阻，秽粪上逆。

要点四　问诊

问诊是医者通过口问了解病情的方法。问诊的内容，《景岳全书》中提出的“十问”也基本适用于儿科。由于婴幼儿不会说话，较大儿童也难以用语言正确表达自己的病情，因此，除年长儿可由自己陈述外，儿科问诊主要靠询问家长或保育员。小儿问诊的内容除与成人相同者外，要注意问年龄、个人史，还要结合儿科病的发展特点询问。询问时，必须耐心、细心、热情，充分取得他们的信任与合作。

（一）问年龄

询问年龄对诊断疾病具有重要意义，儿科某些疾病与年龄有密切关系，儿童用药的剂量也与年龄的大小有关。

问年龄要询问实足年龄，新生儿应问明出生天数，2 岁以内的小儿应问明实足月龄，2 岁以上的小儿应问明实足岁数及月数。

1 周内新生儿易患脐风、胎黄、脐湿、脐疮等，新生儿和乳婴儿易患鹅口疮、脐突、夜啼，婴幼儿易患泄泻，6 个月以后的小儿易患麻疹，1 岁左右的婴幼儿易患幼儿急疹等传染病，学龄前小儿易患水痘、百日咳等传染病，12 岁以后疾病谱已基本上接近成人。

（二）问病情

包括询问疾病的症状及持续时间，病程中的病情变化和发病的起因等。着重询问以下内容：

1. 问寒热

主要问寒热的微甚进退，发作时辰与持续时间、温度高低，最好用体温计测量并记录。为了辨别寒热性质，也需结合观察、触摸、询问等。另外，问寒热需要问其起始时间、持续时间、高低规律、是否有汗、用药反应等。

小儿恶寒发热无汗，多为外感风寒；发热有汗，多为外感风热；寒热往来，多为邪郁少阳；但热不寒为里热，但寒不热为里寒；大热、大汗、口渴不已为阳明热盛；发热持续、热势枭张、身热不扬，午后热盛，面黄苔腻为湿热内蕴；夏季高热，持续不退，伴有无汗、口渴、多尿，秋凉后自平，常为夏季热。午后或傍晚潮热，伴盗汗者，为阴虚发热。夜间发热，腹壁手足心热，胸满不食者，多为内伤乳食。

2. 问出汗

婴儿睡时头额有微微汗出是正常现象。白天不活动或稍动即汗出，为自汗，是气虚所致；入睡后汗出，醒后汗止为盗汗，是阴虚或气阴两虚。热病中汗出热不解者，为表邪入里；若口渴、烦躁、脉洪、大汗者，为里热实证；若大汗淋漓，伴呼吸喘促，肢冷脉伏者，为阳气将绝元气欲脱之危象。

3. 问头身

婴幼儿头痛常表现为反常哭闹，以手击头或摇头，较大儿童能诉说头痛、头晕及身体其他部位的疼痛和不适。头痛而兼发热恶寒为外感风寒；头痛呕吐，高热抽搐，为邪热入营，属急惊风；头晕而兼发热多因外感；头晕而兼面白乏力，多为气血不足；头痛如刺，痛有定处，多为瘀阻脑络。

关节疼痛，屈伸不利，常见于痹证；肢体瘫痪不用，强直屈伸不利为硬瘫，多为风痰入络，血瘀气滞；痿软屈伸不能为软瘫，多因肝肾亏虚，筋骨失养。小儿有下肢关节疼痛阵作，发作为时短暂，关节肌肉无变化，亦无其他症状者，可能为生长阶段出现的暂时性络脉不和，俗称“生长痛”，不必认作病态。

4. 问胸腹

胸部不适，主要靠年长儿自诉，婴幼儿难以确认。胸部窒闷，喘鸣肩息，多为痰阻气道，肺失宣肃；胸闷胸痛，气短喘促，多为胸阳不振，痰阻气逆；胸闷心悸，面青气短，多为心阳虚衰，血脉瘀滞；胸痛咳嗽，咯吐脓血，多为肺热壅盛，腐肉伤络。

婴儿腹痛，临床常表现为阵发性反常哭闹，曲腰啼叫，或双手捧腹，辗转不安。较大儿童主诉的腹痛，要通过腹部按诊并结合其他症状以确定部位、性质。若痛在脐周，发作短暂，别无他症，按诊亦无显著改变，反复发作而症状相似，能自行缓解，多为脾阳不足，中焦气滞。脘腹胀痛，嗳气酸馊，为伤食积滞；两胁胀痛，呕恶发热，为热结少阳；右上腹痛，剧如钻顶，时急时缓，呕恶吐蛔，为蛔扰入膈；脘痛隐隐，绵绵发作，嗳气吐酸，食欲不振，为中虚气滞；大腹疼痛，痛则欲便，里急后重，便下脓血，为湿热下痢；右下腹痛，肢曲不伸，按之痛甚，呕吐发热，为肠痈瘀热；腹痛如绞，位在两侧，按之无块，小溲出血，为石淋发作；急起腹痛，面白肢凉，喜暖喜按，小溲清长，为寒伤中阳；痛有定处，反复发作，按及包块，推之不移，为气滞血瘀。

5. 问二便

患儿大小便的次数、数量、性状、颜色、气味、夹带物及排便时的感觉等情况，有些可从望诊、闻诊中获悉，多数通过问诊了解。大便秘结干燥或下痢脓血，泄泻稀薄，小便黄赤或清长或浑浊，多离不开寒、热、虚、实以及湿滞和饮食失调。若大便酸臭，或如败卵，完谷不化，或腹痛则泻，泻后痛减，多属内伤乳食；若大便溏薄不化，或先干后溏，次数较多，或食后欲便者，多为脾虚运化失职；若便泻日久，形瘦脱肛者，多为中气下陷；若大便呈水样，澄澈清冷，泻下无度者，多属脾肾阳虚；便次多而量少，泻下黏冻，或见脓血，并伴里急后重者，多为痢疾；大便稀溏，颜色灰白者，多为黄疸；便时哭闹不安，多为腹痛。大便困难，数日不解，伴腹胀矢气者，为肠燥便秘；大便不通，腹部满硬，无矢气，伴见潮热口渴者，为热结阳明。

小便的多少与饮水量的多少、出汗的多少、大便的干稀等因素有关。一般而言，小便频数而短赤者，多是下焦湿热，或心热移于小肠；小便清长量多，甚或遗尿者，多是肾气不足，下元虚冷；小便淋漓，伴尿急尿痛，多为湿热下注膀胱之热淋；排尿不畅或突然中断，或见尿血鲜红，或排出砂石者，为湿热煎熬之石淋；小便过多，兼多饮多食者，是消渴；小便过少，兼一身浮肿者，是水肿。

6. 问饮食

《万氏家藏育婴秘诀·十三科》说："小儿之疾，属胎毒者十之四，属伤食者十之五，外感者十之一二。"强调了食伤在儿科病因学中的重要性。向家长询问小儿的饮食情况，是儿科问诊不可缺少的内容。

饮食包括纳食和饮水两方面。小儿能按时饮食，食量正常，不吐不泻者，为脾胃功能良好的表现。若食欲不振，腹部胀满，嗳气吞酸，为伤乳伤食；多吃多便，形体消瘦，多见于疳证中之胃强脾弱者。新生儿进乳后从口角溢出为"溢乳"。渴喜冷饮，多为热证；渴喜热饮，或口不渴，多为寒证；渴欲饮水，口舌干燥为胃热津伤；渴不欲饮，或饮亦不多，多为湿热内蕴。多饮多食，形瘦尿多，为阴虚燥热之消渴；多饮少食，舌干便秘，为胃阴不足之厌食。

7. 问睡眠

小儿睡眠情况，要询问每日睡眠时间，睡中是否安宁，有无惊惕、惊叫、啼哭等。正常小儿睡眠总以安静为佳。年龄越小，睡眠时间越长。小儿白天如常，夜不能寐，啼哭不休，或定时啼哭者，为夜啼；睡卧不安，烦躁不宁，多属邪热内蕴，心经郁热；寐不安宁，多汗惊惕，常见于佝偻病脾虚肝旺证；睡中龂齿，或是胃热兼风，或是虫积；寐而不宁，肛门瘙痒，多为蛲虫；睡中露睛，多为脾气虚弱；入夜心怀恐惧而难寐，多为心神失养或惊恐伤神；出现昏睡或嗜睡，在热病中多为邪入心包，或痰蒙清窍所致。

（三）问个人史

包括胎产史、喂养史、生长发育史、预防接种史等。

1. 胎产史

与新生儿、婴幼儿的疾病诊断关系密切。要问清胎次、产次，是否足月，顺产或难产，有否流产以及接生方式、出生地点、出生情况、孕期母亲的营养和健康情况等。如五迟、五软有的与初生不啼（新生儿窒息）有关，脐风因断脐不洁产生，双胎、多胎易见胎怯。

2. 喂养史

对小儿，特别是婴幼儿的生长发育与发病有密切关系，对脾胃病患儿尤当重视。包括喂养方式和辅助食品添加情况，是否已经断奶和断奶后的情况。对年长儿还应询问饮食习惯，现在的食物种类和食欲等。

3. 生长发育史

包括体格生长和智能发育，如坐、立、行、语、齿等出现的时间，囟门闭合的时间，体重、身长增长情况。对已入学小儿还应了解学习成绩，推测智力情况。

4. 预防接种史

询问何时接受过何种预防接种，接种次数，接种效果。询问按照卫生部2008年2月公布的《扩大国家免疫规划实施方案》的疫苗免疫程序包括乙肝疫苗（乙型病毒性肝炎）、卡介苗（结核病）、脊灰减毒活疫苗（脊髓灰质炎）、百白破疫苗（百日咳、白喉、破伤风）、白破疫苗（白喉、破伤风）、麻疹疫苗（麻疹）、麻腮风联合疫苗（麻疹、风疹、流行性腮腺炎）、A群流脑疫苗和A+C群流脑疫苗（流行性脑脊髓膜炎）、乙脑减毒活疫苗（流行性乙型脑炎）、甲肝减毒活疫苗（甲型肝炎）等疫苗的预防接种情况。记录接种年龄和反应等。

（四）其他方面

问诊中尚须注意问清以往曾患何种疾病、治疗效果，即既往史；家族成员中有无遗传性疾病、健康状况，即家族史等。

既往史指过去病史，特别是对与现病有关的既往疾病需详细询问。注意过去有无与现病相同或类似的疾病，如高热抽风者须问过去有无高热惊厥史，过敏性疾病应问过去是否有类似发作史，脓血便患儿应询问有无痢疾未彻底治疗史等。

询问与本次疾病有关的同一系统疾病，如肺系疾病患儿是否有反复呼吸道感染等，脾系疾病患儿是否有慢性或反复发生脾胃病史，心阳虚衰、血脉瘀阻患儿有无先天性心脏病或其他器质性心脏病病史等。

考虑本次疾病可能为传染病时，要特别注意询问过去患过何种传染病，如患过麻疹、水痘、流行性腮腺炎者一般不会再次发病。若考虑目前症状可能为某些传染病（如流行性乙型脑炎、脊髓灰质炎等）的后遗症时，更要问清患病时的情况。

每个患儿都要询问药物过敏史并在病历上用红笔标出，以免误用。

另外，还需询问父母年龄及健康状况，如已死亡，应记录死亡年龄及原因。询问父母是否近亲结婚，母亲孕产史，亲属中有无结核病、病毒性肝炎等传染病等。父母的职业、经济情况，小儿生活习惯、居住环境和条件，密切接触者（如保育员、亲友、邻居、同班同学等）的健康状况，有无传染病或不良生活习惯等。

要点五　切诊

切诊是医者运用手指切按患者体表以诊察疾病的方法。切诊包括脉诊和按诊两个方面。

（一）脉诊

《灵枢·邪气脏腑病形》说："按其脉，知其病，命曰神。"

1. 正常小儿脉象

健康小儿脉象平和，较成人软而稍数，年龄越小，脉搏越快。不同年龄的健康小儿，脉息的至数是不相同的，如按成人正常呼吸定息计算：初生婴儿一息7~8至、1~3岁6~7至、4~7岁约6至、8~14岁约5至。若因啼哭、活动等而使脉搏加快，不可认作病脉。

2. 切诊的年龄和方法

小儿脉诊与成人有所不同。因小儿寸口部位较短，容不下成人三指，故对7岁以下儿童采用"一指定三关"的方法。即医者用示指或拇指同时按压寸、关、尺三部，并取轻、中、重三种不同指力，即浮、中、沉三候来体会脉象变化。7岁以上儿童可采用成人三指定寸关尺三部的切脉方法，视患儿寸关尺脉位的长短以调节三指的距离。医者先调息呼吸，然后集中思想切脉。切脉时间应不少于1分钟。

3. 小儿病理脉象

小儿患病后脉象较成人简单。一般用浮、沉、迟、数、无力、有力这六种脉代表小儿基本脉象，分别表示疾病的表、里、寒、热、虚、实。同时，也应注意滑、弦、结、代、不整脉等病脉。

凡轻按即得者为浮脉，浮主表证，浮而有力者为表实，浮而无力者为表虚；重按始得者为沉脉，沉主里证，沉而有力者为里实，沉而无力者为里虚。脉搏迟缓，来去比正常脉息至数慢者，即是迟脉，迟脉主寒，迟而有力者为寒实，迟而无力者为虚寒；脉搏快速，来去比正常脉象次数多者即是数脉，数脉主热，数而有力者为实热，数而无力者为虚热。此外，如脉象来去流利，如盘走珠者为滑脉，滑脉主痰食中阻；脉滑而如按琴弦者为弦脉，弦脉主肝旺或为痛为惊；脉缓而时止者为结脉，结脉主心气伤；脉迟数不定，止有常数者为代脉，代脉主脏气虚损；脉律不齐，时缓时数者为不整脉，不整脉为心之气血失和。《小儿药证直诀·小儿脉法》所说："脉乱不治，气不和弦急，伤食沉缓，虚惊促急，风浮，冷沉细。"可供临床参考。

（二）按诊

按诊的部位，包括头囟、颈腋、胸腹、四肢与皮肤，一般按自上而下的顺序进行。

1. 按头囟

小儿囟门逾期不闭或颅骨按之不坚而有弹性感者，为肾气不足，发育欠佳的表现，常见于佝偻病等；囟门下陷成坑者为囟陷，多因严重吐泻、亡津液所致；囟门隆凸，按之紧张，为囟填，多为风火痰热上攻；颅骨开解，头缝四破，头大额缩，囟门宽大者为解颅，多属先天肾气不足，或后天髓热膨胀之故。

2. 按颈腋

正常小儿可在颈项、腋下部位触及少数绿豆大小之臖核（淋巴结），活动，不硬，不痛，不属病态。耳下腮部肿胀疼痛，咀嚼障碍者多是流行性腮腺炎；局部肿胀，质地稍硬，扪之灼热，多为热毒痈疖；触及质地较硬之椭圆肿块，推之可移，头面口咽有炎症感染者，属痰热壅结之臖核肿痛（淋巴结炎）；若仅见增大，按之不痛，质坚成串，则为瘰疬（淋巴结核）。若颈项及全身其他部位见多处臖核肿大，伴发热血虚出血，胁下痞块者，须防内伤恶证（白血病等）。

3. 按胸腹

胸骨高突，按之不痛者为"鸡胸"；脊背高突，弯曲隆起，按之不痛者为"龟背"。左侧前胸心尖搏动处古称"虚里"，是宗气会聚之所。若搏动太强而节律不匀者，是宗气外泄，病情严重；若动而微弱，触之不甚明显者，为宗气内虚；若搏动过速，伴喘促鼻煽者，为宗气不继，病情危重。胸胁触及串珠，两肋外翻，可见于佝偻病。若右上腹胁肋下触及痞块，或按之疼痛，为肝肿大；左上腹胁肋下触及有痞块，为脾肿大，多为气滞血瘀之证。小儿腹部柔软温和，按之不痛为正常。腹痛喜按，按之痛减者为虚痛；腹痛喜热敷为寒痛；腹痛拒按，按之胀痛加剧为里实腹痛。剑突下疼痛多属胃脘痛。儿多啼哭，肚脐外突，按之有声者是脐突；脐周疼痛，按之痛减，并可触及条索状包块者，多为蛔虫症；腹胀形瘦，腹部青筋显露，多为疳积；腹部胀满，叩之如鼓者为气胀；叩之音浊，按之有液体波动之感，多为腹水；右下腹按之疼痛，兼发热，右下肢拘急者多属肠痈。

4. 按四肢

四肢厥冷，多属阳虚；手足心热者，多属阴虚内热或内伤乳食；手背全身俱热者，多属外感表证；高热时四肢厥冷为热深厥深；四肢厥冷，面白唇淡者，多属虚寒；四肢厥冷，唇舌红赤者，多是真热假寒之象；四肢挛急抽动，为惊风之征；一侧或两侧肢体细弱，常发生在发热之后，不能活动，可见于手足口病、小儿麻痹症；暑温证（乙型脑炎）热退后，手足颤动或拘挛，并见肢体强直等，此为后遗症，属虚风内动。

5. 按皮肤

主要了解寒、热、汗的情况。肤冷汗多，为阳气不足；肤热无汗，为热炽所致；手足心灼热为阴虚内热。肌肤肿胀，按之随手而起，属阳水水肿；肌肤肿胀，按之凹陷难起，属阴水水肿。皮肤干燥而松弛，常为津伤液脱之证。

细目四 儿科治法概要

要点一 中药内治疗法

中药内治疗法是使中药直接进入体内的治疗方法，是中医儿科最常用的治疗方法。具体应用时要注意掌握以下几个方面。

（一）用药原则

1. 治疗及时准确

小儿脏腑娇嫩，形气未充，发病容易，变化迅速，易寒易热，易虚易实，因此要辨证准确，掌握有利时机，及时采取有效措施，争取主动，力求及时控制病情的发展变化。《景岳全书·小儿则》中说："但能确得其本而撮取之，则一药可愈。"指出治疗要及时、正确，否则就会贻误病机，造成不良后果。例如，小儿感冒初起只有发热咳嗽之表证，若治疗不当，邪气内侵，可演变为肺炎喘嗽；泄泻日久，或暴泻急迫，容易出现伤阴伤阳之变证。因此，当病邪在表，且有外解之机时，应因势利导，引邪外达，从表而解，不可凉遏而使表邪留恋，不可发汗太过耗损卫阳，也不可妄施固涩而闭邪留寇。《温病条辨·解儿难》中指出："其用药也，稍呆则滞，稍重则伤，稍不对证，则莫知其乡，捉风捕影，转救转剧，转去转远。"说明用药稍有不当，极易损害脏腑功能，并可促使病情变化。因此，儿科用药不仅要及时、正确，还应谨慎。

2. 方药精简灵巧

小儿脏气清灵，随拨随应，对于药物的反应较成人灵敏。因此，在治疗时处方用药应力求精简。要根据患儿的年龄大小、体质强弱、病情轻重和服药难易等情况灵活掌握，以"药味少、剂量轻、疗效高"为儿科处方原则。无论正治或反治，或寒或热，或寒温并用，或补或泻，或补泻兼施，总宜轻巧活泼，不可重浊呆滞，注意寒勿伤阳、热勿伤阴、补勿碍邪、泻勿伤正。正如明代儿科医家万全在《幼科发挥·五脏虚实补泻之法》中所说："如有外感风寒，则发散之，不可过汗亡其阳也。内伤饮食，则消导之，不可过下亡其阴也。小儿易虚易实，虚则补之，实则泻之，药必对证中病，勿过剂也。病有可攻者，急攻之，不可喜补恶攻，以夭儿命。虽有可攻者，尤不可犯其胃气也。小儿用药，贵用平和，偏寒偏热之剂不可多服。"尤应注意不得妄用攻伐，对于大苦、大寒、大辛、大热、峻下、毒烈之品，均当慎用。即便有是证而用是药，也应中病即止，或衰其大半而止，不可过剂，以免耗伤小儿正气，影响疾病痊愈。例如，长期使用苦寒药治疗热性病，可能损伤脾阳，而致脾胃虚寒；长期使用广谱抗生素可能导致二重感染（霉菌感染和耐药菌株感染）。中药对肾脏的毒副作用，近十余年来研究报道较多，受到广泛的关注与重视，在儿科临床上应特别注意，如斑蝥、蜈蚣、洋金花、商陆、芫花、大戟、甘遂、乌桕、芦荟、山慈菇、雷公藤、马钱子、草乌、牵牛子、瓜蒂、蓖麻子、鸦胆子、白果、皂荚、水蛭、虎杖、番泻叶、天花粉、马兜铃、关木通、青木香等。

3. 重视先证而治

由于小儿发病容易，传变迅速，虚实寒热的变化较成人快，故应见微知著，先证而治，挫病势于萌芽之时，挽病机于欲成未成之际。尤其是外感热病，病情发展迅速，而医者在诊察之后，病家需取药煎煮，直到汤药服下发挥药效，需一段时间，在这段时间内，病情很可能已经变化。因而，医者应把握这种变化，根据病情的演变规律，提前一步，在相应的证候出现之前预先落实治疗措施，先发制病，药先于证，先证而治，顿挫病势，防止传变，达到治病防变的目的。即使是内伤杂病，虚则补之，实则泻之，寒者热之，热者寒之，已成定理，然而补虚致滞，泻实伤正，寒去热生，热清寒至之变不可不知。故用补益的同时，应注意兼以行气，免生中满；在用攻下剂时注意扶正，免耗正气；在用温热药时注意病情热化而稍佐以寒凉；在用寒凉药时应防止中寒内生适当伍以温热，此皆属先证而治之例。

4. 注意顾护脾胃

在治疗疾病的同时要注意扶助患儿生生之气。临床上有“三分治疗，七分护理”之说，不论病中和病后，合理调护均有利于康复，其中以调理脾胃为主。脾胃为后天之本，小儿的生长发育，全靠脾胃化生精微之气以充养，疾病的恢复赖脾胃健运生化，先天不足的小儿也要靠后天来调补。儿科医师应十分重视小儿脾胃的特点，处处顾及脾胃之气，切勿使之损伤。正如《幼科发挥·调理脾胃》所说：“脾喜温而恶寒，胃喜清而恶热。故用药者，偏寒则伤脾，偏热则伤胃也，制方之法，宜五味相济，四气俱备可也。”

5. 不可乱投补益

“虚则补之”，补益之剂对体质虚弱的小儿有增强机体功能，促进生长发育的作用。但是，由于药物每多偏性，有偏性即有偏胜，故虽补剂也不可乱用。小儿生机蓬勃，只要哺乳得当，护养适宜，自能正常生长发育。健康小儿不必服用补益药，长期补益可能碍滞脾胃，甚至导致性早熟。或者小儿偶受外邪，或痰湿食滞，未能觉察，若继续服用补益之剂，则是闭门留寇，邪留不去，为害不浅。故补益之剂切不可滥用。

6. 选择合适剂型

儿科内治中药的剂型很多，总的可分为中药汤剂和中药成药两大类。中药汤剂内服因吸收快，生物利用度高，加减运用灵活，最能体现中医学辨证论治、个体化治疗的特色，所以临床常用，但在儿科也有多数味苦、煎煮服用有所不便的缺点。中药成药有多种类型，传统剂型有丸、散、膏、丹等，现代制剂有片剂、胶囊、颗粒、口服液、糖浆等，都具有临床服用方便，贮藏、运输、保管便利的优点，但由于处方组成固定，则有对不同证候的患儿针对性不强的缺点。儿科应用中药，应当按照患儿年龄大小、体质状况、病情轻重缓急、证候特点，选择合适的剂型。

7. 掌握用药剂量

小儿用药剂量，常随年龄大小、个体差异、病情轻重、医者经验而不同。由于小儿用药一般中病即止，用药时间较短，加上给服时药物多有浪费，所以小儿中药的用量相对较大，尤其是益气健脾、养阴补血、消食和中一类药性平和的药物，更是如此。但对一些辛热、苦寒、攻伐和药性较猛烈的药物，如麻黄、附子、细辛、乌头、大黄、巴豆、芒硝等，在应用时则需控制剂量。

为方便掌握，中药汤剂处方的总药量大体上可按以下方法计算：新生儿用成人量的1/6，乳婴儿用成人量的1/3，幼儿用成人量的1/2，学龄期儿童用成人量的2/3或接近成人量。儿童用药量的控制可以根据病情需要和临床经验，分别通过精简药味或减少单味药用量来实现。在应用中尚须注意如下几点：

（1）疾病的轻重不同，用量应有所变化。一般的门诊病例和并不十分危重的住院病例，均可按上述比例用量处方。但若病情急重，则不要受此限制。如治疗流行性乙型脑炎，清热解毒药可用至生石膏120g、板蓝根60g、龙胆10g，超过成人一般剂量，但对疾病的控制却能起到重要的作用。

（2）处方中药味多少不同，用量也要有一定的变化。药味特别少的处方，单味药用量可增大，但以不超过成人一般用量为限。如对危重新生儿，人参可用至10g单味水煎缓服，用量与成人相同。药味多的处方，主药的用量以不减为好，辅佐药可以适当减量，减小的幅度以不超过原定比例用量的1/3为限。

（3）中医方剂往往因药物用量的改变，作用亦随着发生变化。如枳术汤和枳术丸，同为枳实与白术组成，前者枳实用量倍于白术，以消积导滞为主；后者白术倍于枳实，则以健脾和中为主。在这种情况下，小儿用量应以主药为标准进行变化。再如，有些方剂，其中某一味药用量特别大，如小建中汤的芍药，对小儿运用此方时，应按上述比例用量将芍药加倍，而不是将芍药定量后再将其他药物减半。

（4）近几十年来，不少草药在儿科临床被应用，一般用量较大，也必须注意有适当控制。如是草药单方，一岁以上小儿药量可以用到15～30g，和成人相同；一岁以下一般用6～15g。但如果是投入复方中，或者本身药性比较猛烈，则必须减量使用，毒性药物更要谨慎使用。

（二）给药方法

目前常用的内治给药方法有以下几种。

1. 口服给药法

汤剂及各种内服中成药均可口服。煎煮小儿汤剂，一些先煎、后入、包煎和烊冲药物的处理和成人基本相同，但煎煮时间、次数及煎出的药量，又不同于成人。在煎煮前，应将药物用适量清水浸泡半小时。加入的水量，以药物浸透后稍有剩余为限，不能加太多。煎药开始用旺火，煮开后改用小火。解表的中药，再煎10分钟，调补的中药再煎30分钟，而其他性质的中药则掌握在15～20分钟之间。小儿服用的药量比成人少，一般煎两次，煎出的总药量，根据年龄大小来决定：

新生儿：10～30ml

婴儿：50～100ml

幼儿及幼童：120～240ml

学龄期儿童：250～300ml。

给小儿喂药是一项细致的工作，由于患儿不懂服药的重要性，除年长儿外，多数不能自觉服药，往往拒服或服后即吐。中草药汤剂多数味苦量多，婴幼儿喂服则更显困难，常常引起呕吐，影响药物的疗效，因此，掌握正确的喂服方法十分重要。

（1）要注意服药的时间：《神农本草经·序录》记载："病在胸膈以上者，先食后服药；病在心腹以下者，先服药而后食；病在四肢血脉者，宜空腹而在旦；病在骨髓者，宜饱食而在夜。"一般来说，病在上焦宜食后服；病在下焦宜食前服；凡调理补益的丸剂、膏剂，可在清晨空腹或临睡时吞服或温服；泻下药、驱虫药宜空腹服用，有利于泻下及排虫；消食导滞的药物，宜饭后服，以健脾和胃，帮助消化；安神药宜临卧服；对胃肠有刺激的药物宜食后服。急性重病可不拘时服，慢性病应按时服。十枣汤服在平旦，鸡鸣散服在五更等。

（2）要注意服药的方法：服用汤剂，一般一日一剂，分2～3次温服。有时需要根据疾病的性质，确定服药次数。新病、急病要分多次服，慢性疾病可以分2次服。如感冒高热、肺炎喘嗽等，一日内可分4～5次服；而哮喘则根据发病规律，在发作前半小时服一次，另再服2次，昼夜持续发作，一日内服药次数也不得少于3次等。李杲在《珍珠囊补遗药性赋·用药法》说："病在上者，不厌频而少；病在下者，不厌顿而多。少服则滋荣于上，多服则峻补于下。"另外，尚有热服、冷服。通常是治疗热证可以寒药冷服，治疗寒证，可以热药热服，这样可以辅助药力。但若病情严重时，又应寒药热服，热药冷服，以防邪药格拒。《素问·五常政大论》曾有"治热以寒，温而行之；治寒以热，凉而行之"以及"治温以清，冷而行之；治清以温，热而行之"的记载，后者即是常法，前者则是反佐法。对于服药呕吐者，宜加入少量姜汁，或先服姜汁，然后服药，亦可采取冷服，小量频服的方法。使用峻烈药与毒性药时，宜从小量开始，逐渐加量，取效即止，慎勿过量，以免发生中毒和损伤正气。如属中西药物同时并用者，中药需与西药分开服用。总之，应根据病情、病位、病性和药物的特点来决定不同的服药方法。

（3）要注意不同年龄服药要求：新生儿吸收能力差，吞咽动作慢，喂药需特别细致、耐心。新生儿胃容量小，于喂奶前一小时左右给药为妥，喂服时可把药物进一步浓缩，用奶瓶喂服，或加少量糖浆。必要时用滴管慢慢滴入，须待吞咽下后再滴第二滴。婴幼儿服药不易合作，常有拒服，或入口后不肯咽下，或往外吐出，因此喂药时可将患儿抱起，斜坐于喂药者身上，头部抬高，颈部垫以纱布或手帕，然后再喂服。注意不要强行喂服，以免口腔黏膜或齿龈受损出血。切勿捏鼻灌服，以防呛入气管或引起窒息。对抗拒服药的小孩，可固定其头部，喂药者以两手指紧按两腮上下牙间使其开口，用小匙将药液送至舌根部，将小匙竖起，使之自然吞下，或者买市售灌药器伸至舌根部将药液注入。另外，可在药汁内稍加食糖矫味，使之便于服下。丸剂、片剂可研成细末，加糖水服；颗粒及浸膏可用温开水溶解稀释后喂服。

服药后应将患儿抱起轻轻拍击背部，使胃内空气排出。婴幼儿患肺炎喘嗽时，因有气急，喂药不能太快，如有剧咳出现，则暂停片刻，再予喂药。对于学龄前期及学龄期儿童，由于多半已经懂事，最好还是做好说服教育工作，争取患儿能主动配合服药，尽量不采用强行喂药的方法。同时要加强督促，防止他们把药倒掉。

（4）服药后的调养与护理：这不仅直接影响药效，而且关系到病体的康复。《伤寒论·辨太阳病脉证并治法》在桂枝汤的用法中说："啜热稀粥一升余，以助药力。温覆令一时许，遍身漐漐微似有汗者益佳，不可令如水流漓，病必不除。"十枣汤服后则"得快下利后，糜粥自养。"白散服后，"不利，进热粥一杯；利过不止，进冷粥一杯"。一般服解表药应取微汗，不可大汗，然亦不能汗出不彻。服泻下剂后，应注意饮食，不宜进生冷难消化的食物，以免影响脾胃的健运。

服药的饮食宜忌有两方面。一是疾病对饮食的宜忌，如水肿病宜少食盐、消渴病宜忌糖、下利慎油腻、寒证禁生冷等。另一方面是药物对饮食的宜忌，如土茯苓忌茶叶，服荆芥时忌河豚等。《本草纲目·服药食忌》总括说："凡服药，不可杂食肥猪犬肉、油腻羹烩、腥燥陈臭诸物。凡服药，不可多食生蒜、胡荽、生葱、诸果、诸滑滞之物。"

2. 鼻饲给药法

重危昏迷患儿反应差，无吞咽动作，可鼻饲给药。鼻饲法首先要插入胃管。依年龄选择合适的胃管，先将下端润以石蜡油，然后自鼻孔插入，插入长度约等于自鼻根至剑突的距离。外端浸入盛清水的水杯水面以下，观察有无气泡，若患儿呼吸时见到气泡，则是误入气管，应将导管拔出。煎成的汤药可以用针筒抽吸后自鼻饲管注入胃中。丸剂、散剂、煎膏研碎后放于水中易有沉淀而阻塞鼻饲管，需用米汤或鼻饲流质混悬后注入。注入时宜缓慢，注入后需用温开水冲鼻饲管，防止堵塞导管。流质饮食也可通过鼻饲给予。但通过鼻饲法给药给食均不可过久，以免导管留置食管内时间过长造成损伤。

3. 蒸气及气雾吸入法

蒸气及气雾吸入法是用蒸气吸入器或气雾吸入器，使水蒸气或气雾由病儿口鼻吸入的一种疗法，常用于肺炎喘嗽、咳嗽、哮喘、感冒、鼻渊等肺系疾病。雾化吸入的药物微粒必须极细，否则不能深入下呼吸道并被吸收利用，若是多次应用还可能产生"尘肺"。一般不可用汤剂作雾化吸入，常用者为中药注射液，如炎琥宁注射液、清开灵注射液等。治疗前要询问有无药物过敏史，已知能引起患儿过敏的药物禁忌使用。雾化吸入时间不能过长，以防大量蒸汽吸入，形成肺水肿。蒸气吸入时，可将蒸气吸入器含入小儿口中或对准病儿口鼻，通常吸入15～30分钟。

4. 直肠给药法

肛管插入前先用凡士林滑润头部，徐徐插入肛门，依年龄大小，插入5～15cm。治疗便秘，可将药液装入底部连接肛管的量杯内直接灌入。治疗其他疾病，常采用直肠点滴灌注法，治疗前先排便，药液装入输液瓶中，连接一次性输液器滴入，滴速每分钟40～50滴，滴后嘱患儿控制大便，以保留灌肠，使药液吸收而不自肛门排出。此法在一定程度上避免了小儿服药难的问题，而且对于外感发热、肠胃疾病、水毒内闭等有较好的疗效。

5. 注射给药法

将供肌肉注射、静脉滴注的中药制剂，按要求给予肌肉注射、静脉注射或静脉点滴。肌肉注射或静脉注射给药，使用便捷，给药准确，作用迅速，是儿科比较理想的一种给药方法。目前，儿科常用的中药注射液有清开灵注射液、炎琥宁注射液、痰热清注射液、热毒宁注射液、醒脑静注射液、生脉注射液以及复方柴胡注射液等。凡注射用药，特别是静脉用药，在治疗中需注意观察其药物反应，一旦发生要及时停止给药并作出相应处理。

（三）常用内治法

在审明病因、分析病机、辨清证候之后，应针对性地采取一定的治疗方法，程钟龄《医学心悟·医门八法》说："论病之原，以内伤、外感四字括之；论病之情，则以寒、热、虚、实、表、里、阴、阳八字统之；而论治病之方，则又以汗、和、下、消、吐、清、温、补八法尽之。"

按照八法原则，根据儿科临床特点，可组合成以下多种常用治法。

1. 疏风解表法

疏风解表法适用于外邪侵袭肌表所致的表证，如感冒、咳嗽、咽喉肿痛等，由于外邪郁于肌表，开阖失司，出现发热、恶风、汗出或无汗等症。可用疏散风邪的药物，使郁于肌表的邪毒从汗而解。小儿肌肤薄，腠理疏，卫外机能不固，故最易受到外邪的侵袭。表证可分为风寒外感和风热外感两个主要类型。风寒外感用辛温解表的药物，风热外感用辛凉解表的药物。小儿脾常不足、肝常有余，外感时每易夹滞、夹惊，故在疏风解表方中，常适当加用消食导滞和息风镇惊的药物。

辛凉解表常用方剂有银翘散、桑菊饮等，辛温解表常用荆防败毒散、葱豉汤等。常用中成药有感冒退热颗粒、银翘解毒片、午时茶等。另外，解表法还适用于暑湿表证和麻疹初期，暑湿表证常用新加香薷饮、麻疹初期则常用宣毒发表汤。

2. 止咳平喘法

止咳平喘法适用于邪郁肺经，痰阻肺络所致的咳喘证，如咳嗽、哮喘、肺炎喘嗽等。其发病常起于风邪犯肺，又可分为寒痰内伏和热痰内蕴两类。寒痰内伏常为风寒之邪束于肺经，聚液生痰，阻滞肺络所致；热痰内蕴常为风热之邪犯肺，或寒痰内郁化热所致。痰阻肺络，故使肺气宣发肃降功能失职。这类疾病的治疗，总须宣肃肺气，寒痰内伏可用温肺散寒、化痰平喘的药物，热痰内蕴可用清热化痰、宣肺平喘的药物。

宣肺止咳常用桑菊饮、桑杏汤。肃肺涤痰平喘常用苏葶丸、三子养亲汤，同时寒痰内伏者常用小青龙汤、射干麻黄汤、麻杏二陈汤等；热痰内蕴者常用定喘汤、麻黄杏仁甘草石膏汤等。常用中成药有小儿宣肺止咳颗粒、哮喘颗粒、寒喘丸等。咳喘久病，每易由肺及肾，出现肾虚的证候，此时在止咳平喘的方剂中，可加入温肾纳气的药物，如参蛤散等。

3. 清热解毒法

清热解毒方药多用苦寒之品，适用于热毒炽盛的实热证，如温热病、湿热病、斑疹、血证、丹毒、疮痈、痄腮、黄疸、痢疾等。此法又可分为甘凉清热、苦寒清热、苦泄降热、咸寒清热等多种治法，同时，温病需从卫、气、营、血辨证选方用药，脏腑热证要按药物归经选方用药。

病邪由表入里而表邪未尽解者，可用栀子豉汤、葛根黄芩黄连汤等清热解毒透邪；证属阳明里热者，可用白虎汤清热生津；湿热化火或湿热留恋，可用甘露消毒丹、白头翁汤、茵陈蒿汤等清热化湿；温热之邪入于营血，发为神昏、斑疹、血证，可用清营汤、犀角地黄汤、神犀丹等清热解毒凉血；出现丹毒、疮痈疔疖等火毒炽盛者，可用黄连解毒汤、五味消毒饮等清火解毒；肝胆火旺时，可用龙胆泻肝汤等清肝泻火。

4. 消食导滞法

《幼幼集成·食积证治》说："消者散其积也，导者行其气也。"消食导滞法适用于小儿乳食不调，饮食内积之证，如积滞、伤食吐泻、疳证、厌食等。小儿脾胃薄弱，每易为乳食所伤，若饮食不节，恣食无度，则脾胃运化无权，轻则呕吐泄泻，厌食腹痛；重则为积为疳，影响生长发育。

消食与导滞有所不同，消食者旨在使难以速化之乳食内消，导滞者旨在使无法速化之乳食下导。消食导滞药物各有擅长：麦芽擅消乳积，山楂擅消肉食积，神曲擅化谷食积，莱菔子能消导麦面之积，鸡内金能消各种食积兼以开胃。消乳化积常用消乳丸，消食化积常用保和丸，通导积滞常用枳实导滞丸、木香槟榔丸，消补兼施常用健脾丸、枳术丸等。

5. 利水消肿法

利水消肿法适用于水湿停聚，小便短少而水肿的患儿，可治水肿、小便不利，以及泄泻、痰饮等证。其病因，若为风邪外犯，与湿邪相搏，水湿泛于肌肤，则为阳水；若为脾肾阳虚，不能化气行水，水湿内聚为肿，则为阴水。治湿不利小便非其治也，所以利水渗湿是常用之法，但若是因阳虚水湿不化所致水肿，则必须治病求本，采用温阳化气行水治法，不可唯用渗利反伤其正。

利水消肿治疗的主要方法，除了用茯苓、猪苓、车前子、泽泻、薏苡仁、滑石、川木通、赤小豆、金钱草等渗湿利尿外，还须视病情予以通阳化气药（如桂枝）、补气药（如黄芪）、健脾药（如白术）、温阳药（如附子）等作为方剂的主要组成部分。常用方剂：阳水可用麻黄连翘赤小豆汤、五皮饮、五苓散、越婢加术汤等；阴水可用防己黄芪汤、实脾饮、真武汤等。此外，草药如车前草、荠菜花、薏苡根、陈葫芦、玉米须等，也有较好的利尿消肿作用。若是全身水肿伴悬饮、水臌，正气未衰者，还可短期使用十枣汤类峻下逐水。

6. 驱虫安蛔法

驱虫安蛔法适用于小儿各种肠道寄生虫病，如蛔虫、蛲虫、绦虫等。其中尤其以蛔虫变化多端，可合并蛔厥（胆道蛔虫症）、虫瘕（蛔虫性肠梗阻）等。对于肠道虫症的治疗，以驱蛔杀虫为基本方法，在发生各种变证时，则要合理安排安蛔、杀虫、驱虫、攻下等药物，并可根据患者的不同兼证而进行适当的配伍：如大便秘结者，当配伍泻下药；兼有积滞者，可与消积导滞药物同用；脾胃虚弱者，配伍健脾和胃之品；体质虚弱者，须先补后攻或者攻补兼施。

驱蛔虫有效中药有使君子、苦楝根皮、雷丸等；驱蛲虫有大黄与使君子同用，配合百部煎剂灌肠等；驱姜片虫有槟榔等；驱绦虫有槟榔、南瓜子、鹤草芽、雷丸。服用驱虫药物一般宜在空腹时。常用方药如驱蛔虫、蛲虫用追虫丸，或用单味使君子仁炒黄嚼服，杀虫消积兼调理脾胃用肥儿丸；蛔厥证用乌梅丸；驱绦虫用驱绦汤（槟榔、南瓜子）等。

7. 镇惊息风法

镇惊息风法适用于小儿窍闭神昏、惊风癫痫之证，如高热惊厥、癫痫、小儿暑温等。小儿脏腑娇嫩，神气怯弱，感受病邪，每易邪热枭张，热极生风，肝风内动而抽搐；或因痰热壅盛，上蒙清窍，而致惊痫。邪蒙清窍当镇惊开窍，肝风妄动当平肝息风，因常见为邪陷心肝二经，故两者又常联合应用。

平肝息风的常用药物如羚羊角、钩藤、天麻、石决明、全蝎、蜈蚣等，镇惊开窍的常用药物如牛黄、磁石、琥珀、朱砂、珍珠等，还常与豁痰开窍药同用如石菖蒲、远志、矾郁金、胆南星、僵蚕等。小儿暴受惊恐，神志不安，可用琥珀抱龙丸、朱砂安神丸、磁朱丸等安神镇惊；热极生风，项强抽搐，可用羚角钩藤汤、紫雪等镇惊息风；热入营血而神昏、惊厥，可用安宫牛黄丸、至宝丹等镇惊开窍，清热解毒；痰浊上蒙，惊风抽搐，可用苏合香丸豁痰开窍；感受时邪秽浊之气而吐泻昏厥，可用行军散、玉枢丹等辟秽开窍；癫痫抽搐神昏，可用定痫丸息风定痫等。

8. 补脾健脾法

补脾健脾法适用于脾虚证，是通过补益脾气、滋养脾血、补益脾阴、温补脾阳，治疗脾胃气、血、阴、阳不足病证的治法。小儿脾常不足，若因先天脾胃不足，或饮食调养失宜，或多种疾病的影响，均可导致脾胃虚弱，产生疾病。脾虚病证常见脾胃升降失司和全身虚弱不足的症状。

补益脾气法常用四君子汤；滋养脾血法常用四物汤；补益脾阴法常用益胃汤；温补脾阳法常用理中汤。鉴于小儿脾常不足运化力弱，故健脾益气方药中常佐以助运之品，如陈皮、砂仁、香橼皮、佩兰、焦山楂、焦神曲、鸡内金等。

9. 调脾助运法

调脾助运法适用于脾运失健证，是通过运脾化湿、运脾开胃、理气助运、温运脾阳，消除影响脾运的各种病理因素，治疗湿困于脾、乳食积滞、中焦气滞、脾阳不振等各种原因所致脾运胃纳功能失健病证的治法。现代儿科脾胃病因发生变化，因饮食营养不足而致之脾胃虚弱证减少，因饮食喂养不当而致之脾运失健者增多，因而调脾助运法应用日益广泛。

运脾化湿法常用不换金正气散；运脾开胃法常用保和丸或消乳丸；理气助运法常用木香槟榔丸；温运脾阳法常用附子理中汤。小儿脾胃病临床也常见虚实夹杂证，故补脾法与运脾法作为脾胃病的常用治法，也常常配合使用。

10. 培元补肾法

培元补肾法适用于小儿胎禀不足，肾气虚弱及肾不纳气之证，如胎怯、五迟、五软、遗尿、解颅、哮喘等。小儿肾气未充，筋骨软弱，故初生婴儿颅囟不合，肾气随年龄增长而不断充盛。若胎禀不足，或疾病影响，均能导致肾气虚亏。

培元补肾常用方剂有六味地黄丸、金匮肾气丸、调元散、桑螵蛸散、参蛤散等。小儿时期常见肝肾同病、脾肾同病或肺肾同病，治疗时应配合养肝、健脾、补肺之品。

11. 凉血止血法

凉血止血法适用于小儿各种出血证候，如鼻衄、齿衄、紫癜、血尿、便血等。血证发病之急性者多由于热入血分、迫血妄行引起，用清热凉血法治疗居多。但是，气不摄血、脾不统血、阴虚火旺等虚证出血临床也不少见，因此，可与补气、健脾、养阴、清火等药配合应用。

血热出血常用方剂如犀角地黄汤、玉女煎、小蓟饮子、槐花散等；虚证出血常用方剂如归脾汤、黄土汤、茜根散等。常用成药如云南白药、参三七、白及粉等。

12. 活血化瘀法

活血化瘀法适用于各种血瘀之证。如肺炎喘嗽、哮喘口唇青紫，肌肤瘀斑瘀点，以及腹痛如针刺，痛有定处、按之有痞块等。

活血化瘀法常用方剂如桃红四物汤、通窍活血汤、血府逐瘀汤、少腹逐瘀汤、桃仁承气汤等。由于“气为血之帅，气行则血行”，故活血化瘀方中，常辅以行气的药物。

13. 回阳救逆法

回阳救逆法适用于小儿元阳虚衰之危重证候，临床可见面色㿠白，神疲肢厥，冷汗淋漓，气息奄奄，脉微欲绝等。此时必须用峻补阳气、救逆固脱的方剂加以救治。

回阳救逆法常用方剂如参附龙牡救逆汤、四逆汤等，急证救治时偏阳气虚衰可用参附注射液、偏气阴虚衰可用参麦注射液。

要点二　中药外治疗法

（一）外治法的优点

小儿大多不愿服药，害怕打针，特别是婴幼儿内治给药比较困难。而小儿脏气清灵，肌肤柔嫩，外治用药吸收较易，作用迅速，使用方便，是家长寄予希望和医务人员努力寻求的一种治疗方法，故自古有“良医不废外治”之说。外治诸法，其理与内治法相通，也需视病情之寒热虚实辨证论治。《理瀹骈文·略言》说：“外治之理，即内治之理；外治之药，亦即内治之药，所异者法耳。”可见外治与内治的取效机制是一致的。临床实践证明，采用各种外治法治疗小儿常见病、多发病，易为小儿所接受，应用得当，也有较好的疗效。当然，外治法并非万能，在许多情况下需与内治法配合应用才能取得较好疗效。

（二）常用药物外治法

儿科临床常用的药物外治法，主要使用一些药物进行敷、贴、熏、洗、吹、点、灌、嗅等，作用于体表治疗疾病。

1. 熏洗法

熏洗疗法是将药物煎成药液，熏蒸、浸泡、洗涤、沐浴患者局部或全身的治疗方法。利用煮沸的药液蒸气熏蒸皮肤是熏蒸法，药液温度降为温热后浸泡、洗涤局部是浸洗法，以多量药液沐浴全身则是药浴法。

熏蒸法用于麻疹、感冒的治疗及呼吸道感染的预防等，有疏风散寒、解肌清热、发表透疹、辟秽解毒等功效。如麻疹初期透疹，用生麻黄、浮萍、芫荽子、西河柳煎煮，加适量黄酒，使药液蒸气湿润空气、接触体表，并用纱布蘸药液擦洗皮肤。浸洗法用于痹证、痿证、外伤、泄泻、脱肛、冻疮及多种皮肤病，有疏风通络、舒筋活血、祛寒温阳、祛风止痒等功效，又常与熏法同用先熏后洗，如石榴皮、五倍子、明矾煎汤先熏后洗治疗脱肛。药浴法用于感冒、麻疹、痹证及荨麻疹、湿疹、银屑病等多种皮肤病，有发汗祛风、解表清热、透疹解毒、活络通痹、祛风止痒等功效，如苦参汤温浴治皮肤瘙痒症，香樟木汤揩洗治疗荨麻疹，河白草煎汤熏洗躯体治疗阴水浮肿等。

2. 涂敷法

涂敷法是用新鲜的中药捣烂成药糊，或用药物研末加入水或醋调匀成药液，涂敷于体表局部或穴位处的一种外治法。药糊用于痄腮、口疮、哮喘、咳嗽、肺炎、泄泻、腹痛、湿疹、外伤等病证，具有安神定惊、解毒消肿、收敛生肌、止咳平喘、温中止痛等功效。如白芥子、胡椒、细辛研末，生姜汁调糊，涂敷肺俞穴，治寒喘；鲜马齿苋、鲜乌蔹梅、鲜芙蓉叶、鲜丝瓜叶等，任选一种，捣烂外敷腮部，治疗痄腮；白芥子粉，加等量面粉，用温水调成糊状，用纱布包好敷于背部，用治肺炎后期湿啰音不吸收者。药液用于发热、泄泻、暑疖、湿疹、药疹、烧伤等病证，具有清热解毒、温中止泻、活血消肿、燥湿收敛等功效。如复方湿疹液（马齿苋、连翘、百部、苦参、五倍子、生甘草、白芷煎液）涂敷患处治奶癣。

3. 罨包法

罨包法是用药品置于局部肌肤，并加以包扎的一种外治法。如用皮硝包扎于脐部，用治饮食不节，食积中脘，腹胀腹满、嗳腐酸臭、时有呕恶、舌苔厚腻等症。用大蒜头适量，捣烂后包扎于脚心涌泉穴和脐部，有温经止泻的作用，防治慢性泄泻。用五倍子粉加醋调罨包脐内治疗盗汗等。

4. 热熨法

热熨法是采用药物、器械或适用的材料经加热处理后，对机体局部进行熨敷的治疗方法。常用的是将药物炒熟后，用布包裹熨于肌表。热熨温度以45℃～55℃为宜，过高防灼伤皮肤，过低则影响疗效。热熨疗法常用于腹痛、泄泻、积滞、癃闭、痹证、痿证、哮喘等病证，具有温中祛寒、理气止痛、通阳利尿、温经通络、祛寒降气等功效。如炒热食盐熨腹部治疗寒证腹痛。用生葱、食盐炒热，熨脐周围及少腹，治疗尿癃。用葱白、生姜、麸皮，热炒后用布包好，熨腹部，治疗内寒积滞的腹部胀痛。用吴茱萸炒热，布包熨腹部，治风寒腹痛等。热熨疗法应用时应保持连续治疗，可两包药物轮流加热熨敷。

5. 敷贴法

敷贴法是用药物制成软膏、药饼，或研粉撒于普通膏药上，敷贴于局部的一种外治法。膏药用于痈疽疮疖、跌打损伤、筋骨酸痛、癥瘕瘰疬、腹痛泄泻等病证，具有消痈散结、活血生肌、舒筋活络、化瘀消癥、散寒温脾等功效。如暖脐膏贴脐治疗寒凝腹痛泄泻。药饼用于感冒、咳嗽、哮喘、厌食、泄泻、滞颐、盗汗等病证，具有解表宣肺、化痰平喘、温中健脾、摄涎敛汗等功效。如用丁香、肉桂等药粉，撒于普通膏药上贴于脐部，治婴儿泄泻；在夏季三伏天，用延胡索、白芥子、甘遂、细辛研末，以生姜汁捣成药饼，中心放少许丁香末，敷于肺俞、膏肓、百劳穴上，治疗寒性哮喘等。用电离子导入法可缩短敷贴时间。

6. 擦拭法

擦拭法用药液或药末擦拭局部，多用于口腔疾病。如冰硼散擦拭口腔，或用金银花、甘草煎汤，或用野菊花煎汤洗涤口腔，治疗口疮和鹅口疮；用野蔷薇花露洗拭口腔，治疗鹅口疮。

7. 滴药法

滴药疗法是将药液或新鲜药汁点滴于耳、鼻、眼等患处治疗疾病的方法。滴药疗法多用于五官科疾病，如脓耳、耳疔、鼻渊、鼻窒、天行赤眼、凝脂翳、乳蛾等。本疗法具有清热解毒、消肿散结、活血定痛、明目退翳等功效。如黄连西瓜霜眼药水治天行赤眼；用鲜虎耳草或鲜地锦草，捣烂取汁滴耳，或大蒜头适量，去皮捣烂，加冷开水少许，绞取汁液滴耳，治疗脓耳等。

8. 吹药法

吹药疗法是将药物研成粉末，用喷粉器或自制工具（细竹管、纸筒等），将药物吹于口腔、咽喉、耳、鼻、眼、皮肤创面等处，治疗相应局部疾病及某些全身性疾病，如鹅口疮、乳蛾喉风、耳疮脓耳、鼻窒鼻渊、目痒粟疮，以及白喉、丹痧、黄疸、惊风、癫痫、昏迷痰壅等病证。吹药疗法具有清热解毒、凉血消肿、燥湿祛痰、利气通窍、息风解痉等功效。如红棉散吹耳治慢性脓耳；通关散吹鼻取嚏，治疗鼻塞不通、昏厥不醒；苍耳子、辛夷花研细末，每次少许吹鼻内，治疗鼻渊等病证。吹药粉末应细，以通过七号筛为要求。使用前要先用生理盐水或3%过氧化氢液将局部脓液等洗净。耳、鼻、眼部吹药剂量均不宜多，再次使用时要先将前次残留药末拭去。

9. 发泡法

发泡疗法是利用某些中药敷于皮肤，引起发泡的一种外治法。常用发泡中药有毛茛、斑蝥等。如用鲜毛茛（去叶）加大蒜头，捣烂敷在大椎穴上，外用胶布固定，8 小时后起泡，治疗哮喘。

10. 药袋法

药袋疗法是将药物研末装袋，制成香囊给小儿佩挂，或做成肚兜系挂，或做成枕头的外治法。药袋疗法在儿科用于预防和治疗肺脾疾病。香囊常用于预防呼吸道感染，辟秽免疫、祛风燥湿，如苍术、冰片、白芷、藁本、甘松等制成的防感香囊，有降低复感儿发病率的作用。药枕用于鼻渊、感冒、疰夏、暑疖、头痛等病证，有宣肺通窍、疏风散寒、清热祛暑等功效，如干绿豆皮、干菊花制成的豆菊药枕治疗疰夏。肚兜用于泄泻、腹痛、腹胀、呕吐、厌食等病证，有温脾散寒、理气止痛、消食除胀、止吐止泻等功效，如茴香、艾叶、甘松、官桂、丁香等制成的暖脐肚兜治疗脾胃虚寒性腹痛吐泻。

要点三　小儿推拿疗法

小儿推拿是在中医基础理论指导下，根据小儿的生理病理特点，在其体表特定部位或穴位施以手法以保健防病治病的一种治法。此法有促进气血流行，经络通畅，神气安定，脏腑调和的作用。小儿推拿的手法应当轻快柔和，要注意室温适宜，冬季须防感冒，并注意卫生，防止交叉感染，术者指甲要及时修剪，以防伤及患儿皮肤。推拿取穴要以脏腑经络、阴阳气血、寒热虚实理论为指导，根据病情灵活选穴。推拿的顺序一般按先推四肢、头面，后推胸腹、脊背，或从上而下，依次推毕。儿科临床常用于治疗脾系疾病如泄泻、呕吐、腹痛、疳证、厌食等，肺系疾病如感冒、发热、咳嗽、肺炎、哮喘等，杂病如遗尿、口疮、近视、痿证、痹证、惊风、肌性斜颈、脑性瘫痪、小儿麻痹症后遗症等。推拿疗法亦有一些禁忌证，如急性出血性疾病、急性外伤等。

（一）小儿推拿手法

1. 推法

分为直推法、旋推法、分推法。

（1）直推法：用拇指桡侧缘或螺纹面。或示、中指螺纹面从穴位上作单方向的直线的推动，称为直推法。

（2）旋推法：用右手拇指螺纹面在穴位上作顺时针方向的旋转推摩，称旋推法。

（3）分推法：用双手拇指桡侧缘或螺纹面，或用双手示、中指螺纹面自穴位中间向两旁作分向推动，称分推法，又称分法。

2. 揉法

用大鱼际、掌根部分或手指螺纹面部分，吸定于一定部位或穴位上，作轻柔回旋揉动，称为揉法。

3. 摩法

用手掌掌面或示、中、无名指指面附着于一定部位上，以腕关节连同前臂作环形的有节律的抚摩，称为摩法。

4. 捏法

拇、示、中三指捏拿肌肤，称捏法。

5. 运法

用拇指螺纹面或中指螺纹面，由此穴向彼穴或在穴周作弧形或环形推动。

6. 搓法

用双手的掌面夹住一定部分，相对用力作快速的搓、转或搓摩，并同时作上下往返移动，称为搓法。

7. 拿法

用大拇指和示、中两指，或用大拇指和其余四指作对称用力，提拿一定部位和穴位，进行一紧一松的拿捏，称为拿法。

8. 掐法

用拇指指甲或拇、示指之间按刺穴位，称掐法。

9. 按弦走搓摩

医者在小儿身后，用双掌在小儿两腋下胁肋处，自上而下搓摩，又称按弦搓摩。

（二）小儿推拿穴位

1. 天门

眉心至前发际成一直线。

操作：两拇指自下而上的交替直推，称开天门，又称推攒竹。

主治：头痛、感冒、发热。

2. 坎宫

自眉心起沿眉梢成一横线。

操作：两拇指自眉头向眉梢分推，称推坎宫，亦称分阴阳。

主治：外感发热、惊风。

3. 太阳

眉梢后凹陷处。

操作：两拇指自前向后直推，名推太阳。用中指揉该穴，称揉太阳。

主治：发热、头痛、惊风。

4. 囟门

发际正中直上，百会前骨陷中。

操作：两手扶儿头，两拇指自前发际向该穴轮换推至（囟门未闭合时，仅推至边缘），称推囟门。拇指端轻揉本穴，称揉囟门。指摩本穴，称为摩囟门。

主治：头痛、惊风。

5. 桥弓

自耳后翳风至缺盆成一斜线。

操作：用拇指指腹自上而下推抹，称抹桥弓；用拇、示、中三指拿捏，称拿桥弓；或用示、中、无名指揉，称揉桥弓。

主治：肌性斜颈。

6. 腹

腹部。

操作：沿肋弓角边缘向两旁分推称分推腹阴阳；掌或四指摩称摩腹。

主治：腹痛、消化不良。

7. 脐

肚脐正中，或脐腹部。

操作：用中指端揉，或示指、无名指揉天枢穴同时操作，为揉脐。

主治：腹胀、腹痛、食积、吐泻、便秘。

8. 肚角

脐中旁开二寸大筋。

操作：用拇、示、中三指作拿法，称拿肚角。

主治：腹痛、泄泻。

9. 脊柱

大椎至长强成一直线。

操作：用示、中二指面自上而下作直推，称推脊；用捏法自下而上称为捏脊。捏脊一般捏3遍；捏第4遍时每捏3下再将背脊皮提一下，称为捏三提一法；捏后按揉相应腧穴。在捏脊前先在背部轻轻按摩几遍，使肌肉放松。

主治：发热、惊风、疳积、泄泻、瘫痪等。

10. 七节骨

命门至尾椎骨端（长强）成一直线。

操作：用拇指面或示、中二指面自下向上或自上向下作直推，分别称为推上七节骨、推下七节骨。

主治：泄泻、便秘、痢疾、脱肛。

11. 龟尾

尾椎骨端。

操作：拇指端或中指端揉，称为揉龟尾。

主治：泄泻、便秘、脱肛、遗尿。

12. 脾经

拇指螺纹面。

操作：旋推或将拇指屈曲、循拇指桡侧边缘向指根直推，称推脾经。通常以旋推和屈拇指向上推为补、直推为清。

主治：消化不良、泄泻、呕吐、疳积等。

13. 肝经

示指螺纹面。

操作：旋推或直推，称推肝经。通常以旋推为补、直推为清。

主治：烦躁不安、惊风。

14. 心经

中指螺纹面。

操作：直推或旋推，称推心经。用掐法称掐心经。通常以旋推为补、直推为清。

主治：身热无汗、高热神昏、烦躁。

15. 肺经

无名指螺纹面。

操作：旋推或直推，或自无名指端沿尺侧缘直推，称推肺经。通常以旋推为补、直推为清。

主治：胸闷、咳嗽。

16. 肾经

小指螺纹面；小指尺侧至掌横纹。

操作：直推或旋推，称推肾经。通常以旋推为补、直推为清。

主治：尿多、小便黄短。

17. 大肠

示指桡侧缘，自食指尖至虎口成一直线。

操作：从示指尖直推向虎口或反之，称推大肠。通常向上推为补、向下推为清。

主治：便秘、泄泻、脱肛。

18. 小肠

小指尺侧边缘，自指尖到指根成一直线。

操作：从指尖直推向指根或反之，称推小肠。通常以向上推为补、向下推为清。

主治：遗尿、尿闭、发热。

19. 胃经

拇指掌面近掌端第 1 节。

操作：旋推为补，称补胃经；向指根方向直推为清，称清胃经。

主治：呕恶嗳气、烦渴善饥、食欲不振、吐血衄血等。

20. 板门

大鱼际部，或大指本节五分处。

操作：指端揉，称揉板门。自拇指指根向掌根或反之，称推板门。

主治：食积腹胀、呕吐、泄泻。

21. 内劳宫

掌中心，握拳中指端是穴。

操作：中指端揉，称揉内劳宫；或用中指端沿内劳宫运之。

主治：退热发汗。

22. 内八卦

掌心周围，通常以内劳宫为圆心，以内劳宫至中指根的2/3为半径作圆。

操作：用拇指面作运法，称运八卦；或掐，称掐八卦。

主治：胸闷气逆、泄泻、呕吐。

23. 小天心

手掌大小鱼际交接处凹陷中。

操作：手指掐、揉、捣，称掐、揉、捣小天心。

主治：惊风、神昏、寐差。

24. 三关

前臂桡侧，阳池至曲池成一直线。

操作：用拇指面或示、中指面自腕推向肘，称退三关；自拇指外侧端推向肘称为大推三关。

主治：发热、恶寒、无汗。

25. 天河水

前臂正中，总筋至曲池成一直线。

操作：用示、中二指面自腕推向肘，称清天河水。

主治：发热。

26. 六腑

前臂尺侧，阴池（腕部掌侧横纹的尺侧边）至肘成一直线。

操作：用拇指面或示、中指面自肘推向腕，称退六腑或推六腑。

主治：发热多汗。

（三）小儿常见病证推拿治疗示例

1. 呕吐

呕吐在婴幼儿时期较为常见，多种病因如外邪犯胃、饮食失调、脾胃虚弱等均可致呕吐，临床可见于多种病症，如胃肠动力障碍、急性胃炎、贲门痉挛、幽门痉挛、胃肠道梗阻等。在排除外科病症之外的呕吐均可用推拿治疗。

治疗以和胃降逆为法。常用推拿法：揉胃穴、推板门、揉中脘、摩腹、按揉足三里。外邪犯胃者加：开天门、推坎宫、揉太阳、清大肠、揉外劳宫；伤于饮食者加：清胃经、清大肠、推板门、运内八卦、推下七节骨；脾胃虚弱者加：补脾经、揉板门、分推腹阴阳、捏脊。

2. 便秘

便秘是指不能按时排便，便质坚硬干燥，或艰涩难排。便秘的发生，主要是由于大肠传导功能失常，粪便在肠内停留时久，水分被吸收，从而粪质过于干燥、坚硬所致。或可因气滞不行，气虚传导无力；或因病后体虚，津液耗伤，肠道干涩等原因所致。根据病因的不同，常分为虚秘和实秘，前者多因气血虚弱、津液不足；后者则多因肠燥气滞而成。实秘者表现为：面红身热，口臭心烦，口干欲饮，纳食减少，嗳气泛酸，胸胁痞满，腹中胀满，大便干结，小便短赤。虚秘者表现为：面唇发白，指爪无华，形瘦气怯，排便不畅，便不坚硬或软，小便清长，腹中冷痛，喜热恶冷，四肢不温。

治疗以导滞通便为法。常用推拿法：揉中脘、摩腹、揉龟尾、推下七节骨。实秘加：清脾胃、清大肠、退六腑、按弦走搓摩、揉天枢。虚秘加：补脾胃、清大肠、推三关、揉天枢、捏脊、按揉足三里。

3. 夜啼

夜啼是指小儿每到夜间间歇啼哭或持续不已，甚至通宵达旦。多由于脾寒、心热、惊恐所致。脾寒证表现为：面色发白或青，神怯困倦，四肢不温，或伴腹泻，痛时曲腹，啼哭声软，喜手按其腹，遇温则止。心热证表现为：面红目赤，烦躁不安，性喜仰卧，恶见灯火，哭声粗壮，手腹较热，便秘，小便短黄。惊恐证表现为：面色乍白乍青，惊惕不安，梦中啼哭，声惨而紧，呈恐惧状，喜抚抱而卧。

治疗以安神定志为法。常用推拿法：按揉百会、清心经、清肝经、揉小天心。偏于脾寒者加：补脾经、揉外劳、推上三关、摩腹、按揉脾俞、足三里。偏于心热者加：清小肠、水底捞月、清天河水、退下六腑。偏于惊恐者加：掐揉肝经、心经、小天心。

4. 小儿肌性斜颈

小儿肌性斜颈以头向患侧歪斜、前倾，颜面旋向健侧为特点。临床上，斜颈除极个别为脊柱畸形引起的骨性斜颈，视力障碍的代偿姿势性斜颈和颈部肌麻痹导致的神经性者外，多数是一侧胸锁乳突肌挛缩造成的肌性斜颈。临床表现为：出生后颈部一侧可发现有梭形肿物（有的经半年后肿物可自行消退），以后患侧的胸锁乳突肌逐渐挛缩紧张，突起如条索状，患儿头部向患侧倾斜而颜面部旋向健侧。少数患儿仅见患侧胸锁乳突肌在锁骨的附着点周围有骨疣样改变的硬块物。颈项活动障碍，向患侧旋转和向健侧侧弯有困难。若不及时治疗，患侧颜面部的发育会受到影响，健侧一半的颜面部也会发生适应性的改变，使颜面部不对称。在晚期病例，一般伴有代偿性的胸椎侧凸。

治疗以舒筋活血，软坚消肿为法。常用推拿法：①拿患侧胸锁乳突肌（桥弓穴）；②在患侧胸锁乳突肌（桥弓穴）处，用三指揉法；③配合小儿颈项部被动运动，被动运动以向健侧侧弯、患侧旋转为主。

细目五　儿童保健

要点一　胎儿期保健

胎儿期保健应从婚配受孕开始。小儿禀受父母元气精血而成，若父母健康，阴阳和谐，适时婚配受孕，则胎儿健康，反之则胎儿羸弱。胎儿期保健分受孕、养胎、胎教。

（一）婚配受孕

1. 适时结婚生育

男女双方应在适当的年龄结婚生育，才能为胎儿健康打下良好的基础。婚育过早、过晚均会给父母及胎儿带来诸多不利影响。《素问·上古天真论》指出：男子“二八肾气盛，天癸至，精气溢泻，阴阳和，故能有子。三八肾气平均，筋骨劲强，故真牙生而长极”。女子“二七而天癸至，任脉通，太冲脉盛，月事以时下，故有子。三七肾气平均，故真牙生而长极”。虽然男子二八，女子二七已开始具备生育能力，但要到男子三八、女子三七性机能及体格发育才完全成熟，可以婚育。正如《褚氏遗书·问子篇》说：“合男女必当其年，男虽十六而精通，必三十而娶；女虽十四而天癸至，必二十而嫁。皆欲阴阳气完实，然后交而孕，孕而育，育而子坚壮强寿。”又说：“精未通而御女，以通其精，则五体有不满之处，异日有难状之疾。”明确提出性成熟并非婚配之最佳年龄，只有当男女阴阳之气充实，适龄结婚，才能孕育出健康的后代。最佳婚育年龄：女子应是23至28岁，男子应为25至30岁。这个时期是身体最健壮，精力最旺盛的时期，对胚胎的形成和胎儿的生长发育都是最佳的年龄。

2. 近亲不可通婚

近亲通婚，会使后代患遗传性疾病机会增多。早在春秋战国时代的《礼记》中就指出：“男女同姓，其生不蕃。”是指血缘关系相近的同姓男女不可通婚，否则影响后代的健康繁衍。我国婚姻法明文规定：“直系血亲和三代以内旁系血亲之间禁止结婚。”

3. 婚前孕前检查

《妇人大全良方·求嗣门》指出：“凡欲求子，当先察夫妇有无劳伤、痼害之属，依方调治，使内外和平，则妇人乐而有子矣。”为了优生，男女在婚前、孕前必须查明有无影响生育及子女健康的疾病，这是优生优育的重要前提。

4. 交合择时宜忌

交合要有节制，交合时要有良好的环境和情绪，才能做到优孕。《广嗣纪要·寡欲篇》说：“求子之道，男子贵清心寡欲，所以养其精，女子贵平心定意，所以养其血……交之以时，不可纵也。”《景岳全书·妇人规·子嗣类》说：“唯天日晴明，光风霁月，时和气爽及情思清宁，精神闲欲之况……于斯得子，非唯少疾，而必且聪慧贤明。”反之，如果男女在患病或大病初愈之时，或在精神紧张、恐惧、心情烦闷、悲伤、愤怒之时，或饮酒过度，或身体疲劳之时均不应交合。《广嗣纪要·协期篇》说：“神力劳倦，愁闷恐惧，悲忧思怒，疾病走移……酒醉食饱，体病方痊……若此时受胎，母子难保。”

（二）孕期养胎

养胎是为了使胎儿在母腹中获得良好的先天素质和健康发育而采取的一系列养育措施。中医养胎的内容丰富，如《万氏妇人科·胎前》所云：“妇人受胎之后，所当戒者，曰房事，曰饮食，曰七情，曰禁忌，曰医药，须预先调养……”分述于下：

1. 精神内守，调畅情志

妇人怀孕，母子一体，气血相通。精神内守有益健康，七情过极往往伤及母子。孕妇的精神调摄应做到无悲哀、无忧虑、无惊恐、无大言、无号哭，喜怒哀乐适可而止。《素问·奇病论》说：“人生而有病巅疾者，病名曰何？安所得之？岐伯曰：病名为胎病，此得之在母腹中时，其母有所大惊，气上而不下，精气并居，故令子发为巅疾也。”《备急千金要方·妇人方·养胎》强调孕妇要“调心神，和情性，节嗜欲，庶事清净”及“寐必安静，无令畏恐”，“居必静处”，“端坐清虚”等，均说明孕妇当精神内守，喜怒哀乐适可而止，避免强烈的精神刺激，怡养性情，陶冶情操，方能安养胎儿。

2. 饮食调养，嗜好有节

胎儿的生长发育，全赖母体的气血濡养，孕妇的气血盈亏，又直接与饮食营养及脾胃功能有关，故整个孕期都应重视饮食调养。对于胎儿正常生长发育所必需的营养素如蛋白质、矿物质（铁、锌、钙等）和维生素（维生素 D 等）必须保证供给。禁忌过食生冷、辛辣、肥腻之品，以免酿生胎寒、胎热、胎肥等病证。

根据胎儿生长发育的需要，在孕期不同阶段的饮食安排也有差异。北齐徐之才指出，在妊娠第 1、2 个月，要“饮食精熟，酸美受御，宜食大麦，无食腥辛之味”。妊娠 5 月，要“食稻麦，羹牛羊，调五味，食甘美。”就是说，妊娠早期（12 周以内）营养要全面，按孕妇的口味喜好调配饮食，不吃或少吃可能加重妊娠反应的刺激性食品；妊娠中期（13～27 周）胎儿迅速增长，必须进食富含各种营养成分的丰富食品；妊娠后期（28 周以后）是胎儿生长的高峰期、大脑发育的关键期，更需营养丰富，但也应防止营养摄入过多而导致胎儿体重过重，影响分娩或增加儿童肥胖的发生率。

饮食也要讲究辨证调养，不同体质的孕妇，宜以不同属性的饮食来纠正其偏。素体阴虚火旺者，饮食宜于清淡；阳虚气弱者，饮食宜于温补；脾胃虚弱者，宜于调理脾胃，以助生化之源。

饮食调养还包括嗜好有节。孕妇应戒除烟酒。孕妇吸烟过多，会造成流产、早产，或胎怯、智力低下、先天性心脏病等疾病。《备急千金要方·妇人方·养胎》说：“妊娠……饮酒，令子心淫情乱，不畏羞耻。”已明确指出妊娠饮酒可造成小儿痴呆。现代研究表明：酒精可使受精卵发育障碍，能对胎儿肝脏、大脑、心脏等产生影响，轻则发育不良、神经发育障碍、致畸致残，重则流产，甚至胎死腹中。

3. 调适寒温，防感外邪

妇女怀孕之后，气血聚以养胎，母体气血相对不足，易被虚邪贼风所侵，引起各种时令疾病。隋代《诸病源候论·妇人妊娠病诸候》中列举妊娠杂病 14 种，其中外感疾病就占一半，有妊娠时气“重者伤胎也”，妊娠温病“热搏于胎，皆损胎也”，妊娠热病“多致堕胎也”等记载，明确指出妊娠期间感受外邪会损伤胎儿，或造成流产、早产等。

现代研究表明，各种感染性疾病，尤其是病毒感染，包括风疹病毒、流感病毒、巨细胞病毒、水痘－带状疱疹病毒、单纯疱疹病毒、肝炎病毒等，都可能导致先天性畸形、流产或早产。尤其妊娠早期，是胚胎形成、器官分化的阶段，最易受到损害，故更要注意保护孕妇，避免各种感染。

怀胎十月，要经历不同的季节，孕母必须调摄寒温，顺应天时，减少气候骤变对人体的伤害。同时，要为孕妇创造良好的生活环境，注意居室内空气流通，保持空气新鲜，避免去空气污浊、环境肮脏的场所。孕妇的衣着除顺应气候而加减外，要适应妊娠的特殊要求。面料选择柔软、透气、吸潮、保暖的棉织品为好；衣服大小要随着体形的变化而调换，以宽松舒适为宜。妊娠后期裤腰、鞋、袜紧束会加重下肢水肿，产生下肢静脉曲张和痔疮；紧束胸部，可能限制乳房增长，影响产后乳汁分泌，故切不可紧衣束身，妨碍气血流通。

4. 劳逸结合，适当活动

妊娠期间，孕妇应动静相随，劳逸结合。适度的活动能使肢体舒展，气血流畅，有助于胎儿正常发育以及顺利分娩。古代医家早就告诫过逸对于母子的危害，《小儿病源方论·小儿胎禀》说："怀孕妇人……饱则恣意坐卧，不劳力，不运动，所以腹中之日胎受软弱。"《万氏妇人科·胎前》说："妇人受胎之后，常宜行动往来，使血气通流，百脉和畅，自无难产。若好逸恶劳，好静恶动，贪卧养娇，则气停血滞，临产多难。"都说明过逸会影响孕妇气血流畅，使胎儿得不到充足的气血供养，胎禀怯弱，以及母体体质下降，多致产难。

但是，孕妇也不可过劳，不能从事繁重的体力劳动和剧烈的体育运动，以免损伤胎元，引起流产或早产。一般说来，妊娠1~3个月应适当静养，谨防劳伤，以稳固其胎；4~7个月可增加一些活动量，以促进气血运行，适应胎儿迅速生长的需要；妊娠后期只能做轻微的劳作；足月之后，要转入以静为主，安待分娩，每天只安排一定时间的散步；分娩前两周应停止工作。现代还编有适用于孕期不同阶段的妊娠期保健操，可以学习后坚持去锻炼。

5. 避免外伤，节制房事

妊娠期间，孕妇要防止各种有形和无形的外伤，以保护自己和胎儿。我国古代的《产集》曾对孕妇提出"十二毋戒示"，包括毋登高、毋作力、毋疾行、毋侧坐、毋曲腰、毋跛倚、毋高处取物等。孕妇要谨防跌仆损伤，如攀高涉险、提挈重物、摸爬滚打、跳跃颠簸等。要注意保护腹部，避免受到挤压和冲撞。

进入现代社会，无形损伤的机会更是日益增多。环境污染，大气中的臭氧、一氧化碳、粉尘，水源里的汞、铅、镉，以及有机磷农药污染等，都可以通过孕妇的呼吸道、消化道或皮肤接触等途径进入体内，经血液运行到胎盘，使胎儿的组织器官和神经系统等遭受损害。噪声会损害胎儿的听觉，放射线能诱发基因突变，造成染色体异常，都可能导致流产或胎儿发育畸形。

胎儿在母腹中有赖孕母肾气的维系，肾气足则冲任固，肾气亏则冲任损。故妊娠期间要控制房事，节欲保胎。若妊娠早期房事不节，扰动相火，耗劫真阴，可导致冲任损伤而致胎元不固，造成流产、早产；妊娠期间房事不节，还易于酿成胎毒，使孕妇及胎儿宫内感染的机会增多。所以，妊娠期间，特别是孕期头3个月和最后1.5个月，应当停止房事。

6. 审慎用药，避其药毒

孕妇如果用药，很多药物都可以通过母体进入胎儿，而胎儿形质初成，娇嫩异常，易于因药物引起中毒而影响正常生长发育。历代医家对孕妇用药都十分审慎，主张无病不可妄投药物，有病需要用药物治疗时，也要谨慎用药，中病即止。正如《妇人大全良方·胎教门·娠子论》所说："妊妇有疾，不可不投药也。必在医者审度疾势轻重，量度药性高下，处以中庸，不必多品。视其疾势已衰，药宜便止。"《备急千金要方·卷二·妇人方上》说："怀胎妊而挟病者，避其毒药耳。"提出防止毒药伤害胎儿。明代张介宾在《景岳全书·妇人规》中指出："妊娠胎气伤动者，凡跌仆、怒气、虚弱、劳倦、药食、误犯、房室不慎，皆能致之。"明确指出胎伤的各种原因，其中包括药物所伤。清代陈修园尤其重视怀孕早期用药，其在《女科要旨·胎前》中指出："妊娠只有六十日……其形不过为一团结聚之血，岂容药之稍误？若误药而加吐下，则祸不旋踵矣。”说明妊娠初期，胚胎尚未酿成，用药不慎，最易发生意外。现代医学认为，妊娠早期，是胚胎器官发生期，此时最易受药物或毒物之影响而导致胚胎死亡、流产或致畸。

妊娠禁忌中药主要分为以下 3 类：①毒性药类，如乌头、附子、天南星、野葛、水银、轻粉、铅粉、砒石、硫黄、雄黄、斑蝥、蜈蚣等；②破血药类，如水蛭、虻虫、干漆、麝香、瞿麦等；③攻逐药类，如巴豆、牵牛子、大戟、芫花、皂荚、藜芦、冬葵子等。这些药物药性峻猛，可能引起中毒，损伤胎儿，造成先天性畸形，或者流产、早产。

现代各种化学合成药物，尤其是多种抗生素如链霉素、卡那霉素、四环素类；激素如黄体酮、甲基睾丸素、己烯雌酚、可的松；激素拮抗剂如丙基硫氧嘧啶、他巴唑；抗肿瘤药如氨甲蝶呤、环磷酰胺、苯丁酸氮芥；抗惊厥药如盐酸氯丙嗪、苯妥英钠、丙咪嗪等，都可能损伤胎儿，故孕妇忌用。对患有心肾疾病、糖尿病、甲状腺功能亢进、结核病等慢性疾病的孕妇应在医生指导下进行治疗，对高危产妇应定期产前检查，必要时终止妊娠。

（三）胎教养胎

胎教是对生活在母体中的胎儿进行超早期教育。早在《礼记》中就有“文王胎教”的记载。周文王之母怀孕时恪守胎教，“目不视恶色，耳不闻淫声，口不出傲言”，坐立寝食俱有规矩，观礼听乐，精神内守而又心情愉快，使周文王出生后聪明贤能、健康长寿，不仅成就了灭商兴周的大业，而且活到 97 岁。《烈女传·胎教论》说：“古者妇人妊子，寝不侧，坐不边，立不跸，不食邪味，割不正不食，席不正不坐，目不视邪色，耳不听淫声……”都是古代胎教的经验记载。宋代《妇人大全良方·胎教门·娠子论》也说：“子在腹中，随母所闻。”说明胎儿已有听感知的能力。胎教学说的中心思想是孕妇应当精神内守、畅情怡怀，并可聆听优雅的乐曲以塑造胎儿的先天素质。

现代研究证实，胎儿具有听觉、感知和反应的能力，胎儿可以对音乐产生反应。胎教实际上是外界及孕母对胎儿感官施以良性刺激，以促进胎儿大脑的发育。近代的儿童教育家们对胎儿的超早期教育也开始了深入的研究。音乐胎教在实践中已在应用，并明确不可用节奏强烈、声响过高的音乐，要用柔和的乐章来熏陶孕妇和胎儿。随着研究的深入，不断有依据证实胎教是科学的、有实际意义的。具有悠久历史的中医胎教正越来越受到人们的重视，不断得到推广应用。

要点二　新生儿期保健

小儿初生，如嫩草之芽，气血未充，脏腑柔弱，胃气始生，全赖悉心调护，若稍有疏忽，易致患病，甚至夭折。新生儿期，特别是生后一周内的新生儿发病率和死亡率处于一生的最高峰。《医学正传·小儿科》说：“夫小儿之初生，血气未足，阴阳未和，脏腑未实，骨骼未全。”指出了新生儿的体质特点。《幼科指归·卷一》说：“小儿下地……速令包裹。令其安睡，睡后哭，哭后睡，听其自然，切不可动之。哭则清气生，睡则浊气降，胸腹之间、上下左右气血贯通矣。”指出啼哭和安睡是新生儿的两项主要生理活动。小儿脏腑柔弱、成而未全、全而未壮的生理特点和发病容易、易虚易实、易寒易热的病理特点在新生儿中表现尤其突出。因而，新生儿期保健，尤其是在生后 1 周之内的保健值得高度重视。

新生儿有几种特殊生理状态，不可误认为病态。新生儿两侧颊部各有一个脂肪垫隆起，称为“螳螂子”，有助吮乳，不能挑割。新生儿上腭中线和齿龈部位有散在黄白色、碎米大小隆起颗粒，称为“马牙”，会于数周或数月自行消失，不需挑刮。女婴生后3～5天乳房隆起如蚕豆到鸽蛋大小，可在2～3周后消退，不应处理或挤压。女婴生后5～7天阴道有少量流血，持续1～3天自止者，是为假月经，一般不必处理。还有仅见于新生儿的生理性黄疸等，均属于新生儿的特殊生理状态。

（一）拭口洁眼

新生儿刚出生，在开始呼吸前，应清除口腔内黏液。可倒提婴儿片刻，让黏液、血液从口内流出，或用吸管清除，亦可用消毒纱布探入口内，轻轻拭去小儿口中秽浊污物，保证呼吸道通畅，以免啼哭时呛入气道。正如《备急千金要方·少小婴孺方上》说：“……若不急拭，啼声一发，即入腹成百病矣。”也可根据小儿体质之寒热，选用不同的药物煎汤拭口。同时，要拭去眼睛、耳朵中的污物。拭口后立即进行体表皮肤黏膜的清洁护理。新生儿皮肤表面附有一层厚薄不均的胎脂，对皮肤有一定的保护作用，不要马上拭去。但皮肤皱褶处及前后二阴应当用纱布蘸消毒植物油轻轻擦拭，去除多余的污垢。

（二）断脐护脐

胎儿在腹，脐带是母体与胎儿气血经络相通的纽带，也是孕母供给胎儿营养并进行物质交换的主要通道。婴儿出生后随即需要结扎脐带，脐带切断后，小儿开始独立生存，因而将断脐作为先天与后天的分界线。

明代《幼科发挥·脐风》提出：“儿之初生，断脐护脐不可不慎……护脐之法，脐既断矣，用软布缠裹，待干自落，勿使犯去也。三朝洗儿，当护其脐，勿使水渍入也。脐落之后，当换抱裙，勿使尿湿浸及脐中也。如此调护，则无脐风之病。”若处理不洁会因感染邪风而患脐风，也容易发生脐湿、脐疮、脐血等病证。新生儿娩出1～2分钟，就要结扎脐带后剪断，《胎产集要·达生篇·幼科摘要》说：“将断脐带，先以手握带，向脐捋三四次，令胞血贯满脐穴。”说的是在断脐前要在脐带上向脐眼方向捋抹数把，将脐带中的血液向新生儿体内多输入一些。

以上记载表明，我国古代已经提出了新生儿断脐护脐的正确方法，并指出若处理不当会因感染邪风而患脐风等疾病。断脐必须严格消毒，无菌操作，脐带残端要用干法无菌处理，然后用无菌敷料覆盖。若在特殊情况下未能保证无菌处理，则应在24小时内重新消毒、处理脐带残端，以防止感染。断脐后还需护脐。脐部要保持清洁、干燥，注意保暖以防风冷水湿侵袭。脐带残端经4～10天后自然脱落，在此期间，注意勿让脐部被尿液、污水及其他脏物所侵，洗澡时勿浸湿脐部，避免脐部感染，预防脐风、脐湿、脐疮等脐部疾病的发生。

（三）洗浴衣着

新生儿出生后，当时用消毒纱布将体表污物、血渍揩拭干净，稍后即可洗澡。洗澡要用温开水，水温以35℃～38℃为宜，可在水中加入1枚猪胆汁以祛除污秽，滋润肌肤。洗浴时将小儿托于左手前臂，右手持纱布，蘸水后轻轻擦拭小儿体表皮肤。不要将小儿没入水中，以免浸湿脐部。初生婴儿皮肤表面附有一层厚薄不均的胎脂，对皮肤既有保护作用，也有刺激作用，所以新生沐浴不宜一次将胎脂洗净，洗后可在体表涂以少量润肤油或鱼肝油。第3天再次洗浴，称为“三朝浴儿”，民间俗称“洗三”，浴毕拭干全身，皮肤皱褶潮湿处扑以少许滑石粉。洗浴时注意动作轻柔，防止冒受风寒。臀部、会阴部及肛门周围宜经常清洗，保持皮肤清洁干燥，可预防红臀。

新生儿体温调节功能较差，容易散热而不易保温，常出现体温下降，故必须特别注意保暖。寒冷季节更需做好防寒保暖，可采用暖气、热水袋、辐射式保暖床、暖箱等保暖方法。夏季要防暑降温，环境温度不能过高，婴儿衣被不能过厚或包裹过严，以免引起中暑。有条件者将室内温度保持在22℃～24℃，湿度55%～65%，对新生儿最为适宜。

新生儿的衣着应选择柔软、浅色、吸水性强的纯棉织物。衣服式样宜简单，容易穿脱，宽松而少接缝，不用纽扣、松紧带，以免损伤娇嫩的皮肤。临产前应将给婴儿准备的衣服取出吹晒。存放衣服的衣柜不要放置樟脑丸，以免对先天性葡萄糖－6－磷酸脱氢酶缺陷者引发新生儿溶血。天冷时将婴儿包入襁褓，包扎松紧要适宜，要让婴儿活动自如、保持双下肢屈曲姿势，以利于髋关节发育。婴儿最好穿连衣裤或背带裤，以利于胸廓发育。夏季可给新生儿只围一只布肚兜，既凉爽又护腹。尿布也要柔软而且吸水性强，尿布外不可加用塑料或橡皮包裹，勤换勤洗，有条件者用一次性尿布最好，要保持婴儿阴部的干燥清洁。

襁褓衣着要做到寒温适宜，避免过暖。《太平圣惠方·卷第八十二·小儿初生将护法》说："凡绵衣不得太厚及用新绵，令儿壮热。"《诸病源候论·小儿杂病诸候》说："小儿始生，肌肤未成，不可暖衣，暖衣则令筋骨缓弱。"都是值得注意的。

（四）祛除胎毒

胎毒为胎中禀受之毒，主要指热毒。胎毒重者，初生时多有面红目赤眵多、烦闹多啼、大便秘结等表现，易发生丹毒、痈疖、湿疹、胎黄、胎热、口疮等病证。如《幼科发挥·心所生病》说："小儿诸疮，皆胎毒也。"

我国自古有给初生儿祛除胎毒的传统方法，即给初生儿服用少量具有清热解毒作用的中药，以清除胎毒，减少遗患。实践证明，祛胎毒法对于改善小儿热性体质、减少某些疾病发生有积极作用。《幼幼集成·调燮》指出："小儿初生……若身面俱红，唇舌紫赤，知其必有胎毒，每日用盐茶，但不可太咸，以帛蘸洗其口，去黏涎，日须五六次……每日洗拭，则毒随涎去……倘儿面唇淡莹，此为胎寒，不可用茶，唯以淡姜汤洗拭，每日一二次足矣。"

临床常用的祛胎毒法有多种，可结合小儿体质情况选用。

（1）银花甘草法：金银花6g，甘草2g。煎汤。用此药液拭口，并以少量喂服初生儿。

（2）豆豉法：淡豆豉10g。浓煎取汁。频频饮服。适用于胎弱之初生儿。

（3）黄连法：黄连2g。用水浸泡令汁出。取汁滴入儿口中。黄连性寒，适用于热毒重者，胎禀气弱者勿用。

（4）大黄法：生大黄3g。沸水适量浸泡或略煮。取汁滴入儿口中。胎粪通下后停服。脾虚气弱者勿用。

（五）观察护理

《小儿病源方论·卷一》说："小儿一周之内，皮毛、肌肉、筋骨、髓脑、五脏、六腑、荣卫气血皆未坚固，譬如草木茸芽之状，未经寒暑，娇嫩软弱，今婴孩称为芽儿故也。"新生儿的防病工作值得特别重视。要记录新生儿出生时评分、体温、呼吸、心率、体重与身长，注意啼哭、吮乳、睡眠、小便、大便、皮肤等情况，及时发现各种新生儿疾病的早期表现。

新生儿室要定期开窗通风，保持室内空气清新。新生儿有专用餐具和用具，餐具用后要消毒。母亲在哺乳和护理前应洗手。家人患感冒、肠炎等呼吸道、消化道感染，及其他传染病、皮肤病者，不要接触新生儿。尽量减少亲友探视和亲吻，避免交叉感染。注意防止因包被蒙头过严、哺乳姿势不当、乳房堵塞新生儿口鼻等造成新生儿窒息。

要点三　婴儿期保健

度过新生儿期后，婴儿的脏腑功能和抗病能力有所增强。但此期生长发育极为迅速，对营养物质的需求量多，脾胃常显不足，容易发生营养和消化紊乱。同时，来自母体的抗体逐渐减少，自身免疫功能尚未成熟，易发生各种感染性疾病。所以，婴儿期必须做好喂养、护养和预防接种等各项保健工作。

（一）喂养方法

1. 母乳喂养

婴儿出生后6个月之内以母乳为主要食品者，称为母乳喂养。母乳喂养是人类在生物进化过程中形成的一种自然喂养方式。《幼科发挥·调理脾胃》说："盖乳者，血所化也，血者，水谷之精气所生也。"母乳是婴儿最好的天然食品，对婴儿的健康生长发育有不可替代的作用，正如《女学篇·自乳之得宜》说："盖天之生人，食料亦随之而生。故婴儿哺育，总以母自乳为佳，每见儿女自乳者，身体较为强壮。"

（1）初生开乳：新生儿娩出之后，应当母婴同室，将其置于母亲身边，给予爱抚，不应分室而另居于婴儿室。吸吮乳头可反射性地促进泌乳，故应尽早开乳（产后15分钟～2小时内）。产后2～3天乳汁分泌虽然不多，但也可满足婴儿的需要。鼓励母亲按需哺乳，坚持哺乳，使婴儿吸吮有力，促使母乳分泌，有利于哺乳成功。尽早开乳可以减轻婴儿生理性黄疸，同时还可减少生理性体重下降及低血糖的发生。

（2）母乳喂养的优点：母乳喂养的优点很多。①母乳中含有最适合婴儿生长发育的各种营养素，易于消化和吸收，是婴儿期前4～6个月最理想的食物。如母乳中所含酪蛋白为β-酪蛋白，凝块小；白蛋白为乳清蛋白，易于消化吸收。另外，母乳含不饱和脂肪酸较多，有利于脑发育。②增强免疫，降低婴儿死亡率及患病率。母乳中含有丰富的抗体、活性细胞和其他免疫活性物质，可增强婴儿抗感染能力。初乳中含丰富的SIgA，在胃中不被消化，在肠道中发挥免疫防御作用；母乳中含丰富的乳铁蛋白，可发挥抑制细菌生长的作用。③喂哺简便。母乳温度及泌乳速度适宜，新鲜无细菌污染，直接喂哺，省时省力，经济便利。④增进母子的情感交流。母乳喂养的婴儿频繁地与母亲肌肤相亲，接受母亲的爱抚，有利于促进婴儿心理与社会适应性的发育，又便于观察小儿变化，随时照料护理。⑤母亲产后哺乳可产生催产素，促进子宫收缩复原；哺乳能推迟月经复潮，可抑制排卵，不易怀孕，有利于计划生育。并且，母乳喂养还能减少乳母患乳腺癌和卵巢肿瘤的可能性。

（3）保证母乳喂养成功的措施：孕母产前应做好身、心两方面的准备和采取积极的措施，加强母乳喂养优点的宣传和增强信心的教育；婴儿出生后，最好母婴同室，尽早开奶，让婴儿吮吸乳房促进泌乳，按需喂哺婴儿。乳母的营养状况、精神状态及是否有效刺激和排空乳房是维持乳量的主要因素。

对于母乳不足者，必要时可以加用促进泌乳的食物、药物。食物如猪蹄汤、鲫鱼汤、母鸡汤、牛奶、豆浆，熬汤时加葱，有利促乳。益气养血通乳类中药可用黄芪、党参、茯苓、当归、川芎、瓜蒌、漏芦、王不留行、穿山甲、通草等。同时要注意忌食回乳物品，如麦芽。

（4）哺乳方法：由乳母细心观察婴儿的个体需要，按其需要哺乳，即"按需喂给"，是我国传统的、也是 WHO 提倡的基本喂养原则。按需喂给不主张强调统一的喂养时间和乳量，主要是根据每个婴儿的生理需要及其消化吸收能力，采取个体化的喂养方法。以下喂养方法仅供参考：第 1、2 个月不定时喂哺，完全按需哺乳。此后按照婴儿睡眠规律可每 2 ~3 小时喂 1 次，逐步延长到 3 ~4 小时 1 次，夜间逐渐停 1 次。一般 2 个月以内每 3 小时喂 1 次，昼夜 6 ~7 次；3 ~4 个月约 6 次。每次哺乳时间约 15 ~20 分钟。根据婴儿个体差异，可适当延长或缩短每次哺乳时间，以吃饱为度。

（5）注意事项：每次哺乳前，应做好清洁准备，母亲洗手，用热毛巾湿热敷乳房、清洁乳头等。喂哺姿势宜取坐位，身体放松，怀抱婴儿，将其头、肩部枕于母亲哺乳侧肘弯部、侧身稍向上，尽量让婴儿吸空一侧乳房后再吸另一侧。哺乳完毕将婴儿抱直，头靠母肩，轻拍其背，使吸乳时吞入胃中的空气排出，可减少溢乳。由于乳汁为母体气血所化，哺乳期间，母亲应注意营养摄入，睡眠充足，心情愉快，生活有规律，不随便服药。

若母亲患有严重疾病，如急慢性传染病、活动性肺结核、慢性肾炎、糖尿病、恶性肿瘤、精神病、癫痫或心功能不全等，应停止哺乳。乳头皲裂、急性感染等可暂停哺乳，但要定时吸出乳汁，以免乳量减少。

（6）断乳时间：随着婴儿逐渐长大，母乳已不能完全满足其生长发育的需要，同时婴儿的消化功能也逐渐完善，乳牙开始萌出，咀嚼功能加强，可逐步适应非流质饮食。自生后 4 ~6 个月起应逐渐添加辅食，当婴儿长到 8 ~12 个月时可以完全断乳。从添加辅食到完全断奶的一段时期称为转奶期，在此期间应逐渐减少哺乳次数，增加辅助食品，并试用奶瓶或杯匙喂食。不要骤然断奶，避免婴儿因食物的突然改变，消化功能不适应，而产生厌食、吐、泻等病证。断奶时间视母婴情况而定，如婴儿患病或遇酷暑、严冬，断奶可延至婴儿病愈、秋凉或春暖季节。

2. 人工喂养

4 个月以内的婴儿由于各种原因不能进行母乳喂养，完全采用配方乳或牛乳、羊乳等喂养婴儿，称为人工喂养。

（1）牛乳：人工喂养时常用牛乳。牛奶所含营养成分与人奶有差别：①乳糖含量低，故每 100ml 牛奶中可加蔗糖 5 ~8g。②所含蛋白质较人乳为高，但以酪蛋白为主，在胃内形成凝块较大，不易消化，故牛奶需加热煮沸，一可灭菌，二使蛋白质变性，使之容易消化。③牛奶所含矿物质比人乳多 3 ~3.5 倍，可增加婴儿肾脏的溶质负荷，需适当加水以降低牛奶矿物质、蛋白质浓度，减轻婴儿消化道、肾负荷。稀释奶仅用于新生儿，生后不满 2 周者可用 2∶1 奶（即 2 份牛奶加 1 份水）；以后逐渐过渡到 3∶1 奶或 4∶1 奶；满月后即可用全奶。④牛奶中加少量米汤（少于 1/6），可使牛奶在胃中不易形成乳凝块，容易消化；米汤养胃健脾，还有助于以后添加辅食。⑤牛奶中缺乏免疫因子，故牛乳喂养的婴儿患感染性疾病的机会增加。

（2）羊乳：羊乳的营养价值与牛乳大致相同，凝块较牛奶细而软，脂肪颗粒大小与人乳相仿，但叶酸含量很少，长期喂哺易致巨幼红细胞性贫血。羊乳的喂哺方法可参照牛奶。

（3）配方奶粉：配方奶粉是以牛乳为基础改造的奶制品，目前市售的配方奶粉所含营养素的成分大都接近于人乳，适合于婴儿的消化能力和肾功能。生产配方奶粉都要降低其酪蛋白、减少无机盐含量；添加一些重要的营养素，如乳清蛋白、不饱和脂肪酸、乳糖；强化婴儿生长时所需要的微量营养素如核苷酸、维生素A、维生素D、β－胡萝卜素和微量元素铁、锌等。使用时最好按年龄选用。

合理调配奶粉对保证婴儿营养摄入至关重要。一般市售配方奶粉配有统一规格的专用小勺，重量比为1：7，如盛4.4g奶粉的专用小勺，一勺宜加入30ml温开水稀释后喂用。

（4）其他乳制品：全脂奶粉是由鲜牛奶灭菌、浓缩、喷雾、干燥制成。按重量1：8（30g奶粉加240g水），或按体积1：4（1匙奶粉加4匙水）加开水调制成乳汁，其成分与鲜牛奶相似。

脱脂乳或去乳糖奶粉是将牛乳中所含的脂肪和糖分脱去，适用于腹泻的婴幼儿。因其能量和热量不足，故仅能短期使用。

酸牛奶是在煮沸冷却至60℃左右的鲜牛奶中加入食用乳酸杆菌，经发酵而成。酸奶的凝块细小易于消化，又可减少胃酸消耗，并有一定的抑菌功能，对消化不良小儿较为适合。

（5）代乳品：大豆类代乳品营养价值较谷类代乳品为好。制备时应补足所缺成分，可用作3～4个月以上婴儿的代乳品。3个月以下小婴儿消化能力差，最好不用豆类代乳品。

豆浆：用500g大豆制成豆浆约3000ml。每1000ml豆浆加食盐1g、乳酸钙2g、淀粉20g、蔗糖60g。煮沸20分钟，待温喂用。开始喂哺时可加1倍水稀释，如无消化不良可逐渐减少水量。豆制代乳品如5410代乳粉、多维乳儿粉等也适合婴儿使用，对患有乳糖不耐受症、半乳糖血症及对牛乳蛋白过敏的小儿尤其适用。

米、面制品如乳儿糕、糕干粉等，煮成糊状喂养婴儿。其大多含糖类高，而蛋白质、脂肪过少，所含必需氨基酸也不完善，一般只宜作为辅助食品。使用时需要加入一定量豆粉、蛋粉、鱼蛋白粉或奶粉及植物油，以增加其营养成分。

（6）摄入量估计（6个月以内）：配方奶粉摄入量估计：一般市售配方奶粉100g供能约500kcal（2029kJ），婴儿能量需要量约为100kcal/（kg·d）［418.4kJ/（kg·d）］，故婴儿配方奶粉20g/（kg·d）可满足需要。

全牛奶摄入量估计：100ml全牛奶供能67kcal（280.33kJ），8%糖牛乳100ml供能约为100kcal（418.4kJ），婴儿能量需要量约为100kcal/（kg·d）［418.4kJ/（kg·d）］，婴儿需8%糖牛乳100ml/（kg·d）。全牛奶喂养时，因蛋白质和矿物质浓度较高，应两次喂哺之间加水，使奶、水总量（总液量）达150ml/（kg·d）。

（7）喂哺方法：同母乳喂养一样，人工喂养亦需要正确的喂哺技巧。特别要注意选用合适的奶嘴和奶瓶、奶液的温度、喂哺时奶瓶的水平角度等。

3. 混合喂养

因母乳不足需添加牛、羊乳或其他代乳品时，称为混合喂养，亦称部分母乳喂养。混合喂养的方法有两种：补授法与代授法。

（1）补授法：母乳喂养的婴儿体重增长不满意时，提示母乳不足。此时用配方奶或牛羊乳补充母乳喂养为补授法，适宜于4个月内的婴儿。补授时，每日母乳喂养的次数照常，每次先哺母乳，将两侧乳房吸空后，再补充一定量代乳品，“缺多少补多少”，直到婴儿吃饱。这种喂养方法可因经常吸吮刺激而维持母乳的分泌，因而较代授法为优。

（2）代授法：一日内有一至数次完全用乳品或代乳品代替母乳，称为代授法。为了保证母乳喂养成功，必须坚持哺乳，代授法不利于泌乳的建立。只有在无法由母乳喂养的情况下，或者母乳喂养至4～6月龄时，为断离母乳而采用代授法。前一种情况使用代授法时，每日母乳哺喂次数应不少于3次，维持夜间喂乳，否则母乳分泌会很快减少。

4. 添加辅食

无论母乳喂养、人工喂养或混合喂养的婴儿，都应按时添加辅食，以便满足婴儿生长发育的需要，并使婴儿的脾胃功能逐渐增强以适应普通食品。《寿世保元·卷八》说："儿生四五个月只与乳吃，六个月以后方与稀粥哺之。"指出4、5个月内应当以母乳喂养为主，此后应按一定月龄添加不同的辅助食品。添加辅助食品的原则：由少到多，由稀到稠，由细到粗，由一种到多种，在婴儿健康、消化功能正常时逐步添加。添加辅食的顺序可参考下表。

表1－2　添加辅食顺序

月龄	添加的辅食
1～3个月	鲜果汁；青菜水；鱼肝油制剂
4～6个月	米糊、乳儿糕、烂粥；蛋黄、鱼泥、豆腐、动物血；菜泥、水果泥
7～9个月	烂面、烤馒头片、饼干；碎菜、鱼、蛋、肝泥、肉末
10～12个月	稠粥、软饭、挂面、馒头、面包；碎菜、碎肉、油、豆制品等

（二）婴儿护养

婴儿期间脏腑气血未充，生长发育迅速，除合理喂养之外，必须根据这一时期儿童的生理特点安排起居作息。

《备急千金要方·初生出腹论》说："宜时见风日，若都不见风，则令肌肤脆软，……凡天和暖无风之时，令母将儿于日中嬉戏，数见风日，则血凝气刚，肌肉牢密，堪耐风寒，不致疾病。若常藏在帏帐之中，重衣温暖，譬犹阴地之草木，软脆不堪风寒也。"就是说要坚持带孩子到户外活动，享受阳光和新鲜空气，才能增强小儿体质，增加抵御外邪的能力。

婴儿所需睡眠时间较长，要使之得到保证，同时要掌握婴儿睡眠时间逐渐缩短的生理特点，在哺乳、戏耍等的安排上，注意有利于使之逐步形成夜间以睡眠为主、白天以活动为主的良好作息习惯。

要保持婴儿的清洁卫生，勤换衣裤，早晚洗脸、洗脚，便后清洁臀部，有条件者每天洗浴。衣着要宽松，不可紧束而妨碍气血流通，影响骨骼发育。要避免与传染病患者接触，以减少感染机会。

早期教育：婴儿期是感知觉发育的重要时期，视觉、听觉及其分辨能力迅速提高，要结合生活实践，教育、训练他们由近及远认识生活环境，促进感知觉发展，培养他们的观察力。

注意精神调摄，避免暴受惊恐而扰乱心气致病。《小儿病源方论·养子十法》说："勿令忽见非常之物。小儿忽见非常之物，或见未识之人，或鸡鸣犬吠，或见牛马等兽，或嬉戏惊触，或闻大声，因而作搐者，缘心气乘虚而精神中散故也。"

无病者不必服药，尤其是不要乱服补药以免碍滞脾胃，不要乱服毒药以免为药毒所伤，或产生耐药性。如《活幼口议·总论》所说："婴儿平常无病，不必服药饵，恐遇疾不即为效。"

（三）预防接种

婴儿时期脏腑娇嫩，卫外不固，从母体获得的免疫力在6个月后就逐渐消失，而自身后天的免疫力尚未建立，故此期易发生肺系疾病、脾系疾病和传染病。要定期进行体格检查，监测生长发育，以便及早发现缺铁性贫血、维生素D缺乏性佝偻病、营养不良、肥胖症、发育异常等疾病，并给予及时的干预和治疗。要合理膳食，注意饮食卫生，降低脾胃病的发病率。要防止意外，如异物吸入、窒息、中毒、跌伤等。

婴儿时期对各种传染病都有较高的易感性，必须切实按照我国国家免疫规划，为各年龄儿童做好预防接种工作。卫生部2008年2月公布的《扩大国家免疫规划实施方案》疫苗免疫程序见表1-3。

表1-3　中国《扩大国家免疫规划实施方案》疫苗免疫程序

接种疫苗	接种时间
乙肝疫苗	接种3剂次，出生时、1月龄、6月龄各接种1剂次，第1剂在出生后24小时内尽早接种。
卡介苗	接种1剂次，出生时接种。
脊灰疫苗	接种4剂次，2月龄、3月龄、4月龄和4周岁各接种1剂次。
百白破疫苗	接种4剂次，3月龄、4月龄、5月龄和18～24月龄各接种1剂次。无细胞百白破疫苗免疫程序与百白破疫苗程序相同。无细胞百白破疫苗供应不足阶段，按照第4剂次至第1剂次的顺序，用无细胞百白破疫苗替代百白破疫苗；不足部分继续使用百白破疫苗。
白破疫苗	接种1剂次，6周岁时接种。
麻疹疫苗	满8月龄进行麻疹疫苗的基础免疫，1岁半～2岁复种1次。
麻腮风疫苗（麻风、麻腮、麻疹疫苗）	麻腮风疫苗供应不足阶段，使用含麻疹成分疫苗的过渡期免疫程序。8月龄接种1剂次麻风疫苗，麻风疫苗不足部分继续使用麻疹疫苗。18～24月龄接种1剂次麻腮风疫苗，麻腮风疫苗不足部分使用麻腮疫苗替代，麻腮疫苗不足部分继续使用麻疹疫苗。
流脑疫苗	接种4剂次，6～18月龄接种2剂次A群流脑疫苗，3周岁、6周岁各接种1剂次A+C群流脑疫苗。
乙脑疫苗	乙脑减毒活疫苗接种2剂次，8月龄和2周岁各接种1剂次。乙脑灭活疫苗接种4剂次，8月龄接种2剂次，2周岁和6周岁各接种1剂次。
甲肝疫苗	甲肝减毒活疫苗接种1剂次，18月龄接种。甲肝灭活疫苗接种2剂次，18月龄和24～30月龄各接种1剂次。

注：以上疫苗与预防疾病的对应：乙肝疫苗：乙型病毒性肝炎；卡介苗：结核病；脊灰减毒活疫苗：脊髓灰质炎；百白破疫苗：百日咳、白喉、破伤风；白破疫苗：白喉、破伤风；麻疹疫苗：麻疹；麻腮风联合疫苗：麻疹、风疹、流行性腮腺炎；A群流脑疫苗、A+C群流脑疫苗：流行性脑脊髓膜炎；乙脑减毒活疫苗：流行性乙型脑炎；甲肝减毒活疫苗：甲型肝炎。

要点四　青春期保健

儿童到了青春期，体格生长再次加速，生殖系统显著发育，组织和器官从稚嫩走向成熟，由能力不足趋向功能健全，两性特征逐渐明显。生理、心理变化大，是人生的第二次生长发育高峰，是从儿童向成人过渡的时期，是心理发育的转折点，生殖系统发育的成熟期。做好青春期保健，对于顺利完成从儿童向成人的过渡，使之身心健康地走向社会，有着重要的意义。

《素问·上古天真论》指出：男子“二八肾气盛，天癸至，精气溢泻，阴阳和，故能有子。三八肾气平均，筋骨劲强，故真牙生而长极”。女子“二七而天癸至，任脉通，太冲脉盛，月事以时下，故有子。三七肾气平均，故真牙生而长极”。明确了男子 16 岁左右，女子 14 岁左右进入青春期。青春期受地区、气候、种族等影响，有一定差异。近几十年来，小儿进入青春期的平均年龄有提早趋势。此期由于肾气盛，天癸至，女性开始出现月经初潮，男性也有了生育能力，要教会孩子正确认识和处理这些生理变化。中医学认为：人的发育依赖于先天和后天两方面的因素，先天肾气的充盛除了禀赋以外，还有赖于后天脾胃水谷之气充养。青春期形体增长出现第二次高峰，因此要重视饮食、营养，才能补益精气，还要保证休息和进行必要的体育锻炼，才能保障生长发育的需要。青春期精神发育亦由不稳定趋于成熟，思考和分析能力增强，感情丰富，由于神经内分泌调节不够稳定，常引起心理、行为、精神方面的不稳定。同时，生理方面的不断变化可能造成不安或易于冲动，环境改变接触增多也会带来适应社会的心理问题。要根据其心理、精神方面的特点，加强教育与引导，使之认识自我，了解自己的哪些变化属于正常的生理现象，避免过分紧张；认识客观，正确处理好人际关系，能够顺利地融入社会，发展成对社会有用的人。

（一）生理保健

青春期“肾气盛，天癸至”，生殖系统发育趋于成熟，第二性征显现。女孩乳房隆起，月经来潮；男孩喉结显现，胡须长出，发生遗精等。一方面要进行青春期生理卫生知识教育，使其正确认识并从容应对身体的正常生理变化。另一方面要防治这一时期的好发疾病，如女孩常见的良性甲状腺肿大、月经不调、痛经等。

青春期体格生长迅速，脑力劳动和体力活动消耗大，必须增加各种营养素的摄入，以满足成长的需求。指导其选择营养适当的食物和保持良好的饮食习惯，不多吃营养成分不均衡的流行快餐及零食等。女孩不要为了追求体形而节食、偏食。要保证足够的睡眠和必要的锻炼。做到手脑并用，劳逸结合，全面发展。

（二）心理保健

健康包括形体和精神两方面的健康，形与神和、身心健康对于青春期儿童保健特别重要。青春期由于神经内分泌调节不够稳定，常引起心理、行为、精神方面的不稳定。同时，生理的不断变化易造成内心的不安或冲动；周围环境的改变，现代社会多彩的生活也会给青少年带来适应社会的心理问题，容易冲动，喜欢冒险，可能产生自卑、甚至自杀等极端行为。因此，必须加强教育与引导，普及青春期保健知识，正确对待和处理青春期的生理和心理变化。增强识别能力，抵御社会不良风气的侵害，正确处理好人际关系，使之认识社会、适应社会、融入社会，成为健康乐观、积极向上的有用人才。

（汪受传）

第二单元 新生儿疾病

细目一 胎怯

要点一 概述

胎怯，是指新生儿体重低下，身材短小，脏腑形气均未充实的一种病证。又称“胎弱”。

本病相当于西医学低出生体重儿，临床以出生低体重为特点，可以出生体重低于2500g为客观指标。包括早产儿和小于胎龄儿。

新生儿分类主要有以下几种：①根据胎龄分类：足月儿：指出生时胎龄满37足周至未满42足周（260~293天）的新生儿。早产儿：指出生时胎龄满28周至未满37周（196~259天）的新生儿。过期产儿：指出生时胎龄满42周（294天）及以上的新生儿。②根据体重分类：低出生体重儿：指初生1小时内体重不足2500g者，其中体重不足1500g者称极低出生体重儿，体重不足1000g者称超低出生体重儿。低出生体重儿包括早产儿和小于胎龄儿。正常出生体重儿：指出生体重在2500~4000g之间的新生儿。高出生体重儿：指出生体重达到或超过4000g者。③根据体重与胎龄关系分类：小于胎龄儿：指出生体重在同胎龄平均体重的第10百分位以下的新生儿。我国将胎龄已足月，而体重在2500g以下的新生儿称足月小样儿，是小于胎龄儿中最常见的一种。适于胎龄儿：指出生体重在同胎龄平均体重的第10~90百分位的新生儿。大于胎龄儿：指出生体重在同胎龄平均体重的第90百分位以上的新生儿。

胎怯为新生儿常见病之一。1998年对我国11个省的16个市、28个县低出生体重儿进行抽样调查，结果显示：城市、农村和全国加权低出生体重儿发生率分别为4.20%、6.26%和5.87%。胎怯患儿出生后难以适应出生后的变化，易并发硬肿症、败血症、新生儿窒息、黄疸等疾病。出生体重越低，器官发育越不成熟，死亡率越高，成为围生期死亡的主要原因之一。有关研究表明：出生时体重低于2500g的新生儿，死亡率随着出生体重的减少而急剧上升。低出生体重不仅直接影响新生儿、婴儿死亡率和疾病发生率，而且与小儿长期预后（如生长发育、残疾、成人疾病）也密切相关。因此，从降低围生期死亡率和优生优育的角度来说，预防和治疗本病具有重要而且长远的意义。

胎怯的命名见于《小儿药证直诀》。明代医家万全《幼科发挥·胎疾》又有胎弱之病名，称“胎弱者，禀受于气之不足也”。是根据本病病因特点而命名。此外，古代医籍还有“鬼胎”（《活幼口议》）等相关名称。元代儿科名医曾世荣对胎怯的病因有详细的论述，在《活幼口议·议胎中受病诸证一十五篇》中说：“鬼胎者，乃父精不足，母气虚羸，滋育涵沫之不及，护爱安存之失调，方及七八个月以降生，又有过及十个月而生者。

初产气血虚羸，降诞艰难，所言鬼者，即胎气怯弱，荣卫不充，致子萎削语。犹如果子结实之时，有所荫藉不到灌溉，为物褊小，其形猥衰，无有可爱，如此之谓。”《小儿药证直诀·胎怯》中有对于本病发病时间及病证特点的叙述：“生下面色无精光，肌肉薄，大便白水，身无血色，时时哽气多哕，目无精彩。”《小儿卫生总微论方·胎中病论》明确指出胎怯的证候特点：“儿自生下以来，面无精光，肌肉脆薄，大便白水，身无血色，时时哽气多哕，目黑睛少，羸尪多哭，此胎怯也。”《小儿卫生总微论方》将胎怯从五脏分证。《幼科发挥·胎疾》对胎怯在五脏中的具体表现加以描述：“胎弱者，禀受于气之不足也。子于父母，一体而分。如受肺之气为皮毛，肺气不足，则皮脆薄怯寒，毛发不生。受心之气为血脉，心气不足，则血不华色，面无光彩。受脾之气为肉，脾气不足，则肌肉不生，手足如削。受肝之气为筋，肝气不足，则筋不束骨，机关不利。受肾之气为骨，肾气不足，则骨软。此胎禀之病，当随其脏气求之。”五脏辨证由此成为胎怯临床辨证的基本方法。关于本病的治疗及预后，《景岳全书·小儿则上·看小儿寿夭法》说：“生儿怯弱，必须以药扶助之……又当看小儿元气厚薄，厚者十无一失，薄者十无一生。然其中有死者，有不死者，则以病之所生有真伪也。凡怯弱者，宜专培脾肾为主。”提出了胎怯“宜专培脾肾为主”的治疗原则。《活幼心书·五软》提出了本病的治法方药：“戴氏论五软证，名曰胎怯……治法用调元散、补肾地黄丸渐次调养，日久乃安。”《幼幼集成·胎病论》也提出了对于胎怯后天调理的重要性：“若后天调理得宜者，十可保全一二，调元散助之。”

出生低体重是新生儿学的重要问题之一，目前国内外研究重点在预防及对已娩出者的护理，西医只有护理措施，缺乏药物治疗方法。近20年来，中医儿科工作者在辨证论治的原则指导下，发挥中医药扶正调补先后天的优势，治疗胎怯取得显著疗效，对于促进胎怯患儿后天体格生长和智能发育，得到了肯定的结果。自古以来，还有大量中医药治疗“胎萎不长”的文献资料，现代也有相关临床及实验研究，这更是对于预防胎怯发生的重要方法。本病重证患儿，胎龄越小，体重越轻，并发症发生率和死亡率越高。在中医辨证施治的基础上，积极加强护理，采取保暖、喂养、支持对症等综合措施，防治并发症，降低死亡率，有着良好的研究和应用前景。

要点二　病因病机

胎怯的病因与胎儿在胞宫内所受气血供养未充形成的胞中生长发育不良密切相关，病变脏腑主要在肾与脾，发病机制为先天禀赋不足，化源未充，涵养不足，肾脾两虚，五脏失养。肾藏精，为生长发育之本，而先天之精又需赖后天之精不断滋养才得以充实，因此，若胎儿禀受于其母之气血充养不足，则胎萎不长，形成先天肾脾两虚，导致胎怯的发生。

1. 肾精薄弱

生命的原始物质是精，胎儿先天禀受于父母之精而成肾精。父母体质强健，肾精充足，精神怡悦，精力充沛，才能具有良好的孕育能力，形成正常胚胎。凡是影响父母健康的因素，都可以影响胚胎的形成与成长，而产生胎怯。胎儿在母体内的生长发育，除以肾精为物质基础外，还需不断摄取来自母体的营养，若其母孕期脾胃失调，不能充分吸收水谷精微化生气血以充养胎儿先天肾精，或胎盘功能不全使胎儿禀受怯弱，均可致胎萎不长形成胎怯。

2. 脾肾两虚

肾藏精，是人体生命活动的物质基础，其中先天之精受之于父母，既是生命之源，又是生长发育之本。先天之精需赖后天之精不断滋养得以充实，后天之精须先天之精气蒸化而吸收和转输。胎怯儿成胎之际肾精未充，胎中脾胃未能充盛而形小气弱。出生之后，肾精薄无以助脾胃之生化，脾气虚无以运乳食之精微。先后天脾肾两虚，则各脏腑无以滋生化育，其形态、功能均不成熟，五脏禀气未充，全身失于涵养。

3. 五脏亏虚

先后天脾肾亏虚，脾虚则气血化生不足，肾虚则生长发育不良，因而五脏皆虚，全身失养。如肺气不足，则皮薄怯寒，毛发不生；心气不足，则血不华色，面无光彩；肝气不足，则筋不束骨，关节不利；脾气不足，则肌肉不生，手足如削；肾气不足，则骨节软弱，身形矮小。因而，胎怯患儿，除了肾脾两虚之外，还有着五脏亏虚的种种表现。

4. 肺气虚衰

肺主气，司呼吸。胎怯儿胎中肺萎不长，出生时肺禀不足，肺气虚弱，无以司呼吸，则呼吸浅促不匀，甚至呼吸困难或暂停。肺主气而朝百脉，肺气亏虚，行血无力，血行不畅，气滞血瘀，则面色苍白或青灰，口唇紫绀或全身青紫。

5. 元阳衰微

先天禀赋不足，肾阳虚衰，不能温煦肌肤，营于四末，则全身冰冷，肌肤板硬而肿，范围波及全身，皮肤暗红，僵卧少动。元阳虚衰，正气欲脱，则面色苍白，哭声低怯，气息微弱。

要点三　辨证论治

（一）辨证思路

胎怯应首先辨常证和变证。常证重在辨五脏禀受不足；变证重在辨重证和危证。常证中属肺虚者气弱声低，皮肤薄嫩，胎毛细软；心虚者神萎面黄，唇爪淡白，虚里动疾；肝虚者筋弛肢软，目无光采，易作瘛疭；脾虚者肌肉瘠薄，痿软无力，吮乳量少，呛乳溢乳，便下稀薄，目肤黄疸；肾虚者形体矮小，肌肤欠温，耳郭薄软，指甲软短，骨弱肢柔，睾丸不降。其中以肾虚、脾虚证候最为常见。变证的危重程度与胎龄有关，胎龄越小，常病情越重，肺气虚衰者呼吸功能失职，气血运行维艰；元阳衰微者先天禀赋阳气虚衰，呈现阳衰欲脱之危象。

（二）论治方法

胎怯一般按脏腑辨证论治，肾脾两虚是其关键病机，故以补肾培元为基本法则。临证还应根据其不同证型，分别采取益肾充髓、补肾温阳、补气养血、温运脾阳等治则。亦可根据证情需要，给予肾脾并补。初生小儿脾肾薄弱，补益时当佐以助运，以防呆滞。在药物治疗的同时应加强护理，以提高疗效。胎怯患儿已有并发症者，应遵从急则治其标、缓则治其本的原则，采用中西医结合救治，先治并发症，同时要顾及小儿体质薄弱、正气亏虚的特点。并发症好转后，及时转以培元治本为主。本病变证，还可配合使用中药注射液静脉滴注治疗。

（三）分证治疗

1. 常证

（1）肾精薄弱证

证候：身材短小，形体瘦弱，哭声低微，气息微弱，头大，囟门大，头发稀黄，耳壳薄软，耳舟不清，肌肤欠温，骨弱肢柔，指甲菲薄，指（趾）甲未达指（趾）端，足纹浅少，睾丸不降，阴囊淡白或松弛，或大阴唇未覆盖小阴唇，或有先天性畸形，指纹淡。

治法：益精充髓，补肾温阳。

主方：补肾地黄丸加减。

常用药：紫河车、熟地黄、枸杞子、杜仲、鹿角、肉苁蓉、茯苓、山药。

加减：不思乳食者，加麦芽、谷芽、砂仁；兼见气虚者，加黄芪、党参；肢体不温者，加制附子、鹿茸；唇甲青紫者，加红花、桂枝。

（2）脾肾两虚证

证候：形体瘦弱，身材偏短，精神委靡，啼哭无力，面色无华，口唇色淡，指甲淡白，皮肤薄嫩，肌肉瘠薄，手足如削，多卧少动，吮乳乏力，吮乳量少，呛乳、溢乳、吐奶，哽气多哕，四肢不温，大便稀溏，便次增多，腹胀，面目黄染，甚至水肿，指纹淡。

治法：健脾益肾，温运脾阳。

主方：保元汤加减。

常用药：人参、黄芪、肉桂、白术、茯苓、陈皮、干姜、甘草。

加减：呕吐者，加姜半夏，干姜易生姜；泄泻者，加苍术、山药；腹胀者，加木香、枳壳；喉中痰多者，加制半夏、川贝母；气息微弱者，加紫河车、蛤蚧。

（3）五脏亏虚证

证候：身材短小，形体瘦弱，精神委靡，气弱声低，目无神采，皮肤薄嫩，肌肤不温，胎毛细软，面色无华，唇甲淡白，肌肉瘠薄，痿软无力，筋弛肢软，虚里动疾，时有惊惕，吮乳量少，指甲软或短，指纹淡。

治法：健脾益肾，培元补虚。

主方：十全大补汤加减。

常用药：人参、白术、茯苓、黄芪、当归、川芎、白芍、熟地黄、肉桂、甘草。

加减：偏肺虚，气弱声低，皮肤薄嫩者，重用炙黄芪、白术，加黄精，少佐防风；偏心虚，神委唇淡，虚里动疾者，加当归、麦冬、龙骨；偏肝虚，筋弛肢软，易作瘛疭者，加熟地黄、枸杞子、牡蛎。

2. 变证

（1）肺气虚衰证

证候：形体瘦弱，身材短小，多为早产，哭声低弱，反应低下，口唇紫绀或全身青紫，面色苍白或青灰，胎毛多或细软，皮肤薄嫩，呼吸浅促或不匀，甚至呼吸困难或暂停，咳嗽无力，四肢厥冷，哺喂困难，指纹紫滞。

治法：益气固脱，补益肺气。

主方：独参汤加味。

常用药：人参、附子、黄芪。

加减：口吐白沫，呼吸不匀者，加僵蚕、石菖蒲、制南星；气弱声低，皮肤薄嫩者，重用炙黄芪，加白术、黄精、防风。

本证可同时使用中药注射剂生脉注射液：每天3～5ml，加入5%葡萄糖注射液50ml稀释后静脉滴注。

（2）元阳衰微证

证候：身材短小，形体瘦弱，反应极差，面色苍白或青灰，唇淡，气息微弱，哭声低怯，全身冰冷，肌肤板硬而肿，范围波及全身，皮肤暗红，僵卧少动，吸吮困难，尿少或无尿，指纹淡红或不显。

治法：温补脾肾，温阳散寒。

主方：参附汤加味。

常用药：人参、黄芪、制附子、巴戟天、桂枝、丹参、当归。

加减：肾阳虚衰者，加鹿茸（另吞服0.15～0.3g）；血瘀明显者，加桃仁、红花、赤芍；硬肿甚者，加郁金、鸡血藤；肌肤肿甚者，加薏苡仁、车前子；小便不利者，加茯苓、猪苓、生姜皮。

本证可同时使用中药注射剂参附注射液：静脉缓慢滴注，2ml/（kg·d），用5%～10%葡萄糖注射液稀释，建议按照1：5的稀释倍数，遵医嘱使用，控制输液量和滴速。

细目二　硬肿症

要点一　概述

硬肿症是由于寒冷或/和多种疾病引起的皮肤和皮下脂肪组织硬化及水肿，常伴有低体温及多器官功能损伤的综合征。新生儿低体温指体温<35℃。

西医学称本病为新生儿硬肿症、新生儿寒冷损伤综合征。新生儿硬肿症主要发生在寒冷季节，尤以我国北方各省发病率及病死率较高。若由于早产或感染所引起，但也可发生于夏季和南方地区。硬肿症多发生在生后7～10天的新生儿，以胎怯儿多见。低体温和皮肤硬肿是本病的主要表现。新生儿由于受寒、早产、重症感染、窒息等原因都可引起发病。

新生儿硬肿症的诊断，主要依据寒冷季节，环境温度低，保温不够，早产儿或低体重儿，或有窒息、感染、热量摄入不足史；有体温降低，皮肤硬肿，即可诊断。新生儿硬肿症临床依据体温及皮肤硬肿范围分为轻、中、重度。诊断分度标准见表2－1。

表2－1　新生儿硬肿症诊断分度标准

分度	体温		硬肿范围	器官功能改变
	肛温（℃）	腋－肛温差		
轻度	≥35	正值	<20%	无或轻度功能低下
中度	<35	0或正值	20%～50%	功能损害明显
重度	<30	负值	>50%	功能衰竭，DIC，肺出血

注：硬肿范围估算：头颈部20%，双上肢18%，前胸及腹部14%，背部及腰骶部14%，臀部8%，双下肢26%。

本病应与新生儿水肿和新生儿皮下坏疽相鉴别。新生儿水肿：生后任何时候均可发生，表现为凹陷性浮肿，常见于眼睑、足背、外阴等处。新生儿皮下坏疽：常由金黄色葡萄球菌、链球菌感染引起，多见于背、臀、骶等受压部位，局部皮肤变硬、发红、边缘不清，病变中央初期较硬以后软化，先呈暗红色以后变为黑色，重者可有出血和溃疡形成。

新生儿硬肿症重症预后较差，病变过程中可并发肺炎和败血症，严重者常合并肺出血、休克及多脏器功能衰竭等而引起死亡。新生儿硬肿症占新生儿期间所患疾病的6.7%～24.9%。国外报告重症新生儿硬肿症死亡率为50%～75%，国内报告本病病死率为15%～53%。

我国古代与本病有关的记载见于“五硬”、“胎寒”等病证中。早在隋代《诸病源候论》中已对本病的病因、症状有所记载，指出其病因是“儿在胎之时，母取冷过度，冷气入胞，令儿着冷。”《普济方·婴儿初生门》说：“凡小儿胎中受寒于脏，伤动胞胎，生下不能将护，再伤风外。其候面色青白，四肢逆冷，手足颤动，似大人寒疟，或口噤不开，乃胎寒之候也。”不但明确本病的内因是胎中受寒、外因是生下伤风，而且提出了其证候特点是“面色青白，四肢逆冷”等虚寒证象。五硬名称，首见于《婴童百问·五硬》，“五硬则仰头取气，难以动摇，气壅疼痛连胸膈间，脚手心如冰冷而硬，此为风症难治。”指出了本证头颈动摇不便，肌肤冰冷而硬的临床特点。五硬之五，指发硬的部位，古代医家所指不完全一致，现代则将其归纳为头项硬、口硬、手硬、足硬、肌肉硬五类。《保婴撮要·五硬》分析其病机及预后：“此阳气不营于四末也……今手、足冷而硬者，独阴无阳也，故难治。”

现代中医学对本病的研究不断深入。归纳硬肿症的病机主要为阳气虚衰、寒凝血涩，进一步又认识到“血瘀”在硬肿症病机中的重要性，采用口服、药浴、药物外敷、激光穴位照射等多种治疗方法，大大提高了本病的治疗效果，降低了病死率。对中药治疗的药效机制也有了较深入的研究。

要点二　病因病机

初生小儿本为稚阴稚阳之体，尤其早产儿、多胎儿先天禀赋不足，阳气虚弱，失于温煦，此为本病发病的内因。小儿初生，特别是早产儿，若护养保暖不当，感受寒邪，或冒受他邪，气血运行失常，此为发病之外因。亦有小部分患儿由于感受温热之邪而发病。本病的病变脏腑在脾肾，阳气虚衰、寒凝血涩是本病的主要病机，血瘀是其病理改变，又是肌肤硬肿的直接原因，所谓“寒邪伤阳气，阳虚生内寒”，就形成了硬肿症病机演变的相辅相成的两个方面。

1. 感受寒邪

寒为阴邪，最易伤人阳气。先天禀赋不足之小儿，或先天中寒，或后天感寒，寒邪直中脏腑，伤脾肾之阳；或者生后感受他病，阳气受损，致虚寒内生。寒凝则气滞，气滞则血凝血瘀，产生肌肤硬肿。同时，脾阳不振，水湿不化，则见水肿；寒侵腠理，肺气失宣，肌肤气血凝滞，皮肤硬肿加重。

2. 肾阳虚衰

由于先天禀赋不足，阳气虚弱；或寒邪直中脏腑，脾肾阳气损伤。阳气虚衰，不能温煦肌肤，营于四末，故身冷肢厥。阳虚则内寒，寒凝则气滞血瘀，致肌肤僵硬，肤色紫暗。严重者血络瘀滞，血不循经而外溢。阳气虚极，正气不支，直致阳气衰亡，可见气息微弱，全身冰冷，脉微欲绝之危证。

3. 热毒蕴结

少数患儿因感受温热之邪，热毒蕴结，耗气伤津，阴液不足，血脉不充，血受煎熬，运行涩滞，气血流行不畅，亦可致肌肤硬肿。

总之，感受寒邪与肾阳虚衰是硬肿症发病的两大主要病因。感受寒邪是外因，肾阳虚衰是内因，外因是诱因，内因是主因，内因、外因相合而引起发病。元阳受之于先天，鼓舞于后天，阳气虚衰，则气机不畅、血脉不行，不能温煦肌肤，营于四末，故肌肤僵硬，肤色紫暗，身冷肢厥。同时，脾阳不振，水湿不化，则见水肿；严重者血络瘀滞，可致血不循经而外溢之肺出血等重证；阳气虚极而渐衰亡，可见气息微弱，全身冰冷，脉微欲绝之危证。少数患儿因感受温热之邪而致肌肤硬肿，即如《医林改错·膈下逐瘀汤所治之症目》所云："血受寒则凝结成块，血受热则煎熬成块。"与热炼血瘀相关，亦可形成硬肿。

要点三　辨证论治

（一）辨证思路

本病临床主要从虚、实、寒、热、瘀辨证。寒证全身欠温，僵卧少动，肌肤硬肿，是多数患儿共同的临床表现。寒证又有外寒、内寒之分。内寒证即阳气虚衰的虚寒证候，外寒证即寒邪外袭的中寒证候，故本证乃内外相合的虚实夹杂证。证候表现兼具以上两证的临床特点，只是有所不同侧重而已。本病实证以外感寒邪为主，有保温不当病史，体温下降较少，硬肿范围较小；虚证以脾肾阳气虚衰为主，常伴胎怯，体温常不升，硬肿范围大，病情多数偏重；热证少见，有感染病史，无季节之分，常伴发热，肌肤硬肿紫红。血瘀证在本病普遍存在，在以上各证中均可见到，即阳虚血瘀、寒凝血涩、热炼血瘀，故证候表现也是相兼而见。

（二）论治方法

本病治疗大法是温阳散寒，活血化瘀。根据临床证候不同，阳虚者应温补脾肾，脾肾阳气恢复则寒邪不易入侵，硬肿可消；寒甚者宜散寒通阳，寒邪驱散则阳气通达；血瘀者宜行气活血，气行血行则瘀滞可散；热毒蕴结者宜清热解毒，活血化瘀。本病治疗可配合使用多种疗法，如中药内服、外敷、针灸、推拿等。

初生儿患本病需及时恢复其体温，复温疗法为必选之法。复温疗法：轻度者先置于远红外线辐射台，调节温度至34℃，解开包被，脱掉棉衣，只穿一身单衣或用单层被单包裹，利用远红外线辐射复温。30分钟后置于预热到32℃的暖箱中，恒温复温。中重度者，先置于远红外线辐射台上，以同样的温度和方法配合按摩复温，60～90分钟后移入到预热好的32℃暖箱中，每小时升高箱温0.5℃～1℃（箱温不超过34℃），恒温复温。轻、中度患儿于6～12小时内、重度患儿于12～24小时内恢复正常体温。

（三）分证治疗

1. 寒凝血涩证

证候：全身欠温，四肢发凉，肌肤硬肿，难以捏起，硬肿多局限于臀、小腿、臂、面颊等部位，色暗红、青紫，或红肿如冻伤，哭声较低，精神委靡，反应尚可，或伴呼吸不匀，气息微弱，指纹紫滞。

治法：温经散寒，活血通络。

主方：当归四逆汤加减。

常用药：当归、桂枝、白芍、细辛、桃仁、红花、川芎、丹参。

加减：寒甚者，加制附子、艾叶、干姜；硬肿甚者，加郁金、鸡血藤；虚甚者，加人参、黄芪；气虚血瘀显著者，可用补阳还五汤。

中药外敷：生葱、生姜、淡豆豉各30g。捣碎混匀，酒炒，热敷于局部。

推拿疗法：万花油含红花、独活、三棱等20味药，功效为消肿散瘀，舒筋活络。施术者先洗净双手，手涂万花油，在患儿安静时用温暖双手推拿硬肿部位。双下肢硬肿明显用抚、摩法，整个双下肢似硬橡皮状伴有水肿用抚、搓两法。抚法、摩法、搓法可理气和中，舒筋活血，散寒化瘀，兴奋皮肤末梢神经，扩张毛细血管，使血液向周身流动，改善皮肤温度。按摩既可促进中药有效成分的吸收，又经摩擦产热减少因体温下降而凝固的脂肪，使结缔组织软化，增加末梢血管的血流量，有效消除肢冷症状，使水肿和硬肿较快消退。

2. 阳气虚衰证

证候：全身冰冷，肌肤板硬而肿，范围波及全身，气息微弱，僵卧少动，哭声低怯，吸吮困难，反应极差，皮肤暗红，尿少或无，面色苍白，唇舌色淡，指纹淡红不显。

治法：益气温阳，通经活血。

主方：参附汤加味。

常用药：人参、制附子、黄芪、桂枝、丹参、当归、巴戟天。

加减：肾阳衰者，加鹿茸（另吞服）0.3g；口吐白沫，呼吸不匀者，加僵蚕、石菖蒲、胆南星；血瘀明显者，加桃仁、红花、赤芍；小便不利者，加茯苓、猪苓、生姜皮；阳虚水肿明显者，配合使用真武汤、五苓散。

中药外敷：当归、红花、川芎、赤芍、透骨草各15g，丁香、川乌、草乌、乳香、没药、肉桂各7g。研末，加羊毛脂100g，凡士林900g，拌匀成膏。油膏均匀涂于纱布上，加温后，敷于患处。1日1次。

推拿疗法：同寒凝血涩证。

3. 热毒蕴结证

证候：发热烦躁，面红气粗，肌肤硬肿紫红，小便短赤，鼻窍出血，舌红苔黄，指纹紫。

治法：清热解毒，活血化瘀。

主方：黄连解毒汤加减。

常用药：黄连、黄芩、黄柏、栀子、红花、赤芍。

加减：硬肿重者，加丹参、当归；阴伤者，加麦冬、生地黄、石斛；鼻衄者，加仙鹤草、白茅根。

细目三　胎黄

要点一　概述

胎黄以婴儿出生后皮肤、面目出现黄疸为特征，因与胎禀因素有关，故称“胎黄”或“胎疸”。

胎黄相当于西医学新生儿黄疸，包括了新生儿生理性黄疸和病理性高胆红素血症，本节主要讨论新生儿病理性黄疸，包括溶血性黄疸、肝细胞性黄疸、阻塞性黄疸，如新生儿溶血症、葡萄糖－6－磷酸脱氢酶缺乏症、红细胞增多症、先天性胆道畸形、胆汁淤阻、婴儿肝炎综合征、败血症、母乳性黄疸等。本病多见于早产儿、多胎儿、素体虚弱的新生儿。我国50%足月儿及80%早产儿可见黄疸，占住院新生儿的20%～40%。

我国古代文献中最早将胎黄称之为“胎疸”，首见于隋代《诸病源候论》。《诸病源候论·胎疸候》中有“小儿在胎，其母脏气有热，熏蒸于胎，至生下小儿，体皆黄，谓之胎疸也”的记载，论述了胎疸的病因和症状。元代《活幼心书·黄证》说：“有婴孩生下便见遍体俱黄，唯两目弦厚如金色，身发肚热，名曰胎黄。”明确提出了胎黄这一病名，并描述了胎黄的症状。《医宗金鉴·卷五十四·黄疸门》说：“阴黄多缘转属成，脾湿肾寒两亏生，温脾茵陈理中治，温肾茵陈四逆灵。”论述了阴黄的病机及治疗方剂。《张氏医通·黄疸》说：“诸黄虽多湿热，然经脉久病，不无瘀血阻滞也。”这段文字论述了瘀积发黄的病机。关于本病的辨证治疗，《婴童百问·黄疸》说：“……又有初生而面身黄者，胎疸也。诸疸皆热，色深黄者是也。若淡黄兼白者，胃怯不和也。茵陈汤、栀子柏皮汤、犀角散、连翘赤小豆汤主之。通治黄疸，茵陈五苓散尤为稳也。”《儿科萃精·初生门》说：“初生胎黄。真按：微黄只用茵陈蒿、猪苓、泽泻、生甘草四味。深黄只用茵陈蒿、细生地、赤苓、滑石、生甘草、灯心六味足矣，不必多剂。”根据胎黄黄染的轻重不同分别论治，并且指出新生儿用药药味不宜过多，这些论述均具有临床指导意义。

中医学积累了很多治疗病理性黄疸的方法，如中药口服、灌肠及泡浴等，提高了本病的疗效，降低了病死率。近几十年来，在孕妇妊娠期服药预防病理性黄疸、探讨中医学治疗病理性黄疸的机制等方面也有较多的研究进展。

要点二　病因病机

新生儿病理性黄疸发生的原因很多，主要为胎禀湿蕴，如湿热郁蒸、寒湿阻滞，久则气滞血瘀。胎黄的病变脏腑在肝胆、脾胃，其发病机制主要为脾胃湿热或寒湿内蕴，肝失疏泄，胆汁外溢而致发黄，日久则气滞血瘀而黄疸日深难退。

1. 湿热郁蒸

由于孕母素体湿盛或内蕴湿热之毒，遗于胎儿，或因胎产之时、出生之后，婴儿感受湿热邪毒所致。小儿脏腑娇嫩，形气未充，脾运不健，感受湿热之邪未能输化，郁结于里，熏蒸肝胆，以致胆汁外泄，透发于外，而致皮肤面目发黄。热为阳邪，故黄色鲜明如橘色，常伴热象，故属阳黄之候。若湿热蕴郁日久，肝胆郁滞，气血瘀阻，则可转为肝脾肿大之瘀积发黄。若热毒炽盛，黄疸可迅速加深，湿热化火，热毒炽盛，热极生风，可出现神昏、抽搐之胎黄动风之证。若患儿禀赋虚弱，湿热炽盛，正气不支，正不胜邪，气阳虚衰，则可出现胎黄虚脱之证。

2. 寒湿阻滞

若小儿先天禀赋不足，脾阳虚弱，湿浊内生；或生后为湿邪所侵，湿从寒化，可致寒湿阻滞，气机不畅，以致肝失疏泄，胆汁外溢，而致发黄。寒湿为阴邪，故黄色晦暗，常伴精神疲乏等症，属阴黄之候。

3. 气滞血瘀

部分小儿禀赋不足，脉络阻滞，或湿蕴不解，肝脉郁阻，气滞而致血瘀，可致气滞血瘀发黄。由于气机不畅，肝胆疏泄失常，络脉瘀积而致，故面目皮肤黄色晦暗，伴肚腹胀满，腹壁青筋怒张，右胁下结成痞块。

此外，尚有因先天缺陷，胆道不通，胆液不能疏泄，横溢肌肤而发黄。

要点三　诊断

（一）诊断要点

1. 临床表现

常证：目黄、身黄、尿黄，伴有纳差、呕恶、腹胀、倦怠、面色晦暗、精神委靡或哭闹不安等症状。

变证：黄疸于生后 24 小时内出现，并迅速加重；或黄疸消退延迟，黄疸退而复现；出现口角抽动或全身抽搐；或不吃不哭，嗜睡；或两目凝视，角弓反张，尖叫神昏；或四肢厥冷，气促；舌质红，苔黄腻，脉微欲绝。

生理性黄疸：生后第 2～3 日出现黄疸，第 4～6 日达高峰。足月儿在生后 2 周消退，早产儿可延迟至 3～4 周消退。黄疸程度轻（足月儿血清总胆红素≤221μmol/L，早产儿≤257μmol/L）。在此期间，小儿一般情况良好，除偶有轻微食欲不振外，不伴有其他临床症状。

病理性黄疸：黄疸出现早（生后 24 小时以内）、发展快（血清总胆红素每日上升幅度＞85.5μmol/L 或每小时上升幅度＞8.5μmol/L）、程度重（足月儿血清总胆红素＞221μmol/L，早产儿＞257μmol/L）、消退迟（黄疸持续时间：足月儿＞2 周，早产儿＞4 周）或黄疸退而复现。伴随各种临床症状。

2. 实验室检查

（1）血清学检查：血清总胆红素（TBIL）升高、直接胆红素（DBIL）和/或间接胆红素（IBIL）升高、血清总胆汁酸（TBA）升高。

（2）尿常规：尿胆红素、尿胆原阳性。

（3）肝功能：丙氨酸氨基转移酶（ALT）、γ－谷氨酰转肽酶（γ－GT）、碱性磷酸酶（ALP）等可升高。

（二）鉴别诊断

本病需鉴别诊断的常见病种如下：

1. 溶血性黄疸

生后24小时内出现黄疸并迅速加重，可有贫血及肝脾肿大，重者可见水肿及心力衰竭。严重者合并胆红素脑病，早产儿更易发生。见于母婴ABO血型不合和Rh血型不合溶血病，葡萄糖-6-磷酸脱氢酶缺乏症、遗传性球形红细胞增多症、地中海贫血等疾病。

2. 新生儿感染性黄疸

细菌感染是导致新生儿高胆红素血症的一个重要原因，以金黄色葡萄球菌、大肠杆菌引起的败血症多见；病毒所致感染多为宫内感染，如巨细胞病毒、乙肝病毒等。表现为黄疸持续不退或2~3周后又出现。

3. 阻塞性黄疸

常见原因为先天性胆道畸形，如先天性胆道闭锁、胆总管囊肿等。生后1~4周时出现黄疸，以结合胆红素升高为主；大便颜色渐变浅黄或白陶土色；尿色随黄疸加重而加深，尿胆红素（+）；肝脾肿大，肝功能异常；腹部B超、同位素胆道扫描、胆道造影可确诊。

4. 母乳性黄疸

纯母乳喂养，生长发育好；除外其他引起黄疸的因素；试停母乳喂养48~72小时，胆红素下降30%~50%。

要点四　辨证论治

（一）辨证思路

1. 胎黄辨生理性黄疸和病理性黄疸

对于胎黄，临床上首先要辨别是生理性的，还是病理性的。可从黄疸出现、持续、消退时间，黄疸程度及伴随症状三个方面进行分析辨别。

2. 常证辨阴阳及虚实

对病理性胎黄以八纲辨证，主要辨阴阳和虚实。若起病急，病程短，肤黄色泽鲜明，舌苔黄腻者，常由湿热引起，表现为湿热郁蒸为阳黄。若起病较缓慢，黄疸日久不退，色泽晦暗，便溏色白，舌淡苔腻者，常因寒湿和脾阳虚弱引起，或由阳黄失治转化而来，表现为寒湿阻滞伴有虚寒之象为阴黄。若肝脾明显肿大，腹壁青筋显露，为瘀积发黄，也属阴黄一类。湿热郁蒸所致者，多病程较短，为实证；寒湿阻滞者多病程较长，为脾阳虚弱，属虚证；瘀积发黄者，黄疸逐渐加深，伴肚腹胀满，腹壁青筋显露，属虚中夹实之证。

3. 变证辨胎黄动风和胎黄虚脱

黄疸迅速加重，伴神昏抽搐，角弓反张，为胎黄动风证。若黄疸急剧加深，四肢厥冷，神昏气促，脉微欲绝，为胎黄虚脱证。此皆为胎黄变证。

（二）论治方法

生理性黄疸能自行消退，一般不需治疗，诊断未肯定及黄疸似逐渐加深者也可用单味茵陈蒿煎服。病理性黄疸的治疗方法多样，如中药煎剂或中成药口服、中药注射液静脉滴注、中药灌肠、中药泡浴等，必要时还需采用光疗、手术等疗法。其中内科治疗以利湿退黄为基本原则，并根据病因的不同有所侧重：湿热郁蒸证宜清热利湿退黄；寒湿阻滞证宜温中化湿退黄；气滞血瘀证宜行气化瘀消积；胎黄动风证宜退黄平肝息风；胎黄虚脱证宜大补元气，温阳固脱。由于初生儿脾胃薄弱，故治疗过程中尚须顾护后天脾胃之气，不可过用苦寒之剂，以防苦寒败胃，克伐正气。

（三）分证治疗

1. 常证

（1）湿热郁蒸证

证候：面目皮肤发黄，色泽鲜明如橘，哭声响亮，不欲吮乳，口渴唇干，或有发热，大便秘结，小便深黄，舌质红，苔黄腻。

治法：清热利湿退黄。

主方：茵陈蒿汤加味。

常用药：茵陈、栀子、大黄、黄芩、金钱草、泽泻、车前子。

加减：热重者，加虎杖、龙胆；湿重者，加猪苓、茯苓、滑石；呕吐者，加半夏、竹茹；腹胀者，加厚朴、枳实；血瘀者，加丹参、桃仁、红花、赤芍；若大便通利，减少大黄的用量。属肝炎综合征，由病毒引起者，加蒲公英、垂盆草、败酱草、夏枯草。

中药成药：①茵栀黄口服液（颗粒）：口服，每服口服液2ml或颗粒2g，1日3次。②清肝利胆口服液：口服，每服5ml，1日2次。③茵栀黄注射液：静脉滴注，每次3ml，加入10%葡萄糖注射液50ml稀释后滴注，1日1～2次，7～10日为1个疗程。注意滴速勿快。

灌肠疗法：茵陈10g，栀子4g，大黄3g，黄芩4g，薏苡仁10g，郁金4g。水煎2次，浓缩过滤成25ml，每日1剂，直肠滴注，连用7日。

泡浴疗法：茵陈蒿30g，白头翁30g，大黄15g，黄柏20g，黄芩20g。煎汤后泡浴患儿，泡洗水温保持在38℃～40℃，室温调节至25℃～28℃，关闭门窗，每次泡洗时间为15分钟，1日1次。

（2）寒湿阻滞证

证候：面目皮肤发黄，色泽晦暗，持久不退，精神委靡，四肢欠温，纳呆，大便溏薄色灰白，小便短少，舌质淡，苔白腻。

治法：温中化湿退黄。

主方：茵陈理中汤加减。

常用药：茵陈、党参、白术、茯苓、干姜、薏苡仁、甘草。

加减：寒盛四肢不温者，加附片、桂枝；肝脾肿大，络脉瘀阻者，加三棱、莪术；腹胀、呕吐者，加陈皮、半夏、生姜；食少纳呆者，加神曲、砂仁；面目晦暗，舌质紫暗者，加川芎、丹参；大便溏薄者，加苍术、山药。

（3）气滞血瘀证

证候：面目皮肤发黄，颜色逐渐加深，晦暗无华，右胁下痞块质硬，肚腹膨胀，青筋显露，或见瘀斑、衄血，唇色暗红，舌见瘀点，苔黄。

治法：行气化瘀消积。

主方：血府逐瘀汤加减。

常用药：柴胡、枳壳、桃仁、红花、当归、赤芍、丹参、虎杖、郁金。

加减：大便干结者，加大黄、玄明粉；皮肤瘀斑、便血者，加牡丹皮、地榆；腹胀者，加木香、香橼皮；胁下痞块质硬加鳖甲、水蛭。

2. 变证

（1）胎黄动风证

证候：黄疸迅速加重，嗜睡、神昏、抽搐，舌质红，苔黄腻。

治法：平肝息风，利湿退黄。

主方：羚角钩藤汤加减。

常用药：羚羊角粉、钩藤、天麻、茵陈蒿、大黄、车前子、石决明、牛膝、僵蚕、栀子、黄芩。

加减：热重者，加虎杖、垂盆草；便血者，加地榆、槐花；肌衄者，加水牛角、紫草、牡丹皮。

中药成药：清开灵注射液：静脉滴注，1ml/（kg·d），以10%葡萄糖注射液或0.9%氯化钠注射液30ml稀释后使用。注意滴速勿快。

（2）胎黄虚脱证

证候：黄疸迅速加重，伴面色苍黄、浮肿、气促、神昏、四肢厥冷、胸腹欠温，舌淡苔白。

治法：大补元气，温阳固脱。

主方：参附汤合生脉散加减。

常用药：人参、附子、干姜、五味子、麦冬、茵陈、金钱草。

加减：四肢厥冷者，加桂枝、细辛；面色苍白者，加炙黄芪、当归；口唇青紫者，加红花、丹参；神志昏迷，口吐白沫者，加石菖蒲、胆南星。

中药成药：生脉注射液：静脉滴注，每天3～5ml，用5%葡萄糖注射液50ml稀释后使用。注意滴速勿快。

要点五　西医疗法

（一）光照治疗

1. 光源及照射时间

最好选择蓝光。双面光疗法及非溶血性黄疸，采用10～12小时间断光疗；单面光疗法及溶血性黄疸采用24小时持续光疗。

2. 尽量裸露，保护眼睛和生殖器

全身裸露。用黑色、稍硬不透光纸片或黑布遮盖双眼，尿布遮盖生殖器。

3. 补充液量

光疗时不显性失水增加，因此光疗时液体入量需增加15%～20%。

4. 光疗副作用

光疗时可出现发热、腹泻、皮疹、青铜症等，停止光疗可痊愈。

（二）药物治疗

1. 酶诱导剂

①苯巴比妥：5mg/（kg·d），分 2～3 次口服；②尼可刹米：100mg/（kg·d），分 3 次口服。

2. 抑制溶血过程

大剂量丙种球蛋白一般用于重症溶血病的早期，1g/kg，4～6 小时内静脉滴注。

3. 减少游离的未结合胆红素

白蛋白一般用于生后 1 周内的重症高胆红素血症，用量 1g/kg 加 10% 葡萄糖液 10～20ml 静脉滴注；或血浆 25ml/次静脉滴注，1 日 1～2 次。在换血前 1～2 小时应输注 1 次白蛋白。

（三）病因治疗

生理性黄疸一般不需治疗，若黄疸较重，可静脉补充适量葡萄糖，采用光照疗法，或给予酶诱导剂。病理性黄疸，应针对病因进行治疗。

1. 感染性黄疸

细菌感染者选用有效抗生素，如羟氨苄青霉素、头孢氨噻肟、头孢三嗪等。

2. 肝细胞性黄疸

选用保肝利胆药，如肝泰乐、消胆胺。

3. 溶血性黄疸

光照疗法，酶诱导剂，输注白蛋白。严重者给予换血疗法。

4. 胆道闭锁

手术治疗。

（四）其他治疗

1. 纠正酸中毒和补充葡萄糖，有利于胆红素运送和肝内结合。

2. 直接胆红素增高，黄疸持续时间长者，给予补充脂溶性维生素 A、维生素 D、维生素 E、维生素 K。

（吴立群）

第三单元　肺系疾病

细目一　感冒

要点一　概述

感冒是感受外邪引起的一种常见的外感疾病，以发热、鼻塞流涕、喷嚏、咳嗽为主要临床特征。感冒又称“伤风”。

本病的发病率占儿科疾病首位。任何年龄皆可发病，婴幼儿更为多见。本病一年四季均可发生，以气候骤变及冬春时节发病率较高。

西医学称感冒为急性上呼吸道感染，简称上感。上感的病变部位主要在鼻、鼻咽和咽部。致病微生物90%以上为病毒，主要有呼吸道合胞病毒、流感病毒、副流感病毒、腺病毒、鼻病毒、柯萨奇病毒、EB病毒、单纯疱疹病毒、埃可病毒、冠状病毒等。病毒感染后可继发细菌感染，最常见的为溶血性链球菌，其次为肺炎球菌、流感嗜血杆菌等，肺炎支原体亦可引起，并有逐年增加的趋势。上感分一般类型和特殊类型。一般类型上感可骤然起病，病程约3～5天。特殊类型上感常见：①疱疹性咽峡炎：由柯萨奇病毒所致，好发于夏秋季。表现为高热、流涎、咽痛，咽腭弓、悬雍垂、软腭等处可见2～4mm大小的疱疹，周围红晕，疱疹破溃后形成小溃疡，病程1周左右。②咽－结合膜热：由腺病毒3、7型所致，好发于春夏季，多呈高热，咽痛，咽部充血，眼部刺痛，一侧或两侧滤泡性眼结合膜炎，颈部、耳后淋巴结肿大，病程1～2周。

感冒经积极治疗、休息，预后一般良好。但时疫感冒暴发时，迅速流行，感染者众多，病情严重者甚至导致死亡，造成严重后果。因小儿肺脏娇嫩，脾常不足，神气怯弱，肝气未盛，感邪之后，易出现夹痰、夹滞、夹惊的兼夹证。感冒也是心悸、水肿、痹病等多种疾病发生和加重的因素。

《小儿药证直诀·伤风》明确提出了“伤风”病名。小儿“感冒”病名见宋代杨仁斋《仁斋直指小儿附遗方论》：“感冒风邪，发热头痛，咳嗽声重，涕唾黏稠。”概括了感冒的原因和症状。清代《幼科释谜·感冒》解释“感冒”为“感者触也，冒其罩乎”，是指感受外邪，触罩肌表，腠理开合失司，概括了病名及其含义。

《内经》中已经认识到感冒的病因主要是外感风邪。《素问·骨空论》说：“风从外入，令人振寒、汗出、头痛、身重、恶寒。”《伤寒论》论述了寒邪所致感冒的证治，所列桂枝汤、麻黄汤为感冒风寒轻重两类证候的治疗作了示范。《诸病源候论·风热候》指出：“风热之气，先从皮毛入于肺也……其状使人恶风寒战，目欲脱，涕唾出……有青黄脓涕。”已经认识到风热病邪可引起感冒并较准确地描述了其临床证候。《时病论·春伤于风大意》说：“风为六气之领袖，能统诸气，如当春尚有余寒，则风中遂夹寒气，有感之者是为风寒；其或天气暴热，则风中遂夹热气，有感之者是为风热。”《医宗金鉴·幼科杂病心法要诀·暑证门》说：“小儿伤暑，谓受暑复感风寒也。”

关于感冒的病机，《素问·玉机真脏论》中指出：“是故风者百病之长也，今风寒客于人，使人毫毛毕直，皮肤闭而为热，当是之时，可汗而发也。”《症因脉治·伤寒总论》曰：“外感风寒，从毛窍而入，必从毛窍而出，故伤寒发热症首重发表解肌。”《诸病源候论·时气病诸候》说：“因岁时不和，温凉失节，人感乖戾之气而生病者，多相染易。”即是指时行病毒之邪，人感时行病毒而病感冒则为时疫感冒。《婴童百问·伤寒咳嗽伤风》说：“然肺之气应于皮毛，肺为五脏华盖，小儿感于风寒，客于皮肤，入伤肺经。”《幼科释谜·感冒》说：“感冒之原，由卫气虚，元府不闭，腠理常疏，虚邪贼风，卫阳受摅。”《婴童百问·第五十二问》说：“小儿伤寒，得之与大人无异，所异者，兼惊而已，又有挟食而得。”描述了小儿感冒容易夹惊、夹滞的特点。

古代对本病症状及治疗方面也有不少论述。《小儿药证直诀·伤风》曰：“伤风昏睡，口中气热，呵欠顿闷，当发散，与大青膏解。”以大青作为治疗小儿伤风的主药。《丹溪心法·中寒》曰：“伤风属肺者多，宜辛温或辛凉之剂散之。”清晰地阐述了伤风的治疗总则。《幼科全书·发热》曰：“凡伤风发热，其证汗出身热，呵欠面赤，目涩多肿，恶风喘气。此因解脱受风所致，宜疏风解肌退热，先服柴葛解肌汤，发去风邪，俟热之时，再服凉惊丸以防内热。”详述了感冒的症状，并指出了疏风解肌退热的基本治法。《医宗金鉴·幼科杂病心法要诀·暑证门》曰：“小儿伤暑，谓受暑复感风寒也。其证发热无汗，口渴饮水，面色红赤，干呕恶心，或腹中绞痛，嗜卧懒食。以二香饮治之……若伤暑夹食，大吐泻者，以加味香薷饮治之。”较早提出了暑湿感冒的症状及治疗法则。清代陈复正《幼幼集成·发热证治》曰：“小儿无故发热，多由外感风寒。其证喜人怀抱，畏缩，恶风寒，不欲露出头面，面带惨色，不渴，清便自调，吮乳口不热。或鼻塞流涕，或喷嚏，浑身拘急，此表热也。初起时一汗可解。”

对于虚证感冒，《素问·评热病论》曰：“邪之所凑，其气必虚。”《伤寒论·辨太阳病脉证并治中》曰：“血弱气尽，腠理开，邪气因入，与正气相搏。”《类证治裁·伤风》曰：“唯其人卫气有疏密，感冒有浅深，故见症有轻重……凡体实者，春夏治以辛凉，秋冬治以辛温，解其肌表，风从汗散；体虚者，固其卫气，兼解风邪，恐专行发散，汗多亡阳也。”清代李用粹《证治汇补·伤风》曰：“有平昔元气虚弱，表疏腠松，略有不谨，即显风症者。”又曰：“如虚人伤风，屡感屡发，形气病气俱虚者，又当补中，佐以和解，倘专泥发散，恐脾气益虚，腠理益疏，邪乘虚入，病反增剧也。”说明病情的轻重与体质有关。

徐大椿在《医学源流论·伤风难治论》中论述了伤风的八大治法：“一驱风，苏叶、荆芥之类；二消痰，半夏、象贝之类；三降气，苏子、前胡之类；四和荣卫，桂枝、白芍之类；五润津液，蒌仁、玄参之类；六养血，当归、阿胶之类；七清火，黄芩、山栀之类；八理肺，桑皮、大力子之类。”并认为“八者随其症之轻重加减之，更加以避风寒，戒辛酸，则庶几渐愈”。

治疗小儿感冒的中药药理研究，从解热、抗病毒及抑制细菌、提高呼吸道抗体水平等试验已得到证实。感冒中药剂型不断改革，中成药种类多样，应用方便，效果良好。现代对小儿上呼吸道感染的病原学快速诊断取得了长足进展。

要点二　病因病机

（一）病因

小儿感冒的发病内因责之于正气不足，外因责之于感受风邪。

1. 内因

小儿肺常不足，卫外不固，腠理疏薄，抗病力弱，遇到四时气候的变化，寒暖失调，容易感受外邪而发病。

2. 外因

感冒的主要致病原因是感受风邪。风为百病之长，风邪又常兼夹寒、热、暑、湿等外邪同时侵袭机体而发病。故临床上常有风寒、风热、暑湿等不同的病因。

（1）感受风寒：风寒之邪，由皮毛或口鼻而入，束于肌表，郁于腠理，寒主收引，致使肌肤闭郁，卫阳不得宣发，导致发热、恶寒、无汗；寒邪束肺，肺气失宣，气道不利，则致鼻塞、流涕、咳嗽；寒邪郁于太阳经脉，经脉拘急收引，气血凝滞不通，则致头痛、身痛、肢节酸痛等症。

小儿发病之后易于传变，即使是外感风寒，正邪相争，寒易化热，或表寒未解，已入内化热，也可形成寒热夹杂之证。

（2）感受风热：风热之邪，由口鼻或皮毛而入，侵犯肺咽。邪在卫表，卫气不畅，则致发热较重、恶风、微有汗出；风热之邪上扰，则头痛；热邪客于肺卫，肺气失宣，则致鼻塞、流涕、喷嚏、咳嗽；咽喉为肺胃之门户，风热上乘咽喉，则致咽喉红肿疼痛等症。

（3）感受暑湿：夏暑当令，长夏多湿，暑为阳邪，暑多夹湿，暑湿之邪束表困脾，而致暑邪感冒。暑邪外袭，卫表失宣，则致发热、无汗；暑邪郁遏，清阳不升，则致头晕或头痛；湿邪遏于肌表，则身重困倦；湿邪困于中焦，阻碍气机，脾胃升降失司，则致胸闷、泛恶、食欲不振，甚至呕吐、泄泻。

（4）感受疫邪：外感时疫之邪，犯于肺胃二经。疫邪性烈，易于传变，故起病急骤；邪犯肺卫，郁于肌表，则初起发热、恶寒、肌肉酸痛；疫火上熏，则目赤咽红；邪毒犯胃，胃气上逆，则见恶心、呕吐等症。

（二）病机

本病的发病是外因作用于内因的结果，病变部位主要在肺。外邪经口鼻或皮毛侵犯肺卫。肺司呼吸，外合皮毛，主腠理开合，开窍于鼻，邪自口鼻吸入，皮毛开合失常，卫阳被遏，故恶寒发热、头痛、身痛；咽喉为肺之门户，外邪循经相犯，可见鼻塞流涕或咽喉红肿；肺失宣肃，产生咳嗽。这就是外邪侵袭产生诸症的机制。由于风邪夹邪的性质不同，病机变化亦有区别：夹热，因热为阳邪，表现为风热证；夹寒，因寒为阴邪，主收引，腠理闭塞，表现为风寒证；夹暑，因暑多兼湿，困阻中焦，常表现为脾胃升降失司而呕吐、泄泻。

小儿肺常不足，肺失清肃，气机不利，津液凝聚为痰，以致痰阻气道，则为感冒夹痰。

小儿脾常不足，饮食不节，感冒之后，往往影响运化功能，再加之乳食未节，以致乳食停滞不化，阻滞中焦，则为感冒夹滞。

小儿神气怯弱，肝气未盛，感邪之后，热扰心肝，引动肝风，扰乱心神，易致睡卧不宁，惊惕抽风，则为感冒夹惊。

要点三　辨证论治

（一）辨证思路

1. 辨别四时感冒与时疫感冒

四时感冒一般肺系症状明显，全身症状较轻，无流行趋势；时疫感冒一般肺系局部症状不明显，而全身症状较重，有在同一地区流行传播的特点。

2. 辨别感冒证候属性

根据发病季节及流行特点，冬春二季多为风寒、风热感冒；夏季多为暑邪感冒；冬末春初，发病呈流行性者多为时疫感冒。

3. 辨别风寒与风热

如具有肺卫表证伴唇舌咽红者为风热；具有肺卫表证而唇舌咽不红者为风寒。

4. 辨别暑热与暑湿

暑邪感冒发热较高，无汗或少汗，口渴心烦为暑热偏盛之证；若胸闷，泛恶，身重困倦，食少纳呆，舌苔腻为暑湿偏盛之证。

5. 辨别表证与里证

时疫感冒起病急，发热，恶寒，无汗或少汗，烦躁不安，头痛，肢体酸痛，多为表证，其病在肺；若恶心，呕吐，腹胀，腹痛，大便不调，面红目赤，多为里证，其病为肺脾同病。

6. 辨别实证与虚证

感冒为外感疾病，病在肌表肺卫，属表证、实证；若反复感冒，体质虚弱，易出汗，畏寒，多为虚实夹杂证。

7. 辨别兼夹证候

除有表证外，兼见咳嗽较剧，咳声重浊，喉中痰鸣，舌苔白腻，脉浮滑等表现者为夹痰；兼见脘腹胀满，不思乳食，呕吐酸腐，口气秽浊，大便酸臭等为夹滞；兼见惊惕啼叫，睡卧不宁，甚或惊厥，舌尖红，脉弦数等为夹惊。

（二）论治方法

感冒治疗，以疏风解表为基本法则。《幼科释谜·感冒》说：“当其感冒，浅在肌肤，表之则散，发之则祛，病斯痊矣。”根据不同的证型分别治以辛温解表、辛凉解表、清暑解表、清热解毒。治疗兼证，应在解表基础上，分别佐以化痰、消导、镇惊之法。小儿为稚阴稚阳之体，发汗不宜太过，防止津液耗损。小儿感冒易于寒从热化，或热为寒闭，形成寒热夹杂证，单用辛凉药汗出不透，单用辛温药助热化火，故常以辛凉辛温药并用。体质虚弱者可采用扶正解表法。本病除内服汤药外，还常使用中成药等方法治疗。

（三）分证治疗

1. 主证

（1）风寒感冒证

证候：发热轻，恶寒重，无汗，头痛，鼻流清涕，喷嚏，咳嗽，口不渴，咽部不红肿，舌淡红，苔薄白，脉浮紧或指纹浮红。

治法：疏风解表散寒。

主方：荆防败毒散加减。

常用药：荆芥、防风、羌活、苏叶、前胡、桔梗、甘草。

加减：头痛明显加葛根、白芷；恶寒无汗加桂枝、麻黄；咳声重浊加白前、紫菀；痰多加远志、陈皮；呕吐加半夏、生姜、竹茹；纳呆、舌苔白腻去甘草，加厚朴；外寒里热证加黄芩、石膏、板蓝根等。

（2）风热感冒证

证候：发热重，恶风，有汗或少汗，头痛，鼻塞，鼻流浊涕，喷嚏，咳嗽，痰稠色白或黄，咽红肿痛，口干渴，舌质红，苔薄黄，脉浮数或指纹浮紫。

治法：疏风清热解毒。

主方：银翘散加减。

常用药：金银花、连翘、大青叶、薄荷、桔梗、牛蒡子、荆芥、豆豉、芦根、竹叶。

加减：高热加栀子、黄芩；咳嗽重，痰稠色黄加桑叶、瓜蒌皮、黛蛤散；咽红肿痛加蝉蜕、蒲公英、玄参；大便秘结加枳实、生大黄。

（3）暑邪感冒证

证候：发热，无汗或汗出热不解，头晕，头痛，鼻塞，身重困倦，胸闷泛恶，口渴心烦，食欲不振，或有呕吐、泄泻，小便短黄，舌质红，苔黄腻，脉数或指纹紫滞。

治法：清暑解表化湿。

主方：新加香薷饮加减。

常用药：香薷、金银花、连翘、淡豆豉、厚朴、扁豆、佩兰、六一散、荷叶。

加减：偏热重加黄连、栀子；偏湿重加苍术、藿香；呕吐加半夏、竹茹；泄泻加葛根、黄芩、黄连、苍术。

（4）时疫感冒证

证候：起病急骤，全身症状重。高热，恶寒，无汗或汗出热不解，头痛，心烦，目赤咽红，肌肉酸痛，腹痛，或有恶心、呕吐，舌质红，舌苔黄，脉数。

治法：疏风清热解毒。

主方：银翘散合普济消毒饮加减。

常用药：金银花、连翘、荆芥、羌活、栀子、黄芩、大青叶、桔梗、牛蒡子、薄荷、柴胡。

加减：高热加生石膏、知母、葛根；恶心、呕吐加竹茹、黄连。

2. 兼证

（1）感冒夹痰证

证候：感冒兼见咳嗽较剧，痰多，喉间痰鸣。

治法：风寒夹痰者，辛温解表，宣肺化痰；风热夹痰者，辛凉解表，清肺化痰。

主方：在疏风解表基础上，风寒夹痰者加用二陈汤、三拗汤加减；风热夹痰者加用桑菊饮、黛蛤散加减。

常用药：风寒夹痰者常加麻黄、苦杏仁、半夏、陈皮、白前；风热夹痰者常加桑叶、菊花、前胡、黛蛤散、浙贝母、瓜蒌皮、天竺黄。

（2）感冒夹滞证

证候：感冒兼见脘腹胀满，不思饮食，呕吐酸腐，口气秽浊，大便酸臭，或腹痛泄泻，或大便秘结，小便短黄，舌苔厚腻，脉滑。

治法：解表兼以消食导滞。

主方：在疏风解表基础上加用保和丸加减。

常用药：焦六神曲、焦山楂、炒麦芽、炒谷芽、鸡内金、莱菔子、槟榔、大黄、枳实。

（3）感冒夹惊证

证候：感冒兼见惊惕哭闹，睡卧不宁，甚至骤然抽风，舌质红，脉浮弦。

治法：解表兼以清热镇惊。

主方：在疏风解表基础上加用镇惊丸加减。

常用药：羚羊角粉、钩藤、防风、蝉蜕、僵蚕、蒺藜。另加服小儿金丹片或小儿回春丹。

要点四　多种疗法应用

（一）口服中成药

1. 感冒清热颗粒

每服 1/2 ~ 1 包，1 日 2 次。用于风寒感冒证。

2. 小儿感冒颗粒

每服 1/2 ~ 2 包，1 日 2 次。用于风热感冒证。

3. 藿香正气液

每服 1 岁以下 1ml、1 ~ 6 岁 2 ~ 3ml、7 ~ 14 岁 5 ~ 10ml，1 日 2 ~ 3 次。用于暑湿感冒证。

4. 抗病毒口服液

每服 10ml，1 日 2 ~ 3 次。用于时疫感冒证。

5. 小儿豉翘清热颗粒

每服 6 月 ~ 1 岁 1 ~ 2g、1 ~ 3 岁 2 ~ 3g、4 ~ 6 岁 3 ~ 4g、7 ~ 9 岁 4 ~ 5g、10 岁以上 6g，1 日 3 次。用于风热感冒证、感冒夹滞证。

6. 午时茶颗粒

每服 <3 岁 3g，1 日 1 ~ 2 次；>3 岁 3g，1 日 2 次。用于风寒感冒夹滞证。

7. 清热化滞颗粒

每服 1 ~ 3 岁 2.5g、4 ~ 7 岁 5g、≥8 岁 7.5g，1 日 3 次。用于风热感冒夹滞证。

8. 清开灵颗粒

每服 3 ~ 6g，1 日 2 ~ 3 次。用于时疫感冒证、感冒夹惊证。

（二）药物外治

1. 药浴疗法

（1）羌活、独活、防风、苏叶、白芷、葱白、淡豆豉各 30g，桂枝 20g，细辛 15g。煎水 3000ml，候温沐浴。1 日 1 ~ 2 次。用于风寒感冒证。

（2）金银花、连翘、柴胡、桑叶、大青叶、蝉蜕、栀子各 30g，薄荷 20g。煎水 3000ml，候温沐浴。1 日 1 ~ 2 次。用于风热感冒证。

（3）金银花、连翘、淡豆豉、鸡苏散、生石膏、板蓝根各 50g，香薷、柴胡、扁豆花、防风各 30g。煎水 3000ml，候温沐浴。1 日 1 ~ 2 次。用于暑邪感冒证。

2. 灌肠疗法

主要用于风热感冒证，尤其适用于小儿不能服药时。常用药：柴胡、生大黄、薄荷、荆芥、防风、生石膏、黄柏、黄芩、金银花、连翘等。外寒里热可加桂枝、细辛；夹湿加藿香、佩兰、苍术；夹滞加枳实；夹惊加钩藤、蝉蜕。药物按小儿口服量，加水浓煎至所需量（每次30~100ml），保留灌肠，保留20~30分钟。1日1~2次。

（三）针灸疗法

1. 针法

取大椎、曲池、外关、合谷。头痛加太阳，咽喉痛加少商。用泻法，1日1~2次。用于风热感冒证。

2. 灸法

取大椎、风门、肺俞。用艾柱1~2壮，依次灸治，每穴5~10分钟，以表面皮肤温热为宜，1日1~2次。用于风寒感冒。

（四）拔罐疗法

在大椎、肺俞穴拔罐，1日1次。用于风寒感冒证。注意：留罐时间不宜太长，防止皮肤烫伤。

（五）西医治疗

1. 病因治疗

若继发细菌感染，可首选青霉素，或根据药物敏感试验选用其他抗生素。肺炎支原体感染选用红霉素、阿奇霉素等。

2. 对症治疗

高热可给予物理降温，如头部冷敷，35%酒精擦浴，口服药可用对乙酰氨基酚或布洛芬。鼻塞严重影响吸乳者在喂奶前给予0.5%麻黄碱滴鼻。高热惊厥者即用10%水合氯醛直肠给药或用安定、苯巴比妥静脉注射。

3. 支持疗法

从初乳中提取分泌型IgA滴鼻，1日0.3~0.5mg/kg，分6~8次，连续2~3天。

细目二　咳嗽

要点一　病因病机

（一）病因

“五脏所伤肺为咳”，“咳证虽多，无非肺病”。小儿肺常不足，肌肤柔嫩，藩篱疏薄，肺脏尤娇，卫外不固，易为外邪所侵；小儿脾常不足，易为饮食所伤，脾虚易生痰湿，上贮于肺，皆易发生咳嗽。故小儿咳嗽的病因，主要外因为感受风邪，主要内因为肺脾虚弱。

1. 外因

外因主要为感受风邪。风邪致病，首犯肺卫，肺为邪侵，壅阻肺络，气机不宣，清肃失司，肺气上逆，则致咳嗽。风为百病之长，其他外邪多随风侵袭，犯肺作咳。

（1）感受风寒：若风夹寒邪，风寒束肺，肺气失宣，则见咳嗽频作，咽痒声重，痰白清稀。

（2）感受风热：若风夹热邪，风热犯肺，肺失清肃，则致咳嗽不爽，痰黄黏稠。

2. 内因

小儿咳嗽的内因主要为肺脾虚弱，并由此而致生痰蕴热，或痰湿蕴肺，又可因肺脾虚弱而久嗽难止。

（1）痰热蕴肺：小儿肺脾虚弱，气不化津，痰易滋生。若外感邪热稽留，炼液生痰，或素有食积内热，或心肝火盛，痰热相结，阻于气道，肺失清肃，则致咳嗽痰多，痰稠色黄，不易咯出。

（2）痰湿蕴肺：小儿脾常不足，易为乳食、生冷所伤，则使脾失健运，水谷不能化生精微，酿为痰浊，上贮于肺。肺脏娇嫩，不能敷布津液，化液生痰，痰阻气道，肺失宣降，气机不畅，则致咳嗽痰多，痰色白而稀。

（3）肺气亏虚：小儿禀赋不足素体虚弱者，或外感咳嗽经久不愈耗伤正气后，致使肺气亏虚，脾气虚弱，运化失司，气不布津，痰液内生，蕴于肺络，则致久咳不止，咳嗽无力，痰白清稀。

（4）肺阴亏虚：小儿肺脏嫩弱，若遇外感咳嗽日久不愈，正虚邪恋，热伤肺津，阴津受损，阴虚生内热，损伤肺络，或阴虚生燥，而致久咳不止，干咳无痰，声音嘶哑。

（二）病机

小儿咳嗽病因虽多，但其发病机制则一，皆为肺脏受累，宣肃失司而成。外感咳嗽病起于肺，内伤咳嗽可因肺病迁延，或他脏先病，累及于肺所致。

咳嗽病位主要在肺，由肺失宣肃所致，分外感、内伤两大类。《素问·咳论》指出："五脏六腑皆令人咳，非独肺也。"《景岳全书·咳嗽》指出："外感咳嗽，其来在肺，故必由肺以及他脏……内伤之咳，先伤他脏，故必由他脏以及肺。"叶天士《临证指南医案·咳嗽》明确提出："咳为气逆，嗽为有痰，内伤外感之因甚多，确不离乎肺脏为患也。"故小儿咳嗽的病变部位主要在肺，病理机制以肺失宣肃为主。肺为娇脏，其性清宣肃降，上连咽喉，开窍于鼻，外合皮毛，主一身之气，司呼吸。外邪从口鼻或皮毛而入，邪侵入肺，肺气失宣，清肃失职，发生咳嗽。小儿咳嗽亦常与脾相关。小儿脾常不足，脾虚生痰，上贮于肺，或咳嗽日久不愈，耗伤正气，可转为内伤咳嗽。而内伤咳嗽正气不足，复感外邪，也可出现表里俱病，虚实夹杂之证。

外感咳嗽起病较急，病程相对较短，以表证为主要表现，多属实证；内伤咳嗽起病相对缓慢，病程迁延，以里证为主要表现，先为实证，久则转为虚证或虚实夹杂证。

要点二　辨证论治

（一）辨证思路

本病辨证，明确病位在肺，以八纲辨证为纲，重在辨表里、寒热、虚实。

1. 辨外感内伤

小儿咳嗽起病急，病程短，兼有表证者，多属外感咳嗽；如病势缓慢，病程较长，并伴不同程度脏腑虚证者，多属内伤咳嗽。

2. 辨寒热虚实

通过小儿咳嗽的痰涎色量及伴随症状辨别。咳声频频，喉痒声重，伴鼻流清涕等肺卫表证，唇舌淡红，苔薄白，咽不红者，多属风寒咳嗽；咳声高亢气粗，或咳声嘶哑，伴鼻流浊涕等表证，唇舌咽红者，多属风热咳嗽；干咳阵阵，气涌作呛，舌红苔黄燥者，多为燥火伤肺；干咳或咳声短促而哑，舌红少苔或花剥者多属肺阴耗伤。咳声高亢，有力，为实；咳声低微，气短无力，为虚。痰稀色白易咯者多属寒；痰黄质黏咯之不爽者多属于热。

（二）论治方法

咳嗽治疗，应分清外感、内伤。外感咳嗽以疏散外邪，宣通肺气为基本法则，根据寒、热证候不同治以散寒宣肺、解热宣肺。外感咳嗽一般邪气盛而正气未虚，治疗时不宜过早使用滋腻、收涩、镇咳之药，以免留邪。内伤咳嗽应辨别病位、病性，随证施治。痰盛者，按痰热、痰湿不同，分别治以清肺化痰、燥湿化痰。气阴虚者，按气虚、阴虚之不同，分别治以健脾补肺、益气化痰，养阴润肺、兼清余热之法。本病除内服药物外，还常使用中成药等方法治疗。

（三）分证治疗

1. 外感咳嗽

（1）风寒袭肺证

证候：咳嗽频作，痰稀色白易咯，鼻塞，喷嚏，流清涕，恶寒，发热，无汗，咽痒声重，口不渴，头痛，全身酸痛，舌质淡红，苔薄白，脉浮紧或指纹浮红。

治法：疏风散寒，宣肺止咳。

主方：华盖散加减。

常用药：炙麻黄、苦杏仁、白前、紫苏子、桔梗、荆芥、防风、远志、甘草等。

加减：咳嗽重者，加紫菀、款冬花；痰多者，加橘红、清半夏；恶寒头痛者，加白芷、川芎、细辛。

（2）风热犯肺证

证候：咳嗽不爽，痰稠色黄难咯，鼻流浊涕，发热，恶风，有汗，咽痛，口渴，头痛，舌质红，苔薄黄，脉浮数或指纹浮紫。

治法：疏风清热，宣肺止咳。

主方：桑菊饮加减。

常用药：桑叶、菊花、薄荷、连翘、桔梗、苦杏仁、前胡、牛蒡子、甘草等。

加减：咽喉肿痛者，加板蓝根、玄参；咳重者，加枇杷叶、款冬花；痰多者，加浙贝母、瓜蒌皮。

（3）风燥伤肺证

证候：干咳无痰，或痰少难咯，或痰中带血，咽干鼻干，口干欲饮，咽痒咽痛，发热，大便干，舌红少津，苔薄而干，脉浮数或指纹浮紫。

治法：润燥止咳，疏风宣肺。

主方：桑杏汤加减。

常用药：桑叶、苦杏仁、浙贝母、北沙参、麦冬、淡豆豉、栀子、枇杷叶、甘草等。

加减：咳甚痰中带血者，加藕节炭、白茅根；口渴者，加天花粉、芦根；咽红咽痛者，加黄芩、板蓝根、玄参；大便干结者，加瓜蒌子、郁李仁。

2. 内伤咳嗽

（1）痰热壅肺证

证候：咳嗽痰多，或痰稠色黄难咯，发热口渴，面赤心烦，或伴气促，小便短赤，大便干结，舌质红，苔黄腻，脉滑数或指纹紫滞。

治法：清肺化痰，肃肺止咳。

主方：清金化痰汤加减。

常用药：黄芩、栀子、桑白皮、知母、瓜蒌皮、浙贝母、麦冬、桔梗、黛蛤散、甘草等。

加减：痰多者，加竹茹、葶苈子；心烦口渴者，加石膏、天花粉、淡竹叶；大便干结者，加枳实、大黄。

（2）痰湿蕴肺证

证候：咳嗽声重，痰多色白而稀，喉间痰鸣，胸闷纳呆，口不渴，神疲肢倦，大便溏薄，舌质淡，苔白腻，脉滑或指纹紫滞。

治法：燥湿化痰，肃肺止咳。

主方：二陈汤合三子养亲汤加减。

常用药：清半夏、陈皮、茯苓、远志、白芥子、莱菔子、紫苏子、枳壳、甘草等。

加减：痰多者，加苍术、厚朴；咳重者，加款冬花、胆南星；纳呆食少者，加焦六神曲、炒麦芽、焦山楂。

（3）阴虚肺热证

证候：干咳无痰，或痰少难咯，或痰中带血，咽痛声嘶，口舌干燥，潮热盗汗，五心烦热，形体消瘦，大便干结，舌红少苔，脉细数或指纹紫。

治法：滋阴润燥，养阴清肺。

主方：沙参麦冬汤加减。

常用药：北沙参、麦冬、玉竹、白扁豆、天花粉、桑叶、知母、川贝母、甘草等。

加减：潮热盗汗者，加地骨皮、青蒿、五味子；久咳不愈者，加炙百部、炙枇杷叶、诃子；痰中带血者，加墨旱莲、白茅根、藕节炭。

（4）肺脾气虚证

证候：咳嗽无力，痰稀色白，久延难愈，神疲自汗，气短懒言，面白少华，少食纳呆，反复感冒，舌质淡，苔薄白，脉细无力或指纹淡。

治法：益气补肺，健脾化痰。

主方：六君子汤加减。

常用药：党参、白术、茯苓、陈皮、法半夏、远志、炙甘草等。

加减：气短懒言者，加黄芪、山药；咳重痰多者，加炙紫菀、款冬花；食少纳呆者，加焦山楂、焦六神曲、豆蔻。

细目三 肺炎喘嗽

要点一 概述

肺炎喘嗽是小儿时期常见的一种肺系疾病，临床以发热、咳嗽、痰壅、气喘、肺部闻及中细湿啰音、X线全胸片见炎性阴影为主要证候，重者可见张口抬肩，呼吸困难，面色苍白，口唇青紫等症。

本病相当于西医学小儿肺炎。小儿肺炎常用分类有：①病理分类：支气管肺炎、大叶性肺炎、间质性肺炎，其中支气管肺炎最常见。②病因分类：感染性肺炎（病毒性肺炎、细菌性肺炎、支原体肺炎、衣原体肺炎、真菌性肺炎、原虫性肺炎）和非感染性肺炎（吸入性肺炎、坠积性肺炎、嗜酸细胞性肺炎），其中病毒性肺炎、支原体肺炎所占比例有上升趋势。

任何年龄小儿皆可患肺炎喘嗽，尤以婴幼儿为多发。年龄越小，病情重者越多。本病一年四季都可发生，以冬春季节及气候变化时发病率较高。

世界卫生组织（WHO）将小儿肺炎列为全球三种重要儿科疾病之一。据WHO统计，全世界每年约有400万5岁以下儿童死于肺炎，其中绝大多数是发展中国家的儿童，有2/3是婴儿。我国卫生部将小儿肺炎列为儿科重点防治的四病之一。据卫生部统计，我国每年约有30万5岁以下儿童死于肺炎，病死率在婴儿中占全部死亡率的23.9%，是造成婴儿死亡的第一位原因。

肺炎喘嗽的病名首见于清代谢玉琼的《麻科活人全书·气促发喘鼻煽胸高第五十一》，该书叙述麻疹出现“喘而无涕，兼之鼻煽”症状时，称为“肺炎喘嗽”，明确指出：“气促之症，多缘肺热不清所致……如肺炎喘嗽，以加味泻白散去人参甘草主之。”是作者对麻疹出现肺气闭郁并发症的命名。唐宋以前对小儿肺炎喘嗽的描述，大多以“喘鸣”、“肺胀”命名。早在《素问·通评虚实论》中就记述：“乳子中风热，喘鸣息肩者，脉何如？岐伯曰，喘鸣肩息者，脉实大也。缓则生，急则死。”这段文献描述了小儿外感风热后喘鸣息肩的病证，提出病情轻重的判断与脉搏缓急相关，若脉搏急促者预后不良，这与肺炎合并心力衰竭时的症状相似。关于本病的治疗，《伤寒论·辨太阳病脉证并治》说：“发汗后，不可更行桂枝汤。汗出而喘，无大热者，可与麻黄杏仁甘草石膏汤。”麻黄杏仁甘草石膏汤作为清宣肺热止咳平喘的主方历代沿用，与涤痰降气的《金匮要略》葶苈大枣泻肺汤等同为治疗本病的经典方剂。《医宗金鉴·幼科杂病心法要诀·喘证门》指出：“暴喘传名马脾风，胸高胀满胁作坑，鼻窍煽动神闷乱，五虎一捻服最灵。”所提出的五虎汤合一捻金对于痰热闭肺重证则更为适用。

近60多年来，中医中药在肺炎研究方面成绩显著，不仅大量的临床研究报道证实了中医药治疗小儿肺炎特别是病毒性肺炎的疗效，而且多宗实验研究表明了中药拮抗常见呼吸道病毒和细菌、调整人体免疫状态、增强组织自身的稳定性及抗损伤能力等的多靶点效应。此外，现代对治疗肺炎的中成药研究，在抗病毒试验、体外抑菌试验、免疫功能调节试验及改善肺通气功能、改善肺循环等方面亦获得成果。今后，中医药治疗肺炎的理论研究还需要深入，不同病因、不同证型小儿肺炎的优化治疗方案、作用机制等的研究需要全面开展，中西医结合治疗小儿肺炎的适应证及互补治疗方案的研究应当加强，作为综合性医院儿科住院患儿单病种统计占首位的病种，其研究发展前景是十分广阔的。

要点二　病因病机

小儿肺炎喘嗽发生的原因，有外因和内因两大类。外因责之于感受风邪，或由其他疾病传变而来，小儿寒温失调，风邪外袭而为病，风邪多夹热或夹寒为患，其中以风热为多见。内因责之于小儿形气未充，肺脏娇嫩，卫外不固，如先天禀赋不足，或后天喂养失宜，久病不愈，病后失调，则致正气虚弱，腠理不密，而易为外邪所中。

肺炎喘嗽的病变部位主要在肺，病机关键为肺气郁闭，痰热是其病理产物。肺脏为娇脏，性喜清肃，外合皮毛，开窍于鼻。外感风邪由口鼻或皮毛而入，侵犯肺卫，致肺气失展，宣降失司，清肃之令不行，闭郁不宣，化热灼津，炼液成痰，阻于气道，肃降无权，从而出现咳嗽、气促、痰壅、鼻煽、发热等肺气郁闭的证候，发为肺炎喘嗽。小儿肺炎喘嗽病变常累及脾，重者亦可内窜心肝。

1. 风寒郁肺

肺主皮毛，风寒之邪外侵，由皮毛而入，寒邪束肺，肺气郁遏，失于宣降，其气上逆，则致呛咳气急；卫阳为寒邪所遏，阳气不得敷布全身，则见恶寒发热而无汗；肺气郁阻，水液输化无权，凝而为痰，则见痰涎色白而清稀。

2. 风热郁肺

风热之邪侵袭，由皮毛或口鼻而入，热邪犯肺，肺气郁阻，失于宣肃，则致发热咳嗽；邪阻肺络，水道通调失职，水液输化无权，留滞肺络，凝聚为痰，或温热之邪，灼伤肺津，炼液为痰，痰阻气道，壅盛于肺，则见咳嗽剧烈，喉间痰鸣，气促鼻煽。本证也可由外感风寒之证转化而来。

3. 痰热闭肺

邪热郁阻于肺，肺气失于宣发肃降，肺津因之熏灼凝聚，熬炼成痰。痰热相结，壅阻于肺，肺气闭郁，则致发热咳嗽，气促鼻煽，喉间痰鸣；痰堵胸宇，胃失和降，则胸闷胀满，泛吐痰涎；热毒壅盛，则见面赤口渴；气滞血瘀，血流不畅，则致口唇紫绀。

4. 毒热闭肺

邪气炽盛，毒热内闭肺气，或痰热炽盛化火，熏灼肺金，则致高热持续，咳嗽剧烈，气促喘憋，烦躁口渴，面赤唇红，小便短黄，大便干结；毒热耗灼阴津，津不上承，清窍不利，则见涕泪俱无，鼻孔干燥如煤烟。

5. 阴虚肺热

小儿肺脏娇嫩，邪热伤肺，最易耗损阴津，以致正虚邪恋。肺阴亏损，则干咳无痰，舌红乏津；余邪留恋不去，见低热盗汗，舌苔黄，脉细数。

6. 肺脾气虚

体质虚弱儿或伴有其他疾病者，感受外邪后易累及脾，肺炎迁延，现肺脾气虚之证候。病程中肺气耗伤太过，余邪留恋，则发热起伏不定；肺为气之主，肺虚气无所主，则致咳嗽无力；肺气虚弱，营卫失和，卫表失固，则动辄汗出；脾虚运化失健，痰湿内生，则致喉中痰鸣，食欲不振，大便溏薄；肺脾气虚，气血生化乏源，则见面色无华，神乏无力，舌淡苔薄，脉细无力。

7. 心阳虚衰

由于小儿肺脏娇嫩，或素体虚弱，感邪之后，肺为邪闭，气机不利。气为血之帅，气郁则血滞，心血运行不畅，可致心失所养，心气不足，心阳不能运达敷布，则致面色苍白，口唇青紫，四肢厥冷；肝为藏血之脏，右肋为肝脏之位，血滞则郁阻，故右肋下出现痞块；脉通于心，心阳不能通脉运血，则脉微弱而数，此为心阳虚衰之变证。

8. 邪陷厥阴

小儿感受风温之邪，易化热化火，若邪热内陷心包，则致壮热，烦躁，神志不清；邪入肝经，化火动风，则致两目窜视，口噤项强，邪热伤阴，故舌质红绛，此为邪陷厥阴之变证。

要点三　诊断

（一）诊断要点

1. 临床表现

气喘，咳嗽，咳痰痰鸣，发热，肺部可闻及中、细湿啰音。

2. 实验室及特殊检查

（1）X线全胸片：小片状、斑片状阴影，也可出现不均匀的大片状阴影，或为肺纹理增多、紊乱，肺部透亮度增强或降低。

（2）病原学检查：细菌培养、病毒学检查、肺炎支原体检测等，可获得相应的病原学诊断。

（3）血常规：细菌性肺炎，白细胞总数可升高，中性粒细胞增多。病毒性肺炎，白细胞总数正常或偏低。

（二）鉴别诊断

本病临床上主要需与哮喘（包括儿童哮喘和咳嗽变异型哮喘）鉴别。咳嗽变异型哮喘以咳嗽为主症，与本病明显不同。儿童哮喘呈反复发作的喘息、气促、胸闷或咳嗽，发作时双肺可闻及散在或弥漫性以呼气相为主的哮鸣音、呼气相延长，支气管舒张剂有显著疗效，也可与肺炎鉴别。值得注意的是，哮喘继发感染可出现肺炎表现；哮喘的易发诱因病毒感染，尤其是呼吸道合胞病毒感染，也是病毒性肺炎最常见的病因。因此，两者同时发生也为目前临床常见。

要点四　辨证论治

（一）辨证思路

本病辨证，重在辨常证和变证。常证重在辨表里、寒热、虚实、痰重热重；变证重在辨重证、危证。

1. 初期辨风寒风热

病初起时与感冒相似，多有表证，但很快入里化热，主要表现为发热、咳嗽、气喘。根据全身及局部症状辨风寒风热：凡恶寒发热，无汗，咳嗽气急，痰多清稀，舌质不红，苔白，为风寒郁肺；若发热恶风，咳嗽气急，痰多黏稠或色黄，舌质红，苔薄白或黄，为风热郁肺。

2. 极期辨痰重热重

痰重则咳嗽剧烈、气促鼻煽，痰多喉鸣，甚则痰声辘辘，胸高抬肩撷肚，舌红苔白滑而腻，脉滑。热重则高热不退，面赤唇红，便秘尿赤，舌红苔黄糙，脉洪大。若高热持续，气急喘憋、烦躁口渴者可为毒热闭肺。亦有痰热并重者，则以上二者相兼。

3. 后期辨气虚阴伤

病程较长者以虚证居多。低热盗汗，干咳无痰，舌红少津，舌苔花剥、苔少或无苔，为阴虚肺热；若面白少华，动则汗出，咳嗽无力，舌质淡，舌苔薄白，为肺脾气虚。

4. 重证辨常证变证

如见呼吸困难，张口抬肩，鼻翼煽动，为本病中的重证。若正气不足，邪毒闭肺后，阳气虚衰，可见喘促肢厥，脉细弱而数，为心阳虚衰之变证；若邪毒炽盛，内陷心肝，蒙蔽清窍，煽动肝风，可见神昏抽搐，为邪陷厥阴之变证。变证皆为重证，其程度又常与发病年龄有关，年龄小者常病情越重。若邪热内迫肝经，陷于心包，如救治不当，拖延稍久，又可出现气阴两竭，阴伤及阳之危证。

（二）论治方法

肺炎喘嗽的治疗，以开肺化痰，止咳平喘为基本法则。开肺以恢复肺气宣发肃降功能为要务，宣肃如常则咳喘自平。若痰多壅盛者，首先降气涤痰；喘憋严重者，治以平喘利气；气滞血瘀者，佐以活血化瘀；肺与大肠相表里，壮热炽盛时可用通下药以通腑泄热。病久肺脾气虚者，宜健脾补肺以扶正为主；若阴虚肺燥，用药宜甘寒养阴润肺化痰，兼清解余热。出现变证，心阳虚衰者，宜温补心阳；邪陷厥阴者，宜开窍息风；或随证加减。本病除内服药物外，还常使用中药注射液静脉滴注及外治等方法治疗。出现变证者，应中西医结合救治。

（三）分证治疗

1. 常证

（1）风寒郁肺证

证候：恶寒发热，头身痛，无汗，鼻塞流清涕，喷嚏，咳嗽，气喘鼻煽，痰稀色白易咯，可见泡沫样痰，或闻喉间痰鸣，咽不红，口不渴，面色淡白，纳呆，小便清，舌淡红，苔薄白，脉浮紧，指纹浮红。

治法：辛温宣肺，止咳平喘。

主方：华盖散加减。

常用药：麻黄、苦杏仁、防风、桔梗、紫苏子、桑白皮、陈皮、制半夏、甘草。

加减：恶寒身痛加桂枝、白芷；咳嗽痰多加白前、远志；高热加生石膏、黄芩。

（2）风热郁肺证

证候：发热恶风，头痛有汗，鼻塞流清涕或黄涕，咳嗽，气喘，咯黄痰，或闻喉间痰嘶，鼻翼煽动，声高息涌，胸膈满闷，咽红肿，口渴欲饮，纳呆，便秘，小便黄少，面色红赤，烦躁不安，舌质红，苔薄黄，脉浮数，指纹浮紫。

治法：辛凉宣肺，清热化痰。

主方：偏表证，身热较甚而咳喘不剧，银翘散主之；偏里证，热邪偏重，频咳，气促，痰多，麻黄杏仁甘草石膏汤主之。

常用药：偏表证用金银花、连翘、淡竹叶、荆芥、淡豆豉、薄荷、桔梗、桑叶、牛蒡子、大青叶、甘草；偏里证用炙麻黄、苦杏仁、前胡、款冬花、浙贝母、生石膏、薄荷、黄芩、甘草。

加减：若壮热烦渴，重用生石膏，加知母；喘息痰鸣加葶苈子、瓜蒌皮、枳壳；咽喉红肿疼痛加射干、蝉蜕、板蓝根、芦根。

（3）痰热闭肺证

证候：发热，有汗，咳嗽，咳痰黄稠或喉间痰鸣，气急喘促，鼻翼煽动，声高息涌，呼吸困难，胸高胁满，张口抬肩，口唇紫绀，咽红肿，面色红，口渴欲饮，纳呆，便秘，小便黄少，烦躁不安，舌质红，苔黄腻，脉滑数，指纹紫滞。

治法：清热涤痰，开肺定喘。

主方：麻黄杏仁甘草石膏汤合葶苈大枣泻肺汤加减。

常用药：炙麻黄、生石膏、苦杏仁、葶苈子、紫苏子、桑白皮、黄芩、虎杖、天竺黄、甘草。

加减：热重加栀子、败酱草，伴大便干加用生大黄；伴痰壅喘急加用礞石滚痰丸；咳嗽重加前胡、款冬花；痰多加鲜竹沥、浙贝母、制胆南星、猴枣散；紫绀加丹参、赤芍；高热惊惕加服紫雪；喘甚便秘痰涌而病情较急者加服牛黄夺命散。

（4）毒热闭肺证

证候：壮热不退，咳嗽剧烈，痰黄稠难咯或痰中带血，气急喘促，喘憋，呼吸困难，鼻翼煽动，胸高胁满，胸膈满闷，张口抬肩，鼻孔干燥，面色红赤，口唇紫绀，涕泪俱无，烦躁不宁或嗜睡，甚至神昏谵语，呛奶，恶心呕吐，口渴引饮，便秘，小便黄少，舌红少津，苔黄腻或黄燥，脉洪数，指纹紫滞。

治法：清热解毒，泻肺开闭。

主方：黄连解毒汤合麻黄杏仁甘草石膏汤加减。

常用药：炙麻黄、苦杏仁、前胡、黄芩、黄连、栀子、生石膏、生地黄、玄参、连翘、甘草。

加减：热毒重加虎杖、蒲公英、败酱草；伴便秘腹胀加生大黄、玄明粉；烦躁不宁加白芍、钩藤；口干鼻燥，涕泪全无加北沙参、麦冬、玉竹。

（5）阴虚肺热证

证候：咳喘持久，时有低热，手足心热，干咳，痰量少或无痰，咳痰带血，面色潮红，口干，口渴欲饮，神疲倦怠，夜卧不安，形体消瘦，盗汗，便秘，小便黄少，病程迁延，舌红少津，苔少或花剥，脉细数，指纹淡红。

治法：养阴清肺，润肺止咳。

主方：沙参麦冬汤加减。

常用药：北沙参、麦冬、玉竹、桑白皮、百合、地骨皮、天花粉、生地黄、玄参、川贝母、甘草。

加减：低热加青蒿、知母、黄芩；咳甚加紫菀、百部、枇杷叶；干咳不止加五味子、乌梅；盗汗加煅龙骨、煅牡蛎、酸枣仁、五味子。

（6）肺脾气虚证

证候：久咳、咳痰无力，痰稀白易咯，气短，喘促乏力，动则喘甚，低热起伏，面白少华，神疲乏力，形体消瘦，自汗，纳差，口不渴，便溏，病程迁延，反复感冒，舌质淡红，舌体胖嫩，苔薄白，脉无力或细弱，指纹淡。

治法：补肺益气，健脾化痰。

主方：人参五味子汤加减。

常用药：党参（或人参）、白术、茯苓、炙黄芪、防风、半夏、陈皮、五味子、焦六神曲、甘草。

加减：多汗或动则汗出加煅龙骨、煅牡蛎，或加服桂枝龙骨牡蛎汤；咳嗽较甚加百部、紫菀、款冬花；纳谷不香加炒谷芽、炒麦芽。

2. 变证

（1）心阳虚衰证

证候：面色苍白，唇指紫绀，呼吸浅促、困难，四肢不温，多汗，胁下痞块，心悸动数，虚烦不安，神萎淡漠，小便减少，舌质淡紫，脉疾数、细弱欲绝，指纹紫滞。

治法：温补心阳，救逆固脱。

主方：参附龙牡救逆汤加减。

常用药：人参、附子、煅龙骨、煅牡蛎、白芍、炙甘草。

加减：面色唇舌青紫，右胁肋下痞块明显加红花、丹参；呼吸不整或叹息样呼吸加山茱萸、炙麻黄、熟地黄。

（2）邪陷厥阴证

证候：壮热不退，口唇紫绀，气促，喉间痰鸣，烦躁不安，谵语狂躁，神识昏迷，口噤项强，角弓反张，四肢抽搐，舌质红绛，脉细数，指纹紫。

治法：清心开窍，平肝息风。

主方：羚角钩藤汤加减合牛黄清心丸。

常用药：羚羊角粉、钩藤、菊花、生地黄、白芍、黄芩、黄连、郁金、浙贝母、生石膏、石决明、甘草。另服牛黄清心丸。

加减：高热神昏加服安宫牛黄丸或至宝丹；抽搐加僵蚕、蒺藜；痰多加天竺黄、胆南星、石菖蒲。

要点五　多种疗法应用

（一）口服中成药

1. 通宣理肺口服液

成人剂量：口服，每服 20ml，1 日 2～3 次；7 岁以上儿童服量减半，3～7 岁儿童服量为1/3。用于风寒郁肺证。

2. 羚羊清肺散

成人剂量：口服，每服1g，1日2次，周岁以下小儿酌减。用于风热郁肺证、痰热闭肺证。

3. 儿童清肺口服液

口服，每服20ml，6岁以下每服10ml，1日3次。用于痰热闭肺证。

4. 天黄猴枣散

口服，每服1～4岁0.15g、4岁以上0.3g，1日1～2次。用于痰热闭肺证。

5. 安宫牛黄丸（散）

口服。丸剂：每丸重3g。每服1丸，1日1次，小儿3岁以内每服1/4丸、4～6岁每服1/2丸，1日1次。散剂：每瓶装1.6g。每服1瓶，1日1次，小儿3岁以内每服1/4瓶、4～6岁每服1/2瓶。或遵医嘱。温开水送服。用于毒热闭肺证、邪陷厥阴证。

6. 玉屏风口服液（颗粒）

口服，每服小于1岁3ml或2g、1～5岁5～10ml或2.5～5g、6～14岁10ml或5g，1日3次。用于肺脾气虚证。

（二）中药注射剂

1. 清开灵注射液

每支2ml。静脉滴注：1ml/（kg·d），最大剂量不超过20ml，以10%葡萄糖注射液10ml稀释1ml清开灵的比例，每日1次。输液速度：注意滴速勿快，儿童以20～40滴/分钟为宜。用于痰热闭肺证、毒热闭肺证、邪陷厥阴证。

2. 炎琥宁注射液

每支80mg。临用前，加灭菌注射用水适量使溶解。静脉滴注：10mg/（kg·d），量大剂量不超过160mg，用5%葡萄糖注射液或5%葡萄糖氯化钠注射液稀释后滴注。用于痰热闭肺证、毒热闭肺证。

3. 参附注射液

每支10ml。静脉缓慢滴注1～2ml/（kg·d），最大剂量不超过20ml，用5%～10%葡萄糖注射液100～250ml稀释后使用，婴幼儿建议按照1∶5的稀释倍数使用。用于心阳虚衰证。

（三）敷贴疗法

肉桂、公丁香、川乌、草乌、乳香、没药各15g，红花、当归、川芎、赤芍、透骨草各30g。高热、气喘者，可加用黄芩、黄连、大黄各10g。研末，凡士林调，敷贴于肺俞穴或啰音处，胶布固定，约2小时取下，1日1次，7日为1疗程。用于肺部湿性啰音明显者。

（四）拔罐疗法

选取肺俞、阿是穴，1日1次。佐治啰音吸收不良。

（五）西医治疗

1. 病因治疗

（1）细菌感染：细菌感染或在病毒感染基础上合并细菌感染：采用抗生素治疗。使用原则：①根据病原菌选择敏感药物；②早期治疗；③联合用药；④选用渗入下呼吸道浓度高的药物；⑤足量、足疗程；⑥重症宜经静脉给药。WHO 推荐 4 种第一线抗生素，即复方新诺明、青霉素、氨苄青霉素和羟氨苄青霉素，其中青霉素为首选药；复方新诺明不能用于新生儿。我国卫生部对轻症肺炎推荐使用头孢氨苄。肺炎支原体、衣原体肺炎选用大环内酯类抗生素，如红霉素、柱晶白霉素、罗红霉素、阿奇霉素、交沙霉素等。用药时间应持续至体温正常后 5 ~7 天，临床症状基本消失后 3 天。支原体肺炎至少用药 2 ~3 周。葡萄球菌肺炎疗程宜长，一般于体温正常后继续用药 2 周，总疗程 6 周。

（2）病毒感染：目前无理想的抗病毒药，临床常用药物：三氮唑核苷（病毒唑）对合胞病毒、腺病毒有效；干扰素抑制病毒在细胞内复制，早期使用疗效较好；聚肌胞为干扰素诱生剂，能增加机体抗病毒能力；乳清液为产后 5 ~7 天初乳制成的乳清液雾化剂，超声雾化吸入对病毒性肺炎有效；左旋咪唑能增强单核细胞的吞噬功能，间接起到抗病毒的作用。

2. 对症治疗

（1）氧疗：凡具有低氧血症者，有呼吸困难、喘憋、口唇发绀、面色苍灰等时应立即给氧。多采取鼻前庭给氧，氧流量为每分钟 0.5 ~1 L；氧浓度不超过 40%；氧气宜湿化，以免损伤气道纤毛上皮细胞和痰液变黏稠。显著缺氧者可用面罩给氧，氧流量为每分钟 2 ~4 L，氧浓度为 50% ~60%。若出现呼吸衰竭，则应使用人工呼吸器。

（2）保持呼吸道通畅：包括使用祛痰剂，常用复方甘草合剂；雾化吸入 α－糜蛋白酶，可裂解痰液中的黏蛋白；喘憋严重者选用支气管解痉剂；保证液体摄入量，有利于痰液排除。

（3）腹胀的治疗：低钾血症引起者及时补钾；若中毒性肠麻痹，应禁食、胃肠减压、皮下注射新斯的明，亦可联用酚妥拉明或阿拉明。

3. 糖皮质激素的应用

糖皮质激素可减少炎性渗出物，解除支气管痉挛，改善血管通透性，降低颅内压，改善微循环。适应证：①中毒症状明显；②严重喘憋；③伴有脑水肿、中毒性脑病、感染性休克、呼吸衰竭等；④胸膜有渗出者。常用地塞米松，每次 2 ~5mg，每日 2 ~3 次，疗程 3 ~5 天。

4. 并存症和并发症的治疗

对并存佝偻病、营养不良者应给予相应疾病的治疗。对并发脓胸、脓气胸者应及时抽脓、抽气。对年龄小，中毒症状重，或脓液黏稠，经反复穿刺抽脓不畅者，或张力性气胸者宜考虑胸腔闭式引流。

5. 其他治疗

（1）肺部理疗：可促进炎症消散。

（2）细胞免疫调节剂：胸腺肽能增强抗生素的作用。

（3）氧自由基清除剂：维生素 C、维生素 E 等氧自由基清除剂，能清除氧自由基，有利于疾病的恢复。

（4）大剂量免疫球蛋白静脉注射：对严重感染有良好的治疗作用。

（5）液体疗法：常采用口服补液，对不能进食或有明显脱水及代谢性酸中毒者，可用静脉输液。

6. 肺炎合并心力衰竭的诊断治疗

（1）肺炎合并心力衰竭的诊断：肺炎合并心力衰竭的表现为：①心率突然加快，超过 180 次/分钟；②呼吸突然加快，超过 60 次/分钟；③突然发生极度烦躁不安；③面色明显发绀，皮肤苍白、发灰、发花、发凉，指（趾）甲微血管再充盈时间延长，尿少或无尿；④心音低钝，有奔马律，颈静脉怒张。X 线检查示心脏扩大；⑤肝脏迅速扩大；⑥颜面、眼睑或下肢水肿。具有前 5 项者即可诊断心力衰竭。

（2）肺炎合并心力衰竭的治疗：除给氧、祛痰、止咳、镇静等一般处理外，主要用强心剂，首选西地兰或毒毛旋花子甙 K 或地高辛。西地兰剂量为每次 0.01 ~0.015mg /kg，静脉推注或加入点滴小壶中，必要时 2 ~3 小时重复给一次，以后改为地高辛洋地黄化。不严重的病例，一开始即可应用地高辛，口服剂量为：＜2 岁 0.04 ~0.06mg/kg，＞2 岁 0.03 ~0.04mg/kg。首次用化量的 2/5，以后每 6 ~8 小时给 1/5 量；末次给药 12 小时后开始用维持量，维持量每日为化量的 1/5，分 2 次服。静脉注射为口服量的 3/4。危急者选用毒毛旋花子甙 K 时可先用饱和量的 2/3，必要时 2 ~4 小时后重复使用首剂的半量。必要时可并用利尿剂及血管扩张剂。注射钙剂，宜 6 ~8 小时后方可给洋地黄类药物。

细目四　哮喘

要点一　概述

哮喘是由多种原因引起的小儿时期常见的肺系疾病。哮指声响言，喘指气息言，哮必兼喘，故通称哮喘。临床以反复发作，发作时喘促气急，喉间哮鸣，呼吸困难，张口抬肩，摇身撷肚为主要特征。

本病包括了西医学所称喘息性支气管炎、儿童哮喘等，西医学的咳嗽变异性哮喘不属于本病范围，但可参考本病辨证论治。其发作有明显的季节性，冬春二季及气候骤变时易于发作。发病年龄以 1 ~6 岁为多见，大多在 3 岁以内初次发作。多数病儿可经治疗缓解或自行缓解，部分儿童哮喘在青春发育期可完全消失。接受正确治疗和调护的病儿，随年龄的增长，大都可以终生控制而不发作。但如治疗不当，长时间反复发作，会影响肺的功能，易造成肺肾两虚，喘息持续，难以缓解，甚至终生不得控制或危及生命。

全球大约有 2 亿人患哮喘，近年来发病率又有增加趋势，特别是小儿哮喘有明显增多。我国小儿哮喘患病率为 2.0% ~4.2%，有些地区甚至达到 10.1% ~12.4%。哮喘已成为一种严重的公共卫生问题而引起世界各国的高度重视。世界卫生组织（WHO）参与制定的《全球哮喘防治的创议》，简称“创议”（GINA）方案，为支气管哮喘的预防、治疗、管理等提供了科学指导。

哮喘的病因复杂，受遗传和环境双重因素影响。本病是一种多基因遗传病，其中过敏体质（特发反应性体质）与本病关系密切，多数患儿既往有湿疹、过敏性鼻炎、食物或药物过敏史，不少患儿有家族史。但是，哮喘的形成和反复发作往往又是受环境因素综合作用的结果，如呼吸道感染和寒冷刺激，接触或吸入螨、蟑螂、霉菌、皮毛、花粉等过敏原。哮喘是由嗜酸性粒细胞、肥大细胞和T淋巴细胞等多种炎性细胞参与的气道慢性炎症，这种气道炎症使易感者对各种激发因子具有气道高反应性，并可引起气道缩窄。因此，气道高反应性是哮喘的基本特征，气管慢性（变应性）炎症是哮喘的基本病变。在发病因子的作用下，参与病损形成过程的因素有免疫因素，神经、精神因素，内分泌因素。

哮喘作为病名，首见于朱丹溪的《丹溪心法·喘论》，并提出了"哮喘专主于痰"的治则。与哮喘相关的中医病名尚有"齁"，见《幼幼新书·卷第十六》，指小儿有痰饮内伏，发作时气促喘急，喉间如拽锯声音的疾病。"哮吼"，见《幼科折衷·喘症》，指喉中痰鸣如吼的喘证证候。"呷嗽"，见《诸病源候论·咳嗽病诸候》："呀呷有声，谓之呷嗽。"《幼幼集成·哮喘证治》曰："吼者，喉中如拽锯，若水鸡声者是也；喘者，气促而连属，不能以息者是也。故吼以声响言，喘以气息名。"对哮喘的命名作了进一步的阐述。

关于哮喘的发病特点，《幼科发挥·肺所生病》》指出："小儿素有哮喘，遇天雨而发者……或有喘疾，遇寒冷而发，发则连绵不已，发过如常，有时复发，此为宿疾，不可除也。"认识到本病是慢性、反复发作、难以根治的疾病。《杂病源流犀烛·咳嗽哮喘源流》认为："哮证大都感于幼稚之时"，提出小儿哮喘发病年龄大多在婴幼儿时期。

对于小儿哮喘的病因，宋代张季明《医说·治齁喘》指出："因食盐虾过多，遂得齁喘之疾。"《幼科释谜·咳嗽哮喘》曰："……或嗜酸咸，膈脘煎熬……乃合成哮。"皆指出饮食不当可致哮喘。《婴童百问·第五十六问》指出："小儿有因惊暴触心，肺气虚发喘者，有伤寒肺气壅盛发喘者，有感风咳嗽肺虚发喘者，有因食咸酸伤肺气发虚痰作喘者，有食热物毒物冒触三焦，肺肝气逆作喘者。"《医宗必读·喘》指出："良由痰火郁于内，风寒束于外，或因坐卧寒湿，或因酸咸过食，或因积火熏蒸，病根深入，难以卒除。"《症因脉治·哮病》云："哮病之因，痰饮留伏，结成窠臼，潜伏于内，偶有七情之犯，饮食之伤，或外有时令之风束其肌表，则哮喘之症作矣。"说明了小儿哮喘的病因与感受外邪、过食酸咸食物、精神因素等均密切相关。

关于哮喘的病机，《证治汇补·哮病》有精辟的阐述："哮即痰喘久而常发者，因内有壅塞之气，外有非时之感，膈有胶固之痰，三者相合，闭拒气道，搏击有声，发为哮病。"此外，《景岳全书·喘促》曰："喘有宿根，遇寒即发，或遇劳即发，名哮喘。"《保婴撮要·作喘》指出："喘急之证，多因脾肺气虚，腠理不密，外邪所乘，真气虚而邪气实者为多。"清代程国彭《医学心悟·喘》亦云："夫外感之喘，多出于肺，内伤之喘，未有不由于肾者。"以上三条，说明肺、脾、肾三脏虚弱是导致哮喘反复发作的重要原因。

哮喘的临床症状，唐代王焘《外台秘要·久咳坐卧不得方》曰："久患气嗽，发时奔喘，坐卧不得，并喉里呀声，气欲绝。"《幼幼集成·哮喘证治》指出："夫喘者，恶候也。肺金清肃之令不能下行，故上逆为喘……吼者，喉中如拽锯，若水鸡声者是也。喘者，气促而连属，不能以息者是也。故吼以声响言，喘以气息名。凡喉如水鸡声者为实，喉如鼾声者为虚。虽由于痰火内郁，风寒外束，而治之者不可不分虚实也。"

哮喘的治疗，《金匮要略·肺痿肺痈咳嗽上气篇》就已指出："咳而上气，喉中水鸡声，射干麻黄汤主之。"《幼幼集成·哮喘证治》曰："凡哮喘初发，宜服苏陈九宝汤。盖哮喘为顽痰闭塞，非麻黄不足以开其肺窍，放胆用之，百发百中。”《幼科全书·哮喘》指出：“其证有二，不离痰火，有卒感风寒而得者，有曾伤盐酢汤水而得者，故天阴则病发，连绵不已。轻则以五虎汤，一服即止，重则葶苈丸治之，皆一时解急之法。若欲断根，当内服五圣丹、外用灸法……仍禁酸咸辛热之物。”

要点二 病因病机

（一）病因

本病的发病原因有外因和内因两方面，外因是诱发因素，内因是夙因。内因责之于肺脾肾不足痰饮内伏，多种外因作用于内因而发为哮喘。《症因脉治·哮病》云：“哮病之因，痰饮留伏，结成窠臼，潜伏于内，偶有七情之犯，饮食之伤，或外有时令之风寒束其肌表，则哮喘之症作矣。”

1. 内因

（1）痰饮留伏：痰饮留伏的部位在肺，而痰饮的产生与肺、脾、肾三脏功能的失调密切相关。肺主一身之气，为水之上源，有通调水道的功能。素体肺虚或反复感邪伤肺，治节无权，水津不能通调、输布，则停而为痰为饮。脾主运化水湿，素体脾虚或疾病、药物伤脾，水湿不运，蕴湿生痰，故脾为生痰之源，所生之痰上贮于肺。肾为水脏，主一身水液调节，先天不足或后天失调致肾气虚衰，蒸化失职，阳虚水泛为痰，上泛于肺。若是反复感受风邪，加之小儿素禀有异，则风痰相结，留着于肺，一旦外因相袭，则易引动内蕴之风痰，也形成了哮喘反复发作的内因。

（2）遗传因素：小儿哮喘常有家族史，即患儿亲属中常有哮喘患者，故认为本病具有一定的遗传因素。若一、二级亲属中夙有哮喘，或小儿先天不足，则发病的原因与先天禀赋有直接关系。素体肺、脾、肾不足，津液凝聚为痰，伏藏于肺，形成哮喘反复发作的宿根。

2. 外因

哮喘发病，外因是重要的诱发因素，外因引动内因而发作。哮喘的诱因很多，根据儿科临床发病的特点，其诱发因素，归纳起来，大抵有三类：

（1）外感六淫：气温突然变化，小儿护卫不周，则易于感受外邪。外感六淫，尤其是风邪侵袭，首先犯肺，肺卫失宣，肺气上逆，触动伏痰，痰气交阻于气道，则发为哮喘。小儿时期的感冒是引起哮喘发作的常见诱因，并可由此而使患儿病情加重。

（2）接触异物：如吸入花粉、居室的螨、灰尘、烟尘、煤气、油烟异味以及动物羽毛的皮屑、杀虫粉、棉花籽等。这些异物可由气道或肌肤而入，均犯于肺，触动伏痰，影响肺气的宣降，导致肺气上逆，发生哮喘。

（3）饮食不慎：食入易于引发该患儿内蕴之风痰的特异食物，如海腥、虾蟹、牛奶、鸡蛋等；或者过食生冷酸咸，使肺脾受损，所谓“形寒饮冷则伤肺”；或如过食肥甘，积热蒸痰。均可使风痰上犯，肺气壅塞不利，诱导哮喘的发生。

（4）劳倦所伤：哮喘每在过劳或游玩过度而发。劳倦过度伤人正气，或汗出当风，触冒外邪，引动伏痰，肺气不利而发为哮喘。

（5）情志失摄：情志失摄，受到异常刺激而过极，常使气机逆乱，升降失常，引动伏痰，肺气上逆而喘。

上述诱因中以外感六淫引发哮喘最为多见，接触异物、饮食不慎次之。这些诱因中，有的既是形成伏痰的原发因素，又是引发哮喘的直接诱因。此外，各种诱因可以单独引发哮喘，亦可几种因素相合致病。

现代研究认为哮喘是由嗜酸性粒细胞（EOS）、肥大细胞和T淋巴细胞等多种炎症细胞参与的气道慢性变态反应性炎症。这种慢性气道炎症不仅发生于哮喘的发作期，在哮喘的缓解期也仍然存在，使易感者对各种激发因子具有气道高反应性。哮喘的发病机制至今仍未完全明了，目前一般认为哮喘是一种多基因遗传病，在环境因素和基因的共同作用下导致哮喘的发生。

（二）病机

哮喘发病，是外来因素作用于内在因素的结果，所以，本病的发病机制，主要在于痰饮内伏，触遇诱因而发。当发作时，则痰随气升，气因痰阻，相互搏结，阻塞气道，宣降失常，而出现呼吸困难，气息喘促，同时，气体的出入，又复引触停积之痰，是以产生哮鸣之声。

1. 痰伏于肺是病机关键

伏痰的形成是肺、脾、肾等脏腑功能失调，津液停聚而成，外风、内风常与痰饮相合而内蕴。痰之为病非常广泛，随其所停部位不同，发生的病证各异。哮喘的病机关键在痰伏于肺，形成夙根，遇触即发。夙痰久伏造成哮喘反复发作。哮喘发作的机制，在于外因引动伏痰，痰气相合。发作之时，痰随气升，气因痰阻，相互搏结，壅塞气道，气息不畅，因而产生呼吸喘促，呼气延长，痰随呼吸气息升降，发出哮鸣之声。

哮喘的病位以肺为主。脾、肾与肺在生理病理方面关系密切。肺司呼吸，肾主纳气；脾为生痰之源，肺为贮痰之器。因而本病与脾、肾失调也常相关。

2. 发作期以邪实为主，有寒热之分

哮喘发作期以邪实为主，表现为痰邪壅肺，有形之痰阻于气道，形成喉中哮鸣，呼吸急促。由于病因不同，体质差异，病机演变有寒热之分，所谓寒痰、热痰阻肺。外感风寒，内伤生冷者，则为寒痰伏肺；由于素体阳虚者，则气不化津，也致寒痰内伏，均表现为寒性哮喘。由于外感风热，素体阴虚，痰热郁肺，或寒痰久伏化热而致者，则表现为热性哮喘；由于素体阳盛，复感风寒者，或外寒未解，里热已成者，则外寒内热，形成寒包火，是为寒热错杂证候；若哮喘持续发作，经日持久，或反复多次发作，正气亏虚者，痰壅气喘，动则尤甚，可出现肺家痰浊壅盛，肾之真阳亏虚的邪实正虚证，即虚实夹杂证候，随邪正消长，又有偏于邪实和偏于正虚的区别。

3. 缓解期以正虚为主，有肺、脾、肾之别，气、阴、阳之分

哮喘反复发作，久病气阴阳日益耗伤，正气渐虚，因而在发作缓解之后，仍有肺、脾、肾亏虚之征。痰伏于内，正气亏虚，又造成夙因久留，御邪力弱，反复发病，难以痊愈。

哮喘反复发作，肺气耗散，故在缓解期表现为肺气虚弱，久而不复。肺与脾肾关系密切。母病及子，子病又可及母，肺虚则脾气亦虚，脾虚不运，则停湿生痰，痰浊上贮，则呼吸不利，故本病往往表现为时发时止，反复不已。肺脾久虚，又可导致肾气虚弱，或者患儿先天肾气未充，均可表现为后天脾肾阳虚，阳气虚则摄纳失职，气逆于上，产生“喘气不足以息”，故在缓解时，也可表现有轻度持续性哮喘征象。另有少数患儿素体阴虚，或者肺热伤阴、过食温热之品伤阴，则致肺肾阴虚，失于润养，肺主气司呼吸功能失职，同样可以使哮喘反复发作。

根据以上分析，结合临床证候，哮喘缓解期病机多表现为肺脾气虚、脾肾阳虚、肺肾阴虚三种病机特点。

4. 哮喘反复发作，源于外邪、伏痰、体质

（1）外邪难防：临床上多数哮喘患儿因感冒而诱发哮喘，部分哮喘患儿同时又是复感儿，反复感受外邪是哮喘反复发作的重要原因，防治外邪是根治哮喘的重要措施。

（2）伏痰难除：伏痰是哮喘发作的夙根，伏痰在哮喘发作时表现为有形之痰，不发之时为无形之痰，消除伏痰是防治哮喘的关键。

（3）素体难调：古今医家都十分重视哮喘患儿的体质，无论在发病学还是在治疗学方面，哮喘发作的根本在素体肺、脾、肾不足，这也是伏痰产生的内在原因，调整体质成了防治哮喘的根本。近年来，风痰内着越来越引起临床重视，患儿常常在哮喘同时患有鼻鼽、湿疹、荨麻疹等过敏性疾病，故对患儿体质特点的认识应当同时注意其风痰留着的特点。

要点三　诊断

（一）诊断要点

1. 多有婴儿期湿疹史，过敏史，家族哮喘史。

2. 有反复发作的病史。发作多与某些诱发因素有关，如气候骤变，受凉受热，进食或接触某些过敏物质。发作之前多有喷嚏、鼻塞、咳嗽等先兆。

3. 常突然发作，发作时咳嗽阵作，喘促，气急，喉间痰鸣，甚至不能平卧，烦躁不安，口唇青紫。

4. 肺部听诊两肺可闻及哮鸣音，以呼气时明显，呼气延长。若支气管哮喘有继发感染，可闻及湿啰音。

5. 血常规检查：外周血嗜酸粒细胞增高（$>300\times10^6/L$），若在病人接受肾上腺皮质激素治疗后取血标本，可出现白细胞假性增高。

6. X线检查：肺过度充气，透明度增高，肺纹理可增多；并发支气管肺炎或肺不张时，可见沿支气管分布的小片状阴影。

7. 肺功能测定：显示换气率和潮气量降低，残气容量增加。血气分析呈 PaO_2 减低，病初血 $PaCO_2$ 可能降低，当病情严重时血 $PaCO_2$ 上升，后期还可出现 pH 值下降。发作间歇期只有残气容量增加，而其他肺功能正常。每天检测呼气峰流速值（PEF）及其一天的变异率，是判断亚临床型哮喘的良好指标。

8. 皮肤试验：用可疑的抗原作皮肤试验有助于明确过敏原，皮肤挑刺法的结果较为可靠。

（二）鉴别诊断

1. 儿童支气管哮喘与咳嗽变异性哮喘的鉴别诊断

（1）儿童支气管哮喘的诊断

①反复发作喘息、咳嗽、气促、胸闷，多与接触变应原、冷空气、物理、化学性刺激、呼吸道感染以及运动等有关，常在夜间和（或）清晨发作或加剧。

②发作时在双肺可闻及散在或弥漫性，以呼气相为主的哮鸣音，呼气相延长。

③上述症状和体征经抗哮喘治疗有效或自行缓解。

④除外其他疾病所引起的喘息、咳嗽、气促和胸闷。

⑤临床表现不典型者（如无明显喘息或哮鸣音），应至少具备以下 1 项：①支气管激发试验或运动激发试验阳性。②证实存在可逆性气流受限。a. 支气管舒张试验阳性：吸入速效 β_2受体激动剂（如沙丁胺醇）后 15 分钟，第一秒用力呼气容积（FEV1）增加≥12%；或 b. 抗哮喘治疗有效：使用支气管舒张剂和吸入（或口服）糖皮质激素治疗 1～2 周后，FEV1 增加≥12%。③最大呼气流量（PEF）每日变异率（连续监测 1～2 周）≥20%。

符合 1～4 条或 4、5 条者，可以诊断为哮喘。

（2）咳嗽变异性哮喘（CVA）的诊断

①咳嗽持续>4 周，常在夜间和（或）清晨及运动后发作或加重，以干咳为主。

②临床上无感染征象，或经较长时间抗生素治疗无效。

③抗哮喘药物诊断性治疗有效。

④排除其他原因引起的慢性咳嗽。

⑤支气管激发试验阳性和（或）PEF 每日变异率（连续监测 1～2 周）≥20%。

⑥个人或一、二级亲属特应性疾病史，或变应原检测阳性。

以上①～④项为诊断基本条件。

2. 哮喘与急性喉炎、支气管肺炎、毛细支气管炎、气管异物等鉴别

（1）急喉风（急性喉炎）：突然发作气急，咳嗽呈犬吠样，肺部听诊无明显改变。

（2）毛细支气管炎（喘憋性肺炎）：多由呼吸道合胞病毒感染所致。常见于 2 岁以下婴幼儿，尤以 2～6 个月婴儿最为多见。发病季节以寒冷时为多发。常于上呼吸道感染后 2～3 天出现咳嗽，发热，呼吸困难，喘憋来势凶猛，但中毒症状轻微。肺部听诊可闻及多量哮鸣音、呼气性喘鸣，当毛细支气管接近完全梗阻时，呼吸音可明显减低，往往听不到湿啰音。本病过敏史不明显，病程短，恢复快。胸部 X 线常见不同程度梗阻性肺气肿和支气管周围炎，有时可见小点片状阴影或肺不张。

（3）支气管肺炎（肺炎喘嗽）：以发热、咳嗽、痰壅、气急、鼻煽为主症。肺部听诊可闻及细湿啰音，以脊柱两旁及肺底部为多。胸部 X 线可见斑点状或片状阴影。

（4）气管异物：以突然呛咳为特征，有时出现持久的哮喘样呼吸困难，在体位变换时呼吸困难可加重或减轻。气管异物以吸气困难为主，有异物吸入史，X 线检查可见一侧肺不张等。

要点四　辨证论治

（一）辨证思路

哮喘临床分发作期与缓解期，辨证主要从寒热虚实和肺脾肾三脏入手。发作期以邪实为主，重点辨寒热；缓解期以正虚为主，重点辨脏腑，再辨气阴阳。

1. 发作期

（1）辨寒热虚实：哮喘时痰涎稀薄，色白起泡沫，且有畏寒肢冷，则为寒饮射肺。发作时气息短粗，痰黄而黏，渴欲冷饮，面色潮红，则为痰热壅肺。如果胸满苦闷不安，发出喘鸣，痰质浓稠，口干便秘，属于实证。如果声低息短，动则喘气，身凉易汗，脉弱无力，多属虚证。

（2）辨轻重险逆：发时哮鸣呼吸困难，然后逐渐平复，其证多轻。哮喘久发不已，咳嗽喘鸣气促，不能平卧，则属重证。若哮发急剧，难以控制，张口抬肩，面色青灰，面目浮肿，肢冷身凉，则为险逆之候。

（3）辨发作先兆：哮喘欲发之时，一般有先兆症状，如鼻喉作痒，或有眼痒，皮肤瘙痒，喷嚏，呼吸不畅、胸闷等，继则出现咳喘发作。辨识发作先兆，可以先证而治，减轻发作症状，缩短发作时间。

（4）辨发作诱因：哮喘反复发作，痰伏于肺是内因，而诱发因素则比较复杂，辨明诱因，对于减少发作次数，促使早日痊愈十分重要。常通过详细的病史询问或进行一些必要的检查，如过敏原筛查试验来进行辨别。如外感后哮喘发作，其诱因与感邪有关；如进食或接触某种特定物质之后哮喘发作则与接触异物有关；如过劳或运动后发作，则与劳倦有关等等。

2. 缓解期

缓解期以正虚为主，以肺脾肾脏腑辨证结合气阴阳辨证。以自汗，易感冒，纳差便溏等为主者，属肺脾气虚；以形寒肢冷，动则喘甚，便溏为主者，属脾肾阳虚；以盗汗潮热、干咳为主者，属肺肾阴虚。

（二）论治方法

本病的治疗，应按发作期和缓解期分别施治。《丹溪心法·喘论》主张：未发以扶正气为主，既发以攻邪气为急。哮喘发作期，多属邪实，应当攻邪以治其标，并需辨其寒热而施治。如寒邪应温，热邪应清，有痰宜涤，有表宜散，气壅宜降等。但也有属于寒热并存、虚实兼见者，治疗时又应兼顾，不宜攻伐太过。正如张景岳所云："攻邪气者，须分微甚，或散其风，或温其寒，或清其痰火。然久发者，气无不虚……攻之太过，未有不致日甚而危者。"临证之时，必须遵循应用。缓解期当扶正以治其本，调其肺脾肾等脏腑功能，消除伏痰夙根。在缓解期以补肺固表、扶脾益肾、补土生金为主，调理脏腑功能，去除生痰之因，达到治本的目的。哮喘属于顽疾，宜采用多种疗法综合治疗，除口服药外，雾化吸入、敷贴、针灸疗法，并配合环境疗法、心身疗法可增强疗效。三伏天敷贴疗法冬病夏治，哮喘重度、危重度发作西药吸入或静滴疗法等控制发作均可供选择应用。

（三）分证治疗

1. 发作期

（1）风寒束肺证

证候：气喘，喉间哮鸣，咳嗽，胸闷，痰稀色白、泡沫多、易咯，喷嚏，鼻塞，流清涕，唇青，形寒肢凉，无汗，口不渴，小便清长，大便溏薄，咽不红，舌质淡红，苔薄白或白滑，脉浮紧，指纹红。

治法：温肺散寒，涤痰定喘。

主方：小青龙汤合三子养亲汤加减。

常用药：炙麻黄、桂枝、细辛、干姜、法半夏、紫苏子、莱菔子、白芥子、五味子、白芍、炙甘草等。

加减：咳嗽甚者，加紫菀、款冬花、白前、旋覆花；哮吼甚者，加射干、僵蚕、地龙；喘促甚者，加赭石。若表寒不甚，寒饮阻肺者，可用射干麻黄汤加减。

（2）痰热阻肺证

证候：气喘，声高息涌，喉间哮鸣，咳嗽痰壅，痰黏、色黄、难咯，胸闷，呼吸困难，鼻塞，流涕黄稠，身热，面红唇干，夜卧不安，烦躁不宁，口渴，小便黄赤，大便干，咽红，舌质红，苔薄黄或黄腻，脉浮数或滑数，指纹紫。

治法：清肺涤痰，止咳平喘。

主方：麻黄杏仁甘草石膏汤合苏葶丸加减。

常用药：炙麻黄、苦杏仁、前胡、石膏、黄芩、葶苈子、紫苏子、虎杖、桑白皮、射干、瓜蒌皮、枳壳等。

加减：喘急者，加地龙、僵蚕；痰多者加胆南星、竹沥；咳甚者，加炙百部、炙款冬花；热重者，加栀子、鱼腥草；咽喉红肿者，加板蓝根、山豆根；便秘者，加瓜蒌子、枳实、大黄。若表证不著，喘息咳嗽，痰鸣，痰色微黄，可选用定喘汤加减。

（3）外寒内热证

证候：气喘，喉间哮鸣，咳嗽痰黏、色黄、难咯，胸闷，喷嚏，鼻塞，流清涕，恶寒，发热，面色红赤，夜卧不安，无汗，口渴，小便黄赤，大便干，咽红，舌质红，苔薄白或黄，脉浮紧或滑数，指纹浮红或沉紫。

治法：解表清里，止咳定喘。

主方：大青龙汤加减。

常用药：炙麻黄、桂枝、白芍、细辛、五味子、法半夏、石膏、黄芩、葶苈子、紫苏子、野菊花、炙甘草等。

加减：热重者，加栀子、鱼腥草、虎杖；咳嗽重者，加桑白皮、前胡、紫菀；喘促甚者，加射干、桑白皮；痰热重者，加地龙、黛蛤散、竹沥。

（4）肺实肾虚证

证候：气喘，喉间哮鸣，持续较久，喘促胸满，动则喘甚，咳嗽，痰稀、色白、易咯，形寒肢冷，面色苍白或晦滞少华，神疲倦怠，小便清长，舌质淡，苔薄白或白腻，脉细弱或沉迟，指纹淡滞。

治法：泻肺平喘，补肾纳气。

主方：偏于肺实者，用苏子降气汤加减。偏于肾虚者，用都气丸合射干麻黄汤加减。

常用药：偏于肺实者：紫苏子、苦杏仁、前胡、法半夏、陈皮、肉桂、丹参、紫菀、款冬花、炙麻黄、熟地黄、五味子等。偏于肾虚者：山茱萸、熟地黄、补骨脂、山药、茯苓、款冬花、紫菀、法半夏、细辛、核桃仁、五味子、炙麻黄、射干等。肺实肾虚并重时二方合用。

加减：动则气短难续者，加紫石英、诃子；畏寒肢冷者，加附子、淫羊藿；畏寒腹满者，加椒目、厚朴；痰多色白，屡吐不绝者，加白果、芡实；发热咳痰黄稠者，加黄芩、冬瓜子、金荞麦。

2. 缓解期

（1）肺脾气虚证

证候：反复感冒，气短自汗，咳嗽无力，形体消瘦，神疲懒言，面白少华或萎黄，纳差，便溏，舌质淡胖，苔薄白，脉细软，指纹淡。

治法：补肺固表，健脾益气。

主方：玉屏风散合人参五味子汤加减。

常用药：炙黄芪、白术、防风、党参、五味子、茯苓、法半夏、橘红、炙甘草等。

加减：汗出甚者，加煅龙骨、煅牡蛎；喷嚏频作者，加辛夷、蝉蜕；痰多者，加僵蚕、远志；腹胀者，加枳壳、槟榔、莱菔子；纳谷不香者，加焦六神曲、炒谷芽、焦山楂；便溏者，加山药、炒白扁豆。

（2）脾肾阳虚证

证候：喘促乏力，动则气喘，气短心悸，咳嗽无力，形体消瘦，形寒肢冷，腰膝酸软，面白少华，腹胀，纳差，夜尿多，便溏，发育迟缓，舌质淡，苔薄白，脉细弱，指纹淡。

治法：温补脾肾，固摄纳气。

主方：金匮肾气丸加减。

常用药：附子、肉桂、山茱萸、熟地黄、淫羊藿、山药、茯苓、白术、核桃仁、五味子等。

加减：虚喘明显者，加蛤蚧、冬虫夏草；咳甚者，加款冬花、紫菀；夜尿多者，加益智仁、菟丝子、补骨脂。

（3）肺肾阴虚证

证候：喘促乏力，动则气喘，干咳少痰，痰黏难咯，咳嗽无力，盗汗，形体消瘦，腰膝酸软，面色潮红，午后潮热，口咽干燥，手足心热，便秘，舌红少津，苔花剥，脉细数，指纹淡红。

治法：养阴清热，敛肺补肾。

主方：麦味地黄丸加减。

常用药：麦冬、北沙参、百合、五味子、山茱萸、熟地黄、枸杞子、山药、紫河车、牡丹皮等。

加减：盗汗甚者，加知母、黄柏；呛咳不爽者，加百部、款冬花；潮热者，加鳖甲、地骨皮。

要点五　多种疗法应用

（一）口服中成药

1. 小青龙口服液

每服10ml，1日2次。用于风寒束肺证。

2. 哮喘颗粒

每服10g，1日2次，开水冲服。用于痰热阻肺证。

3. 桂龙咳喘宁

每服2粒，1日3次。用于寒热错杂，肾气不足证。

4. 玉屏风口服液（颗粒）

口服，每服剂量：小于1岁3ml或2g、1~5岁5~10ml或2.5~5g、6~14岁10ml或5g，1日3次。用于肺脾气虚证。

（二）敷贴疗法

白芥子21g，延胡索21g，甘遂12g，细辛12g。共研细末，分成3份，每隔10日使用1份。用时取药末1份，加生姜汁调和，取直径约1.5cm大小，分别贴在肺俞、心俞、膈俞、膻中穴，贴2~4小时揭去。若贴后皮肤发红，局部出现疱疹，可提前揭去。贴药时间为每年夏季的初伏、中伏、末伏共3次，连用3年。用于缓解期肺、脾、肾虚，痰饮内伏，培本治疗。

（三）针灸疗法

1. 发作期

取定喘、天突、内关。咳嗽痰多者，加膻中、丰隆。

2. 缓解期

取大椎、肺俞、足三里、肾俞、关元、脾俞。每次取3~4穴，轻刺加灸，隔日1次。在好发季节前作预防性治疗。

（四）推拿疗法

先用推法，依次横推胸腹部（以华盖、膻中为重点）、腰背部（自上而下，以肺俞、膈俞、命门为重点）、脊柱及其两侧，接着按肺俞、膈俞。每1~2日1次，10次为1疗程。适用于哮喘缓解期。

要点六　西医疗法

（一）一般治疗

1. 去除病因

①避免接触过敏源；②及时治疗和清除感染病灶；③去除各种诱发因素（如烟尘、漆味、冰冷饮料、气候突变影响等）。

2. 控制发作

解痉和抗炎是控制发作的主要治疗原则。常用支气管扩张剂、肾上腺皮质激素等药物缓解支气管平滑肌痉挛，减轻气道黏膜水肿和炎症，减少黏痰分泌。

（1）支气管扩张剂

拟肾上腺类药物：β 肾上腺素能受体兴奋剂可通过激活腺苷酸环化酶增加细胞合成 cAMP，使支气管平滑肌松弛和肥大细胞膜稳定。目前常用的药物有：沙丁胺醇（舒喘灵）：0.5%沙丁胺醇溶液，每次 0.01～0.03ml/kg，最大量 1ml，用 2～3ml 生理盐水稀释，每 4～6 小时雾化吸入；其气雾剂每揿一下可吸入 100μg，每次 1～2 揿，每日 3～4 次；可吸入的干粉制剂称喘宁蝶，每囊泡 200μg，每次 1 囊泡，每日 3～4 次；其片剂每日 3～4 次口服，<5 岁每次 0.5～1mg，5～14 岁每次 2mg。特布他林（喘康速、博利康尼）：每日 3 次，1～2 岁每次 1/4～1/3 片；3～5 岁每次 1/3～2/3 片；6～14 岁每次 2/3～1 片。克仑特罗（氨哮素）：每日 3 次，6～14 岁每次 1/2～1 片。吸入治疗是首选的药物治疗方法，具有用量少、起效快、副作用小等优点。使用拟肾上腺药物无效，可能是气道被痰栓阻塞，或严重缺氧、酸中毒引起支气管平滑肌 β 受体缺乏反应所致，此时应停止重复大量应用，以免引起危及生命的心律紊乱，甚至猝死。连续使用 β 兴奋剂可发生耐药，但停药 1～2 周可完全恢复。

茶碱类药物：氨茶碱：不仅可解除支气管平滑肌痉挛，还有抗炎、抑制肥大细胞和嗜碱细胞脱颗粒以及刺激儿茶酚胺释放等作用，对吸入抗原后立即发生的速发型哮喘反应（IAR）和约在 6 小时后发生的哮喘迟发型反应（LAR）都有效。每次 4～5mg/kg，6 小时 1 次口服；缓释茶碱或茶喘平胶囊，每次 8～10mg/kg，12 小时 1 次口服。氨茶碱的有效浓度与中毒浓度很接近，宜作血药浓度监测，维持 10～15μg/ml 的最佳血药浓度。

抗胆碱药物：异丙托溴铵：具有较持久的解痉效果，长期给药，未见耐药。用法为：0.025%溶液 1ml 用生理盐水稀释成 2～3ml，每日 3～4 次雾化吸入，<2 岁者减半；其气雾剂含量为 20μg/揿，每次 1～2 揿，每日 3～4 次。

（2）肾上腺皮质激素类：肾上腺皮质激素能增加 cAMP 合成，阻止白三烯、前列腺素、血栓素等缓发介质的释放，抑制血小板活化因子生成，从而可预防和抑制气道炎症反应，降低气道反应性和抑制 LAR，是目前治疗哮喘最有效的药物。

口服：泼尼松一般只用于重症，或持续发作，或一般平喘药物难以控制的反复发作病人。用法为：每天 1～2mg/kg，分 2～3 次服用，症状缓解后即停药，反复发作需要长期应用者，宜将维持量改为每日或隔日清晨顿服。

气雾吸入：丙酸倍氯米松气雾吸入，每次 100μg，每日 2～4 次。或布地耐德（普米克），剂量同上。长期使用肾上腺皮质激素类药物可产生很多副作用，因此用药时尽可能用吸入疗法，并严格掌握用药的适应证。

（3）抗生素：伴有呼吸道细菌感染时，需同时选用有效的抗生素。

（二）哮喘持续状态的治疗

哮喘发作时出现严重的呼吸困难，在合理应用拟交感神经药物和茶碱类药物仍不见缓解，应诊断为哮喘持续状态。治疗措施如下：

1. 吸氧

氧气浓度以40%为宜，相当于每分钟4～5L，用面罩雾化吸入法较鼻塞法更为合适，使PaO_2保持在9.3～12kPa（70～90mmHg）为理想。

2. 支气管扩张剂

（1）舒喘灵溶液雾化吸入：将药液放入塑料小雾化器中，用氧气或空气压缩泵作动力，面罩吸入，常用药品浓度为5%。开始根据病情可每隔20分钟或1～2小时吸入1次，同时须监护心率和呼吸情况，待病情好转，可每隔6小时吸入1次。

（2）氨茶碱：氨茶碱每次4～5mg/kg，20～30分钟内静脉滴注，继用维持量每小时0.9～1.0mg/kg静脉点滴，3小时为度。如不用维持量，则可于6小时后按开始剂量重复静脉滴注1次，如在6小时内曾用过氨茶碱，其开始剂量应减半，若有条件，应在使用氨茶碱过程中进行药物浓度监测，其有效浓度以10～20μg/ml为宜。

（3）舒喘灵静脉注射：如雾化吸入舒喘灵及静脉点滴氨茶碱后病情未见好转，可用舒喘灵静脉注射，学龄儿童每次5μg/kg；如病情十分严重，亦可将舒喘灵2mg加入10%葡萄糖溶液250ml内静脉滴注，速度为每分钟1ml，即速率保持在每分钟8μg左右，静脉滴注20～30分钟，起效时间约为20～30分钟。严密观察病情，若病情好转速度减慢。维持时间在4～6小时，故6～8小时可重复用药。对学龄前儿童舒喘灵剂量应减半。

3. 肾上腺皮质激素类药物

应早期、较大剂量应用。

（1）甲基强的松龙：每次1～2mg/kg，每6～8小时静脉滴注1次。

（2）氢化可的松或琥珀酸氢化可的松：每次5～10mg/kg，每6～8小时静脉滴注1次。

（3）地塞米松：每次0.25～0.5mg/kg，因其须经体内代谢方起作用，故奏效较前者慢。

4. 异丙肾上腺素

经以上治疗无效时，可用异丙肾上腺素，最初以每分钟0.1μg/kg缓慢静脉滴注，在心电图及血气监护下，可每10～15分钟增加剂量，按每分钟0.1μg/kg的速度增加直至PaO_2及通气功能改善或心率达到180次/分钟时停用。症状好转后可维持用药24小时左右。此药因不良反应发生率高，应慎用。

5. 维持液体及酸碱平衡

哮喘持续状态常伴有轻度脱水而补液，开始可给1/3张含钠液，最初2小时内给每小时5～10ml/kg，以后用1/4～1/5张含钠溶液维持，见尿后补钾，根据年龄及脱水情况，一般补液量约每日为50～120ml/kg。哮喘持续状态时的呼吸性酸中毒应以改善通气来纠正，代谢性酸中毒常可用吸氧及补液来纠正，明显的代谢性酸中毒可使用碳酸氢钠，其公式为：mEq＝0.15×体重（kg）×｜－BE｜（碱剩余），稀释至等张液（碳酸氢钠为1.4%）滴注，未能纠正时可重复同量1次。

6. 机械通气的指征

严重的持续性呼吸困难；呼吸音减弱，随之哮鸣音消失或听不到呼吸音；因过度通气和呼吸肌疲劳而使胸廓运动受限；意识障碍，烦躁或抑制甚至昏迷；吸入40%氧气，而紫绀仍无改善；$PaCO_2 \geq 8.6kPa$（$\geq 65mmHg$）。呼吸器以定容型为好。

7. 镇静

患儿烦躁不安可试用水合氯醛，其他镇静剂应慎用或禁用。有气管插管条件时，也可用安定，剂量为每次0.3～0.5mg/kg。

8. 祛痰剂

有效祛痰剂甚少，必要时可试用必嗽平、竹沥水。到会吞咽年龄的患儿，则以稀化黏素为佳。

9. 强心剂

如确有心力衰竭，可用洋地黄制剂，否则少用或用α受体阻滞剂。

10. 抗生素

抗生素可用于合并细菌感染时，但对哮喘持续状态的缓解过程及其他并发症无明显改善作用。

细目五 反复呼吸道感染

要点一 概述

反复呼吸道感染是指根据不同的年龄段，呼吸道感染（包括上呼吸道感染、下呼吸道感染）年发病在一定次数以上，并排除肺、气管及心脏先天畸形、胃食管反流等疾病相关者。以感冒、乳蛾、咳嗽、肺炎喘嗽在一段时间内反复感染经久不愈为主要临床特征。反复呼吸道感染患儿简称“复感儿”。古代医籍的虚人感冒、体虚感冒与本病相似。

本病一年四季均可发生，以冬春气候变化剧烈时尤易反复不已，部分病儿夏天有自然缓解的趋势。发病率有逐年上升的趋势，我国儿科呼吸道感染占门诊患儿的50%～80%，其中30%为反复呼吸道感染。发病年龄多见于6个月～6岁的小儿，1～3岁的婴幼儿最为常见。因小儿肺脏娇嫩、脾常不足、肾常虚，若反复呼吸道感染，治疗不当，容易发生咳喘、水肿、痹证等病证，严重影响小儿的生长发育与身心健康。

反复呼吸道感染为上下呼吸道的反复感染。感染的部位主要在鼻咽部、扁桃体、喉、气管支气管、肺泡及间质。发病原因除能引起呼吸道感染的病因外，可能与下列因素有关：先天免疫缺陷或后天免疫功能低下；呼吸系统先天畸形（会厌吞咽功能不全、原发纤毛功能异常、肺发育不良、肺囊肿等）；环境因素（空气污染、被动吸烟、居室拥挤、气候骤变等）；饮食不节（偏食、厌食所致的微量元素缺乏或维生素摄入不足）；维生素D代谢异常；精神因素（精神紧张及情绪紊乱可降低呼吸道黏膜抵抗力）；慢性疾病的影响（贫血、营养不良、结核病、肾病及胃肠疾病）等。

历代典籍中颇多与反复呼吸道感染相关的论述。《素问·生气通天论》指出风是百病的主要诱因，说：“风者，百病之始也，清静则肉腠闭拒，虽有大风苛毒，弗之能害，此因时之序也。”但如果调护适宜，阳气充沛，腠理致密，具备抗御风邪的条件，虽有大风苛毒，亦不能侵犯为害。也有外因形体受寒，内因伤于生冷，内外合邪而致病者，如《难经·四十九难》说："形寒饮冷则伤肺。"《素问·咳论》说："饮食入胃，从肺脉上至于肺则肺寒，肺寒则内外合邪，因而咳之，则为肺咳。"当然，外邪侵入机体，必先有内在正气之虚，外邪方可乘虚而入，如《素问·评热病论》说："邪之所凑，其气必虚。"《素问·刺法论》说"正气存内，邪不可干。"若脾胃壮实，能够使小儿抵御外邪的能力增强，反之若脾胃虚弱，则诸病丛生。《金匮要略·脏腑先后病脉证并治篇》说："四季脾旺不受邪。"《小儿药证直诀·腹中有癖》说："脾胃虚衰，四肢不举，诸邪遂生。"《幼科发挥·原病论》说："脾胃壮实，四肢安宁。脾胃虚弱，百病蜂起。"脾胃与人体抗病力息息相关。

小儿肌肤嫩薄，腠理不密，卫外之气不固，易感外邪。尤其是护养不当者，更易罹外感。《诸病源候论·小儿杂病诸候·养小儿候》说："小儿始生，肌肤未成，不可暖衣，暖衣则令筋骨缓弱。宜时见风日，若都不见风日，则令肌肤脆软，便易伤损……天和暖无风之时，令母将抱日中嬉戏，数见风日，则血凝气刚，肌肉硬密，堪耐风寒，不致疾病。若常藏在帏帐之内，重衣温暖，譬如阴地之草木，不见风日，软脆不任风寒。"强调了户外活动、阳光照射对小儿健康的重要性。"若要小儿安，须得三分饥与寒"的古训，对当今小儿护养仍有一定的指导意义。

易于感受外邪者，与肺脾二脏虚弱关系密切。《小儿药证直诀·肺脏怯》说："脾肺病久，则虚而唇白。脾者，肺之母也，母子皆虚，不能相营，故名曰怯。"脾肺同属太阴，又为子母之脏，脾虚则土不能生金，生化之源不足，气血不能滋养于肺，肺气亦虚，肺脾两虚则口唇淡白无华，人体亦觉怯弱无力，体怯者自然易于感受外邪。

《幼科发挥·诸汗》说："自汗者，昼夜出不止，此血气俱热，荣卫虚也，宜当归六黄汤主之。其方用黄芪以补其卫，当归生地黄以补其荣，芩连柏以泻其血气之火。用浮小麦为引，入肺以泻其皮毛之热。此治诸汗之神方也。"复感儿往往多汗，如何止汗？当归六黄汤于寒热虚实中求之，颇合小儿病理特点。

要点二　病因病机

（一）病因

小儿反复呼吸道感染多因正气不足，卫外不固，造成屡感外邪，邪毒久恋，稍愈又作，反复不已之势。

1. 禀赋不足，体质虚弱

若父母体弱多病或在妊娠时罹患各种疾病，或小儿早产、多胎、胎气孱弱，生后肌骨嫩怯，腠理疏松，不耐自然界中不正之气的侵袭，一感即病，父母及同胞中亦常有反复呼吸道感染的病史。

2. 喂养不当，调护失宜

人工喂养或因母乳不足，过早断乳，或偏食、厌食，营养不良，脾胃运化力弱，饮食精微摄取不足，脏腑功能失健，脾肺气虚，易遭外邪侵袭。

3. 少见风日，不耐风寒

户外活动过少，日照不足，肌肤柔弱，卫外不固，对寒冷的适应力弱，犹如阴地草木、温室花朵，软脆不耐风寒。一旦形寒饮冷，感冒随即发生，或他人感冒，一染即病。病后又易于发生传变。

4. 用药不当，损伤正气

感冒之后过服解表之剂，损伤卫阳，以致表卫气虚，营卫不和，营阴不能内守而汗多，卫阳不能外御而易感。药物使用不当，损耗小儿正气，使抵抗力下降而反复感邪不已。

5. 正虚邪伏，遇感乃发

外邪侵袭之后，由于正气虚弱，邪毒往往不能廓清，留伏于里，一旦受凉或疲劳后，新感易受，留邪内发；或虽无新感，旧病复燃，诸证又起。

（二）病机

小儿脏腑娇嫩，肌肤薄弱，藩篱疏松，阴阳二气均较稚弱，复感儿则肺、脾、肾三脏更为不足，卫外功能薄弱，对外邪的抵抗力差；加上寒暖不能自调，一旦偏颇，六淫之邪不论从皮毛而入，或从口鼻而受，均及于肺。正与邪的消长变化，导致小儿反复呼吸道感染的发生。由于正气虚弱，邪毒难以廓清，留伏于里，一旦受凉或疲劳后，新感易受，留邪内发；或虽无新感，旧病复燃，诸证又起。外邪侵袭之后，遇感乃发。故其病机主要在于正虚邪伏。

复感儿感染间歇期病机以虚为主。营卫失调则卫阳失守，不耐风寒；肺脾气虚则表虚不固，外邪易侵；脾肾两虚则精血失充，气阳不足；肺脾阴虚则肺失润养，易冒外邪。以上均可使小儿易于感受外邪，造成反复呼吸道感染的发病。

要点三　诊断

（一）诊断要点

1. 按不同年龄每年呼吸道感染的次数诊断

表 3-1　　反复呼吸道感染诊断条件（次/年）

年龄（岁）	上呼吸道感染	下呼吸道感染	
		气管支气管炎	肺炎
0~2	7	3	2
~5	6	2	2
~14	5	2	2

注：①两次感染间隔时间至少 7 日以上。②若上呼吸道感染次数不够，可以将上、下呼吸道感染次数相加，反之则不能。但若反复感染是以下呼吸道为主，则应定义为反复下呼吸道感染。③确定次数需连续观察 1 年。④肺炎需由肺部体征和影像学证实，两次肺炎诊断期间肺炎体征和影像学改变应完全消失。

2. 按半年内呼吸道感染的次数诊断

按半年内呼吸道感染的次数诊断：半年内呼吸道感染≥6 次，其中下呼吸道感染≥3

次（其中肺炎≥1次）。

（二）鉴别诊断

本病的鉴别要领在于反复不已。要与一般的感冒、扁桃体炎、支气管炎、肺炎等呼吸道疾病作鉴别。差异之处就在于一次初愈，另一次会接踵而来，虽然处于间隔时期，但预示病情将会反复。此外，复感儿发病特点是病程较长，每次上呼吸道感染可达10天以上（健康儿一般5~7天），下呼吸道感染可达3周以上（健康儿一般为2周）。

反复呼吸道感染易与鼻鼽、哮喘、异物吸入等相混淆，应予鉴别。

1. 鼻鼽

即过敏性鼻炎。可突然鼻塞，常因冒受风邪而发，或久作不已，鼻及咽部发痒，多喷嚏，流清水样鼻涕。鼻黏膜苍白水肿，鼻分泌物涂片可见嗜酸粒细胞。

2. 哮喘

反复发作，但发作时呼吸困难，呼气延长，伴有哮鸣音，其发作多由异物过敏引起，包括特异性体质的内因和变态反应性的外因所致。也可因呼吸道感染而诱发，或病程中兼有感染。

3. 过敏性咳嗽

反复呼吸道感染与过敏性咳嗽鉴别诊断见下表。

表3-2 反复呼吸道感染与过敏性咳嗽鉴别诊断

鉴别要点	反复呼吸道感染	过敏性咳嗽
发病因素	正气不足，感受外邪	风痰内蕴，接触发物
起病	有明显的外感病史	一般无
咳嗽症状	无昼夜轻重规律	早晚咳嗽为主，以咳嗽为主要症状
伴随病证	可有发热、咽部红肿、肺部啰音等症	可伴过敏性鼻炎、湿疹等过敏性疾病

要点四　辨证论治

（一）辨证思路

本病辨证，重在明察邪正消长变化。感染期以邪实为主，迁延期正虚邪恋，恢复期则以正虚为主。初起时多有外感表证，当辨风寒、风热、外寒里热之不同，夹积、夹痰之差异，本虚标实之病机。迁延期邪毒渐平，虚象显露，热、痰、积未尽，肺脾肾虚显现；恢复期正暂胜而邪暂退，关键已不是邪多而是正虚，当辨肺脾肾何脏虚损为主，肺虚者气弱，脾虚者运艰，肾虚者骨弱。

（二）论治方法

在呼吸道感染发作期，应按不同的疾病治疗，同时适当注意小儿正虚的体质特点。迁延期以扶正为主，兼以祛邪，正复邪自退。恢复期当固本为要，或补气固表，或温卫和营，或温补脾肾，或滋养肺脾。本节所述，以恢复期治疗为主，此时要抓住补益的时机，使“正气存内，邪不可干”，以达到减轻减少发作的效果。

（三）分证治疗

1. 肺脾气虚证

证候：反复外感，面黄少华，形体消瘦，肌肉松软，少气懒言，气短，食少纳呆，口不渴，多汗，动则易汗，或大便溏薄，舌质淡，苔薄白，脉无力，指纹淡。

治法：补肺固表，健脾益气。

主方：玉屏风散合六君子汤加减。

常用药：党参、茯苓、白术、炙黄芪、防风、法半夏、橘红、五味子、甘草。

加减：汗多者，加浮小麦、碧桃干；纳呆者，加莱菔子、炒谷芽、焦山楂；余邪未清者，加黄芩、连翘；便溏者，加炒薏苡仁。

2. 营卫失调证

证候：反复外感，恶风、恶寒，面色少华，四肢不温，多汗易汗、汗出不温，舌淡红，苔薄白，脉无力，指纹淡红。

治法：调和营卫，益气固表。

主方：黄芪桂枝五物汤加减。

常用药：炙黄芪、桂枝、白芍、炙甘草、煅龙骨、煅牡蛎、大枣、生姜。

加减：兼有咳嗽者，加苦杏仁、炙款冬花；身热未清者，加青蒿、银柴胡；咽红、扁桃体肿大未消者，加玄参、射干、土牛膝根；畏风喷嚏流涕者，加辛夷、五味子。

3. 脾肾两虚证

证候：反复外感，面色萎黄或面白少华，形体消瘦，肌肉松软，鸡胸龟背，腰膝酸软，形寒肢冷，四肢不温，发育落后，喘促乏力，气短，动则喘甚，少气懒言，多汗易汗，食少纳呆，大便溏烂，或五更泄泻，夜尿多，舌质淡，苔薄白，脉沉细无力。

治法：温补肾阳，健脾益气。

主方：金匮肾气丸合理中丸加减。

常用药：熟地黄、山茱萸、山药、茯苓、牡丹皮、泽泻、附子、肉桂、白术、干姜、太子参。

加减：五迟者，加鹿角、补骨脂、桑寄生、牡蛎；汗多者，加炙黄芪、煅龙骨；低热者，加鳖甲、地骨皮；阳虚者，加鹿角霜、紫河车、肉苁蓉。

4. 肺脾阴虚证

证候：反复外感，面白颧红少华，食少纳呆，口渴，盗汗自汗，手足心热，大便干结，舌质红，苔少或花剥，脉细数，指纹淡红。

治法：养阴润肺，益气健脾。

主方：生脉散合沙参麦冬汤加减。

常用药：太子参、五味子、麦冬、北沙参、玉竹、桑叶、天花粉、白扁豆、甘草。

加减：便秘者，加瓜蒌子、柏子仁、枳壳；虚热者，加地骨皮、银柴胡；盗汗者，加糯稻根、炙乌梅。

（姜之炎）

第四单元　脾系疾病

细目一　鹅口疮

要点一　概述

鹅口疮是以口腔、舌上漫生白屑，状如鹅口为特征的一种口腔疾患。因其色白似雪片，故又名“雪口”。本病由白色念珠菌感染所致，如产时感染，或喂奶器具不洁、乳品污染，或长期使用广谱抗生素菌群失调时易于发生。一年四季均可发生，多见于新生儿、久病体弱的婴幼儿，以及长期使用抗生素及免疫抑制剂患者。患者舌上、颊内、牙龈或上颚散布白屑，可融合成片，重者可向咽喉处蔓延。以白屑少许涂片，加10%氢氧化钠液，置显微镜下，可见白色念珠菌芽孢及菌丝。症状一般较轻，治疗及时，预后良好；若邪盛正虚，白屑堆积，蔓延至鼻腔、咽喉、气道、胃肠则可影响吮乳、呼吸、消化，甚或危及生命。

关于鹅口疮病因的认识，《诸病源候论·鹅口候》说“小儿初生，口里白屑起，乃至舌上生疮，如鹅口里，世谓之鹅口。此由在胎时受谷气盛，心脾热气熏发于口故也。”指出鹅口疮由于胎儿时期受到食火熏蒸，导致心脾积热，发于口腔而形成。《外科正宗·鹅口疮》说：“鹅口疮，皆心脾二经胎热上攻，致满口皆生白斑雪片；甚则咽间叠叠肿起，致难乳哺，多生啼叫……随以冰硼散搽之，内服凉膈之药。”进一步阐明鹅口疮的病因病机、轻证和重证的临床特点、内服和外治并用的治疗方法，这一疗法一直沿用至今。关于鹅口疮的预防，《婴童类萃·胎毒论》说：“凡妇怀孕，宜清心远欲，饮食宜淡，忌煎炒辛辣厚味……或暑月耽胎，冬月拥炉，胎中内蕴热毒，所以生下而生重舌、木舌、鹅口……皆母不洁故也。”提出了预防小儿鹅口疮应在怀孕期注意饮食与生活的调护。

本病应与白喉鉴别。白喉是一种传染病，白喉伪膜多起于扁桃体，渐次蔓延于咽或鼻腔等处，其色灰白，不易擦去，若强力擦去则易出血，多有发热、喉痛、疲乏等症状，病情严重。此外，残留奶块其状与鹅口疮相似，但以温开水或棉签轻拭，即可除去奶块，易于鉴别。

要点二　辨证论治

（一）辨证思路

本病应根据起病、病程、白屑特点辨别虚实；依病情辨别轻重。实证多见于体壮儿，起病急，病程短，口腔白屑较多，甚或堆积成块，周围黏膜红赤，多伴发热、面赤、心烦口渴、尿赤、便秘等症；虚证多见于早产、久病体弱儿，或大病之后，起病缓，病程长，常迁延反复，口腔白屑稀散，周围黏膜色淡，常伴消瘦、神疲虚烦、面白颧红或低热等虚羸之象。轻证白屑较少，全身症状轻微或无，饮食睡眠尚可；重证白屑堆积，层层叠叠，甚或蔓延到鼻腔、咽喉、气道、胃肠，并伴高热、烦躁或虚衰，吐泻、呼吸及吮乳困难等，极重者可危及生命。

（二）论治方法

本病总由邪热熏灼口舌所致，治当清热泻火为要。实证者治以清泄心脾积热；虚证者治以滋肾养阴，清热降火。轻证可用局部药物外治，重证则应内治、外治兼施，方可提高疗效。对影响吮乳、呼吸或全身症状重者，应积极给予中西医结合救治。本病由白色念珠菌感染所致，西药外用药物可用2%～5%碳酸氢钠溶液或2%硼酸溶液，于哺乳前后清洗口腔，局部涂抹制霉菌素鱼肝油或制霉菌素混悬液（每毫升10万～20万单位），1日2～3次。症状重时，可口服制霉菌素，每次5万～10万单位，1日3次，加服维生素 B_2、维生素C。

（三）分证治疗

1. 心脾积热证

证候：口腔舌面满布白屑，周围黏膜红赤较甚，面赤，唇红，烦躁不宁，或伴发热，吮乳多啼，口干或渴，小便黄赤，大便干结，舌质红，苔黄厚，脉滑数或指纹紫滞。

治法：清心泻脾。

主方：清热泻脾散加减。

常用药：黄芩、栀子、黄连、石膏、生地黄、竹叶、灯心草、甘草。

加减：大便秘结，口气臭秽加大黄、玄明粉，或选用凉膈散加减治疗；心烦叫扰啼哭可选用导赤散加黄连、灯心草；口干渴者，加石斛、玉竹；腹胀纳呆加焦山楂、麦芽、槟榔。

中药成药：清热解毒口服液：每服5～10ml，1日2～3次。

中药外敷：①冰硼散、青黛散、珠黄散，选用一种，涂敷患处。每次适量，1日3次。②生石膏2.5g，青黛1g，黄连1g，乳香1g，没药1g，冰片0.3g。共研细末，瓶装贮存。每次少许涂患处，1日4～5次。

2. 湿热熏蒸证

证候：口腔黏膜、舌面、牙龈及上腭处均有白色点、片状物，拭之不去，舌质淡，苔白腻而黄，脉濡数，指纹紫。

治法：清化湿热。

主方：甘露消毒丹加减。

常用药：滑石、茵陈、黄芩、藿香、木通、白豆蔻、射干、薄荷、菖蒲、连翘。

加减：湿重加苍术、佩兰；热重加黄连、栀子。

中药成药：导赤丹：每服1～3g，1日2～3次。

中药外敷：同心脾积热证。

3. 虚火上炎证

证候：口腔舌上白屑稀散，周围黏膜红晕不著，形体消瘦，颧红盗汗，手足心热，口干不渴，可伴低热，虚烦不安，舌质红，苔少，脉细数或指纹淡紫。

治法：滋阴降火。

主方：知柏地黄丸加减。

常用药：知母、黄柏、熟地黄、山茱萸、山药、茯苓、牡丹皮、泽泻。

加减：阴虚口干舌燥加沙参、麦冬、石斛；低热加银柴胡、地骨皮；食欲不振者，加乌梅、麦芽、佛手；便秘者，加火麻仁、瓜蒌子；久病反复，虚火上浮者，少佐肉桂引火归原。

中药成药：知柏地黄丸：每服1.5～3g，1日3次。

中药外敷：①中药外敷：吴茱萸15g，胡黄连6g，大黄6g，生天南星3g。共研细末。1岁以内每次用3g，1岁以上可增至5～10g，用醋调成糊状，晚上涂于患儿两足心，外加包扎，晨起除去。②锡类散，涂敷患处。每次适量，1日3次。

细目二　口疮

要点一　概述

口疮是以口颊、唇舌、齿龈、上腭等处出现黄白色溃疡，灼热疼痛，或伴发热、流涎等为特征的一种口腔疾患。溃疡只发生于口唇两侧者，称燕口疮；若满口糜烂，色红疼痛者，则称为口糜。

本病西医学称口炎，包括疱疹性口炎、溃疡性口炎、卡他性口炎、牙龈炎、口角炎等口腔疾病。可由细菌、病毒、螺旋体等感染所致。餐具消毒不严，口腔不洁，或各种疾病致机体抵抗力下降，维生素B、维生素C缺乏等为常见诱发因素。

本病以婴幼儿多见，发病无明显季节性，临床既可单独发生，亦可伴发于外感热病或其他疾病过程中。小儿口疮以实证居多，一般预后良好，少数体质虚弱者，口疮可反复发生，迁延难愈。

本病需与鹅口疮、手足口病鉴别。鹅口疮多发生于初生婴儿及久病体弱的婴幼儿，以口腔及舌上、齿龈等处满布白屑，周围有红晕为特点。一般无疼痛、流涎。手足口病是由柯萨奇病毒等感染引起的急性传染病，多见于4岁以内小儿，夏秋季节多见，幼托机构易造成流行，以发热，口腔黏膜疱疹、溃疡，伴手、足、臀部皮肤出现斑丘疹、疱疹为特征。

口疮最早记载于《内经》，《素问·气交变大论》中云："岁金不及，炎火乃行，生气乃用，长气专胜，庶物以茂，燥烁以行……民病口疮，甚则心痛。"最早提出了"口疮"的病名，并指出本病由于四时不正之气，火烈上炎所致。根据口疮发生的部位和大小特点不同，又有"口糜"、"燕口疮"的特殊病名，《素问·气厥论》记载："膀胱移热小肠，膈肠不便，上为口糜。"口疮与口糜均为口腔黏膜病变，但有所区别，清代《医宗金鉴·外科心法要诀·口部》云："口糜……满口糜烂，甚于口疮。""燕口疮"在《诸病源候论·小儿杂病诸候·燕口生疮候》中有较详细的描述："两吻生疮，其疮白色，如燕子之吻，故名为燕口疮也。"

对于口疮的病因病机，《幼幼集成·口疮证治》说："口疮者，满口赤烂。此因胎禀本厚，养育过温，心脾积热，熏蒸于上，以成口疮。"认为与胎禀因素和后天喂养调护不当有关，病机为心脾积热，熏灼于口。《幼科证治准绳·心脏部》云："诸疳口疮，因乳哺失节，或母食膏粱积热，或乳母七情郁火所致。”指出孕母怀胎及乳母的情绪和饮食与母乳喂养小儿的口疮发病直接有关。《小儿卫生总微论方·唇口病论》说：“风毒湿热，随其虚处所着，搏于血气，则生疮疡……若发于唇里，连两颊生疮者，名曰口疮。”指出风毒湿热乘虚而入侵，热郁化火亦为口疮的病机。

对于口疮的治疗，《幼科类萃·论小儿耳目口鼻诸证》有：“口疮者，乃小儿将养过温，心脏积热，熏蒸于上，故成口疮也。宜南星末醋调贴两脚心，乳母宜服洗心散，以泻心汤主之。”提出使用胆南星末外敷脚心、内服泻心汤的治疗方法，同时指出乳母可以与患儿同服药物，以药自乳传取效。《医门补要·病后口疮》说：“小儿病久，脾胃大虚，无根之火上浮，满口生疮烂腐，面黄身肿，或肿如馒，口流涎者可治，无涎者难治，以六味汤加肉桂。”指出口疮并非皆由实火所致，亦可由虚火引发。并且提出对于虚火导致的口疮采用引火归原的方法，选用六味汤加肉桂治疗。

现代对小儿口疮的临床研究较多，对病因病机及辨证论治的认识不断提高。采用中医药治疗本病的报道较多，内服、外治疗法得到广泛应用。

要点二　辨证论治

（一）辨证思路

本病总由火热所致，辨证应首先以八纲辨证分清实火证、虚火证；继而结合脏腑辨证以确定病变之脏腑。凡属实火证者多由外感风热或乳食内伤所致，起病急，病程短，口腔溃疡数目多，周围黏膜红赤，局部灼热疼痛，口臭流涎，或伴发热烦躁，哭闹拒食等症状。属虚火证者常由素体阴虚或热病伤阴，或久病伤阳虚阳浮越引起，起病缓，病程长，口腔溃疡相对较少，反复发作，周围黏膜淡红，疼痛轻微，或伴低热、颧红盗汗，或神疲、面白、纳呆、便溏等。病变部位在心者，口疮常发生于舌边、尖部，并伴烦躁叫扰啼哭，夜眠不安，尿赤等；在脾胃者，口疮每以唇颊、上腭、齿龈处居多，并伴口臭流涎，脘腹胀满，大便秘结等。

（二）论治方法

口疮的治疗，以清热降火为基本法则。实证以清热解毒泻火为主，根据病因、病位不同，分别配以疏风、化滞、利湿、通腑等法，以上病下取，引热下行，邪有出路，热由下泻。虚证应以补虚为要，根据证型不同，分别投以滋阴清热降火、温补脾肾、引火归原等法。在施以内治的同时，若能配合口腔局部外治，则可增强疗效，促进溃疡病灶愈合。但对重证患儿，还应中西医结合治疗以提高疗效。

（三）分证治疗

1. 风热乘脾证

证候：口唇、颊内、齿龈、上腭等处出现疱疹、溃疡，周围黏膜焮红，灼热疼痛，流涎拒食，伴发热、恶风，咽喉红肿疼痛，舌质红，苔薄黄，脉浮数，指纹浮紫。

治法：疏风散火，清热解毒。

主方：银翘散加减。

常用药：金银花、连翘、板蓝根、薄荷、牛蒡子、荆芥、竹叶、芦根、甘草。

加减：高热加柴胡、葛根、生石膏；风热夹湿，舌苔厚腻，疮面糜烂、有黄色黏腻渗出物加滑石、佩兰、茵陈，或选用甘露消毒丹加减；大便秘结，加生大黄、玄明粉；咽喉红肿疼痛加山豆根、马勃；口干少津加天花粉。

2. 脾胃积热证

证候：颊内、齿龈、上腭、唇角等处溃疡较多，或满口糜烂，周围黏膜红赤灼热，疼重拒食，烦躁流涎，面赤唇红，或伴身热，口臭，小便短赤，大便干结，舌质红，苔黄厚，脉滑数，指纹紫滞。

治法：清热解毒，通腑泻火。

主方：凉膈散加减。

常用药：黄芩、连翘、栀子、大黄、玄明粉、竹叶、薄荷、甘草。

加减：烦躁口干加生石膏、天花粉；小便短赤加生地黄；舌苔厚腻，多涎，湿热重加石菖蒲、滑石、藿香；溃疡满布黄色渗出物者加金银花、连翘、蒲公英；食积内停，脘腹胀满加焦山楂、麦芽、枳实；溃烂不收口加人中白、五倍子；黏膜红赤、疼痛重加生地黄、牡丹皮。

3. 心火上炎证

证候：口舌溃疡或糜烂，舌尖边较多，色红赤灼热，疼痛烦躁，叫扰啼哭，面赤口渴，或伴发热，小便短赤，舌尖红赤，苔薄黄，脉细数，指纹紫。

治法：清心凉血，泻火解毒。

主方：泻心导赤散加减。

常用药：黄连、生地黄、竹叶、连翘、牡丹皮、甘草。

热毒重者加生石膏、黄芩、栀子；口渴甚者，加芦根、天花粉；心烦尿赤，加灯心、赤茯苓、滑石。

4. 虚火上浮证

证候：口腔溃疡或糜烂，稀散，周围色红不著，疼痛不甚，反复发作或迁延不愈，神疲颧红，盗汗口干，手足心热，大便偏干，舌红，苔少或花剥，脉细数，指纹淡紫。

治法：滋阴降火，引火归原。

主方：六味地黄丸加肉桂。

常用药：熟地、山茱萸、山药、茯苓、牡丹皮、泽泻、肉桂。

加减：热病后伤阴重加玄参、麦冬、乌梅；低热或五心烦热加地骨皮、白薇；虚火盛者加知母、黄柏；大便秘结加蜂蜜、火麻仁。若久病吐泻后患口疮，治宜气阴双补，可服七味白术散，重用葛根，加乌梅、儿茶益气生津敛疮；如阳虚气弱，虚阳上浮，面白唇淡，手足欠温，反复口疮者，用理中汤加肉桂以温补脾肾，引火归原。

要点三　外治疗法

（一）药物外治

（1）冰硼散、青黛散、西瓜霜、珠黄散。任选一种，取适量涂敷患处，1 日 3 次。用于实证口疮。

（2）冰片3g，硼砂6g，玄明粉12g，朱砂6g，青黛6g。共研细末。每次适量，涂敷患处，1日3次。用于实证口疮。

（3）锡类散、养阴生肌散。任选一种，取适量涂敷患处，1日3次。用于虚火上浮证。

（4）五倍子10g，雄黄6g，冰片1g。共研细末。每次适量，涂敷患处，1日3次。用于各型口疮。

（5）金银花、野菊花、板蓝根、大青叶、甘草煎汤，频频漱口。

（二）穴位敷贴

1. 吴茱萸15~30g，研细粉。每用4g，醋调，睡前敷于两涌泉穴，胶布固定，翌晨去除。用于虚火上浮证。

2. 细辛10g，研细粉。每用2g，加水和少量甘油，调匀成糊状，贴于脐部，外用胶布固定。每日更换一次，连用3日。用于实证口疮。

细目三　胃脘痛

要点一　概述

胃脘痛以胃脘部疼痛为主要症状，常伴腹胀、恶心呕吐、厌食、泛酸等症。病因较多，可由外邪或饮食不节所致，较大儿童可与情志失调有关。年龄较小儿童常定位不准确，表述为不典型的脐周疼痛。胃脘痛与西医学中的急慢性胃炎、十二指肠炎、胃及十二指肠溃疡、功能性消化不良等疾病相关。

近年来本病在儿科的发病率有逐年上升的趋势，多见于学龄儿童，6岁以下的儿童亦常见到。一年四季均可发病。

本病以胃脘疼痛为主要表现，临床需对引起胃脘痛的疾病进行鉴别，还要与腹痛、心痛等进行鉴别。

1. 常见胃脘痛疾病鉴别

慢性胃炎胃脘痛易反复发作、无规律性，经常出现于进食过程中或餐后，胃镜检查可见黏膜广泛充血、水肿、糜烂、出血，幽门螺杆菌检出率较高。胃及十二指肠溃疡胃脘痛呈空腹痛或饥饿样疼痛，进食后缓解，常伴有消化道出血，胃镜检查可见胃或十二指肠溃疡，可有幽门螺杆菌感染。功能性消化不良出现胃脘痛往往无规律性，常伴有早饱、嗳气、食欲不振等不适症状，不少患儿同时可伴有失眠、焦虑、抑郁、头痛、注意力不集中等症状。

2. 腹痛

胃脘痛与腹痛的鉴别，主要是病位不同。胃脘痛病位在胃脘部；腹痛的病位在胃脘以下、脐之四旁，以及耻骨以上腹部发生的疼痛，包括有大腹痛、脐腹痛、小腹痛和少腹痛。胃腑位于腹中，与肠相连，常常胃痛影响及腹，或腹痛牵连于胃，二者病因病机亦有类似之处，临床上往往两者兼见，故又有心腹痛之称，加之儿童常不能正确表达疼痛的部位，所以要详细检查，根据具体证候的孰轻孰重仔细辨证，进行诊断和鉴别诊断。

3. 心痛

在古代文献中，有的将胃脘痛与心痛混称，其实二者既有部位之别，疼痛的性质、程度与疾病的预后也大不相同。心痛在小儿发生较少，其病位在胸中，疼痛急且如刀割，痛彻胸背，发时心悸、憋闷，病人常有濒死感，一般病情较重，特别是“真心痛”，其疼痛持续不已者，每每“夕发旦死，旦发夕死”。

古代文献对胃脘痛记载较多，而小儿胃脘痛较早记载于儿科专著《保婴撮要·腹痛》中，在叙述小儿腹痛的分证论治中涉及并强调了小儿胃脘痛的病位：“中脘痛者，属脾；少腹痛者，属肾”。

对于小儿胃脘痛的病因病机，《片玉心书·心腹痛门》说：“心腹痛有六：有寒，有热，有食，有积，有虫，有霍乱。”将小儿胃脘痛包含于心腹痛，提出有六个方面的病因。《症因脉治·胃脘痛论》说：“七情六欲之火，时动于中，膏粱炙煿之热，日积于内，热久成燥，积热之痛作矣。胃阳不足，冷冻饮料内伤，阴寒凝结，阴积冷之痛作矣。怒则气上，思则气结，忧思日积，气不宜行，则气滞而成痛。”强调饮食膏粱厚味、生冷饮料，以及情志变化都是引起胃脘痛发作的重要病因。《诸病源候论·小儿杂病诸候·心腹痛候》说：“小儿心腹痛者，肠胃宿食挟冷，又暴为寒气所加，前后冷气重沓，与脏气相搏，随气上下冲击心腹之间，故令心腹痛也。”指出小儿外感、饮食所伤等导致胃失和降，脾失健运，气机不畅是小儿胃脘痛的主要病因病机。

《保婴撮要·腹痛》云：“中脘痛者，属脾。少腹痛者，属肾。按之痛者为积滞；不痛者为里虚。积滞者消之，里虚者补之。”对小儿胃脘痛的病位、性质和治则治法等作了精辟的论述。又云“小儿腹痛，口中气冷，不思饮食，脾土虚寒也，用调中丸主之。口中气温，大便酸臭，积痛也，用下积丸治之。面赤壮热，或手足并热，实热也，用泻黄散泻之。面黄微热，或手足并温，虚热也，用异功散补之……若服克滞之药，致腹作痛，按之不痛，脾气复伤也，用五味异功散。”针对小儿胃脘痛不同证型，提出了相应治疗方药的运用。

近年来，随着胃脘痛在儿科发病率增高，中西医学对小儿胃脘痛的研究也日益增多，幽门螺杆菌感染引起的胃脘痛更受到广泛关注。在临床研究方面，随着诊断技术的提高，对不同疾病引起的胃脘痛辨证论治规律的研究，以及微观辨证的研究均逐渐增多，使辨证论治的认识层次在结合辨病方面得到深化。各种实验研究，通过建立不同疾病胃痛动物模型、药效学研究等，使中医治疗胃脘痛的药效原理得到了说明，并为治疗胃脘痛药物的筛选、剂型改革提供了基础。

要点二　病因病机

小儿脾胃薄弱，经脉未盛，易为各种病邪所伤。胃脘痛的致病因素有内因和外因之分，外因主要为感受外邪、饮食不节、过食生冷等，其中外感风、寒、暑、湿、火邪均可引起胃脘痛，但以风寒外感和饮食不洁最为常见。内因主要为小儿脾常不足，脾胃易寒、易虚，肝常有余，易木亢侮土。

本病的病位在脾胃。胃为传化之腑，只有保持通降之性，才能维持纳食传导之功。若邪气犯胃，胃失和降，脾亦运化失司。一旦气机壅滞，则水湿、水谷不化，形成气滞、食积、湿阻，甚则痰结、血瘀，致使传导失常，不通则痛；若病程长久或反复发作，迁延不愈，则脾胃虚弱，传化失司，升降失调，气机不利，失运则痛。

1. 寒凝气滞

小儿寒温不知自调，若护理不当，衣被单薄，腹部为风冷寒气所侵，客于胃肠之间，寒性收引，气机不利；或过食冷饮、生冷瓜果，寒邪凝聚于胃，寒为阴邪，易伤阳气，久则中阳不振，气机凝滞，则胃气失和，而致胃脘作痛。

2. 饮食积滞

小儿脾常不足，喂养不当或饮食不节，过食肥甘辛辣油炸之品，致湿热阻滞中焦，灼扰胃腑；或暴饮暴食，饮食过量，损伤脾胃，致食滞不化，停滞胃脘，胃络受阻，气机不通，食滞气壅，则发为胃脘痛。

3. 湿热中阻

随着生活水平的提高，许多小儿进食的热量及蛋白过多，或过食辛辣炙煿食物蕴生湿热。因小儿脾常不足，脾胃消化功能尚未完全发育成熟，腐熟和运化水谷能力较弱，过量高能量的食物及热性食品，使脾胃生热酿湿，湿热互结，运化失司，阻滞气机，则胃脘作痛。

幽门螺杆菌是慢性胃炎、胃十二指肠溃疡的重要致病因素，幽门螺杆菌属于“邪毒”范畴，多具“热毒”的性质，幽门螺杆菌感染相关性胃病，为邪毒自口而入，侵袭于胃所致。邪毒犯胃，形成郁热、湿阻、气滞，又为幽门螺杆菌附着、繁殖、致病、稽留提供了客观条件。其病机属性以邪毒留阻为主，久病亦有气虚、阴伤、血瘀等病理变化。

4. 肝胃不和

小儿肝常有余，肝木偏旺，且小儿神气怯弱，易受惊吓，若暴受惊恐，气郁伤肝，肝木失于疏泄，则乘脾犯胃，肝胃不和；若情志不遂，木失条达，横逆犯胃，胃失和降，致脾胃纳运受制，气机阻滞而引起胃脘胀痛。

5. 脾胃虚寒

小儿脾胃薄弱，素体脾阳虚弱，脏腑虚冷，或寒湿内停，脾阳受损，或病程中消导、攻伐太过，损伤阳气。阳气不振，温煦失职，阴寒内盛，脏腑失于温养，气机不畅，而致胃脘隐隐作痛。

6. 胃阴不足

脾与胃同居中焦，二者一阴一阳，一升一降，脾喜燥恶湿，胃喜润恶燥。小儿纯阳之体，阳常有余，阴常不足。如患儿素体胃阴不足，或热病后伤阴，或经常食用辛辣炙烤食物消烁胃阴，均可导致胃阴亏虚。胃燥失去柔润和降之性，胃络失于濡养，致脉络拘急而胃脘作痛。

7. 气滞血瘀

因小儿脏腑娇嫩，形气未充，生机蓬勃，发育迅速，其对周围环境认识的角度不同于成人，因而导致小儿胃脘痛的情志因素也与成人有着一定的区别。以往小儿最常见的情志所伤是惊恐，但是近年来由于独生子女的增多，家长对子女过于溺爱，使儿童心理承受能力较差，同时家长的期望值过高，使孩子的学习负担过重。以上情志因素均可致小儿肝气不舒，情志抑郁，肝失条达，横逆犯于脾胃，中焦气机壅滞，日久血脉凝滞，导致气血运行不畅而胃脘反复疼痛。

8. 寒热夹杂

脾胃相表里，两者同居中焦，职司受纳运化，升清降浊，化生营血，营养全身。小儿胃脘痛以饮食所伤和感受寒邪等实证较为多见，饮食所伤易于蕴生湿热，感受寒邪也易于化热，若反复过用消食导滞妄攻误下之剂，损伤脾阳则内生虚寒，皆可导致寒热错杂于中，以致脾胃俱虚，邪热内蕴而客气上逆等，以致脾胃升降失常，出现胃脘胀满疼痛。

要点三　辨证论治

（一）辨证思路

1. 辨病势

凡胃脘痛发作，其病急者，多因寒邪或饮食所伤；凡胃痛渐发，起病缓者，多因肝胃不和，或脾胃虚寒，或胃阴不足所致。

2. 辨病性

胃脘痛性质根据寒热虚实其临床表现也有所不同，寒邪犯胃的胃脘痛常表现为突然发作的绞痛，疼痛剧烈而拒按，脾胃虚寒的胃脘痛多为隐痛，喜温喜按，遇冷加剧；实证、热证的胃脘痛，多为烧灼样疼痛，痛势急迫。

3. 辨轻重

胃脘痛治疗过程中要注意病情的发展和轻重程度，其轻证往往患儿体质好，疼痛轻，病程短，精神尚好，一般饮食调理、局部热熨按摩，或稍加治疗即愈。重证多有胃脘痛反复发作病史，患儿体质差，发作疼痛剧烈，伴有胃肠道症状，病情严重者常伴有呕血、便血等出血症状，甚至出现胃穿孔、虚脱之候，应及时抢救，必要时手术治疗。

4. 辨微观

纤维胃镜的微观辨证方法为本病辨证提供了客观指标，是对宏观辨证的补充，充实了对小儿胃脘痛证候的认识。北京儿童医院根据其纤维胃镜检查情况，胃镜下胃黏膜表现，参考有关胃病诊断和分类标准，结合全国中西医结合学术会议资料、成人胃镜下胃黏膜微观分型情况，按照儿科临床特点，提出将儿童胃黏膜微观辨证分为5型：①胃肠滞热型：黏膜弥漫性充血明显，以胃窦部及球部改变为著，黏膜粗乱，血管纹紫红色，呈网状显露，多伴肿胀、糜烂，黏液混浊；溃疡表面覆盖白厚苔，其周围黏膜组织炎症明显，触之易出血。②胃肠虚寒型：黏膜呈淡红色或苍白色，可见散在斑片状充血，血管纹灰蓝色，黏液稀薄；溃疡表面覆盖薄白苔或呈霜斑样，其周围黏膜充血肿胀改变相对较轻，溃疡愈合较慢。③肝胃不和型：黏膜红白相间，以红为主，黏膜皱襞粗乱，胆汁反流，黏液呈黄绿色而混浊，亦可见黏膜充血肿胀或糜烂、溃疡。④胃肠瘀滞型：黏膜暗红色，可见瘀点或斑点，黏膜呈颗粒状或结节状增生，血管网多清晰，色紫暗，黏液灰白或褐色，可伴黏膜肿胀或糜烂、溃疡伴暗红色出血斑。⑤胃络阴伤型：黏膜轻度充血，干燥，欠光泽，黏液量少，血管网紫暗，可见糜烂或溃疡，触之易出血。

（二）论治方法

胃腑以通为用，以降为顺。治疗胃脘痛，当以理气和胃为基本法则，同时必须审证求因，辨证施治。

实证应以祛邪为急，寒凝气滞证温中散寒，理气止痛；饮食积滞证消食导滞，行气止痛；湿热中阻证清热燥湿，化滞止痛；肝胃不和证疏肝理气，和胃止痛。虚证当以补虚为先，脾胃虚寒证温中理脾，缓急止痛；胃阴不足证养阴益胃，缓急止痛。若虚实夹杂，当以扶正祛邪，并根据邪正的盛衰，或以扶正为主兼以祛邪，或以祛邪为主兼以扶正。另外，胃为阳腑，喜润喜柔恶燥，理气药多辛燥香窜，耗散气血，故不宜大量久用，谨防伤阴。对胃阴不足或肝胃郁热者，尤当慎重，宜选用比较平稳又能调诸经之气的理气药，如香橼皮、佛手、郁金等。

小儿胃脘痛反复迁延不愈者，日久必瘀，尤其是肝郁气滞所致的胃脘痛，更易致气滞血瘀。故在临证中应注重活血化瘀，在疏肝理气、消食导滞等法中佐以活血化瘀之品。肝气郁结，脾胃气滞血瘀者，治以理气化瘀；食积中阻，血脉瘀滞者，则治以消积化瘀，以提高临床疗效。

对于有幽门螺杆菌感染的胃炎、消化性溃疡，中药药理研究也有不少报道。体外抑菌试验效果较好的中药主要有两类：①清热燥湿类药物，如黄连、黄芩、大黄、黄柏、紫花地丁、败酱草、土茯苓等；②补气温阳类药物，如黄芪、高良姜、吴茱萸、党参、桂枝、苍术、陈皮、甘草等。中药复方研究表明左金丸、逍遥丸、黄芪建中汤、半夏泻心汤、甘草泻心汤等均有一定抑制幽门螺杆菌的作用。相关研究资料对我们辨证选药具有一定的参考价值。采用抗幽门螺杆菌感染“三联”、“四联”疗法，配合中医辨证论治，可提高药物对幽门螺杆菌的敏感性，减少耐药性，提高疗效，减少复发。

（三）分证治疗

1. 寒凝气滞证

证候：胃痛暴作，疼痛剧烈，以绞痛为主，畏寒喜暖，得温痛减，遇寒痛甚，口不渴，喜热饮，舌质淡，苔白，指纹淡红，脉弦紧或弦迟。

治法：温中散寒，理气止痛。

主方：良附丸加味。

常用药：高良姜、吴茱萸、桂枝、干姜、香附、陈皮。

加减：若寒重，或胃脘突然拘急掣痛拒按，甚则隆起如拳状者，可加丁香、川芎；气滞重者，加木香、枳壳；若郁久化热，寒热错杂者，可用半夏泻心汤；若见寒热身痛等表寒证者，加紫苏、生姜；若兼见胸脘痞闷不食，嗳气呕吐等寒夹食滞症状者，加枳壳、焦神曲、鸡内金、半夏。若胃寒较轻者，可局部温熨，或服生姜红糖汤散寒止痛。

2. 饮食积滞证

证候：胃脘胀痛，拒按，嗳腐吞酸，或呕吐不消化之食物，吐后痛减，不思饮食，大便不爽，舌体胖质红，苔厚腻，指纹紫滞，脉滑。

治法：消食导滞，行气止痛。

主方：保和丸加减。

常用药：焦山楂、焦神曲、莱菔子、半夏、陈皮、茯苓、连翘、炒谷芽、炒麦芽、鸡内金。

加减：若脘腹胀甚者，加枳实、厚朴、槟榔；食积化热者，加黄芩、黄连。若大便秘结，可合用小承气汤；若胃痛急剧而拒按，大便秘结，苔黄燥者，为食积化热成燥，可合用大承气汤。

3. 湿热中阻证

证候：痛势急迫，胃脘灼热拒按，嘈杂，口干口苦，口渴不欲饮，小便黄，大便不畅，舌质红苔黄腻，指纹紫滞，脉滑数。

治法：清热燥湿，化滞止痛。

主方：清中汤加减。

常用药：黄连、栀子、茯苓、半夏、白豆蔻、陈皮、甘草。

加减：热重加黄芩、败酱草、紫花地丁；恶心呕吐加丁香、竹茹；大便秘结加生大黄；气滞腹胀加槟榔、厚朴、枳实；纳呆食少加焦神曲、炒谷芽、炒麦芽。

4. 肝胃不和证

证候：胃脘胀满，攻撑作痛，痛连两胁，嗳气频作，得嗳气或矢气则舒，每因情绪变化而痛作，苔多薄白，指纹紫滞，脉弦。甚则痛势急迫，心烦易怒，嘈杂吞酸，口干口苦，舌红苔黄，指纹紫，脉弦数。

治法：疏肝理气，和胃止痛。

主方：柴胡疏肝散加减。

常用药：柴胡、白芍、川芎、香附、陈皮、枳壳、甘草。

加减：若胀重可加青皮、郁金、木香；痛甚者，加川楝子、延胡索；嗳气频作者，可加半夏、旋覆花，亦可用沉香降气散；吐酸吞酸，嗳气酸臭者，加黄连、吴茱萸、乌贼骨；脾胃虚弱者，加太子参、茯苓、白术。

5. 脾胃虚寒证

证候：胃痛隐隐，喜暖喜按，空腹痛甚，得食则减，时呕清水，纳少，神疲，手足欠温，大便溏薄，舌质淡，边有齿痕，苔薄白，指纹淡，脉沉缓。

治法：温中理脾，缓急止痛。

主方：黄芪建中汤加减。

常用药：黄芪、桂枝、饴糖、白芍、甘草、生姜、大枣。

加减：泛吐清水较多加干姜、半夏、茯苓、陈皮；泛酸，嗳气酸臭者去饴糖，加黄连、吴茱萸、乌贼骨。胃脘冷痛，虚寒较甚，呕吐，肢冷合用理中汤；兼肾阳虚，形寒肢冷，腰膝酸软合用附子理中汤；无泛吐清水或手足不温改用香砂六君子汤。

6. 胃阴不足证

证候：胃脘隐隐灼痛，空腹时加重，烦渴思饮，口燥咽干，食少，大便干，舌红少苔或剥苔，指纹淡紫，脉细数或细弦。

治法：养阴益胃，缓急止痛。

主方：益胃汤合芍药甘草汤加减。

常用药：沙参、麦冬、生地黄、玉竹、芍药、甘草。

加减：胃阴亏损较甚者，加石斛、天花粉；兼饮食停滞，加焦神曲、焦山楂；痛甚者可加香橼皮、佛手；脘腹灼痛，嘈杂反酸，可加黄连、吴茱萸；若胃热偏盛，加生石膏、知母、芦根，或用清胃散；日久肝肾阴虚，加山茱萸、玄参、白芍滋补肝肾；若日久胃阴虚难复，加乌梅、山楂肉、木瓜等酸甘化阴。

7. 瘀血阻络证

证候：胃脘疼痛如针刺或刀割，痛处固定，拒按，疼痛持久，或见吐血、黑便，舌质紫黯或有瘀斑，指纹沉滞，脉涩。

治法：活血化瘀，通络和胃。

主方：膈下逐瘀汤加减。

常用药：桃仁、红花、丹参、牡丹皮、当归、五灵脂、延胡索、香附、赤芍。

加减：吐血、黑便者，去桃仁、红花，加三七粉、白及、炒蒲黄。合并出血，属肝胃郁热所致者，治以凉血止血，半夏泻心汤加减，药用大黄炭、黄连、黄芩、炒蒲黄、仙鹤草、地榆炭；合并出血属脾胃虚寒者，治宜温脾摄血，黄土汤加减，药用附子、党参、灶心土、生地炭、蒲黄、阿胶等。

8. 寒热夹杂证

证候：胃脘痞闷胀痛，反酸嘈杂，恶心呕吐，大便时干时稀，小便短赤，舌质淡胖，苔中心薄黄而润或薄白而润，或微黄腻，脉缓无力或缓滑。

治法：辛开苦降，温脾清胃。

主方：半夏泻心汤加减。

常用药：半夏、黄连、黄芩、人参、干姜、炙甘草、大枣。

加减：内有水气，干噫食臭，腹中雷鸣者，去干姜，加生姜。若胃气虚甚，水谷不化，干呕，心烦不安者，加重炙甘草用量。

要点四　多种疗法应用

（一）口服中成药

1. 良附丸

每服3～6g，1日2次。用于寒凝气滞证。

2. 保和丸

每服6岁以下3g、6岁以上6g，1日3次。用于饮食积滞证。

3. 木香顺气丸

每服3～6g，1日2～3次。用于肝胃不和证。

4. 附子理中丸

每服2～3g，1日2～3次。用于脾胃虚寒证。

5. 温胃腹痛宁冲剂

每服1包（6g），6岁以下1日2次、6岁以上1日3次。用于脾胃虚寒证。

6. 元胡止痛片

每服2～3片，1日2～3次。用于气滞血瘀证。

（二）敷贴疗法

1. 乳香、没药、防风、威灵仙、白芷、当归、海桐皮、香附、陈皮、透骨草各18g，川芎、红花、厚朴各12g，艾叶120g。上药研末，装入用棉布做成的15cm×25cm大小的药袋。将药袋放入蒸笼内蒸20分钟，待稍凉后，敷于中脘部。用于寒凝气滞证。

2. 柴胡、枳壳、木香各30g，郁金、丹参各45g，川芎、延胡索各30g，冰片6g。共研末。每次20g，蜂蜜调膏，外敷中脘穴。用于肝胃不和证。

（三）推拿疗法

1. 清脾胃，顺运八卦，推四横纹，清板门，清大肠。用于饮食积滞证。
2. 顺运八卦，清胃，退六腑，推四横纹。用于湿热中阻证。
3. 揉外劳宫，补脾，顺运八卦。用于脾胃虚寒证。

细目四　泄泻

要点一　概述

泄泻是以大便次数增多，粪质稀薄或如水样为特征的小儿常见病。本病一年四季均可发生，以夏秋季节发病率为高。不同季节发生的泄泻，证候表现有所不同。每年有两个发病高峰，一是发生在6、7、8月，称夏季腹泻，主要病原是致病性大肠杆菌与痢疾杆菌；另一高峰发生在10、11、12月，称秋季腹泻，主要病原是轮状病毒。2岁以下小儿发病率高，因婴幼儿脾常不足，易于感受外邪、伤于乳食，或脾肾气阳亏虚，均可导致脾病湿盛而发生泄泻。轻者治疗得当，预后良好；重者下泄过度，易见气阴两伤，甚至阴竭阳脱；久泻迁延不愈者，则易转为疳证。

本病相当于西医学腹泻病。在中国，腹泻病是小儿仅次于呼吸道感染的第二大常见多发病，是造成小儿营养不良、生长发育障碍和死亡的主要原因之一，是我国卫生部提出的儿科重点防治的四病之一。

腹泻病的临床分类有以下几种：按病因分为感染性腹泻和非感染性腹泻两类。感染性腹泻多由病毒（如轮状病毒、柯萨奇病毒、埃可病毒等）、细菌（如致腹泻大肠杆菌、空肠弯曲菌、耶尔森菌等）、原虫、真菌引起；非感染性腹泻包括食饵性腹泻、症状性腹泻、过敏性腹泻、肠道功能紊乱引起及其他腹泻等。其中，食饵性腹泻主要病因是喂养不当，尤其人工喂养者较多见。喂养时食物量过多、过少或质不当，如过早的喂给大量淀粉或脂肪类食物或突然改变食物品种等均易引起腹泻。消化酶的缺乏如乳糖酶、双糖酶等的缺乏引起吸收不良而致的腹泻近年来受到重视。症状性腹泻见于某些全身性疾病如上呼吸道感染、肺炎、中耳炎、尿路感染等均可引起大便次数增多。目前过敏性腹泻发病率有增高趋势，过敏原因较为复杂，以对牛奶过敏者较为多见。

按病程分为急性腹泻、迁延性腹泻和慢性腹泻。急性腹泻病程<2周；迁延性腹泻病程2周~2月；慢性腹泻病程>2月。迁延性腹泻、慢性腹泻常被称为难治性腹泻。慢性腹泻分为慢性持续型和慢性复发型。慢性腹泻影响蛋白质、脂肪、糖类等营养物质的吸收，导致不同程度的营养不良、免疫功能低下和继发感染等恶性循环状态，是小儿腹泻病死亡的重要原因。

按病情分为轻型、重型。轻型起病可急可缓，以胃肠症状为主，食欲不振，偶有溢乳或呕吐，大便次数一般在10次以下，大便性状变稀，无脱水及全身中毒症状，多在数日内痊愈。重型常急性起病，也可由轻型加重转化而成，大便每日达10次以上，除有较重的胃肠道症状外，还有较明显的脱水、电解质紊乱及全身中毒症状，如发热、烦躁、精神委靡、嗜睡甚至昏迷、休克。

关于泄泻的病名，宋代陈无择《三因极一病证方论·泄泻叙论》云："方书所载泻利，与经中所谓洞泄、飧泄、溏泄、濡泄、水谷注下等，其实一也。"指出本病名称虽多，但都不离"泄泻"二字。而"泄"与"泻"又具有不同的含义，一般以大便溏薄而势缓者为泄，大便清稀如水而直下者为泻，正如《幼科发挥·泄泻》所说："而泄泻二字，亦当辨之。泄者，谓水谷之物泄出也；泻者，谓胃肠之气下陷也。"可见泄与泻具有性质轻重缓急的不同。

关于本病的病因病机，《素问·生气通天论》说："春伤于风，邪气留连，乃为洞泄。"《素问·阴阳应象大论》曰："清气在下，则生飧泄"，"湿胜则濡泻"，"春伤于风，夏生飧泄"。《素问·气交变大论》曰："民病飧泄食减，体重烦冤，肠鸣腹支满"，"腹满肠鸣，溏泄食不化"等。明确提出感受风、寒、暑、湿、热等外邪和饮食不节均可导致泄泻。《景岳全书·泄泻》曰："泄泻之本，无不由于脾胃。盖胃为水谷之海，而脾主运化，使脾健胃和，则水谷腐熟而化气血，以行荣卫。若饮食失节，起居不时，以致脾胃受伤，则水反为湿，谷反为滞，精华之气不能输化，乃致合污下降，而泄泻作矣。"详细论述了小儿脾胃薄弱，易于受损，若脾胃受伤，则水谷不化，精微不布，清浊不分，合污而下，而成泄泻。《医宗必读·泄泻》则指出："统而论之，脾土强者，自能胜湿，无湿则不泄，故曰：湿多成五泄。若土虚不能制湿，则风寒与热，皆得干之而为病。"阐明了泄泻的病因病机关键为脾虚湿盛。

对于本病的辨证和治疗，《幼幼集成·泄泻证治》认为："泄泻有五：寒、热、虚、实、食积也。"并提出较为明确的辨证、治法："凡泄泻肠鸣腹不痛者，是湿，宜燥渗之；饮食入胃不住，或完谷不化者，是气虚，宜温补之；腹痛肠鸣泻水，痛一阵泻一阵者是火，宜清利之；时泻时止，或多或少，是痰积，宜豁之；腹痛甚而泻，泻后痛减者，为食积，宜消之，体实者下之；如脾泻已久，大肠不禁者，宜涩之；元气下陷者，升提之。"将小儿泄泻治法进行了归纳。

对本病的预后，《幼科发挥·泄泻》提出"久泻不止，津液消耗，脾胃倒败，下之谷亡，必成慢惊，所谓脾虚则吐泻生风者是也，故应补脾胃于将衰之先。"对于现代临床治疗仍有着重要的指导意义。

中医学治疗小儿泄泻方法较多，泄泻的中药新药研究建立了规范化方法，中医药治疗泄泻的药理研究已从调节胃肠运动、抗腹泻、抗病毒、抑菌等试验得到说明。现代对西医学不同类型腹泻的辨证论治规律及多种疗法的研究已经开展，还在不断深入发展中。

要点二　病因病机

小儿泄泻发生的常见原因有感受外邪、伤于饮食、脾胃虚弱与脾肾阳虚。首先，小儿脏腑娇嫩，藩篱不密，易为外邪所侵，六淫之中的风、寒、暑、火以及疫疠等邪气，均可侵入人体，并常与湿邪相合致泻。小儿泄泻，又与时令气候的变化有着密切关系，长夏多湿，故外感泄泻以夏秋多见，其中又以湿热泻最常见。其次，小儿脾常不足，运化功能尚未完善，而生长发育迅速，所需水谷精微较成人更为迫切。但小儿饮食不知自节，若调护失宜，喂养不当，饮食失节或不洁，过食生冷瓜果、污染食品或难以消化之食物，皆能损伤脾胃，发生泄泻。如《素问·痹论》所说："饮食自倍，肠胃乃伤。"小儿易为食伤，发生伤食泻，在其他各种泄泻证候中亦常兼见伤食证候。再者，脾胃虚弱与脾肾阳虚为小儿虚证泄泻的主要原因。如先天禀赋不足，脾肾未充；或婴儿出生后护理不当、营养失调、病后调护不周等后天调护失宜，均可导致脾胃损伤，继而脾损及肾；若久病迁延不愈，或脾胃病调治失宜，均可损阴伤阳、损脾伤肾，导致脾虚泻、脾肾阳虚泻。

泄泻的病位主要在脾胃，因胃主受纳腐熟水谷，脾主运化水湿和水谷精微，若脾胃受损，则饮食入胃之后，水谷不化，精微不布，清浊不分，合污而下，致成泄泻。大凡泄泻的发生皆与湿密切相关，《素问·阴阳应象大论》说："湿胜则濡泻。"《临证指南医案·泄泻》亦指出："泄泻，注下症也。经云：湿多成五泄……飧泄之完谷不化，湿兼风也；溏泄之肠垢污积，湿兼热也；鹜溏之澄清溺白，湿兼寒也；濡泄之身重软弱，湿自胜也；滑泄之久下不能禁固，湿胜气脱也。"由于脾主运化，喜燥而恶湿，而湿邪最易伤脾。若人体运化功能正常，则水谷化生之精微，可由脾之转输以供养全身，自无停湿留滞之患；若脾为湿困，运化失职，水谷不化，则必停聚而为湿为滞；加以肠道未能维持正常的分清别浊的作用，则水湿积滞下趋大肠而为泄泻。外感之湿邪可为致病之因，而内生之湿邪常为脾病之果；内外之湿，乳食之滞，蕴蓄脾胃，是为泄泻病理的基本因素。

1. 湿热下迫

夏秋季节，气候炎热，湿当时令，湿与热合，邪从口鼻而入。脾喜燥而恶湿，湿热之邪，蕴结脾胃，困阻中焦，下注大肠，传化失职，泄泻乃作。暑热之邪，伤人最速，易耗气伤津，故每致热迫大肠，骤成暴泻。

2. 风寒困脾

调护失宜，腹受风寒，寒邪客于脾胃肠道，寒凝气滞，中阳被困，运化失职，则泄泻清稀，粪多泡沫；风寒郁阻，收引而气机不畅，常见肠鸣腹痛；如外感风寒，邪在卫表，还可见发热恶寒等风寒表证。

3. 饮食损伤

饮食不节，或喂养不当，损伤脾胃，不能腐熟水谷，清浊不分，并走大肠，而成泄泻，大便酸臭或如败卵。乳食停积不化，壅滞肠胃，气机不畅，故见腹痛腹胀，泻后气滞得通而痛减；乳食内腐，气秽上冲则嗳气酸馊，胃气上逆则为呕吐。

4. 脾胃虚弱

小儿素体脾虚，或久病迁延不愈，或用药攻伐过度，皆能使脾胃虚弱。胃弱则腐熟无能，脾虚则运化失职，水谷不化，精微不布，不能分清别浊，水反为湿，谷反为滞，合污而下，产生泄泻，大便稀薄，色淡不臭。如《素问·脏气法时论》曰："脾病者……虚则腹满肠鸣，飧泄食不化。"脾胃虚弱，运纳无权，故见食后作泻，食欲不振；气血化生不足，故见面色萎黄，神疲倦怠；反复发作，迁延不愈，可致疳证。

5. 脾肾阳虚

久泻久病，脾虚及肾，造成脾肾阳虚。阳气不足，脾失温煦，阴寒内盛，水谷不化，并走肠间，便下澄澈清冷，完谷不化。《景岳全书·泄泻》说：“肾为胃关，开窍于二阴，所以二便之开闭，皆肾脏之所主，今肾中阳气不足，则命门火衰，而阴寒独盛……即令人洞泄不止也。”

综上所述，小儿泄泻的基本病机乃脾虚湿盛。由于小儿稚阳未充、稚阴未长，患泄泻后较成人更易于损阴伤阳发生变证。重证患儿，泻下过度，易于伤阴耗气，出现气阴两伤，甚则阴伤及阳，导致阴竭阳脱的危重变证。若久泻不止，脾气虚弱，肝旺而生内风，可成慢惊风；脾虚失运，生化乏源，气血不足以荣养脏腑肌肤，久则形成疳证。

6. 肝木乘脾

盖肝喜条达，若情志不舒，所欲不遂，精神失调，则肝气郁结，横逆犯脾，肝脾不和，气机被遏，脾失健运。脾之清阳不升，浊阴不降，则脘满腹痛；脾运失职，清浊混杂，并走大肠而成泄泻。此乃儿童腹泻型肠易激综合征的常见病因病机。

7. 药毒伤脾

苦寒攻伐之品，最易损伤脾胃，导致泄泻。如滥用抗生素，除抗生素本身的毒副反应外，还会杀死体内有益的共生菌群，破坏微生态平衡，毁坏了微生态对机体的屏障与保护作用，削弱了患儿的抗病能力，导致泄泻迁延不愈。某些药物如化疗药等，更是直接攻伐正气，严重损伤脾胃，导致泄泻不止。药毒伤脾已成为引起小儿泄泻的不可忽视的重要病因。

8. 气滞血瘀

泄泻日久，或因寒湿凝滞中州，气机升降失常，气滞血瘀肠间，清浊不分，下走大肠而成泄泻。因而，泄泻久治不愈者要注意气滞血瘀证候的产生。

要点三　辨证论治

（一）辨证思路

1. 辨常证

常证重在辨寒、热、虚、实，辨证时注意审查病因，而大便的性状、次数、数量、颜色、气味、夹带物则是辨证的重要依据。全身症状要注意观察精神、食欲、发热、口渴、小便异常、腹痛、腹胀等。

常证按病程长短、起病缓急可分为暴泻、久泻。暴泻多实，久泻多虚或虚中夹实。暴泻辨证，湿热泻发病率高，便次多，质稀薄，便下急迫，色黄褐，气秽臭，或见少许黏液，舌苔黄腻；风寒泻大便清稀多泡沫，臭气轻，腹痛重，伴外感风寒症状；伤食泻有伤食史，纳呆腹胀，大便稀溏夹白色乳凝块或未消化食物残渣，气味酸臭，或如败卵，腹痛则泻，泻后痛减。久泻辨证，脾虚泻大便稀溏或烂糊，色淡不臭，多于食后作泻，时轻时重，进难消化食物泄泻加重，腹痛喜按；脾肾阳虚泻病程更长，大便澄澈清冷，完谷不化，阳虚内寒证象显著。

2. 辨变证

变证重在辨阴、阳。变证起于暴泻或泻下不止，精神委软，皮肤干燥，小便短赤，前囟、眼眶凹陷，唇红，舌红少津，脉细数为气阴两伤证，属重证；精神委靡，尿少或无，四肢厥冷，面色苍白或青灰，表情淡漠，脉细欲绝，为阴竭阳脱证，属危证。

3. 微观辨证

泄泻的微观辨证，主要包括大便常规、大便培养、病原学检查、血象检查、血生化检查、肠道微生态检测等的辨证意义。有人提出伤食泻常有肠道微生态紊乱，大便夹不消化物；湿热泻大便检查常见黏液、白细胞；气阴两虚证则有较明显的水、电解质紊乱情况等。

（二）论治方法

泄泻治疗，以运脾化湿为基本法则，若使脾运复健、湿浊化解，则泄泻可止。实证以祛邪为主，根据不同的证型分别治以清肠化湿、祛风散寒、消食导滞。虚证以扶正为主，分别治以健脾益气、温补脾肾。泄泻变证，总属正气大伤，分别治以益气养阴、酸甘敛阴，护阴回阳、救逆固脱。本病除内服药外，还常使用推拿、外治、针灸等法治疗。

（三）分证治疗

1. 常证

（1）湿热泻

证候：大便水样，或如蛋花汤样，泻势急迫，量多次频，气味秽臭，或夹少许黏液，腹痛阵哭，发热烦闹，口渴喜饮，食欲不振，或伴呕恶，小便短黄，舌质红，苔黄腻，脉滑数，指纹紫。

治法：清肠解热，化湿止泻。

主方：葛根黄芩黄连汤加减。

常用药：葛根、黄芩、黄连、地锦草、辣蓼、车前子、甘草。

加减：热重泻频者，加鸡苏散、马鞭草；发热口渴者，加滑石、芦根；湿重水泻者，加苍术、豆卷；泛恶苔腻者，加藿香、佩兰；呕吐者，加竹茹、半夏；腹痛者，加木香；纳差者，加焦山楂、焦六神曲；大便夹乳片，不思吮乳者，加麦芽、谷芽。

（2）风寒泻

证候：大便清稀，夹有泡沫，臭气不甚，肠鸣腹痛，或伴恶寒发热、鼻流清涕、咳嗽，舌质淡，苔薄白，脉浮紧，指纹淡红。

治法：疏风散寒，化湿和中。

主方：藿香正气散加减。

常用药：藿香、苏叶、白芷、生姜、半夏、陈皮、苍术、茯苓、甘草、大枣。

加减：大便质稀色淡，泡沫多者，加防风炭；腹痛甚，里寒重者，加干姜、砂仁、木香；腹胀苔腻者，加大腹皮、厚朴；夹有食滞者，去甘草、大枣，加焦山楂、鸡内金；小便短少者，加车前子、泽泻；恶寒鼻塞声重者，加荆芥、防风。

（3）伤食泻

证候：大便稀溏，夹有乳凝块或食物残渣，气味酸臭，或如败卵，脘腹胀满，便前腹痛，泻后痛减，腹部胀痛拒按，嗳气酸馊，或有呕吐，不思乳食，夜卧不安，舌苔厚腻，或微黄，脉滑实，指纹滞。

治法：运脾和胃，消食化滞。

主方：保和丸加减。

常用药：焦山楂、焦六神曲、鸡内金、陈皮、半夏、茯苓、连翘。

加减：哺乳婴儿泄泻夹乳片者，加炒麦芽、炒谷芽，或用消乳丸加减；腹痛者，加木香、槟榔；腹胀者，加厚朴、莱菔子；呕吐者，加藿香、生姜。

（4）脾虚泻

证候：大便稀溏，色淡不臭，多于食后作泻，时轻时重，面色萎黄，形体消瘦，神疲倦怠，舌淡苔白，脉缓弱，指纹淡。

治法：健脾益气，助运止泻。

主方：参苓白术散加减。

常用药：党参、白术、茯苓、甘草、山药、莲子、扁豆、薏苡仁、砂仁、桔梗。

加减：胃纳呆滞，舌苔腻者，加藿香、苍术、陈皮、焦山楂；腹胀者，加木香、乌药；腹冷舌淡，大便夹不消化物者，加炮姜；久泻不止，内无积滞者，加煨益智仁、肉豆蔻、石榴皮。

（5）脾肾阳虚泻

证候：久泻不止，大便清稀，澄澈清冷，完谷不化，或见脱肛，形寒肢冷，面色白，精神委靡，寐时露睛，小便色清，舌淡苔白，脉细弱，指纹色淡。

治法：温补脾肾，固涩止泻。

主方：附子理中汤合四神丸加减。

常用药：党参、白术、甘草、干姜、吴茱萸、附子、补骨脂、肉豆蔻。

加减：脱肛者，加炙黄芪、升麻；久泻滑脱不禁者，加诃子、石榴皮、赤石脂。

2. 变证

（1）气阴两伤证

证候：泻下过度，质稀如水，精神委软或心烦不安，目眶及囟门凹陷，皮肤干燥、枯瘪，啼哭无泪，口渴引饮，小便短少，甚至无尿，唇红而干，舌红少津，苔少或无苔，脉细数。

治法：健脾益气，酸甘敛阴。

方药：人参乌梅汤加减。

常用药：人参、炙甘草、乌梅、木瓜、莲子、山药。

加减：泻下不止者，加山楂炭、诃子、赤石脂；口渴引饮者，加石斛、玉竹、天花粉、芦根；大便热臭者，加黄连、辣蓼。

（2）阴竭阳脱证

证候：泻下不止，次频量多，精神委靡，表情淡漠，面色青灰或苍白，哭声微弱，啼哭无泪，尿少或无，四肢厥冷，舌淡无津，脉沉细欲绝。

治法：挽阴回阳，救逆固脱。

方药：生脉散合参附龙牡救逆汤加减。

常用药：人参、麦冬、五味子、白芍、炙甘草、附子、龙骨、牡蛎。

加减：大便洞泄不止者，加炮姜、肉豆蔻；阴津耗竭，重用鲜生地、鲜石斛，并须补液治疗。

要点四　多种疗法应用

（一）口服中成药

1. 葛根芩连微丸

每服1g，1日3次；或遵医嘱。用于湿热泻。

2. 苍苓止泻口服液

饭前口服，每服6个月以下5ml、6个月~1岁5~8ml、1~4岁8~10ml、4岁以上10~20ml，1日3次。用于湿热泻。

3. 枫蓼肠胃康

每服3~8g，1日2~3次。用于湿热泻。

4. 藿香正气液

每服5~10ml，1日2次。用于风寒泻。

5. 纯阳正气丸

每服1.5~3g，1日1~2次。用于中寒泄泻，腹冷呕吐。

6. 健脾八珍糕

每次1~2块，开水调成糊状吃，1日2~3次。用于脾虚泻。

7. 附子理中丸

每服2~3g，1日3~4次。用于脾肾阳虚泻。

（二）药物外治

1. 敷脐法

丁香1份，肉桂2份，共研细末。每次1~2g，姜汁调成糊状，敷于脐部，外用胶布固定，每日1次。用于风寒泻、脾虚泻、脾肾阳虚泻。

2. 熏洗法

鬼针草30g，加水适量。煎煮后倒入盆内，先熏蒸，后浸泡双足，每日2~4次，连用3~5日。用于小儿各种泄泻。

（三）推拿疗法

1. 清补脾土，清大肠，清小肠，退六腑，揉小天心。用于湿热泻。
2. 揉外劳宫，推三关，摩腹，揉脐，揉龟尾。用于风寒泻。
3. 推板门，清大肠，补脾土，摩腹，逆运内八卦，点揉天突。用于伤食泻。
4. 推三关，补脾土，补大肠，摩腹，推上七节骨，捏脊，重按肺俞、脾俞、胃俞、大肠俞。用于脾虚泻。

（四）针灸疗法

1. 针法

取足三里、中脘、天枢、脾俞。发热加曲池，呕吐加内关、上脘，腹胀加下脘，伤食加刺四缝，便如水样加水分。实证用泻法，虚证用补法，每日 1～2 次。

2. 灸法

取足三里、中脘、神阙。隔姜灸或艾条温和灸。每日 1～2 次。用于脾虚泻、脾肾阳虚泻。

（五）西医治疗

治疗原则：调整饮食，预防和纠正脱水，合理用药，加强护理，预防并发症。

1. 饮食调理

一般腹泻均可用等量米汤或水稀释牛奶或其他代乳品喂养 2～3 天，以后逐步恢复正常饮食。6 个月以上小儿可选用粥、面条，或烂饭，加些蔬菜、鱼或肉末等。可加少量新鲜水果汁或水果补钾。每日加餐一次，以乳品喂养为主者逐步加大谷类食物；对双糖不耐受者改用葡萄糖；对于过敏性腹泻，应根据过敏食物的检测结果进行严格的饮食管理，避免接触过敏源。但不应该限制已经耐受的食物。添加辅食时要逐一添加，严格遵守由少到多，由一种到多种的添加原则。过敏性腹泻婴儿通常能耐受强化水解酪蛋白配方奶，如仍不耐受，可采用氨基酸为基础的配方奶。乳糖不耐受所致腹泻，症状强弱与摄入的乳糖量有关，因此乳糖不耐受者可采取改进饮食习惯，每天给一定量的含乳糖食品，然后逐步增加摄入量，并同时摄入其他食物（尤其是肉类或固体类食物），还可以以酸奶代替乳糖含量高的乳制品，通过改善饮食习惯，乳糖不耐受症状将逐步减轻。

重证腹泻病例，口服营养物质不能耐受者，可采用静脉营养－肠道外营养疗法。

水果的问题：可少量进食苹果，暂停进食猕猴桃、李、梨、火龙果、香蕉等水果。

2. 药物治疗

黏液、脓血便患者多为侵袭性细菌感染，可选用氨苄青霉素、头孢菌素、呋喃唑酮等抗菌药物。恢复肠道正常菌群生态平衡的微生态治疗，可用双歧杆菌、嗜酸乳杆菌制剂。肠黏膜保护剂用蒙脱石粉。

世界卫生组织建议对急性腹泻患儿给予锌制剂治疗。锌是免疫功能酶的主要辅酶因子，并充当 cAMP 介导的分泌氯离子的钾通道的阻滞剂，导致增加钠离子的吸收，减少氯离子的排放，同时有抗氧化作用。因此锌有提高免疫力、抗分泌、维护组织的完整性等作用。用法：小于 6 个月婴儿每天 10mg，6 个月以上儿童每天 20mg，疗程 10～14 天。

3. 液体疗法

水、电解质紊乱及酸碱失衡患儿要采用液体疗法。

对于腹泻脱水的预防，及轻度、中度脱水，可用口服补液盐（ORS），世界卫生组织 2004 年推荐的低渗口服补液盐（1/2 张）配方为氯化钠 2.6g，二水合柠檬酸三钠 2.9g，氯化钾 1.5g，无水葡萄糖 13.5g，加温开水 1000ml。轻度脱水 50～80ml/kg，中度脱水 80～100ml/kg，少量频服，8～12 小时将累积损失补足。脱水纠正后维持补液，将口服补液盐加等量水稀释使用。有明显腹胀、休克、心肾功能不全以及其他严重并发症者及新生儿不宜用口服补液。

中度以上脱水或吐泻重或腹胀的患儿应当静脉补液。方法如下：

（1）补液总量：第 1 天补液总量，轻度脱水约 90～120ml/kg；中度脱水约 120～

150ml/kg；重度脱水约150～180ml/kg。次日脱水和电解质紊乱基本纠正后，主要是补充生理需要量（每日60～80ml/kg）和异常的继续损失量，可选口服补液或静脉补液。

（2）溶液选择：主要根据脱水性质而定。等渗性脱水补充累积损失量时用1/2张含钠液，维持补液时用1/3张含钠液；低渗性脱水补充累积损失量时用2/3张含钠液，维持补液时用1/2张含钠液；高渗性脱水用1/3～1/4张含钠液。若根据临床表现判断脱水性质有困难时，可先按等渗性脱水处理。

（3）输液速度：取决于脱水程度和大便量，原则为先快后慢。扩容阶段，对重度脱水伴低血容量休克的患儿，用2∶1等张含钠液（2份生理盐水加1份1.4%碳酸氢钠）20ml/kg，总量不超过300ml，于30～60分钟内静脉推注或快速静滴，以迅速增加血容量，改善循环和肾脏功能。以补充累积损失为主的阶段，取总量的1/2，扣除扩容液量，于8～12小时内静滴。维持补液阶段，主要补充继续丢失量和生理需要量。实际实施时，应严密观察治疗反应，对液体成分、量和滴速灵活调整。

（4）纠正酸中毒：轻、中度酸中毒经以上治疗一般可以纠正。重度脱水多伴有重度酸中毒，可在扩容时用1.4%碳酸氢钠20ml/kg代替2∶1等张含钠液，具有扩容和加快纠正酸中毒的双重作用。5%碳酸氢钠5ml/kg，可提高二氧化碳结合力5mmol/L（相当于10vol%），可稀释后使用。一般将二氧化碳结合力提高到18mmol/L（40vol%）即可。临床常先给计算量的1/2，然后根据疗效进行调整。

（5）纠正电解质紊乱：见尿补钾，一般患儿按每日3～4 mmol/kg（约相当于氯化钾每日200～300mg/kg）补给，轻度脱水分3～4次口服，中、重度脱水给予静滴，浓度为0.15%～0.2%，滴速不可过快，滴注时间不少于6～8小时。对营养不良、佝偻病并腹泻的患儿，应早期补钙，可口服钙剂。若出现手足搐搦症，立即给10%葡萄糖酸钙10ml，稀释后缓慢静脉滴注，必要时重复使用。个别抽搐患儿用钙剂无效者，应测血清镁，低镁血症用25%硫酸镁每次0.1ml/kg，深部肌肉注射，每6小时1次，每日3～4次，症状缓解后停用。

细目五　厌食

要点一　概述

厌食是小儿时期的一种常见病证，临床以较长时期厌恶进食，食量减少为特征。本病可发生于任何季节，但长夏暑湿当令之时，症状常加重。各年龄儿童均可发病，临床尤以1～6岁儿童为多见。城市儿童发病率高于农村。患儿除食欲不振外，一般无其他明显不适。病程迁延不愈者，可使气血生化不足，抗病能力下降，而易罹患他症，甚或影响生长发育，转化为疳证。

中医古代文献中无小儿厌食的病名，但文献所载“不思食”、“不嗜食”、“恶食”等病证的表现与本病相似。《小儿药证直诀·脉证治法》记载：“面㿠白无精光，口中气冷，不思食，吐水，当补脾，益黄散主之。”《幼科发挥·脾经兼证》说：“诸困睡，不嗜食，吐泻，皆脾脏之本病也。”明确不嗜食病位在脾，为脾脏本脏病变，一般不涉及他脏。

对于本病的病机，《诸病源候论·脾胃病诸候·脾胃气虚弱不能饮食候》载：“脾者，脏也；胃者，腑也。脾胃二气相为表里。胃为水谷之海，主受盛饮食者也；脾气磨而消之，则能食。今脾胃二气俱虚弱，故不能饮食也。”同篇又载：“……胃受谷而脾磨之，二气平调，则谷化而能食。若虚实不等，水谷不消，故令腹内虚胀，或泄，不能饮食，所以谓之脾胃气不和不能饮食也。”这一段关于脾胃虚弱和脾胃不和导致不思饮食的论述，成为后世认识小儿厌食病机的重要依据。

对于本病的辨证治疗，《张氏医通·恶食》记载“恶食有虚实之分。实则心下闷痛，恶心口苦，二陈加黄连、枳实；虚则倦怠，色萎黄，心下软，异功散加砂仁、木香；有痰恶心，六君子加香砂。”提出本病辨证要点为辨虚实，以及加减治疗特点。《类证治裁·脾胃论治》说：“治胃阴虚不饥不纳，用清补，如麦冬、沙参、玉竹、杏仁、白芍、石斛、茯神、粳米、麻仁、扁豆子。”认为胃阴不足之厌食，宜清补而不宜滋补，并列举了具体用药。《证治汇补·附恶食》云：“恶食……有胸中痰滞者，宜导痰以助脾；有伤食恶食者，宜消化以助脾；有久病胃虚者，宜参术以健脾。”强调了本证需根据不同的病因病机辨证论治。

《小儿药证直诀·胃气不和》采用益黄散为治疗不思食的主方，开创了调脾助运为主治疗厌食之先河。《太平惠民和剂局方·吴直阁增诸家名方》载不换金正气散，提出常服能“调和脾胃，美饮食”。《奇效良方·脾胃门》载运脾散，由人参、白术、藿香、肉豆蔻、丁香、缩砂仁、神曲、甘草组成，用橘皮汤调服，对脾虚失运者颇为适宜。这些方药均在现代临床作为治疗小儿厌食的常用方。

中医学对厌食的治疗已经积累了丰富的经验，实验及临床研究的开展，对揭示本病的中医药治疗机制发挥了积极作用，多种疗法的临床应用进一步提高了临床疗效。

要点二　病因病机

本病病位在脾胃。盖胃司受纳，脾主运化，脾胃调和，则知饥欲食，食而能化。诚如《灵枢·脉度》所言：“脾气通于口，脾和则口能知五谷矣。”脾胃互为表里，同为后天之本，胃司受纳，脾主运化，脾胃调和，则知饥欲食，食而能化。小儿生机蓬勃，发育迅速，但脏腑娇嫩，脾常不足，多种原因均可影响脾胃的正常纳化功能，致脾胃失和，纳化失职，而成厌食。其病因常见者有喂养不当、脾胃湿热、他病伤脾、禀赋不足、情志失调、邪毒犯胃等，均可损伤脾胃正常纳化功能，致脾胃失和，纳化失职，而成厌食。

1. 喂养不当

为小儿厌食最为多见的病因。小儿脾常不足，乳食不知自节。若家长缺乏育婴保健知识，婴儿期未按时添加辅食；或片面强调营养而过食肥甘厚味、煎炸炙煿之品，超越了小儿脾胃的正常纳化功能；或过于溺爱，纵其所好，恣意零食、偏食、冷饮；或饥饱无度；或滥服补品等，均可损伤脾胃，中州枢机转运失司，不思纳食，产生厌食。正如《素问·痹论》所说：“饮食自倍，肠胃乃伤。”

2. 他病伤脾

小儿为稚阴稚阳之体，发病容易，传变迅速。脾为阴土，喜燥恶湿，得阳则运；胃为阳土，喜润恶燥，得阴则和。若罹患他病，迁延伤脾，或误用攻伐，峻加消导；或过用苦寒损脾伤阳；或病后未能及时调理；或过食香燥、辛辣耗伤胃阴；或夏伤暑湿，脾为湿困；或病后未能及时调理。均可使受纳运化失常，形成厌食。

3. 脾胃湿热

感受湿热之邪，或因过食辛热肥甘，湿热内蕴中焦，湿热困脾，脾失健运，胃纳脾运功能失职，形成厌食。

4. 先天不足

胎禀怯弱，元气不足，脾胃薄弱之儿，往往生后即表现不欲吮乳。若后天失于调养，则脾胃益虚，食欲难以增进。

5. 情志失调

小儿神气怯弱，易受惊恐。若卒受惊吓或打骂；或环境突变；或所欲不遂；或家长期望值过高，超越其承受能力等，均可致情志抑郁，肝失调达，气机不畅，乘脾犯胃，形成厌食。

6. 邪毒犯胃

研究发现，部分小儿厌食与幽门螺杆菌感染有关，胃窦部黏膜弥漫性炎症及细胞增生，胃壁G细胞的高分泌、胃酸及胃蛋白酶分泌不足等导致幽门括约肌功能紊乱，胃肠排空延迟是引起儿童厌食的病理基础。另外，胃黏膜组织炎症及幽门螺杆菌存在干扰了胃泌素的释放和胃酸的分泌，也影响了食物的消化和吸收。幽门螺杆菌属于“邪气”范畴，多具“热毒”的性质，幽门螺杆菌感染所致厌食，为邪毒侵袭于胃，脾胃失和，纳化失职而成。

总之，小儿厌食的发生无论由何种原因所致，其病变脏腑均以脾胃为主，一般不影响其他脏腑，其病机关键在于脾失健运。

要点三　诊断

（一）诊断要点

1. 有喂养不当、病后失调、先天不足或情志失调史。
2. 长期食欲不振，厌恶进食，食量明显少于正常同龄儿童。
3. 面色少华，形体偏瘦，但精神尚好，活动如常。
4. 除外其他外感、内伤慢性疾病。

（二）鉴别诊断

1. 积滞

有伤乳伤食史，除不思乳食外，应有脘腹胀满、嗳吐酸腐、大便酸臭等乳食停聚，积而不消，气滞不行之症。而厌食患儿，腹部坦然无所苦，可与之鉴别。

2. 疰夏

为季节性疾病，有“春夏剧，秋冬瘥”的发病特点。临床表现除食欲不振外，可见精神倦怠，大便不调，或有发热等症。

要点四 辨证论治

（一）辨证思路

本病应以脏腑辨证为纲，紧紧围绕脾胃加以辨证。根据发病原因、病程长短、病情轻重、证候特点等以区别脾失健运、脾胃气虚、脾胃阴虚之不同证型。凡由喂养不当，或湿邪困遏，或情志失调等因素引起，病程短，仅表现纳呆食少，食而乏味，饮食稍多即感腹胀，形体如常，舌苔薄腻者，为脾失健运证；由先天不足，或他病伤脾等因素引起，病程长，除厌恶进食外，尚伴面色少华，乏力多汗，形体偏瘦，大便溏薄，舌质淡，苔薄白等症者，为脾胃气虚证；由过食香燥，或患热病，或滥服滋补引起，病程长，症见食少饮多，口舌干燥，肤燥便干，舌红少津，苔少或花剥者，为脾胃阴虚证。

（二）论治方法

本病总由脾胃失健所致，治疗应以运脾开胃为基本法则。脾失健运者，治以运脾和胃；脾胃气虚者，治以健脾益气；脾胃阴虚者，治以养胃育阴。并酌情配伍理气、消导、化湿之品，俟脾胃复健，纳运复常，则食欲自增。脾胃湿热者治以清化助运。因理气、化湿药大多辛温香燥，补益药每影响脾胃纳化，消导药总属克伐之品，故临床选用需谨慎，应适可而止，勿使过剂。同时还要注意饮食调理，纠正不良饮食习惯，方能取得好的治疗效果。

（三）分证治疗

1. 脾失健运证

证候：食欲不振，食而乏味，甚则厌恶进食，偶尔多食或强迫进食后可致脘腹饱胀或嗳气泛恶，大便不调，形体正常或偏瘦，精神正常，舌淡红，苔薄白或薄腻，脉尚有力。

治法：调和脾胃，运脾开胃。

主方：不换金正气散加减。

常用药：苍术、陈皮、枳壳、藿香、六神曲、炒麦芽、焦山楂。

加减：脘腹胀满者，加木香、厚朴、莱菔子；暑湿困阻，舌苔白腻者，加荷叶、佩兰、厚朴；嗳气泛恶者，加半夏、竹茹；大便偏干者，加枳实、莱菔子；大便偏稀者，加山药、薏苡仁；内有郁热，唇舌红赤者，加连翘、胡黄连。

2. 脾胃湿热证

证候：不思进食，厌恶进食甚至拒食，口渴不欲饮，肢体倦怠，口臭，时有恶心，甚则呕吐，大便干结或臭秽，小便黄少，舌红，苔薄黄腻，脉滑数，指纹紫滞。

治法：清热燥湿，健脾助运。

主方：藿朴三仁汤加味。

常用药：广藿香、姜厚朴、姜半夏、茯苓、薏苡仁、豆蔻、苍术、黄连、黄芩、槟榔、荷叶。

加减：大便不畅者，加枳实、莱菔子、瓜蒌子；小便黄少者，加滑石、甘草。

3. 脾胃气虚证

证候：不思进食，食而不化，大便偏稀夹不消化食物，面色少华，形体偏瘦，神倦乏力，舌质淡，苔薄白，脉缓无力。

治法：健脾益气，佐以助运。

主方：异功散加味。

常用药：党参、白术、茯苓、甘草、陈皮、佩兰、砂仁、焦六神曲、鸡内金。

加减：苔腻便稀者，去白术，加苍术、薏苡仁；大便溏薄者，加炮姜、肉豆蔻；饮食不化者，加焦山楂、炒谷芽、炒麦芽；腹胀者，加木香、槟榔；汗多易感者，加黄芪、防风；情志抑郁者，加柴胡、佛手。

4. 脾胃阴虚证

证候：不思进食，食少饮多，口舌干燥，皮肤欠润，形体偏瘦，小便短黄，大便干结，甚或烦躁少寐，手足心热，舌红少津，苔少或花剥，脉细数。

治法：滋脾养胃，佐以助运。

主方：养胃增液汤加减。

常用药：沙参、麦冬、玉竹、石斛、乌梅、白芍、甘草、焦山楂、炒麦芽。

加减：口渴引饮者，加天花粉、芦根；大便干结者，加火麻仁、郁李仁、瓜蒌子；夜寐不宁，手足心热者，加胡黄连、莲子心、酸枣仁；食少不化者，加谷芽、六神曲；兼脾气虚弱者，加山药、太子参。

要点五　多种疗法应用

（一）口服中成药

1. 小儿香橘丸

每服1丸，1日2~3次。用于脾失健运证。

2. 健儿消食口服液

3岁以内每服5~10ml，1日3次，用于脾失健运证。

3. 小儿健脾丸

每服1丸，1日2次。用于脾胃气虚证。

4. 醒脾养儿颗粒

每服1岁以内2g，1日2次；1~2岁4g，1日2次；3~6岁4g，1日3次；7~14岁6~8g，1日2次。用于脾胃气虚证。

（二）推拿疗法

1. 补脾土，运内八卦，清胃经，掐揉掌横纹，摩腹，揉足三里，捏脊。用于脾失健运证。

2. 补脾土，运内八卦，揉足三里，摩腹，捏脊。用于脾胃气虚证。

3. 揉板门，补胃经，运八卦，分手阴阳，揉二马，揉中脘，捏脊。用于脾胃阴虚证。

（三）针灸疗法

1. 体针

（1）取脾俞、足三里、阴陵泉、三阴交，用平补平泻法。用于脾失健运证。

（2）取脾俞、胃俞、足三里、三阴交，用补法。用于脾胃气虚证。

（3）取足三里、三阴交、阴陵泉、中脘、内关，用补法。用于脾胃阴虚证。

以上各证型均用中等刺激不留针，每日1次，10次为1疗程。

2. 刺四缝疗法

常规消毒后，用三棱针在四横纹穴位上快速点刺，挤压出黄色黏液或血少许，每周2次。用于各证型。

3. 耳穴

取脾、胃、肾、神门、皮质下。用胶布粘王不留行籽贴按于穴位上，隔日1次，双耳轮换，10次为1疗程。每日按压3～5次，每次3～5分钟，以稍感疼痛为度。用于各证型。

（四）西医治疗

1. 病因治疗

针对产生厌食的不同病因进行治疗，纠正不良的饮食习惯，创造良好的生活卫生环境，消除引起小儿精神刺激的各种因素。

2. 助消化药物

①多酶片：含淀粉酶、胰酶、胃蛋白酶。能促进糖类及蛋白酶的消化。每次1片，1日3次。饭后服。②食母生：具有补充维生素，辅助治疗消化不良、食欲不振等作用。每次0.3～0.9g，1日3次，嚼碎后服。③乳酶生：乳酸杆菌的干燥剂，有促进消化作用。每次5岁以下0.1～0.3g，5岁以上0.3～0.6g，每日3次，餐前服。④康胃素：胃肠功能调节剂，有促消化作用。每日50～200mg，分3～4次，餐前服。⑤吗丁啉：胃肠动力药。每次0.3mg/kg，1日3次，餐前半小时服。

3. 补充微量元素

膳食中应保持一定量含锌食品的摄入（标准用量每日10mg），或给予硫酸锌制剂10mg，每日1次。如血清锌低下者，可用硫酸锌每日2～3mg/kg，分2～3次口服，疗程1～3个月。

细目六　积滞

要点一　概述

积滞是指小儿内伤乳食，停聚中脘，积而不化，气滞不行所形成的一种胃肠疾患。以不思乳食，食而不化，脘腹胀满，嗳气酸腐，大便酸臭为特征。又名“食积”、“食滞”、“乳滞”等。

本病一年四季均可发生，以夏秋季节暑湿当令之时发病率较高。各种年龄均可发病，尤以婴幼儿最为多见。禀赋不足，脾胃素虚，人工喂养及病后失调者更易罹患。本病一般预后良好，少数患儿可因迁延失治，进一步损伤脾胃，致气血生化乏源，营养及生长发育障碍，而转化为疳证，此即前人所言：“积为疳之母，有积不治，乃成疳证”。

有关积滞的论述，古代文献记载较多。关于病因病机方面，巢元方《诸病源候论·小儿杂病诸候·宿食不消候》说："小儿宿食不消者，脾胃冷故也。小儿乳哺饮食，取冷过度，冷气积于脾胃，脾胃则冷。胃为水谷之海，脾气消之，胃气和调，则乳哺消化。若伤于冷，则宿食不消。"说明小儿乳食寒冷过度，导致脾胃虚寒，不能磨消乳食，使食物经宿不消。钱乙在《小儿药证直诀·脉证治法·食不消》曰："脾胃冷，故不能消化，当补脾，益黄散主之。"说明了脾胃虚冷不能消化食物，并用益黄散（陈皮、丁香、诃子、青皮、甘草）温运脾气，治疗脾胃冷不能消化乳食者，对后世治疗脾胃虚寒的积滞有着深刻影响。此外，饮食不节、喂养不当和调护失宜是造成小儿积滞的外因。《活幼心书·明本论·伤积》中说："婴孩所患积证，皆因乳哺不节，过餐生冷坚硬之物，脾胃不能克化，积停中脘。""有食饱伤脾，脾气稍虚，物难消化，留而成积。"说明哺乳不节，饮食过饱，是形成积滞的直接原因。

关于证候分类，《婴童百问·四十九问》明确了"积滞"病名，其曰："小儿有积滞，面目黄肿，肚热胀满，复睡多困，哭啼不食，或大肠闭涩，小便如油，或便利无禁，粪白酸臭，此皆积滞也。吐乳、泻乳，其气酸臭，此由啼叫未已，便用乳儿，停滞不化而得之，是为乳积。肚硬带热，渴泻或呕，此由饮食无度，多餐过饱，饱后即睡得之，是为食积。腹痛啼叫，利如蟹渤，此由触忤其气，荣卫不和，淹延日久得之，是为气积。"根据病因、证候表现的不同，把积滞分为乳积、食积和气积三类，为后世对本病的分类打下了基础。

积滞与疳证的形成有密切的关系。《幼幼集成·诸疳证治》说："谷肉果菜，恣其饮啖，因而停滞中焦，食久成积，积久成疳。"说明伤食经久不愈，可以形成积滞，积滞日久，迁延失治，可转化成疳。

对于积滞的治疗方法，明代《万氏家藏育婴秘诀·伤食证治》提出："不必悉具，便宜损之。损之者，谓姑止之，勿与食也，使其自消。所谓伤之轻者，损谷自愈也。损之不减，则用胃苓丸以调之。调之者，调其脾胃，使乳谷自消化也。调之不减，则用保和丸以导之。导之者，谓腐化乳食，导之使去，勿留胃中也。导之不去，则攻下之。轻则枳朴大黄丸，重则备急丸主之。""损之"、"调之"、"导之"三法，对治疗积滞具有重要的指导意义。

西医学"消化功能紊乱症"与本病相似。消化功能紊乱症是指由喂养不当引起，以食欲不振、大便不调、呕吐、腹胀、腹痛等为主要症状，大便检查有不消化食物残渣或脂肪球，排除消化道器质性疾病、精神障碍及其他系统疾病的一组综合征。

要点二　病因病机

积滞常由喂养不当，伤及脾胃；或脾胃虚损，复伤乳食所致，其病变脏腑在脾胃。因胃主受纳，脾主运化，一纳一化，饮食物得以消化。若脾胃受损，纳化失和，乳食停聚不消，积而不化，气滞不行，则成积滞。故《证治准绳·幼科·宿食》说："小儿宿食不消者，胃纳水谷而脾化之，儿幼不知撙节，胃之所纳，脾气不足以胜之，故不消也。"

1. 乳食内积

小儿脾常不足，乳食不知自节。若调护失宜，喂养不当，则易为乳食所伤。伤于乳者，多因哺乳不节，过急过量，冷热不调；伤于食者，多由饮食不节，喂养不当，暴饮暴食，或过食膏粱厚味，煎炸炙煿，或贪凉饮冷、坚硬难化之物，或添加辅食过多过快所致。乳食不节，脾胃受损，纳化不及，宿食停聚，积而不化，乃成积滞。正如《医宗金鉴·幼科心法要诀》所说："胃主受纳，脾主运化，乳贵有时，食贵有节，可免积滞之患。若父母过爱，乳食无度，则宿滞不消而疾成矣。"伤于乳者，为乳积；伤于食者，则为食积。

2. 食积化热

脾主运化，运化水谷精微和运化水湿；脾为后天之本，四季脾旺不受邪。胃主受纳，腐熟水谷，为水谷之腑，胃以通为用，以降为顺。小儿脾本不足，胃小且脆，容物不多。加之平素娇养，饮食不知自节，恣食、偏食，均可致脾主运化、胃司受纳功能失健，致使胃之所纳，脾气不足以胜之，故食而不化形成积滞。"降"是胃的生理功能特征，不降则滞，不降则传化无由，壅滞成病。积滞中焦，进一步障碍脾运，阻滞气机。蕴积于内，宿食不消，气机郁滞，久蕴必化热，所谓"郁而化热"，气郁、血郁、痰郁、湿郁、情志郁结均可化热。而小儿为纯阳之体，诸症相兼皆可从热而化，故食郁中脘必化热。其中有因过食煎炸炙烤等性热之物，或感受风热、湿热等热邪，或素体胃热者，亦有因食滞积而不化，蕴生内热者，故古人有"积热"一说，亦即"食火"之谓。沈金鳌在《幼科释谜·食积》中就指出食积"夜必发热"，"夜间发热，尤伤食之明验也。"《小儿卫生总微论方·五疳论》说："小儿伤肥甘物多，因伤为积，则蕴痢发热，津液内耗，亦能作疳，……"认为积滞蕴郁，不仅会发热，还会伤津、耗液、成疳。积滞内停，脾运受损，外邪乘虚而入，小儿纯阳之体，感邪后易从热化，亦为积滞化热的机制之一。

3. 脾虚夹积

禀赋不足，脾胃素虚；或病后失调，脾气亏虚；或过用苦寒攻伐之品，损伤脾胃；或积滞日久，脾胃虚损，致腐熟运化不及。若饮食物稍有增加，即可停滞不化，形成积滞。

总之，积滞一证在病理上因滞化热、因滞致虚和因虚致滞常同时存在，相互影响。若积久不消，迁延失治，进一步损伤脾胃，则可致气血生化乏源，营养及生长发育障碍，形体日渐消瘦而转为疳证。

要点三　辨证论治

（一）辨证思路

本病病位在脾胃，辨证以八纲辨证为纲，根据体质特点、发病原因、伴随症状及病程长短，以分清虚、实、寒、热与轻、重。

1. 辨虚实

一般初病多实，积久则虚实夹杂，或实多虚少，或实少虚多。而由脾胃虚弱引起者，初起即见虚实夹杂证候。此外，腹部触诊对辨别虚实也至关重要，正如《证治准绳·幼科·腹痛》所言："按之痛者为积滞，不痛者为里虚。"积滞属实者，脘腹胀满，疼痛拒按，并伴食入即吐，嗳吐酸腐，大便秘结酸臭等；若见食则饱胀，腹满喜按，大便溏薄或夹有不消化食物，面黄肢倦者多为虚中夹实。

2. 辨寒热

凡素体阴虚或阳盛，喜食肥甘辛辣之品，致不思乳食，脘腹胀痛，得凉稍缓，遇热加重，口气臭秽，烦躁易怒，面赤唇红，手足心热，大便秘结臭秽，舌红苔黄厚腻者为热积；若素体阳虚，贪食生冷，或过用寒凉攻伐药物，致脘腹胀满，喜温喜按，神疲肢倦，面白唇淡，四肢欠温，大便溏薄，舌淡苔白腻者为寒积。

3. 辨轻重

轻证病势缓，病程较短，仅表现不思乳食，口气酸腐，腹部略胀，大便酸臭等；重证则病势急或病程较长，症见烦躁拒食，夜眠不安，脘腹胀满，疼痛拒按，呕吐酸腐，大便酸臭，稀溏不化或秘结难下，或面黄消瘦，神倦乏力等。若病情进一步发展，常可转化为疳证。

（二）论治方法

本病治疗，以消食化积，理气行滞为基本法则，消积必须导滞，导滞常兼清热。消食者帮助积于中焦的乳食从内消化而解，导滞者促使积于中焦无法消化的食滞下行泄出体外。俟积散气畅，则诸症可解。积滞轻者，仅需节制饮食，或辅以食疗，病可自愈。积滞重属实者，宜以消食导滞为主，偏热者，辅以清解积热；偏寒者，佐以温阳助运；积热结聚者，当通腑泻热，导滞攻下。属虚实夹杂者，宜消补兼施，积重而脾虚轻者，宜消中寓补；积轻而脾虚重者，宜补中寓消，以期消积不伤正，扶正以祛积。治疗中应注意，食积必伴气滞，气滞又可致食积不化，故消导同时常配伍理气药物应用；小儿脾胃稚弱，应用攻下导滞药宜中病即止，以平为期；健脾补虚不可甘厚壅中，妨碍脾运；积滞消除后，又宜调理脾胃以善后。本病除内服汤剂外，还常使用其他疗法，如：口服中成药、推拿疗法、敷脐疗法等。

（三）分证治疗

1. 乳食内积证

证候：不思乳食，嗳腐酸馊或呕吐食物、乳片，脘腹胀满或疼痛拒按，大便酸臭，烦躁啼哭，夜眠不安，手足心热，舌质红，苔白厚或黄厚腻，脉象弦滑，指纹紫滞。

治法：消乳化食，和中导滞。

主方：乳积者，消乳丸加减。食积者，保和丸加减。

常用药：乳积者常用麦芽、砂仁、焦六神曲、香附、陈皮、谷芽、茯苓。食积者常用焦山楂、焦六神曲、莱菔子、鸡内金、香附、陈皮、砂仁、茯苓、半夏、连翘。

加减：腹胀明显者，加木香、厚朴、枳实；腹痛拒按，大便秘结者，加大黄、槟榔；恶心呕吐者，加竹茹、生姜；脘闷苔厚腻者，加藿香、苍术、厚朴；发热面赤、口气臭秽、舌红苔黄厚积热重者，加胡黄连、黄芩；胸胁苦满者，加柴胡、川楝子；口渴唇干，舌苔剥脱者，加麦冬、石斛、天花粉；因饮冷过度，或复受外寒，致腹胀满疼痛者，加乌药、高良姜；大便稀溏者，加扁豆、薏苡仁。

中药成药：保和丸：口服，<3 岁 1g、3～6 岁 1.5g，1 日 3 次；>6 岁 3g，1 日 2 次。

2. 食积化热证

证候：不思乳食，口干，脘腹胀满、腹部灼热，午后发热，心烦易怒，夜不安寐，小便黄，大便臭秽或秘结，舌红，苔黄腻，脉滑数，指纹紫。

治法：清热导滞，消积和中。

主方：枳实导滞丸加减。

常用药：大黄、枳实、焦六神曲、茯苓、黄芩、黄连、白术、泽泻。

加减：口渴气虚者，加石斛、糯稻根；盗汗者，加煅龙骨、煅牡蛎；潮热不退者，加白薇、地骨皮；烦躁、夜啼难眠者，加蝉蜕；腹部胀痛甚者，加木香、槟榔；腹部胀满甚者，加厚朴、青皮；泻下臭秽明显者，加鸡内金、苍术；大便秘结者，加冬瓜子、玄明粉。

中药成药：清热化滞颗粒：每服 1～3 岁 1 袋、4～7 岁 2 袋、8～14 岁 3 袋，1 日 3 次。

小儿化食丸：口服，周岁以内 1 次 1 丸、周岁以上 1 次 2 丸，1 日 2 次。

3. 脾虚夹积证

证候：面色萎黄，形体消瘦，神疲肢倦，不思乳食，食则饱胀，腹满喜按，大便稀溏酸腥，夹有乳片或不消化食物残渣，舌质淡，苔白腻，脉细滑，指纹淡滞。

治法：健脾助运，消食化滞。

主方：健脾丸加减。

常用药：党参、白术、茯苓、甘草、麦芽、焦山楂、焦六神曲、陈皮、枳实、砂仁。

加减：呕吐者，加生姜、丁香、半夏；大便稀溏者，加山药、薏苡仁、苍术；腹痛喜按者，加干姜、白芍、木香；舌苔白腻者，加藿香、佩兰等芳香之品；四肢不温，虚寒甚者，选用理中汤；舌淡苔白中心无苔有剥脱者加玉竹、石斛。

中药成药：小儿健脾化积口服液：口服，1～7 岁每次 10ml，1 日 2 次；8～14 岁每次 10ml，1 日 3 次。连服两周。

细目七　疳证

要点一　概述

疳证是由喂养不当或多种疾病影响，使脾胃受损，气液耗伤而形成的一种慢性病证。临床以形体消瘦，面色无华，毛发干枯，精神委靡或烦躁，饮食异常，大便不调为特征。本病发病无明显季节性，以贫困地区发病率较高。各种年龄均可罹患，临床以 5 岁以下小儿为多见。因其起病缓慢，病程迁延，病情顽固复杂，易出现兼证，甚或导致阴竭阳脱而危及生命，被古人视为“恶候”，列为儿科四大要证之一。近几十年来，随着生活水平的提高和医疗条件的改善，本病的发病率已明显下降，特别是重证患儿显著减少。本病经积极治疗，一般预后良好，大多可以治愈，仅少数重证或有严重兼证者，预后较差。

蛋白质－营养不良分为消瘦型、水肿型、消瘦－水肿型。消瘦型营养不良多见于 1 岁以内婴儿，体重不增是最早出现的症状，继之体重逐渐减轻，消瘦，皮下脂肪逐渐减少或消失。皮下脂肪减少的顺序首先是腹部，其次为躯干、臀部、四肢，最后为面颊。严重者皮面颊脂肪垫消失，皮肤干燥、苍白，逐渐失去弹性，额部出现皱纹如老人状，肌张力逐渐降低，肌肉松弛。肌肉萎缩呈“皮包骨”时，四肢可有挛缩。皮下脂肪层厚度是判断营养不良程度的重要指标之一。轻度（Ⅰ度）：腹壁皮下脂肪厚度为 0.4～0.8cm；中度（Ⅱ度）：腹壁皮下脂肪厚度小于 0.4cm；重度（Ⅲ度）：腹壁皮下脂肪消失。营养不良后期，身高可受影响，还会引起全身各系统器官的功能及器质性病变。蛋白质严重缺乏所致的水肿型营养不良，属重度营养不良，又称恶性营养不良病。水肿多从内部脏器开始，以后才出现四肢、面部，严重者全身水肿。重度营养不良患儿生长发育受到影响，精神委靡，烦躁不安，反应迟钝，肌肉萎缩，小儿的各个内脏器官功能、免疫功能均降低，容易发生各种感染、低血糖等。消瘦－水肿型营养不良的表现介于上述两型之间。

疳之病名，始见于《诸病源候论·虚劳病诸候·虚劳骨蒸候》："蒸盛过伤，内则变为疳，食人五脏"，"久蒸不除，多变成疳"。指出疳乃内伤久病，蒸盛耗伤所致，病可涉及五脏。嗣后历代医家多有阐发，对疳证的认识也不断完善。归纳前人之说，"疳"之含义，可作两种解释：一是"疳者甘也"，言其病因，强调疳证乃由恣食肥甘厚味，损伤脾胃所致。诚如《医学正传·诸疳证》所言："盖其病因肥甘所致，故命名曰疳"；二是"疳者干也"。言其病机和主症。即气血津液干涸为其病机，形体干瘪羸瘦为其主症。如《保婴撮要·疳》："盖疳者干也，因脾胃津液干涸而患。"《幼科铁镜·辨疳疾》："疳者，干而瘦也。"根据疳证的病因病机及临床表现，可将其分为以下几类：一是按五脏分为肝疳、心疳、脾疳、肺疳、肾疳等；二是按发病原因分为热疳、冷疳、蛔疳、食疳、哺乳疳等；三是按患病部位分为眼疳、鼻疳、口疳、脊疳等；四是按某种临床证候分为疳嗽、疳泻、疳痢、疳肿胀等；五是按病情轻重分为疳气、疳虚、疳积、疳极、干疳等。为便于掌握，目前临床一般将疳证按病程与证候特点分为疳气、疳积、干疳三大证候及其他兼证。

西医学认为本病是一种慢性营养缺乏症，是由长期营养素摄入不足，消化吸收功能障碍，急慢性疾病的影响，消耗过大等因素造成的蛋白质－热能营养不良。表现进行性消瘦，皮下脂肪减少，生长发育迟缓或停滞，皮下水肿，各系统器官的功能低下，常并发营养性贫血、佝偻病、多种维生素缺乏、各种感染等。

要点二　病因病机

引起小儿疳证的原因较多，临床以饮食不节，喂养不当，营养失调，疾病影响，药物过伤以及先天禀赋不足等因素为常见，其病变部位主要在脾胃，病情演变可涉及五脏。脾胃为后天之本，气血生化之源。脾健胃和，纳化正常，则气血津液化生有源，五脏六腑、四肢肌肉、筋骨皮毛得以濡润滋养。若脾胃受损，纳化失健，生化乏源，气血津液亏耗，则脏腑、肌肉、筋骨、皮毛无以濡养，日久则形成疳证。正如《小儿药证直诀·诸疳》所说："疳皆脾胃病，亡津液之所作也。"

1. 饮食不节，损伤脾胃

此为疳证最常见的病因。小儿"脾常不足"，运化功能薄弱，且乳食不知自节，食物的摄纳必须适应脾胃的受纳运化功能。如饮食不节，乳食无度，过食肥甘厚味、生冷坚硬难化之物，或妄投滋补食品，以致乳食壅滞中焦，难以腐化。如积久不消，损伤脾胃，纳化失职，则水谷精微无以运化，气血津液无以化生，脏腑肌肉失于濡养，日久则形成疳证。正如《证治准绳·幼科·疳》曰："积为疳之母，无积不成疳"，"有积不治，乃成疳候"。

2. 喂养不当，营养失调

小儿正常的生长发育有赖于全面丰富的营养物质，若母乳不足，代乳品配制过稀，未能及时添加辅食，或过早断乳，摄入食物的数量、质量不足，或偏食、挑食，致营养失衡，脾胃生化乏源，长期不能满足机体生长发育的需要，脏腑肌肉、四肢百骸失于濡养，气液亏损，形体日渐消瘦而形成疳证。

3. 疾病影响，气血亏耗

多因小儿慢性消耗性疾病，如久病吐泻，反复外感，罹患时行热病、肺痨诸虫，经久不愈，失于调治；或误用攻伐，致脾胃受损，津液耗伤，气血虚损，肌肉消灼，形体日渐羸瘦，而成疳证。正如《幼科铁镜·辨疳疾》所言："疳者……或因吐久、泻久、痢久、疟久、热久、汗久、咳久、疮久，以致脾胃亏损，亡失津液而成也。"

4. 禀赋不足，脾胃亏虚

先天胎禀不足，或早产、多胎，或孕期久病、药物损伤胎元，先天畸形等，致先天脾肾素亏，元气虚惫。脾胃虚弱，纳化不健，水谷精微化生不足，气血亏耗，脏腑肌肤失于濡养，形体羸瘦，形成疳证。

总之，疳证的主要病变脏腑在脾胃，脾胃受损，气血津液耗伤为其基本病理改变。其病情演变规律常由浅至深，由轻转重，由脾胃而波及他脏。病之初起，往往仅表现脾胃症状，或脾胃失和，或胃强脾弱，食而不化，水谷精微不敷，肌肤初失荣养，但虚羸不著，病尚轻浅，故称疳气；若失于调治，病情进展，脾胃受损，纳化不及，积滞内停，壅塞气机，阻滞络脉，则呈现虚中夹实的疳积证候；若病情进一步发展，脾胃日渐衰败，津液消亡，气血耗伤，元气衰惫，全身极度虚羸者，则转为干疳。

干疳及疳积重证阶段，因脾胃虚损严重，生化乏源，气血亏耗，津液消亡，诸脏失养，除可产生脾脏本身之兼证，如泄泻、肿胀、紫癜外，尚可累及其他脏腑而产生各种兼证，此即《证治准绳·幼科·疳》所言："大抵疳之为病，皆因过餐饮食，于脾家一脏，有积不治，传之余脏而成五疳之疾。若脾家病去，则余脏皆安，苟失其治，日久必有传变。"脾病及肝，肝血不足，目失所荣，而致视物不清，夜盲目翳者，谓之"肝疳"；脾病及心，心失所养，心火上炎，熏灼口舌，而致口舌生疮者，谓之"心疳"；脾病及肺，土不生金，肺气亏虚，卫外不固，易患外感，而见咳喘、潮热者，谓之"肺疳"；脾病及肾，肾精亏虚，骨失所养，而致骨骼畸形者，谓之"肾疳"。重者脾脏衰败，他脏虚惫，甚或元气耗竭，阴阳离决而死亡。

要点三　诊断

（一）诊断要点

1. 有喂养不当或病后失调及长期消瘦病史。

2. 形体消瘦，体重比正常同年龄儿童平均值低15%以上，面色不华，毛发稀疏枯黄；严重者干枯羸瘦，体重可比正常平均值低40%以上。

3. 饮食异常，大便干稀不调，或脘腹膨胀等明显脾胃功能失调症状。

4. 兼有精神不振，或好发脾气，烦躁易怒，或喜揉眉擦眼，或吮指磨牙等症。

5. 贫血者，血红蛋白及红细胞减少。出现肢体浮肿，属于疳肿胀（营养性水肿）者，血清总蛋白大多在45g/L以下，血清白蛋白常在20g/L以下。

（二）西医分型与分度

1. 体重低下

其体重低于同年龄、同性别参照人群正常值的均数减两个标准差，如高于或等于均数减3个标准差为中度，低于均数减3个标准差为重度。此项指标主要反映患儿有急性或慢性营养不良。

2. 生长迟缓

其身长低于同年龄、同性别参照人群正常值的均数减两个标准差，如高于或等于均数减3个标准差为中度，低于均数减3个标准差为重度。此项指标主要反映患儿过去或长期慢性营养不良。

3. 消瘦

其体重低于同性别、同身高参照人群正常值的均数减两个标准差，如高于或等于均数减3个标准差为中度，低于均数减3个标准差为重度。此项指标主要反映患儿近期、急性营养不良。

（三）鉴别诊断

1. 厌食

本病由喂养不当，脾胃运化功能失调所致。以较长时期厌恶进食，食量减少为特征，无明显消瘦，精神尚好，腹部多无所苦。病在脾胃，一般不涉及他脏，预后良好。

2. 积滞

本病以不思乳食，食而不化，脘腹胀满，大便酸臭为特征，无明显形体消瘦为与疳证的主要区别。但是，疳与积关系密切，若积久不消，影响水谷精微化生，致形体日渐消瘦，则转化为疳证。

要点四　辨证论治

（一）辨证思路

本病有主证、兼证之不同，主证应以八纲辨证为纲，重在辨清虚、实；兼证宜以脏腑辨证为纲，以分清疳证所累及之脏腑。主证按病程长短、病情轻重、虚实分为疳气、疳积、干疳三个阶段。疳气为疳证的初期阶段，病情轻浅，仅表现面黄发疏，食欲欠佳，形体略瘦，大便不调等，精神如常，属脾胃不和之轻证；证情发展，出现形体明显消瘦，肚腹膨隆，烦躁多啼等典型症状体征者，称为疳积，属脾虚夹积之虚实夹杂证；若出现形体极度消瘦，貌似老人，腹凹如舟，精神委靡者，则为疳证后期之干疳阶段，病已至此，脾胃衰败，津液消亡，是为虚证重证。兼证常在干疳阶段出现，因累及脏腑不同，症状有别。脾病及心者，口舌生疮，五心烦热，甚或吐舌、弄舌，称为“口疳”；脾病及肝者，目赤多泪，隐涩难睁，夜盲目翳，称为“眼疳”；脾病及肺者，潮热咳嗽，气喘痰鸣，称为“肺疳”；脾病及肾者，齿迟囟陷，龟背膝软，称为“骨疳”；脾阳虚衰，水湿泛溢则肌肤水肿，称为“疳肿胀”；牙龈出血，皮肤紫癜者，为疳证恶候，提示气血大衰，血络不固；若出现神委懒言，杳不思食者，为脾胃衰败，精气俱耗之候，将有阴阳离决之变，须特别引起重视。

（二）论治方法

疳证治疗以健运脾胃为主，俟脾胃复健，纳化正常，后天化源充盈，则疳证可除。根据主证、兼证不同，分别采取不同的治法。疳气以和为主；疳积以消为主，或消补兼施；干疳以补为要。出现兼证者，应按脾胃本病与他脏兼证合参而随证治之。同时要注意合理补充营养，纠正不良的饮食习惯，积极治疗各种原发疾病，方能取得较好的疗效。

（三）分证治疗

1. 主证

（1）疳气证

证候：形体略瘦，体重不增，面色少华或微黄，毛发稀疏，食欲不振，或多食多便，精神正常或欠佳，易发脾气，大便干稀不调，舌质略淡，苔薄微腻，脉细有力。

治法：调脾健运。

主方：资生健脾丸加减。

常用药：党参、白术、山药、茯苓、薏苡仁、泽泻、藿香、砂仁、扁豆、炒麦芽、焦六神曲、焦山楂。

加减：食欲不振，腹胀苔厚腻，去党参、白术，加苍术、鸡内金、厚朴；性情急躁，夜卧不宁者，加钩藤、胡黄连；大便稀溏者，加炮姜、肉豆蔻；大便秘结者，加火麻仁、决明子；多汗易感者，加黄芪、防风、煅牡蛎；口干肤燥，舌红少津者，加沙参、石斛、白芍。

（2）疳积证

证候：形体明显消瘦，面色萎黄无华，肚腹膨胀，甚则青筋暴露，毛发稀疏结穗，困倦思睡或精神烦躁，夜卧不宁，或见揉眉挖鼻，吮指磨牙，动作异常，食欲不振，大便夹未化食物残渣、味酸臭，舌淡苔腻，脉沉细而滑。

治法：消积理脾。

主方：肥儿丸加减。

常用药：人参、白术、茯苓、焦六神曲、焦山楂、炒麦芽、鸡内金、大腹皮、槟榔、黄连、胡黄连、甘草。

加减：腹胀明显者，加枳实、木香；大便秘结者，加火麻仁、郁李仁；烦躁不安，揉眉挖鼻者，加栀子、莲子心、石决明；消谷善饥，嗜食异物者，加连翘、黄芩；肌肤干燥，口干舌红少苔者，加石斛、天花粉；潮热盗汗者，加地骨皮、银柴胡；恶心呕吐者，加竹茹、半夏；胁下痞块者，加丹参、郁金、山甲；大便下虫者，加苦楝皮、雷丸、使君子、榧子。

（3）干疳证

证候：形体极度消瘦，皮肤干瘪起皱，大肉已脱，皮包骨头，面呈老人貌，毛发干枯，面色㿠白，精神萎靡，啼哭无力，腹凹如舟，杳不思食，大便稀溏或便秘，或伴低热，舌淡嫩，苔少，脉细弱。

治法：补益气血。

主方：八珍汤加减。

常用药：党参、黄芪、白术、茯苓、甘草、熟地、当归、白芍、川芎、陈皮、扁豆、砂仁、焦六神曲、麦芽。

加减：四肢欠温，大便稀溏者，去熟地、当归，加肉桂、炮姜；夜寐不安者，加五味子、夜交藤；舌红口干加石斛、乌梅；低热，汗出，虚烦者，合桂枝龙骨牡蛎汤。阴虚血热者，选二至丸、知柏地黄汤；皮肤紫癜、鼻齿出血者，选归脾汤。若出现面色苍白，呼吸微弱，四肢厥冷，脉细欲绝者，应急施独参汤或参附龙牡救逆汤以回阳救逆固脱，并配合西药抢救。

2. 兼证

（1）眼疳证

证候：两目干涩，畏光羞明，眼角赤烂，甚则黑睛混浊，白翳遮睛或有夜盲等。

治法：养血柔肝，滋阴明目。

主方：石斛夜光丸加减。

常用药：石斛、天冬、生地黄、枸杞子、菊花、蒺藜、蝉蜕、木贼草、青葙子、夏枯草、川芎、枳壳。

加减：夜盲者选羊肝丸加减。

（2）口疳证

证候：口舌生疮，甚或满口糜烂，秽臭难闻，面赤唇红，五心烦热，夜卧不宁，小便短黄，或吐舌、弄舌，舌质红，苔薄黄，脉细数。

治法：清心泻火，滋阴生津。

主方：泻心导赤散加减。

常用药：黄连、栀子、莲子心、竹叶、灯心草、赤茯苓、生地黄、麦冬、玉竹。

加减：内服药同时，加外用冰硼散或珠黄散涂搽患处。

（3）疳肿胀证

证候：足踝浮肿，甚或颜面及全身浮肿，按之凹陷，面色无华，神疲乏力，四肢欠温，小便短少，舌淡嫩，苔白滑，脉沉迟无力。

治法：健脾温阳，利水消肿。

主方：防己黄芪汤合五苓散加减。

常用药：黄芪、白术、甘草、茯苓、猪苓、泽泻、防己、桂枝。

加减：若浮肿腰以下为甚，四肢欠温，偏于肾阳虚者，可加附子、干姜，或用真武汤加减。

要点五　多种疗法应用

（一）口服中成药

1. 肥儿丸

口服，每服1～2丸，1日2次。用于疳气证及疳积轻证。

2. 香砂枳术丸

口服，每服3～6g，1日2～3次。用于疳气证及疳积轻证。

3. 小儿香橘丹

口服，每服1丸，1日3次。1周岁以下酌减。用于疳积证。

4. 人参健脾丸

口服，每服3g，1日2次。用于疳积证。

5. 十全大补颗粒

口服，每服<3岁5g、3~6岁10g、>6岁15g，1日2次。用于干疳证。

6. 复方阿胶浆

口服，每服5~10ml，1日2~3次。用于干疳证。

7. 明目地黄丸

口服，每服<3岁2g、3~6岁4g、>6岁6g，1日2次。用于眼疳证。

8. 栀子金花丸

口服，每服3g，1日1~2次。用于口疳证。

（二）敷贴疗法

1. 焦山楂、炒神曲、炒麦芽、炒鸡内金、炒莱菔子、生栀子各适量。共研末，加水调和成膏状敷脐。每日1次，连用5日为1疗程。用于疳积证。

2. 杏仁10g，桃仁10g，栀子10g，芒硝10g，白胡椒7粒，葱白7根。共研末捣烂，加鸭蛋清1只，白酒3ml。调成饼糊，敷于两脚心及脐部，24小时一换。用于疳气证、疳积证。

3. 当归6g，白术6g，桔梗6g，陈皮6g，玄明粉6g，大腹皮6g，莱菔子9g。共研粗末，加麸皮少许，共炒黄后喷醋，趁热敷脐。用于疳积证腹胀者。

（三）推拿疗法

1. 补脾经，补肾经，运八卦，揉板门、足三里，揉胃俞，揉腹摩脐，捏脊。用于疳气证。

2. 补脾经，清胃经、心经、肝经，捣小天心，揉中脘，分推腹阴阳，捏脊。用于疳积证。

3. 补脾经、肾经，运八卦，揉二马、足三里，揉中脘、胃俞。用于干疳证。

（四）针灸疗法

1. 体针

主穴：中脘、气海、足三里、商丘。配穴：脾俞、胃俞、痞根（奇穴，腰1旁开3.5寸）。用补法，夹积者用平补平泻，中等刺激，不留针，针后可配合艾灸。每日1次，7日为1疗程。用于疳气证、疳积轻证。烦躁不安，夜眠不宁加神门、内关；脾虚夹积，脘腹胀满加刺四缝；气血亏虚重加关元；大便稀溏加天枢、上巨虚；虫积配百虫窠；潮热配三阴交。

2. 点刺

取穴四横纹，常规消毒后，用三棱针在穴位上快速点刺，挤压出黄色黏液或血少许，每周 2 次，为 1 疗程。用于疳积证。

3. 皮肤针法

选脾俞、胃俞、华佗夹脊穴（第 7～12 椎）用梅花针轻度扣打，每日 1 次，每次扣打 20 分钟。用于疳气证、疳积证。

（五）西医治疗

1. 一般治疗

①祛除病因：详细找出患病原因，积极治疗原发疾病是治疗本病的首要措施。有肠道寄生虫者，在病情许可时进行驱虫；慢性菌痢必须控制感染；结核病、慢性肝肾疾病或有先天畸形者应积极调治。②加强护理：居室应空气新鲜，阳光充足，环境整洁。皮肤及口腔应保持清洁，睡眠宜充足，适度活动，并设法增进食欲。

2. 调整饮食

应根据患儿的具体情况，如病情轻重、消化功能强弱及对食物的耐受能力、有无并发症等，合理地安排饮食。原则上应由少量到多量，由流质到软食、普食，由单一到多种循序渐进地进行，切忌贪多求快，引起消化紊乱反而加重病情。轻度营养不良儿虽消化功能尚好，容易接受营养食物，但仍不宜过快地改换原有食物，供给热量可从每日 80～100kcal/kg 开始；中度营养不良儿消化功能已受影响，对食物（特别是脂肪）的耐受力较差，供给热量可从每日 60～80kcal/kg 开始；重度营养不良儿组织器官已受影响，消化吸收功能低下，对食物变动不易适应，常并发消化紊乱，因此调整饮食更要格外小心，可从热量每日 40～60kcal/kg 开始。若患儿排便正常，对食物耐受好，无不良反应，可逐渐增加热量的供给，直至正常生理需要量。食物的选择，应以小儿易消化吸收又含有高热量与高蛋白质的食物为宜。婴儿以乳类为最好，给母乳外可采用乳制品等，对乳类过敏者可选用豆浆、豆类代乳品。5～6 个月以上患儿除乳类外可给以蛋类、肝泥、肉末、鱼粉等，蛋白摄入量应从每日 1.5～2.0g/kg 开始，逐渐增加到 3～4.5g/kg。此外应给予充足的维生素和矿物质，可多采用各种谷类、蔬菜、水果等，不足时应加服各种维生素制剂、微量元素及钙片等。

3. 促进消化与代谢功能

可给予各种消化酶（胃蛋白酶、胰酶等）帮助消化。营养不良时常伴维生素及微量元素缺乏，口服维生素 B 类及维生素 C 可促进消化代谢。有维生素 A、维生素 D 缺乏症状者，可给予维生素 A、D 制剂。食欲极度低下且血锌降低者，可口服 1% 硫酸锌，以促进食欲，改善代谢。有营养性贫血时应辅以铁剂、叶酸及维生素 B_{12}。重度营养不良儿可给予蛋白同化激素，如苯丙酸诺龙每次 10～25mg 肌注，每周 1～2 次，连用 2～3 周，以促进体内蛋白质合成，增进食欲。对胃纳极差甚或拒食者，可试用胰岛素葡萄糖疗法，正规胰岛素，每次 2～3U 肌注，每日 1 次，在注射前先服 20～30g 葡萄糖，1～2 周为 1 疗程。病情严重伴明显低蛋白血症或严重贫血者，可少量多次输血浆或全血、白蛋白。静脉点滴高能量脂肪乳、多种氨基酸、葡萄糖等。

细目八 营养性缺铁性贫血

要点一 概述

营养性缺铁性贫血又名小细胞低色素性贫血，是小儿贫血中最常见的一种类型，由体内贮存铁缺乏，使血红蛋白合成减少所致。多见于6个月~3岁的婴幼儿。其主要临床表现为皮肤黏膜苍白或苍黄、倦怠乏力、食欲不振、烦躁不安等。轻中度贫血一般预后良好，重度贫血或长期不愈者不仅影响小儿的生长发育，且可使机体抗病能力下降，而易罹患感染性疾病。

本病属于中医学“血虚”、“萎黄”、“虚劳”、“黄肿病”等证范畴。早在《内经》时期即对本病与脾胃的关系有所认识，如《素问·脉要精微论》说：“脾脉搏坚而长，其色黄，当病少气；其软而散，色不泽者，当病足骱肿，若水状也。”唐代《外台秘要》进一步指出脾胃损伤是产生贫血的根本原因，如“脾劳虚损，消瘦，四肢不举，毛悴色夭。”宋代《普济本事方》提出用“紫金丹”治疗“食劳气黄，遍身黄肿。”元代《卫生宝鉴》用“枣矾丸”治疗“食劳黄”。现代研究证实，健运脾胃法，可改善胃肠消化功能，增加消化液的分泌和消化酶的活性，增加胃肠平滑肌的蠕动能力，提高胃肠黏膜对营养物质和铁剂的吸收。“枣矾丸”的主要成分为绿矾，其化学成分硫酸亚铁是治疗缺铁性贫血的有效药物。

要点二 病因病机

先天禀赋不足是贫血的重要原因，胎儿的生长发育，全赖母体气血的供养。若孕母素体虚弱；或孕期失于调摄，饮食摄入不足或偏食挑食；或疾病影响、药物克伐等，皆可影响胎儿的生长发育，致使胎儿精髓不足，气血内亏而发病。诚如《订补名医指掌》所说：“小儿之劳，得于母胎。”《虚劳心传·虚劳总论》也说：“有童子亦患此者，则由于先天禀赋不足，而禀于母气者尤多。”血液是维持人体生命活动的重要物质，其生化与脾肾心肝功能密切相关。脾胃为后天之本，气血生化之源；心主血，既行血以维持全身各脏腑的正常功能活动，又参与血的生成，如《素问·阴阳应象大论》所说：“心生血”。肾藏精，“精为血之本”（《医方类聚》）；肝藏血，与肾同源，血充精足，则肾有所主，肝有所藏，精血可以相互转化。故脾肾心肝功能正常，则血液化生充盈，皮肉筋骨、五脏六腑得以濡养。若先天禀赋不足，后天喂养不当或罹患他病而损伤上述脏腑功能，影响血液化生时，则可导致本病的发生。

1. 脾胃虚弱

小儿生机蓬勃，发育迅速，所需营养物质相对较多，但脾常不足，运化功能薄弱。后天喂养不当，若饮食不节，恣食肥甘生冷，饥饱无常，喂养失宜，或母乳不足，未能及时添加辅食；或长期偏食、少食、挑食等。多食伤胃，过饥则伤脾，而致脾胃功能受损，脾胃虚弱；小儿脏腑娇嫩，形气未充，不耐邪气侵扰，若罹患他病，疾病克伐，或大病久病，或病后失调，或感染诸虫等，伤及脾胃，均可导致脾胃虚弱。《灵枢·决气》云：“中焦受气取汁，变化而赤是谓血。”明《景岳全书·脾胃》又云：“胃阳主气，脾阴主血，胃司受纳，脾司运化，一运一纳，化生精气。”明确指出了中焦脾胃在血液化生中的重要作用，若脾胃受损，化生无权，必致气血不足，发生贫血。

2. 心脾两虚

脾胃为后天之本，气血生化之源。脾生血，心主血，心血全赖脾气转输之水谷精微化生。贫血日久不愈，脾气虚弱，运化失职，水谷精微化生不足，气血生化乏源，不能奉心化赤而为血，致使心血亏虚，肌肤、爪甲、毛发失荣，血虚心失所养，神失所藏。心脾两虚，不能上充于脑，而有头晕眼花等症。

3. 肝肾阴虚

病情久延，血不化精，精血亏虚，肝肾失养。肾藏精，肝藏血，肝肾同源，精血互生，阴精亏虚，水不制火。重症贫血，可发于肝肾阴虚，精亏血耗，甚至精血两败。

4. 脾肾阳虚

人体气中有血，血中有气，气血相依，循环不已。贫血迁延日久，或突然大量失血，气随血脱，阴损及阳，导致脾肾阳虚，甚至阳气衰败而危及生命。

总之，缺铁性贫血是诸多因素造成的病理结果，血虚不荣是贫血的主要病理基础，病变脏腑主要在心、肝、脾、肾，其中尤以脾胃受累最为明显。病初起在脾胃，脾胃虚损，纳化不及，则气血无以化生。气血亏虚，脏腑失荣而疾病丛生。血不养心，心神失养，可出现心脾两虚证候；病情久延，血不化精，精血亏虚，肝肾失养，则出现肝肾阴虚证候；若阴损及阳，阳气衰微，火不暖土，则可呈现脾肾阳虚之候。贫血严重者，可因精血大衰，气随血脱，而出现厥脱险证之变。

要点三　诊断

（一）诊断要点

1. 有明确的缺铁病史

铁供给不足、吸收障碍、需要增多或慢性失血等。

2. 临床表现

发病缓慢，皮肤黏膜逐渐苍白或苍黄，以口唇、口腔黏膜及甲床最为明显，神疲乏力，食欲减退。年长儿有头晕等症状。部分患儿可有肝脾肿大。

3. 实验室及特殊检查

（1）贫血为小细胞低色素性，平均血红蛋白浓度（MCHC）<31%，红细胞平均体积（MCV）<80fl，平均血红蛋白（MCH）<27pg。

（2）3 月~6 岁血红蛋白<110g/L，6 岁以上血红蛋白<120g/L。

（3）血清铁、总铁结合力、运铁蛋白饱和度、红细胞原卟啉、血清铁蛋白等异常。

（4）铁剂治疗有效。用铁剂治疗 6 周后，血红蛋白上升 20g/L 以上。

4. 病情分度

（1）轻度：血红蛋白：6 个月 ~6 岁 90 ~110g/L，6 岁以上 90 ~120g/L；红细胞（3 ~4）$\times 10^{12}$/L。

（2）中度：血红蛋白60~90g/L；红细胞（2~3）$\times 10^{12}/L$。

（3）重度：血红蛋白30~60g/L；红细胞（1~2）$\times 10^{12}/L$。

（4）极重度：血红蛋白<30g/L；红细胞<$1\times 10^{12}/L$。

（二）鉴别诊断

1. 营养性巨幼红细胞性贫血

本病是由于缺乏维生素 B_{12} 和/或叶酸所引起的一种大细胞性贫血。多见于单纯羊乳或母乳喂养，未及时添加辅食的婴幼儿。临床除贫血表现外，可出现烦躁不安，表情呆滞，嗜睡，反应迟钝，智力动作发育落后，甚则出现肢体头身震颤、肌无力等神经系统表现。末梢血中红细胞体积变大，MCV>94fl，MCH>32pg，红细胞的减少比血红蛋白的减少更为明显。骨髓象增生明显活跃，以红细胞系统增生为主，各期幼红细胞均出现巨幼变。

2. 再生障碍性贫血

本病是由多种原因引起的骨髓造血功能低下或衰竭导致的一种全血细胞减少综合征，临床以贫血、出血、感染等为特征。外周血象检查呈全血细胞减低，网织红细胞减少，无肝脾、淋巴结肿大。骨髓象多部位增生减低，三系造血细胞明显减少，非造血细胞增多。

3. 铁粒幼红细胞性贫血

本病主要因血红蛋白不能在幼红细胞线粒体内正常合成，致铁利用障碍而引起。血清铁正常或增高，骨髓中可染出较多的铁粒幼红细胞，其中铁颗粒多而粗大，且绕核成环状，铁剂治疗非但无效，反可加重病情等。

要点四　辨证论治

（一）辨证思路

本病的辨证应以气血阴阳辨证与脏腑辨证相结合。根据病史、临床表现及实验室检查等以明确病因、确定脏腑、分清轻重、识别气血阴阳等。由先天因素所致者，多有早产、多胎、孕母体虚多病史；由喂养不当引起者，往往有喂养太过或摄入不足史；由虫积肠道所致者，常有脐腹疼痛，时作时止，面色萎黄，大便下虫或异食癖等；若因久泻引起者，则有多食多便，大便稀溏，甚或完谷不化等。贫血症状的轻重与血红蛋白下降的速度有关，贫血发生缓慢者症状较轻，短期内血红蛋白迅速下降者，临床症状较重。一般轻度贫血除实验室检查异常外，临床常无明显症状；中度贫血可见面色萎黄或苍白，肢倦乏力，头晕耳鸣，心悸气短，烦躁不安等；重度贫血除上述症状外，尚见毛发枯黄，精神委靡，爪甲枯脆，腹泻纳呆，发育迟缓，胁下痞块，甚或震颤抽搐，额汗肢冷，吐衄便血等。本病总由心、肝、脾、肾四脏虚损所致，其中尤与脾胃关系最为密切。病在脾者除见面色萎黄或苍白外，突出的表现是食少纳呆，体倦乏力，大便不调等；病及心者，心悸怔忡，夜寐不安，气短懒言；病及肝者，两目干涩，爪甲枯脆，头晕目眩；病及肾者，腰膝酸软，发育迟缓，潮热盗汗，或肢冷畏寒。

（二）论治方法

本病总由脏腑虚损所致，其中尤以脾胃虚弱最为重要，故治疗当以健脾开胃，益气养血为原则。盖脾胃为后天之本，气血生化之源，脾健胃和，纳食增多，化源充盈，则贫血自能改善和痊愈。临证时，尚须结合他脏虚损情况，灵活施以养心安神、滋养肝肾、温补脾肾等法。因补益药大都损脾碍胃，影响食欲，故组方用药时不可拘泥贫血而重用滋腻补血之品，总以补而不滞，补不碍胃为要。

诊疗时应尽量查明病因，同时或首先做病因治疗。中药与铁剂配合治疗时，中药不仅仅着眼于治疗本病，应同时注意治疗使用铁剂所常出现的消化道反应等副作用。

（三）分证治疗

1. 脾胃虚弱证

证候：面色萎黄，唇甲色淡，形体消瘦，神疲乏力，食欲不振，大便不调，舌质淡，苔薄白，脉细无力，指纹淡红。

治法：健运脾胃，益气养血。

主方：六君子汤加减。

常用药：党参、白术、茯苓、黄芪、当归、大枣、陈皮、半夏、生姜、砂仁、麦芽。

加减：气虚重者，改党参为人参；内有食积，腹胀嗳腐者，加焦山楂、炒谷芽、鸡内金、枳实；口臭、手足心热，积滞化热者，加胡黄连、连翘；便秘者，加决明子、柏子仁、火麻仁；便溏食物不化者，加炮姜、山药、薏苡仁；腹胀者，加槟榔、木香；反复外感者，合玉屏风散。

若大便潜血阳性，经大便饱和盐水漂浮法查出钩虫卵，或大便孵化出钩蚴，诊断为钩虫病贫血，可先服贯众汤（贯众、苦楝根皮、土荆芥、紫苏）驱虫，虫去后再给予健脾养血。

2. 心脾两虚证

证候：面色萎黄，唇甲苍白，发黄稀疏，心悸怔忡，夜寐不安，气短懒言，头晕目眩，神疲纳呆，舌质淡，苔薄白，脉细弱，指纹淡红。

治法：补脾养心，益气生血。

主方：归脾汤加减。

常用药：黄芪、人参、白术、茯苓、当归、何首乌、龙眼肉、远志、酸枣仁、夜交藤、木香、六神曲、麦芽。

加减：血虚明显者，加鸡血藤、白芍；纳呆者，加焦山楂、鸡内金、陈皮；便溏者，减少当归用量，加苍术、薏苡仁；心悸夜眠不宁者，加柏子仁、酸枣仁；脾虚肝旺，肢体震颤者，加白芍、钩藤、磁石；活动后多汗者，加浮小麦、煅牡蛎；下肢水肿者，加赤小豆、薏苡仁、猪苓；气不摄血，衄血便血者，加阿胶、地榆、仙鹤草。

3. 肝肾阴虚证

证候：面色苍白，颧红盗汗，毛发干枯，甲白易脆，耳鸣目涩，腰膝酸软，发育迟缓，口舌干燥，肌肤不泽，甚或皮肤瘀斑，吐血衄血，舌红少苔或无苔，脉细数。

治法：滋养肝肾，益精生血。

主方：左归丸加减。

常用药：龟板、鹿角胶、菟丝子、牛膝、熟地、山药、山茱萸、枸杞子、阿胶、砂仁、山楂。

加减：潮热盗汗者，加鳖甲、地骨皮、白薇；久病精血大虚，智力发育迟缓者，加紫河车、益智仁、阿胶；眼目干涩者，加石斛、夜明砂、羊肝；神疲乏力者，加黄芪、太子参；四肢震颤者，加沙苑子、白芍、钩藤、地龙；心烦头晕目眩者，加菊花、石决明；皮肤瘀斑，吐血衄血者，加女贞子、旱莲草、牡丹皮；胁下痞块者，加鳖甲、丹参、莪术。

4. 脾肾阳虚证

证候：面色㿠白，口唇苍白，发黄稀少，精神委靡，畏寒肢冷，纳呆便溏，或完谷不化，消瘦或浮肿，少气懒言，发育迟缓，舌淡胖嫩，苔白，脉沉细无力，指纹淡。

治法：温补脾肾，益阴养血。

主方：右归丸加减。

常用药：熟地、山茱萸、枸杞子、菟丝子、仙茅、淫羊藿、补骨脂、鹿角片、山药、焦山楂。

加减：畏寒肢冷者，加熟附子、肉桂；囟门晚闭者，加龟板、牡蛎、龙骨；发黄稀少者，加党参、当归；大便溏泄者，减熟地加白术、炮姜、肉豆蔻；下肢浮肿者，加薏苡仁、茯苓、猪苓；出血者，加炮姜炭、艾叶、仙鹤草；少气懒言者，加黄芪、党参。冷汗肢厥脉微，阳气欲脱者，急以参附龙牡救逆汤回阳救逆固脱。

要点五　西医疗法

1. 一般治疗

合理喂养，增加富含铁质、维生素C和蛋白质的食物，保证充足睡眠，预防感染。对重症贫血患儿尤应加强护理，注意卧床休息，保护心脏功能。

2. 病因治疗

及时查明、祛除病因是治疗贫血的关键。如驱除钩虫、手术矫治肠道畸形、控制慢性失血及感染等。

3. 铁剂治疗

（1）口服铁剂：二价铁盐较易吸收，常用制剂有硫酸亚铁（含铁20%），富马酸亚铁（含铁30%），葡萄糖酸亚铁（含铁11%）。口服铁剂以元素铁计，一般为每日4.5～6mg/kg，分3次服用为宜。最好于两餐之间服药，同时服用维生素C能促进铁的吸收。铁剂治疗有效者，于3～4天后网织红细胞即见升高，7～10天达高峰，2～3周后降至正常。治疗约2周后，血红蛋白相应增加，临床症状亦随之好转。但铁剂应继续服用至血红蛋白达正常水平后2月左右再停药，以补足铁的贮存量。治疗中最好测定血清铁蛋白，以避免铁过量。如口服3周仍无效，应考虑是否有诊断错误或其他影响疗效的原因。

（2）注射铁剂：用于口服铁剂疗效不满意，或不能耐受，或有消化道疾病影响铁的吸收者。常用注射铁剂有：右旋糖酐铁、山梨醇铁、葡萄糖铁等，一般作深部肌肉注射。补铁元素总量（mg）=［Hb正常值低限（g/L）－患儿Hb值（g/L）］×体重（kg）×0.4g。总量分次，首剂减半，每次肌注量不超过5mg/kg，于2～3周内注射完毕。

4. 输血治疗

对重症贫血，尤其是有心功能不全或并发严重感染者，可予输血，以尽快改善贫血状态。贫血越重，一次输血量应越小，速度亦越慢，以免引起或加重心功能不全。血红蛋白在3g/dl以下者，每次输血量5～7ml/kg，血红蛋白在3～6g/dl者可给予10ml/kg。对极重患儿有心力衰竭者以输浓缩红细胞为宜。

（肖和印）

第五单元　心肝疾病

细目一　汗证

要点一　概述

汗证是指小儿在安静状态下，正常环境中，全身或局部出汗过多，甚则大汗淋漓的一种病证。多由表虚不固、营卫不和所致。为小儿常见病之一，多发生于5岁以内的小儿。

汗是由皮肤排出的一种津液。汗液能润泽皮肤，调和营卫。小儿由于形气未充、腠理疏薄，加之生机旺盛、清阳发越，在日常生活中，比成人容易出汗。若因天气炎热，或衣被过厚，或喂奶过急，或剧烈运动，出汗更多，而无其他疾苦，不属病态。小儿汗证有自汗、盗汗之分。睡中出汗，醒时汗止者，称盗汗；不分寤寐，无故汗出者，称自汗。盗汗多属阴虚，自汗多为阳虚。但小儿汗证往往自汗、盗汗并见，故在辨别其阴阳属性时还应考虑其他证候。至于因温热病引起的出汗，或属危重证阴竭阳脱、亡阳大汗者，均不在本节讨论范围。

古代儿科文献中关于小儿汗证的命名主要有“喜汗”、“小儿盗汗”、“自汗”等。“喜汗”、“小儿盗汗”之名出自隋代《诸病源候论·小儿杂病诸候》，其云：“儿有血气未实者，肤腠则疏。若厚衣温卧，脏腑生热，蒸发腠理，津液泄越，故令头身喜汗也。”又云：“盗汗者，眠睡而汗自出也。小儿阴阳之气嫩弱，腠理易开，若将养过温，因于睡卧，阴阳气交，津液外泄为汗。”小儿“自汗”之名源自《幼科发挥·心所生病》，其云：“自汗者，昼夜出不止。”《幼科发挥·心所生病·诸汗》云：“小儿纯阳之体，头者诸阳之会，心属火，头汗者，炎上之象也。”“汗者心之液也……故头汗者，乃清阳发越之象，不必治也。”提出若是仅有头部出汗可不必治疗。

关于小儿汗证的病机，《景岳全书·小儿则·盗汗》说：“然汗之根本由于营气，汗之启闭由于卫气。若小儿多汗者，终是卫虚所以不固。汗出既多，未免营卫血气愈有所损而衰羸之渐未必不由乎此。此所以不可不治也。”指出小儿汗证的基本病因是卫虚不固，进而指出汗出过多将使小儿营卫血气受到损伤而羸瘦。

关于小儿汗证的治疗，《幼科证治准绳·自汗》说：“若元气虚者，夏月用六君子汤加山药、山茱萸；冬月用加减八味丸、十全大补汤。血虚者，四物加参芪；有热者，当归六黄汤；气血俱虚者，十全大补汤；心肾虚热者，六味丸；虚寒者，八味丸；心经血虚者，团参汤；胃经气虚者，六君子汤；饮食劳倦者，补中益气汤；嗜卧倦怠者，升阳益胃汤；热伤元气者，清燥汤；暑干心胞络者，清暑益气汤；外伤风邪者，惺惺散；虚劳羸瘦者，人参养荣汤；思虑伤脾者，归脾汤；怒动肝火者，小柴胡汤；肝经虚热者，加味逍遥散；肝经湿热者，龙胆泻肝汤；泄泻脉微者，人参理中汤。手足汗者，补中益气汤；胸腹汗者，四君子汤；当心一片汗者，茯苓补心汤；黄汗者，茵陈五苓散；血汗者，血余散敷之。此皆去汗之大法也。”书中十分详尽阐述了各种汗证的治法方药，至今对临床仍有指导意义。

现代研究说明汗证系汗腺分泌过多所致。汗腺是调节体温的重要结构之一。出汗可调节体温，并丢失一定量的钠、钾、氯等电解质及人体必需微量元素。若丢失过多则会影响健康或加重病情。治疗时一般不直接止汗，而是要首先寻找导致出汗过多的原因。如甲状腺功能亢进症、风湿热、结核病、低血糖、虚脱、休克及某些感染性疾病的发热期及恢复期，均可以汗出过多为主要症状，此时必须按照其病因治疗。只有在排除上述这些疾病后，方能按辨证论治的原则对汗证进行治疗。

要点二　病因病机

汗是人体五液之一，由阳气蒸化津液而来。如《素问·阴阳别论》所说：“阳加于阴，谓之汗。”心主血，汗为心之液，卫气为阳，营血为阴，阴阳平衡，营卫调和，则津液内敛。反之，若阴阳脏腑气血失调，营卫不和，卫阳不固，腠理开阖失职，则汗液外泄。小儿汗证的发生，多由体虚所致。其主要病因为禀赋不足，调护失宜。

1. 肺卫不固

小儿脏腑娇嫩，元气未充，腠理不密，若先天禀赋不足，或后天脾胃失调，肺气虚弱，均可自汗或盗汗。肺主皮毛，脾主肌肉，肺脾气虚，表虚不固，故汗出不止。

2. 营卫失调

营卫为水谷之精气，化生血脉，行于经隧之中为营气，其不循经络而直达肌表，充实于皮毛分肉之间为卫气，故有营行脉中，卫行脉外之论述。正常状态下，营卫之行不失于其常。若小儿营卫之气生成不足，或受疾病影响，或病后护理不当，卫气不能卫外而固密，营气不能内守而敛藏，营卫不和，则津液从皮毛外泄，发为汗证。

3. 气阴亏虚

气属阳，血属阴。小儿气血未充，若大病久病之后，多气血亏损；或先天不足，后天失养的体弱小儿，气阴虚亏。气虚不能敛阴，阴亏虚火内炽，迫津外泄而为汗。

4. 湿热迫蒸

小儿脾常不足，若平素饮食甘肥厚腻，可致积滞内生，郁而生热。甘能助湿，肥腻生热，蕴阻脾胃，湿热郁蒸，外泄肌表而致汗出。

由此可见，小儿汗证有虚实之分，虚证有肺卫不固、营卫失调、气阴亏损，实证则多因湿热迫蒸所致。

要点三　辨证论治

（一）辨证思路

汗证多属虚证，进一步则应辨别气、血、阴、阳。自汗以气虚、阳虚为主；盗汗以阴虚、血虚为主。肺卫不固证多汗以头颈胸背为主；营卫失调证多汗而不温；气阴亏虚证汗出遍身而伴虚热证象；湿热迫蒸证则汗出肤热。

（二）论治方法

汗证以虚为主，补虚是其基本治疗法则。肺卫不固者益气固卫，营卫失调者调和营卫，气阴亏虚者益气养阴，湿热迫蒸者清化湿热。除内服药外，尚可配合脐疗等外治疗法。

（三）分证治疗

1. 肺卫不固证

证候：以自汗为主，或伴盗汗，以头部、肩背部汗出明显，动则尤甚，神疲乏力，面色少华，平时易患感冒，舌质淡，苔薄白，脉细弱。

治法：益气固表。

主方：玉屏风散合牡蛎散加减。

常用药：黄芪、白术、防风、煅牡蛎、浮小麦、麻黄根。

加减：脾胃虚弱，纳呆便溏者，加山药、炒扁豆、砂仁；汗出不止者，每晚在睡前用煅龙骨、煅牡蛎粉外扑。

2. 营卫失调证

证候：以自汗为主，或伴盗汗，汗出遍身而不温，畏寒恶风，不发热，或伴有低热，精神疲倦，胃纳不振，舌质淡红，苔薄白，脉缓。

治法：调和营卫。

主方：黄芪桂枝五物汤加减。

常用药：黄芪、桂枝、芍药、生姜、大枣、浮小麦、煅牡蛎。

加减：精神倦怠，胃纳不振，面色少华者，加党参、怀山药；口渴，尿黄，虚烦不眠者，加酸枣仁、石斛、柏子仁；汗出恶风，表证未解者，用桂枝汤。

3. 气阴亏虚证

证候：以盗汗为主，也常伴自汗，形体消瘦，汗出较多，神委不振，心烦少寐，寐后汗多，或伴低热、口干、手足心灼热，哭声无力，口唇淡红，舌质淡，苔少或见剥苔，脉细弱或细数。

治法：益气养阴。

主方：生脉散加减。

常用药：人参或党参、麦冬、五味子、酸枣仁、黄芪、碧桃干。

加减：气阳偏虚者，去麦冬，加白术、茯苓。心脾不足，脾虚血少，心失所养者，可用归脾汤合煅龙骨、煅牡蛎、浮小麦。

4. 湿热迫蒸证

证候：自汗或盗汗，以头部或四肢为多，汗出肤热，汗渍色黄，口臭，口渴不欲饮，小便色黄，舌质红，苔黄腻，脉滑数。

治法：清热泻脾。

主方：泻黄散加减。

常用药：石膏、栀子、防风、藿香、甘草、麻黄根、糯稻根。

加减：尿少色黄者，加滑石、车前草；口臭口渴者，加胡黄连、牡丹皮。

细目二　病毒性心肌炎

要点一　概述

病毒性心肌炎是指病毒侵犯心脏所致的局灶性或弥漫性心肌间质性炎性浸润和心肌纤维的变性或坏死性病变，有的可伴有心包或心内膜炎症改变。临床表现主要有心悸怔忡，胸闷胸痛或心前区不适，气短，叹气，乏力，多汗，精神不振，面色苍白等症状。

本病发病与病毒种类、年龄、季节、流行或散发等有关，目前已知有20多种病毒可引起心肌炎，其中以柯萨奇B组病毒所致心肌炎最为多见。在病毒流行感染期，约4%～6%的小儿心肌明显受累。病毒性心肌炎的发病年龄以3～10岁多见，如能及早诊断和治疗，预后大多良好。少数暴发起病者，可发生心源性休克、心力衰竭，甚则猝死。一些慢性发展的病毒性心肌炎可以演变为心肌病。部分患者在心肌疤痕明显形成后，留有后遗症：一定程度的心脏扩大、心功能减退、心律失常或心电图持续异常。

病毒性心肌炎属中医学“温病”、“心悸”、“怔忡”、“胸痹”等范畴。20世纪60年代至70年代，中医对本病的治疗以经方为主，进入80年代，强调心病治心而不专主于心、调整脏腑以利于心的治疗原则。目前，国内外许多学者采用中医药治疗本病，取得了较好效果，这可能与中药不仅能直接抑制病毒，且具有保护心肌细胞、改善心肌代谢、促进心肌修复等作用有关。有研究采用小柴胡汤治疗少阳枢机不利证，开拓了病毒性心肌炎的治疗新思路。同时，有研究提示，进一步加强中医药预防并发症、改善预后的研究，对避免心肌病的发生，具有广阔的发展前景。

要点二　病因病机

病毒性心肌炎发生的原因，分为外因和内因，邪毒（风热、湿热、疫疠）侵心是本病致病之外因，正气亏虚是本病发生的内因，而气阴虚损则是本病发病的主要病理基础。

1. 邪毒犯心

外感六淫之风热邪毒由口鼻而入侵袭人体，由表入里犯及心经。心气被阻，脉道涩遏，以致心之气血阴阳失调，或因心气素虚复感于邪，则邪毒乘虚伤其心经，入舍于心，神无所归，则惊惕不安、悸动不宁。

2. 湿热侵心

外感湿热邪毒多从口而入，蕴郁肠胃，留滞不去，上犯于心，导致心脉痹阻，心血运行不畅，可同时见肠胃湿热蕴结及心神不宁的表现。

3. 气阴亏虚

多见于病毒性心肌炎的迁延期及恢复期。邪毒化热，耗伤气阴，导致心之气阴不足。心气不足，运血无力，气虚血瘀而见心悸、胸痛；心阴亏虚，心脉失养，阴不制阳，可见心悸不宁。

4. 痰瘀阻络

素体肺脾气虚，或久病伤及肺脾，常致病情迁延，肺虚则治节无权，水津不布，脾虚则运化失司，水湿内停，导致痰湿内生，与瘀血互结，阻滞脉络，可见胸闷、胸痛之症。

5. 心阳虚弱

心之阳气，为心脏维持其生理功能、鼓舞气血运行之根本。若患儿素体阳虚，或气损及阳，可导致心阳受损，心脉失于温养，可见怔忡不安、畏寒肢冷等症。少数患儿因正气不足，感邪较重，使正不胜邪，出现心阳虚衰，甚则心阳暴脱而发生猝死。

总之，本病以外感风热、湿热邪毒为发病主因，瘀血、痰浊为主要病理产物，气阴耗伤、血脉阻滞为主要病理变化。病变初期邪实为主，恢复期正虚为主，病情迁延者常虚实夹杂。

要点三　诊断

（一）临床诊断依据

1. 心功能不全、心源性休克或心脑综合征。

2. 心脏扩大（X线、超声心动图检查具有表现之一）。

3. 心电图改变：以R波为主的2个或2个以上主要导联（Ⅰ、Ⅱ、aVF、V5）的ST－T改变持续4天以上伴动态变化，窦房传导阻滞、房室传导阻滞，完全性右或左束支阻滞，成联律、多形、多源、成对或并行性早搏，非房室结及房室折返引起的异位性心动过速，低电压（新生儿除外）及异常Q波。

4. CK－MB升高或心肌肌钙蛋白（cTnI、cTnT）阳性。

（二）病原学诊断依据

1. 确诊指标

自患儿心内膜、心肌、心包（活检、病理）或心包穿刺液检查，发现以下之一者可确诊心肌炎由病毒引起。

（1）分离到病毒。

（2）用病毒核酸探针查到病毒核酸。

（3）特异性病毒抗体阳性。

2. 参考依据

有以下之一者结合临床表现可考虑心肌炎系病毒引起。

（1）自患儿粪便、咽拭子或血液中分离到病毒，且恢复期血清同型抗体滴度较第一份血清升高或降低4倍以上。

（2）病程早期患儿血中特异性IgM抗体阳性。

（3）用病毒核酸探针自患儿血中查到病毒核酸。

（三）确诊依据

1. 具备临床诊断依据2项，可临床诊断为心肌炎。发病同时或发病前1～3周有病毒感染的证据支持诊断。

2. 同时具备病原学确诊依据之一，可确诊为病毒性心肌炎，具备病原学参考依据之一，可临床诊断为病毒性心肌炎。

3. 凡不具备确诊依据，应给予必要的治疗或随诊，根据病情变化，确诊或除外心肌炎。

4. 应除外风湿性心肌炎、中毒性心肌炎、先天性心脏病、结缔组织病以及代谢性疾病的心肌损害、甲状腺功能亢进症、原发性心肌病、原发性心内膜弹力纤维增生症、先天性房室传导阻滞、心脏自主神经功能异常、β受体功能亢进及药物引起的心电图改变。

（四）分期

1. 急性期：新发病，症状及检查阳性发现明显且多变，一般病程在半年以内。

2. 迁延期：临床症状反复出现，客观检查指标迁延不愈，病程多在半年以上。

3. 慢性期：进行性心脏增大，反复心力衰竭或心律失常，病情时轻时重，病程在1年以上。

（五）鉴别诊断

1. 风湿性心肌炎

两者都可有抗溶血性链球菌溶血素“O”增高、血沉增快、心肌酶学及心电图的改变。风湿性心肌炎常伴有大关节炎、皮下小结、环形红斑及明显的病理性心脏杂音，C－反应蛋白在风湿活动早期呈阳性反应，病毒学检测阴性，抗风湿治疗有效，可资鉴别。

2. 原发性心肌病

小儿原发性心肌病以充血性多见，起病慢，无前驱感染史，无病毒感染证据，活检以心肌肥大或心肌变性坏死为主，可闻及二尖瓣或三尖瓣病理性杂音，超声心动图可资鉴别。

3. 心内膜弹力纤维增生症

1岁以内婴儿多在2～6个月时突然出现心力衰竭；心脏扩大多见于左室；心电图多表现为左室肥厚，V_5、V_6倒置T波以及房室传导阻滞；左心导管检查，左室舒张压增高，其波形有诊断意义。

4. 其他疾病

部分疾病如大叶性肺炎、细菌性痢疾、立克次体感染、伤寒、尿毒症亦可伴发心肌炎，但病情通常较轻，且均有原发病的相应表现，不难鉴别。

要点四　辨证论治

（一）辨证思路

首先需辨明虚实，凡病程短暂，见胸闷叹气或胸痛、气短多痰，或恶心呕吐、腹痛腹泻，舌红，苔黄，属实证；病程长达数月，见心悸气短，胸闷叹气，神疲乏力，面白多汗，舌淡或偏红，舌光少苔，属虚证。其次应辨别轻重，神志清楚，神态自如，面色红润，脉实有力者，病情轻；若面色苍白，气急喘息，四肢厥冷，口唇青紫，烦躁不安，脉微欲绝或频繁结代者，病情较重。

同时，还可结合疾病分期进行辨别，急性期为外感邪毒，以邪实为主，但温邪最易耗伤气阴而出现虚实错杂之证，且应注意心阳虚衰的变化；恢复期外邪渐解，以正虚为主，气阴不足，心失所养多见，病程较长，多为虚证。若病情迁延不愈，多由气及血，由心用累及心体，以气阴两虚兼有余邪伏留为其基本特点；慢性期以阴阳两虚为主，尤以阳气不足、水气泛滥多见，可有瘀滞络阻之兼证。

（二）论治方法

病毒性心肌炎的病位主要在心，《难经·十四难》曰："损其心者，调其营卫。"卫主气，营主血，调和气血，扶正祛邪是治疗本病的基本原则，临床以扶正祛邪，清热解毒、活血化瘀，温振心阳、养心固本为基本治法。病初邪毒犯心者，治以清热解毒，养心活血；湿热侵心者，治以清化湿热，解毒达邪；气阴亏虚者，治以益气养阴，宁心安神；心阳虚弱者，治以温阳活血，养心通络；痰瘀阻络者，治以豁痰活血，化瘀通络。本病危重证应当采用中西医结合治疗。

（三）分证治疗

1. 风热犯心证

证候：发热，恶风，鼻塞流涕，咽红肿痛，咳嗽，肌痛，头晕，心悸，胸闷气短，舌红，苔薄黄，脉数或结或代，指纹浮紫。本证病程多在 1 个月以内，一般不超过 3 个月，常见于急性期。

治法：清热解毒，养阴活血。

主方：银翘散加减。

常用药：金银花、薄荷、淡豆豉、板蓝根、贯众、虎杖、玄参、太子参、麦冬。

加减：邪毒炽盛者，加黄芩、生石膏、栀子；胸闷胸痛者，加丹参、红花；心悸、脉结代者，加五味子、柏子仁。

2. 湿热侵心证

证候：寒热起伏，全身肌肉酸痛，恶心呕吐，腹痛泄泻，心悸胸闷，肢体乏力，舌质红，苔黄腻，脉濡数或结代。

治法：清热化湿，宁心安神。

主方：葛根黄芩黄连汤加减。

常用药：葛根、黄连、板蓝根、苦参、黄芩、陈皮、石菖蒲、茯苓、郁金。

加减：胸闷气憋者，加瓜蒌、薤白；肢体酸痛者，加独活、羌活、木瓜；心悸、脉结代者，加丹参、珍珠母、龙骨；恶心呕吐者，加生姜、半夏；腹痛腹泻者，加木香、扁豆、车前子。

3. 气阴亏虚证

证候：心悸不宁，活动后尤甚，少气懒言，神疲倦怠，头晕目眩，烦热口渴，夜寐不安，舌光红少苔，脉细数或促或结代。此证为中后期最常见的证型。

治法：益气养阴，宁心安神。

主方：炙甘草汤合生脉散加减。

常用药：炙甘草、党参、生地黄、阿胶、麦冬、五味子、酸枣仁、丹参。

加减：心脉不整者，加磁石、鹿衔草；便秘者，应重用火麻仁，加瓜蒌子、柏子仁、桑椹；夜寐不安者，加柏子仁、龙骨。

4. 心阳虚弱证

证候：心悸怔忡，神疲乏力，畏寒肢冷，面色苍白，头晕多汗，胸闷叹气，甚则肢体浮肿，呼吸急促，舌质淡胖或淡紫，脉缓无力或结代。

治法：温振心阳，宁心安神。

主方：桂枝甘草龙骨牡蛎汤加减。

常用药：桂枝、甘草、党参（或人参）、黄芪、龙骨、牡蛎。

加减：形寒肢冷者，加熟附子、干姜；肢体浮肿者，加茯苓、防己；阳气暴脱者，加人参、熟附子、干姜、麦冬、五味子。

5. 痰瘀阻络证

证候：心悸不宁，胸闷憋气，心前区痛如针刺，脘闷呕恶，面色晦暗，唇甲青紫，舌体胖，舌质紫暗，或舌边尖见有瘀点，舌苔腻，脉滑或结代。

治法：豁痰活血，化瘀通络。

主方：瓜蒌薤白半夏汤合失笑散加减。

常用药：全瓜蒌、薤白、半夏、姜竹茹、蒲黄、五灵脂、红花、郁金。

加减：心前区痛甚者，加丹参、降香；咳嗽痰多者，加白前、款冬花；夜寐不宁者，加远志、酸枣仁。

痰瘀互阻兼心阳虚者，治当温通心阳，化痰消瘀，常选瓜蒌薤白半夏汤合甘草干姜汤加减；兼有心气虚者，治当温振心阳，可选枳实薤白桂枝汤加减。

细目三　多发性抽动症

要点一　概述

多发性抽动症又称抽动－秽语综合征。其临床特征为慢性、波动性、多发性运动肌快速抽搐，并伴有不自主发声和语言障碍。约半数患儿可同时伴有注意力缺陷多动障碍。抽动在精神紧张时加重，入睡后消失。患儿智力不受影响。起病在2～15岁之间，尤以5～7岁者多见，病程持续时间长，可自行缓解或加重。发病无季节性，男孩发病率较女孩约高3倍。

迄今为止多发性抽动症的病因及发病机制不明，其病理定位不确定。诸多研究提示本病可能是遗传因素（常染色体显性遗传或为多基因遗传等）、神经生理（产伤、窒息、基底节发育异常等）、生化代谢（神经递质、内分泌功能失调等）、社会环境因素（环境污染、精神创伤、紧张等）在发育过程相互作用的结果。另外，感染性疾病，服用药物（如中枢兴奋剂）也可引起发病。多巴胺受体系统功能障碍在其发病中占有重要地位；皮质－纹状体－视丘通路参与了抽动障碍及其伴随的精神障碍的发生。

中医古籍中无本病的病名，根据怪病多责之于痰，抽动多责之于风的理论，本病与痰证、风证有关，可归属于慢惊风、抽搐、瘛疭、筋惕肉瞤等范畴。近20多年来，中医药治疗本病取得了一定成绩，不仅大量临床研究报道证实了中医药治疗多发性抽动症的疗效，而且诸多研究表明了中医药调整人体生化代谢的多靶点效应，在调整小儿的肝脾肾功能、改善临床症状等方面有优势。

要点二　病因病机

多发性抽动症的病因是多方面的，与先天禀赋不足、产伤、窒息、感受外邪、情志失调等因素有关，多由五志过极，风痰内蕴而引发。病位主要在肝，与心、脾、肾密切相关。肝风内动是本病的主要病理特征。因肝体阴而用阳，为风木之脏，主藏血，喜条达而主疏泄，其声为呼，其变动为握，故《小儿药证直诀·肝有风甚》指出："凡病或新或久，皆引肝风，风动而上于头目，目属肝，肝风入于目，上下左右如风吹，不轻不重，儿不能任，故目连札也。"

1. 肝亢风动

小儿肝常有余，感受六淫之邪，木失条达，郁结不展，化火生风，出现抽动频繁有力，喊叫声音高亢。肝气上逆，肝阳上亢，则见烦躁易怒，头晕头痛。肝失疏泄，气机郁滞，故胁下胀满。

2. 痰火扰神

素体肺、脾、肾三脏虚弱或功能失调，水液代谢失常，痰浊内生，流窜全身，则抽动发作频繁，喉中痰鸣。痰阻经络，郁而化热化火，上扰心神，心神不宁，故口出异声秽语。

3. 气郁化火

肝主疏泄，性喜条达，若情志失调，五脏失和，则气机不畅，郁久化火，引动肝风，上扰清窍，则见皱眉眨眼，张口歪嘴，摇头耸肩，口出异声秽语。气郁化火，耗伤阴精，肝血不足，筋脉失养，虚风内动，故伸头缩脑，肢体颤动。

4. 脾虚痰聚

禀赋不足或病后失养，损伤脾胃，脾虚不运，水湿潴留，聚液成痰，痰气互结，壅塞胸中，心神被蒙，则胸闷易怒，脾气乖戾，喉发怪声；脾主肌肉四肢，脾虚则肝旺，肝风夹痰上扰走窜，故头项、四肢、肌肉抽动。

5. 脾虚肝亢

脾胃素虚，或久病之后，损伤脾胃，脾胃虚弱，胃弱则腐熟无能，脾虚则运化失职，出现健忘，食欲不振，便溏。土虚木亢，肝风内扰，则抽动明显，性情急躁，手脚多动。

6. 阴虚风动

素体真阴不足，或热病伤阴，或肝病及肾，肾阴虚亏，水不涵木，虚风内动，故头摇肢搐。阴虚则火旺，木火刑金，肺阴受损，金鸣异常，故喉发异声。

要点三　诊断

（一）临床表现

1. 表现为不自主的肌肉抽动，即运动性抽动。运动性抽动分为简单运动性抽动和复杂运动性抽动。简单运动性抽动包括：眨眼，眼、口或鼻轻微活动，皱额，点头，耸肩，手臂或手抽动，肌肤紧张，下肢、足或趾抽动等。复杂运动性抽动包括：示意式挤眼或眼球运动，张口或类似动作，面部表情改变，头或肩示意式抽动，手臂或手示意式抽动，书写时抽动，肌张力异常姿势，弯腰或旋转性抽动，下肢、足或趾明显抽动，抽动式强迫行为（如触摸、拍打、过度修饰自己），猥亵行为，自虐，或系列的运动性抽动等。

2. 可出现异常的发音，即发声性抽动。发声性抽动分为简单发声性抽动和复杂发声性抽动。简单发声性抽动包括：轻咳，清嗓样咳，有声的用鼻吸气，哼声，口哨声，类似动物或鸟鸣声等。复杂发声性抽动包括：模仿语言，重复语言，秽语或类似音节，醉汉样语言，突然口吃，犬吠样发声，以及成系列的异常发声抽动等。

3. 抽动反复发作，可受意志的暂时控制。

4. 有的还有性格障碍，如急躁，胆小，任性，自伤或伤人，强迫症，在学习方面自控力差，注意力不集中，学习成绩不稳定等。

（二）诊断标准

根据 1994 年美国精神病学会出版的《精神神经病诊断统计手册》第 4 版（DSM－IV）抽动障碍的诊断标准。

1. 一过性抽动障碍（TTD）

（1）一种或多种运动性和（或）发声性抽动，表现为突然的、快速的、反复性的、非节律性的及刻板的动作或发声。

（2）每天发作多次，持续至少 4 周，但不超过 12 个月。

（3）上述症状引起明显不安，影响社交、就业等领域的活动。

（4）发病于 18 岁前。

（5）上述症状不是由某些药物（如兴奋剂）或内科疾病（如亨廷顿舞蹈病或病毒感染后脑炎）引起。

（6）不符合慢性运动性或发声性抽动障碍或 Tourette 综合征的诊断指标。

2. 慢性运动性或发声性抽动障碍（CTD）

（1）一种或多种运动性或发声性抽动，表现为突然的、快速的、反复性的、非节律性的、刻板的动作或发声，在病程中不同时出现。

（2）每天发作多次，可每天发作或有间歇，病程超过 1 年，在此期间，其无抽动的间歇期持续不超过 3 个月。

（3）上述症状引起明显的不安，影响社交、就业和其他重要领域的活动。

（4）发病于 18 岁前。

（5）上述症状不是由某些药物（如兴奋剂）或内科疾病（如亨廷顿舞蹈病或病毒感染后脑炎）引起。

（6）有上述抽动或发声，但不符合 Tourette 综合征。

3. Tourette 综合征（TS）

（1）具有多种运动性抽动及一种或多种发声性抽动，有时不一定在同一时间出现。所指的抽动为突然的、快速的、反复性的、非节律性的、刻板的动作或发声。

（2）抽动每天发作，通常为一阵阵发作，病情持续或间断发作已超过1年，其无抽动间歇期连续不超过3个月。

（3）上述症状引起明显的不安，影响社交、就业和其他重要领域的活动。

（4）发病于18岁前。

（5）上述症状不是由某些药物（如兴奋剂）或内科疾病（如亨廷顿舞蹈病、病毒感染后脑炎）引起。

4. 其他尚未界定的抽动障碍

本类抽动障碍包括符合上述诊断标准的抽动障碍，如发病持续不足4周或在18岁以后起病者。

（三）鉴别诊断

1. 风湿性舞蹈症

常表现为面部及四肢各种异常动作，通常也多发生于5～15岁，但其有舞蹈样异常运动伴有肌张力减低等风湿热体征，有血沉增快、抗链球菌溶血素“O”及黏蛋白测定结果增高。病程呈自限性，无发声抽动。抗风湿治疗可有效。

2. 肝豆状核变性

本病是铜代谢障碍所引起，发病及进展缓慢，有肝损害，肌张力不全、构音障碍、僵直等锥体外系受累体征及精神障碍。可见角膜K－F色素环，血浆铜蓝蛋白减低等。

3. 注意力缺陷多动障碍

多发性抽动症部分患儿可伴有注意力不集中、多动等类似多动症的表现，注意力缺陷多动障碍患儿无抽动、异常发声等表现。临床上这两种疾病也可以伴发。

4. 癫痫肌阵挛

本病是癫痫发作的一个类型，表现为全身肌肉或局部肌肉突然、短暂、触电样收缩，可一次或多次发作。若摔倒，则表现为用力快速地砸向地面。每次发作持续时间短暂，常伴有意识障碍。发作时的脑电图可见多棘慢波、棘慢波或尖慢波。抗癫痫药物治疗可控制发作。

要点四　辨证论治

（一）辨证思路

以八纲辨证为主，重在辨阴、阳、虚、实。本病其标在风火痰湿，其本在肝脾肾三脏，尤与肝最为密切。往往三脏合病，虚实并见，风火痰湿并存，变异多端。气郁化火者，病初多为肝阳上亢，属实证，其面红耳赤，急躁易怒，抽动频繁，舌红苔黄；脾虚痰聚者，为本虚标实，虚实夹杂，其面黄体瘦，胸闷作咳，抽动无常，舌淡苔白或腻；阴虚风动者，为肝肾不足，属虚证，其形体消瘦，两颧潮红，抽动无力，舌红苔少。

（二）论治方法

坚持药物治疗与心理治疗并重原则，注意生活饮食调理，妥善安排日常作息时间，避免过度紧张疲劳，适当参加一定的体育和文娱活动，应避免食用含食物添加剂及咖啡因饮料等食品。临床可配合针灸治疗。多发性抽动症的中医药治疗，以平肝息风为基本法则。气郁化火者，宜清肝泻火，息风镇惊；脾虚痰聚者，宜健脾化痰，平肝息风；阴虚风动者，宜滋阴潜阳，柔肝息风。本病来渐去缓。取效贵在守法守方。必待浊痰去，风火息，筋脉润，脏气平，则病可缓解。若仅以强制之法使其宁静，实难根治。总宜先标后本，或标本兼顾为要。

（三）分证治疗

1. 肝亢风动证

证候：抽动频繁有力，多动难静，面部抽动明显，不时喊叫，声音高亢，任性，自控力差，甚至自伤自残，伴烦躁易怒，头晕头痛，或胁下胀满，舌红，苔白或薄黄，脉弦有力。

治法：平肝潜阳，息风止痉。

主方：天麻钩藤饮加减。

常用药：天麻、钩藤、石决明、栀子、黄芩、益母草、茯神等。

加减：肝气郁滞者，加柴胡、枳壳；头痛头晕者，加川芎、菊花；头部抽动者，加葛根、天麻、蔓荆子；肢体抽动明显者，加鸡血藤、木瓜、伸筋草；口角抽动者，加黄连、白附子；眨眼明显者，加菊花、谷精草、木贼、僵蚕、白附子。

2. 痰火扰神证

证候：抽动有力，发作频繁，喉中痰鸣，口出异声秽语，偶有眩晕，睡眠多梦，喜食肥甘，烦躁易怒，大便秘结，小便短赤，舌红苔黄腻，脉数。

治法：清热化痰，宁心安神。

主方：黄连温胆汤加减。

常用药：黄连、制半夏、陈皮、枳实、竹茹、茯苓、瓜蒌、胆南星、石菖蒲等。

加减：烦躁易怒者，加柴胡；大便秘结者，加大黄、芒硝等；吸鼻明显者，加辛夷、苍耳子、白芷；喉部异常发声者，加射干、青果、锦灯笼、山豆根。

3. 气郁化火证

证候：抽动有力，发作频繁，皱眉眨眼，张口歪嘴，摇头耸肩，口出异声秽语，面红耳赤，烦躁易怒，大便秘结，小便短赤，舌红苔黄，脉弦数。

治法：清肝泻火，息风镇惊。

主方：清肝达郁汤加减。

常用药：栀子、菊花、牡丹皮、柴胡、薄荷、青橘叶、钩藤、白芍、蝉蜕、琥珀、茯苓、甘草。

加减：肝火旺者，加龙胆；大便秘结者，加槟榔、瓜蒌子；喜怒不定，喉中有痰者，加浙贝母、竹茹。

4. 脾虚痰聚证

证候：面黄体瘦，精神不振，胸闷作咳，喉中声响，皱眉眨眼，嘴角抽动，肢体动摇，发作无常，脾气乖戾，夜睡不安，纳少厌食，舌质淡，苔白或腻，脉沉滑或沉缓。

治法：健脾化痰，平肝息风。

主方：十味温胆汤加减。

常用药：党参、茯苓、陈皮、半夏、枳实、远志、酸枣仁、钩藤、白芍、石决明、甘草。

加减：痰热甚者，去半夏，加黄连、瓜蒌皮；纳少厌食者，加神曲、麦芽。

5. 脾虚肝亢证

证候：腹部抽动明显，性情急躁，烦躁易怒，注意力不集中，手脚多动，难于静坐，睡眠不安，多梦，目赤口苦，叹息胁胀，健忘，食欲不振，便溏，舌淡红，苔薄白，脉细弦。

治法：缓肝理脾，息风止痉。

主方：钩藤异功散加减。

常用药：太子参、茯苓、白术、天麻、钩藤、陈皮、甘草、龙骨、牡蛎等。

加减：食欲不振者，加焦麦芽、焦山楂、焦六神曲、鸡内金；睡眠不安者，加珍珠母、生石决明等。

6. 阴虚风动证

证候：形体消瘦，两颧潮红，五心烦热，性情急躁，口出秽语，挤眉眨眼，耸肩摇头，肢体震颤，睡眠不宁，大便干结，舌质红绛，舌苔光剥，脉细数。

治法：滋阴潜阳，柔肝息风。

主方：大定风珠加减。

常用药：龟板、鳖甲、生牡蛎、生地黄、阿胶、鸡子黄、麦冬、麻仁、白芍、甘草。

加减：心神不定，惊悸不安者，加茯神、钩藤、炒酸枣仁；血虚失养者，加何首乌、玉竹、沙苑子、天麻。

细目四　惊风

要点一　概述

惊风是小儿时期常见的急重病证，由多种原因及多种疾病所引起，临床以颈项强直，四肢抽搐，甚则角弓反张，或伴意识不清甚至昏迷为主要症状。古代医家把惊风的证候概括为八候：搐、搦、掣、颤、反、引、窜、视。惊风是一个证候，以 1～5 岁儿童为多见，年龄越小，发病率最高，一年四季均可发生。古代医家认为惊风是一种恶候。如《东医宝鉴·小儿》云："小儿疾之最危者，无越惊风之证。"《幼科释谜·惊风》云："小儿之病，最重唯惊。"

惊风一证在唐代以前，多与痫证混称，宋代《太平圣惠方》始将惊风与痫证区别开来，并创急惊风、慢惊风之病名。凡起病急暴、属阳属实者，称为急惊风；凡病久中虚、属阴属虚者，称为慢惊风；慢惊风中若出现纯阴无阳的危重证候，称为慢脾风。此如《阎氏小儿方论·治法·治小儿急慢惊》所言："小儿急慢惊，古书无之，唯曰阴阳痫。所谓急慢惊者，后世名之耳。"《婴童类萃·急慢惊风论》在此基础上又提出"慢脾风"之名，其曰："慢脾风者，或泄泻，或呕吐，或痢久饮食不进，元气虚极乃变此症。"后世医家亦有称之为“痉”，吴瑭《温病条辨·解儿难·湿痉或问》云：“且俗名痉为惊风，原有急慢二条。所谓急者，一感即痉，先痉而后病；所谓慢者，病久而致痉者也。”并在《温病条辨·解儿难·小儿痉病瘛病共有九大纲论》中将其细分为“寒痉”、“风温痉”、“温热痉”、“暑痉”、“湿痉”、“燥痉”、“内伤饮食痉”、“客忤痉”、“本脏自病痉”。陈复正在《幼幼集成·新立误搐类搐非搐分门别证》中则将惊风归纳为“误搐”、“类搐”和“非搐”三大类，对于纠正当时惊风名目繁多之弊起到了积极作用。

至于惊风证治，钱乙明确提出“急惊合凉泻”、“慢惊合温补”，补肾可用地黄丸、泻肝可用泻青丸、清心可用导赤散。王肯堂《证治准绳·幼科·急慢惊总论》提出惊风四证发病关系为“热盛生痰，痰盛生惊，惊盛生风，风盛发搐”。治疗上指出“治搐先于截风，治风先于利惊，治惊先于豁痰，治痰先于解热。其若四证俱有，又当兼施并理，一或有遗，必生他证。”王氏对于惊风病机的认识以及提出的解热、豁痰、利惊、截风的治则至今仍指导着惊风的临床治疗。

本病西医学称小儿惊厥。其中伴有发热者，多为感染性疾病所致，颅内感染性疾病常见有脑膜炎、脑炎、脑脓肿等；颅外感染性疾病常见有高热惊厥，各种严重感染如中毒性菌痢、中毒性肺炎、败血症等。不伴有发热者，多为非感染性疾病所致，如水及电解质紊乱、低血糖、药物中毒、食物中毒等。

引起急惊风的疾病，大多是感染性疾病，其中又以病毒性感染为多。目前西医抗病毒的药物较少，大多有一定的副作用，且价格较高，临床应用受限。中医药在此方面具有明显的优势，特别是近年来中药注射剂的广泛应用，弥补了中药治疗急证起效慢的不足。此外，对于急惊风发作较频繁的患儿，感冒时应在中医辨证治疗的基础上加用具有清热息风止惊的药物如小儿回春丹、羚羊角粉、紫雪等，可避免出现神昏、抽搐等症状；对于反复发作的急惊风（复杂性高热惊厥）患儿，应尽早使用健脾顺气、豁痰息风的药物治疗，以预防癫痫病的发生。

要点二　病因病机

（一）急惊风

急惊风的病因主要包括外感时邪、饮食内伤、暴受惊恐等。由于急惊风多见于外感热病，所以外感时邪，尤其是外感风邪、暑邪及疫疠之邪为其主要因素。

1. 外感时邪

小儿肌肤薄弱，卫外不固，若冬春之季，寒温不调，气候骤变，感受风寒或风热之邪，邪袭肌表或从口鼻而入，易于传变，郁而化热，热极生风；小儿元气薄弱，真阴不足，易受暑邪，暑为阳邪，化火最速，传变急骤，内陷厥阴，引动肝风；暑多夹湿，湿蕴热蒸，化为痰浊，蒙蔽心窍，痰动则风生；若感受疫疠之气，则起病急骤，化热化火，逆传心包，火极动风。

2. 饮食内伤

饮食不洁，误食污秽或毒物，湿热疫毒蕴结肠腑，内陷心肝，扰乱神明，而致痢下秽浊，高热昏厥，抽风不止，甚者邪毒内闭，阳气外脱，肢冷脉伏，口鼻气凉，皮肤花斑。

3. 暴受惊恐

小儿元气未充，神气怯弱，若猝见异物，乍闻异声，或不慎跌仆，暴受惊恐，惊则气乱，恐则气下，致使心失守舍，神无所依。轻者神志不宁，惊惕不安；重者心神失主，痰涎上壅，蒙蔽清窍；惊痰入络，引动肝风，发为惊厥。

总之，急惊风的病变性质属热、属实、属阳，病变部位主要在心、肝，热、痰、风、惊为其病理演变的关键。

（二）慢惊风

慢惊风常见的病因有脾胃虚弱、脾肾阳衰、肝肾阴亏等。

1. 脾胃虚弱

由于暴吐暴泻，或他病妄用汗、下之法，导致中焦受损，脾胃虚弱。脾土既虚，则脾虚肝旺，肝亢化风，致成慢惊之证。

2. 脾肾阳衰

若胎禀不足，脾胃素虚，复因吐泻日久，或误服寒凉，伐伤阳气，以致脾阳衰微，阴寒内盛，不能温煦筋脉，而致时时搐动之慢脾风证。

3. 阴虚风动

急惊风迁延失治，或温热病后期，阴液亏耗，肝肾精血不足，阴虚内热，灼烁筋脉，以致虚风内动而成慢惊。

综上所述，慢惊风患儿体质多羸弱，素有脾胃虚弱或脾肾阳虚，而致脾虚肝亢或虚极生风。此外，也有急惊风后驱邪未尽，而致肝肾阴虚，虚风内动。病位在肝、脾、肾，性质以虚为主，也可见虚中夹实证。

要点三　急惊风辨证论治

（一）辨证思路

1. 辨表热、里热

昏迷、抽搐为一过性，热退后抽搐自止为表热；高热持续，反复抽搐、昏迷为里热。

2. 辨痰热、痰火、痰浊

神志昏迷，高热痰鸣，为痰热上蒙清窍；妄言谵语，狂躁不宁，为痰火上扰清空；深度昏迷，嗜睡不动，为痰浊内陷心包，蒙蔽心神。

3. 辨外风、内风

外风邪在肌表，清透宣解即愈，如高热惊厥，为一过性证候，热退惊风可止；内风病在心肝，热、痰、风三证俱全，反复抽搐，神志不清，病情严重。

4. 辨外感惊风，区别时令、季节与原发疾病

六淫致病，春季以春温为主，兼加火热，症见高热、抽风、昏迷、呕吐、发斑；夏季以暑热为主，暑必夹湿，暑喜归心，其症以高热、昏迷为主，兼见抽风，常热、痰、风三证俱全；若夏季高热、抽风、昏迷，伴下痢脓血，则为湿热疫毒，内陷厥阴。

5. 辨轻证、重证

一般说来，抽风发作次数较少（仅1次），持续时间较短（5分钟以内），发作后无神志障碍者为轻证；若发作次数较多（2次以上），或抽搐时间较长，发作后神志不清者为重证。尤其是高热持续不退，并有抽风反复发作时，应积极查明原发病，尽快早期治疗，控制发作，否则可危及生命。

（二）论治方法

急惊风的主证是热、痰、惊、风，因此，治疗应以清热、豁痰、镇惊、息风为基本法则。热甚者应先清热，痰壅者给予豁痰，惊重者治以镇惊，风盛者急施息风。然而急惊之热有表热和里热的不同，痰有痰火和痰浊的区别，风有外风和内风的差异，惊有恐惧、惊惕的虚证和惊跳、嚎叫的实证。因此，在清热中有解肌透表、苦寒解毒的差异；豁痰中有芳香开窍、清心涤痰的区别；镇惊有平肝镇惊、养血安神的分类；息风有祛风和息风的不同。在急惊的治则中既要顾及息风镇惊的作用，又不可忽视原发病的治疗，分清主次，辨证结合辨病施治，治标与治本并举。

中医治疗惊风的药物一般可分为三大类：即植物药、动物药、矿物药。植物药主要以治疗原发病为主，如急惊风因外感风热引发者，可选用辛凉解表药（金银花、连翘、荆芥等）；因湿热疫毒引发者，用清热化湿药（黄连、白头翁、秦皮等），在此基础上加用天麻、钩藤平肝息风。动物类药是治疗惊风的主要药物，大体可分为息风止惊和柔肝息风，前者可用羚羊角、全蝎、蜈蚣等，后者常用龟板、鳖甲等。矿物药重点用于镇惊息风，主治惊恐惊风的患儿，如朱砂、磁石、琥珀、龙齿等。

在给药方法上，羚羊角可研磨冲服；全蝎、蜈蚣为动物蛋白，遇热易凝固，影响吸收，故应研粉装胶囊吞服；朱砂每天0.5g冲服，一般服用时间控制在1个月之内，否则易致汞中毒；磁石、龙齿宜先煎，至少应比植物药多煎20分钟。

（三）分证治疗

1. 风热动风证

证候：起病急骤，多为高热，神昏，双目上视，颜面青紫，牙关紧闭，四肢抽搐，角弓反张，可伴有咽痛，流涕，咳嗽，鼻塞，烦躁，头痛；舌质红，苔薄黄，脉浮数或弦浮，指纹紫滞。本证多发于5岁以下小儿，尤以3岁以下小儿更为多见。多发于体温的上升段，一般一次发热只抽一次，抽两次以上者少见。

治法：疏风清热，息风定惊。

主方：银翘散加减。

常用药：金银花、连翘、薄荷、荆芥穗、防风、牛蒡子、钩藤、僵蚕、蝉蜕。

加减：高热不退者，加生石膏、羚羊角粉；喉间痰鸣者，加天竺黄、瓜蒌皮；咽喉肿痛，大便秘结者，加生大黄、黄芩；神昏抽搐较重者，加服小儿回春丹。

2. 气营两燔证

证候：起病较急，多为壮热或高热不退，头痛项强，神志昏迷，反复抽搐，烦躁，恶心呕吐，嗜睡，多汗，口渴，便秘；舌质红绛，苔黄或黄腻或黄糙，脉弦数或滑数，指纹紫滞。本证因暑邪所致者，见于夏至之后，壮热不退，头痛项强，神昏，抽搐，恶心呕吐。暑热重者高热，多汗而热不退，烦躁口渴；暑湿重者嗜睡神昏，呕恶苔腻。因春温伏邪所致者，以高热，剧烈头痛，皮肤瘀点瘀斑为特征。

治法：清气凉营，息风开窍。

主方：清瘟败毒饮加减。

常用药：生石膏、知母、连翘、黄连、栀子、黄芩、赤芍、玄参、生地黄、水牛角、牡丹皮、羚羊角粉、钩藤、僵蚕。

加减：昏迷较深者，可选用安宫牛黄丸或紫雪；大便秘结者，加大黄、玄明粉；呕吐者，加半夏、玉枢丹；皮肤瘀斑者，加大青叶、丹参、紫草。

3. 邪陷心肝证

证候：起病急骤，传变迅速，多为高热不退，烦躁，神志昏迷，反复抽搐，两目上视，谵语，口渴，便秘，舌质红，苔黄腻，脉数，指纹紫滞。疫邪发病传染性较强，传变迅速，可造成小流行，起病急骤，迅速见到发热、神昏、抽搐是本证特征。由原发温热疾病（如肺炎喘嗽、麻疹、痄腮等）引起的温热时邪，未能及时外泄，内陷心肝所致者，同时具有原发温热疾病的表现。本证以惊、风二证为主，热、痰二证则可轻可重。

治法：清心开窍，平肝息风。

主方：羚角钩藤汤加减。

常用药：羚羊角粉、钩藤、僵蚕、菊花、石菖蒲、川贝母、广郁金、龙骨、胆南星、栀子、黄芩。

加减：神昏抽搐较甚者，加服安宫牛黄丸；便秘者，加大黄、芦荟；头痛剧烈者，加石决明、龙胆。

4. 湿热疫毒证

证候：起病急，多为持续高热或突然高热，频繁抽搐，神志昏迷，谵语，四肢厥冷，腹痛或呕吐，大便黏腻或夹脓血；舌质红，苔黄腻，脉滑数，指纹紫滞。本证多发于夏秋之季，好发年龄为2~7岁，多有饮食不洁史。早期可无大便或大便正常，需灌肠或肛门内采取大便方见脓血，此后才出现脓血便。

治法：清热化湿，解毒息风。

主方：黄连解毒汤合白头翁汤加减。

常用药：黄连、黄柏、栀子、黄芩、白头翁、秦皮、马齿苋、羚羊角粉、钩藤。

加减：呕吐腹痛明显者，加用玉枢丹；大便脓血较重者，可暂用生大黄水煎灌肠；昏迷不醒，反复抽搐者，选用紫雪、至宝丹。本证若出现内闭外脱，症见面色苍白，精神淡漠，呼吸浅促，四肢厥冷，脉微细欲绝者，改用参附龙牡救逆汤灌服或参附注射液静脉滴注，回阳固脱急救。

5. 惊恐惊风证

证候：多有惊吓史。平素情绪紧张，胆小易惊，暴受惊恐后出现夜间惊啼，惊惕不安，身体颤栗，喜投母怀，面色乍青乍白，甚至四肢抽搐，牙关紧闭，角弓反张，神志不清，大便色青；脉律不整，指纹紫滞。本证多见于婴幼儿，常有惊吓史，平素胆怯易惊，或在原有惊风病变基础上因惊吓而诱发、加重。证候以惊惕颤栗，喜投母怀，夜间惊啼为特征。

治法：镇惊安神，平肝息风。

主方：琥珀抱龙丸加减。

常用药：琥珀粉、远志、石菖蒲、胆南星、天竺黄、人参、茯苓、全蝎、钩藤、石决明。

加减：呕吐者，加竹茹、姜半夏；寐中肢体颤动，惊啼不安者，加用磁朱丸；气虚血少者，加黄芪、当归、炒酸枣仁。

要点四　慢惊风辨证论治

（一）辨证思路

慢惊风病程较长，起病缓慢，神昏、抽搐症状相对较轻，有时仅见手指蠕动。辨证多属虚证，继辨脾、肝、肾及阴、阳。脾胃虚弱者，症见精神委靡，嗜睡露睛，不欲饮食，大便稀溏，抽搐无力，时作时止；脾肾阳衰者，症见神委昏睡，面白无华，四肢厥冷，手足震颤；肝肾阴虚者，症见低热虚烦，手足心热，肢体拘挛或强直，抽搐时轻时重，舌绛少津。

（二）论治方法

慢惊风一般属于虚证，有虚寒和虚热的区别，其治疗大法应以补虚治本为主，常用的治则有温中健脾，温阳逐寒，育阴潜阳，柔肝熄风。

（三）分证治疗

1. 脾虚肝亢证

证候：抽搐反复发作，时作时止，抽搐无力，不欲饮食，面色萎黄，嗜睡露睛，精神委靡，四肢不温，时有肠鸣，便溏；舌质淡，苔白，脉细弱或弦细，指纹淡红。本证常发于婴幼儿，初期有精神委靡，面色萎黄，嗜睡露睛等临床症状，继而肝亢生风，出现抽搐反复发作，但程度较轻。多有久吐久泻或攻伐太过病史。一般无高热，多为低热或无热。此点可与急惊风鉴别。

治法：温中益气，缓肝理脾。

主方：缓肝理脾汤加减。

常用药：人参、白术、茯苓、炙甘草、白芍、钩藤、干姜、肉桂。

加减：抽搐频发者，加天麻、蜈蚣；泄泻日久者，将干姜改为煨姜，加山楂炭、葛根；纳呆食少者，加焦神曲、焦山楂、砂仁；四肢不温、大便稀溏者，改用附子理中汤。若胃阴虚而肝风亢动者，可用连梅汤加减以清养胃阴，以平肝亢。

2. 脾肾阳衰证

证候：昏睡露睛，手足蠕动或震颤，四肢厥冷，精神委顿，面色灰滞或面白无华，额汗不温，口鼻气冷，心悸气促，溲清便溏；舌质淡，苔薄白，脉沉微或脉微细欲绝。本证多发生在暴泻久泻或剧吐久吐之后。本证阳气衰竭，阴寒内盛。病至于此，为虚极之候，阳虚极而生内风，属慢脾风证。临床除上述阳气虚衰症状外，还可见心悸气促、脉微细欲绝等危象。

治法：温补脾肾，回阳救逆。

主方：固真汤合逐寒荡惊汤加减。

常用药：人参、白术、山药、茯苓、黄芪、炙甘草、炮附子、肉桂、炮姜、丁香。

加减：汗多者，加煅龙骨、煅牡蛎、五味子；恶心呕吐者，加吴茱萸、胡椒、制半夏；痰多者，加白附子、天南星。

慢惊风脾肾阳衰证为亡阳欲脱之证，上述症状但见一二者，即应投以益气回阳固脱之品，不可待诸症悉具再用药，否则延误投药时机，可危及患儿生命。

3. 阴虚风动证

证候：肢体拘挛或强直或麻木，抽搐时轻时重，精神疲惫，面色潮红或萎黄，形容憔悴，虚烦，易出汗，间有低热，手足心热，大便干结；舌质红绛少津，苔少，脉细数。本证多发于急惊风之后，以抽搐反复发作，低热，舌红少苔，脉细数等为主要表现。部分患儿可伴有筋脉失养之肢体活动障碍，甚至萎废不用。

治法：育阴潜阳，滋肾养肝。

主方：大定风珠加减。

常用药：生白芍、生地黄、火麻仁、五味子、当归、龟板、鳖甲、生龙骨、生牡蛎。

加减：日晡潮热者，加地骨皮、银柴胡、青蒿；抽搐不止者，加天麻、乌梢蛇；汗出较多者，加黄芪、浮小麦；肢体麻木、活动障碍者，加赤芍、川芎、地龙；筋脉拘急、屈伸不利者，加黄芪、党参、鸡血藤、桑枝。

要点五　惊风多种疗法应用

（一）口服中成药

1. 羚羊角粉

每服0.3~0.6g。用于急惊风各证。

2. 小儿回春丹

每10丸1g。每服1岁以下1丸、2岁2丸、3~4岁3丸、5岁以上4~6丸，1日2次。用于风热动风证。

3. 安宫牛黄丸

每丸3g。每服3岁以下1/4丸、4~6岁1/2丸，1日1次。用于邪陷心肝证。

4. 牛黄镇惊丸

水蜜丸每100粒10g。每服1g，1日1~3次。3岁以内小儿酌减。用于惊恐惊风证。

（二）针灸疗法

1. 急惊风

（1）体针：急惊风中外感惊风，取穴人中、合谷、太冲、手十二井（少商、商阳、中冲、关冲、少冲、少泽），或十宣、大椎。以上各穴均施行捻转泻法，强刺激。人中穴向上斜刺，用雀啄法。手十二井或十宣点刺放血。湿热惊风，取穴人中、中脘、丰隆、合谷、内关、神门、太冲、曲池。上穴施以提插捻转泻法，留针20~30分钟，留针期间3~5分钟施术1次。

（2）耳针：取穴神门、脑（皮质下）、心、脑点、交感。强刺激，每隔10分钟捻转1次，留针60分钟。

2. 慢惊风

（1）体针：取穴脾俞、胃俞、中脘、天枢、气海、足三里、太冲，其中太冲穴施捻转泻法，余穴皆用补法，用于脾虚肝亢证。取穴脾俞、肾俞、章门、关元、印堂、三阴交，诸穴均用补法，用于脾肾阳虚证。取穴关元、百会、肝俞、肾俞、曲泉、三阴交、太溪、太冲，诸穴均用补法，用于阴虚风动证。

（2）灸治：取穴大椎、脾俞、命门、关元、气海、百会、足三里。用于脾虚肝亢证、脾肾阳虚证。

（三）推拿疗法

1. 急惊风

高热：推三关，透六腑，清天河水；昏迷：捻耳坠，掐委中；抽风：掐天庭，掐人中，拿曲池，拿肩井。急惊风欲作时：拿大敦穴，拿鞋带穴；惊厥身向前曲：掐委中穴；身向后仰：掐膝眼穴；牙关不利，神昏窍闭：掐合谷穴。

2. 慢惊风

运五经，推脾土，揉脾土，揉五指节，运内八卦，分阴阳，推上三关，揉涌泉，揉足三里。

（四）西医治疗

惊厥发作的治疗原则是：维持生命功能；药物控制惊厥发作；寻找并治疗引起惊厥的病因；预防惊厥复发。

1. 控制高热

物理降温，用冷湿毛巾敷额头处，每5~10分钟更换一次，必要时用冰袋放在额部、枕部及颈侧。药物降温，美林口服，或用赖氨酸阿司匹林肌注或静滴。

2. 抗惊厥

10%水合氯醛40~60 mg/kg，保留灌肠。或用地西泮（安定），每次0.3~0.5mg/kg，最大量不超过10mg，注射速度每分钟1mg，新生儿每分钟0.5mg，注射过程中注意防止呼吸抑制。

3. 注意心、肺功能，维持水电解质平衡

4. 预防脑损伤：减轻惊厥后脑水肿

惊厥持续30分钟以上者，给予吸氧，并用高张葡萄糖1g/kg静脉注射；或用20%甘露醇1~2g/kg，于20~30分钟内快速静脉滴注，必要时6~8小时重复1次。

细目五　癫痫

要点一　概述

癫痫是以突然仆倒，昏不识人，口吐涎沫，两目上视，肢体抽搐，惊掣啼叫，喉中发出异声，片刻即醒，醒后如常人为特征，具有反复发作特点的一种疾病。多由先天因素（胎中受惊、元阴不足）、血滞心窍以及惊风之后所致，痰阻窍道是发病主要原因。本病是儿科临床常见病之一。

癫痫之病，中医学中最早称之为痫证，见于公元前《五十二病方·婴儿病痫方》中，有"痫者，身热而数惊，颈脊强而腹大"之论。其后关于痫证（或痫病）的论述有多种，如《素问·大奇论》说："心脉满大，痫瘛筋挛，肝脉小急，痫瘛筋挛"，论述了癫痫脉证表现。古代亦有将癫痫称为"癫病"、"巅疾"之说，如《素问·奇病论》云："帝曰：人有生而有病巅疾者，病名曰何？安所得之？岐伯曰：病名为胎病。此得之在母腹中时，其母有所大惊，气上而不下，精气并居，故令子发为巅疾也。"此段论述了小儿胎中受惊引起癫痫发作的病因病机。癫痫之名见于《医学纲目·肝胆部·癫痫》，其云："痰溢膈上，则眩甚仆倒于地，而不知人，名之曰癫痫。"癫痫的名称还有根据不同的分类来命名的，如："阴痫"、"阳痫"；"惊痫"、"风痫"、"食痫"；"心痫"、"肝痫"、"脾痫"、"肺痫""肾痫"；"马痫"、"羊痫"、"猪痫"、"犬痫"、"鸡癫"、"牛痫"等。北宋以前癫痫与惊风合称为惊痫。自《太平圣惠方》、《小儿药证直诀》始认为是两种不同的疾病。惊是指惊风，痫指癫痫，因而分别论之。

西医学也称本病为癫痫，是由多种原因引起的脑部慢性疾患，为脑内神经元群反复发作性过度放电所致的脑功能异常，临床出现意识、运动、感觉、情感及认知等方面的短暂失常。据我国 2002 年 5 省抽样调查，其患病率为 7.0%（标化患病率为 6.8%），活动性癫痫患病率 4.6%，年发病率 288 / 10 万人口。

近年来治疗癫痫病的西药新药不断涌现，如妥泰、左乙拉西坦等，对患者肝脏损害及认知功能影响较小。中医药治疗癫痫疗效肯定、毒副作用较低，尤其是有些药物对于癫痫伴有认知功能障碍的患儿，还有益智作用。小儿原发性癫痫经中西药规范治疗后约 80% 儿童可达到临床痊愈。

要点二　病因病机

能够引起癫痫发作的原因颇为复杂，归纳起来，不外乎顽痰内伏、暴受惊恐、惊风频发、外伤血瘀等。其病位主要在心、肝、脾、肾。肾为先天之本，脾为后天之本，先天禀赋不足、元阴亏乏，后天调摄失宜、脾失运化，均可造成气机不利，津液运行不畅，日久可使痰浊内生。若复受于惊，惊则气乱，痰随气逆，上蒙心窍则神昏，横窜经络，引动肝风则抽搐。

1. 顽痰内伏

痰之所生，常因小儿脾常不足，内伤积滞，水聚为痰，痰阻经络，上逆窍道，阻滞脏腑气机升降之路，致使阴阳气不相顺接，清阳被蒙，因而作痫。正如《医学纲目·肝胆部·癫痫》所言："癫痫者，痰邪逆上也……邪气逆上，则头中气乱，头中气乱，则脉道闭塞，孔窍不通，故耳不闻声，目不识人，而昏眩无知，仆倒于地也。"

2. 暴受惊恐

惊吓是小儿癫痫的常见原因之一。小儿受惊有先、后天之分。先天之惊多指胎中受惊，儿在母腹之中，动静莫不随母，若母惊于外，则胎感于内，势必影响胎儿，生后若有所犯，则引发癫痫。后天之惊与小儿生理特点有关，小儿神气怯弱，元气未充，尤多痰邪内伏，若乍见异物，卒闻异声，或不慎跌仆，暴受惊恐，可致气机逆乱，痰随气逆，蒙蔽清窍，阻滞经络，则发为癫痫。

3. 惊风频发

外感瘟疫邪毒，化热化火，火盛生风，风盛生痰，风火相煽，痰火交结，可发惊风。惊风频作，未得根除，风邪与伏痰相搏，进而扰乱神明，闭塞经络，亦可继发癫痫。《证治准绳·幼科》曾有“惊风三发便为痫”之论，所谓三发是指惊风多次发作不愈而言，迁延可致癫痫。

4. 外伤血瘀

难产手术或颅脑外伤，血络受损，血溢络外，瘀血停积，脑窍不通，以致精明失主，昏乱不知人，筋脉失养，一时抽搐顿作，发为癫痫。

此外，先天元阴不足，肝失所养，克脾伤心，小儿出生后亦可发为癫痫。诚如《慎斋遗书·羊癫门》所云：“羊癫风，系先天元阴不足，以致肝邪克土伤心故也。”

癫痫反复发作，次数频繁，症状较重，病程迁延或失治误治，致使寒痰凝滞，阻塞经络，蒙闭孔窍，可见虚证或虚实夹杂之证。一般以脾虚痰伏较为常见。脾虚日久可致肾虚，最后形成脾肾两虚。

要点三　诊断

（一）诊断要点

1. 临床表现

发作前可有头晕、胸闷、惊恐尖叫、恶心、腹部不适、心神不宁、幻听或幻视等不同发作前兆，以起病急骤、时间短暂、可自行缓解、醒后如常人、反复发作为特点，发作后可有朦胧、嗜睡、头痛、恢复正常等不同表现，部分患儿表现为局部抽搐、无意识障碍，或仅有腹部不适等症。反复发作可造成患儿不同程度的认知、心理、社会功能障碍。

2. 既往史和家族史

可有围产期脑损伤病史，少数可有热性惊厥史、外伤史、中枢神经系统感染、肿瘤和手术病史、中毒史等。家族中可有热性惊厥、癫痫、遗传代谢性疾病史等。

3. 诱因

部分癫痫发作可有明显的诱因，如：发热、过度换气、睡眠不足、情感波动、饥饿或过饱，以及视觉刺激、听觉刺激、前庭刺激、触觉或本体觉刺激等。

4. 实验室及特殊检查

（1）脑电图：对癫痫的诊断和分类具有重要价值。发作间期脑电图有癫痫样放电支持癫痫的诊断。癫痫波形包括棘波、尖波、棘慢波、尖慢波、多棘慢波和突出于正常背景的阵发性高幅慢波等。由于部分类型的癫痫在入睡时异常放电明显增多，因此脑电图描述应包括清醒和睡眠的图形，描记时间不少于 20 分钟。蝶骨电极描记可增加颞叶病灶癫痫波形的阳性率。

长程监测脑电图包括 24 小时便携式脑电图监测和录像脑电图监测。前者可延长记录时间，并能记录完整的自然睡眠 - 觉醒周期，明显提高癫痫病人脑电图的阳性率；后者在记录脑电图的同时进行同步录像，可帮助分析发作时的症状表现与脑电图的关系，有利于发作性质的鉴别和癫痫发作类型的判断。

（2）颅脑影像学检查：电子计算机 X 线体层扫描（CT）、磁共振成像技术（MRI）、单光子发射性 CT（SPDCT）及正电子发射性 CT（PDT）。当临床表现提示为局灶性发作或局灶 - 继发全面性发作的患儿，经检查可能发现肿瘤、畸形等颅内病灶。

诊断小儿癫痫的主要依据是病史和脑电图检查，临床必须详细询问病史，了解发作时症状、发作持续时间、发作频率、有无先兆、诱因、发作后情况及发作规律等，结合脑电图进行综合分析。在此应提出的是，部分癫痫患儿发作间期脑电图检查正常，因此，不可因一两次脑电图正常而除外癫痫。体检、神经影像学检查有利于分析病因、发现病灶，必要时可进行代谢病筛查及脑脊液、染色体、血生化等检查。

（二）临床分类

1. 癫痫的发作类型

临床根据患儿脑电图变化及发作时症状表现常分为部分性发作、全身性发作两大发作类型。

（1）部分性发作：又称局限性或局灶性发作，脑电图异常放电起源于大脑的局部区域，发作时无意识丧失。

①简单部分性发作：发作时无意识障碍。

运动性发作：表现为肢体和躯干某部分肌肉的抽搐，以口、手部的抽动最为多见。若抽搐按大脑皮质运动区支配肌肉的顺序有规律地扩展，甚至出现半身或全身抽搐，称之为杰克逊发作，其意识一般保留，但放电扩展到某些部位，可引起意识丧失；转侧性发作，发作时头和眼转向一侧，躯体随之转动；姿势性发作，发作时一侧上肢外展，肘部半屈；发音性发作，表现为言语中断但能发出声音，或见癫痫性重复语言。运动性发作后，可出现一过性瘫痪，称 Todd 瘫痪，持续数分钟至数小时。

感觉性发作：包括躯体感觉性发作和特殊感觉性发作。前者多描述为针刺感、麻木感，后者包括视、听、嗅、味等方面的幻觉及眩晕性发作。

自主神经性发作：以发作性自主神经症状为主要表现，如腹痛、呕吐、苍白、出汗、肠鸣、尿失禁等。临床少见单纯自主神经性发作。

精神症状性发作：包括失语、记忆障碍、认知障碍、情感障碍、幻觉、错觉及其他高级脑功能紊乱。发作时常伴有不同程度的意识障碍，但无意识丧失。该发作较少单独出现，常见于复杂部分性发作。

②复杂部分性发作：开始为简单部分性发作，继之（或开始即）出现意识障碍，常伴有自动症。自动症是在意识蒙眬状态下的不自主动作，无目的性，不合时宜，动作刻板，一般病人不能回忆。

③部分性发作演变为全身性发作：随着癫痫放电的扩展，简单部分性发作与复杂部分性发作均可进展为全身性发作。

（2）全身性发作：指发作一开始即两侧大脑半球受累，脑电图表现全脑性放电，发作时意识丧失。

①失神发作：突然发病，没有先兆，表现意识丧失，正在进行的活动停止，两目凝视前方或上视，一般不跌倒，大多持续5～10秒，极少超过30秒钟，过后意识很快恢复正常，其发作频繁，每日数次至数十次。发作时脑电图呈两侧对称、同步的3Hz棘慢复合波。

②肌阵挛发作：表现全身肌肉或某部位肌肉突然、短暂、触电样收缩，可一次或多次发作。若见摔倒，呈用力快速砸向地面。发作时脑电图可见多棘慢波、棘慢波或尖慢波。

③阵挛性发作：发作时意识丧失，全身性惊厥，肢体反复节律性抽动。在阵挛频率减少时，其抽动的幅度不变。

④强直性发作：为一种僵硬、强烈的肌肉收缩，使肢体固定于某种扭曲的体位。强直性轴性发作则头、颈、躯干向背后仰而极度伸展。

⑤强直－阵挛性发作：又称大发作。发作前可有先兆，发作时突然意识丧失，肌肉明显地强直收缩，病人倒地呈强直状，发出喘鸣声或尖叫，面色青紫，可有舌咬伤、尿失禁。强直期后转入阵挛期，全身节律性抽动，口吐白沫。然后抽动渐少，呼吸加深，青紫消退。阵挛停止后，病人转入深睡，醒后一如往常。

⑥失张力发作：肌张力突然丧失，不能维持正常姿势，只有在立位或坐位时才能发现，可见头下垂、下颌松弛，或肢体的下垂。若全身肌张力丧失则摔倒。

2. 几种特殊的癫痫综合征

（1）小儿良性癫痫伴中央－颞区棘波：约占小儿癫痫20%，起病于2～13岁，以5～10岁发病者最多，男孩多于女孩。常有家族癫痫史。发作类型为简单部分性发作，表现为口、咽部和一侧面部的抽动，可泛化成大发作。发作与睡眠关系密切，多在入睡后不久或清晨要醒时发作。智力发育正常，无神经系统异常。发作间期脑电图背景波正常，有中央、中颞区高幅棘波，睡眠时棘波明显增多。预后良好，多在20岁前停止发作。

（2）小儿慢性进行性部分性连续性癫痫：本病又称Kojewnikow综合征，主要表现部分运动性发作，病变涉及皮层运动区及皮层下部位。临床有两种类型：①多有已知病因，如新生儿窒息、外伤等，表现为躯体某组肌肉抽动，阵挛发作总是限局性的，可出现癫痫持续状态，不影响智力发育，病程不进展。脑电图背景波正常，可见限局性棘波或棘慢波。②病因不明，可能为慢性脑炎所致，常为半侧躯体发作，肌阵挛抽搐出现较早，常有偏瘫、智力低下，病程呈慢性进行性。脑电图背景波异常，有棘慢波爆发，常为多灶性或广泛性放电。本型又称Rasmussen综合征。

（3）婴儿痉挛症：又称West综合征。主要特点为婴儿期起病，频繁的强直痉挛发作，高峰失律脑电图和智力发育障碍。本病90%以上在1岁以内发病，4～6个月最多。成串的强直痉挛发作为其发作形式，临床表现为屈肌型痉挛、伸肌型痉挛和混合型痉挛。屈肌型痉挛呈点头、弯腰、屈肘、握拳、屈髋、屈膝等动作，全身屈曲如虾状。伸肌型痉挛呈头后仰，两臂前伸，踢腿样动作。混合型痉挛较常见，部分肢体呈屈曲动作，部分肢体呈伸展动作。每次痉挛持续约1～2秒，缓解数秒钟后再次发作，可连续十余次甚至数十次。脑电图表现高峰失律（即持续不对称、不同步的高幅慢波，杂以尖波、棘波或多棘波，节律紊乱）。大多伴有智力低下，预后不良。

（4）Lennox－Gastaut综合征：是一种年龄相关性癫痫，1～7岁起病，3～5岁为高峰。

临床发作形式多样，主要有短时间的强直发作、不典型失神发作、失张力发作、肌阵挛发作，也可伴全身性强直发作。发作频繁，常有癫痫持续状态。在慢波睡眠期有 10Hz 快节律。患儿大多伴有智力发育落后，治疗困难，预后不良。

（5）获得性失语性癫痫：又称 Landau – Kleffner 综合征，18 个月 ~13 岁起病，4 ~7 岁为高峰。起病前发育正常，可在短时间内出现听觉失认，渐至失语，年长儿可丧失已获得的阅读和书写功能。失语前后或同时，75% ~83% 的患儿有惊厥发作，多表现为部分性运动性发作、复杂部分性发作和/或全身性发作，常伴多动、易激惹、烦躁或孤独症样表现。一般智力影响不大。清醒时脑电图可见颞区为主的反复阵发性高幅棘波、尖波及 1. 5 ~2. 5Hz 棘慢波，睡眠时异常放电明显增多。

3. 癫痫持续状态

癫痫持续状态指癫痫发作持续 30 分钟以上；或反复发作连续 30 分钟以上，发作间期意识不恢复者。临床分为惊厥性癫痫持续状态和非惊厥性癫痫持续状态，前者以局部或全身肌肉抽搐为主，后者主要表现为意识障碍和/或精神行为异常。

（三）鉴别诊断

1. 屏气发作

屏气发作又称呼吸暂停症，是婴幼儿受到外界环境刺激后，大声啼哭时出现的紫绀、抽搐、意识丧失等表现。鉴别要点：①每次屏气发作都有诱因存在。②严重的屏气发作过程是，哭喊之后呼吸暂停（呼气相），继之面色青紫（或苍白）、意识丧失、少数患儿可有角弓反张、强直抽搐或尿失禁。而癫痫全身强直 – 阵挛性发作过程与此不同，往往一开始就有意识丧失。③屏气发作恢复呼吸后意识转清，而癫痫全身强直 – 阵挛性发作往往有发作后昏睡。④屏气发作间歇期脑电图正常，而癫痫常有痫性放电。⑤屏气发作不在睡眠中发生，而癫痫在夜间的发作机会较多。⑥屏气发作多于 6 个月 ~2 岁起病，3 岁后发作逐渐减少，大多 5 岁前停止发作，而多数癫痫无此规律。

2. 癔病

癔病的发生与遗传素质、家庭环境及精神因素有关。如委屈、气愤、紧张、恐惧、突然遭受不幸之事，均可导致发作。鉴别要点：①癔病多见于年长儿，与精神因素密切相关。②癔病性昏厥缓慢倒下，不受伤，面色无改变，瞳孔反射正常，发作后能记忆。③癔病性抽搐杂乱无规律，不伴有意识丧失和二便失禁。④癔病性发作与周围环境有关，常在引人注意的时间、地点发作，周围有人时发作加重。⑤暗示疗法可终止癔病性发作。⑥癔病发作时脑电图正常。

3. 多发性抽动症

本病为身体局部肌肉或肌群突然、快速、不自主的反复收缩，有时还伴有异常发声，临床应注意与肌阵挛癫痫进行鉴别。鉴别要点：①多发性抽动症有其发展规律，多从反复眨眼开始，呈波浪式进展，逐步发展至颈、肩、四肢及全身。而癫痫在同一患儿身上发作形式比较固定。②多发性抽动症多伴有喉中异常发声或有秽语，而癫痫无此症状。③多发性抽动症虽可有脑电图异常，但多无特异性，没有痫性放电波。

4. 晕厥

晕厥是由于急性广泛性脑供血不足而突然发生的短暂的意识丧失状态。与癫痫的鉴别要点：①晕厥大多发生于立位时，部分发生于坐位，很少发生于卧位。晕厥发生时一般是慢慢倒下，而癫痫发作时体位无明显特征，可见突然摔倒。②晕厥前有头晕、眼花、面色苍白、腹部不适等前驱症状，而癫痫少见。③晕厥时可见面色苍白、血压降低，脉搏慢而弱，无呼吸暂停，极少见抽搐，而癫痫发作时面色发绀，血压不低，脉搏增快，呼吸暂停，抽搐时间较长，发作后嗜睡等。④晕厥发作时脑电图主要为慢波，发作后正常，而癫痫发作期或发作间期脑电图均可见痫性放电。

5. 习惯性阴部摩擦

本病又称交叉擦腿发作，夹腿综合征等，因其发作时两腿交叉内收或互相紧贴，全身用力，目光凝视，症状类似癫痫，应注意鉴别。鉴别要点：①本病发作时面色红润，神志始终清楚。②发作时分散注意力或从床上抱起可终止发作。③发作时全身用力或下肢摩擦，没有真正的抽动。④脑电图正常。

要点四　辨证论治

（一）辨证思路

本病的发作期以病因辨证为主，常见的病因有惊、风、痰、瘀血等。惊痫发病前常有惊吓史，发作时多伴有惊叫、恐惧等精神症状；风痫多由外感发热诱发，发作时抽搐明显，或伴有发热等症；痰痫发作以神识异常为主，常有失神，仆倒，手中持物坠落等；瘀血痫通常有明显的颅脑外伤史，头部疼痛位置较为固定。癫痫虚证的辨证，应以病位为主，区分脾虚痰盛与脾肾两虚。

（二）论治方法

癫痫的治疗，宜分标本虚实，实证以治标为主，着重豁痰顺气、息风开窍定痫；虚证以治本为重，宜健脾化痰，柔肝缓急；癫痫持续状态可用中西药配合抢救。对于反复发作，单纯中药治疗效果欠佳者，可配合针灸、合用或改用西药等方法治疗。

本病治疗时间较长，一般认为在临床症状消失后，仍应服药 2 ~ 3 年，如遇青春期则再延长 1 ~ 2 年，方可逐渐停药，切忌骤停抗癫痫药，以防反跳，加重癫痫发作。癫痫发作基本控制后，可将抗癫痫中药汤剂改为丸剂、散剂或糖浆剂，服用较为方便，亦易于长期用药。

（三）分证治疗

1. 惊痫证

证候：起病前常有惊吓史，发作时惊叫、吐舌、急啼、惊惕不安、神志恍惚、面色时红时白、四肢抽搐、神昏，平素胆小易惊、精神恐惧或烦躁易怒、寐中不安，舌淡红，舌苔白，脉弦或脉乍大乍小，指纹青。

治法：镇惊安神。

主方：镇惊丸加减。

常用药：茯神、麦冬、朱砂、远志、石菖蒲、酸枣仁、牛黄、胡黄连、珍珠、胆南星、钩藤、天竺黄、水牛角、甘草。

加减：发作频繁者，加蜈蚣、全蝎、僵蚕、白芍；夜间哭闹者，加煅磁石、琥珀；头痛者，加菊花、石决明。

方中朱砂宜慎用，一般以每日0.5～1g（冲服）为宜，服药时间应控制在1个月之内，否则易致汞中毒。由于朱砂吸收后在肾脏、肝脏中分布最高，故肝功能异常者忌服朱砂及其制剂，对确需长期应用含朱砂制剂的患者，应定期检查肝肾功能。全蝎、蜈蚣等动物类药物，以研末另冲服为宜。

2. 痰痫证

证候：发作时痰涎壅盛，喉间痰鸣，瞪目直视，神志恍惚，状如痴呆、失神，或仆倒于地，手足抽搐不甚明显，或局部抽动，智力逐渐低下，或头痛、腹痛、呕吐、肢体疼痛，骤发骤止，日久不愈，舌苔白腻，脉弦滑。

治法：豁痰开窍。

主方：涤痰汤加减。

常用药：胆南星、半夏、枳实、茯苓、橘红、石菖蒲、人参、竹茹、甘草。

加减：点头、发作频繁者，加天竺黄、琥珀、莲子心；头痛者，加菊花、苦丁茶；腹痛者，加白芍、甘草、延胡索、川楝子；呕吐者，加赭石、竹茹。

痰痫还可酌情选用礞石滚痰丸（每服3～6g，1日2～3次），或白金丸（每服3g，1日2次）。

3. 风痫证

证候：多由外感发热引起，以反复发作为特点，发作时突然仆倒，两目上视或斜视，牙关紧闭，口吐白沫，颈项强直，全身强直或阵挛或四肢抽搐，神志不清，舌淡红，苔白腻，脉弦滑。

治法：息风止痉。

主方：定痫丸加减。

常用药：天麻、浙贝母、胆南星、半夏、陈皮、茯苓、茯神、丹参、麦冬、石菖蒲、远志、全蝎、僵蚕、琥珀、朱砂。

加减：伴高热者，加生石膏、连翘、黄芩；大便秘结者，加大黄、风化硝、芦荟；烦躁不安者，加黄连、竹叶。久治不愈，出现肝肾阴虚、虚风内动之象，可加用白芍、龟板、当归、生地黄。

风痫还可酌情选用医痫丸（每50粒3g。<3岁1g，1日2次；3～6岁1.5g、>6岁2g，1日3次），或白金丸（每服3g，1日2次）。

全蝎、蜈蚣等虫类有毒中药疗效虽然高，但因其毒性大，为扬长避短，运用时应注意如下几点：①合理配伍：虫类有毒药多性猛悍，易化燥伤血，应适当配以养血滋阴之品，牵制其偏性，并起协同作用。②注意用法：这类药物入汤剂加热易破坏其生物活性，影响疗效，宜低温炙焙或微炒研粉用或装入胶囊冲服，同时可减轻某些药物对消化道的刺激。③权衡剂量、剂型。④注意患者体质，辨明用药宜忌，随时观察用药后反应。

4. 瘀血痫证

证候：既往产伤病史和（或）脑外伤病史和（或）颅脑感染史，发作时头部晕眩，单侧或四肢抽搐，抽搐部位固定，或肢体麻木，或头部刺痛，痛有定处，年长女孩的发作往往与月经周期有关，平素易胸胁少腹胀满，舌紫暗或有瘀点，苔少，脉涩，指纹沉滞。

治法：化瘀通窍。

主方：通窍活血汤加减。

常用药：桃仁、红花、川芎、赤芍、老葱、石菖蒲、天麻、羌活。

加减：头痛剧烈、肌肤枯燥色紫者，加三七、阿胶、丹参、五灵脂；大便秘结者，加火麻仁、芦荟；频发不止者，加失笑散。

5. 脾虚痰盛证

证候：癫痫发作频繁或反复发作，神疲乏力，面色无华，时作头晕，胸脘痞闷，泛恶易呕，咯吐痰涎，食欲欠佳，大便稀薄，舌质淡，苔薄腻，脉细软，指纹淡红。

治法：健脾化痰。

主方：六君子汤加味。

常用药：人参、白术、茯苓、甘草、陈皮、半夏、天麻、钩藤、乌梢蛇。

加减：大便稀薄者，加山药、扁豆、藿香；纳呆食少者，加焦山楂、焦六神曲、砂仁。

6. 脾肾两虚证

证候：发病年久，屡发不止，瘛疭抖动，时有头晕，腰膝酸软，四肢不温，睡眠不宁，神疲乏力，少气懒言，可伴有智力发育迟滞，大便稀薄，舌淡或淡红，苔白，脉沉细无力，指纹淡红。

治法：补益脾肾。

主方：河车八味丸加减。

常用药：紫河车、生地黄、茯苓、山药、泽泻、五味子、麦冬、牡丹皮、肉桂、附子。

加减：抽搐频繁者，加鳖甲、白芍；智力迟钝者，加益智仁、远志、石菖蒲；大便稀溏者，加扁豆、炮姜。

（李新民）

第六单元 肾系疾病

细目一 急性肾小球肾炎

要点一 概述

急性肾小球肾炎简称急性肾炎，是儿科常见的免疫反应性肾小球疾病。临床急性起病，以浮肿、少尿、血尿、高血压伴有不同程度蛋白尿为主要特征。

本病发病前多有前驱感染，以呼吸道及皮肤感染为主。引起本病的病原有多种，其中细菌感染以A组乙型溶血性链球菌多见，多以12型（呼吸道感染）、49型（皮肤感染）为主，其他细菌如肺炎链球菌、葡萄球菌、伤寒杆菌等也可致病，但临床较少见。病毒感染如水痘病毒、麻疹病毒、腮腺炎病毒、巨细胞病毒、柯萨奇病毒B_4型、埃可病毒等感染也可并发本病。此外，疟原虫、肺炎支原体、白色念珠菌、丝虫、钩虫、血吸虫、弓形虫、梅毒螺旋体、钩端螺旋体等也可导致急性肾小球肾炎。由于临床多见于溶血性链球菌感染之后，故又称为急性链球菌感染后肾炎，本节即以此型为主进行论述。

本病多发生于3～12岁儿童，2岁以下少见。男女比例约2∶1，一年四季均可发病。发病后轻重悬殊，轻者除实验室检查异常外，临床无明显症状，重者可出现严重并发症如高血压脑病、急性循环充血及急性肾衰竭。本病预后良好，多数患儿于发病2～4周内水肿消失，尿量正常，肉眼血尿消失，血压正常。镜下血尿多于3～6个月内消失，少数可持续至1年或以上。急性链球菌感染后肾小球肾炎的痊愈率达95%，痊愈后一般不会复发，但偶有第二次患病的报道。死亡病例多发生在急性期，极少数病例可发展成为慢性肾炎和慢性肾功能不全。近年来，由于采取中西医结合的治疗措施，严重并发症病例明显减少。

急性肾小球肾炎为西医病名，中医无完全对应的疾病名称，但根据其临床表现，多属"水肿"、"尿血"等范畴。如《灵枢·论疾诊尺》说："视人之目窠上微痈（通'壅'），如新卧起状，其颈脉动，时咳，按其手足上，窅而不起者，风水肤胀也。"对于本病的病机，《医宗金鉴·幼科杂病心法要诀》说："小儿水肿，皆因水停于肺脾二经。"其治疗，早在《素问·汤液醪醴论》就有"开鬼门、洁净府"，即发汗、利小便的方法，在此基础上，历代又有逐水、清热等多种治法。

要点二　病因病机

急性肾小球肾炎的外因主要为外感风邪、湿热、疮毒，内因主要是小儿先天禀赋不足或素体虚弱，但以外因为主。感受外邪后导致肺脾肾三脏功能失调，其中以肺脾功能失调为主。

1. 感受风邪

风寒或风热客于肺卫，阻于肌表，导致肺气失宣，肃降无权，水液不能下达，以致风遏水阻，风水相搏，流溢肌肤而发为水肿，称之为"风水"。

2. 疮毒内侵

皮肤疮疖，邪毒内侵，湿热郁遏肌表，内犯肺脾，致使肺失通调，脾失健运，水无所主，流溢肌肤，发为水肿。又湿热下注，灼伤膀胱血络而致尿血。

急性期因湿热水毒伤及肺脾肾，致恢复期肺脾肾三脏气阴不足、湿热留恋，而见血尿日久不消，并伴阴虚、气虚之证，此期表现为邪留正虚证候，一方面正气已亏，另一方面余邪未尽。

在疾病发展过程中，若水湿、热毒炽盛，正气受损，以致正不胜邪，可出现一系列危重变证：①邪陷心肝：湿热邪毒，郁阻脾胃，内陷厥阴，致使肝阳上亢，肝风内动，心窍闭阻，而出现头痛、眩晕，甚则神昏、抽搐。②水凌心肺：水邪泛滥，上凌心肺，损及心阳，闭阻肺气，心失所养，肺失肃降，而出现喘促、心悸，甚则紫绀。③水毒内闭：湿浊内盛，脾肾衰竭，三焦壅塞，气机升降失司，水湿失运，不得通泄，致使水毒内闭，而发生少尿、无尿。此证亦称“癃闭”、“关格”。

总之，急性肾炎的病位主要在肺脾肾，涉及心肝。可概括为“其标在肺，其制在脾，其本在肾”。发病过程中风、热、毒与水湿互结，肺脾肾三脏之通调、运化、开阖失司，水液代谢障碍而为肿；热伤下焦血络而致尿血。重证水邪泛滥可致邪陷心肝、水凌心肺、水毒内闭之证。若湿热久恋，伤阴耗气，可致阴虚邪恋或气虚邪恋，使病程迁延；病久入络，致脉络阻滞，尚可出现尿血不止、面色晦滞、舌质紫暗等瘀血证候。

要点三　诊断

（一）诊断要点

1. 前驱感染

起病前 1 ~4 周有呼吸道感染或皮肤感染，如咽炎、扁桃体炎、猩红热、化脓性皮肤病等。

2. 临床表现

（1）急性起病：急性期一般为 2 ~4 周。

（2）浮肿及尿量减少：浮肿一般是最早发现的症状，轻者表现为晨起眼睑浮肿，重者逐渐加重并延及全身，呈非指凹性（紧张性）。水肿的同时尿量可明显减少，尿量与浮肿轻重有关。

（3）血尿：几乎每个患儿均可见血尿，呈肉眼血尿或镜下血尿。其中 50% ~70% 为肉眼血尿，呈洗肉水样或浓茶样，肉眼血尿一般 1 ~2 周消失。

（4）高血压：1/3 ~2/3 患儿病初有高血压，常为 120 ~150/80 ~110mmHg（16.0 ~20.0/10.7 ~14.4kPa）。高血压的程度常常与水肿的程度平行。儿童时期高血压的标准可参照学龄前儿童血压 >120/80mmHg，学龄期儿童血压 >130/90mmHg。

（5）蛋白尿：可见有不同程度的蛋白尿，多数患儿尿蛋白定量低于肾病水平，并且先于尿红细胞消失。少数患儿尿蛋白可达肾病水平。

非典型病例可无水肿、高血压及肉眼血尿，仅发现镜下血尿。

（6）并发症：重症病例早期可出现以下并发症。

高血压脑病：血压急剧增高，常见剧烈头痛及呕吐，继之出现视力障碍，嗜睡，烦躁，惊厥，渐入昏迷，少数可见暂时偏瘫失语，严重时发生脑疝。具有高血压伴视力障碍、惊厥、昏迷三项之一即可诊断。

严重循环充血：可见气急咳嗽，胸闷，不能平卧，肺底部湿啰音，肺水肿，肝大压痛，心率快、奔马律等。

急性肾衰竭：急性肾炎患儿少尿时可出现短暂的氮质血症。严重病例可见持续性尿少，并出现血尿素氮及肌酐升高、电解质紊乱和代谢性酸中毒。一般持续 3 ~5 日，在尿量逐渐增多后，病情好转。若持续数周仍不恢复，则预后严重，可能为急进性肾炎。

3. 实验室及特殊检查

（1）血常规：红细胞计数和血红蛋白可稍低，因血容量扩大、血液被稀释所致。白细胞计数正常或增高，此与原发感染灶是否存在有关。

（2）尿常规：尿蛋白定性多在（+）~（++），少数可达（+++），红细胞（+）~（++++）不等，多为变形红细胞。还可见白细胞及颗粒、透明和红细胞管型。白细胞和管型的出现并不表明有尿路感染。

（3）血沉：血沉增快，常提示肾炎病变活动，可在2~3个月内恢复正常。

（4）血清学检查：咽炎后可见抗双磷酸吡啶核苷酸酶（ADPNasD）抗体、抗链球菌溶血素“O”（ASO）升高，后者通常于链球菌感染后10~14日出现，3~5周达高峰，3~6个月恢复正常。皮肤感染后可见抗脱氧核糖核酸酶（ADNasD-B）抗体、抗透明质酸酶（AHasD）抗体升高，血清补体C_3早期下降，6~8周时多恢复正常。

（5）B超：肾脏B超急性期可见肾皮质回声增强。

（6）肾活检：必要时可行肾活检。光镜典型特点为弥漫性、渗出性、毛细血管内增生性肾小球肾炎，所有肾小球的全部毛细血管均受累。电镜下除光镜所见的细胞增殖浸润外，可见上皮细胞下有细颗粒均质电子致密物沉积在基底膜外侧，呈圆顶形团块状，即“驼峰”样沉积，为本病的特征性改变。免疫荧光见沿肾小球毛细血管及系膜区，以C_3、IgG为主的颗粒状沉积。偶可见IgM、IgA、C_{1q}、C_4等轻微沉着。按免疫沉积物的分布，分为3种类型：星天型、系膜型、花环型。

具有以下情况者，建议尽早行肾穿刺检查，以明确诊断，指导治疗：①持续低补体血症，8~10周仍不恢复者；②肾病型肾炎者；③高血压或肉眼血尿持续不消失者；④肾功能不全进行性加重者。

（7）血生化及肾功能的检查：血清尿素氮（BUN）、血清肌酐（SCr）升高，内生肌酐清除率（CCr）不同程度的降低。白蛋白、总蛋白、胆固醇、甘油三酯多在正常范围。可出现代谢性酸中毒和电解质紊乱。

（二）鉴别诊断

本病需要与IgA肾病、急进性肾小球肾炎、过敏性紫癜性肾炎、急性泌尿系感染等疾病相鉴别。

1. IgA肾病

多于急性感染后1~3天内即发生血尿，有时伴蛋白尿。其病情常反复发作。部分病例鉴别困难时，需行肾活检。

2. 原发性急进性肾小球肾炎

起病与典型的急性肾炎很相似，但表现为进行性少尿、无尿，难以控制的高血压及迅速发展的肾衰竭，贫血明显，终至尿毒症。急性肾炎综合征表现持续1个月以上不缓解时，应及时行肾活检与本病相鉴别。

3. 过敏性紫癜性肾炎

过敏性紫癜肾炎也可以急性肾炎综合征起病。但其多伴有对称性皮肤紫癜、关节肿痛、腹痛、便血等全身及其他系统的典型症状，肾活检以系膜细胞和系膜基质增生及IgA沉积为主要特征。

4. 急性泌尿系感染

约10%患儿可有肉眼血尿，但多无浮肿及血压增高，有明显发热及全身感染症状，尿检有大量的白细胞及尿细菌培养阳性为确诊的条件。

要点四 辨证论治

（一）辨证思路

本病的辨证重在辨急性期和恢复期。急性期为正盛邪实阶段，起病急，变化快，浮肿及血尿多较明显。恢复期共同特点为浮肿已退，尿量增加，肉眼血尿消失，但镜下血尿或蛋白尿未恢复，且多有湿热留恋。阴虚邪恋以头晕乏力、手足心热、舌红苔少为主要证候；气虚邪恋则以倦怠乏力、纳少便溏、自汗、舌淡为特征。

本病的辨证还需辨轻重。其证候轻重悬殊较大。轻型一般以风水相搏证、湿热内侵证等常证的证候表现为主，其水肿、尿量减少及血压增高多为一过性，中医治疗多能痊愈。重证则为全身严重浮肿，持续尿少、尿闭，并可在短期内出现邪陷心肝、水凌心肺、水毒内闭等危急证候。此为变证，需及时中西医结合抢救治疗。

此外，在辨证中应密切注意尿量变化。因尿量越少，持续时间越长，浮肿越明显，出现变证的可能性也越大。

（二）论治方法

急性肾炎的治疗原则，应遵循急性期以邪实为患，恢复期以正虚邪恋为主的病机。急性期以祛邪为主，宜宣肺利水，清热凉血，解毒利湿；恢复期则以扶正兼祛邪为要，并应根据正虚与余邪孰多孰少，确定补虚及祛邪的比重。如在恢复期之早期，以湿热未尽为主，治宜祛除湿热余邪，佐以扶正（养阴或益气）；后期湿热已渐尽，则应以扶正为主，佐以清热或化湿。若纯属正气未复，则宜用补益为法。但应注意，本病治疗，不宜过早温补，以免留邪而迁延不愈。应掌握补益不助邪，祛邪不伤正的原则。

对于变证，应根据证候分别采用平肝息风、清心利水、泻肺逐水、温补心阳、通腑泄浊等治法。必要时应配合西医综合抢救治疗。

（三）分证治疗

急性期

1. 常证

（1）风水相搏证

证候：水肿自眼睑开始迅速波及全身，以头面部肿势为著，皮色光亮，按之随手而起，尿少色赤，微恶风寒或伴发热，咽红咽痛，骨节酸痛，鼻塞流涕，咳嗽，舌质淡，苔薄白或薄黄，脉浮。

治法：疏风宣肺，利水消肿。

主方：麻黄连翘赤小豆汤合五苓散加减。

常用药：麻黄、连翘、赤小豆、茯苓、猪苓、泽泻、车前子、陈皮、生姜皮、甘草等。

加减：咳嗽气喘，加葶苈子、苏子、射干、桑白皮；偏风寒，症见骨节酸楚疼痛，加羌活、防己；偏风热，症见发热，汗出，口干或渴，苔薄黄者，加金银花、黄芩；血压升高明显者，去麻黄，加浮萍、钩藤、牛膝、夏枯草；血尿严重者，加大蓟、小蓟、茜草、仙鹤草。

（2）湿热内侵证

证候：头面肢体浮肿或轻或重，尿少而赤，烦热口渴，头身困重，近期有疮毒史，舌质红，苔黄腻，脉滑数。

治法：清热利湿，凉血止血。

主方：五味消毒饮合小蓟饮子加减。

常用药：金银花、野菊花、蒲公英、紫花地丁、生地黄、小蓟、滑石、淡竹叶、蒲黄、当归、甘草等。

加减：小便赤涩者，加白花蛇舌草、石韦、金钱草；口苦口黏者，加茵陈、龙胆；皮肤湿疹者，加苦参、白鲜皮、地肤子。

2. 变证

（1）邪陷心肝证

证候：肢体面部浮肿，头痛眩晕，烦躁不安，视物模糊，口苦，恶心呕吐，甚至抽搐、昏迷，尿短赤，舌质红，苔黄糙，脉弦数。

治法：平肝泻火，清心利水。

主方：龙胆泻肝汤合羚角钩藤汤加减。

常用药：龙胆、夏枯草、栀子、黄芩、泽泻、车前子、柴胡、生地黄、羚羊角、钩藤、菊花、白芍、甘草等。

加减：大便秘结者，加生大黄、芒硝；头痛眩晕较重者，加夏枯草、石决明；恶心呕吐者，加半夏、胆南星；昏迷抽搐者，可加服牛黄清心丸或安宫牛黄丸。

（2）水凌心肺证

证候：全身明显浮肿，频咳气急，胸闷心悸，不能平卧，烦躁不宁，面色苍白，甚则唇指青紫，舌质暗红，舌苔白腻，脉细数无力。

治法：泻肺逐水，温阳扶正。

主方：己椒苈黄丸合参附汤加减。

常用药：防己、椒目、葶苈子、大黄、人参、附子、桑白皮、茯苓皮、甘草等。

加减：若见面色灰白，四肢厥冷，汗出脉微，是心阳虚衰之危象，应急用独参汤或参附龙牡救逆汤。

（3）水毒内闭证

证候：全身浮肿，尿少或尿闭，色如浓茶，头晕头痛，恶心呕吐，嗜睡，甚则昏迷，舌质淡胖，苔腻，脉象滑数或沉细数。

治法：通腑泄浊，解毒利尿。

主方：温胆汤合附子泻心汤加减。

常用药：制半夏、竹茹、枳实、陈皮、茯苓、附子、大黄、黄芩、黄连、生姜、甘草等。

加减：呕吐频繁，先服玉枢丹。不能进药者，可以上方浓煎成100～200ml，待温，作保留灌肠，每日1～2次。也可用解毒保肾液，药用生大黄30g，六月雪30g，蒲公英30g，益母草20g，川芎10g，浓煎200ml，每日分2次保留灌肠。昏迷惊厥加用安宫牛黄丸或紫雪，水溶化后鼻饲。

恢复期

（1）阴虚邪恋证

证候：头晕乏力，手足心热，腰酸盗汗，或有反复咽红，舌红苔少，脉细数。

治法：滋阴补肾，兼清余热。

主方：知柏地黄丸合二至丸加减。

常用药：知母、黄柏、熟地、山药、山茱萸、泽泻、牡丹皮、茯苓、墨旱莲、女贞子。

加减：血尿日久不愈者，加仙鹤草、茜草；舌质暗红者，加参三七、琥珀；反复咽红者，加玄参、山豆根、板蓝根。

（2）气虚邪恋证

证候：身倦乏力，面色萎黄，纳少便溏，自汗出，易于感冒，舌淡红，苔白，脉缓弱。

治法：健脾益气，兼化湿浊。

主方：参苓白术散加减。

常用药：人参、茯苓、白术、白扁豆、陈皮、黄连、山药、砂仁、桔梗、黄芪、防己等。

加减：血尿持续不消者，可加三七、仙鹤草；舌质淡暗或有瘀点者，加丹参、红花、泽兰。

要点五　西医疗法

目前尚缺乏针对肾小球免疫过程的特异性有效治疗，基本上是对症治疗，防治急性期并发症，保护肾功能，促进其自然恢复。

1. 一般治疗

（1）休息：急性期（2 周内）应强调卧床休息，直至肉眼血尿消失，水肿消退，血压降至正常，方可下床轻微活动或户外散步。至尿 Addis 计数正常后才能正常活动。血沉正常后方可恢复上学，但应避免剧烈运动。

（2）饮食：急性期水肿、高血压时，应限制水、钠摄入。对水肿重且少尿者，宜控制液体入量。有氮质血症时应给予优质蛋白，并限量摄入［以 0.5g/（kg·d）为宜］，同时给予高糖饮食以补足热量。优质蛋白质以含必需氨基酸的蛋白质如牛奶、鸡蛋、瘦肉等为主。

（3）感染灶治疗：对仍有咽部及皮肤感染灶者，应给予青霉素或其他敏感抗生素治疗 10～14 天。

2. 对症治疗

（1）利尿：经控制水钠摄入后，仍有明显水肿、少尿者，应给予利尿剂，一般可口服噻嗪类药物，如氢氯噻嗪片 1～2mg/（kg·d），分 2～3 次服用。少尿或对噻嗪类无效者，可使用速效强力袢利尿剂，如呋塞米（速尿）或利尿酸。呋塞米口服，每次 1～2mg/kg，每日 2～3 次；肌注或静脉注射，每次 1mg/kg，必要时 6～8 小时可重复使用。禁用保钾利尿剂及渗透性利尿剂。

（2）降压：可用硝苯地平、巯甲丙脯酸、肼苯达嗪、利血平、哌唑嗪等。

3. 并发症治疗

（1）高血压脑病：应快速降压，可选用硝普钠25mg加入5%葡萄糖注射液500ml中（50μg/ml）以每分钟0.02ml/kg（1μg/ml）速度静脉点滴，此药滴入即起降压作用，无效时可增加滴速，但最快不超过每分钟0.16ml/kg。也可用利血平肌注降压，每次0.07 mg/kg，最大量不超过1.5mg/次。还可选用卡托普利，1mg/（kg·d），最大量6mg/（kg·d），分3次口服。

快速利尿，可用呋塞米，每次1～2mg/kg，加入5%葡萄糖注射液20ml中稀释后缓慢静脉推注。同时保持呼吸道通畅，及时给氧。

（2）严重循环充血：急性肾炎并发的严重循环充血是由水钠潴留、高血容量引起，故一般不用加强心肌收缩的洋地黄类药物，应采取下列措施以减轻心脏前后负荷。快速利尿：速尿，每次1～2mg/kg，稀释后缓慢静脉推注。降压：必要时可用酚妥拉明，每次0.5～1mg/kg，稀释后静脉缓推，或用硝普钠静脉点滴。如限制钠水摄入与利尿仍不能控制心力衰竭时，需采用血液透析，以迅速缓解循环过度负荷。

（3）急性肾衰竭：一定要严格控制水分入量，每日液量＝尿量＋不显性失水＋异常损失－食物代谢和组织分解所产生的内生水。不显性失水按每日400ml/m^2，儿童每日10ml/kg，内生水按每日100ml/m^2。宜选用低蛋白、低盐、低钾和低磷饮食。同时应积极纠正水电解质紊乱及酸中毒，必要时应进行血液透析。

细目二　肾病综合征

要点一　概述

肾病综合征简称肾病，是由多种病因引起的临床症候群，以大量蛋白尿、低蛋白血症、高胆固醇血症及不同程度的水肿为主要特征。

肾病是儿童时期的一种常见病。据我国1982年20个省市105所医院统计，原发性肾病占泌尿科住院病人总数的21%，1992年24省市调查显示，本病占31%，提示有逐年增加的趋势。本病多发生于2～8岁小儿，其中以2～5岁为发病高峰，男多于女。部分患儿因多次复发，病程迁延，严重影响其身心健康。部分难治性肾病最终发展成慢性肾衰竭甚至死亡。

肾病综合征根据病因可分为先天性、原发性和继发性3类。先天性肾病是指由遗传因素引起；原发性肾病是指病因不明的肾小球疾病引起（本节主要论述原发性肾病）；继发性肾病是指继发于全身性疾病（如紫癜、红斑狼疮等），或临床诊断明确的肾小球肾炎，以及药物、金属中毒等情况者。根据临床表现又将原发性肾病分为单纯型和肾炎型两类。肾病根据病理改变分为微小病变、系膜增生性肾炎、膜性肾病、膜增殖性肾炎及局灶阶段性硬化性肾小球肾炎等。肾病的发病机理目前尚未完全明了，但已证实肾小球滤过膜受免疫或其他病因损伤后，电荷屏障和机械屏障减弱，血浆蛋白漏入尿中是主要致病因素。随着肾活检、电镜、免疫病理以及分子生物学等肾病诊断技术的进展和认识的深入，对原发性肾病的病因、发病机制以及临床表现与病理之间的关系将逐步阐明。

肾病是西医学病名，根据其临床表现多属于中医学“水肿”范畴，且多属于“阴水”。水肿病首先记载于《内经》。书中不仅论述了水肿病证特点，还详细阐述了水肿的病因病机，指出水肿的发病与外感及肺脾肾功能失调有关，提出“诸湿肿满，皆属于脾”的重要论点。宋代严用和将水肿分为“阳水”、“阴水”两大类，从而使水肿的证候及病因病机学说渐趋完善。

对于水肿的治疗，《素问·汤液醪醴论》首先提出攻逐、发汗、利小便三大法则；《金匮要略·水气病脉证并治》发挥了“开鬼门，洁净府”的治疗原则，提出“诸有水者，腰以下肿，当利小便，腰以上肿，当发汗乃愈”。清《证治汇补·水肿》则归纳了前人治疗水肿方法，总结提出“治分阴阳”、“治分汗渗”、“湿热宜清”、“寒湿宜温”、“阴虚宜补”、“邪实当攻”多种治疗原则，对于后世治疗各种水肿以及当今治疗肾病水肿，均有重要的指导意义。

现代对小儿肾病的研究不断深入，对中医辨证分型及证候变化规律的研究更加客观化和规范化。随着细胞生物学和分子生物学研究的不断深入，人们已把目光更多地投向原发性肾小球疾病临床病理类型与中医辨证分型的关系；雷公藤的临床应用显著提高了中药治疗本病的疗效，辨证论治方药与雷公藤制剂、激素、免疫抑制剂的联合应用研究已积累了一定经验。小儿肾病综合征糖皮质激素耐药机制及如何减少复发仍是当前研究的热点、难点。

要点二　病因病机

小儿禀赋不足，久病体虚，外邪入里，致肺脾肾三脏亏虚是发生本病的主要因素。而肺脾肾三脏功能虚弱，气化、运化功能失常，封藏失职，精微外泄，水液停聚则是本病的主要发病机制。

1. 肺脾肾三脏亏虚

人体水液的正常代谢，水谷精微的输布、封藏，均依赖肺的通调、脾的传输、肾的开阖及三焦、膀胱的气化来完成，若肺脾肾三脏虚弱，功能失常，必然导致“水精四布”的功能失调。水液输布失常，泛滥肌肤则发为水肿；精微不能输布、封藏而下泄则尿中出现蛋白。但总体来讲，以脾肾两脏功能失职为关键。

2. 外感水湿湿热为患

肺脾肾三脏亏虚，功能失调，导致水液代谢障碍，水湿内停。水湿阻碍气机运行，又可伤阳、化热，促使瘀血形成。水湿内停，郁久化热可成湿热；或长期过用扶阳辛热之品而助火生热，并易招致外邪热毒入侵，致邪热与水湿互结，酿成湿热。湿热久结，难解难分，从而使病情反复迁延难愈。另外，水肿日久不愈，气机壅塞，水道不利，而至湿浊不化，水毒潴留，故湿浊也是促进肾病发生发展的病理环节，与肺脾肾脏虚弱之间互为因果。

3. 血瘀贯穿疾病始末

血瘀是导致肾病发病及缠绵难愈的又一重要因素。肾病精不化气而化水，水停则气滞，气滞则血瘀。血瘀又可以加重水液停滞，致气机不畅。《金匮要略·水气病脉证并治》云：“血不利则为水。”因此血瘀贯穿于肾病的始末，在肾病的发生发展过程中起着重要作用。

在肾病的发病与发展过程中，本虚与标实之间是相互影响、相互作用的，正虚易感外邪、生湿、化热、致瘀而为邪实，可谓“因虚致实”；邪实反过来又进一步耗伤脏腑之气，使正气更虚，从而表现出虚实错杂、病情反复、迁延不愈的临床特点，尤其是难治性病例更为突出。但无论邪实为何，肺脾肾亏虚是疾病的根本。

在肾病不同阶段，标本虚实表现不一。一般说来，本病早期或未用激素治疗之前，多表现为浮肿明显，面色苍白，畏寒肢冷，乏力纳差，腹胀便溏，舌质淡胖，苔白或白腻，脉沉无力等症，此属气虚、阳虚，多由肺脾气虚、脾阳虚或脾肾阳虚所致。患病日久，尤其在使用足量激素以后，出现面色潮红，盗汗，烦躁易怒，头痛眩晕，手足心热，舌红少苔，脉细数等，则属阴虚，多为病久不愈，阳损及阴，或激素助阳生热，或湿热郁久，热盛伤阴致肝肾阴虚或阴虚火旺所致。病久不愈，或激素减量过程中，出现疲乏无力，纳呆食少，面色发白，易感冒，或者出现手脚发凉，腰膝酸软，此为气虚或阳虚之证。

总之，肾病的病因病机涉及本虚与标实，关系脏腑、气血、阴阳，以正气虚弱为本，邪实蕴郁为标，属本虚标实、虚实夹杂的病证。初期及恢复期多以阳虚、气虚为主，而阳虚（尤其是脾肾阳虚）乃病情演变之本，病程中可出现阴虚火旺、肝肾阴虚、气阴两虚之证。

要点三　诊断

（一）诊断要点

1. 依据临床表现分为两型

即单纯型肾病和肾炎型肾病。

（1）单纯型肾病：具备四大特征。①全身水肿；②大量蛋白尿［尿蛋白定性在（+++）以上，24小时尿蛋白定量≥50mg/kg］；③低蛋白血症（血浆白蛋白：儿童<30g/L，婴儿<25g/L）；④高脂血症（血浆胆固醇：儿童>5.7mmol/L，婴儿>5.2mmol/L）。其中以大量蛋白尿和低蛋白血症为必备条件。

（2）肾炎型肾病：除单纯型肾病四大特征外，还具有以下四项中之一项或多项。①明显血尿：尿中红细胞≥10个/HP（见于2周内3次离心尿标本）；②高血压持续或反复出现［学龄儿童血压≥130/90mmHg（17.3/12kPa），学龄前儿童血压≥120/80mmHg（16.0/10.7kPa）］，并排除激素所致者；③持续性氮质血症（血尿素氮>10.7mmol/L），并排除血容量不足所致者；④血总补体量（CH_{50}）或血C_3反复降低。

2. 按糖皮质激素疗效分型

①激素敏感型肾病：泼尼松正规治疗8周尿蛋白转阴；②激素耐药型肾病：泼尼松正规治疗8周后尿蛋白仍阳性者；③激素依赖型肾病：对激素敏感，但减量或停药1个月内复发，重复2次以上者；④肾病复发和频复发：复发（包括反复）是指尿蛋白由阴转阳>2周。频复发是指肾病病程中半年内复发或反复≥2次，或1年内≥3次。

3. 按肾脏病理分型

原发性肾病综合征的主要病理改变在肾小球，大致有5种病理类型：①微小病变型；

②局灶性节段性肾小球硬化；③膜性增生性肾炎；④系膜增生性肾小球肾炎；⑤膜性肾病。其中儿科临床微小病变型多见。

4. 实验室检查

（1）尿液检查：尿常规检查蛋白定性在（+++）以上，24小时尿蛋白定量在50mg/（kg·d）以上，并持续2周以上，部分患儿可出现红细胞。

（2）血清学检查：血清总蛋白降低，血浆白蛋白<30g/L，白蛋白与球蛋白比值倒置。白蛋白显著降低者可见血浆胆固醇>5.7mmol/L，甘油三酯升高，部分患儿可出现电解质改变，血沉多增快。肾功能一般正常，水肿少尿期可有暂时性氮质血症。

（3）高凝状态检查：大多数肾病患儿存在不同程度的高凝状态，血小板增高，血浆纤维蛋白原增加，D-二聚体（D-dimer）升高，尿纤维蛋白降解产物增高。

（4）肾穿刺活检：小儿肾病综合征多以单纯型肾病激素敏感者多见，故初治病人一般不需要肾活检。但对于临床激素常规治疗8周无效者，激素部分敏感、激素依赖、多次复发者，伴有明显血尿，或持续性氮质血症，血清补体持续下降者，1岁以内发病者，可先行肾穿刺明确病理类型以指导治疗。

（二）鉴别诊断

原发性肾病综合征需要与急性肾小球肾炎、营养性水肿、肝性水肿、急性肾盂肾炎等疾病相鉴别，同时需要与先天性肾病、继发性肾病相鉴别。

1. 急性肾小球肾炎

急性肾小球肾炎与肾病均以浮肿及尿改变为主要特征。但肾病以大量蛋白尿为主，伴低蛋白血症及高胆固醇血症，其浮肿多为可凹性。急性肾炎则以血尿为主，多数不伴低蛋白血症及高胆固醇血症，其浮肿为紧张性，并多伴有补体的规律性改变。

2. 营养性水肿

严重的营养不良与肾病均可见可凹性浮肿，小便短少，低蛋白血症。但肾病有大量蛋白尿，而营养性水肿多无尿检异常，且有形体渐消瘦等营养不良病史。

3. 肝性腹水

肾病水肿严重时可出现腹水，此时应与肝性腹水相鉴别。肝性腹水以腹部胀满有水，腹壁青筋暴露为特征，其他部位无明显浮肿或仅有轻度浮肿，有肝病史而无大量蛋白尿，病变部位主要在肝。

4. 急性肾盂肾炎

约10%患儿可有肉眼血尿，少数可伴有蛋白尿，但多无浮肿及血压增高，无低白蛋白血症和高胆固醇血症，有明显发热及全身感染症状，尿检有大量的白细胞及尿细菌培养阳性为确诊的条件。

5. 先天性肾病、继发性肾病

与本病临床表现很相似，但先天性肾病多在生后3个月内发病，其特殊的发病年龄是鉴别的重要方面，确诊需肾活检。继发性肾病多有明确的继发因素及特殊的实验室检查特征，必要时肾活检病理检查辅助鉴别诊断。

要点四　辨证论治

（一）辨证思路

肾病的辨证首先要区分本证与标证，权衡孰轻孰重。肾病的本证以正虚为主，有肺脾气虚、脾虚湿困、脾肾阳虚、肝肾阴虚及气阴两虚。可根据病史、水肿情况及全身症状来区别。肺脾气虚证多有反复感冒史，且多因外感而诱发水肿，面目为甚，以自汗出、纳呆便溏、乏力为主要证候；脾虚湿困证多见于病程早期或水肿持续阶段，其水肿以肢体为著，常见以面色萎黄、胸闷腹胀、纳呆便溏等脾胃虚弱之症；脾肾阳虚证以高度浮肿为主，常伴胸水、腹水，以神疲畏寒、四肢不温等阳虚外寒证候为主要特点；肝肾阴虚证多见于素体阴虚，尤其长期足量应用激素之后，其水肿较轻或不肿，以面色潮红、头晕、烦躁、两目干涩、舌红少苔为主症；气阴两虚证多见于病程较久或反复发作或长期、反复用激素后，水肿多较轻或无浮肿，其既有易罹外感之气虚证，又有口干咽燥、手足心热、舌红少苔之阴虚证。

肾病之标证以邪实为患，有外感、水湿、湿热、血瘀及湿浊。其外感以感受风邪（风寒或风热）为多，以发热、恶风、咳嗽、流涕、咽红咽痛等为主症。水湿则以明显水肿或胸水、腹水为特征。湿热可出现于病程各阶段，临证应区分上、中、下三焦湿热之不同。上焦湿热以皮肤疮毒为主；中焦湿热以口黏口苦、口干不欲饮、脘闷纳差、苔黄腻为特点；下焦湿热多见小便短赤、灼热涩痛不利及小腹坠胀不适等症。血瘀以面色晦暗，唇舌色紫暗有瘀点为特点，若症状不明显，但长期伴有血尿或血液流变学检测提示有高凝状态，也可辨为本证。湿浊则以恶心呕吐、身重困倦、精神委靡为辨证要点。

肾病有易治难治之分。难易主要根据其分型、对药物（包括激素）的反应、病程及复发情况来进行识别。易治者，多为单纯型、对药物反应敏感、病程短，治疗后短期未反复或未复发者；难治者则多为肾炎型或单纯型的耐药者，药物反应不敏感，病程较长，或治疗后仍频繁反复及复发不愈者。

（二）论治方法

肾病的治疗原则应紧扣"本虚标实"之病机，以扶正培本为主，重在益气健脾补肾、调理阴阳以治其本；同时注意配合宣肺、利水、清热、化瘀、化湿、降浊等祛邪之法以治其标。辨证治疗时要注意气、血、水之间的相互关系，同时注意活血化瘀药物的应用。在具体治疗时应掌握各个不同阶段，解决主要矛盾。如水肿严重或外邪湿热等邪实证突出时，应先祛邪以急则治其标；在水肿、外邪等减缓或消失后，则扶正祛邪，标本兼治或继以补虚扶正为重。总之，应据虚实及标本缓急，确定扶正与祛邪之法。雷公藤是治疗本病的重要药物，与辨证论治方药同时使用，可以在改善症状的同时，显著提高降低蛋白尿等客观指标的疗效。

单纯中药治疗效果欠佳者，应配合必要的西药如激素、免疫抑制剂等综合治疗。对肾病之重证，出现水凌心肺、邪侵心肝或湿浊毒邪内闭之证，应配合西药抢救治疗。本病还可结合其他治法，如中药成药、针灸及敷贴疗法等。此外还要注意增强患儿体质，注意休息，积极预防感染，防止病情反复。

本病的疗程较长，一般认为在尿蛋白消失后，仍应巩固治疗半年以上，难治病例常需一年或更长时间，尤其在配合应用激素类药物时，应逐渐减量，切忌骤停，以防反跳，引起肾病复发。

（三）分证治疗

1. 本证

（1）肺脾气虚证

证候：全身浮肿，按之凹陷，颜面为著，面色苍白或萎黄，身重困倦，气短乏力，声低懒言，自汗，纳呆，便溏，小便短少，平素易感冒，舌淡或淡胖，苔白或白滑，脉浮细，指纹淡红。

治法：健脾益气，宣肺利水。

主方：防己黄芪汤合五苓散加减。

常用药：黄芪、白术、茯苓、猪苓、泽泻、桂枝、甘草等。

加减：浮肿明显者，加麻黄、车前子、大腹皮；伴上气喘息，咳嗽者，加麻黄、苦杏仁、桔梗；常自汗出易感冒者，重用黄芪，加防风、煅龙骨、煅牡蛎；伴有腰膝酸软者，加续断、菟丝子、肉苁蓉。

食疗可配合使用鲫鱼冬瓜汤：鲫鱼120g，冬瓜皮60～120g。先将鲫鱼去鳞，剖去肠脏，与冬瓜皮同煎，炖汤不放盐，喝汤吃鲫鱼。

（2）脾虚湿困证

证候：全身浮肿，肢体为著，按之凹陷，面色萎黄，身体困重，倦怠乏力，或兼胸闷，腹胀，纳少，便溏，小便短少，舌淡胖，舌边有齿痕，苔厚腻，脉沉缓，指纹淡红。

治法：健脾益气，渗湿利水。

主方：防己茯苓汤合参苓白术散加减。

常用药：防己、黄芪、桂枝、茯苓、人参、白术、白扁豆、山药、薏苡仁、莲子肉、砂仁、桔梗、甘草。

加减：水肿明显，尿量少者，加生姜皮、大腹皮、车前子；腹胀者，加肉豆蔻、槟榔；纳呆者，加焦山楂、焦六神曲。

中药成药：肾炎消肿片：成人剂量：口服，每服4～5片，每日3次。儿童酌减或遵医嘱。

食疗可配合使用黄芪杏仁鲤鱼汤：生黄芪60g，桑白皮、苦杏仁各15g，生姜3片，鲤鱼1尾（约250g）。将鲤鱼去鳞及内脏同上药一起煎煮至熟，去药渣食鱼喝汤。

（3）脾肾阳虚证

证候：全身明显浮肿，按之深陷难起，腰腹下肢尤甚，或伴胸水、腹水，畏寒肢冷，身体重着，神疲倦卧，脘腹胀满，腰膝酸软，恶心，呕吐，纳少，便溏，小便短少不利，面色㿠白，舌淡胖，舌边有齿痕，苔白滑，脉沉细无力，指纹淡红。

治法：温肾健脾，通阳利水。

主方：偏肾阳虚者用真武汤加减；偏脾阳虚者用实脾饮加减。

常用药：偏肾阳虚者，用附子、茯苓、白芍、白术、生姜、菟丝子、甘草等；偏脾阳虚者，用附子、白术、大腹皮、厚朴、木瓜、草果仁、槟榔、干姜、甘草。

加减：形寒肢冷者，加淫羊藿、巴戟天；水肿明显者，加猪苓、泽泻、车前子、大腹皮。

中药成药：①肾康宁片：口服，每服<3岁2片、3~6岁3片、>6岁4片，1日3次。②济生肾气丸：口服，水蜜丸<3岁2g，每日2次；3~6岁4g、>6岁6g，1日2~3次。③金匮肾气丸：口服，水蜜丸<3岁2g，每日2次；3~6岁4g、>6岁6g，1日2~3次。

（4）肝肾阴虚证

证候：浮肿较轻或无浮肿，头痛，头晕耳鸣，两目干涩，面色潮红，五心烦热，盗汗，失眠多梦，口干咽燥，咽部暗红，腰膝酸软，或伴痤疮，舌红，苔少，脉细数，指纹淡。

治法：滋补肝肾，养阴清热。

主方：知柏地黄丸加减。

常用药：熟地、山药、山茱萸、茯苓、泽泻、牡丹皮、麦冬、知母、黄柏。

加减：头痛头晕、目睛干涩者，加沙苑子、菊花、夏枯草；手足心热、面色潮红者，加枸杞子、五味子、天门冬；水肿明显者，加车前子、大腹皮。

中药成药：六味地黄口服液：口服，每服<6岁5ml、>6岁10ml，1日2次。

（5）气阴两虚证

证候：浮肿较轻或无浮肿，面色无华，神疲乏力，自汗、盗汗或午后低热，手足心热，头晕，耳鸣，口干咽燥或长期咽痛，咽部暗红，易感冒，舌红少津，苔少，脉细弱，指纹淡。

治法：健脾益气，养阴清热。

主方：参芪地黄丸加减。

常用药：党参、黄芪、生地黄、麦冬、山药、山茱萸、牡丹皮、茯苓、泽泻。

加减：反复感冒，神疲乏力者，可重用黄芪，加白术、防风；头晕耳鸣，口干咽燥者，加熟地、玄参；面色苍白，少气懒言者，加淫羊藿、肉苁蓉、菟丝子、巴戟天。

中药成药：①肾炎康复片：每片0.3g。<3岁2片、3~6岁4片、>6岁6片，1日3次。②强肾片：每片0.63g。<3岁2片、3~6岁3片、>6岁4片，1日3次。

2. 标证

（1）外感风邪证

证候：恶寒，发热，头身疼痛，咳嗽，喷嚏，流涕，无汗或有汗，或喘咳气急，或咽红、乳蛾肿痛，舌红，苔薄白，脉浮，指纹浮红。

治法：外感风寒者宣肺利水，疏风散寒；外感风热者宣肺利水，疏风清热。

主方：外感风寒者用麻黄汤加减；外感风热者用银翘散加减。

常用药：外感风寒者，用麻黄、桂枝、防风、防己、紫苏叶、苦杏仁、甘草；外感风热者，用金银花、连翘、桔梗、薄荷、竹叶、淡豆豉、荆芥、牛蒡子。

加减：乳蛾肿痛者，加板蓝根、冬凌草；尿血者，加小蓟、白茅根；发热者，加柴胡、黄芩；咳嗽者，加紫菀、款冬花。

（2）水湿内停证

证候：全身明显浮肿，皮肤光亮，按之深陷难起，腹水明显，或伴胸水，或见胸闷、气短喘咳，身体困重，腹满泛恶，便溏或泄泻，尿少，舌淡，苔白，脉滑，指纹紫滞。

治法：益气健脾，利水消肿。

主方：五皮饮加减。

常用药：生姜皮、桑白皮、陈皮、大腹皮、茯苓皮、车前子。

加减：脘腹胀满者，加厚朴、莱菔子、槟榔；胸闷气短，喘咳者，加麻黄、苦杏仁、苏子。

（3）湿热内蕴证

证候：身体困重，身热不扬，皮肤疮疡疖肿；恶心欲呕，口黏口苦，口干不欲饮，脘腹胀满，纳呆，大便不调；腰痛，小腹坠胀，小便频数短黄，或灼热刺痛，舌红，苔黄腻，脉滑数，指纹紫滞。

治法：清热利湿。

主方：上焦湿热者，用五味消毒饮加减；中焦湿热者，用甘露消毒丹加减；下焦湿热者，用八正散加减。

常用药：上焦湿热者，用金银花、野菊花、蒲公英、紫花地丁、天葵子；中焦湿热者，用滑石、黄芩、茵陈、豆蔻、藿香、石菖蒲、薄荷；下焦湿热者，用车前子、瞿麦、萹蓄、石韦、大黄、栀子、竹叶、白花蛇舌草。

加减：湿热重者，加黄连、半枝莲；水肿明显者，加猪苓、茯苓皮、大腹皮；肉眼血尿似洗肉水者，加小蓟、牡丹皮，或加三七粉、琥珀粉。

本证也可加用黄葵胶囊治疗。每粒 0.5g。<3 岁 1 粒、3～6 岁 2 粒、>6 岁 4 粒，1 日 3 次。

（4）瘀血阻滞证

证候：颜面浮肿，面色紫暗或晦暗，眼睑下发青，唇舌紫暗，皮肤粗糙或肌肤甲错，有紫纹或血缕，或胁下痞块，腰痛，舌质紫暗有瘀点瘀斑，苔少，脉涩，指纹紫滞。

治法：活血化瘀。

主方：桃红四物汤加减。

常用药：桃仁、红花、熟地、川芎、当归、赤芍、丹参。

加减：尿血者，加仙鹤草、蒲黄炭、旱莲草、茜草；舌质紫暗者，加水蛭粉、三棱、莪术；面色萎黄，气短乏力者，加用党参、黄芪；兼有郁郁不乐、胸胁胀满、嗳气呃逆者，加郁金、陈皮、厚朴。

本证也可以配合使用香丹注射液治疗。每支 2ml。1mg/（kg·d）加入 5%～10% 葡萄糖注射液 100～250ml 稀释后静脉滴注，最大剂量不超过 10ml。

（5）湿浊停聚证

证候：身重困倦，精神委靡，头痛，眩晕，胸闷，腹胀，纳呆，恶心，呕吐，大便黏腻，小便短黄，口黏腻，舌淡，苔厚腻，脉滑，指纹紫。

治法：和胃降浊，化湿行水。

主方：温胆汤加减。

常用药：制半夏、竹茹、枳实、陈皮、茯苓、龙骨、牡蛎、蒲公英、甘草。

加减：呕吐频繁者，加赭石、旋覆花；舌苔黄腻、口苦口臭者，加黄连、黄芩、生大黄；肢冷倦怠、舌质淡胖者，加党参、制附子、砂仁；舌苔白腻者，加苍术、薏苡仁；腹胀脘痞者，加肉豆蔻；头痛眩晕者，加天麻、钩藤。

要点五　雷公藤疗法

雷公藤对于小儿肾病有较好疗效，但由于有一定的毒性、使用汤药剂量难以控制，因此目前临床上多使用雷公藤多苷片，采用1～1.5mg/（kg·d），分2～3次口服，病情需要时可采用2mg/（kg·d）。雷公藤多苷片可用于肾病的各种证候，以单纯性肾病效果较好。

雷公藤的适应证与肾上腺皮质激素相似，无肾上腺皮质激素的库欣综合征副作用。雷公藤多苷片的副作用有骨髓抑制、胃肠道反应、肝功能损害、色素沉着、生殖损伤等，发生率较低，临床应用时应注意定期检查血常规、肝肾功能等，观察有无不良反应出现。

要点六　西医疗法

1. 饮食

水肿病例应采用少盐饮食（1～2g/d），严重水肿和高血压病例需戒盐，但要根据血钠水平加以调整，不宜长期忌盐。建议低脂优质低蛋白饮食，优质蛋白如瘦肉、鸡蛋、牛奶、鱼肉等。不主张高蛋白饮食，蛋白质摄入量1～2g/（kg·d）即可。有低蛋白血症时，除非病情需要，一般不宜静脉输入白蛋白，大量蛋白输入可造成肾脏高灌注，加速肾小球硬化。

2. 对症治疗

（1）利尿：水肿严重时可予以利尿剂，常选用氢氯噻嗪（双氢克尿噻）、螺内酯（安体舒通）、呋塞米等，必要时可予以低分子右旋糖酐、血浆等扩容利尿，除特殊情况外，不建议使用白蛋白。

（2）降压：合并高血压时应降压治疗。可选用钙离子拮抗剂心痛定0.2～0.3mg/kg。也可选择血管紧张素转换酶抑制剂（ACEI）卡托普利，1mg/（kg·d），最大量6mg/（kg·d），分3次口服。目前临床常用的血管紧张素转换酶抑制剂还有依那普利片、贝那普利片、福辛普利片等。ACEI对改善肾小球局部血流动力学，减少尿蛋白、肾小球硬化有良好作用，尤其适用于伴有高血压者。

（3）抗感染：肾病患者体液免疫功能低下，易反复发生感染。一旦发生应及时抗感染治疗。

（4）抗凝治疗：肾病患者高凝状态比较明显，易并发血栓形成，需加用抗凝和溶栓治疗。可选择肝素钠、低分子肝素钙、双嘧达莫片。对于D－二聚体升高者，可使用尿激酶。①肝素钠：1mg/（kg·d），加入10%葡萄糖注射液50～100ml中静脉点滴，1日1次，2～4周为1疗程。目前多选用低分子肝素，病情好转后改口服抗凝药维持治疗。②尿激酶：有直接激活纤溶酶溶解血栓的作用。一般剂量2000U/（kg·d），加入10%葡萄糖注射液或生理盐水100～200ml中，静脉滴注，1～2周为1疗程。③双嘧达莫5～10mg/（kg·d），分3次饭后服，6个月为1疗程。

（5）降脂治疗：高脂血症引起LDH（乳酸脱氢酶）的代谢紊乱可加重肾小球硬化的进展，并有导致心血管病的危险，目前降脂治疗已受到重视，可用洛伐他汀等。对于尿蛋白有望短期内转阴、血脂也往往随着尿蛋白的转阴而恢复者，可不考虑使用降脂治疗。

（6）肾上腺皮质激素疗法：目前，多选用泼尼松（强的松）或甲基强的松龙片，多采用中、长程疗法，短程疗法因复发率过高已很少采用。短程疗法疗程为8周，中程疗法疗程为6～9个月，长程则为9～12个月。①短程疗法：泼尼松2mg/（kg·d）（按身高标准体重，以下同），最大量60mg/d，分次服用4周，4周后不管效应如何，均改为泼尼松1.5mg/kg，隔日晨起顿服4周，总疗程8周，然后骤然停药。②中、长程疗法：用于各种类型的肾病。先以泼尼松2mg/（kg·d），最大量60mg/d，分3～4次服用。若4周内尿蛋白转阴，则自转阴后至少巩固2周方始减量。以后逐渐过渡至隔日2mg/kg顿服。若开始治疗4周后尿蛋白未转阴者可继服至尿蛋白阴转后2周，一般不超过8周，逐渐过渡至隔日2mg/kg顿服。以后按照每月减量2.5～5mg的速度缓慢减量，直至停药。肾上腺皮质激素疗法的主要副作用是库欣综合征、免疫功能下降，长期用药者则可能造成肾上腺皮质功能减退症。

（7）复发和糖皮质激素依赖性肾病的治疗：对于复发病例或激素依赖性肾病，可以采用以下方法：①调整糖皮质激素的剂量和疗程：糖皮质激素治疗后或在减量过程中复发者，原则上再次恢复到初始疗效剂量或上一个疗效剂量，或改隔日疗法为每日疗法，或将激素减量的速度放慢，延长疗程。同时注意有无感染或影响糖皮质激素疗效的其他因素存在。②更换糖皮质激素制剂：对泼尼松疗效较差的病例，可换用其他糖皮质激素制剂，如强的松龙片等。③拖尾疗法：对多次复发及激素依赖病人，可采用能维持缓解的最小有效剂量，延长隔日顿服的疗程，用药3～6个月，然后再缓慢减量。④联合用药：激素联合应用细胞毒药物如环磷酰胺、环孢素A、他克莫司（FK－506），及雷公藤疗法。

（8）对激素耐药的治疗：对强的松耐药的病例，可以采用以下方法治疗：①移行疗法：如果激素诱导治疗8周尿蛋白仍不转阴，可延长诱导时间至12周，并延长隔日用药时间。具体方法：在诱导期结束后进行移行疗法，给药日量为2天总量的2/3（最大量不超过隔日80mg），间歇日量为2天总量的1/3，而且间歇日给药要均匀地在2周内减完，以后逐步减量。②更换激素种类。③冲击疗法：甲基强的松龙15～30mg/（kg·d），每日最多不超过500mg，溶于5%葡萄糖注射液100～200ml，3次为1疗程，必要时隔1～2周再用1疗程。④联合疗法：联合细胞毒药物、雷公藤疗法。

（9）免疫抑制剂：主要用于肾病频繁复发，糖皮质激素依赖、耐药或出现严重副作用者。在小剂量糖皮质激素隔日使用的同时，可选用下列免疫抑制剂。①环磷酰胺（CTX）：一般剂量2.0～2.5mg/（kg·d），分3次口服，疗程8～12周，或用环磷酰胺冲击治疗，剂量10～12mg/（kg·d），加入5%葡萄糖氯化钠注射液100～200ml内静滴1～2小时，连续2天为1疗程，每2周重复1疗程，3次以后改为每月1疗程，累积量<150～200mg/kg。CTX的近期副作用包括胃肠反应、骨髓抑制、出血性膀胱炎、脱发、肝功能损伤和对感染的易感性增高。远期副作用主要是对性腺的影响，对睾丸的损害重于卵巢，尤其是青春期和青春前期的男孩，可能发生睾丸的生精功能障碍，引起不育症。性腺的损伤与药物剂量有关，应注意控制总剂量，累积量不超过150mg/kg时，一般不会发生性腺损害。②其他免疫抑制剂：可根据病情需要选用苯丁酸氯芥、盐酸氮芥、环孢素A、硫唑嘌呤、霉酚酸酯、长春新碱、6－硫鸟嘌呤等。

（10）免疫调节剂：免疫调节剂如左旋咪唑、转移因子（TF）、胸腺肽、丙种球蛋白等可用于激素的辅助治疗，尤其适合用于常因感染而复发的病例或激素依赖者。左旋咪唑

2.5mg/kg，隔日口服，疗程0.5～1年。转移因子（TF）2U肌注，每周2次，2～3个月为1疗程。静脉人血丙种免疫球蛋白400 mg/（kg·d）静脉注射，5日为1疗程。

细目三　尿频

要点一　概述

尿频是以小便频数为特征的疾病。多发于学龄前儿童，尤以婴幼儿时期发病率最高。女孩发病率高于男孩。婴儿时期因脏腑之气不足，气化功能尚不完善，若小便次数稍多，无尿急及其他所苦，不为病态。

尿频多属于中医淋证的范畴，其中以热淋证为多。西医学所论之泌尿系感染、结石、肿瘤、白天尿频综合征等疾病均可出现尿频，但儿科以泌尿系感染和白天尿频综合征最为常见。

泌尿系感染又称尿路感染，简称尿感，是指病原体直接侵入尿路大量生长繁殖，并侵犯泌尿道黏膜组织引起损伤，可有或无临床症状。感染可累及尿道、膀胱、肾盂及肾实质。按病原体侵袭的部位不同，一般分为肾盂肾炎、膀胱炎、尿道炎。肾盂肾炎又称上尿路感染，膀胱炎和尿道炎合称为下尿路感染。小儿时期感染局限在尿路某一部位者少见，临床定位困难，故统称为尿路感染。根据我国普查，泌尿系感染的发病率占人口的0.91%，可发生于所有人群，小儿时期任何年龄均可发病，多见于2岁以下幼儿，女孩发病率为男孩的3～4倍。小儿时期特别是男孩反复尿路感染者，多伴有泌尿系结构异常，应认真查找病因，防止病情进一步发展。

任何细菌入侵尿路均可引起感染，但主要为会阴部和肠道内细菌菌株，肠杆菌属和粪肠杆菌是重要的致病菌，约占95%。其中大肠杆菌是最常见的入侵者，占60%～80%，其次为副大肠杆菌、变形杆菌、克雷白杆菌、产气杆菌、产碱杆菌和绿脓杆菌。

我国早在《内经》中即有关于尿频的论述，如《素问·脉要精微论》云："水泉不止者，是膀胱不藏也。"隋唐时期多将尿频混于淋证中论述，如《诸病源候论·小儿杂病诸候·诸淋候》云："小儿诸淋者，肾与膀胱热也……其状小便出少起数，小腹弦急痛引脐。"宋代《幼幼新书》则将小儿尿频与淋证分节论述。至明清时期，对本病的病因认识争鸣较多，认为有火热、肾虚、脾虚之不同，可见对尿频的认识已较深入。

儿科临床常见的尿频症有尿路感染和白天尿频综合征（神经性尿频）两种疾病。①尿路感染：有外阴不洁或坐地嬉戏等湿热外侵病史，急性尿路感染在年长儿局部排尿刺激症状（尿频、尿急、尿痛）比较明显，年龄越小者则全身症状越明显，局部排尿刺激症状往往较轻或易被忽视。尿常规：白细胞增多或见脓细胞，可见白细胞管型，肾乳头炎或膀胱炎时可见多少不等的红细胞。蛋白较少或无蛋白。中段尿培养：中段尿培养菌落计数≥10^5/ml。②白天尿频综合征（神经性尿频）：醒时尿频，次数较多，甚者数分钟1次，点滴淋沥，但入眠消失。反复发作，无其他痛苦，精神、饮食均正常。尿常规、尿培养均无阳性发现。

要点二　病因病机

尿频的病因，多由于湿热之邪蕴结下焦，也可因脾肾气虚，使膀胱气化功能失常所致，或病久不愈，损伤肾阴而致阴虚内热者。病位在肾与膀胱，病邪主要为湿热。其表现有因湿热之邪流注下焦者；有因脾肾本虚或肾阴损伤，湿浊蕴结，下注膀胱者。前者以实证为主，后者多虚中夹实。也有因脾肾气虚，气不化水，而致小便频数，淋沥不畅者，此乃纯虚之证。

1. 湿热下注

湿热来源有两个方面：其一为外感，外感湿热或坐地嬉戏，感受湿热之邪，熏蒸于下；其二为内伤，因小儿脾胃不足，运化力差，内伤乳食，积滞内蕴，化为湿热。湿热之邪客于肾与膀胱，湿阻热郁，气化不利，开阖失司，膀胱失约而致尿频。正如《诸病源候论·小儿杂病诸候·小便数候》所云："肾与膀胱为表里，俱主水，肾气下通于阴，此二经既受客热，则水行涩，故小便不快而起数也。"

2. 脾肾气虚

因尿频长期不愈，或因小儿先天不足，素体虚弱，病后失调，导致脾肾气虚。肾主闭藏而司二便，肾气虚则下元不固，气化不利，开阖失司；脾主运化而制水，脾气虚则中气下陷，运化失常，水失制约。故无论肾虚、脾虚，均可使膀胱失约，排尿异常，而致尿频。

3. 阴虚内热

尿频日久不愈，湿热久恋不去，可损伤肾阴；或脾肾阳虚，日久阳损及阴，而致肾阴不足；或初为阳虚而过用辛温，损伤肾阴；或素为阴虚体质。肾阴不足，虚热内生，虚火客于膀胱，膀胱失约而致尿频。

本病外因责之于湿热，内因责之于脾肾亏虚。湿热内蕴、脾肾气虚为其主要病理改变。病程日久则变生多端。湿热日久，损伤膀胱血络则为血淋；煎熬尿液，结为砂石，则为石淋；耗气伤阴伤阳，致肾阴肾阳不足，则成虚实夹杂之候，而致尿频反复发作。脾肾气虚日久，损伤阳气，阳不化气，气不化水，可致水肿。

要点三　辨证论治

（一）辨证思路

本病辨证，关键在于辨虚实。病程短，起病急，小便频数短赤，尿道灼热疼痛，或见发热恶寒，烦躁口渴，恶心呕吐者，为湿热下注所致，多属实证；病程长，起病缓，小便频数，淋沥不尽，但无尿热、尿痛之感，多属虚证。若伴神疲乏力，面白形寒，手足不温，眼睑浮肿者，为脾肾气虚所致；若见低热，盗汗，颧红，五心烦热等症，则为阴虚内热之证。

（二）论治方法

本病的治疗要分清虚实，实证宜清利湿热，虚证宜温补脾肾或滋阴清热，病程日久或反复发作者，多为本虚标实、虚实夹杂之候，治疗要标本兼顾，攻补兼施。同时，要求患儿勤换尿布和内裤，不穿开裆裤，不坐地玩耍，对湿热下注证患儿要鼓励多饮水，勤排尿。

（三）分证治疗

1. 湿热下注证

证候：起病较急，小便频数短赤，尿道灼热疼痛，尿液淋沥混浊，小腹坠胀，腰部酸痛，婴儿则时时啼哭不安，常伴有发热、烦躁口渴、头痛身痛、恶心呕吐，舌质红，苔薄腻微黄或黄腻，脉数有力。

治法：清热利湿，通利膀胱。

主方：八正散加减。

常用药：萹蓄、瞿麦、滑石、车前子、金钱草、栀子、大黄、地锦草、甘草。

加减：发热恶寒者，加柴胡、黄芩；恶心呕吐者，加竹茹、藿香；小便带血，尿道刺痛，排尿突然中断者，常为砂石所致，可重用金钱草，加海金沙、鸡内金、大蓟、小蓟、白茅根；若小便赤涩，尿道灼热刺痛，口渴烦躁，舌红少苔，为心经热盛，移于小肠，可用导赤散；若小便频数短涩，小腹作胀，为肝失疏泄，可加柴胡、香附、川楝子。

坐浴疗法：金银花30g，蒲公英30g，地肤子30g，艾叶30g，赤芍15g，生姜15g，通草6g。水煎坐浴。每日1~2次，每次30分钟。

2. 脾肾气虚证

证候：病程日久，小便频数，淋沥不尽，尿液不清，神倦乏力，面色萎黄，食欲不振，甚则畏寒怕冷，手足不温，大便稀薄，眼睑浮肿，舌质淡、或有齿痕，苔薄腻，脉细弱。

治法：温补脾肾，升提固摄。

主方：缩泉丸加味。

常用药：益智仁、山药、白术、薏苡仁、淫羊藿、乌药。

加减：若以脾气虚为主，症见神倦乏力，面黄纳差，便溏，尿液混浊，可用参苓白术散。若以肾阳虚为主，症见面白无华，畏寒肢冷，下肢浮肿，脉沉细无力，可用济生肾气丸；夜尿增多者加桑螵蛸、生龙骨。若属肺脾气虚者，症见小便频数，点滴而出，不能自控，入睡自止，面色萎黄，容易出汗，神倦体瘦，食欲不振，舌淡苔白，脉缓弱，可用补中益气汤合缩泉丸。

本证偏脾阳虚者也可用缩泉丸治疗，偏肾虚者可用济生肾气丸治疗。

3. 阴虚内热证

证候：病程日久，小便频数或短赤，低热，盗汗，颧红，五心烦热，咽干口渴，唇干舌红，舌苔少，脉细数。

治法：滋阴补肾，清热降火。

主方：知柏地黄丸加减。

常用药：生地黄、山茱萸、泽泻、茯苓、知母、黄柏、牡丹皮。

加减：若有尿急、尿痛、尿赤者，加黄连、淡竹叶、萹蓄、瞿麦；低热加青蒿、地骨皮；盗汗加鳖甲、龙骨、牡蛎。湿热留恋不去的治疗一般较难掌握，滋阴之品容易滞湿留邪，清利之品又易耗伤阴液，在临床应用时，应仔细辨别虚实的孰轻孰重，斟酌应用。

本证轻证也可用中成药知柏地黄丸治疗，热象不显者用六味地黄丸治疗。

本病若缠绵日久，损伤正气，往往形成虚实夹杂之复杂证候，此时要分清虚实之孰多孰少，或以补为主，或以清为主，或攻补兼施。

细目四　遗尿

要点一　概述

遗尿是指小儿5岁以上每周≥2次、3～5岁每周≥5次，不能自主控制排尿，睡中小便自遗，醒后方觉的一种病证。多见于10岁以下的儿童。夜间遗尿的儿童中，男孩是女孩的2倍，且有明显的家族倾向。

遗尿可分为原发性遗尿和继发性遗尿两种，前者是指持续或持久的遗尿，其间控制排尿的时期从未超过1年；后者是指小儿控制排尿至少1年，但继后又出现遗尿。未经治疗的遗尿症，每年有15%的儿童自行缓解。即使到成年人也还有1%～2%的人患遗尿症。本病大多病程长，或反复发作，重证病例白天睡眠中也会发生遗尿，影响患儿的身心健康与生长发育。

中医学对本病有较全面的认识。《素问·宣明五气》明确指出："膀胱不利为癃，不约为遗溺。"《诸病源候论·小儿杂病诸候·遗尿候》说："遗尿者，此由膀胱有冷，不能约于水故也……肾主水，肾气下通于阴，小便者，水液之余也，膀胱为津液之腑，既冷，气衰弱，不能约水，故遗尿也。"嗣后，历代医家均认为小儿遗尿多系虚寒所致，常用温补之法。明清时期拓展了肝经郁热的病机。

要点二　病因病机

人体水液的代谢与肺、脾、肾、膀胱、三焦等脏腑有关。《素问·经脉别论》说："饮入于胃，游溢精气，上输于脾，脾气散精，上归于肺，通调水道，下输膀胱，水精四布，五经并行。"说明了水液入胃以后，经脾的散精、肺的输布、三焦水道的通调、肾与膀胱的气化和藏泻，来完成人体水液的代谢。另外，肝脏功能的疏泄条达，也是一个重要因素。水液经过上述代谢，将无用的水分由膀胱排出体外，即为尿液。由上可知，排尿的正常与否，取决于上述各脏腑功能的正常与否及其各脏腑间的协调关系。作为排尿自控失常、睡中自遗的遗尿病证，也同样是由于上述各脏腑功能失常，及其各脏腑间的失调所致。但是，各种病因造成的遗尿，具有的共同病机是"膀胱失约"。

现代医学认为，遗尿是由于神经发育尚未成熟，大脑皮质或皮质下中枢的功能失调，或为膀胱脊髓神经支配的兴奋性发生变化所致。小儿遗尿常见的原因有：①遗传：遗尿症患者中约有30%～40%有家族史，经研究认为是多基因遗传，发生的概率由于种族、地域不同有一定差异。一般双亲遗尿患者孩子发生率为77%，单亲遗尿患者孩子发生率为44%，双亲均无遗尿史者孩子发生率仅15%。②膀胱容量较小：一般来说，遗尿儿童的膀胱容量比正常儿童小。膀胱内尿液很少时，就要收缩排尿。③睡眠觉醒功能发育迟缓、觉醒功能障碍，而功能障碍可因膀胱充盈及收缩的感知功能不全或过度疲劳使睡眠过深而引起，也可因排尿功能不全或发育迟缓而引起。④精神因素：如父母离异、亲人去世、家庭气氛紧张、遭受虐待等。⑤疾病：泌尿系统畸形、感染，或患多尿疾病（如糖尿病、尿崩症、肾小管病），隐形脊柱裂、脑脊膜膨出等疾病均可引起遗尿。

（一）病因

1. 禀赋不足

先天禀赋不足，素体虚弱，常表现为肾气不足，下元虚冷，使膀胱功能失职，而造成遗尿。

2. 病后失调

大病久病之后，失于调养，致使脾肺气虚，不能约束水道，而患遗尿。也可进一步影响及肾，肾气不足，膀胱失养，约束失职，造成遗尿。

3. 湿热内蕴

或因疾病影响，或因饮食失调，以致湿热内蕴，郁于肝经，肝经疏泄失利，热迫膀胱，不约而遗。

4. 其他因素

或因小儿自幼缺乏教育，没有养成良好的夜间排尿习惯，而任其自遗；或因小儿白天嬉戏过度，夜间睡眠过熟，呼叫不应，造成遗尿；或因蛲虫感染，在夜间爬出肛门之外，刺激尿道，亦可导致遗尿。《景岳全书·遗溺》说："其有小儿从幼不加检束，而纵肆常遗者，此惯而无惮，志意之病也，当责其神，非药所及。"现代普遍使用"尿不湿"，延迟了小儿养成自主排尿习惯的年龄。

（二）病机

1. 下元虚寒，肾气不足

肾为先天之本，藏真阴而寓元阳，主闭藏，开窍于二阴而司二便，与膀胱互为表里。尿液能贮藏于膀胱而不漏泄，需靠肾气的固摄；尿液能排出体外，则是靠肾的通利，两者称为开阖，肾的开阖主要靠肾的气化功能来调节。肾气不足，就会导致下焦虚寒，气化功能失职，闭藏失司，不能约束水道而遗尿。膀胱为津液之府，小便乃津液之余，小便的排泄与留贮，为膀胱气化所司约，同时又赖于肾阳的温养。若小儿因先天禀赋不足，或病后失调，素体虚弱导致肾气不足，下元虚冷，则膀胱失其温养，气化制约功能失调；或肾阳不足，闭藏失职，膀胱失约，而遗尿。正如《张氏医通·遗尿》所说："膀胱者，州都之官，津液藏焉。卧则阳气内收，肾与膀胱之气虚寒，不能约制，故睡中遗尿。"陈复正《幼幼集成·小便不利证治》也说："睡中自出者，谓之尿床，此皆肾与膀胱虚寒也。"

2. 脾肺气虚，膀胱失约

膀胱约束水道的功能，除依赖肾阳的温煦，肾气的固摄之外，还与肺脾二脏有关。肺主一身之气，位于上焦，为水之上源，有通调水道、下输膀胱的功能。脾为中土，主运化水湿，性喜燥恶湿，而能制水。肺脾功能正常，方能维持机体水液的正常输布和排泄。若因大病久病，或病后失调，以致肺脾气虚，肺气虚则治节不行，肃降无权，则肾水终不能摄，故决渎失司，膀胱不约，津液失藏；脾气虚则不能散津于肺，则制约无权，水津不能上达而下输。肺脾气虚，影响及肾，则上虚不能摄于下，下虚又不能上承，终至水道约束无权而遗尿。气属阳，气虚则阴盛，夜卧主阴，故而夜间遗尿。如清代尤在泾《金匮翼·

小便不禁》说："有肺脾气虚，不能约束水道而病，为不禁者，《金匮》所谓上虚不能制下也。"

3. 肝经湿热，火热内迫

肝主疏泄，能疏达气机，通利三焦，调摄水道。又足厥阴肝经循股阴，绕阴器，所以肝的疏泄功能亦影响到水液的代谢、尿液的排泄。若因湿热之邪蕴郁肝经，或饮食所伤，脾胃湿热积滞，郁扰肝经，均可导致肝的疏泄失调，湿热郁而化火，火热内迫，下注膀胱，则膀胱失约而发为遗尿。诚如《幼科释谜·大小二便·遗尿有寒热异因》说："亦有热客于肾部，干于足厥阴之经，廷孔郁结极甚，而气血不能宣通，则痿痹而神无所用，故液渗入膀胱，而旋溺遗失，不能收禁也。"

4. 心火内亢，肾水失交

心主神明，内寄君火，肾主水液，内藏相火，心火下炎以温肾水，肾水升腾以济君火，水火既济则心有所主，肾有所藏。若因教养不当，日间或晚上玩耍过度、观看刺激性的影视节目，则夜间睡眠较深不易唤醒，或多梦纷纭梦中排尿，心神不宁，水火不济，失去对排尿的警觉，膀胱失约，因而梦中遗尿，或熟睡不醒，呼叫不应，发生遗尿。

要点三　辨证论治

（一）辨证思路

遗尿的辨证以八纲辨证为纲，重在辨其虚实寒热。遗尿日久，小便清长，量多次频，兼见形寒肢冷、面白神疲、乏力自汗者多为虚寒；遗尿初起，尿黄短涩，量少灼热，形体壮实，睡眠不宁者多为实热。虚寒者多责之于肾虚不固、气虚不摄、膀胱虚寒；实热者多责之于肝经湿热；虚实夹杂者又当责之于心肾失交。临床所见，虚寒者居多，实热者较少。

（二）论治方法

本病以温补下元，固摄膀胱为主要治疗法则。虚证以扶正培本为主，采用温肾阳、益脾气、补肺气、醒心神等法；肝经湿热之实证宜清热利湿为主。除内服药物治疗外，针灸、推拿、外治疗法及单验方均可应用，亦可以之与辨证汤药配合使用。

（三）分证治疗

（1）下元虚寒证

证候：睡中经常遗尿，量多、次频，多则一夜数遗，醒后方觉，神疲乏力，面色苍白，肢凉怕冷，下肢无力，腰腿酸软，平时小便清长，舌淡苔白，脉象沉细或沉迟。

治法：温补肾阳，固涩止遗。

主方：菟丝子散加减。

常用药：菟丝子、肉苁蓉、附子、补骨脂、益智仁、桑螵蛸、牡蛎、五味子、山药、鸡内金、乌药。

加减：伴有痰浊内蕴，困睡不醒者，加胆南星、菖蒲、远志、郁金；伴纳差、便溏者，加党参、白术、茯苓、焦山楂。

(2) 脾肺气虚证

证候：睡中遗尿，量不多但次数较频，神委乏力，少气懒言，面色苍黄，食欲不振，大便溏稀，常自汗出，舌质淡或胖嫩，舌苔薄，脉弱。

治法：健脾益气，升阳固摄。

主方：补中益气汤合缩泉丸加减。

常用药：黄芪、党参、白术、炙甘草、升麻、柴胡、当归、陈皮、益智仁、山药、乌药。

加减：困睡不醒者，加石菖蒲、远志、炙麻黄；大便溏泄者，加炮姜。

(3) 肝经湿热证

证候：睡中遗尿，尿量不多，次数亦较少，但尿味腥臊难闻，尿色黄，平时性情急躁，易怒易烦，或夜间梦呓龂齿，夜卧易惊，唇红舌红，苔黄或黄腻，脉滑数有力。

治法：泻肝清热，利湿止遗。

主方：龙胆泻肝汤加减。

常用药：龙胆、黄芩、栀子、泽泻、木通、车前子、柴胡、当归、生地黄、甘草。

加减：若夜卧不宁、龂齿梦呓、夜惊等症状较显著者，加黄连、生龙齿、钩藤、朱茯苓；困睡不醒者加菖蒲、远志、琥珀。

(4) 心肾不交证

证候：夜间遗尿，伴有五心烦热，形体消瘦，活动过度，多动少静，夜寐难醒，记忆力差，夜卧不安，多梦、呓语，易哭易惊，夜间多汗，舌质红，舌苔少，脉沉细数。

治法：清心安神，滋肾固脬。

主方：金匮肾气丸合交泰丸加减。

常用药：黄连、肉桂、熟地、附子、牡丹皮、泽泻、山药、茯苓、乌药、益智仁、桑螵蛸、石菖蒲、远志。

加减：多梦呓语者，加酸枣仁、夜交藤；夜间易哭易惊者，加淡竹叶、生地黄、珍珠母。

要点四　多种疗法应用

(一) 口服中成药

1. 桂附地黄丸

成人剂量：口服，每服水蜜丸 3~6 岁 4g、>6 岁 6g，1 日 2 次。用于下元虚寒证。

2. 小儿遗尿宁颗粒

温开水送服。每服 5~7 岁 5g，1 日 2 次；8~14 岁 5g，1 日 3 次。用于下元虚寒证。

3. 缩泉丸

每 20 粒 1g。口服，每服 3~6 岁 2g、>6 岁 3g，1 日 3 次。用于脾虚失摄证。

(二) 针灸疗法

1. 体针

主穴：通里、大钟、关元穴。先针通里，以泻法强刺激，得气后再针大钟穴，留针

10～15 分钟，起针后再用艾条温和灸关元穴 3～5 分钟，每日 1 次，6 次为 1 疗程。或取长强穴，快速刺入皮下 5 分，沿尾骨和直肠之间，深刺 1.5 寸许。配穴：气海、足三里及肾俞、三阴交，交替使用，每日或隔日 1 次。

2. 手针

针刺夜尿点（掌面小指第 2 指关节横纹中点处），每次留针 15 分钟。隔日 1 次，7 次为 1 疗程。

3. 耳针

主穴：遗尿点（在肾点与内分泌点之间，食道点的下方）。配穴：肾点、皮质下。每次留针 30 分钟，10 次为 1 疗程。

4. 耳穴贴压法

取膀胱、肾、脾、三焦、心、脑点及神门点。以王不留行籽贴之，每日按压 3 次，每次 5 分钟，睡前加按 1 次，两耳交替。

（三）推拿疗法

1. 揉龟尾 100 次，捏脊 5 遍，按揉三阴交 200 次，每日 1 次，10 次为 1 疗程。下元虚寒者加用补肾经、揉丹田、按揉肾俞各 100 次；肺脾气虚者加用补脾经、补肺经 100 次、推上七节骨各 100 次；肝经湿热者加用清肝经、退六腑、清小肠各 100 次。

2. 每日下午揉丹田 200 次，摩腹 5 分钟，龟尾 30 次。较大儿童可用擦法，横擦肾俞、八髎，以热为度。7 日为 1 疗程。

3. 补脾土、补肾水、推三关、揉丹田各 200 次，按百会 50 次，每日下午进行，7 日为 1 疗程。

（四）敷贴疗法

取丁香 1 份、肉桂 2 份、益智仁 4 份、覆盆子 4 份，共研细末，过 200 目筛后装瓶备用。每次取 3g 药粉，以黄酒按一定比例调和制成药饼，药饼直径为 2cm，厚 0.5 cm，置于医用胶贴上。敷于脐部，每晚 1 次，次晨除去。

（五）行为疗法

日常管理和护理应视为治疗的组成部分之一，其对于小儿遗尿症的康复意义重大，因此在整个治疗的过程都应该积极遵守这些行为规范。

（1）孩子每天晨起后解尿，告诉孩子不要憋尿，在学校内也要多次解尿，避免发生尿急及憋尿。必要时向孩子的老师说明情况，以便孩子如果在上课时想解尿时给予方便。

（2）尽可能在上午或中午多饮水，总量至少 30ml/kg（体重）；晚餐后尽量限制水分摄入，除非孩子晚上参加体育运动，可适当增加摄入。

（3）建议孩子多参加体育运动，减少坐在电视机及电脑面前的时间，勿使孩子过度疲劳和情绪激动。

（4）晚餐后不吃水果，以免高渗利水，增加夜尿量，临睡前将小便排干净。夜间按时唤醒、排尿，逐渐养成自控排尿的习惯。夜间定时唤醒孩子解尿时，要确保小儿完全清醒。

（六）西医疗法

1. 药物治疗

（1）盐酸丙咪嗪：此药对睡眠时膀胱充盈不敏感的患儿尤为有效。剂量为睡前30分钟口服12.5～25mg（幼童酌减），必要时可增量，但不超过每日100mg，停药应逐渐减量，以免反跳及复发。副作用有血压升高、神经过敏、睡眠障碍等。6岁以下小儿不宜使用。

（2）甲氯芬酯（遗尿丁）：主要作用于中枢外周神经系统，增加膀胱容量，对中枢神经的作用包括抗抑制活动，使易于"唤醒"睡眠中的小儿，约50%遗尿症可以治愈，但停药后60%可复发。每次0.1g，每日3次。作用出现缓慢，服药至少1周以上。

2. 遗尿警报装置

使用对象为七八岁的儿童。夜间在患儿身下放一个对尿湿有反应的衬垫，将尿湿感应器放在患儿床单上，尿湿后即发出警报，提醒患儿起床排空膀胱。治疗一段时间后，患儿逐渐容易觉醒，遗尿次数减少或不再发生。

细目五　脑性瘫痪

要点一　概述

脑性瘫痪（简称脑瘫），是自受孕开始至婴儿期非进行性脑损伤和发育缺陷所导致的综合征，主要表现为运动障碍和姿势异常，可伴有智力低下、癫痫、行为异常或感知觉异常。

发达国家脑瘫患病率为1.5‰～5‰（活婴）。我国几个省市大规模小儿脑瘫流行病学调查结果显示，其发病率在1.9‰～3.4‰之间。随着围生医学的发展以及新生儿急重症抢救技术的提高，危重症及极低体重儿存活率的提高，脑性瘫痪的发病率有上升的趋势。

本病归属于中医学五迟、五软、五硬等范畴。五迟指立迟、行迟、语迟、发迟、齿迟；五软指项软、手软、脚软、口软、肌肉软；五硬指手硬、足硬、肌肉硬、头项硬、关节硬。

早在《诸病源候论·小儿杂病诸候》中就有"齿不生候"、"数岁不能行候"、"头发不生候"、"四五岁不能语候"等记载。《小儿药证直诀·杂病证》说："长大不行，行则脚细，齿久不生，生则不固"及"发久不生，生则不黑"，描述了五迟的典型症状。嗣后，历代医家多有阐述。至清代，《张氏医通·婴儿门》认为其病因"皆胎弱也，良由父母精血不足，肾气虚弱，不能荣养而然"。五软在宋代之前，多与五迟并论，最早的专门论述见于《活幼心书·五软》："爰自降生之后，精髓不充，筋骨萎弱，肌肉虚弱，神色昏慢，才为六淫所侵，便致头项手足身软，是名五软。"病因为"良由父精不足，母血素衰而得。"并指出其预后，"婴孩怯弱不耐寒暑，纵使成人，亦多有疾……如投药不效，亦为废人。"可见本病的预防比治疗更重要。

从20世纪30年代起，大批的国外学者对小儿脑瘫的康复进行了广泛、深入的研究，并取得了重大的进展，研究出了一系列有效的康复训练方法如运动疗法（PT）、作业疗法

（OT）、语言训练（ST）等，并被广泛应用于临床。1987年此康复方法被引入我国，近30年来全国各地都相继成立了脑瘫康复治疗中心，对本病的研究治疗也取得了长足的进步。

中医疗法从古至今一直广泛应用于瘫痪性疾病，其优势在于体现出中医的脏腑辨证与经络辨证相结合的辨证论治与整体康复理念。小儿痉挛型脑瘫约占脑瘫患儿的70%，临床主要表现为肌张力增高、肌力低下、运动发育落后及姿势异常，病机以肝强脾弱、痰瘀阻滞为主。传统中医疗法针灸、推拿、中药内外治等可以降低患儿肌张力、提高肌力、纠正异常姿势，改善运动障碍，而且中医疗法还能够有效的改善患儿的体质，增强免疫力，为患儿的康复训练打下良好的基础。

要点二　病因病机

导致小儿脑瘫的病因较为复杂，主要为患儿先天禀赋不足和后天失养。产前母体虚弱、精血不足、孕期感邪等因素致胎养失宜，损及胎儿，导致生后小儿先天禀赋不足，肾精不充，脑髓失养；或产时及产后由于初生不啼、早产、多胎、感邪等因素造成瘀血、痰浊阻于脑络，以致脑髓失其所用，发而为病。

现代调查分析将小儿脑瘫的病因分为出生前、出生时和出生后三类：①出生前因素：主要是胎儿期的感染、出血、缺氧和发育畸形，以及母亲的妊娠高血压综合征、糖尿病、腹部外伤和接触放射线等。②出生时因素：羊水堵塞、胎粪吸入、脐带绕颈等所致的窒息，或由于难产产钳所致的产伤、颅内出血及缺氧、早产。③出生后因素：新生儿发生核黄疸、严重感染、外伤及脑缺氧等。脑缺氧、脑出血和低出生体重在小儿脑瘫发病原因中最为重要。

1. 肝肾亏损

肾藏精，肝藏血，精血同源，共滋脑髓。若肝肾精血不足，则脑髓空虚，出现痴呆、失语、失明、失听、智力发育迟缓等症状。肝主筋，肾主骨生髓，肝肾亏损，筋骨失养，则出现肢体不自主运动，关节活动不灵，手足震颤，动作不协调等症状。

2. 心脾两虚

心藏神，言为心之声；脾藏意，主肌肉四肢。若心脾两虚，心虚则智力低下、精神呆滞、语言迟滞；脾虚则肌肉萎软、松弛无力、食少纳差。心脾两虚者以语迟、手软、足软、肌肉软为主。

3. 痰瘀阻滞

痰湿内盛，蒙蔽清窍，则见智力低下；脉络不通，瘀阻脑络，气血运行不畅，脑失所养，则毛发枯槁，肢体运动不灵，关节僵硬。

4. 脾虚肝亢

肝主筋，脾主肌肉四肢，脾胃虚弱，土虚木亢，肝木亢盛，经筋不柔，则出现肢体强直拘挛，肢体强硬失用，烦躁易怒。木旺乘土，使脾土更虚，导致肌肉瘦削等症。

5. 脾肾虚弱

脾主运化，全身的肌肉依靠脾胃运化的水谷精微来营养；肾主骨生髓。若胎儿先天禀赋不足，肾精亏虚，后天脾胃运化功能失职，则筋骨、肌肉失养，可出现头项软弱不能抬举，口软唇弛，吮吮咀嚼困难，肌肉松软无力等症状。

综上所述，“脑为髓之海”，“脑为精明之腑”，髓海充实，方能职司神明。“肾藏精，主骨生髓”，“肝藏血，主筋”，“脾为后天之本，主肌肉四肢”，因此，小儿脑瘫的发病与肝、脾、肾关系最为密切，三脏功能失调则损伤脑髓，导致本病发生。

要点三　诊断

（一）诊断要点

1. 诊断依据

目前小儿脑瘫尚缺乏特异性诊断标准，确诊主要依靠病史和临床表现。脑瘫患儿多在1岁以内进行诊断，在3～6个月诊断为早期诊断，0～3个月诊断为超早期诊断。目前，小儿脑瘫临床诊断多依据以下方面：

（1）引起脑性瘫痪的脑损伤为非进行性。

（2）引起运动障碍的病变部位在脑部，为中枢性。

（3）症状在婴儿期出现。

（4）可合并智力障碍、癫痫、感知觉障碍、交流障碍、行为异常及其他异常。

（5）除外进行性疾病（如遗传代谢病、肿瘤）所导致的中枢性运动障碍及正常小儿暂时性运动发育迟缓。

（6）常见类型有痉挛型（约占2/3）、不随意运动型、共济失调型、肌张力低下型、混合型等。

2. 临床表现

（1）运动发育落后：正常小儿运动发育特点为由头至尾方向，由近位向远位发育，通常3～4个月可能控制头颈、翻身，6～7个月可坐位，8个月可以爬，12个月可站立，13个月可步行，运动发育落后3个月为运动发育落后。

（2）异常运动模式：脑瘫患儿还表现在肢体运动不对称、不协调；分离运动困难；抗重力运动困难。

（3）神经系统症状：异常病理反射等。如侧弯反射残存、保护性伸展反射延迟出现、紧张性迷路反射残存、屈曲相消失延迟等。如头颈后仰，甚或呈角弓反张、上肢硬直、手紧握拳、下肢硬直交叉、尖足等。

（4）肌张力异常：脑瘫患儿的不同类型，肌张力有不同的变化，可有肌张力的增强、低下、肌张力不全等。

3. 实验室及特殊检查

（1）头颅CT/MRI：能帮助了解是否有脑损伤或脑结构异常，对探讨脑瘫的病因及判断预后有帮助。

（2）脑电图：可以了解是否合并癫痫，并可辅助脑瘫的临床诊断及指导治疗。

（3）脑干听觉、视觉诱发电位：了解听力、视力是否有损伤。

（4）病原学检查：了解患儿是否有宫内感染，明确脑瘫病因，指导治疗。

（5）染色体，血、尿代谢检查：排除一些染色体疾病及遗传代谢性疾病。

（6）甲状腺功能检查：排除甲状腺功能低下引起的运动发育落后。

（二）鉴别诊断

需要与脑性瘫痪鉴别的病种有甲状腺功能低下、染色体疾病、遗传代谢性疾病、神经变性病等。

（1）智力低下：包括先天性和后天因素造成的智商（IQ）低于均值两个标准差以上，IQ 在 70 以下。①智能明显低于同龄儿童正常水平。②同时存在适应功能缺陷或损害。③理化检查可以判断是由于某些疾病所致：如苯丙酮尿症者尿三氯化铁试验阳性；先天性愚型者等，染色体检查有助于遗传性疾病的诊断；甲状腺功能减低者，骨骼 X 线检查提示发育落后，智能低下，有特殊面容，血清 TSH、T_4测定提示甲低。

（2）婴儿型脊髓性肌萎缩症：出生时一般尚可，3～6 个月后出现症状，肢体活动减少，上下肢呈对称性无力，并进行性加重，膝腱反射减弱或难以引出，肌张力低下，肌肉萎缩，肌电图示神经源性损害，血清酶检查血清肌酸激酶（CK）不高；智力正常。

（3）进行性肌营养不良：是一组遗传性的肌肉变性疾病，其特征为进行性的肌肉无力和萎缩。血清酶检查 CK 升高；肌电图示肌原性损害；肌肉活检符合肌营养不良的改变。

要点四　辨证论治

（一）辨证思路

对脑瘫患儿的辨证论治多采用脏腑辨证与经络辨证相结合的方法，明确病变脏腑及经络。对脑瘫患儿进行辨证时，以往多从虚而论，随着对小儿脑瘫认识的加深，本病也可表现为虚实夹杂证。如肌肉软弱无力，手足躯体痿软者，多病在脾肾，辨证属虚证；肢体强直拘挛，肌肉瘦削者，多病在肝脾，兼有痰瘀，辨证属虚实夹杂证。

（二）论治方法

脑性瘫痪多属于虚证，治疗原则以扶正补虚为主。根据临床表现，区分心脾、肝肾亏虚，分别给予健脾养心、补养肝肾之法。若因产伤、中毒或温热病后等因素致痰瘀阻滞者，治宜涤痰化瘀，通络开窍。本病要尽可能早期发现，早期诊断，及时治疗，疗程要长，方可见效。

此外，脑性瘫痪应采用多种疗法综合治疗，以康复训练为主，包括中医传统康复疗法以及现代康复技术，另外可配合针灸疗法、中药熏蒸、教育等综合措施，才能提高疗效。

（三）分证治疗

1. 肝肾亏损证

证候：发育迟缓，反应迟钝，翻身、坐起、爬行、站立、行走、生齿均落后于正常同龄小儿，伴肢体瘫痪僵硬，筋脉拘挛，屈伸不利，或伴筋骨萎弱，头项萎软，头颅方大，囟门迟闭，目无神采，或伴易惊，夜卧不安，盗汗，舌质红，舌苔少，脉沉细无力，指纹淡红。

治法：补肾填髓，养肝强筋。

主方：六味地黄丸加味。

常用药：熟地、山茱萸、茯苓、泽泻、牡丹皮、山药。

加减：齿迟者，加紫河车、何首乌、龙骨、牡蛎；翻身迟、立迟、行迟者，加牛膝、杜仲、桑寄生；肢体拘挛难伸者，加伸筋草、木瓜、鸡血藤；头项萎软者，加锁阳、枸杞子、菟丝子、巴戟天；易惊、夜卧不安者，加丹参、远志；头颅方大、筋骨萎软者，加珍珠母、龙骨。

2. 心脾两虚证

证候：发育迟缓，四肢萎软，语言迟滞，智力低下，伴肌肉松弛，咀嚼无力，发稀萎黄，或伴精神呆滞，吐舌，口角流涎，或伴神疲体倦，面色不华，食少纳差，大便稀溏，舌淡胖，苔少，脉细缓或细弱，指纹淡红。

治法：健脾养心，补益气血。

主方：归脾汤加减。

常用药：黄芪、人参、白术、当归、远志、茯苓、木香、酸枣仁、龙眼肉、炙甘草。

加减：语迟，听力障碍者，加石菖蒲、郁金；发迟者，加何首乌、肉苁蓉；四肢萎软者，加桂枝；口角流涎者，加益智仁；气虚阳衰者，加肉桂、附子；脉弱无力者，加五味子、麦冬。

3. 痰瘀阻滞证

证候：发育迟缓，肢体不遂，筋脉拘挛，屈伸不利，言语不利，耳窍不聪，反应迟钝，或伴吞咽困难，喉间痰鸣，口角流涎，或伴癫痫发作，舌胖有瘀斑瘀点，苔厚腻，脉沉涩或脉沉滑，指纹暗滞。

治法：化痰开窍，活血通络。

主方：通窍活血汤合二陈汤加减。

常用药：制半夏、陈皮、茯苓、远志、菖蒲、川芎、桃仁、红花、赤芍、郁金、丹参、麝香等。

加减：痰火内扰，四肢抽搐者，加黄连、龙胆、羚羊角粉；大便干结者，加生大黄；肢体拘挛难伸者，加伸筋草、木瓜、鸡血藤。若并发癫痫者，参考瘀血痫治疗。

4. 脾虚肝亢证

证候：发育迟缓，伴手足震颤，肢体扭转，表情怪异，或四肢抽动，时作时止，或伴吞咽困难，言语不利，口角流涎，或伴面色萎黄，神疲乏力，不思饮食，大便稀溏，舌淡，苔白，脉沉弱或弦细，指纹淡红。

治法：健脾益气，柔肝息风。

主方：异功散加味。

常用药：人参、白术、茯苓、甘草、陈皮、白芍、钩藤、天麻、鸡血藤。

加减：手足震颤、四肢抽动者，加全蝎、地龙、僵蚕；肢体扭转者，加伸筋草、木瓜、当归；面色不华、纳呆食少者，加焦六神曲、焦山楂、砂仁；言语不清者，加石菖蒲、远志。

5. 脾肾虚弱证

证候：发育迟缓，运动落后，出牙延迟，囟门迟闭，肢体萎软，肌肉松弛，头项低垂，头颅方大，甚者鸡胸龟背，肋骨串珠，多卧少动，言语低微，神疲倦怠，面色不华，纳呆食少，便溏，小便清长，舌淡红，苔薄白，脉沉细无力，指纹色淡。

治法：健脾益气，补肾填精。

主方：补天大造丸加减。

常用药：黄芪、人参、白术、茯苓、紫河车、鹿角、枸杞子、当归、熟地、龟甲等。

加减：肢体萎软者，加杜仲、牛膝、桑寄生；便溏者加肉豆蔻、补骨脂。

要点五　多种疗法应用

（一）口服中成药

1. 六味地黄口服液

每支10ml。口服，每服<6岁5ml、>6岁10ml，1日2次。用于肝肾亏损证。

2. 归脾丸

口服，浓缩丸每服1岁以下3~4丸、1~3岁4~5丸、4~7岁6~7丸、7岁以上8~10丸，1日3次。用于心脾两虚证。

3. 参苓白术口服液

每支10ml。每服<6岁5ml，1日3次；>6岁10ml，1日2次。用于心脾两虚证偏脾虚者。

4. 稚儿灵颗粒

每袋9g。开水冲服，每服1岁以下3g、1~3岁6g、4~7岁9g、8~12岁15g，1日2次。用于脾肾虚弱证偏脾虚者。

5. 龙牡壮骨颗粒

开水冲服，每服2岁以下5g、2岁~7岁7g、7岁以上10g，1日3次，用于脾肾虚弱证。

（二）针灸疗法

1. 头皮针

（1）穴位配伍：采用焦氏头针、靳氏头针及国际标准化方案分区定位及治疗方法。

主穴：运动区、感觉区、双侧足运感区、运动前区、附加运动区。

配穴：智力低下者加智三针、四神针；语言障碍加语言Ⅰ、Ⅱ、Ⅲ区、颞前线；听力障碍者加晕听区、耳前三穴、颞后线；视觉障碍者加视区、眼周穴位；精神行为障碍者加情感控制区；平衡协调功能差者加平衡区或脑三针；精细动作差者加手指加强区；伴癫痫者加额中线、制癫区；肌张力不全、舞蹈样动作、震颤明显者加舞蹈震颤控制区；表情淡漠、注意力不集中者加额五针、定神针。

（2）针刺方法与疗程：选用直径0.35mm、长25mm毫针，针体与头皮成15°~30°角快速进针，刺入帽状腱膜下，快速捻转3~5次，留针30~60分钟，15~20分钟行针1次，1日1次，30次为1疗程。

2. 体针

（1）取穴原则：基本原则是循经取穴，包括近部取穴：是指在病变的局部和邻近的部位选取腧穴；远部取穴：是指在距离病变较远的部位选取腧穴；随证取穴：又称辨证取穴，是指针对某些全身症状或疾病的病因病机而选取腧穴。

（2）针刺方法与疗程：选用直径 0.35mm、长 25mm 毫针，快速进针，留针 30～60 分钟，15～20 分钟行针 1 次，1 日 1 次，30 次为 1 疗程。

（3）辨证论治针刺疗法

①肝肾亏损证

体针：肝俞、肾俞、足三里、三阴交、悬钟。

配穴：上肢瘫者加曲池、手三里、外关、合谷、后溪；下肢瘫者加环跳、阳陵泉、委中、太冲；易惊、夜卧不安者加神庭、印堂、内关、神门。

针刺手法：平补平泻法。

②心脾两虚证

体针：心俞、脾俞、神门、血海、通里、梁丘。

配穴：四肢无力者加曲池、足三里；咀嚼无力，口角流涎者加颊车、地仓；食欲不振者加中脘、足三里；语言迟滞者加哑门、廉泉。

针刺手法：以补法为主。

③痰瘀阻滞证

体针：膈俞、脾俞、血海、丰隆、足三里。

配穴：口角流涎者加地仓、颊车；吞咽困难者加廉泉、天突；言语不利者加劳宫、通里、廉泉。

针刺手法：补泻兼施。

④脾虚肝亢证

体针：足三里、脾俞、胃俞、肝俞、太冲。

配穴：握拳不展，腕指屈曲者加阳谷、阳溪、阳池、八邪；尖足者加解溪、申脉、照海；关节僵硬拘急者加尺泽、委中。

针刺手法：补泻兼施。

⑤脾肾虚弱证

体针：足三里、三阴交、脾俞、肾俞、气海。

配穴：腰软无力者加腰部夹脊穴；肢体萎软、肌肉松弛者加曲池、外关、合谷、伏兔、足三里；纳呆食少、腹胀便溏者加中脘、天枢；囟门迟闭者加肾俞、悬钟。

3. 艾灸疗法

在肌张力低下型脑瘫患儿的中医康复治疗中，提高肌力是康复治疗的核心。通过艾灸的温热刺激作用，以达到温经通络、强肌健骨的作用，增强脑瘫患儿肌肉的力量。本法多与针刺配合应用，于针刺后施灸，以达针、灸并用，补中兼通。

（三）推拿疗法

1. 治疗原则

因人制宜：根据患儿的不同病情、体质、年龄等选择不同的按摩手法。

平衡阴阳：通过手法调整患儿的阴阳平衡，促进患儿整体的正常发育。

调整脏腑：经络内通于脏腑，以整体观念为指导，通过手法循经推按、穴位点压等，改善脏腑功能，促进发育，改善运动。

以柔克刚：对于肢体僵硬、痉挛严重的部位，推拿按摩手法宜柔缓。

以刚制柔：对于张力低下、软弱无力的部位，推拿按摩手法宜重着。

抑强扶弱：对于张力高的肌群采用柔缓手法缓解痉挛的同时，在其拮抗肌群运用重着手法以提高肌力。

2. 手法要求

持久、有力、均匀、柔和、深透、平稳。

3. 基本手法

（1）循经推按：在经络循行部位或肌肉走行方向，使用推法和按法的复合手法，以推为主，根据部位不同可选指推法、掌推法。可以疏通全身的经络，加速全身的血液循环，从而改善皮肤、肌肉的营养，防止肌肉萎缩，并能强筋壮骨，缓解肌肉痉挛，促进肢体活动。

（2）穴位点压：对全身各处重要穴位，使用点揉、按压复合手法，对腧穴有较强的刺激，具有开通闭塞、活血止痛、调整脏腑功能的作用。

（3）异常部位肌肉按摩：对患儿异常部位肌肉采用揉、按、滚、拍等手法，对肌张力高的肌群，用柔缓手法，可缓解痉挛，降低肌张力；对其相对应的拮抗肌，用重着手法，可提高肌力，缓解并对抗痉挛；对肌力低下的肌群，用重着手法，可以提高肌力。

（4）姿势矫正：采用扳法、摇法、拔伸法等手法，促进脑瘫患儿肢体、关节活动，矫正异常的姿势，恢复正常姿势，促进正常运动。

4. 时间及疗程

手法治疗每日 1～2 次，每次 15～45 分钟。时间长短根据年龄、体质情况而定。每周治疗 6 日，3 个月为 1 疗程。

5. 辨证论治推拿疗法

（1）肝肾亏损证

穴位点按取穴：肝俞、肾俞、阳陵泉、滚悬钟、太溪、太冲。

配穴：下肢运动障碍者加环跳、委中、承山；上肢运动障碍者加曲池、手三里、外关、合谷、后溪；膝关节伸展无力者加内外膝眼、阴市、梁丘；足内翻者加昆仑、丘墟；足外翻者加三阴交、商丘；尖足者加足三里、解溪；智力落后者加百会、四神聪；斜视者加睛明、四白、鱼腰。

循经推按：足太阳膀胱经（承扶至昆仑），足少阳胆经（环跳至悬钟）。

（2）心脾两虚证

穴位点按取穴：心俞、脾俞、神门、三阴交、足三里、百会、四神聪。

配穴：语言落后者加哑门、通里、廉泉；流涎者加地仓、颊车。

循经推按：督脉（大椎至长强），足阳明胃经（髀关至解溪）。

（3）痰瘀阻滞证

穴位点按取穴：足三里、阴陵泉、丰隆、血海、膈俞、肺俞。

配穴：听力障碍者加听宫、听会；语言謇涩者加廉泉；口角流涎者加地仓、颊车；关节僵硬者加委中、尺泽；智力落后者加百会、四神聪。

循经推按：足阳明胃经（髀关至解溪），手太阴肺经（云门至鱼际）。

（4）脾虚肝亢证

穴位点按取穴：脾俞、肝俞、足三里、曲池、太冲。

配穴：项软者加大椎、风池；腰软者加华佗夹脊穴；膝关节伸展无力者加内外膝眼、血海、梁丘。

循经推按：足阳明胃经（髀关至解溪），足厥阴肝经（阴廉至太冲）。

（5）脾肾虚弱证

穴位点按取穴：华佗夹脊穴、肾俞、脾俞、关元、气海、足三里、曲池。

配穴：腰肌无力者加腰阳关；智力落后者加百会、四神聪。

循经推按：足阳明胃经（髀关至解溪），手阳明大肠经（肩髃至合谷）。

（四）穴位注射疗法

1. 疗程

1日1次或隔日1次，10～15次为1个疗程，每个疗程结束后休息1～2周。

2. 适应范围

穴位注射法的适应范围较为广泛，凡是针灸的适应证大部分都可以采用本法治疗。针对本病的特殊情况，其主要用于改善脑瘫患儿的运动落后，智力、语言发育迟滞，四肢萎软、吞咽障碍等。

3. 常用药物及用量

穴位注射常用营养神经肌肉类药物，如神经节苷脂，鼠神经生长因子，二丁酰环磷酸腺苷，维生素 B_1、维生素 B_6、维生素 B_{12} 注射液；活血化瘀、醒脑开窍类药物，如复方丹参注射液（香丹注射液）、复方麝香注射液。

根据治疗目的选用1～3种药物，分别注射于选取的穴位。每种药物的用量，按该药物儿童常用肌肉注射剂量。

4. 注射方法

使患儿采用舒适体位，尽量固定好患儿，根据所选穴位及用药剂量的不同，选择合适的注射器（一般采用5ml注射器）和针头（常用4号半针头）。抽取适量的药液，局部皮肤常规消毒后，右手持注射器对准穴位或局部反应点，快速刺入皮下组织（直刺或斜刺），然后缓慢推进针头或上下提插，探求“得气”针感，回抽如无回血即可将药液推入，一般进针0.8～1.2寸。头部穴位每穴注射0.3～0.5ml，四肢、腰臀部穴位每穴注射0.5～1ml。年纪稍长患儿可用较强刺激，推液可快；婴幼儿宜用较轻刺激，推液可慢；一般情况则用中等刺激。如所用药液较多时，可由深至浅，边推液边退针，或在穴位处向几个方向注射药液。

5. 注射取穴

（1）头部取穴：可改善患儿运动、智力、语言发育落后。主要选穴可参考头针取穴。

（2）颈部取穴：可治疗颈部肌肉萎软无力，竖头不稳。主要选穴：大椎、天柱、大杼、风池、颈部两侧夹脊肌。

（3）腰部取穴：可增强腰部肌肉力量，促进患儿独坐。主要选穴：腰俞、腰阳关、命门、委中、肾俞、大肠俞、关元俞、志室。

（4）上肢取穴：可改善上肢的运动功能，矫正上肢的异常姿势，促进上肢精细动作的发育。主要选穴：肩髃、肩髎、臂臑、曲池、外关、手三里、阳池、阳溪、合谷（前7个穴位可以改善上肢萎软无力，后4个穴位可以改善五指屈伸不利）。

（5）下肢取穴：可改善下肢的运动功能，矫正下肢的异常姿势。下肢萎软无力，抬腿困难者，主要选穴：伏兔、血海、梁丘、足三里、阴陵泉、阳陵泉、悬钟、丰隆、太冲、解溪等；下肢外展、外旋者，主要选穴：血海、三阴交、阴陵泉、太溪；足外翻者，主要选穴：三阴交、照海、太溪；足内翻者，主要选穴：申脉、昆仑、悬钟。

（五）熏洗疗法

1. 中药洗浴

（1）药物：伸筋草、鸡血藤、当归、杜仲、白芍、透骨草、川牛膝、木瓜、桃仁、红花。

（2）功效：疏通经络，活血化瘀。

（3）方法：将药物用纱布包好，置于水中，加热煎熬至一定浓度，滤过药渣，先用所得药液之热气熏蒸，待水温降至37℃～40℃时，施行洗浴，每次20～30分钟，每天1～2次，每月为1疗程。

（4）适应证：利用洗浴时的温热和药物双重效应，起到疏通经络、缓解痉挛的作用。适用于肢体僵硬、筋脉拘急、屈伸不利的脑瘫患儿。

2. 中药熏蒸

（1）药物：伸筋草、鸡血藤、当归、杜仲、白芍、透骨草、川牛膝、木瓜、桃仁、红花、葛根、桂枝。

（2）功效：疏通经络，活血化瘀。

（3）方法：将药物和水放入熏蒸仪药仓中煎煮，加热至40℃，让患儿躺在熏蒸仓，每次20～30分钟，1日1～2次，每月为1疗程。

（4）加减：肌力偏低，肌肉松软者，加黄芪、白术、党参；不随意运动型脑瘫表现为肢体不自主运动增多，属中医肝风内动者，加钩藤、僵蚕、地龙。

（5）适应证：利用熏蒸时的温热和药物双重效应，来有效缓解痉挛，降低肌张力，改善患儿的运动功能，适用于肢体僵硬、筋脉拘急、屈伸不利的脑瘫患儿。

（六）康复疗法

1. 功能训练

（1）躯体训练：主要训练粗大运动，如翻身、坐、站、爬、走等。主要是利用机械、物理的手段，改善运动功能、促进运动发育，促进正常运动模式，抑制异常运动模式。常用的有Vojt疗法、Bobath疗法、上田法等。

（2）作业疗法：主要训练精细动作，以上肢为主，目的是为提高日常生活能力以及为以后的职业培训工作能力奠定基础。

（3）语言疗法：改善和提高语言能力，加强患儿和外界的交流，同时也通过训练咀嚼吞咽功能提高患儿生活能力。

（4）教育疗法：提高和改善患儿智力水平，增进患儿整体生活质量。

2. 矫形器

矫形器主要有以下几个作用：

（1）稳定与支持：通过限制肢体或躯干的异常运动来保持关节的稳定性，恢复承重或运动能力。

（2）固定与矫正：对已出现畸形的肢体或躯干，通过固定病变部位来矫正畸形或防止畸形加重。

（3）保护与免负荷：通过固定病变的肢体或关节，限制其异常活动，保持肢体、关节的正常对线关系，对下肢承重关节可以减轻或免除长轴承重。

（4）代偿与助动：通过某些装置如橡皮筋、弹簧等来提供动力或储能，代偿已经失去的肌肉功能，或对肌力较弱部分给予一定的助力来辅助肢体活动或使瘫痪的肢体产生运动。

通过这些作用，可以矫正患儿异常姿势、调整肌肉紧张度、抑制异常反射等。

3. 物理因子治疗

物理因子治疗包括水疗及各种电疗，通过水、电的作用对患儿肌张力、运动模式、语言吞咽能力、神经发育等起到调整和改善作用。

4. 药物治疗

针对不同的类型可选用不同的药物。如痉挛型脑瘫可选用巴氯芬、不随意运动型可选用安坦、美多芭等。针对并发症如癫痫，须应用抗癫痫治疗，智力低下可适当应用提高智力的药物等。

5. 手术治疗

部分脑瘫患儿忽视了早期治疗，不可避免地会产生肌腱挛缩、骨和关节的畸形。在这种情况下，理学治疗往往难以奏效。外科手术治疗成为不可缺少的手段。手术治疗大多数用于痉挛性脑瘫病例。手术原则：减少痉挛，恢复和改善肌力平衡，矫正关节的挛缩畸形，最大限度地恢复肢体运动功能。但必须注意，手术只适合于年龄较大、单纯功能训练无法达到效果的患儿，并且，手术后必须继续进行康复训练。

（任献青）

第七单元　传染病

细目一　麻疹

要点一　概述

麻疹是外感麻疹时邪（麻疹病毒）引起的一种急性出疹性传染病，以发热，咳嗽，鼻塞流涕，泪水汪汪，口腔两颊近臼齿处可见麻疹黏膜斑，周身皮肤按序泛发麻粒样大小的红色斑丘疹，疹退时皮肤有糠屑样脱屑和色素沉着斑等为特征。

麻疹的命名，各地称谓有异，江浙地区称之为痧子，北方地区称为疹子。本病一年四季都可发病，但好发于冬春季节，可引起流行。6个月至5岁小儿发病率高。近30多年来，普遍接种麻疹减毒活疫苗，大大降低了本病的发病率，基本控制了麻疹的流行。流行病学研究表明，过去麻疹6个月至5岁小儿多见，近年发病有向大年龄推移的趋势，现在多发于8个月以内婴儿和7岁以上学龄儿童。亦有新生儿罹患麻疹者。此外，由于疫苗接种，丙种球蛋白、血清及激素等药物的应用，常使皮疹表现不典型、透发不按顺序，甚至无皮疹，临床还发现许多顺证麻疹亦不按序发疹，临床需借助实验室检查进行诊断与鉴别诊断。

麻疹若能及时治疗，合理调护，疹点按期有序布发，则预后良好；但麻疹重证可产生逆险证候，甚至危及生命。本病患病后一般可获得终生免疫。

我国有关麻疹的古代文献资料内容极为丰富。麻疹一名，始见于元代滑伯仁《麻疹全书》一书。如《麻疹全书·岁气论》说："麻疹之证，其初发热与伤寒相似。但麻则面颊红，咳嗽喷嚏，鼻流清涕，目中泪出，呵欠喜睡，或吐泻，或手掐眉目面之为异耳。"《小儿药证直诀·疮疹候》首先描述了麻疹的临床特征，指出："初起之候，面燥腮赤，目胞亦赤，呵欠顿闷，乍凉乍热，咳嗽嚏喷，手足梢冷，夜卧惊悸多睡……"麻疹的早期诊断十分重要。《麻证全书·胎色论》最早描述了麻疹黏膜斑，说："舌生白珠，累累如粟，甚则上腭牙龈，满口遍生。"

关于麻疹的发病原因，金元以前的医家大多持胎毒，或胎毒时邪说。前者以陈文中为代表，如《小儿痘疹方论·论受病之由》："夫小儿在胎之时，乃母五脏之液所养成形也，其母不知禁戒，纵情厚味，好啖辛酸，或食毒物，其气传于胞胎之中，此毒发为疮疹。"后者则以钱乙为代表，如《小儿药证直诀·疮疹候》说："面燥腮赤，目胞亦赤，呵欠顿闷，乍凉乍热，咳嗽嚏喷，手足梢冷，夜卧惊悸多睡，并疮疹证，此天行之病也。"自金元时代起，随着对麻疹认识的不断深入，多数医家开始认识到时行邪气致病的重要性，因而不再坚持胎毒致病说。如《婴童百问·麻症水痘》说："汤氏云：凡小儿斑疮之候，乃天行时气，热不能解，蕴积于胃，而胃主肌肉，毒气熏发于肌肉，状如蚊子所啮，乃成斑毒也。"

关于麻疹的治疗，钱乙《小儿药证直诀·疮疹候》认为："疮疹属阳，出则为顺。"治疗上应"有大热者，当利小便；有小热者，宜解毒"。即以清热解毒为原则。而陈文中《小儿痘疹方论·论痘疹治法》则认为："治痘疹之法，与痈疽无异。若邪气在里而实热者，用前胡枳壳散；元气怯而虚热者，用参芪四圣散；虚弱者，用紫草木香汤；虚寒者，用参芪内托散；虚寒内脱者，用木香散；若邪气在表而实热者，用麻黄甘葛汤。"纵观其所用药物，多以温补见长。钱乙主"寒凉"与陈文中主"温热"的学术观点，为麻疹提供了全面的辨证论治方法。

明代王肯堂《证治准绳·幼科》将麻疹分为3期：即"初热期"、"见形期"、"收没期"，这种分期方法迄今仍在临床应用。清代谢玉琼在《麻科活人全书》中提出了麻疹出疹时必发热的重要论点，并论述了麻疹的重要合并症——肺炎喘嗽。麻疹在过去常常每隔2~3年就会有一次大流行，严重危害小儿身体健康，所以被列入古代儿科四大要证之一。

现代对麻疹的研究范围广泛。通过实验研究，包括血清学研究，认识到麻疹病毒侵入人体后，可引起异常免疫反应，造成组织和血管损伤。在药效学研究方面，提出清热解毒中药兼能抗病毒和增强机体免疫功能。麻疹顺证、逆证的辨证论治与护理都积累了丰富的经验。

要点二 病因病机

引起小儿麻疹的原因，既有外因也有内因。外因责之于感受麻毒时邪，内因责之于脏腑娇嫩，正气不足，抗病能力低下。肺主皮毛，开窍于鼻，脾主肌肉，开窍于口。外邪由口鼻而入，首犯肺卫，致肺气失宣，卫阳郁遏，故出现发热恶寒、咳嗽流涕、目赤多泪等肺卫表证；外邪由表不解，内犯于脾，正气奋起抗争，邪毒外泄肌肤，皮疹按序透发，则发为麻疹。疹透之后，毒随疹泄，麻疹依次收没，热去津伤，趋于康复。此为麻疹顺证。

麻疹的病变部位在肺脾二经。麻毒时邪蕴郁肺脾，外泄肌肤为其主要病机。若感邪较重，或正气虚弱，或失于调治，病情进一步发展，则可累及他脏而发生逆证。

肺主气，司宣发肃降，为水之上源。麻毒袭肺，肺失宣降，闭郁不宣，化热灼津，炼液成痰，阻于气道，肃降无权，出现热、咳、痰、喘者，为邪毒闭肺证；咽喉为肺胃之门户，麻毒入里，化热生痰，痰热互结，蕴结咽喉，出现咽喉肿痛溃烂、呛咳声嘶、吞咽不利等症者，为邪毒攻喉证；麻毒内陷，蒙蔽心包，引动肝风，出现高热神昏、烦躁谵语、惊厥抽搐者，为邪陷心肝证。甚或因阴损及阳，心阳虚衰而危及生命。

（一）麻疹顺证病因病机

1. 邪犯肺卫

麻为阳邪，善袭阳位。肺位居最上，为五脏之华盖，主气属卫，外合皮毛，开窍于鼻。麻毒时邪由口鼻侵入，首犯肺卫，致肺气失宣，卫阳郁遏，出现发热恶寒、咳嗽流涕、目赤多泪、畏光羞明等肺卫表证，此为疹前期。因风为百病之长，易夹其他邪气致病，麻毒为阳热之邪，故本期症状类似风热感冒，《证治准绳·幼科·麻疹》说："痘疹发热之初，多似伤寒，唯麻疹则咳嗽喷嚏，鼻流清涕，眼胞肿，其泪汪汪，面浮腮赤，或呕恶，或泄利，或手掐眉目鼻面，此为异耳。"

2. 邪入肺脾

麻毒时邪自肺卫不解，入里化热，郁于肺脾。肺主皮毛，脾主四肢肌肉，邪郁肺脾，正邪交争，气分热盛，故出现壮热持续、烦躁不宁、口渴引饮、咳嗽频作；正气驱邪外出，麻毒由内达外，由里出表，外透肌肤，故见疹点显露，按序布发全身，达于四肢，是为出疹期。

3. 气阴耗伤

疹透之后，毒随疹泄，邪气已衰，正气渐复，出现疹点依次收没、皮肤脱屑、热退咳减、精神好转等症者，为收没期。麻为阳毒，易耗气伤阴。偏于阴津耗伤者，则出现潮热盗汗、手足心热、干咳少痰、咽干口渴、舌红少苔等肺胃阴伤证候；偏于气阳耗伤者，则出现神疲乏力、少气懒言、面白自汗、纳谷不香等肺脾气虚证候。

（二）麻疹逆证病因病机

1. 邪毒闭肺

肺为娇脏，性喜清肃，主宣发肃降，为水之上源。麻毒由表不解，内犯于肺，化热灼津，炼液成痰，痰热互结，阻塞气道，或发疹期间，复感外邪，邪束肌表，疹发不畅，麻毒壅滞于肺，皆可致肺失宣肃，闭郁不宣，肃降无权，从而出现咳嗽、气促、痰壅、鼻煽、发热等证候者，为邪毒闭肺证。

2. 邪毒攻喉

咽为胃系，司吞咽，通呼吸；喉为肺系，司发声，行呼吸。麻毒由表不解，内蕴肺胃，化火生痰，痰火互结，循经上攻咽喉，出现咽喉肿痛、吞咽不利、呛咳声嘶、喉间痰鸣等证候者，为邪毒攻喉证。若痰火梗阻气道，肺气闭郁不宣，气机出入不畅，则可出现危证险候。

3. 邪陷心肝

心为神明之府，肝为风木之脏。小儿心肝常有余，若麻毒炽盛，正不胜邪，邪毒内陷，化火扰神，引动肝风，出现高热神昏、惊厥抽搐等风火相煽证候者，为邪陷心肝证。偏于热陷心包者，则见高热烦躁、神识不清，甚或谵语等；偏于邪入肝经，化火动风者，则见两目窜视、口噤项强、惊厥抽搐等。若病情进一步发展，邪热伤阴，阴损及阳，阳气虚衰，则可出现汗出肢冷、昏愦不语、脉微欲绝等内闭外脱险象。

要点三　诊断

（一）诊断要点

1. 病史

易感儿，在流行季节，有麻疹接触史。潜伏期大多为10～14天。

2. 临床表现

典型麻疹临床表现分为3期。

（1）疹前期（初热期）：持续2～4天。表现为发热、眼结膜充血、畏光、流泪、流涕、喷嚏、咳嗽等卡他症状，两侧颊黏膜可见0.5～1mm直径大小的白色斑点，周围有红晕，此为麻疹黏膜斑。同时伴精神委靡，食欲不振，腹泻，呕吐等。

（2）出疹期（见形期）：持续3～5天。一般于发热3～4天后出疹，初见于耳后、发际，依次向面、颈、躯干蔓延，约2～3天内遍布全身，最后达手足心、鼻准部。皮疹初为淡红色斑丘疹，直径2～5mm不等，随着皮疹增多，颜色加深，融合成不规则片状，但疹间皮肤色泽正常。

（3）疹回期（收没期）：出疹后3～4天。热势开始下降，全身情况好转，皮疹按出疹顺序逐渐隐退，出现糠麸样脱屑并见淡褐色的色素沉着，在2～3周完全消失。

3. 其他类型麻疹

（1）轻证麻疹：多见于在潜伏期内接受过丙种球蛋白或成人血注射者，或<8个月的体内尚有母亲抗体的婴儿。表现为低热，轻度上呼吸道卡他症状，麻疹黏膜斑不明显，皮肤红色斑丘疹稀疏、色淡，疹退后无色素沉着或脱屑，病程1周左右，无并发症。

（2）重证麻疹：发热高达40℃以上，中毒症状重，伴惊厥、昏迷。皮疹融合呈紫蓝色者，常有黏膜出血，如鼻衄、呕血、咯血、血尿、血小板减少等，称为黑麻疹，可能是弥散性血管内凝血（DIC）的一种形式；若皮疹少，色暗淡，常为循环不良表现。此型患儿死亡率高。

（3）无疹型麻疹：注射过麻疹减毒活疫苗者可无典型麻疹黏膜斑和皮疹，甚至整个病程中无皮疹出现。此型诊断不易，只有依赖前驱症状和血清中麻疹抗体滴度增高才能确诊。

（4）异型麻疹：接种灭活疫苗后引起。表现为高热、头痛、肌痛，无麻疹黏膜斑；皮疹从四肢远端开始延及躯干、面部，呈多形性；常伴水肿及肺炎。国内不用麻疹灭活疫苗，故此类型少见。

（5）成人麻疹：由于麻疹疫苗的应用，儿童麻疹发病率降低，成人麻疹发病率逐渐增加。成人麻疹与儿童麻疹不同处为：肝损害发生率高；胃肠道症状多见，如恶心、呕吐、腹泻及腹痛；骨骼肌痛，包括关节和背部痛；麻疹黏膜斑存在时间长，可达7天，眼部疼痛多见，但畏光少见。

4. 严重病例可并发肺炎、喉炎、脑炎、肝损害、DIC等。

5. 实验室检查

（1）血常规检查：前驱期白细胞总数正常或降低。

（2）细胞学和病毒抗原检查：取鼻咽部吸取物、鼻咽拭子、尿液沉渣、脱落细胞涂片，经特殊处理后可见多核巨细胞、嗜酸性包涵体和麻疹病毒抗原。

（3）血清抗体检测：血清麻疹IgM抗体在急性期发病后3天即可检出，5～20天阳性率最高。恢复期（病后2～4周）IgM抗体滴定度如大于4倍增长，有诊断价值，可作回顾性诊断。

由于疫苗接种，丙种球蛋白、血清及激素等药物的应用，常使皮疹表现不典型、透发不按顺序，甚至无皮疹，临床还发现许多顺证麻疹亦不按序发疹，应多加注意。

（4）血生化检查：近年研究发现，麻疹患者均有不同程度的多脏器损害，尤其肝损害，且幼儿脏器损害相对较多。另外，麻疹病毒及其毒素可通过血循环，直接侵犯心肌细胞，使心肌细胞膜通透性增加，心肌酶自细胞内游离到血液中，故早期心肌酶活性显著升高。所以，临床上肝肾功能、心肌酶谱也应列为常规检查。

（二）鉴别诊断

本病需与幼儿急疹、风疹、猩红热鉴别。

1. 幼儿急疹

两病均以高热不退为特征，但幼儿急疹高热3～4天后，热退疹出，即出疹时已不发热，且全身伴见症状较轻，发病年龄多见于6～12个月的婴儿，没有麻疹黏膜斑。麻疹的患儿发热3～4天出疹，出疹时发热更高，全身症状加重，出疹前出现麻疹黏膜斑，皮疹消退后留有色素沉着。

2. 风疹

风疹是中度发热，发热半天到一天出疹，全身症状较轻伴有耳后枕部淋巴结肿大，没有麻疹黏膜斑，出疹消退后没有色素沉着。

3. 猩红热

猩红热是发热数小时内即可出现皮疹，24小时可遍及全身，皮疹为猩红色，全身症状较重，有口周苍白圈、帕氏线、草莓舌等特殊体征。

要点四　辨证论治

（一）辨证思路

麻疹的辨证应首先明确麻疹的诊断，是典型麻疹按病程分为初热期、见形期、疹回期三期。初热期临床表现类似感冒，以肺卫表证为主要证候。因麻为阳毒，易从火化，临床常表现风热外感证候，即使外感风寒证候者，也为时短暂。初热期除见肺卫表证外，尚有目赤多泪，畏光羞明等，可与普通感冒相鉴别。若鉴别困难时，应注意麻疹黏膜斑的观察。典型麻疹约90%以上患儿在病程2～3天时出现麻疹黏膜斑，是麻疹早期的特征性体征。见形期、收没期应根据出疹顺序、疹形、疹色、皮疹分布情况以及伴随证候等分清顺证、逆证。若发热3～4天出疹，先见于耳后颈部，后延及躯干四肢，最后见于手足心及鼻尖，疹色红润，分布均匀，并伴发热如潮，咳嗽有痰，烦躁微汗等全身证候，皮疹透发3～4天后即依次隐没消退，疹收后热退身凉，咳嗽减轻，精神转佳，胃纳增加者，是为顺证；若疹出不畅或麻疹出没先后无次序，暴出暴收，疹色紫暗，稠密不均，并见壮热持续，烦躁不安，或嗜睡神昏，咳剧喘急等症者，则为逆证。逆证鉴别，除见逆证皮疹征象外，症见热、咳、痰、喘者，为邪毒闭肺证；症见咽喉肿痛溃烂、呛咳声嘶、吞咽不利者，为邪毒攻喉证；症见高热神昏、烦躁谵语、惊厥抽搐者，为邪陷心肝证。目前由于预防免疫工作的完善，麻疹的发病年龄偏移，轻型麻疹、不典型麻疹增多，要根据前述诊断特点，加以识别，尤其是小于8个月婴儿麻疹要注意与幼儿急疹鉴别。

（二）论治方法

麻为阳毒，以透为顺，以清为要，故本病治疗以“麻不厌透”、“麻喜清凉”为基本法则。本病病因是麻疹时邪，病机为正气与时邪交争，治疗目的在于清泄邪毒，驱邪透达于外。麻疹疾病过程中，应按不同阶段的变化进行辨证论治。初热期麻毒郁表，治以宣肺透疹为主，使麻疹时邪由表而出。见形期麻毒炽盛，治以清热解毒为主，继续透疹，但清热不可过用苦寒，以免损伤正气，防止麻毒内陷。收没期邪毒已退，正气亦伤，治以养阴清热为主。总之，麻疹的治疗，以透疹达邪、清凉解毒为要。临床需注意：透疹辛散勿耗津伤液，清解忌过于苦寒伤正，养阴须慎防滋腻留邪。

麻疹逆证的治疗，仍循透疹、解毒、扶正为原则。如麻毒内陷，麻疹暴出，皮疹稠密，疹色紫暗者，治以清热解毒，凉血化瘀；如素体虚弱，无力透疹而致皮疹逾期未出，或皮疹稀疏，疹色偏淡者，治以益气升提；如寒邪袭表，皮疹隐没者，治以散寒解表。如麻毒闭肺，热、咳、痰、喘并见，治以宣肺开闭，清热解毒；麻毒攻喉，神烦呛咳，或咳如犬吠，治以清热解毒，利咽消肿；邪陷心肝，神昏抽搐者，治以平肝息风，清营解毒；出现心阳虚衰之险证时，当回阳救逆，扶正固脱为先。

具体应用时需要注意，初热期麻毒郁表，应侧重解表，以使麻毒由表而解。解表常取辛散之品，但勿过于辛散，特别是辛温药物要慎用，以免辛温助热化火，辛散耗伤阴液；出疹期麻毒炽盛，应侧重解毒清热，以直折其热，助疹外达，但不可过用苦寒，以免伤脾败胃，耗损正气而致麻毒内陷。对疹透不畅者，亦需扶正以透疹；收没期毒退正伤，虚多邪少，宜扶正为主，兼清余邪，但不可过于滋腻，以免滞邪碍脾，变生痰浊。逆证仍以透疹、解毒、扶正为基本治则，出现逆证时，应早期、及时配合宣肺开闭、利咽消肿、开窍息风之法。

本病除内服药物治疗外，出疹期疹透不畅配合外治，如熏洗法、气雾吸入法等，每可取得好的疗效。口服中药困难者，可采用中药注射剂治疗。对逆证单纯中药治疗不理想者，则需及时采用中西药物联合救治。本病轻型者，一般可按顺证邪犯肺卫证治疗。

（三）分证治疗

1. 顺证

（1）邪犯肺卫证（初热期）

证候：发热咳嗽，微恶风寒，喷嚏流涕，两目红赤，泪水汪汪，畏光羞明，咽喉肿痛，神烦哭闹，纳减口干，小便短少，大便不调。发热第2～3天口腔两颊黏膜红赤，贴近臼齿处可见麻疹黏膜斑，周围绕以红晕。舌质偏红，舌苔薄白或薄黄，脉象浮数。

治法：辛凉透表，清宣肺卫。

主方：宣毒发表汤加减。

常用药：升麻、葛根、荆芥、防风、薄荷、连翘、前胡、牛蒡子、桔梗、甘草。

加减：发热恶寒，鼻流清涕者，加苏叶、荆芥；发热咳嗽者，加金银花、浙贝母；咽喉疼痛，乳蛾红肿者，加射干、马勃；潮热有汗，精神疲倦，恶心呕吐，大便稀溏者，加藿香、佩兰；夜寐不安，尿黄短少者，加竹叶、车前草；面色苍白，四肢欠温者，加太子参、葛根。麻疹欲透未出者，可另加浮萍煎水外洗。

（2）邪入肺胃证（见形期）

证候：壮热持续，起伏如潮，肤有微汗，烦躁不安，目赤眵多，皮疹泛发，疹点由稀少而逐渐稠密，疹色先红后暗，压之退色，抚之稍碍手，大便干结，小便短少，舌质红赤，舌苔黄腻，脉数有力。

治法：清凉解毒，透疹达邪。

主方：清解透表汤加减。

常用药：金银花、连翘、桑叶、菊花、西河柳、葛根、蝉蜕、牛蒡子、升麻、紫草根。

加减：壮热烦渴者，加栀子、石膏、知母；皮疹稠密，疹点红赤，紫暗成片者，加牡丹皮、红花；咳嗽气粗，喉间痰鸣者，加黄芩、桑白皮、鱼腥草；神识昏沉者，加石菖蒲、郁金；壮热抽搐者，加羚羊角粉、钩藤；齿衄鼻衄者，加藕节炭、仙鹤草、白茅根；疹稀色淡者，加黄芪、太子参。

（3）阴津耗伤证（收没期）

证候：皮疹出齐，发热渐退，神宁疲倦，咳嗽减轻，胃纳增加，皮疹依次渐回，皮肤可见糠麸样脱屑，并有色素沉着，舌红少津，舌苔薄净，脉细无力或细数。

治法：养阴益气，清解余邪。

主方：沙参麦冬汤加减。

常用药：沙参、麦冬、天花粉、玉竹、桑叶、扁豆、甘草。

加减：潮热盗汗，手足心热者，加地骨皮、银柴胡、白薇；纳谷不香者，加山药、谷芽、麦芽；大便干结者，加瓜蒌子、火麻仁；神倦自汗者，加太子参、五味子。

2. 逆证

（1）邪毒闭肺证

证候：高热不退，烦躁不安，咳嗽气促，鼻翼煽动，喉间痰鸣，唇周发绀，口干欲饮，大便秘结，小便短赤，皮疹稠密，疹点紫暗，或疹出未齐，或疹出骤没，舌质红赤，舌苔黄腻，脉数有力。

治法：宣肺开闭，清热解毒。

主方：麻黄杏仁甘草石膏汤加味。

常用药：麻黄、石膏、杏仁、前胡、黄芩、虎杖、甘草、芦根。

加减：频咳痰多者，加浙贝母、天竺黄、鱼腥草；咳嗽喘促者，加桑白皮、葶苈子；皮疹稠密，疹色紫暗，口唇发绀者，加丹参、紫草、桃仁；大便干结，舌质红绛，苔黄起刺者，加黄连、大黄。壮热不退，神昏抽搐者，加羚羊角粉、钩藤、石菖蒲、郁金；疹没气急，面色青灰，汗出肢厥，脉微欲绝者，用独参汤或参附龙牡救逆汤。

（2）邪毒攻喉证

证候：咽喉肿痛，或溃烂疼痛，吞咽不利，饮水呛咳，声音嘶哑，喉间痰鸣，咳如犬吠，甚则吸气困难，胸高胁陷，面唇紫绀，烦躁不安，舌质红赤，舌苔黄腻，脉象滑数。

治法：清热解毒，利咽消肿。

主方：清咽下痰汤加减。

常用药：玄参、射干、甘草、牛蒡子、金银花、板蓝根、葶苈子、全瓜蒌、浙贝母、虎杖、荆芥。

加减：咽喉肿痛者，加服六神丸；大便干结者，加大黄、玄明粉；若出现吸气困难，面色发绀等喉梗阻征象时，应采取中西医结合治疗措施，必要时需作气管切开。

（3）邪陷心肝证

证候：高热不退，烦躁谵妄，喉间痰鸣甚至昏迷抽搐，皮疹稠密，聚集成片，色泽紫暗，舌质红绛，苔黄起刺，脉数有力。

治法：平肝息风，清营解毒。

主方：羚角钩藤汤加减。

常用药：羚羊角粉、钩藤、黄芩、栀子、菊花、茯神、竹茹、浙贝母、鲜生地、白芍、甘草。

加减：痰涎壅盛者，加石菖蒲、陈胆星、郁金、鲜竹沥；腹胀便秘者，加大黄、玄明粉；壮热不退、神识昏迷、四肢抽搐者，可选用紫雪、安宫牛黄丸；如皮疹骤没，面色青灰，汗出肢厥，则用参附龙牡救逆汤加味，急予固脱救逆。

要点五 预防与护理

1. 预防

（1）对麻疹患儿，应隔离至出疹后 5 ~6 天，合并肺炎者延长至 10 天。对密切接触的易感儿宜隔离观察 14 天。

（2）麻疹流行期间，勿带小儿去疫区和公共场所，减少感染机会。对于接触过麻疹患儿的成人需在太阳光下照射 10 ~20 分钟，方可与其他易感者接触。

（3）按计划接种麻疹减毒活疫苗。在流行期间有麻疹接触史者，可及时注射丙种球蛋白以预防麻疹的发病。

2. 护理

（1）麻疹的护理工作极为重要，如果护理得当，可减少并发症，使患儿顺利康复。

（2）卧室空气流通，温度、湿度适宜，避免直接吹风受寒和过强阳光刺激，床铺被褥舒适柔软，环境安静。

（3）注意补足水分，饮食应清淡、易消化，见形期忌油腻辛辣之品，收没期根据食欲，逐渐增加营养丰富的食物。

（4）保持眼睛、鼻腔、口腔、皮肤的清洁卫生。

细目二　风疹

要点一　概述

风疹是外感风疹时邪（风疹病毒）所引起的一种急性出疹性传染病，临床以发热，咳嗽，全身皮肤出现细沙样玫瑰色斑丘疹，耳后及枕部臖核（淋巴结）肿大为特征。本病属于中医学“风疹”、“瘾疹”、“风痧”之类。1～5岁小儿多见，一年四季均可发生，冬春季节好发，有时可造成流行，患病后可获得持久性免疫。风疹病情多轻浅，临床很少有并发症的发生。但是，孕妇在妊娠早期若患本病，风疹病毒可通过胎盘感染胎儿，使胎儿出现多种先天性疾病，如先天性心脏病、耳聋、白内障、脑发育障碍等，称为先天性风疹或先天性风疹综合征。

中医医籍对风疹记述较少，多包括在其他出疹性疾病之中。《素问·四时刺逆从论》中有“隐疹”的记载，《金匮要略》、《诸病源候论》中提出了“风瘾”的病名，可能包括“风疹”在内。《小儿痘疹方论》中提出的“疹子”，已记载伴有发热、咳嗽等症状，较接近此病。但当时还未能把风疹、麻疹等时行出疹性疾病区分开来，笼统称为“疹子”。至清代叶天士根据本病的出疹形态很像细小的沙子而命名为出“沙子”，且认识到这是一种时行性疾病。将“沙”字加上“疒”，便成为“风痧”。

现代对风疹的研究较多。我国于1979年分离出风疹病毒，1981年开始接种国产风疹减毒活疫苗。流行病学研究表明，在我国风疹仍然是一种重要的传染性疾病，在小儿集体机构常可发生流行，故按时接种风疹疫苗对于预防风疹发病具有重要价值，另外，婚前接种风疹疫苗，对于预防先天性风疹，保证优生优育，有着积极的意义。

要点二　病因病机

风疹的病因是感受风疹时邪。其主要病变在肺卫。风疹时邪初起，邪犯肺卫；邪势较盛，可内犯气营；热毒炽盛可引动肝风形成毒陷厥阴。另外初生儿由于先天禀受胎毒亦可致病。

1. 邪犯肺卫

肺主皮毛，开窍于鼻，属卫司表。风疹时邪自口鼻而入，与气血相搏，正邪相争，外泄于肌肤，发为风疹。如《普济方·风瘙瘾疹》所指出：“夫小儿风瘙瘾疹者，由邪风客于腠理，搏于营卫，遂传而为热，熏散肌肉，溢于皮肤，变生瘾疹。”

风疹时邪犯于肺卫，蕴于肌腠，故可见恶风、发热、咳嗽、流涕等症状。邪毒外泄则皮疹泛发，色泽淡红，分布均匀。若邪毒阻滞少阳经络，则耳后、枕部臀核肿胀。

2. 邪入气营

风疹时邪毒轻病浅，一般只犯于肺卫，蕴于肌腠，邪毒外泄后能较快康复。只有很少患儿邪势较盛，内犯气营，燔灼肺胃，症见壮热、烦渴、便秘、尿赤、皮疹鲜红或深红，疹点分布较密等。

3. 毒陷厥阴

因热毒炽盛而引动肝风，症见壮热不退，神志昏迷，四肢抽搐，皮疹稠密、疹色紫暗，耳后、颈旁及枕后淋巴结肿大，大便干结，小便短赤，舌质红绛，舌苔黄糙，脉数有力。

4. 禀受胎毒

孕母怀孕初期不慎感受风疹时邪，风疹时邪寄居胎体，影响胎儿发育、损伤胎儿，胎儿出生后罹患多种先天性疾病，如先天性心脏病、耳聋、白内障、脑发育障碍等。

要点三　辨证论治

（一）辨证思路

风疹辨证，按温病卫气营血辨证为纲，主要分辨证候的轻重。邪犯肺卫属轻证，以轻度发热，疹色淡红，分布均匀，其他症状轻为特征。邪犯气营属重证，以壮热烦渴，疹色鲜红或紫暗，分布密集为特点，临床较少见。

（二）论治方法

风疹治疗，以疏风清热为基本法则。轻证邪犯肺卫，治以疏风解表清热；重证邪入气营，治以清气凉营解毒。

（三）分证治疗

1. 邪犯肺卫证

证候：发热恶风，喷嚏流涕，轻微咳嗽，精神倦怠，纳呆，皮疹先起于头面、躯干，随即遍及四肢，分布均匀，疹点稀疏细小，疹色淡红，一般2~3日渐见消退，肌肤轻度瘙痒，耳后及枕部臀核肿大触痛。舌质偏红，舌苔薄白，或见薄黄，脉象浮数。

治法：疏风解表清热。

主方：银翘散加减。

常用药：金银花、连翘、竹叶、牛蒡子、桔梗、甘草、荆芥、薄荷、淡豆豉。

加减：耳后、枕部臀核肿胀疼痛者，加蒲公英、夏枯草、玄参；咽喉红肿疼痛者，加僵蚕、木蝴蝶、板蓝根；皮肤瘙痒者，加蝉蜕、僵蚕。

2. 邪入气营证

证候：壮热口渴，烦躁哭闹，疹色鲜红或紫暗，疹点稠密，甚至可见皮疹融合成片，小便短黄，大便秘结，舌质红赤，舌苔黄糙，脉象洪数。

治法：清气凉营解毒。

主方：透疹凉解汤加减。

常用药：桑叶、薄荷、牛蒡子、蝉蜕、连翘、黄芩、紫花地丁、赤芍、紫草。

加减：口渴多饮者，加天花粉、鲜芦根；大便干结者，加大黄、玄明粉；皮疹稠密，疹色紫暗者，加生地黄、牡丹皮、丹参。

3. 毒陷厥阴证

证候：壮热不退，神志昏迷，四肢抽搐，皮疹稠密、疹色紫暗，耳后、颈旁及枕后淋巴结肿大，大便干结，小便短赤，舌质红绛，舌苔黄糙，脉数有力。

治法：清热解毒，镇惊开窍。

主方：清瘟败毒饮加减。

常用药：生石膏、生地黄、水牛角、黄连、栀子、桔梗、黄芩、知母、赤芍、玄参、连翘、甘草、牡丹皮、竹叶。

加减：壮热不退者，加生石膏、柴胡、黄芩；呕吐神昏者，加姜竹茹、石菖蒲；高热神昏谵语者，加安宫牛黄丸；惊厥抽搐者，加羚羊角粉；痰涎壅盛，神志昏蒙者，加至宝丹。

细目三　猩红热

要点一　概述

猩红热是外感猩红热时邪（A族乙型溶血性链球菌）引起的急性传染病，临床以发热、咽喉肿痛或伴腐烂，全身泛发猩红色皮疹，疹后脱屑脱皮为特征。本病中医文献谓之“丹痧”。因具有强烈的传染性，亦称为“疫痧”、“疫疹”，又因咽喉肿痛腐烂，皮肤色赤猩红，皮疹细小如沙，故又称“烂喉痧”、“烂喉丹痧”。猩红热主要发生于冬春季节，北方发病率高于南方，各年龄都可发病，2～8岁儿童发病率较高。近几十年来，发病率渐降低，但难以根绝。

我国清代以前对本病鲜有记载，有人认为《金匮要略》中“阳毒”即是本病，但其描述的“面赤斑斑如锦纹，咽喉痛，唾脓血”与丹痧证候尚不甚相符。在中医文献中有关本病较明确的记载见于清代叶天士医案，在《临证指南医案·疫》中描述了丹痧的临床特点，并提出了治疗大法。本病在清代曾有数次大流行，相关医著医案也较多。自青霉素广泛使用之后，本病的发病率逐渐下降，重证病例明显减少，病死率从新中国成立前的15%下降到新中国成立后的0.5%。但临床轻型和不典型病例仍较多，区域性小流行时有发生，少数还可引起风湿热、急性肾小球肾炎等并发症。

要点二　病因病机

猩红热的发病原因，为猩红热时邪乘时令不正之气，寒暖失调之时，机体脆弱之机，从口鼻上受，蕴于肺胃二经。

1. 邪侵肺卫

病之初起，猩红热时邪自口鼻而入，首侵肺卫，邪郁肌表，正邪相争，而见恶寒发热等肺卫表证。

2. 毒炽气营

邪毒化火入里，炽盛于肺胃。咽喉为肺胃之门户，咽通于胃，喉通于肺。肺胃邪热蒸腾，上熏咽喉，而见咽喉糜烂、红肿疼痛，甚则热盛肉腐，导致咽喉腐烂。肺主皮毛，胃主肌肉，邪毒循经外窜肌表，则肌肤透发痧疹，色红如丹。若邪毒重者，可进一步化火入里，传入气营，或内迫营血，此时痧疹密布，融合成片，其色泽紫暗或有瘀点，同时可见壮热烦渴、嗜睡委靡等症。舌为心之苗，邪毒内炽，心火上炎，耗津伤阴，可见舌光无苔、舌生红刺，状如草莓，称为"草莓舌"。若邪毒炽盛，可内陷厥阴。闭于心包则神昏谵语；引动肝风则壮热抽风。

3. 疹后伤阴

病至后期，邪毒虽去，但痧毒为阳毒，伤津耗液，多表现肺胃阴伤证候。

4. 损伤他脏

在本病的病程中，因邪毒炽盛，伤于心络，耗损气阴，心失所养，则可导致多汗、乏力、心悸、脉结代等证候。余邪热毒流窜经络筋肉，关节不利，可导致关节红肿疼痛。热毒内传，留滞三焦，影响肺脾肾对水液的代谢，通调、运化、开合失调，水湿内停，外溢肌肤，则可见水肿、尿血等症。

要点三　诊断

（一）诊断要点

1. 病史

有与猩红热病人接触史。潜伏期为 1～12 天。

2. 临床表现

典型病例的临床表现可分为 3 期。

（1）前驱期：一般不超过 24 小时。起病急骤，体温 38℃～40℃，畏寒，咽痛，吞咽时加剧，可有呕吐。咽及扁桃体有脓性分泌物，软腭充血，有细小红疹或出血点。舌苔白，舌乳头红肿突出，称为白草莓舌。颈部及颌下淋巴结肿大并有压痛。

（2）出疹期：多在发热第 1～2 天出疹，皮疹最早见于颈部、腋下和腹股沟处，于 24 小时内很快由上而下遍及全身，此时体温亦最高，然后高热渐降。皮疹为红色细小丘疹，呈鸡皮样，抚摸时似砂纸感，皮疹密集，疹间皮肤红色，用手指按压皮疹，皮疹色退，暂呈苍白，去压后红疹复现，称"贫血性皮肤划痕"。面部潮红，不见皮疹，口唇周围相对苍白，形成"环口苍白圈"。皮肤皱折处如腋窝、肘窝、腹股沟等处，皮疹更密，可夹有出血点，形成明显的横纹线，称为"帕氏线"。起病 4～5 天时，白苔脱落，舌面光滑鲜红，舌乳头红肿突起，称红草莓舌。颈前淋巴结肿大压痛。少数病儿可并发中毒性心肌炎、休克、败血症、脓毒血症。

（3）恢复期：皮疹按出疹顺序消退，体温渐趋正常。热退后不久，开始脱皮，先从脸部糠屑样脱皮，渐及躯干，最后四肢，亦可见大片状脱皮。脱皮后无色素沉着。部分患儿在病后1～4周可并发风湿热、肾小球肾炎等变态反应性疾病。

3. 实验室检查

血常规示白细胞总数增高，可至（10～20）$\times10^9$/L；中性粒细胞可达75%～90%。C反应蛋白（CRP）升高。咽拭子细菌培养可分离出A族乙型溶血性链球菌。抗链球菌溶血素“O”抗体（ASO）阳性。

（二）鉴别诊断

本病应注意与麻疹、幼儿急疹、风疹鉴别（详见下表）。

表7－1　麻疹、幼儿急疹、风疹、猩红热鉴别诊断表

病名	麻疹	幼儿急疹	风疹	猩红热
潜伏期	6～21天	7～17天	5～25天	1～7天
初期症状	发热，咳嗽，流涕，泪水汪汪	突然高热，一般情况好	发热，咳嗽，流涕，枕部淋巴结肿大	发热，咽喉红肿化脓疼痛
出疹与发热的关系	发热3～4天出疹，出疹时发热更高	发热3～4天出疹，热退疹出	发热1/2～1天出疹	发热数小时～1天出疹，出疹时热高
特殊体征	麻疹黏膜斑	无	无	环口苍白圈，草莓舌，帕氏线
皮疹特点	玫瑰色斑丘疹自耳后发际→额面、颈部→躯干→四肢，3天左右出齐。疹退后遗留棕色色素斑、糠麸样脱屑	玫瑰色斑疹或斑丘疹，较麻疹细小，发疹无一定顺序，疹出后1～2天消退。疹退后无色素沉着，无脱屑	玫瑰色细小斑丘疹自头面→躯干→四肢，24小时布满全身。疹退后无色素沉着，无脱屑	细小红色丘疹，皮肤猩红，自颈、腋下、腹股沟处开始，2～3天遍布全身。疹退后无色素沉着，有大片脱皮
血常规	白细胞总数下降，淋巴细胞升高	白细胞总数下降，淋巴细胞升高	白细胞总数下降，淋巴细胞升高	白细胞总数升高，中性粒细胞升高

要点四　辨证论治

（一）辨证思路

猩红热属于温病，临床首先应作卫气营血辨证。总的来说，其证候与病期有一定的联系，前驱期多属邪侵肺卫证，以发热、恶寒、咽喉肿痛、痧疹隐现，舌质红，苔薄白为主症；出疹期多属毒炽气营证，以壮热口渴，咽喉糜烂有白腐，皮疹猩红如丹或紫暗如斑，舌光红为主症；恢复期多属疹后阴伤证，以口渴唇燥，皮肤脱屑，舌红少津为主症。但猩红热发病急骤，传变迅速，往往卫分证未已，气营（血）分证已现，甚则内陷心肝证接踵而至，故须密切观察，灵活掌握。其次当辨轻重顺逆证。若疹色红润，发热有汗，表明邪毒可从汗解，此为轻证、顺证。若疹隐不透伴神昏，或疹色紫黑夹有瘀点，或壮热面灰，大汗肢冷均为邪毒内陷，正不敌邪，为重证、逆证。

（二）论治方法

本病治疗，应以清热解毒、清利咽喉为基本法则，按卫气营血四个阶段，参照病期进行分证论治。病初邪侵肺卫，宜辛凉透表，清热利咽；出疹期毒在气营，宜清气凉营，泻火解毒；恢复期疹后伤阴，宜养阴生津，清利咽喉之余热。余毒损心发生心悸胸闷，神疲多汗则应益气养阴，清热宁心。若发生痹证，出现关节红肿热痛，活动不利，则应按风、寒、湿、热痹等辨证；若出现水肿应按照阳水、阴水来分别施治；出现尿血，应辨别虚实，分别采用清热凉血或益气摄血等不同方法治疗。

（三）分证治疗

1. 邪侵肺卫证

证候：发热骤起，头痛畏寒，肌肤无汗，咽喉红肿疼痛，或伴呕吐腹痛，皮肤潮红，痧疹隐隐，舌质红，苔薄白或薄黄，脉浮数有力。

治法：辛凉宣透，清热利咽。

主方：解肌透痧汤加减。

常用药：桔梗、甘草、射干、牛蒡子、荆芥、蝉蜕、浮萍、淡豆豉、葛根、金银花、连翘、大青叶、僵蚕。

加减：乳蛾肿痛者，加板蓝根、玄参；汗出不畅者，加防风、薄荷；颈部臖核肿痛者，加夏枯草、紫花地丁。

2. 毒炽气营证

证候：壮热不退，烦躁口渴，咽喉肿痛，伴有糜烂白腐，皮疹密布，色红如丹，甚则色紫。见疹后的1~2天舌苔黄糙、舌起红刺，3~4天后舌苔剥脱，舌面光红起刺，状如草莓，脉数有力。

治法：清气凉营，泻火解毒。

主方：凉营清气汤加减。

常用药：生石膏、水牛角、赤芍、牡丹皮、黄连、黄芩、连翘、板蓝根、生地黄、石斛、芦根、玄参。

加减：丹痧布而不透，壮热无汗者，加淡豆豉、浮萍；苔糙便秘，咽喉腐烂者，加生大黄、玄明粉；若邪毒内陷心肝，出现神昏、抽搐等症，可选用紫雪、安宫牛黄丸；若热毒耗伤心阳，出现面色灰白，多汗，肢冷，当以参附龙牡救逆汤回阳固脱。

3. 疹后阴伤证

证候：身热渐退，或见午后低热，咽部糜烂疼痛减轻，痧疹隐退，皮肤脱屑，唇干口燥，食欲不振，或伴有干咳，大便秘结。舌红少津，苔剥脱，脉细数。

治法：养阴生津，清热润喉。

主方：沙参麦冬汤加减。

常用药：沙参、麦冬、玉竹、天花粉、甘草、扁豆、桑叶。

加减：低热不清者，加地骨皮、银柴胡、生地黄；口干咽痛者，加玄参、桔梗、芦根；大便秘结，加知母、火麻仁。

4. 余毒损心证

证候：低热不退，心悸胸闷，神疲多汗，肢节疼痛，舌质淡红，舌苔薄白或无苔，脉细数无力或结代。

治法：益气养阴，清热宁心。

主方：炙甘草汤加减。

常用药：炙甘草、人参、当归、丹参、生地黄、麦冬、石膏、柏子仁、桂枝、五味子、竹叶、知母。

加减：发热不退者，加青蒿、银柴胡、鳖甲；口渴甚者，加芦根、天花粉、沙参；胸闷者，加瓜蒌、枳壳；肢节痛者，加木瓜、伸筋藤、鸡血藤。

要点五　西医疗法

首选青霉素，每日（5～10）×10^4U／kg，脓毒型、中毒型病例可加量，每日20×10^4U／kg，分2次肌注，或静脉滴注，疗程7～10天。如青霉素过敏，可用红霉素或头孢菌素。

细目四　水痘

要点一　概述

水痘是由外感时行邪毒引起，以发热，皮肤分批出现皮疹，丘疹、疱疹、结痂同时存在为特征的一种小儿常见发疹性时行疾病。我国早在宋代《小儿卫生总微论方·疮疹论》中已对本病的疱疹特征有所描述，如："其疮皮薄，如水疱，破即易干者，谓之水痘。"

本病一年四季均可发生，但以冬春季节发病最多。任何年龄皆可发病，以6～9岁小儿为多见。一般预后良好，少数患儿可因感邪深重而出现邪毒内陷厥阴或邪毒闭肺之变证，甚或危及生命。常见并发症为皮肤继发细菌感染，如脓疱疮、丹毒、蜂窝组织炎等，严重时可发生败血症；继发血小板减少可致皮肤、黏膜出血，严重内脏出血；水痘肺炎多见于成人患者或免疫缺陷者；神经系统受累可见水痘后脑炎、格林巴利综合征等。此外，少数病例可发生心肌炎、肝炎、肾炎等。

西医学认为，本病的病原体为水痘—带状疱疹病毒，存在于患儿的呼吸道分泌物、血液及疱疹浆液中。易感儿初次感染后引起水痘，再次感染或患水痘后病毒未被清除，在神经节中潜伏，一旦毒力再现即表现带状疱疹。本病传染性极强，从发病之日起到皮疹全部干燥结痂前均有传染性，易在集体托幼机构发生流行。患病后大多可获终生免疫，二次感染者极少。

中医学对本病治疗积累了丰富的经验，其疗效机制已通过抗病毒实验等得到说明。探讨中医药对本病的证治规律及采用中西医结合方法治疗重证水痘、防止水痘流行方面的研究也在不断深入开展中。

要点二　病因病机

本病由外感时行邪毒所致。小儿因脏腑娇嫩，形气未充，卫外机能低下而易于罹患。

其病变脏腑主要在肺脾二经。盖肺主皮毛，脾主肌肉，时行邪毒由口鼻而入，蕴郁肺脾，与内湿相搏，蕴蒸于肌表，则发为水痘。

1. 邪伤肺卫

肺主宣发肃降，外合皮毛，职司卫外。若调护失宜，时行邪毒乘虚而入，由口鼻上犯于肺，肺卫失宣则发热，流涕，咳嗽；病邪深入，下郁于脾，脾失健运，水湿内停，与时邪相搏，蕴蒸于肌表，则发为水痘。

2. 毒炽气营

若禀赋不足，素体虚弱；或感邪较重，邪盛正衰，热毒炽盛，内犯气营，外透肌表，则致壮热、烦躁、水痘密集、疹色暗紫、疱浆混浊等，甚或出现邪毒闭肺、邪陷心肝之变证。

总之，本病由外感时行邪毒所致，其病机演变因感邪轻重、正气盛衰不同而有别。邪轻正气不虚者，一般只犯于肺脾二经，水痘分布稀疏，点粒分明，全身症状轻微；若邪重正衰，正不胜邪，邪毒内犯，则可波及心、肝、肺等脏而出现毒陷心肝、邪毒闭肺，水痘继发感染而致毒染痘疹。

要点三　诊断

（一）诊断要点

1. 病史

起病前2~3周有水痘接触史。

2. 临床表现

疾病初起有发热、流涕、咳嗽、不思饮食等症，发热大多不高。皮疹常在发病1~2天内出现，开始为斑丘疹，很快变成疱疹，大小不一，呈椭圆形，内含水液，周围红晕，常伴有瘙痒，结痂脱落后不留斑痕。皮疹呈分批出现，以躯干部较多，四肢分布少，在同一时期，丘疹、疱疹、干痂并见。

3. 实验室及特殊检查

（1）血常规：周围血白细胞总数正常或偏低。

（2）病原学检查：使用单抗－免疫荧光法检测病毒抗原，敏感性较高，有助于病毒学诊断。用抗膜抗原荧光试验、免疫黏附血凝试验或酶联免疫吸附试验检测抗体，在出疹1~4天后即出现，2~3周后滴度增加4倍以上即可确诊。刮取新鲜水疱基底物，用瑞氏染色找到多核巨细胞和核内包涵体，可供快速诊断。

（二）鉴别诊断

1. 脓疱疮

多于炎热夏季发病。疾病初起可见红斑，继则出现水疱，并迅速扩大，疱如豌豆或黄豆大小，疱液成脓为脓疱，周围有红晕，疱壁薄易破溃，疱破后露出湿润而潮红的糜烂疮面，极易传染。脓液干涸后，在糜烂面结成黄绿色厚痂。皮损表浅，痂落后多不留疤痕。脓疱疮多见于头面部、颈项、四肢等暴露部位，躯干部少见。可伴有发热及附近的淋巴结

肿大。血常规：白细胞增多，中性粒细胞增高为主；疱液可培养出细菌。（见下表）

表 7-2　水痘与脓疱疮鉴别诊断表

	水痘	脓疱疮
病因	水痘病毒感染	多因葡萄球菌或链球菌感染
传染性	有	无
好发季节	冬春	夏秋
好发部位	躯干部（向心性）	小腿、手臂、颜面等皮肤外露部位（离心性）
特征	丘疹、疱疹、结痂同时出现	疮内有脓，破后凹陷成窝，干后结痂
病程	约6~7天	长短不一，多反复发作
预后	终身免疫，偶见并发心肌炎	体弱儿可并发急性肾炎

2. 水疥（丘疹样荨麻疹）

本病多见于春夏之交季节，可因虫咬过敏所致。皮疹呈水肿性红色丘疹时有黄豆大小，有时丘疹中央有水疱，但较水痘坚硬，不易破损，痒感较重，多见于四肢，易反复出现，无发热、咳嗽等上呼吸道感染征象。

3. 带状疱疹

疱疹沿一定的神经干径路分布，不对称，不超过躯干中部，局部有显著的灼痛。

4. 其他病毒感染

单纯疱疹病毒感染也可引起水痘样皮损，常继发于异位皮炎或湿疹等皮肤病，确诊依赖病毒分离结果。

要点四　辨证论治

（一）辨证思路

本病辨证应以卫气营血辨证与脏腑辨证相结合，根据全身及局部症状以区别病情之轻重。轻证病在卫气，痘疹细小，稀疏散在，红润瘙痒，疱浆晶莹透亮，并伴身热、流涕、咳嗽、饮食减少等肺脾证候。重证病在气营，常高热持续，面赤心烦，口渴引饮，痘疹粗大，分布稠密，痘色紫黯，疱浆混浊，甚则口腔黏膜亦见疱疹等。因邪毒炽盛，极易累及他脏而出现变证。邪陷心肝者，症见神昏、抽搐等；邪毒闭肺者，则见咳喘、气急等。

（二）论治方法

本病治疗以清热解毒利湿为基本法则。俟邪祛湿化，则水痘自除。轻证属邪伤肺卫，治疗以疏风清热解毒为主，佐以利湿；重证为毒炽气营，治当以清气凉营，解毒化湿为法。至若出现邪陷心肝、邪毒闭肺等变证者，又当施以镇惊开窍、凉血解毒、开肺化痰等法。因本病总以外透为顺，故临床不可过用苦寒重坠之品，以免伤正而致邪毒内陷。除内服药物外，可配合中药外治，如用辨证施治的内服制剂倾出药液后，复取其药渣再加水浓煎取液，以熏、洗、浴、搽患处。

（三）分证治疗

1. 常证

（1）邪伤肺卫证

证候：发热轻微，或无热，鼻塞流涕，喷嚏，咳嗽，1~2天后皮肤出疹，疹色红润，疱浆清亮，根盘红晕不明显，点粒稀疏，伴有痒感，舌质红，舌苔薄白，脉浮数。

治法：疏风清热，利湿解毒。

主方：银翘散加减。

常用药：金银花、连翘、薄荷、蝉蜕、牛蒡子、桔梗、甘草、紫草、赤芍、车前草、滑石。

加减：咳嗽有痰者，加杏仁、浙贝母；咽喉肿痛加板蓝根、马勃；疱疹痒甚加白鲜皮、地肤子。

（2）毒炽气营证

证候：壮热烦躁，口渴欲饮，面赤唇红，口舌生疮，疱疹稠密，疹色紫暗，疱浆混浊，根盘红晕，大便干结，小便短黄，舌红或绛，苔黄糙而干，脉数有力。

治法：清气凉营，解毒化湿。

主方：清胃解毒汤加减。

常用药：升麻、黄连、黄芩、石膏、牡丹皮、生地黄、紫草、赤芍、栀子、车前草。

加减：口舌生疮，大便干结者，加生大黄、玄明粉；口干唇燥，津液耗伤者，加麦冬、芦根；壮热不退，口渴引饮，气分热证尤甚者，加生石膏、知母；疹色深红或紫暗者，加紫草、栀子；牙龈肿痛者，加黄连、紫花地丁。

2. 变证

（1）毒陷心肝证

证候：高热不退，头痛呕吐，迷糊嗜睡，或昏迷抽搐，疱稠液浊，疹色紫暗，舌质红绛，舌苔黄厚，脉数有力。

治法：清热解毒，镇惊息风。

主方：清瘟败毒饮加减。

常用药：升麻、黄连、黄芩、生石膏、牡丹皮、生地黄、羚羊角粉、钩藤、地龙、全蝎。

加减：高热烦躁神昏者，加服安宫牛黄丸；神昏痉厥者，加服紫雪；神昏谵语痰盛者，加服至宝丹。

（2）邪毒闭肺证

证候：壮热不退，咳嗽气急，喘促鼻煽，喉间痰鸣，胸高胁满，张口抬肩，口唇青紫，烦躁不安，口渴喜饮，溲赤便结，舌质红，苔黄腻，脉滑数，指纹紫滞。

治法：清热解毒，开肺化痰。

主方：麻黄杏仁甘草石膏汤加减。

常用药：炙麻黄、杏仁、桑白皮、生石膏、甘草、葶苈子、苏子、黄连、黄芩、栀子、紫草、牡丹皮。

加减：热重者，加虎杖、连翘；咳重痰多者，加浙贝母、天竺黄、瓜蒌皮；腹胀便秘者，加生大黄、玄明粉；喘促而面唇青紫者，加丹参、赤芍。

(3) 毒染痘疹证

证候：发热不退，痘疹破溃，疱液混浊，或见流出脓液，皮肤焮红肿痛，甚者溃烂、坏疽，舌质红绛，舌苔黄厚，脉数有力。

治法：清热解毒，消肿止痛。

主方：仙方活命饮加减。

常用药：金银花、当归、赤芍、乳香、没药、白芷、天花粉、穿山甲、皂角刺、甘草。

加减：痘破流脓者，加五味消毒饮，内服和外洗。还可用青黛散撒布患处，或用麻油调敷，每日1~2次。

细目五　手足口病

要点一　概述

手足口病是由感受手足口病时邪引起的急性发疹性传染病，临床以手掌足跖、臀及口腔疱疹，或伴发热为特征。本病一年四季均可发生，但以夏秋季节为多见，任何年龄均可发病，临床尤多见于5岁以下小儿。本病可经消化道、呼吸道传播，传染性强，易引起流行。一般预后较好，经数天到1周痊愈，少数重症患儿可因调护不当，合并感染，而致病程迁延，严重者可因邪毒留心，或内陷心肝而出现变证，甚或危及生命。

西医学又称本病为手足口综合征。引发手足口病的肠道病毒有20多种（型），主要为小RNA病毒科、肠道病毒属的柯萨奇病毒A组的16、4、5、9、10型，B组的2、5、13型，以及埃可病毒和肠道病毒71型（EV71），其中以柯萨奇病毒A16型（Cox A16）、肠道病毒71型（EV71）较为常见，而且后者较易发生肌阵挛、脑炎、急性弛缓性麻痹、心肺衰竭、肺水肿等严重并发症，甚或引起死亡。本病传染性较强，传染源为患者及带毒者，其中后者的传染源意义更大。病毒主要存在于感染者的唾液、疱疹液及粪便中，以消化道传播为主，早期也可经呼吸道传播。感染后对同型病毒能产生较持久的免疫力，再次受同型病毒感染者极少。

本病目前西医尚缺乏特效治疗药物，主要采取对症处理。中医药辨证治疗本病具有一定的优势，临床以解毒化湿为主，佐以疏风、清热、凉血，或益气养阴法治疗，可明显减轻症状，缩短病程，减少并发症。但中医药治疗本病的机制研究还需要加强，中医药治疗本病的有效方法及药物还需要进一步筛选。

要点二　病因病机

引起小儿手足口病的原因，包括外因和内因两个方面。外因责之于感受手足口病时邪；内因责之于小儿卫外机能低下。肺主气，司呼吸，外合皮毛，开窍于鼻。脾主四肢肌肉，司运化，外合肌腠，开窍于口。时邪疫毒由口鼻或皮毛而入，蕴郁肺脾。肺失通调，脾失健运，水湿内停，与毒相搏，外透肌肤，上熏口咽，出现手足肌肤、口腔黏膜部疱疹，发为手足口病。

本病的病变部位主要在肺脾二经。感邪轻者，疱疹仅现于手足肌肤、口腔黏膜，分布稀疏，疹色红润，疱浆清亮，全身症状轻浅，可较快向愈。若感邪较重，或素体不足，邪盛正衰，湿热毒盛，内燔气营，除手足口部见疱疹外，四肢、臀部等处也可累及，疹色紫暗，分布稠密，疱浆混浊，而且高热烦躁等全身症状严重，甚或出现邪毒化火，内陷厥阴等变证。若邪热内陷心包，则致高热烦躁，神昏谵语，舌质红绛等；邪热扰及肝经，化火动风，则致口噤项强，角弓反张，四肢抽搐等；若邪毒留滞不去，内舍于心，致心脏气阴耗损者，可出现心悸气短、胸闷乏力等症，甚或阴损及阳，心阳虚脱而危及生命。

本病常证多见邪犯肺脾、湿热毒盛的病机变化，变证则常发生邪陷心肝、邪毒犯心的演变。

1. 邪犯肺脾

肺主通调，为水之上源；脾主运化水湿，为水液代谢枢纽。时行邪毒由口鼻或皮毛而入，内犯肺脾。邪毒初犯，肺气失宣，卫阳被遏，脾失健运，胃失和降，故初起可见发热、咳嗽、流涕、恶心、呕吐、泄泻等症；邪毒蕴郁不解，水液输化障碍，则停滞为湿。湿与毒结，上蒸口咽，外泄肌肤，则见手足肌肤、口咽部疱疹等。本证症情轻浅，除手足肌肤、口咽部稀疏疱疹外，全身症状不著。若为高热，或身热持续，则易转为重证。

2. 湿热毒盛

若邪毒初犯失治，或感邪较重，或素体虚弱，均可致邪毒炽盛而内传，邪毒蕴郁肺脾，肺失通调，脾失健运，水湿内停，水湿与邪毒相互搏结，内燔气营，外蒸肌肤，上熏口咽，则致手足、口咽及四肢、臀部疱疹，分布稠密，色泽紫暗，疱浆混浊；毒炽气营，津液耗伤，心神被扰，则见壮热口渴、面赤心烦、溲赤便结等。本证为手足口病重证，若失治、误治，极易出现邪陷心肝、邪毒留心等变证。

3. 邪陷心肝

本证多因湿热毒盛所致。小儿心、肝有余，心为神明之府，肝为风木之脏，若邪毒炽盛，化火内陷，木火相煽，则可出现扰神动风之变证。症见壮热、烦躁、神昏、谵语、舌绛者，为热陷心包证；症见高热、头痛、项强、抽搐，甚或角弓反张者，为热极动风证。

4. 邪毒犯心

本证多见于手足口病的恢复期。心主血脉藏神，无论邪毒留滞不解，内舍于心，或邪毒灼伤营阴，心脏气阴耗损，均可影响心主血脉藏神的功能。若心脉瘀阻，气血运行不畅，则心胸痹痛，唇甲青紫，舌暗脉涩；若心神被扰，神不安舍，则心悸怔忡，烦躁不宁，夜寐不安；若病情进展，损伤心阳，心阳暴脱者，则可见面白多汗、唇紫息微、脉微肢厥等，甚或危及生命。

要点三　诊断

（一）诊断要点

1. 病史

病前1～2周有与手足口病患者接触史。潜伏期多为2～10天，平均3～5天。

2. 临床表现

（1）普通病例表现：急性起病，发热，口腔黏膜出现散在疱疹，手、足和臀部出现斑丘疹、疱疹，疱疹周围可有炎性红晕，疱内液体较少。可伴有咳嗽、流涕、食欲不振等症状。部分病例仅表现为皮疹或疱疹性咽峡炎。多在一周内痊愈，预后良好。部分病例皮疹表现不典型，如：单一部位或仅表现为斑丘疹。

（2）重症病例表现：少数病例（尤其是小于3岁者）病情进展迅速，在发病1～5天左右出现脑膜炎、脑炎（以脑干脑炎最为凶险）、脑脊髓炎、肺水肿、循环障碍等，极少数病例病情危重，可致死亡，存活病例可留有后遗症。

神经系统表现：精神差，嗜睡，易惊，头痛，呕吐，谵妄甚至昏迷；肢体抖动，肌阵挛，眼球震颤，共济失调，眼球运动障碍；无力或急性弛缓性麻痹；惊厥。查体可见脑膜刺激征，腱反射减弱或消失，巴氏征等病理征阳性。

呼吸系统表现：呼吸浅促、呼吸困难或节律改变，口唇紫绀，咳嗽，咳白色、粉红色或血性泡沫样痰液；肺部可闻及湿啰音或痰鸣音。

循环系统表现：面色苍灰、皮肤花纹、四肢发凉，指（趾）发绀；出冷汗；毛细血管再充盈时间延长。心率增快或减慢，脉搏浅速或减弱甚至消失；血压升高或下降。

3. 临床分期

根据发病机制和临床表现，将EV71感染分为5期。

第1期（手足口出疹期）：主要表现为发热，手、足、口、臀等部位出疹（斑丘疹、丘疹、小疱疹），可伴有咳嗽、流涕、食欲不振等症状。部分病例仅表现为皮疹或疱疹性咽峡炎，个别病例可无皮疹。此期病例属于手足口病普通病例，绝大多数病例在此期痊愈。

第2期（神经系统受累期）：少数EV71感染病例可出现中枢神经系统损害，多发生在病程1～5天内，表现为精神差、嗜睡、易惊、头痛、呕吐、烦躁、肢体抖动、急性肢体无力、颈项强直等脑膜炎、脑炎、脊髓灰质炎样综合征、脑脊髓炎症状体征。脑脊液检查为无菌性脑膜炎改变。脑脊髓CT扫描可无阳性发现，MRI检查可见异常。此期病例属于手足口病重症病例重型，大多数病例可痊愈。

第3期（心肺功能衰竭前期）：多发生在病程5天内。目前认为可能与脑干炎症后自主神经功能失调或交感神经功能亢进有关，亦有认为EV71感染后免疫性损伤是发病机制之一。本期病例表现为心率、呼吸增快，出冷汗，皮肤花纹，四肢发凉，血压升高，血糖升高，外周血白细胞（WBC）升高，心脏射血分数可异常。此期病例属于手足口病重症病例危重型。及时发现上述表现并正确治疗，是降低病死率的关键。

第4期（心肺功能衰竭期）：病情继续发展，会出现心肺功能衰竭，可能与脑干脑炎所致神经源性肺水肿、循环功能衰竭有关。多发生在病程5天内，年龄以0～3岁为主。临床表现为心动过速（个别患儿心动过缓），呼吸急促，口唇紫绀，咳粉红色泡沫痰或血性液体，持续血压降低或休克。

亦有病例以严重脑功能衰竭为主要表现，肺水肿不明显，出现频繁抽搐、严重意识障碍及中枢性呼吸循环衰竭等。

此期病例属于手足口病重症病例危重型，病死率较高。

第5期（恢复期）：体温逐渐恢复正常，对血管活性药物的依赖逐渐减少，神经系统受累症状和心肺功能逐渐恢复，少数可遗留神经系统后遗症状。

4. 实验室检查

（1）血常规：白细胞计数正常或降低，淋巴细胞和单核细胞相对增高。病情危重者白细胞计数可明显升高。

（2）血生化检查：部分病例可有轻度谷丙转氨酶（ALT）、谷草转氨酶（AST）、肌酸激酶同工酶（CK-MB）升高，病情危重者可有肌钙蛋白（cTnI）、血糖升高。C反应蛋白（CRP）一般不升高。乳酸水平升高。

（3）血气分析：呼吸系统受累时可有动脉血氧分压降低、血氧饱和度下降，二氧化碳分压升高，酸中毒。

（4）脑脊液检查：神经系统受累时可表现为：外观清亮，压力增高，白细胞计数增多，多以单核细胞为主，蛋白正常或轻度增多，糖和氯化物正常。

（5）病原学检查：Cox A16、EV 71等肠道病毒特异性核酸阳性或分离到肠道病毒。咽、气道分泌物、疱疹液、粪便阳性率较高。本病流行时应进行病原学检查以明确致病病毒。

（6）血清学检查：急性期与恢复期血清Cox A16、EV 71等肠道病毒中和抗体有4倍以上的升高。

5. 物理学检查

（1）胸X线检查：可表现为双肺纹理增多，网格状、斑片状阴影，部分病例以单侧为著。

（2）磁共振：神经系统受累者可有异常改变，以脑干、脊髓灰质损害为主。

（3）脑电图：可表现为弥漫性慢波，少数可出现棘（尖）慢波。

（4）心电图：无特异性改变。少数病例可见窦性心动过速或过缓，Q-T间期延长，ST-T改变。

（二）鉴别诊断

1. 手足口病与水痘相鉴别

表7-3 手足口病与水痘的鉴别诊断表

	手足口病	水痘
流行季节	夏秋季节多见	冬春两季多见
多发年龄组	5岁以下	6~9岁
传染性	传染性强，易引起流行	传染性强，易引起流行
潜伏期	2~7天	10~21天
前驱症状	肺卫表证或肺胃症状	肺卫表证
发热与出疹的关系	发热1~2天或发病同时出疹	发热1~2天内出疹
部位	口腔及手足部发生疱疹，少数可累及臀、臂、腿等处，呈离心性	躯干为多，四肢较少，亦可见于头皮、口腔、咽喉等处，呈向心性

续表

	手足口病	水痘
形态	手足疱疹呈圆形或椭圆形扁平凸起，如米粒至豌豆大，质地坚硬、多不破溃，内有混浊液体，疱疹按长轴方向沿掌、跖、趾和手背边缘呈线样排列。口腔疱疹多发生在硬腭、颊部、唇内及舌部，破溃后形成小溃疡。约1周左右口腔溃疡渐愈合、手足疱疹干缩消退，疹退后无瘢痕及色素沉着	丘疹→疱疹→结痂。疱疹呈椭圆形、大小不一，内含水液，澄清透明，无痘脐，周围有红晕，有痒感，一般3～4天内逐渐干缩结成痂盖，痂盖呈黑褐色，在1～2周内脱落，不留疤痕。
出疹顺序	出疹顺序先后不一，常丘疹、疱疹或疱疹干缩并见	出疹顺序先后不一，在起病3～5天内，皮疹陆续出现，此起彼伏，在同一时间同一部位丘疹、疱疹、结痂常并见
实验室检查	病毒分离和恢复期血清中特异性抗体测定有意义。电镜或荧光显微镜检查疱疹标本有助早期诊断	病毒分离和血清检查有助于诊断

2. 疱疹性咽峡炎

由柯萨奇病毒A组（2～10型）感染引起，夏秋季节发病率高，多见于5岁以下小儿。起病较急，常突发高热、咽痛、流涕、头痛，体检可见软腭、悬雍垂、舌腭弓、扁桃体、咽后壁等口腔后部出现灰白色小疱疹，周围红赤，1～2天内疱疹破溃形成溃疡，疼痛明显，伴流涎、拒食、呕吐等，皮疹很少累及颊黏膜、舌、龈以及口腔以外部位皮肤，可资鉴别。

3. 口蹄疫

二者的症状体征各有不同，口蹄疫起病后主要表现为全身中毒症状和局部疱疹损害两大特征。此外，诊断依据不同，口蹄疫需先有当地牲畜口蹄疫发生或流行，并有与病畜接触机会，或饮用病畜污染而未加热的奶等病史。潜伏期2～18天，以3～8天为常见。发病具有全身中毒症状及局部疱疹、溃疡损害两大特征。二者不难鉴别。

4. 其他病毒所致脑炎或脑膜炎

由其他病毒引起的脑炎或脑膜炎如单纯疱疹病毒、巨细胞病毒（CMV）、EB病毒、呼吸道病毒等，临床表现与手足口病合并中枢神经系统损害的重症病例表现相似，对皮疹不典型者，应根据流行病学史尽快留取标本进行肠道病毒，尤其是EV 71的病毒学检查，结合病原学或血清学检查作出诊断。

5. 脊髓灰质炎

重症手足口病合并急性弛缓性瘫痪（AFP）时需与脊髓灰质炎鉴别。后者主要表现为双峰热，病程第2周退热前或退热过程中出现弛缓性瘫痪，病情多在热退后到达顶点，无皮疹。

6. 肺炎

重症手足口病可发生神经源性肺水肿，应与肺炎鉴别。肺炎主要表现为发热、咳嗽、呼吸急促等呼吸道症状，一般无皮疹，无粉红色或血性泡沫痰；胸片加重或减轻均呈逐渐演变，可见肺实变病灶、肺不张及胸腔积液等。

7. 暴发性心肌炎

以循环障碍为主要表现的重症手足口病病例需与暴发性心肌炎鉴别。暴发性心肌炎无皮疹，有严重心律失常、心源性休克、阿斯综合征发作表现；心肌酶谱多有明显升高；胸片或心脏彩超提示心脏扩大，心功能异常恢复较慢。最终可依据病原学和血清学检测进行鉴别。

要点四　辨证论治

（一）辨证思路

本病辨证应以脏腑辨证结合卫气营血辨证。根据病程、疱疹特点以及临床伴随症状以判定病情轻重，区别病变脏腑等。轻证病程短，疱疹仅现于手足掌心及口腔部，稀疏散在，疹色红润，根盘红晕不著，疱液清亮。全身症状轻微，或伴低热、流涕、咳嗽、恶心、呕吐、泄泻等肺卫失宣、脾失健运证候；重证病程长，疱疹除见于手足掌心及口腔部外，四肢、臀部等其他部位也常累及，且分布稠密，或成簇出现，疹色紫暗，根盘红晕显著，疱液混浊，全身症状较重，常伴高热、烦躁、口痛、拒食、尿赤便结等毒炽气营证候。严重者可因邪陷心肝，或邪毒犯心而出现心经、肝经证候。

（二）论治方法

本病治疗，以清热祛湿解毒为基本原则。轻证治以宣肺解表，清热化湿；重证治以清气凉营，解毒祛湿。出现邪毒内陷或邪毒犯心者，又当配伍清心开窍、息风镇惊；益气养阴、活血祛瘀等法。因小儿脾胃薄弱，时行邪毒总属温热阳毒，故解表不可过于耗散，祛湿不可峻利温燥，清热解毒不可过于寒凉，遣方用药应中病即止，以免耗气伤阴，损脾败胃，冰伏邪气。

（三）分证治疗

1. 常证

（1）邪犯肺脾证

证候：发热轻微，或无发热，流涕咳嗽，咽红疼痛，或纳差恶心，呕吐泄泻，约1～2天后或同时出现口腔内疱疹，破溃后形成小溃疡，疼痛流涎，不欲进食。随病情进展，手足掌心部出现米粒至绿豆大小斑丘疹，并迅速转为疱疹，分布稀疏，疹色红润，根盘红晕不著，疱液清亮，舌质红，苔薄黄腻，脉浮数。

治法：宣肺解表，清热化湿。

主方：甘露消毒丹加减。

常用药：金银花、连翘、黄芩、薄荷、白蔻仁、藿香、菖蒲、滑石、茵陈、板蓝根、射干、浙贝母。

加减：恶心呕吐者，加苏梗、竹茹；泄泻者，加泽泻、薏苡仁；高热者，加葛根、柴胡；肌肤痒甚者，加蝉蜕、白鲜皮；恶寒者，加防风、荆芥；若发热、口渴、恶心呕吐、泄泻、舌红苔黄者，合葛根黄芩黄连汤。

(2) 湿热蒸盛证

证候：身热持续，热势较高，烦躁口渴，口腔、手足、四肢、臀部疱疹，分布稠密，或成簇出现，疹色紫暗，根盘红晕显著，疱液混浊，口臭流涎，灼热疼痛，甚或拒食，小便黄赤，大便秘结，舌质红绛，苔黄厚腻或黄燥，脉滑数。

治法：清热凉营，解毒祛湿。

主方：清瘟败毒饮加减。

常用药：黄连、黄芩、栀子、连翘、生石膏、知母、生地黄、赤芍、牡丹皮、大青叶、板蓝根、紫草、菖蒲、茵陈、车前草。

加减：偏于湿重者，去知母、生地黄，加藿香、滑石、竹叶；大便秘结者，加生大黄、玄明粉；腹胀满者，加枳实、厚朴；口渴喜饮者，加麦冬、芦根；烦躁不安者，加淡豆豉、莲子心；瘙痒重者，加白鲜皮、地肤子。

2. 变证

(1) 邪陷心肝证

证候：高热不退，烦躁谵语，疹点稠密，疹色混浊紫黯，甚或神昏抽搐，舌质红绛，苔黄起刺，脉数有力。

治法：凉营解毒，息风开窍。

主方：清瘟败毒饮合千金龙胆汤加减。

常用药：龙胆、黄连、黄芩、大黄、栀子、竹叶、水牛角、生地黄、牡丹皮、钩藤、僵蚕、地龙。

加减：神昏者，加服安宫牛黄丸；抽搐者，加服羚羊角粉。

(2) 邪犯心肺证

证候：身热未退，频咳气急，胸闷心悸，不能平卧，烦躁不宁，面色苍白，甚则唇指青紫，肢厥冷汗，或吐泡沫样痰，舌质暗红，舌苔白腻，脉沉细无力。

治法：泻肺逐水，温阳扶正。

主方：已椒苈黄丸合参附汤加减。

常用药：葶苈子、大黄、桑白皮、前胡、防己、椒目、泽泻、车前子、人参、附子。

加减：咯血者，加青黛、阿胶。若见面色灰白，四肢厥冷，汗出脉微，是心阳虚衰之危象，应急用参附龙牡救逆汤。

(3) 心阳衰微，肺气欲脱证

证候：壮热不退，神昏喘促，手足厥冷，面色苍白晦暗，口唇紫绀，可见粉红色或血性泡沫液（痰），舌质紫暗，脉细数或沉迟，或脉微欲绝，或指纹紫暗。

治法：回阳救逆。

主方：参附汤加味。

常用药：人参、炮附子、山茱萸。

中成药：参附注射液、参麦注射液等。

(4) 气阴不足，余邪未尽证

证候：低热，乏力，或伴肢体痿软，纳差，舌淡红，苔薄腻，脉细。

治法：益气养阴，化湿通络。

主方：生脉散加味。

常用药：人参、五味子、麦冬、玉竹、青蒿、木瓜、威灵仙、当归、丝瓜络、炙甘草。

加减：肢体痿软无力，肌肉消削者，加黄芪、茯苓、鸡血藤；肢体不温，屈伸不利者，加桂枝、红花、地龙、川芎；弛缓型瘫痪，身热肢重，舌苔黄腻者，加苍术、黄柏、萆薢、薏苡仁、牛膝、忍冬藤。同时积极配合推拿、针灸等法治疗。

细目六　流行性腮腺炎

要点一　概述

流行性腮腺炎是由感受腮腺炎时邪引起的一种急性传染病，临床以发热、耳下腮部漫肿疼痛为主要特征。本病一年四季均可发生，冬春季节发病率最高。任何年龄均可发病，但以学龄前及学龄期儿童为多见，2 岁以下小儿很少罹患。本病传染性较强，易在儿童集体机构发生流行。一般预后良好，患病后可获终生免疫。少数重症患儿可出现邪陷心肝、毒窜睾腹之变证。

西医学认为本病是由腮腺炎病毒引起的急性呼吸道传染病，以腮腺的非化脓性肿胀和疼痛为特征。传染源为病人及隐性感染者，主要通过直接接触、飞沫、唾液污染餐具和玩具等途径传播。病毒经口鼻侵入机体后，在呼吸道上皮细胞内繁殖，然后进入血循环，产生病毒血症。显性感染者病毒通过血液广泛传播，引起相应器官的非化脓性炎症改变，最常受累者为腮腺。隐性感染者常给本病的诊断、预防和隔离带来一定的困难。本病潜伏期为 12 ~22 天。在腮腺肿大前 6 天至肿后 9 天从唾液腺中可分离出腮腺炎病毒，故本病传染期为自腮腺肿大前 24 小时至消肿后 3 天。

中医学称本病为“痄腮”。其病名首见于金代窦默《疮疡经验全书·痄腮》：“痄腮，毒受在耳根、耳聤，通于肝肾，气血不流，壅滞颊腮，是风毒症。”不仅提出了病名，并对痄腮的确切部位、病因及发病机制进行了论述，为后世医家认识本病奠定了基础。现代对痄腮的研究范围广泛，中药药效学研究的开展，为中医药治疗本病提供了客观依据；多种疗法的临床应用，不仅丰富了痄腮中医治疗学内容，而且提高了疗效。

要点二　病因病机

引起本病的原因为感受腮腺炎病毒，其病变部位在足少阳胆经和足厥阴肝经。足少阳之脉起于目外眦，上抵头角，下耳后，绕耳而行，腮腺位于足少阳胆经循行所过之处。若风温邪毒蕴结少阳经脉，气血壅滞不散，则耳下腮部肿痛。

1. 邪犯少阳

风温邪毒从口鼻而入，首犯肺卫。肺卫失宣，卫阳郁遏，故初起可见发热、恶寒、头痛、咽痛等肺卫表证；邪毒入里，内犯少阳经脉，循经上攻，与气血相搏，结于耳下腮部，则腮腺肿胀疼痛。诚如《诸病源候论·诸肿候》所言：“肿之生也，皆由风邪、寒热、毒气客于经络，使血涩不通，壅结皆成肿也。”

2. 热毒壅盛

若感邪较重，或素体虚弱，正不胜邪，邪从火化。毒热炽盛，壅阻少阳经脉，气血凝滞，则致腮部胀甚疼痛，坚硬拒按，张口咀嚼不便；热毒炽盛，则高热不退；邪热扰心，则烦躁不安；热毒内扰脾胃，则致纳少，呕吐；热邪伤津，则致口渴欲饮，尿少而黄。

3. 邪陷心肝

足少阳胆经与足厥阴肝经互为表里。热毒炽盛者，邪盛正衰，邪陷厥阴，扰动肝风，蒙蔽心包，可见高热、抽搐、昏迷等症，此为邪陷心肝之变证。

4. 毒窜睾腹

足厥阴肝经循少腹络阴器，邪毒内传，引睾窜腹，可见睾丸肿胀、疼痛，或少腹疼痛等症，此为毒窜睾腹之变证。

5. 毒结阳明

若邪毒循胸过肋，入脘腹，结阳明者，则可出现上腹疼痛剧烈、恶心呕吐等症。

要点三　辨证论治

（一）辨证思路

痄腮为外感温热病的一种，具有外感热病的一般特点，耳下腮部漫肿疼痛伴发热是其最基本的临床特征。临证时须根据主诉与接触史，结合全身症状，以经络辨证为主，根据全身及局部症状，以区别常证、变证。常证以少阳经脉病变为主，有轻、重之别。轻证属温毒在表，以轻微发热、恶寒、咽痛、腮部肿胀略痛、触之不硬为特点；重证因热毒炽盛，蕴结于内，故初起即见高热烦躁、头痛呕吐、口渴引饮、腮部肿痛剧烈、触之坚硬、张口困难等；变证病在少阳、厥阴两经，临床表现除腮部肿痛外，属邪陷心肝者，伴见高热、神昏、项强、肢抽等；属邪毒内窜睾腹者，则见睾丸肿痛，或脘腹、少腹疼痛等。属毒结阳明者，则可出现上腹疼痛剧烈、恶心呕吐等症。

（二）论治方法

本病治疗以清热解毒，软坚散结为基本法则。轻证以疏风清热为主，重证以清热解毒为先，但总须注重疏利少阳经脉。无论轻证、重证，都应佐以软坚散结之品，以期邪散毒解，壅滞疏通，肿消痛止。出现变证者，又当施以开窍息风、清肝泻火、活血通络等法。本病治疗在内服药物的同时，配合外治疗法，有助于腮部肿胀的消退。常证邪犯少阳证治以疏风清热，散结消肿；热毒壅盛证治以清热解毒，软坚散结。变证邪陷心肝证治以清热解毒，息风开窍；毒窜睾腹证治以清肝泻火，活血止痛；本证邪壅足厥阴肝经，热毒下窜，气血结聚，重在清泄肝胆、疏通经脉，以祛邪毒结滞，适当配以散结消肿之品，则毒散、经脉通畅，自然会达到消肿止痛之目的；热毒下窜，当用泽泻、车前子等分利之品顺势导邪外出。若睾丸坚硬难消者，乃属痰瘀结聚而成，当以活血消瘀、化痰软坚散结为主，适当配以疏通经络之品，使气行血行、气化痰化，有利于结聚之消退。女孩少腹胀痛者治同此法。毒结阳明证，实少阳阳明同病，则治以和解少阳，泻热散结。

（三）分证治疗

1. 常证

（1）邪犯少阳证

证候：轻微发热恶寒，一侧或两侧耳下腮部漫肿疼痛，触之痛甚，咀嚼不便，或有头痛、咽红疼痛、纳少，舌质红，苔薄白或薄黄，脉浮数。

治法：疏风清热，散结消肿。

主方：柴胡葛根汤加减。

常用药：柴胡、黄芩、牛蒡子、葛根、桔梗、金银花、连翘、板蓝根、夏枯草、赤芍、僵蚕。

加减：热甚者，加石膏；咽喉肿痛者，加马勃、玄参、甘草；纳少呕吐者，加竹茹、陈皮；发热恶寒者，加白芷、苏叶；咳嗽者，加前胡、浙贝母；若腮肿较著者，可加丹参、青皮。

（2）热毒壅盛证

证候：高热，一侧或两侧耳下腮部漫肿胀痛，范围大，坚硬拒按，张口咀嚼困难，或有烦躁不安，面赤唇红，口渴欲饮，头痛呕吐，咽红肿痛，颌下肿块胀痛，纳少，尿少而黄，大便秘结，舌质红，舌苔黄，脉滑数。

治法：清热解毒，软坚散结。

主方：普济消毒饮加减。

常用药：柴胡、黄芩、黄连、连翘、升麻、板蓝根、蒲公英、牛蒡子、马勃、玄参、薄荷、夏枯草、陈皮、僵蚕。

加减：热甚者，加生石膏、知母；腮部肿胀甚，坚硬拒按者，加海藻、昆布、牡蛎、赤芍、牡丹皮；呕吐者，加竹茹；大便秘结者，加大黄、玄明粉；口渴唇燥伤阴者，重用玄参，加天花粉。本证虽热毒炽盛，亟当清解，但须防冰伏遏邪。

2. 变证

（1）邪陷心肝证

证候：高热不退，耳下腮部漫肿疼痛，坚硬拒按，头痛项强，烦躁，呕吐剧烈，神昏嗜睡，反复抽搐，舌红，苔黄，脉弦数。

治法：清热解毒，息风开窍。

主方：清瘟败毒饮加减。

常用药：栀子、黄连、连翘、板蓝根、水牛角、生地黄、生石膏、牡丹皮、赤芍、竹叶、玄参、芦根、钩藤、全蝎、僵蚕。

加减：头痛剧烈者，加用龙胆、石决明；恶心呕吐甚者，加竹茹、赭石；神志昏迷者，加服至宝丹；抽搐频作者，加服紫雪。

（2）毒窜睾腹证

证候：腮部肿胀同时或腮肿渐消时，一侧或双侧睾丸肿胀疼痛，或脘腹疼痛，少腹疼痛，痛时拒按，或伴发热、呕吐，溲赤便结，舌红，苔黄，脉数。

治法：清肝泻火，活血止痛。

主方：龙胆泻肝汤加减。

常用药：龙胆、栀子、黄芩、黄连、蒲公英、柴胡、川楝子、荔枝核、延胡索、桃仁、赤芍。

加减：若睾丸肿痛明显者，加青皮、乌药、延胡索、莪术；若伴见鞘膜积液者，加萆薢、车前子；若腹胀、少腹疼痛、便秘者，加大黄、枳壳、木香；若热盛者，加蒲公英、紫花地丁；若睾丸肿硬难消者，可加胆南星、大贝母、牡蛎、昆布、僵蚕、莪术、三棱。

（3）毒结阳明证

证候：腮部肿胀同时或腮肿渐消时，脘腹痛甚，胀满拒按，呕吐频繁，大便秘结，痛时拒按，或伴发热、呕吐，溲赤便结，舌红，苔黄，脉数。

治法：和解少阳，泻热散结。

主方：大柴胡汤加减。

常用药：柴胡、黄芩、枳实、大黄、芍药、半夏、生姜、大枣、蒲公英、郁金、竹茹、川楝子、虎杖、甘草。

加减：大便溏泄者，去大黄，加苍术、煨木香；腹痛剧烈者，加川芎、红花、牡丹皮。

细目七　传染性单核细胞增多症

要点一　概述

传染性单核细胞增多症简称“传单”，是由传单时邪（EB 病毒）引起的急性感染性疾病。临床表现多样化，以发热、咽峡炎、淋巴结肿大和肝脾肿大、周围血象异形淋巴细胞和单核细胞增多为主要特征。

本病的发病，多数病例呈良性经过。任何年龄皆可发病，年长儿症状较重，秋冬季发病率稍高，多为散发，偶见流行。除发热持续、咽痛充血、扁桃体红肿、淋巴结肿大、肝脾肿大、皮疹、周围血象淋巴细胞总数及异形淋巴细胞增多外，严重病例可并发脑炎、格林巴利综合征、肺炎、呼吸道梗阻等。本病病程长短不一，自数周至数月不等，有并发症者病程较长。患病后一般可获终生免疫。

本病从发病和病情经过看，属于中医温病范畴。通过辨证治疗，采用清热解毒、活血化瘀、消痰散结等治法，具有症状消除快，血象恢复早，缩短病程，促进康复等特点。而且对病程较长，迁延难愈的病例，也有较好疗效。由于目前尚无特别有效的抗 EB 病毒的药物，西医学的治疗以对症处理为主，中医中药治疗本病的临床报道较多，显示出中医治疗的良好前景。

要点二　病因病机

本病因外感传单时邪（EB 病毒）而发病。传单时邪由口鼻而入，侵于肺卫，结于咽喉，并内传脏腑，流注经络，伤及营血，发生本病。小儿脏腑娇嫩，形气未充，卫外不固，不耐温疫热毒侵袭，而易于发生本病。加之小儿感邪之后，易于化热化火，故本病发病之后表现为全身性的热毒痰瘀征象，病程也较一般温热病证长。

1. 邪郁肺卫

传单时邪从口鼻而入，首犯肺胃，初起表现为畏寒发热，头痛咳嗽，咽痛咽红，烦渴，恶心呕吐，不思饮食等症。若兼夹湿，还可见困倦乏力，脘腹痞闷，面黄肢重等症。肺胃受邪，多以肺的病变较为突出。如发热咽痛、乳蛾红肿甚则溃烂，此为温疫时邪化热化火，肺热壅盛上熏咽喉所致，同时伴见咳嗽痰多。

2. 热毒炽盛

热毒由表入里，由卫气进入营血，可见壮热烦渴，皮疹发斑，或衄血尿血等气营血分症状。

3. 痰热闭肺

热毒炽盛，炼液为痰，痰热既是病理产物，又是新的致病因素，痰热内闭于肺，肺失宣肃，气机上逆，发为咳嗽痰喘。

4. 痰热流注

热毒炽盛，炼液为痰，痰火瘀结，流注经络，发为热毒痰核，表现为淋巴结肿大。

5. 湿热蕴滞

热毒夹湿蕴滞不解，留恋于气分三焦，而致湿偏重者，发热不退，面黄，困倦肢重，纳呆，苔腻滑；热偏重者，发热口渴，皮疹，尿黄，舌红，苔黄，脉数。

6. 热瘀肝胆

热毒瘀滞，肝胆疏泄不利，导致皮肤黄疸。湿重者，黄疸色晦暗，困倦纳呆，痞闷不舒，小便不利，大便稀溏，舌苔腻；热重者，黄疸色鲜明，壮热烦渴，便结尿黄，舌红，苔黄；血瘀者，肝脾肿大明显，且刺痛或胀痛，刺痛以血瘀为主，胀痛以气滞为主，舌边紫瘀。

7. 瘀毒阻络

由于瘀毒阻络的部位不同，其症状不同。热毒内陷心肝，痰热内闭心包，引动肝风可见抽搐昏迷；痰火流窜脑络，可致目眼歪斜，失语瘫痪；湿热毒邪瘀滞留阻，经隧不通，肢体萎废瘫痪；湿热余毒瘀阻心络，可见吞咽困难，失语痴呆。

8. 正虚邪恋

热病耗气伤阴，加之病程较长，后期以损伤气阴为主，同时热毒痰瘀之邪不易速清，常瘀滞流连，症状消失缓慢。可见病程日久，发热渐退，或低热不退，神疲气弱，口干唇红，便或干或稀，小便短黄，咽部稍红，淋巴结、肝脾肿大逐渐缩小，舌红绛或淡红，剥脱苔，脉细弱。

要点三 诊断

（一）诊断要点

1. 病史

有本病接触史，潜伏期 9～11 天。起病初始，可有轻重不同的前驱症状，如全身不适、畏寒发热、乏力、恶心呕吐、食欲不振等。

2. 临床表现

发热期典型表现：

（1）不规则发热：体温38℃～40℃，热程1～3周，虽有高热但中毒症状不显著。

（2）咽峡炎：咽部充血，扁桃体肿大，可见灰白色假膜，易剥脱，少数有溃疡。

（3）淋巴结肿大：颈后及全身淋巴结肿大并轻度压痛，与发热同时出现。

（4）肝脾肿大：以脾肿大为主。

（5）皮疹：约10%～20%的病例在病后1周出现皮疹，其形态呈多形性，或斑丘疹，或猩红热样皮疹，或麻疹样皮疹，以躯干部为主，数日内渐退。

另外，本病常累及肺、肝、肾、脑等器官，而出现咳喘、黄疸、血尿、惊厥及瘫痪失语等症状。病程2～4周。由于病变涉及全身，又表现不一，临床上曾根据主症分为腺肿型（以淋巴结及脾肿大为主）、咽峡炎型（以咽峡炎和发热为主）、热型（以发热、皮疹为主）、肝炎型（以黄疸、肝损害为主）、肺炎型（以发热、咳喘为主）、脑型（以脑神经症状为主）等。恢复期全身症状消退，但精神疲软，淋巴结和脾肿大消退较慢，持续数周或数月。

3. 实验室检查

（1）血常规：起病1周末白细胞总数可上升到（10～20）$\times 10^9$/L，分类以单核和淋巴细胞增多为主，占白细胞总数60%或以上，异形淋巴细胞>10%或绝对值>1.0×10^9/L，依其形态可分为空泡型、不规则型和幼稚型三型。

（2）血清嗜异性凝集试验：血清嗜异性凝集试验比值>1∶64，豚鼠肾吸附后>1∶40，牛红细胞吸附后为阴性。

（3）EB病毒抗体测定：IgM、IgG在起病1周内即可出现，前者持续4～8周，后者终生存在。

（二）鉴别诊断

1. 巨细胞病毒感染

其症状酷似传染性单核细胞增多症，应予鉴别。巨细胞病毒感染很少出现咽痛和淋巴结肿大，且血清嗜异性凝集试验阴性。通过血清特异性巨细胞病毒IgM抗体测定和巨细胞病毒分离可确诊。尿中发现巨细胞病毒包涵体也有助于鉴别。

2. 溶血性链球菌感染引起的咽峡炎

传单早期发热、咽峡炎、淋巴结肿大，与链球菌性咽峡炎类似，但溶血性链球菌感染引起的咽峡炎血象示中性粒细胞增多，咽拭子细菌培养可得阳性结果，且青霉素治疗有效。

3. 传染性淋巴细胞增多症

发病年龄以10岁以下为主，可有轻度发热，上呼吸道感染或/和胃肠道症状。外周血白细胞总数可升高，分类中以成熟淋巴细胞为主，约占60%～90%，异常淋巴细胞并不增高，骨髓象正常，嗜异性凝集试验阴性。

4. 急性淋巴细胞白血病

传单病程远较急性淋巴细胞白血病缓和，且嗜异性凝集试验阳性，血液异常淋巴细胞呈多行性，红细胞及血小板大多正常，骨髓象幼稚细胞比例不增高。

5. 病毒性肝炎

病毒性肝炎发热较低，待黄疸出现发热消退，淋巴细胞增多持续时间短暂，异型淋巴细胞数在 10% 以下，嗜异性凝集试验及 EBV 抗体测定均呈阴性。

要点四 辨证论治

（一）辨证思路

本病的发生、发展、转归，呈温病演绎，具有卫气营血的一般传变规律，临证时应辨清病程所在。初起邪郁肺卫，症见畏寒发热、咳嗽咽痛、头痛不适；继而热毒化火入里，肺胃气分热盛，故壮热不退，口渴烦躁，热毒攻喉则咽喉肿烂，热毒流注则痰核肿痛，热毒外泄则皮疹发斑；严重者热陷营血，表现为气营两燔，营血受邪则发斑出血、神昏抽搐；后期气阴损耗，余毒未尽，表现为精神软弱、低热盗汗、痰核消退缓慢。热毒内传，灼津为痰，熬血成瘀，痰瘀互结，耗气伤阴，是本病的基本病理。由于本病的表现复杂多样，虽有上述病变规律，但在主症的表现形式上往往以某一器官为突出，构成了临床上的不同分型。邪郁肺卫证、热毒炽盛证均可见于咽峡炎型，症见发热咳嗽，咽喉肿痛溃烂，肌肤发疹，严重者咽喉痹阻，伴颈项痰核肿痛；痰热流注证即腺肿型，症见发热不退，颈项及全身淋巴结肿大（瘰疬结核），肝脾肿大（胁下痞块）；痰热闭肺证即肺炎型，症见壮热烦躁，咳嗽痰喘，鼻翼煽动，胸腹胀满；热瘀肝胆证即肝炎型，症见发热目黄，肝脾肿大，腹胀纳呆；热陷心肝证即脑型之发病急暴者，症见壮热谵妄，神昏抽搐；瘀毒阻络证即脑型之发病缓慢者，症见肢体瘫痪，口眼歪斜，吞咽困难，失语痴呆。

（二）论治方法

传单时邪是本病的主要致病因素，热毒痰瘀是基本病理特征，因此清热解毒、化痰祛瘀是本病的基本治则。根据病变表里浅深的不同，又有所侧重，在卫则辛凉散表，在气则清气泄热，在营血分则清营凉血，后期气阴耗伤则益气养阴，兼清余邪。若兼湿邪夹杂，应结合化湿利湿，通络达邪。邪郁肺卫治以疏风清热，清肺利咽。热毒炽盛，治以清热泻火，解毒利咽。痰热闭肺治以清热泻火，解毒利咽。痰热流注治以清热化痰，通络散瘀。湿热蕴滞治以清热解毒，行气化湿。热瘀肝胆治以清热解毒，利湿行瘀。瘀毒阻络急性期以清热解毒，化痰开窍，疏通经络为主；日久者，以清利湿热，活血通络为主。气血亏虚者，以益气活血，化瘀通络为主。正虚邪恋治以益气生津，兼清余热，佐以通络化瘀。

由于本病病程较长，表现形式多样，早期诊断、早期治疗十分重要，在治疗中牢记抓住清热解毒、化痰祛痰这一基本大法，不间断用药，是防止复发、提高疗效的关键所在。

（三）分证治疗

1. 邪郁肺卫证

证候：发热，微恶风寒，微有汗，咳嗽鼻塞，流涕，头身痛，咽红疼痛，舌边或舌尖稍红，苔薄黄或薄白而干，脉浮数。

治法：疏风清热，清肺利咽。

主方：银翘散加减。

常用药：金银花、连翘、芦根、竹叶、荆芥、淡豆豉、薄荷、牛蒡子、桔梗、生甘草。

加减：咽喉肿痛者，加蝉蜕、僵蚕、山豆根；淋巴结肿大者，加蒲公英、夏枯草、蚤休；高热烦渴者，加生石膏、黄芩、知母；咳嗽痰多者，加浙贝母、杏仁、前胡；兼寒邪郁表者，加羌活、紫苏；兼湿邪郁表者，加藿香、苍术、厚朴、滑石。

2. 热毒炽盛证

证候：壮热烦渴，咽喉红肿疼痛，乳蛾肿大，甚则溃烂，口疮口臭，面红唇赤，红疹显露，淋巴结肿大，便秘尿赤，舌质红，苔黄糙，脉洪数。

治法：清热泻火，解毒利咽。

主方：普济消毒饮加减。

常用药：黄连、连翘、板蓝根、升麻、牛蒡子、马勃、桔梗、玄参、薄荷、柴胡、黄芩、陈皮、僵蚕。

加减：淋巴结肿大者，加蒲公英、夏枯草、浙贝母；高热烦渴者，加生石膏、知母；大便秘结不通者，加大黄、芒硝、枳实；咽喉红肿溃烂严重者，合用六神丸；皮疹显著者，加升麻、紫草、牡丹皮；若热窜心肝，神昏抽搐者，加用羚羊角、钩藤，合用紫雪。

3. 痰热闭肺证

证候：壮热不退，咳嗽气急，痰涎壅盛，烦躁不安，咽喉肿痛，淋巴结肿大，肝脾肿大，口唇紫绀，舌质红，苔黄腻，脉滑数。

治法：清热解毒，宣肺涤痰。

主方：麻黄杏仁甘草石膏汤合清宁散加减。

常用药：麻黄、生石膏、黄芩、鱼腥草、葶苈子、桑白皮、车前子、杏仁。

加减：高热烦渴者，重用石膏，加知母、天花粉、栀子；腹胀便秘者，加大黄、芒硝、枳实、厚朴；口唇紫绀者，加红花、丹参、赤芍；痰涎壅盛者，加竹沥、天竺黄、胆南星；淋巴结肿大，加夏枯草、蒲公英、蚤休；咽喉肿痛者，加马勃、僵蚕、板蓝根、山豆根。

4. 痰热流注证

证候：发热，热型不定，颈、腋、腹股沟处浅表淋巴结肿大，以颈部为著，脾脏肿大，舌质红，苔黄腻，脉滑数。

治法：清热化痰，通络散瘀。

主方：黛蛤散合清肝化痰丸加减。

常用药：连翘、栀子、夏枯草、青黛、海蛤壳、生地黄、牡丹皮、昆布、海藻、僵蚕、浙贝母、柴胡、当归。

加减：发热高者，去海藻、昆布，加蒲公英、板蓝根、石膏；胁肋胀痛，肝脾肿大者，加柴胡、枳壳、三棱、莪术、丹参；淋巴结肿硬不痛，日久不消，热势不甚者，加桃仁、红花、皂角刺，适减连翘、青黛，或用仙方活命饮；若肝脾肿大日久不消者，可用血府逐瘀汤适加穿山甲、皂角刺。

5. 湿热蕴滞证

证候：发热持续，缠绵不退，身热不扬，汗出不透，头身重痛，精神困倦，呕恶纳呆，口渴不欲饮，胸腹痞闷，面色苍黄，红疹白疹，大便黏滞不爽，小便短黄不利，舌偏红，苔黄腻，脉濡数。

治法：清热解毒，行气化湿。

主方：甘露消毒丹加减。

常用药：滑石、黄芩、石菖蒲、川贝母、木通、藿香、白豆蔻、茵陈、桔梗、甘草、竹叶。

加减：咽喉肿痛显著者，加马勃、僵蚕、板蓝根、山豆根；皮疹显著者，加升麻、紫草、牡丹皮；淋巴结肿大者，加夏枯草、浙贝母、蒲公英；高热烦渴，加生石膏、知母；湿偏重者，可藿香、苍术、栀子、连翘、薏苡仁、滑石。

6. 热瘀肝胆证

证候：身热目黄，皮肤发黄，小便深黄短，肝脾肿大明显，胸胁胀痛，恶心呕吐，食欲不振，大便不调，舌质红，苔黄腻，脉弦数。

治法：清热解毒，利湿行瘀。

主方：茵陈蒿汤加减。

常用药：茵陈、柴胡、大黄、栀子、黄芩、竹茹、车前子、郁金、丹参。

加减：热重者，加龙胆、蒲公英、田基黄、虎杖、败酱草；湿重者，加泽泻、滑石、金钱草、苍术、厚朴；呕吐者，加藿香、法半夏、生姜；腹胀者，加厚朴、枳壳、槟榔；纳呆者，加谷芽、麦芽、焦山楂、焦神曲；胁下痞块疼痛者，加柴胡、枳壳、桃仁、赤芍、丹参、乳香；黄疸已退，肝脾肿大长期不消者，可用血府逐瘀汤。

7. 瘀毒阻络证

证候：症状表现多样，除发热、咽喉肿痛、淋巴结及脾肿大外，发病缓者可有肢体瘫痪、口眼歪斜、吞咽困难、失语、痴呆，发病急重者壮热谵语、颈项强直、神昏抽搐、角弓反张等，舌质红，苔黄腻，脉数。

治法：急性期以清热解毒，化痰开窍，疏通经络为主；日久者，以清利湿热，活血通络为主；气血亏虚者，以益气活血化瘀通络为主。

主方：急性期犀角清络饮加减；后期加味二妙丸或补阳还五汤加减。

常用药：急性期常用水牛角片、牡丹皮、赤芍、生地黄、黄连、连翘、竹沥、石菖蒲、郁金；后期常用黄柏、苍术、薏苡仁、当归、牛膝、木瓜、蚕沙、忍冬藤、黄芪、川芎、桃仁、红花、地龙。

加减：神昏抽搐，合用安宫牛黄丸、紫雪或加羚羊角、钩藤、石决明。病程日久，肢体瘫痪，余毒未清者，上肢不利加桑枝、羌活、姜黄；下肢不利者，加独活、桑寄生；口眼歪斜者，加僵蚕、全蝎、白附子；肢体震颤抽搐，或肢体筋脉拘急者，合用大定风珠。病程日久，气血亏虚，肢体瘫痪，肌肉萎缩者，补阳还五汤加减，常用药有黄芪、当归、川芎、赤芍、桃仁、红花、地龙；失语痴呆者，可用菖蒲丸，常用药菖蒲、郁金、远志、川芎、茯苓、党参、丹参。

8. 正虚邪恋证

证候：病程日久，发热渐退，或低热不退，神疲气弱，口干唇红，便或干或稀，小便短黄，咽部稍红，淋巴结、肝脾肿大逐渐缩小，舌红绛或淡红，或剥苔，脉细弱。

治法：益气生津，兼清余热，佐以通络化瘀。

方药：气虚邪恋，竹叶石膏汤加减；阴虚邪恋，青蒿鳖甲汤加减。

常用药：气虚邪恋常用竹叶、石膏、人参、麦冬、半夏、粳米、甘草；阴虚邪恋常用青蒿、鳖甲、生地黄、牡丹皮、知母。

加减：气虚甚，易汗出者，加黄芪；心悸者，加龙骨、五味子；肝脾大者，加桃仁、丹参；大便干结者，加火麻仁、瓜蒌子；食欲不振者，加生山楂、生谷芽、生麦芽；淋巴结肿大者，加夏枯草、海藻、昆布；血尿加白茅根、大蓟、小蓟、蒲黄、水牛角。

细目八　流行性乙型脑炎

要点一　概述

流行性乙型脑炎（简称乙脑）是由流行性乙型脑炎病毒引起的急性中枢神经系统传染病，临床表现以发病急骤、高热、头痛、呕吐、项强、神昏、痉厥为主要特征。本病属中医学“暑温”范畴，依据其临床表现，又有“暑风”、“暑痉”、“暑厥”等病名。暑风者见手足搐搦而动；暑痉以颈强、角弓反张为名；暑厥以兼见手足逆冷为主。

本病任何年龄均可发病，但以10岁以下儿童，尤其是2～6岁小儿发病率最高，随着年龄的增长则有所下降，婴儿时期较少发病。

本病有明显季节性，多数集中在每年的7、8、9三个月，正值“后夏至日为病暑”的时令。

本病经蚊媒介传播，一旦感染本病，发病急骤，传变迅速，病情凶险。轻者尚能顺利康复，重者常可危及生命或留下严重后遗症，故本病的发病特点可用“急、重、危、残”四个字来概括。

近年来由于普遍接种乙脑疫苗预防，本病发病率已明显下降，多以散发为主，基本无流行趋势。我国新中国成立后于20世纪50年代起开始有乙脑病例统计，60年代初期发病率以逐年上升为特点，60年代末到70年代中期发病率维持在较高水平，70年代后期发病率出现下降趋势，虽然每4～5年出现一次流行高峰，但由于流行性乙型脑炎疫苗的广泛推广使用，总体呈下降趋势；乙脑病例报告多以散居儿童为主，呈高度散发状态；发病季节主要集中在每年的6～7月（其中6月为高峰期），发病年龄绝大部分集中在14岁之前，其中以5岁前儿童为主，故该年龄段应成为重点关注的对象；综合影响乙脑流行的各种因素，必须采取相关的预防和控制措施，如开展爱国卫生运动，清洁环境，防蚊、灭蚊，切断传播途径，但最重要的还是提高适龄儿童的乙脑疫苗接种率，建立有效的免疫屏障。

中医学对本病治疗积累了丰富的经验，特别是中西医结合疗法在控制病情、减轻症状、降低死亡率、减少后遗症发生等方面较单一疗法有明显优势。中医药治疗乙脑的基础研究也取得了显著的进展，为中医药治疗本病展现了广阔的前景。

要点二 病因病机

流行性乙型脑炎由感受流行性乙型脑炎时邪所致，其邪属于暑温邪毒。夏月暑气当令，气候炎热，人或元气有亏，经蚊虫叮咬，则邪毒乘虚由皮毛袭入而发病。小儿因神气怯弱，气血未充，脏腑未坚，不耐暑热蒸迫，阴液阳气易随汗泄而尤易罹患。

暑为火热之气所化，伤人最速，且小儿发病容易，传变迅速。诚如《温病条辨·解儿难》所言："小儿肤薄神怯，经络脏腑嫩小，不奈三气发泄，邪之来也，势如奔马，其传变也，急如掣电。"所以，本病急性期按照温病卫、气、营、血规律发展变化，但传变迅速，卫、气、营、血的界限常不分明，多表现为卫气同病、气营同病、营血同病。其主要病理变化，从急性期到恢复期、后遗症期，又围绕热、痰、风演变与转化。其主要病变脏腑，急性期在肺、胃、心、肝，恢复期及后遗症期在心、脾、肝、肾。

1. 卫气营血传变

小儿脏腑柔嫩，肌肤薄弱，容易感受暑温时邪而发病。其发病之后，急性期疾病变化不外卫、气、营、血的传变规律。暑温时邪由皮毛而入，病在卫分，首先犯肺，表热蒸盛，肌表不宣，见发热恶寒，头痛颈强。邪正相争，正不压邪，暑邪由表入里，传入气分，肺热燔炽，胃气上逆，肝火上炎，症见壮热无汗或少汗，头痛剧烈，呕吐频繁，嗜睡或烦躁不宁，四肢抽搐。邪势盛则暑邪进一步侵入营分，心肝俱病，暮热早凉，神识昏迷，四肢抽掣、厥逆。再传血分，伤津劫液，耗血动血，昏不知人，舌质绛干，吐衄出血，甚至出现呼吸不整，内闭外脱。暑温时邪炽烈，伤人最速，既病之后又传变迅速，卫、气、营、血传变并不遵从"卫之后，方言气；营之后，方言血"的一般规律。往往卫表未解，气热已炽；气热方燔，营分已灼；营热正盛，血分已伤。所以，本病在临床上常见为卫气、气营、营血同病的病理变化，不可拘执于逐一传变，而耽延认证。

乙脑的病情及转归，与感邪轻重、体质强弱密切相关。急性期起病急骤，病多在肺胃而出现肺卫表证或卫气同病，若正气尚盛，感邪轻者，则邪可透出肌表或从气分而解，是为轻证；若正气虽盛，但感邪深重者，则邪毒迅速内传而出现气营两燔或邪陷心肝之证，此为重证；若病情进一步发展，邪毒内闭清窍，耗劫气津，正不敌邪，则可出现内闭外脱之危证。

2. 热痰风演变

流行性乙型脑炎性属暑温，常见惊风证候，其病变机制，自始至终，又不离乎热、痰、风的演变。本病急性期以高热、抽风、昏迷为主症，是热、痰、风的典型证候。热证，在本病初为卫表郁热，继而内犯为里热，循气、营、血分传变；痰证，因热炼津液而生，无形之痰蒙蔽心神、有形之痰壅于肺咽；风证，外风初郁于表，继则因邪热化火动风、邪陷心肝生风。急性期热、痰、风三者非分别为病，而是相合肆虐，如《幼科铁镜·阐明发惊之由兼详治惊之法》所说："惊生于心，痰生于脾，风生之肝，热出于肺，此一定之理也。热盛生风，风盛生痰，痰盛生惊，此贼邪逆克必至之势。"急性期过后，邪势虽减，而气阴耗伤，证候转为以虚为主或虚实夹杂，但仍不离热证、痰证、风证之候。恢复期、后遗症期之热证，由于热伤阴液而内生虚热，或卫阳亏损、营阴失藏，营卫不和而生热；痰证由于急性期痰蕴未消，热未清者痰火内扰，热已消者痰浊内蒙；风证或因风窜络脉气血痹阻，或因热伤气阴，血燥风动。

暑为阳邪，其性峻烈，易从火化，耗气伤液。火热炽盛，热盛生风，风盛生痰，热、痰、风相互交织，互为因果，则高热、神昏、抽搐、痰鸣四证并见。若气液耗劫，正不胜邪，又可猝然出现呼吸不整，汗出肢冷，脉微欲绝等内闭外脱之险候。暑多夹湿，湿为阴邪，其性黏腻，夏季雨水较多，天暑下迫，地湿上蒸，暑湿相合，内困中阻，蒙蔽清阳，则可出现头痛如裹，胸闷呕恶，嗜睡昏迷等症。

总之，流行性乙型脑炎属急性热病，邪盛毒深，病势急而病情重，病机变化复杂。临床要掌握急性期卫气营血与热痰风二者病理变化的规律，恢复期、后遗症期热痰风证的虚实特点，则可以举其纲、张其目，辨病识证，于复杂的病机演变中抓住要领。

要点三　诊断

（一）诊断要点

1. 季节性

本病具有明显的季节性，发生于夏至以后到立秋以前这段时间，即7、8、9三个月。

2. 分期表现

（1）初期：起病大多急骤，初期发热无汗，头痛呕吐，嗜睡或烦躁不安，婴儿可见囟门隆起，颈有抵抗或强直，可见抽搐。

（2）极期：多数患儿发病第3天后进入极期，出现持续高热，嗜睡昏迷，频作抽搐。极重型患者还可出现邪毒内闭、气阳外脱的变证，产生脑疝、呼吸衰竭等危症。

（3）恢复期：病程10天后，多数进入恢复期，身热渐降，神志渐清，抽搐由减轻至停止，逐渐向愈。部分患儿仍可有不规则发热，意识障碍，吞咽困难，四肢僵硬，失语，失明，耳聋等症状。

（4）后遗症期：少数患儿发病1年后仍有智力障碍，躁扰多动，肢体瘫痪，癫痫发作等，称为后遗症期。

3. 神经系统检查

患儿肌张力增强，有不同程度的脑膜刺激征及锥体束征。

（1）脑膜刺激征

颈强直：病儿仰卧，检查者一手托住病儿枕部，向前屈曲颈部，正常时无抵抗感，阳性时颈部屈曲受阻，下颌不能抵住胸部。

克氏征：病儿仰卧，将一侧下肢的髋关节及膝关节均屈曲成直角，然后抬高其小腿，正常膝关节伸展角大于135°，如有抵抗不能上举为阳性。

布氏征：病儿仰卧，检查者一手托住病儿枕部，将头前屈，此时若膝关节有屈曲动作为阳性。

（2）锥体束征

巴宾斯基征：用较尖的叩诊锤柄端由足跟沿足底外侧缘向足尖轻划至大足趾，表现为大足趾背曲，其他四趾呈扇形分开，称为巴氏征阳性，若1岁半以后出现此反射则为锥体束损害的重要体征。

戈登氏征：用手捏压腓肠肌，正常时大足趾跖曲，若大足趾伸直背曲为病理反射，是锥体束损害的重要体征。

查多克氏征：在足背外踝下部由足跟向足尖方向划去，正常大足趾跖曲，大足趾伸直为病理反射，是锥体束损害的重要体征。

4. 实验室检查

（1）血常规检查：白细胞总数多在5日内增高，一般在（10～20）$\times 10^9/L$，中性粒细胞增至80%以上。

（2）脑脊液检查：早期压力增高，白细胞计数多在（50～500）$\times 10^6/L$，分类以淋巴细胞为主（早期以中性粒细胞为主），蛋白轻度增高，糖与氯化物正常。

（3）补体结合试验：乙型脑炎病后2～5周内阳性；血凝抑制试验发病5天后出现阳性，第2周达高峰。

5. 临床分型

（1）轻型：体温不超过39℃，可有轻度嗜睡、头痛、呕吐，神志始终清楚，无抽搐及呼吸困难，无颅内压增高及脑膜刺激症状。病程一般在1周左右，无后遗症。

（2）普通型：多数乙脑患儿发热39℃～40℃，有头痛、呕吐等颅内压增高的表现，有明显嗜睡或半昏迷，可有抽搐，脑膜刺激征明显，病理反射阳性。病程多在10天左右，一般无后遗症，部分病例在恢复期仍有轻度精神神经症状。

（3）重型：持续40℃以上高热，昏迷、抽搐伴持续性肢体强直，颅内压增高和脑膜刺激征明显，有明显的呼吸困难和缺氧表现。病程多在两周以上，多数病例有后遗症。

（4）极重型：持续发热40℃～41℃，持续或反复惊厥，深度昏迷，四肢强直，中枢性呼吸衰竭，多痰导致上呼吸道阻塞。死亡率达50%以上，存活者均留有后遗症。

（二）鉴别诊断

1. 疫毒痢

多发生在夏秋季节，是感受湿热疫毒的急性肠道疫病。该病起病急骤，常在解脓血黏液便前先有突然高热、迅速昏迷、抽搐等表现，更易内闭外脱，但无脑膜刺激征及其他神经系统阳性体征，生理盐水灌肠或肛拭取粪便，可见脓血便，镜下检查可见大量脓细胞、白细胞、红细胞，而脑脊液检查无变化。

2. 高热惊厥

发病无明显季节性，多见于6月～3岁小儿，惊厥发生多在发热疾病初期的体温骤升时，多为一次惊厥，抽搐呈全身性，持续时间较短，一般1～3分钟抽搐停止，抽搐停止后意识正常，无脑膜刺激征及其他神经系统定位体征，一般预后良好。2周后脑电图检查正常。常有既往类似病史与家族史。

3. 神经系统感染性疾病

出现脑膜刺激征及其他神经系统阳性体征时，应与中枢神经系统其他感染性疾病相鉴别。

（1）化脓性脑膜炎：多见冬春季节，急性起病，发热、头痛、呕吐，流行性脑膜炎常有皮肤瘀斑，脑脊液呈混浊脓性，白细胞计数明显升高，中性粒细胞超过80%以上，糖及氯化物降低，培养及涂片可找到病原菌。

（2）结核性脑膜炎：发病无季节性，起病较隐匿而缓慢，可有明显脑膜刺激征，脑脊液压力高，外观多呈毛玻璃样，静置24小时后有薄膜形成，白细胞增多，以淋巴细胞为主，糖及氯化物降低，蛋白含量中度增高，脑脊液中PPD-IgM、IgG阳性，培养出抗酸杆菌。既往有结核病史或密切接触史。

（3）腮腺炎脑炎：多发于冬春季节，有流行病接触史，血清淀粉酶升高，血清流行性腮腺炎特异性抗体IgM阳性。

4. 与暑湿、湿温、中暑鉴别

（1）暑湿：暑湿虽多发生在夏季，但其初起以寒热、身痛等邪郁卫表的证候为主要表现，气分病变部位较广泛，可郁在少阳，或困阻中焦，或弥漫三焦，均有不同程度的脘痞、呕恶、苔腻等湿邪内蕴症状，虽有暑伤津气证候，但不及暑温明显。

（2）湿温：湿温多发生于夏秋季节，由感受湿热病邪所致，起病较为缓慢，初起以恶寒，身热不扬，头重痛，身重肢倦，脘痞苔腻等邪遏卫气的湿重热轻证候为主要表现；病变过程有湿热化燥伤阴与湿盛困阻阳气的不同转归；湿温以病势缠绵，脾胃为病变中心，邪多留恋气分，发热难退，病程较长为特征。湿温与暑温鉴别并不困难。

（3）中暑：中暑亦是夏季常见暑病，由猝中暑热或感受暑热秽浊之气所致，以猝然昏倒、不省人事或突然烦躁神昏为主要表现。本病和暑温之暑入心营证候颇为相似。两者的区别在于中暑乃突然神昏肢厥，经妥善处理，神志较易苏醒。暑温之暑入心营，多为暑热病邪由气分深入所致，神昏不如中暑猝然，其恢复亦较困难。

要点四　辨证论治

（一）辨证思路

因本病发病急骤，传变迅速，感邪后虽按温病卫、气、营、血规律传变，却往往界限不清。因此，临床可紧紧围绕本病发热、昏迷、抽搐三大主症，结合其他伴随症状，加以详细辨别，以掌握热、痰、风病机之间的相互联系与区别，判断病情之轻重，了解疾病的发展与转归。

1. 辨发热

发热是小儿乙脑疾病过程中必有的症状。初起发热多在38℃~39℃左右，神志多清，常伴头身疼痛、项强不舒、嗜睡或烦躁等，此属邪在卫而偏热；若见神烦嗜睡，恶心呕吐，舌苔白腻者，为邪在卫而偏湿。若见发热头痛，呕吐阵作，烦躁不安，口渴欲饮，舌红苔薄，脉浮有力者，则属卫气同病。若发热加重，体温达39℃~40℃，烦躁口渴，颈项抵抗或强直，舌红苔黄，脉数有力，为邪入气而偏热；若见身热不扬，神烦嗜睡，胸闷呕吐，溲赤便溏，舌红苔腻，脉象滑数者，为邪在气偏湿。若病至极期，体温持续在40℃以上，稽留不退，并伴神昏抽搐，舌绛苔黄者，为暑入气营；极期后，若出现身热夜甚，神昏抽搐持续，舌绛而干，甚则吐衄斑疹者，为病入营血。本病一般经过8~11天，便进入恢复期，症见发热渐退或低热不退，心烦口渴，食纳不振，倦怠无力，容易出汗者，多为余热未清，气阴已伤。

2. 辨昏迷

乙脑疾病过程中，常可出现昏迷的症状，因发病阶段不同，其昏迷程度也有轻重浅深之别。轻者表现为神志模糊或嗜睡，唤之能应，是暑热扰心所致。极期常出现嗜睡、谵妄，或昏迷不醒，喉间痰鸣等，为毒陷心营或痰蒙清窍的重证。本病出现昏迷症状，一般在发病后的3~4天，故昏迷症状出现愈早，昏迷的程度愈深，持续时间越长，则病情越重，其预后也差。

3. 辨抽搐

抽搐是乙脑疾病中常见症状之一。初热期，抽搐多呈阵发性发作，常与发热并存，乃由热极生风所致，是为外风；极期多表现为肢体强直，角弓反张，牙关紧闭或呈憋气样呼吸，或阵发性肢体抽动，甚则可见反复强直性抽搐，为邪窜心肝所致，是属内风。恢复期，邪去阴伤，肝失所养，症见抽搐无力或震颤样抖动，或不自主的动作，可伴见低热、盗汗、咽干等，是为阴虚风动；若余邪留络，则见肢体瘫痪。

少数接受接种的小儿可能出现神经系统反应，如果出现反应，一般符合本病轻证的临床表现，可参照本病处理。此外，其他病毒性脑炎也需引起注意，不过其症状多数比本病轻，临床辨证论治也可以参考本病。

（二）论治方法

本病治疗以清暑解热、豁痰开窍、息风镇惊为基本原则。根据病期不同，具体治法有别。初期邪犯卫气，治宜清解暑热，透表散邪，夹湿者佐以芳香化湿，使邪从外泄；极期邪在气营、营血，热、痰、风交炽，治宜清气泄热，清营凉血，佐以豁痰开窍、息风镇惊；恢复期、后遗症期正虚邪恋，治宜益气养阴，退热涤痰，搜风通络，并积极配合针灸、推拿等，以促进恢复，减少后遗症的发生。

小儿暑温以感触暑温时邪疫毒，热、痰、风相互转化，充斥脏腑经络为主要病机，故治疗以清热、豁痰、息风为主要原则。治疗时还应注意以下几点：

（1）暑多夹湿：暑伤人多夹湿，常有湿热兼证，故治疗时宜佐以淡渗利湿之品。用药时注意：清热不碍湿，除湿不伤阴。

（2）暑必伤气：暑必伤气，加之高热不退，抽搐，极易伤阴耗气，故病至恢复期，脏腑气阴耗伤，经络筋脉失养，热、痰、风不除，虚热内生，虚风内扰，痰蒙清窍，故除清热化痰息风外，还应益气养阴。

由于乙脑发病急骤，传变迅速，往往起病即可邪热直趋气营，甚则营血并见，化热动风生痰。重者可因痰热内盛、阴阳离决而发生死亡。部分患儿瘥后因痰热留于心包络，机窍不利而后遗痴呆、失语、耳聋等症，亦可因风痰留滞经络、筋脉不利而呈现手足拘挛、强直甚或瘫痪等后遗症。因此，治疗应多途径给药，如静脉滴注、鼻饲与直肠给药等，对于极期病重者，给药一般通过鼻饲管灌服，并配合西医抢救治疗，可为及时治疗争取时间。

（三）分证治疗

1. 初期、极期（急性期）

（1）卫气同病证

证候：发热，或持续高热，微恶风寒，或但热不寒，烦躁不安，恶心，呕吐，嗜睡，颈项强硬，易惊惕，少汗，头痛，口渴，小便短赤，大便干结，舌质红，苔薄黄腻，脉浮数有力，或脉洪数，指纹浮紫。

治法：解暑化湿，清热解毒。

主方：偏卫分证用新加香薷饮加减；偏气分证用白虎汤加减。

常用药：偏卫分证：香薷、连翘、金银花、扁豆花、厚朴、薄荷、淡豆豉；偏气分证：石膏、知母、香薷、金银花、板蓝根、蚤休、粳米、甘草。

加减：胸闷作呕，舌苔白腻，加白蔻仁、藿香、佩兰、竹茹，或选用甘露消毒丹；呕吐甚者，加赭石、姜半夏；表证明显者，加荆芥、鲜荷叶、西瓜翠衣、菊花；颈项强直者，加葛根、僵蚕、钩藤、蝉蜕；腹胀便秘者，加大黄、芒硝。

（2）气营两燔证

证候：持续高热，神昏谵语，烦躁不安，嗜睡，恶心，呕吐，角弓反张，肢体震颤，颈项强硬，四肢抽搐，双目上视，牙关紧闭，呼吸不利，头痛，喉间痰鸣，口渴多饮，小便短赤，大便干结，舌质红绛，苔黄腻，脉洪数有力，指纹紫滞。

治法：清气凉营，泻火解毒。

主方：清瘟败毒饮加减。

常用药：生石膏、水牛角、生地黄、知母、牡丹皮、黄连、黄芩、菖蒲、大青叶、甘草。

加减：头项疼痛，哭闹不安者，加杭菊花、僵蚕、蔓荆子；呕吐频繁者，加生姜、竹茹；抽搐频繁者，加羚羊角粉、钩藤，合安宫牛黄丸清热镇惊；喉间痰鸣，烦躁谵语者，加天竺黄、鲜竹沥，合猴枣散；高热，腹胀，便秘，加生大黄、玄明粉；口干唇燥，小便短赤，加用鲜生地、西瓜汁；面白肢厥，呼吸不利者，加独参汤益气固脱；汗出如珠，脉微欲绝者，加参附龙牡救逆汤以回阳救逆。

（3）热入营血证

证候：身热夜甚，热势起伏，朝轻暮重，反复抽搐，嗜睡，颈项强硬，神昏谵语，牙关紧闭，角弓反张，双目上翻，喉间痰鸣，烦躁不安，头痛，四肢厥冷，呼吸不利，胸腹灼热，皮肤斑疹，或见吐衄，二便失禁，小便短赤，舌绛少津，脉沉细数，指纹紫滞。

治法：清营凉血，增液潜阳。

主方：犀角地黄汤合增液汤加减。

常用药：水牛角、牡丹皮、赤芍、板蓝根、生地黄、玄参、麦冬、竹叶心、连翘。

加减：高热不退者，加龙胆、黄连、知母；频繁抽搐者，加羚羊角、钩藤、全蝎；喉间痰鸣，神志模糊者，加天竺黄、菖蒲、矾郁金。昏迷不醒者，加服安宫牛黄丸。

（4）内闭外脱证

证候：高热不退，昏迷不醒，喉有痰声，气息浅促，肢体抽搐，口唇青紫，四肢厥冷，面色晦暗，冷汗淋漓，口噤，冷汗如油，项强，谵语，二便失禁，舌红绛，脉细微欲绝，指纹紫滞。

治法：开闭固脱。

主方：参附龙牡救逆汤加味。

常用药：人参、附子、龙骨、牡蛎、白芍、甘草。

加减：昏迷不醒者，加安宫牛黄丸；抽搐频繁者，加羚羊角粉、钩藤。

中药成药：参附注射液，2ml/（kg·d），加入10%葡萄糖注射液100～250ml静脉滴注。

2. 恢复期、后遗症期

（1）阴虚内热证

证候：低热不退，夜热早凉，或呈不规则发热，两颧潮红，消瘦盗汗，手足心灼热，虚烦不宁，时有惊惕，咽干口渴，大便干结，小便短少，舌质红绛，舌苔光剥，脉象细数，指纹淡紫。

治法：养阴清热。

主方：青蒿鳖甲汤合清络饮加减。

常用药：青蒿、地骨皮、鳖甲、玄参、生地黄、知母、牡丹皮、鲜芦根、丝瓜络、西瓜翠衣。

加减：大便秘结者，加瓜蒌子、火麻仁；虚烦不宁者，加胡黄连、莲子心；惊惕虚烦者，加钩藤、珍珠母。

（2）营卫不和证

证候：不规则发热，面色苍白，神疲乏力，汗出不温，四肢发凉，大便溏薄，小便清长，舌质胖嫩，舌淡苔白，脉象细数，指纹淡红。

治法：调和营卫。

主方：黄芪桂枝五物汤加减。

常用药：桂枝、生姜、白芍、黄芪、白术、大枣、甘草、煅龙骨、煅牡蛎、浮小麦。

加减：神疲乏力者，加太子参、怀山药；纳呆便溏者，加苍术、白扁豆；喷嚏流涕者，加苏叶、防风。

（3）痰蒙清窍证

证候：意识不清，或见痴呆，语言不利，或见失语，吞咽困难，口角流涎，喉间痰鸣，嗜睡，舌质胖嫩，舌苔厚腻，脉象濡滑，指纹滞。

治法：豁痰开窍。

主方：涤痰汤加减。

常用药：胆南星、半夏、天竺黄、菖蒲、陈皮、郁金、枳壳、瓜蒌皮。

加减：四肢抽搐者，加全蝎、蜈蚣、僵蚕；痰涎壅盛，喉间痰鸣者，加礞石粉、玄明粉。若痰浊内盛，秽毒内闭，昏迷深重，舌苔白腻者，合用苏合香丸。

（4）痰火内扰证

证候：狂躁不宁，手足躁动，烦躁不眠，神志不清，口渴喜饮，嚎叫哭闹，喉间痰鸣，口苦，小便短赤，便秘，舌质红绛，苔黄腻，脉弦滑数，指纹紫滞。

治法：涤痰泻火。

主方：龙胆泻肝汤加减。

常用药：龙胆、栀子、黄芩、天竺黄、胆南星、青礞石、当归、生地黄、白芍、甘草。

加减：躁扰不眠者，加生龙骨、灵磁石、远志；狂躁不宁者，加黄连、朱砂（水飞，每服0.1～0.2g，每日3次，疗程不超过1月）。

（5）虚风内动证

证候：形体消瘦，颧红盗汗，或伴低热，皮肤、口舌干燥，虚烦不安，手足震颤，或肢体强直拘挛，大便干结，舌红绛少苔，脉细数。

治法：滋阴柔肝，息风通络。

主方：大定风珠加减。

常用药：阿胶、生地黄、麦冬、白芍、鸡子黄、龟板、鳖甲、珍珠母、牡蛎、地龙、红花。

加减：低热不退者，加青蒿、地骨皮；肌肤甲错者，加桃仁、当归；消瘦便结，阴虚重者，加女贞子、玄参、何首乌；面色萎黄，神疲乏力者，加黄芪、太子参；抽搐重者，加天麻、钩藤、全蝎。

（6）气虚血瘀证

证候：肢体瘫痪，僵硬强直，肢体震颤，肌肉萎软无力，神疲倦怠，面色萎黄，易汗出，易感冒，舌淡，苔薄白，脉细弱，指纹青紫。

治法：益气养阴，活血通络。

方药：补阳还五汤加减。

常用药：黄芪、当归、鸡血藤、川芎、红花、赤芍、桂枝、桑枝、牛膝、地龙。

加减：肢体强直者，加白芍、生地黄、乌梢蛇；肢体震颤者，加阿胶、鳖甲、鸡子黄；肌萎瘦削，神疲乏力者，加人参、茯苓、五加皮。

针灸疗法：肢体震颤者，取大椎、手三里、间使、合谷、阳陵泉、悬钟；上肢瘫痪者，取曲池、臂臑、外关、大椎、合谷；下肢瘫痪者，取环跳、风市、足三里、委中、丘墟、昆仑、悬钟、阳陵泉。针用平补平泻，强刺激不留针，1日1次。

推拿疗法：恢复期肢体瘫痪：先由大椎开始，沿脊柱向下，用滚法反复操作5遍；后按揉肝俞、膈俞、胆俞、脾俞、肾俞至得气；再用擦法由上至下，至强烈热感；后由肩部开始，滚肩部、按揉上肢内外侧、点肩井、天宗、曲池、手三里合谷；下肢用滚法由臀部向下行到膝上，点按环跳、风门、阳陵泉、昆仑；最后依次摇动肩、肘、腕关节，捻指并加以拔伸，摇髋、膝、踝关节。1日1次，7～10日1疗程。

（7）风邪留络证

证候：肢体强直，关节僵硬，角弓反张，或肢体震颤，癫痫发作，神疲倦怠，面色萎黄，舌淡红，苔薄白，脉细弦，指纹浮紫。

治法：搜风通络，养血舒筋。

主方：止痉散加味。

常用药：蕲蛇（或乌梢蛇）、全蝎、蜈蚣、僵蚕、地龙、当归、生地黄、白芍、红花、鸡血藤、黄芪、党参。

加减：角弓反张者，加葛根、钩藤；癫痫发作者，加羚羊角粉、胆南星、天麻、钩藤。

针灸疗法：对于后遗症期患儿可配合头针，可调节经气、通经活络。瘫痪者取顶颞前斜线、顶旁1线、顶旁2线；语言障碍者取颞前线、顶颞前斜线下2/5；肢体不自主运动者取枕下旁线、顶颞后斜线。1日1次，每次20～30分钟。

推拿疗法：对于关节强直、肢体瘫痪者，常用滚、揉、推、运、拿瘫痪肢体相关经穴和部位，每次20~30分钟。对于意识不清者，可清心经、清肝经、推上三关、退下六腑、清天河水、按天突等；对于语言謇涩者，可拿风池、拿哑门；对于吞咽困难者，可按天突、拿风池、拿风府，1日1次。

要点五 预防与护理

1. 预防

（1）搞好环境卫生，做好防蚊灭蚊工作，消灭孑孓，切断传播途径。

（2）控制传染源，做好疫情报告，对病人应早期发现，及时治疗，早期隔离（一般需隔离至体温正常）。

（3）提高适龄儿童的乙脑疫苗接种率，建立有效的免疫屏障。。

2. 护理

（1）患儿居室应保持凉爽通风，室温宜保持在30℃以下，病室保持安静，配备抢救药品及氧气、吸痰器等。

（2）密切观察患儿的体温、呼吸、脉搏、血压、面色及瞳孔大小、神识变化等，以便必要时及时处理。

（3）注意患儿五官和皮肤的清洁，可用0.9%氯化钠注射液或1∶5000呋喃西林液清洁眼、鼻、口腔等。

（4）昏迷患儿需经常翻身，拍背，更换体位，防止呼吸道梗阻及褥疮发生。

（5）急性期宜流质饮食，供给充分水分，必要时进行鼻饲。恢复期应注意逐渐增加营养。

（6）恢复期要早期进行被动性功能锻炼，使患儿肢体运动功能尽早恢复。

（王俊宏）

第八单元 其他疾病

细目一 蛔虫病

要点一 病因病机

蛔虫病的发生，主要是吞入了感染性蛔虫卵所致。其病位主要在胃肠。小儿缺乏卫生常识，双手易接触不洁之物，又喜吮手指，以手抓取食物，或食用未洗净的生冷瓜果，或饮用不洁之水，以致食入虫卵，进入胃肠，形成蛔虫病。此外，饮食不节，过食生冷油腻，损伤脾胃，积湿成热或素体脾胃虚弱，均可为蛔虫滋生创造有利条件。如《景岳全书·诸虫》所说：“或由湿热，或由生冷，或由肥甘，或由滞腻，皆可生虫……然以数者之中，又唯生冷生虫为最。”指出乱吃生冷不洁之物为最常见的病因。《小儿卫生总微论方·诸虫论》说：“人脏腑实强，则不能为害；若脏腑虚弱，则随虫所动而生焉。”指出虫的滋生及致病，与人体脏腑功能的强弱有密切关系。

现代研究表明，误食感染性蛔虫卵进入小肠，胚蚴破壳而出后，经血管移行于肝、心、肺，然后幼虫沿支气管、气管移行至咽部，再经咽喉吞下，在小肠内发育为成虫。成虫寄生肠道，产生了一系列病理变化。

1. 虫踞肠腑

蛔虫寄踞肠内，频频扰动，致肠腑不宁，气机不利。小肠盘复于腹内中部，故腹痛多发生在脐周，虫静则疼痛缓解。蛔虫扰动胃腑，胃气不降，则见呕恶、流涎；蛔虫上窜，随胃气上逆，形成吐蛔。虫踞肠腑，劫取水谷精微，损伤脾胃，脾失健运，胃滞不化，则食欲异常，饮食不为肌肤。重者面黄肌瘦，精神疲乏，甚至肚腹胀大，四肢瘦弱，形成蛔疳。虫聚肠内，脾胃失和，内生湿热，熏蒸于上，可见龂齿、鼻痒、面部白斑、白睛蓝斑等症。

2. 虫窜入膈

蛔虫好动而尤喜钻孔，当受到某些刺激，如肠道寒温不适或食糜异常，使蛔虫受扰，则更易在肠腑中窜动。若蛔虫上窜入膈，钻入胆道则发生蛔厥。虫体阻塞胆道，气机不利，疏泄失常，表现为右上腹部剧烈绞痛，伴有呕吐，或为胆汁，或见蛔虫，甚则肢冷汗出，形成“蛔厥”之证。正如《金匮要略·趺蹶手指臂肿转筋阴狐疝蛔虫病脉症治》中说：“蛔厥者，当吐蛔，令病者静而复时烦，此为脏寒，蛔上入膈，故烦。须臾复止，得食而呕。又烦者，蛔闻食臭出，其人当自吐蛔。”

3. 虫聚成瘕

蛔虫性喜团聚，若大量蛔虫壅积肠中，互相扭结，聚集成团，可致肠道阻塞，格塞不通，形成虫瘕。肠腑气机阻塞，不通则痛，故腹痛剧烈，腹部扪之有条索状物；胃失通降，腑气上逆，而见呕恶和大便不通。

要点二　诊断

（一）诊断要点

1. 可有吐蛔、排蛔史。

2. 反复脐周疼痛，时作时止，腹部按之有条索状物或团块，轻揉可散，食欲异常，形体消瘦，可见挖鼻、咬指甲、睡眠磨牙、面部白斑。

3. 合并蛔厥、虫瘕，可见阵发性剧烈腹痛，伴恶心呕吐，甚或吐出蛔虫。蛔厥者，可伴有畏寒发热，甚至出现黄疸。虫瘕者，腹部可扪及虫团，按之柔软可动，多见大便不通。

4. 蛔虫性嗜酸细胞肺炎，属于蛔虫蚴虫移行症，可有咳嗽、气喘、发热，肺部体征常不明显，痰中找到蛔蚴可确诊，血中白细胞总数增高，嗜酸性粒细胞计数明显增多，一般为15%～30%，个别可高达60%。X线检查可见肺部有点状、片状或絮状阴影，但病灶易变或很快消失。

5. 大便病原学检查：应用直接涂片法或厚涂片法或饱和盐水浮聚法检出粪便中蛔虫卵，即可确诊，但粪检未查出虫卵也不能排除本病。

6. 腹部 B 超有时可见虫体影像，可作为协助诊断，但未见虫体影像也不能排除本病。

（二）鉴别诊断

1. 急性阑尾炎

急性阑尾炎是外科常见病，居各种急腹症的首位。转移性右下腹痛及阑尾点压痛、反跳痛为其常见临床表现，但是急性阑尾炎的病情变化多端。其临床表现为持续伴阵发性加剧的右下腹痛，恶心呕吐，多数病人白细胞和中性粒细胞计数增高。而右下腹阑尾区（麦氏点）压痛，则是该病重要的一个体征。

2. 肠套叠

肠套叠是小儿外科最常见的急症之一。多见于 1 岁以内婴儿，4 ~ 7 个月时发病最多。最早症状为腹痛，常常突然发作，哭闹不安。约有 80% 的病儿出现呕吐，还常伴有血便，75% 左右的病儿可扪及腊肠形肿物，质地稍硬且具有韧性感。腹部 B 超、钡剂或空气灌肠可明确诊断。

另外，蛔虫病还要注意与急性胆囊炎，复发性腹痛，急性腹膜炎等疾病相鉴别。

要点三　辨证论治

（一）辨证思路

本病以六腑辨证为纲。肠虫证最为多见，虫踞肠腑，多为实证，以发作性脐周腹痛为主要症状。蛔厥证蛔虫入膈，窜入胆腑，腹痛在剑突下、右上腹，呈阵发性剧烈绞痛，痛时肢冷汗出，多有呕吐，且常见呕吐胆汁和蛔虫。虫瘕者虫团聚结肠腑，腹部剧痛不止，阵发性加重，腹部可扪到条索状或团状包块，伴有剧烈呕吐，大便多不通。

（二）论治方法

本病治疗以驱蛔杀虫为主，辅以调理脾胃之法，具体应用，当视患儿体质强弱区别对待。体壮者，当先驱虫，后调脾胃；体弱者，驱虫扶正并举；体虚甚者，应先调理脾胃，继而驱虫。如病情较重，腹痛剧烈，或出现蛔厥、虫瘕等并发症者，根据蛔虫“得酸则安，得辛则伏，得苦则下”的特性，先予酸、辛、苦等药味，以安蛔止痛，可同时或其后择机驱虫。本病腹痛，可配合外治、针灸、推拿等法。如并发症严重，经内科治疗不能缓解者，应考虑手术治疗。

（三）分证治疗

1. 肠蛔虫证

证候：脐腹部疼痛，轻重不一，乍作乍止；或不思食，或嗜异食；大便不调，或泄泻，或便秘，或便下蛔虫；面色多黄滞，可见面部白斑，白睛蓝斑，唇内粟状白点，夜寐龂齿。甚者，腹部可扪及条索状物，时聚时散，形体消瘦，肚腹胀大，青筋显露。舌苔多见花剥或腻，舌尖红赤，脉弦滑。

治法：驱蛔杀虫，调理脾胃。

主方：使君子散加减。

常用药：使君子、芜荑、苦楝皮、槟榔、甘草。

加减：腹痛明显者，加川楝子、延胡索、木香；腹胀满，大便不畅者，加大黄、青皮或玄明粉；呕吐者，加竹茹、生姜。

驱虫之后，以异功散或参苓白术散加减，调理脾胃。

虫积日久，脾虚胃热，可用攻补兼施之肥儿丸，杀虫消积，调理脾胃，缓以收功。若发热，咳嗽，哮喘，属于蛔虫蚴虫移行症者，按咳喘论治，并予驱虫。

中药成药：①化虫丸：饭前或临睡前用温开水或糖水送服。口服，每服6~9g，每日1~2次。3岁以下小儿酌减。②使君子丸：小蜜丸每30粒重3g。口服，每服1岁小儿10粒、2岁小儿15粒、3岁小儿20粒，温开水送服。

2. 蛔厥证

证候：有肠蛔虫症状。突然腹部绞痛，弯腰曲背，辗转不宁，肢冷汗出，恶心呕吐，常吐出胆汁或蛔虫。腹部绞痛呈阵发性，疼痛部位在右上腹或剑突下，疼痛可暂时缓解，但又反复发作。重者腹痛持续而阵发性加剧，可伴畏寒发热，甚至出现黄疸。舌苔多黄腻，脉弦数或滑数。

治法：安蛔定痛，继之驱虫。

主方：乌梅丸加减。

常用药：乌梅、细辛、椒目、黄连、黄柏、干姜、附子、桂枝、当归、人参、延胡索、白芍。

加减：疼痛剧烈者，加木香、枳壳；兼便秘腹胀者，加生大黄、玄明粉、枳实；湿热壅盛，胆汁外溢，发热、黄疸者，去干姜、附子、桂枝等温燥之品，酌加茵陈、栀子、郁金、黄芩、大黄、枳壳。若确诊为胆道死蛔，不必先安蛔，可直接予大承气汤加茵陈利胆通腑排蛔。

推拿疗法：按压上腹部剑突下3~4cm处，手法先轻后重，一压一推一松，连续操作7~8次，待腹肌放松时突然重力推压1次，若患儿腹痛消失或减轻，表明蛔虫已退出胆道，可停止推拿。如使用1~2遍无效，不宜再用此法。

针灸疗法：迎香透四白、胆囊穴、内关、足三里、中脘、人中。强刺激，泻法。

3. 虫瘕证

证候：有肠蛔虫症状。突然阵发性脐腹剧烈疼痛，部位不定，频繁呕吐，可呕出蛔虫，大便不下或量少，腹胀，腹部可扪及质软、无痛的可移动团块。病情持续不缓解者，见腹硬、压痛明显，肠鸣，无矢气。舌苔白或黄腻，脉滑数或弦数。

治法：通腑散结，驱蛔下虫。

主方：驱蛔承气汤加减。

常用药：大黄、玄明粉、枳实、厚朴、乌梅、使君子、苦楝皮、槟榔。

推拿疗法：用掌心以旋摩法顺时针方向按摩患儿脐部，手法由轻到重。如虫团松动，但解开较慢，可配合捏法帮助松解。一般经过30~40分钟按摩后，虫团即可开解，腹痛明显减轻，梗阻缓解。若推拿前1小时口服植物油50~100ml，则效果更好。

针灸疗法：天枢、中脘、足三里、内关、合谷。强刺激，泻法。用于虫瘕证。

灌肠疗法：苦楝皮10g，槟榔10g，莱菔子10g，瓜蒌10g，茵陈10g，番泻叶5g，陈皮3g。水煎取液150~300ml，分两次保留灌肠，2日为1疗程。

细目二 夏季热

要点一 概述

夏季热是婴幼儿在暑天发生的一种特有的非感染性发热的综合征，因其发病具有很强的季节性，故称夏季热，又称暑热症，临床以长期发热、口渴多饮、多尿、少汗或汗闭为特征。

本病多见于6个月至3岁的婴幼儿，5岁以上者少见。我国南方如华东、中南、西南等气候炎热地区发病者较多。发病集中在6、7、8三个月，与气温升高、气候炎热有密切联系，气温愈高，发病愈多，且随着气温升高而病情加重，秋凉以后，症状能自行消退。本病若无并发症，预后良好。近年来，随着人们生活水平和居住条件的改善，我国城乡空调等降温设备大大普及，本病发病率有所下降，发病程度也有减轻趋势，不典型病例增加。

夏季热要与疰夏鉴别。疰夏发生在长夏季节，以青壮年女性为主，主要表现为全身不适，倦怠乏力，食欲减退，可有低热，一般无高热、汗闭、口渴多饮、多尿症状。

中医药在改善夏季热症状、缩短病程方面有其疗效。

要点二 病因病机

夏季热的发病原因主要与小儿体质因素有关。因小儿先天禀赋不足，肾气不充者，如早产儿、小于胎龄儿，或因后天调护失宜，脾胃虚弱者，复因病后体虚，如泄泻、麻疹等气阴两伤者。以上诸多因素使患儿在入夏以后，不能耐受暑气熏蒸而患本病。

暑性炎热，易耗气伤津。若小儿不耐暑气，肌腠受灼，内侵肺胃。暑热内蕴，灼伤肺胃之津，津亏则内热炽盛，故发热、口渴多饮；肺主清肃，外合皮毛腠理，司开合，通调水道，暑伤肺卫，腠理不开，又肺津为暑热所伤，津气两亏，水源不足，水液无以输布，故见少汗或汗闭；同时小儿脾胃薄弱，暑伤脾气，中阳不振，气虚下陷，气不化水，使水液下趋膀胱而尿多。汗、尿同属阴津，同源而异物，所以汗闭则尿多，尿过多则津伤，津伤则饮水自救，因而形成少汗或汗闭、口渴多饮、多尿。

疾病日久或小儿体虚，脾肾阳虚，真元受损，命门火衰，肾不摄水；真阴不足，津亏不能上济于心，心胃之火并蒸于上，真阳独虚于下，形成热淫于上，阳虚于下的“上盛下虚”证。

本病虽发生于夏季，但因属小儿体质不耐夏季炎暑而发，并无暑邪外感，因而无暑邪入营入血之传变，至秋凉后可自愈。但如缠绵日久，也会影响小儿体质。随着患儿年龄增长，脾气渐充，肾气渐长，体质增强，至次年夏季可不再发病，即使连续数年发病者，也有逐年减轻，逐渐向愈之趋势。

要点三 辨证论治

（一）辨证思路

本病是因体质不足，不耐暑气熏蒸而发病。暑属火，多伤气阴。故在辨证时要根据患儿的体质状况、临床表现，辨别是以暑气熏蒸伤及肺胃气阴为主，还是已损及下焦肾之阳气。疾病初起，平素体健者多不见病容，但有发热、口渴多饮、多尿，纳食如常，舌红脉数，多为暑伤肺胃；疾病日久，平素体弱多病，或先天禀赋不足者，除暑热熏灼，心火上炎的表现外，还见面色苍白、下肢清冷、大便稀薄，舌淡、脉无力的肾阳亏虚证候，即为上盛下虚证。

（二）论治方法

本病治疗，以清暑泄热，益气生津为基本法则。清暑泄热重在清肺胃、泄内热，宜用辛凉清暑之品，不可过用苦寒，以免化燥伤阴；益气生津应当养肺胃、助中气，需选用甘润之品，不可多用滋腻，以防碍滞；也不可纯用峻补气阳，以免助热。上盛下虚者病位在心肾，肾阳不足，真阴亏损，心火上炎，治应温肾阳、清心火，温下清上，并佐以潜阳。在药物治疗同时可佐以食疗，并须注意避暑降温，必要时可易地避暑，有助康复。

（三）分证治疗

1. 暑伤肺胃证

证候：时值夏令，体温渐高，发热持续，气温越高，体温越高，皮肤灼热，少汗或无汗，口渴引饮，小便频数，甚则饮一溲一，烦躁，口唇干燥，舌质稍红，苔薄黄，脉数。

治法：清暑益气，养阴生津。

主方：王氏清暑益气汤加减。

常用药：西瓜翠衣、荷梗、北沙参（或西洋参）、石斛、麦冬、知母、竹叶、黄连、粳米、甘草。

加减：烦躁明显者，加莲子心、玄参；神疲纳少者，加白术、麦芽；舌苔白腻者，加藿香、佩兰、扁豆花。胃热亢盛，高热烦渴引饮者，用白虎加人参汤；烦渴欲呕，舌红苔少者，为暑气内扰，用竹叶石膏汤。

2. 上盛下虚证

证候：发热日久不退，精神委靡或虚烦不安，面色苍白，下肢清冷，小便清长，频数无度，大便稀溏，身热不退，朝盛暮衰，口渴多饮，舌质淡，舌苔薄黄，脉细数无力。

治法：温补肾阳，清心护阴。

主方：温下清上汤加减。

常用药：附子、黄连、龙齿、磁石、补骨脂、菟丝子、覆盆子、桑螵蛸、益智仁、石斛、蛤粉。

加减：心烦口渴，舌红赤者，加淡竹叶、玄参、莲子心。肾阴肾阳俱亏者，用白虎加人参汤合金匮肾气丸加减。

食疗方：①蚕茧 10 ~ 20 个、红枣 10 ~ 20 个、乌梅 5 ~ 10g。煎汤饮用，每日 1 剂。②鲜荷叶、苦瓜叶、丝瓜叶、南瓜叶各 1 ~ 2 叶。每日 1 剂，煎汤分 2 次饮用。

细目三 紫癜

要点一 概述

紫癜是小儿常见的出血性疾病之一，以血液溢于皮肤、黏膜之下，出现瘀点瘀斑、压之不退色为其临床特征，常伴鼻衄、齿衄、尿血，甚则呕血、便血。本病亦称紫斑，属于中医学血证范畴，中医古籍中所记载的“葡萄疫”、“肌衄”、“紫癜风”等病证，与本病有相似之处。

小儿紫癜常见于西医学之过敏性紫癜和原发性血小板减少性紫癜。过敏性紫癜好发年龄为3～14岁，尤以学龄儿童多见，男性多于女性，春季发病较多。其发病机制主要是较广泛的毛细血管和小动脉的变态反应性炎症。原发性血小板减少性紫癜发病年龄多在2～5岁，男女发病比例无差异，其死亡率约1%，主要致死原因为颅内出血。本病在儿科常因急性病毒性感染使机体产生相应的抗体，使血小板易被单纯的巨噬细胞系统吞噬和破坏导致血小板减少而发病。

无论是过敏性紫癜还是原发性血小板减少性紫癜的病名都是近代西医学提出的，我国古代医籍并无此病名。但中医古籍中所记载的一些病证与此有相似之处，如《诸病源候论·患斑毒病候》中所载“斑毒”，朱丹溪所提出的“伤寒发斑”、“温毒发斑”、“内伤发斑”及“阴证发斑”，《外科正宗》提出的“葡萄疫”，《证治准绳·疡医》提到的“紫癜风”，《婴童百问》列出的“发斑”等；若按出血部位，还有如肌衄、便血、尿血等病名。因本病主要症状是出血，故总可归属于中医学“血证”范畴。早在《灵枢·百病始生》中就有关于血证病机及证候的论述，其曰“阳络伤则血外溢，血外溢则衄血；阴络伤则血内溢，血内溢则后血”。《诸病源候论·患斑毒病候》中所载“斑毒”一病与本病较为相似：“斑毒之病，是热气入胃，而胃主肌肉，其热挟毒，蕴积于胃，毒气熏发于肌肉，状如蚊蚤所咬，赤斑起，周匝遍体。”认为斑毒的病因病机主要由热毒蕴积于胃，发于肌肤所致。

南宋《小儿卫生总微论方·血溢论》首先提出“血溢”的病名，其云“小儿诸血溢者，由热乘于血气也。血得热则流溢，随气而止。自鼻出者，为衄血。从口出者，则多为吐血，少则为唾血。若流溢渗入大肠而下者，则为便血。渗入小肠而下者，为溺血。”此虽概括了与本病相关的各出血证候，并指出小儿诸血溢与热邪有关的病因病机，但其仅指一般的血证而言，非专指过敏性紫癜或血小板减少紫癜之证候。

元代朱丹溪所提出的“伤寒发斑”，“温毒发斑”、“内伤发斑”及“阴证发斑”等证候，对于今之紫癜病的认识很有启发，如《丹溪心法·证属风热》说：“伤寒发斑有四，唯温毒发斑至重红赤者为胃热也，紫黑者为胃烂也。”又说：“阴证发斑，亦出背胸，又出手足，亦稀少而微红……此无根失守之火，聚于胸中，上独熏肺，传于皮肤而为斑点。”明代《婴童百问·发斑第九十五问》中也列有“发斑”一证。对于温病发斑的认识，虽也包括了多种出血性疾病，非独指过敏性紫癜或血小板减少性紫癜，但其所论病机证治，与本病也有相近之处，并有一定的指导意义。

陈实功《外科正宗·葡萄疫》另立“葡萄疫”一名，指出“葡萄疫，其患多生小儿，感受四时不正之气，郁于皮肤不散，结成大小青紫斑点，色若葡萄，发在遍体头面……邪毒传胃，牙龈出血……”清代《医宗金鉴·外科心法要诀·葡萄疫》则云：“此证多因婴儿感受疠疫之气，郁于皮肤，凝结而成，大小青紫斑点，色状若葡萄，发于遍身，唯以腿胫居多。”具体指出了葡萄疫青紫斑点“唯以腿胫居多”的好发部位，与过敏性紫癜病的症状表现相似。

明清时期又相继提出了“肌衄”之名，如《医学入门·肌衄》云：“血从汗孔而出者，谓之肌衄。”当出现鼻衄、便血等出血现象时，又与“衄血”、“便血”、“尿血”相关，更接近现代医学之血小板减少性紫癜的症状。《医林改错·通窍活血汤所治之症目》说：“紫癜风，血瘀于皮里。”认为紫癜风发病与血瘀有关。另外，有关“斑疹”、“发斑”的论述虽多指温病发斑，与过敏性紫癜症状以及血分热毒的病机传变等也有相似之处。

综上所述，历代医籍所论，内容极为丰富，尽管非独指过敏性紫癜或血小板减少性紫癜，但其病机、治则对今天认识和处理紫癜病有着重要的指导价值。

中医学治疗紫癜，无论是过敏性紫癜还是原发性血小板减少性紫癜，在辨证论治的治疗方面，急性期注重清热、凉血，慢性期注重益气、养阴，同时加用活血化瘀法，可取得良好疗效。

要点二　病因病机

中医学认为，内有伏热兼外感时邪为本病发生的主要原因，外感因素、饮食因素与体质因素等均可导致本病的发生。其病机为风热毒邪浸淫腠理，深入营血，燔烁营阴；或素体阴虚，血分伏热，复感风邪，与血热相搏，壅盛成毒，致使脉络受损，血溢脉外。因小儿体质稚嫩，腠理不密，易感风邪，故此病多发于小儿；小儿脾肾相对不足，发病时常见消化道及肾脏受累，如出现便血、尿血等症；因风性善变，游走不定，窜至关节，故可见关节肿痛症状。

1. 风热伤络

由于小儿为稚阴稚阳之体，气血未充，卫外不固，风热之邪从口鼻而入，内伏血分，郁蒸于肌肤，与气血相搏，灼伤脉络，血不循经，渗于脉外。溢于肌肤，积于皮下，则出现紫癜；气血瘀滞肠络，中焦气血阻滞，则见腹痛便血；若风热夹湿，或与内蕴之湿热相搏，下注膀胱，灼伤下焦之络，则见尿血；瘀滞于关节之中，则见关节肿痛。

2. 血热妄行

主要由于外感六淫之邪，化热化火所致。热毒炽盛，则内传营血，灼伤脉络，迫血妄行。络脉伤，则血溢渗于脉络之外，留于肌肤，积于皮下，形成紫癜。甚则血随火升，上出清窍而为吐衄；热移下焦，灼伤肠络则见便血；灼伤肾络膀胱则见尿血。

3. 气不摄血

若小儿先天禀赋不足，或疾病迁延日久，脏腑内伤，脾气亏虚，正气不足，气虚则统摄无权，气不摄血，血液不循常道而溢于络脉之外，发为紫癜。若久病不愈，反复出血，气随血损，以致气血两虚，而致紫癜色淡，反复发作等。

4. 阴虚火旺

本病以感受邪热为多，热邪伤阴，阴虚则火旺；或疾病反复发作，反复出血伤阴，阴血耗损，易致肝肾阴亏，虚火内生；或患儿素体阴虚。虚火乘扰则血随火动，以致离经妄行，形成紫癜，虚火灼伤下焦之络，则尿血，并可使尿血迁延日久。

5. 湿热痹阻

风热夹湿，邪伤阳络，滞于关节，则关节肿痛；或湿热素盛之体，复受外湿侵袭，郁久化热，交阻脉络，则血渗出于脉外而见紫癜，聚于关节则关节周围紫癜尤多，关节肿胀灼热疼痛。伤于阴络则血内溢，故为尿血、便血。

总之，紫癜虽证在外表，但其发生发展与外感六淫之邪、气血及脏腑功能紊乱均有密切关系。一般而言，疾病初起多为实证，久则多致虚证。外邪伤络、迫血妄行、血不循经是其病理基础；血不循经，流溢脉外，致紫癜及各种出血，则为其病理变化的结果；血不归经，瘀血内阻，气血及脏腑功能紊乱，是导致病程迁延，形成虚实夹杂之候的继发因素。此与西医学认为本病的发生发展与感染、饮食等外因致敏，使自身免疫功能紊乱，而有全身毛细血管炎性改变、脆性增加，血液外渗，并继发高凝状态的病因病理等认识有相似之处。

要点三　诊断

（一）诊断要点

本病起病多较急，以皮肤、黏膜出现瘀点瘀斑为其主症，可伴鼻衄、齿衄、呕血、便血、尿血等，出血严重者可见面色苍白等血虚气耗症状，甚则发生气随血脱之危证。

（二）鉴别诊断

应注意鉴别本病是过敏性紫癜还是原发性血小板减少性紫癜。

1. 过敏性紫癜

发病前可有上呼吸道感染或服食某些食物、药物等诱因。

皮肤紫癜多见于下肢及臀部，对称分布，分批出现，较重者累及上肢及躯干。紫癜大小不等，呈紫红色，高出皮面，可伴有荨麻疹、血管神经性水肿，严重者紫癜融合成大疱伴出血性坏死。可伴有反复阵发性腹痛，位于脐周或下腹部，重者可伴呕吐、便血，偶见肠套叠、肠梗阻或肠穿孔。可伴有膝、踝、肘、腕等大关节肿痛，活动受限，可单发或多发，可有关节腔积液。关节病变可呈游走性，可在数日内消失，不遗留关节畸形。病程中可出现血尿和（或）蛋白尿。

血小板计数，出血、凝血时间，血块收缩时间均正常。

2. 原发性血小板减少性紫癜

皮肤黏膜见瘀点、瘀斑。瘀点多为针尖样大小，一般不高出皮面，多不对称，可遍及全身，但以四肢及头面部多见。可伴有鼻衄、齿衄、尿血、便血等，严重者可并发颅内出血。血小板计数显著减少，急性型一般低于 $20 \times 10^9/L$，慢性型一般在（30 ~ 80） $\times 10^9/L$ 之间。出血时间延长，血块收缩不良，束臂试验阳性。

要点四　辨证论治

（一）辨证思路

本病辨证以八纲辨证为纲，并应辨证与辨病相结合。首先根据起病、病程、紫癜颜色等辨虚实。起病急，病程短，紫癜颜色鲜明者多属实；起病缓，病情反复，病程延绵，紫癜颜色较淡者多属虚。其次要注意判断病情轻重。以出血量的多少及是否伴有肾脏损害或颅内出血等作为判断轻重的依据。凡出血量少者为轻证；出血严重伴大量便血、血尿、明显蛋白尿为重证；或伴头痛、昏迷、抽搐等则为危证。

再者应辨病与辨证相结合，过敏性紫癜早期多为风热伤络，血热妄行，常兼见湿热痹阻或热伤胃络，后期多见阴虚火旺或气不摄血。原发性血小板减少性紫癜急性型多为血热妄行，慢性型多为气不摄血或阴虚火旺。

（二）论治方法

本病的治疗，实证以清热凉血为主，随证配用祛风通络、缓急和中；虚证以益气摄血、滋阴降火为主。紫癜为离经之血，皆属瘀血，故常加用活血化瘀之品。临证须注意证型之间的相互转化或同时并见，治疗时要分清主次，统筹兼顾。

（三）分证治疗

1. 风热伤络证

证候：起病较急，全身皮肤紫癜散发，尤以下肢及臀部居多，呈对称分布，色泽鲜红，大小不一，或伴痒感，可有发热、腹痛、关节肿痛、尿血等，舌质红，苔薄黄，脉浮数。

治法：疏风散邪，清热凉血。

主方：连翘败毒散加减。

常用药：薄荷、防风、牛蒡子、连翘、栀子、黄芩、升麻、玄参、当归、赤芍、紫草。

加减：皮肤瘙痒者，加浮萍、蝉蜕、地肤子；关节肿痛者，加桑枝、苍耳子、牛膝；腹痛者，加延胡索、甘草；尿血者，加小蓟、白茅根、藕节炭。

2. 血热妄行证

证候：起病较急，皮肤出现瘀点瘀斑，色泽鲜红，或伴鼻衄、齿衄、便血、尿血，血色鲜红或紫红，同时见心烦、口渴、便秘，或伴腹痛，或有发热，舌红，脉数有力。

治法：清热解毒，凉血止血。

主方：犀角地黄汤加味。

常用药：水牛角、生地黄、牡丹皮、赤芍、紫草、玄参、黄芩、生甘草。

加减：伴有齿衄、鼻衄者，加炒栀子、白茅根；尿血者，加大蓟、小蓟；大便出血者，加地榆炭、槐花；腹中作痛者，重用白芍、甘草。

若出血过多，突然出现面色苍白，四肢厥冷，汗出脉微者，为气阳欲脱，急用独参汤或参附汤；若气阴两衰者，则用生脉散。

3. 气不摄血证

证候：起病缓慢，病程迁延，紫癜反复出现，瘀斑、瘀点颜色淡紫，常有鼻衄、齿衄，面色苍黄，神疲乏力，食欲不振，头晕心慌，舌淡苔薄，脉细无力。

治法：健脾养心，益气摄血。

主方：归脾汤加减。

常用药：党参、白术、茯苓、甘草、黄芪、当归、远志、酸枣仁、龙眼肉、木香、生姜、大枣。

加减：出血不止者，加云南白药（冲服）、蒲黄炭、仙鹤草、阿胶；神疲肢软，四肢欠温，畏寒恶风，腰膝酸软，面色苍白者，为肾阳亏虚，加鹿茸、肉苁蓉、巴戟天。

4. 阴虚火旺证

证候：紫癜时发时止，鼻衄齿衄或尿血，血色鲜红，低热盗汗，心烦少寐，大便干燥，小便黄赤，舌光红，苔少，脉细数。

治法：滋阴降火，凉血止血。

主方：大补阴丸加减。

常用药：熟地、龟板、黄柏、知母、牡丹皮、牛膝、猪脊髓、蜂蜜。

加减：鼻衄、齿衄者，加白茅根、焦栀子；低热者者，加银柴胡、地骨皮；盗汗者，加煅牡蛎、煅龙骨、五味子。

5. 湿热痹阻证

证候：此型多见过敏性紫癜，皮肤紫癜尤多见关节周围，伴关节疼痛，肿胀灼热，四肢沉重，活动受限，偶见腹痛、尿血，舌红，苔黄腻，脉滑数或弦数。

治法：清热利湿，化瘀通络。

主方：四妙丸加味。

常用药：苍术、白术、黄柏、牛膝、薏苡仁、木瓜、紫草。

加减：关节肿痛，活动受限者，加赤芍、桑枝、鸡血藤、忍冬藤；小便出血者，加小蓟、石韦。若湿重肿甚，小便黄赤者，加用导赤散。

（四）紫癜性肾炎辨证论治

紫癜性肾炎多在过敏性紫癜出现后或前发生，常见肉眼或镜下血尿、蛋白尿、管型，常有浮肿、血压升高等症状。可在腹痛和关节炎等症状消失后才发生，其中以起病 2～8 周后发生者最多，极少在 3～5 个月才出现。该型可很快恢复或存在数月而痊愈，也有转为慢性肾炎，甚至很快发生肾衰竭。过敏性紫癜性肾炎可分为 6 种类型：①孤立性血尿或孤立性蛋白尿型；②血尿和蛋白尿型；③急性肾炎型；④肾病综合征型；⑤急进性肾炎型；⑥慢性肾炎型。证候多样，初起多为热伤肾络，继而以阴虚火旺、气阴两虚为主。

因紫癜为离经之血，皆属瘀血，对于紫癜性肾炎的治疗，活血化瘀之法贯穿始终。

1. 风热夹瘀证

证候：起病急，皮肤紫斑，以下肢和臀部为多，对称分布，颜色鲜红，呈斑丘疹样，大小形态不一，可融合成片；伴有发热，微恶风寒，咳嗽，流浊涕，咯黄痰，咽鲜红，鼻衄，尿血，便血，舌体瘀斑，苔薄黄，脉浮数。

治法：祛风清热，活血化瘀。

主方：连翘败毒散加减。

常用药：当归、连翘、黄芩、麦冬、柴胡、前胡、生地黄、黄连、甘草。

加减：若皮肤瘙痒者，加白鲜皮、地肤子；腹痛者，加木香、白芍；便血者，加生地榆、苦参、槐花炭；尿血者，可加藕节炭、白茅根、大蓟、小蓟、墨旱莲。

2. 血热夹瘀证

证候：发病急骤、皮肤瘀点瘀斑密布，此起彼落，色深紫红，甚则融合成片，可伴有心烦，口干欲饮，鼻衄，齿衄，便血，便秘，小便短赤，舌红绛或有芒刺，舌下脉络迂曲，苔薄黄或黄厚，脉数有力。

治法：清热解毒，活血化瘀。

主方：犀角地黄汤加味。

常用药：水牛角、生地黄、赤芍、牡丹皮、玄参、栀子、黄芩、紫草、连翘、甘草。

加减：若皮肤紫斑多者，加知母、栀子、藕节炭、茜草炭、仙鹤草；鼻衄量多者，加白茅根、炒蒲黄、仙鹤草、三七粉；齿衄者，加藕节炭；尿血，加大蓟、小蓟；便血者，加生地榆、益母草。

3. 阴虚夹瘀证

证候：起病较缓，病程较长，紫癜时发时隐，色暗红，或紫癜已消退，低热，潮热盗汗，手足心热，口干喜饮，夜寐不安，咽暗红，大便干燥，舌红少津，舌体瘀斑，少苔或无苔，脉细数。

治法：滋阴清热，活血化瘀。

主方：知柏地黄汤加减。

常用药：生地黄、牡丹皮、山茱萸、茯苓、黄柏、知母、墨旱莲、牛膝、泽兰。

加减：若低热者，加银柴胡、青蒿、地骨皮；盗汗者，加煅牡蛎、煅龙骨、五味子；尿血者，加白茅根、小蓟、大蓟、仙鹤草；便血者，加生地榆、槐花炭。

4. 气阴两虚夹瘀证

证候：起病较缓，病程较长，紫癜时发时隐，色暗红，或紫癜已消退，自汗盗汗，咽干唇裂，口渴喜饮，五心烦热，面色潮红，午后潮热，平日易感冒，倦怠乏力，少气懒言，纳差食少；舌体瘀斑，舌红少津，少苔，脉细无力。

治法：益气养阴，活血化瘀。

主方：参芪地黄汤加减。

常用药：人参、黄芪、茯苓、熟地、山药、山茱萸、牡丹皮、泽泻。

加减：口干咽燥者，加玄参、石斛、玉竹；尿血者，加炒蒲黄、藕节炭、小蓟、大蓟；便血者，加生地榆、槐花炭。

5. 口服中成药

（1）雷公藤多甙片：每片10mg。1～1.5mg/（kg·d），分2～3次口服。适用于过敏性紫癜反复不愈及紫癜性肾炎。单纯皮肤紫癜疗程2～3个月；紫癜性肾炎疗程3～6个月。

（2）归脾丸：浓缩丸每8丸相当于原生药3g。口服，每服1岁以下3～4丸、1～3岁

4~5丸、4~7岁6~7丸、7岁以上8~10丸，1日3次。用于气不摄血证。

（3）荷叶丸：每丸9g。口服，每服7岁以上儿童4.5g，1日2~3次，空腹温开水送服。用于血热妄行证。

（4）肾炎康复片：每片0.3g。口服，每服<3岁2片、3~6岁4片、6岁以上6片，1日3次。用于紫癜性肾炎气阴两虚夹瘀证。

6. 中药注射剂

（1）清开灵注射液：成人剂量：肌内注射：1日2~4ml。静脉滴注：1日20~40ml，以10%葡萄糖注射液200ml或0.9%氯化钠注射液100ml稀释后使用。输液速度：注意滴速勿快，儿童以20~40滴/分钟为宜。儿童按医嘱使用。用于血热妄行证。

（2）香丹注射液：成人剂量：肌肉注射，1次2ml，1日1~2次。静脉滴注，1次10~20ml，用5%~10%葡萄糖注射液250~500ml稀释后使用，1日1次。儿童按医嘱使用。用于过敏性紫癜血热妄行证及各型紫癜性肾炎。

细目四　皮肤黏膜淋巴结综合征

要点一　概述

皮肤黏膜淋巴结综合征是1967年由日本的川崎富作医生首先描述并命名的，故又称川崎病。它是一种以全身血管炎性病变为主要病理改变的急性发热性出疹性疾病。临床以不明原因发热、多形红斑、球结膜充血、草莓舌和颈淋巴结肿大、手足硬肿为特征。

本病在婴幼儿及儿童期均可发病，好发于5岁以内，男女比例为（1.3~1.5）：1；急性期约2周，绝大多数患儿经积极治疗可以康复，但尚有1%~2%的死亡率。死亡原因多为心肌炎、动脉瘤破裂及心肌梗死。有些患儿的心血管症状可持续数月至数年。

本病的病因尚未明了，西医多认为是一定易患宿主对多种感染病原触发的一种免疫介导的全身性血管炎。急性期存在明显的免疫失调，在发病机制上起着重要作用。中医学目前尚缺乏与之相对应的病名，多数学者认为根据其发热，起病急骤及临床表现等证候特征，符合温病的特点，故属温病范畴。与疫疠、斑毒、瘰疬较为接近。

中医古籍中有关斑毒、疫疠、瘰疬的记载，可用于指导对本病病因病机的认识。例如：《诸病源候论·小儿杂病诸候·患斑毒病候》云："斑毒之病，是热气入胃。而胃主肌肉，其热挟毒蕴积于胃，毒气熏发于肌肉，状如蚊蚤所啮，赤斑起，周匝遍体。此病或是伤寒，或时气，或温病，皆由热不时歇，故热入胃，变成毒，乃发斑也。"提出病因是由外感伤寒，或感染时气或温病不解，病机为热入于内，炽于胃成毒而发斑。《诸病源候论·小儿杂病诸候·瘰疬候》云："小儿身生热疮，必生瘰疬。其状作结核，在皮肉间，三两个相连累也。是风邪搏于血气，焮结所生也。"提出瘰疬（淋巴结肿大）的病因是风邪搏于气血。《万氏家传痘疹心法·斑疹论》说："疹为心者，语其本也；谓疹为脾者，语其标也。语心脾而肺在其中矣。"指出斑疹的部位在心脾肺。

中医对于温病的辨证治疗原则大体适用于本病。例如《温疫论·发斑战汗》说："凡疫邪留于气分，解以战汗；留于血分，解以发斑。气属阳而轻清，血属阴而重浊。是以邪在气分，则易疏透；邪在血分，恒多胶滞，故阳主速而阴主迟，所以从战汗者，可使顿解，从发斑者当图渐愈。”《温疫论·解后宜养阴忌投参术》说：“凡有阴枯血燥者，宜清燥养阴汤。”《温疫论·妄投补剂论》说：“孔氏曰：治疫之法，虚者扶正以祛邪，实者逐邪以安正。”《幼科类萃·疹门·疹治法》说：“斑疹固有阴阳轻重之现证矣，阳证大率用托里清热化斑凉血之法。”该条文提出了治疗的注意事项与基本原则。

与本病有关的调护知识，如《温病条辨·中焦篇》说：“阳明温病，下后热退，不可即食，食者必复；周十二时后，缓缓与食，先取清者，勿令饱，饱则必复，复必重也。”《温疫论·解后宜养阴忌投参术》说：“大抵时疫预后，调理之剂，投之不当莫如静养，节饮食为第一。”《温疫论·前后虚实》说：“至于防疫之法，虚弱之人但当上培元气，下固本根。若无邪妄散，无热妄清，是先坏其垣墙，而招寇盗之人也。”《温疫论·调理法》说：“若夫大病之后，客邪新去，胃口方开，几微之气，所以多与、早与、迟与，皆不可也，宜先与粥饮，次稀粥，次与饮食。尤当循序渐进。”

总之，中医学对皮肤黏膜淋巴结综合征无专门论述，但根据其临床表现及传变过程，多数学者认为该病发病急、传变快、热象重、化燥伤阴为其临床特点；小儿乃纯阳之体，又感受温毒阳邪，以“两阳相劫”为其发病学基本特点；卫气营血为其传变规律，营亏血瘀是其病机特异性，不同于其他热性疾病。

西医学认为本病的基本病理改变为全身性血管炎。疾病初期显示小血管（包括动脉、静脉及毛细血管）及血管周围炎，经1~2周后小血管炎渐消退，以中动脉全层动脉炎为突出，管壁坏死、水肿、细胞浸润、弹力纤维及肌层断裂，可形成动脉瘤，管腔内有血栓形成。约经4~7周后，动脉炎症渐消退，出现纤维组织增生、内膜增厚，可遗留动脉瘤、血栓及狭窄。各脏器可在血管炎的基础上发生局灶性炎症及坏死。

临床资料表明，按卫气营血的不同阶段进行辨证论治，可以明显改善临床症状，缩短病程。近年来，中医学在治疗本病时，早期采用活血化瘀的方法，进一步提高了临床疗效，既控制了病程，同时也减少了并发症的出现。总之，目前临床多采用中西医结合的方法治疗本病，据报道，早期配合丙种球蛋白冲击治疗，可降低病死率。

要点二　病因病机

本病病因为感受温热邪毒，从口鼻而入，犯于肺卫，蕴于肌腠，内侵入气及营扰血而传变，尤以侵犯营血为甚，病变脏腑则以肺胃为主，可累及心肝肾诸脏。由于小儿为纯阳之体，感受温毒阳邪，“两阳相劫”，化热迅速，是本病发病特点。

1. 卫气同病

外感温热邪毒，上受而犯于肺卫，蕴于肌腠，卫表不宣，酿生发热。迅速入里，化热化火，阳热亢盛，炽于气分，内入肺胃，肺咽不利，咽红咳嗽，掌跖潮红，或有泄泻，皮疹显现。

2. 气营两燔

气分淫热，熏灼营血，气营两燔，热炽三焦，动血耗血。气分热盛，则高热烦渴；营分热炽，则发斑出疹；热灼血分，则血液凝滞，热毒随营血走窜流注可见指、趾红肿；热炼痰凝，臀核阻络肿痛，可见颈部淋巴结肿大；热邪久羁，损气耗伤阴津。

3. 气阴两伤

病之后期，邪虽衰退，正气亦伤。因壮火伤津耗液，故本病热退后正虚或正虚邪恋，均可为气阴两伤之候。肺阴受损，则咽干唇裂，指趾端皮肤蜕皮；胃阴内伤，则口渴喜饮，舌红苔少；气虚血脉瘀滞，故疲乏少力，或见心悸胸闷，由于“肺朝百脉”、“宗气司呼吸贯心脉”，故气阴两伤之候以心之气阴亏损、心脉瘀滞之证最为显著。

要点三 诊断

（一）诊断要点

因缺乏特异诊断方法，川崎病的诊断主要靠临床表现，某些实验室检查可以协助临床诊断。川崎病可分为典型和不典型两类。中华医学会儿科分会2007年3月讨论确定的川崎病诊断标准如下：

1. 典型川崎病

发热5天或以上（部分病例受治疗干扰发热可不足5天），并具有以下5项中的4项者：①双侧球结膜充血；②口唇及口腔黏膜发红；③肢端改变（急性期表现为肿胀，恢复期表现为脱屑）；④皮疹；⑤非化脓性颈淋巴结肿大。即可确诊为川崎病。如具备除发热以外3项表现并证实有冠状动脉瘤或冠状动脉扩张者，亦可诊断典型川崎病。须强调任何川崎病诊断标准并非特异，一定要除外引起各项临床表现的其他疾病。还应注意，各项临床表现并非同时出现，应动态观察，以助诊断。

2. 不完全型川崎病

发热持续不退，排除其他疾病，实验室检查有炎症反应证据存在（红细胞沉降率和C反应蛋白明显升高），虽无川崎病临床表现，应反复超声心动图检查，以了解有无冠状动脉损伤。一旦明确冠状动脉病变，可诊断不完全型川崎病并采用标准治疗方案。

年龄>6个月患儿，除发热5天或以上外，应具有至少2项川崎病主要临床表现，并具备炎症反应指标明显升高，在除外其他疾病时，可疑诊不完全型川崎病。

（1）川崎病面容，如发热，唇红皲裂，草莓舌，眼球结膜无痛性、无分泌物性充血为本病诊断的基础条件。其中发热为最早出现的症状，体温达38℃～40℃，呈稽留热或弛张热，可持续1～2周，经抗生素治疗无效。

（2）手足改变：急性期表现为手和脚出现疼痛、强直、弥漫性红斑与硬性水肿；恢复期表现为指、趾端和甲床皮膜移行处出现特征性的膜状脱屑。

（3）遍布全身的荨麻疹样皮疹和多形性红斑，以躯干部为多，无疱疹及结痂，约一周左右消退，不留色素沉着。

（4）单侧一过性颈部淋巴结急性非化脓性肿胀。一般在发热同时或发热3天内出现淋巴结肿大，前颈部最明显，常为单侧，少数为双侧，有时枕后或耳后淋巴结亦可累及。直径约1.5cm以上，质硬，不发热，不化脓，可有触痛。

（5）肛门周围皮肤的改变，包括急性期的潮红和恢复期的膜状脱屑。

（6）辅助检查：血液检查示白细胞数、血小板数明显增多，C反应蛋白、血沉明显增加，有低蛋白血症、低钠血症，尿蛋白阳性，心脏收缩期杂音和心包摩擦音。本病患儿在病程中可因冠状动脉炎伴有动脉瘤和血栓梗死而引起猝死，应早期诊断，及时治疗。超声心动图具有无痛苦、无损伤、易重复等优点，对冠状动脉的监测及时、直观、迅速、准确，不仅能对本病的早期冠状动脉改变进行诊断，而且对冠状动脉瘤的检出率可达到

100%，对观察临床治疗效果及长期随访是其他影像方法无法比拟的。因此，对持续发热，全身出疹的可疑患儿，应尽早做超声心动图检查。

（二）鉴别诊断

本病要注意与以下疾病鉴别。

1. 猩红热

好发于学龄前或学龄期儿童，于发热 12～48 小时之内即出皮疹，多为弥漫性细小丘疹，疹间皮肤潮红，无手足硬肿，无球结膜的改变，无冠状动脉的病变，咽拭子培养 A 组乙型溶血性链球菌阳性，青霉素治疗有效。

2. 药疹

其出疹与用药有关，可有一定的潜伏期，初始为躯干部散在大针帽样细小斑疹和斑丘疹，而后遍及全身。停药后皮疹变浅淡，逐渐脱屑消失。

3. 麻疹

可见渗出性结膜炎，可有麻疹黏膜斑、严重咳嗽等症，四肢末端无硬肿，典型病例按序出疹，其皮疹开始于面部耳后，渐次延及颈部、胸背部、腹部及四肢，最后在手足心及鼻准部见皮疹，遗留特征性的棕褐色色素沉着，IgM 滴度明显升高。

4. 传染性单核细胞增多症

可有持续发热、淋巴结肿大，但无球结膜充血及口腔黏膜改变，四肢末端无硬肿及蜕皮。外周血白细胞分类以单核细胞及淋巴细胞为主，异型淋巴细胞达 10% 以上。

5. 渗出性多形性红斑

不规则红斑及多样性皮疹，眼、唇有脓性分泌物及假膜形成，皮疹包括斑疹、丘疹、荨麻疹和疱疹，疱疹破裂后可形成溃疡。

6. 幼年类风湿性关节炎全身型

发热时间较长，呈弛张型高热，可持续数周或数月，皮疹于高热时出现，随热退而消失，不留痕迹。可伴有关节痛或一过性关节炎的临床表现。

此外，尚需排除肺炎、败血症、中毒性休克综合征等出疹性及发热性疾病。

要点四　辨证论治

（一）辨证思路

本病以卫气营血辨证为纲。初起邪在肺卫，多为风热郁表，症见发热，微恶风，咽红，一般为时短暂；迅速化热入里，气营两燔，症见高热持续，口渴喜饮，皮疹布发；继入营血，症见斑疹红紫，草莓舌，烦躁嗜睡；因为热毒炽盛，易耗气伤津，后期气阴两伤，症见疲乏多汗，指趾脱皮。同时本病易于形成瘀血，进而阻塞脉络，可有多种并发症出现。同时本病易于形成瘀血，症见斑疹色紫、手足硬肿、舌质红绛、指纹紫滞等，若是瘀血阻塞脉络，还可见心悸、右胁下痞块等多种症状，也就是西医所谓的动脉瘤或心肌梗死，在辨证中，均需加以注意。

（二）论治方法

本病治疗，以清热解毒，活血化瘀为主。初起疏风清热解毒，宜辛凉透达；热毒炽盛治以清气凉营解毒，苦寒清透；后期气耗阴伤，则予益气养阴为主，佐以解毒，甘寒柔润。本病易于形成瘀血，早期即应注意活血化瘀，是治疗中最为关键的一个环节，但不可用破瘀之品，以免耗血动血。温毒之邪多从火化，最易伤阴，在治疗中应分阶段滋养胃津，顾护心阴，不可辛散太过。同时，运用中西医结合方法治疗皮肤黏膜淋巴结综合征可明显提高疗效，并减少并发症的发生。在发病早期（发病10日以内）大剂量应用丙种球蛋白静脉输入，2g/kg，于10～12小时左右一次静脉缓慢滴入。并用阿司匹林，每日30～50mg / kg，分3～4次服，连服14天，以后减至每日3～5mg / kg，顿服，直至血沉、血小板恢复正常后，一般在发病后6～8周停药。如有冠状动脉病变，应延长用药时间，直至冠状动脉恢复正常。服用阿司匹林既抗凝，减少血栓、动脉瘤的发生，又发汗退热，若发汗较多，可少佐沙参、麦冬以滋阴，中西医结合，可取得较好的疗效。

（三）分证治疗

1. 卫气同病证

证候：发病急骤，持续高热，微恶风，口渴喜饮，目赤咽红，手掌足底潮红，躯干皮疹显现，颈部臖核肿大，或伴咳嗽，轻度泄泻，舌质红，苔薄，脉浮数。

治法：辛凉透表，清热解毒。

主方：银翘散加减。

常用药：金银花、连翘、薄荷、青黛、牛蒡子、玄参、鲜芦根。

加减：热势较高者，加生石膏、知母；颈部淋巴结肿大者，加浙贝母、僵蚕；手足掌底潮红者，加生地黄、黄芩、牡丹皮；口渴唇干者，加麦冬、天花粉；关节肿痛者，加桑枝、虎杖。

2. 气营两燔证

证候：壮热不退，昼轻夜重，咽红目赤，唇干赤裂，烦躁不宁或有嗜睡，肌肤斑疹，或见关节痛，或颈部臖核肿痛，手足硬肿，随后指趾端蜕皮，舌质红绛，状如草莓，舌苔薄黄，脉数有力。

治法：清气凉营，解毒化瘀。

主方：清瘟败毒饮加减。

常用药：水牛角、牡丹皮、赤芍、生石膏、知母、黄芩、栀子、玄参、生地黄。

加减：大便秘结者，加用生大黄；热重伤阴者，加麦冬、鲜石斛、鲜竹叶、鲜生地；腹痛泄泻者，加黄连、木香、苍术、焦山楂；颈部臖核增多明显者，加用夏枯草、紫花地丁。

3. 气阴两伤证

证候：身热渐退，倦怠乏力，动辄汗出，咽干唇裂，口渴喜饮，指趾端脱皮或潮红脱屑，心悸，纳少，舌质红，舌苔少，脉细弱不整。

治法：益气养阴，清解余热。

主方：沙参麦冬汤加减。

常用药：沙参、麦冬、玉竹、天花粉、生地黄、玄参、太子参、白术、扁豆。

加减：纳呆者，加茯苓、焦山楂、焦六神曲；低热不退者，加地骨皮、银柴胡，用鲜生地；大便硬结者，加瓜蒌子、火麻仁；心悸、脉律不整者，加用牡丹皮、丹参、黄芪。

细目五　高热

要点一　概述

发热是多种疾病的常见症状。小儿正常体温常以肛温36.9℃~37.5℃，腋温36℃~37℃衡量。通常情况下，腋温比口温（舌下）低0.2℃~0.5℃，肛温比腋温约高0.5℃左右。肛温虽比腋温准确，但因种种原因常以腋温为准。若腋温超过37.4℃，且一日间体温波动超过1℃以上，可认为发热。

临床上发热按体温高低分四类（均以腋下温度为标准）：低热37.5℃~38℃、中度热38.1℃~39℃、高热39.1℃~40℃、超高热则为41℃以上。按发热时间长短，发热可分为4类：①短期发热：指发热<2周，多伴有局部症状及体征；②长期发热：指发热时间≥2周，有的可无明显症状、体征，需实验室检查帮助诊断；③原因不明发热（FUO）：指发热持续或间歇超过3周，经体检、常规辅助检查不能确诊者；④慢性低热：指低热持续时间达1个月以上。

中医学上，高热又称“大热”、“壮热”、“身灼热”、“体若燔碳”，为儿科常见急证。本节主要讨论临床上对高热的急救处理。

（一）病因

由于小儿形体发育不完善，对外防御功能较差，遇气候突变，寒暖失常，易为病原微生物所侵，再加上小儿体温调节中枢功能不完善，及汗腺发育相对不足，通过汗液蒸发散热受到限制，易出现发热，而且多为高热。

1. 急性高热

（1）感染性疾病：急性传染病早期，各系统急性感染性疾病。

（2）非感染疾病：暑热证、新生儿脱水热、颅内损伤、惊厥及癫痫大发作等。

（3）变态反应：过敏，异体血清，疫苗接种反应，输液、输血反应等。

2. 长期高热

（1）常见病：主要为感染性疾病，以呼吸系统感染占首位，包括病毒、支原体、化脓性细菌及结核菌等；其他感染有肠道感染、泌尿系统感染、中枢神经系统感染（脑炎、脑膜炎）、心血管系（如感染性心内膜炎、心包炎）、肝胆系（如肝炎、胆管炎、肝脓肿等）、全身性感染（如败血症、伤寒、副伤寒、结核病、布氏杆菌病、EB病毒感染、巨细胞病毒感染、钩端螺旋体病、疟疾、血吸虫病、真菌感染如新型隐球菌等），其他还有脓肿或局限性感染（如骨髓炎、肾周围脓肿、膈下脓肿、阑尾脓肿、肛周脓肿等）。

（2）少见病：恶性肿瘤（以白血病最常见、恶性淋巴瘤、恶性组织细胞增生症）、风湿性疾病（以幼年类风湿性关节炎最常见，其他常引起高热的风湿性疾病尚有系统性红斑狼疮、结节性多动脉炎、川崎病、皮肌炎、韦格氏恶性肉芽肿及血管性免疫母细胞淋巴结病等）、累及下丘脑体温调节中枢的疾病（如颅脑损伤、大脑发育不全、中毒性脑病、脑炎后遗症及间脑病变等）、机体散热障碍（如中暑、无汗性外胚层发育不良、新生儿捂热综合征及暑热证等）等。

（二）发病机制

人体的体温调节中枢位于下丘脑视前区－下丘脑前部（PO/AH）。不论外界环境温度过高或过低，在适当保温条件下，人体都能保持体温恒定在37℃左右，正是由于位于PO/AH的体温调节中枢能接受来自身体周围的冷热神经感受器的信息，并感受进入下丘脑血循环温度，这些信息经处理后，下丘脑能调节身体的产热及散热使其保持平衡。在正常情况下，下丘脑将体温调定点设定在37℃，使体核温度维持正常。细胞代谢增加、肌肉活动、哭闹、寒战等可使机体产热增加；皮肤血管收缩，有意识地增加衣被可使机体散热减少；末梢血管扩张、出汗、降低环境温度、增加对流均有助于机体的散热。

不同病因的发热，其发热机制可各不相同：

1. 致热原性发热

致热原性发热是临床最常见的发热机制，感染性发热都是由各种病原体及其代谢产物（脂多糖或毒素），疫苗等外源性致热物质，统称为外源性致热原所引起，后者可诱导宿主细胞（包括巨噬细胞、网状内皮细胞、淋巴细胞、上皮细胞及成纤维细胞）产生能引起发热的介质，称之为内源性致热原，目前经研究证实至少有3种细胞介质具有内源性致热原的作用，他们是白介素1（IL－1）、白介素6（IL－6）及肿瘤坏死因子（TNF）。内源性致热原可能是经前列腺素E的作用，可调高下丘脑体温中枢的调定点，使体温上升至发热的水平。

一些非感染性疾病，如恶性肿瘤（如白血病、淋巴瘤等）、创伤、手术、免疫性疾病、梗死、肺栓塞等所引起的发热，是由于被损伤的细胞，组织坏死及异常细胞均可产生内源性致热原，而引起发热。

2. 产热过多

机体产热过多可引起发热，如剧烈运动、惊厥、哭闹等。小婴儿摄入蛋白质过高，长时间摄入高热能饮食及甲状腺功能亢进等代谢增高的病人均可引起长期发热。

3. 散热障碍

广泛性皮炎、烧伤，外胚层发育不良致汗腺缺乏，环境温度、湿度过高（如中暑），新生儿衣被过厚，即所谓“捂热综合征”均可引起发热。

4. 体温调节功能异常

体温调节功能异常见于下丘脑体温中枢受累，如大脑发育不全，脑性瘫痪，颅脑损伤、出血，高钠血症，新生儿脱水热，安眠药中毒，暑热证等。这类发热有时可达超高热程度，退热药常无效。

发热是机体的一种防御反应。发热时人体免疫功能增强，可增强白细胞的动力及活性，刺激干扰素的产生及激活T细胞的功能；可使吞噬细胞活动性增强，抗体生成增多，从而抑制病原体生长；以及肝脏的解毒功能增强。这些均有利于清除病原体，抵御疾病的侵袭，促进疾病的好转。动物实验也发现感染后能引起发热的动物要比不能引起发热的动物病死率低。因此，如发热不是太高，一般情况尚好，不应盲目或急于降温治疗。但是发热过久或高热持续不退，也会给机体带来一定危害。例如高热可使脑皮质兴奋、抑制功能失调，引起惊厥；高热时，机体代谢加快，耗氧量增加，对本已缺氧的病人可加重组织缺氧；可使脂肪代谢发生紊乱而致酮血症，发生自身蛋白质的破坏而致消瘦；消化液分泌减少，消化酶活力降低，胃肠功能紊乱；发热时心搏出量增加，可使心脏病或贫血病人加重心脏负担，甚至引起心力衰竭；高热时可增高颅内压等。因此，对每一具体病儿应作具体分析，尽快查明原因。必要时给予对症治疗。

（三）热型

许多能引起高热的疾病具有特殊的热型（体温曲线），这些热型对鉴别诊断有重要提示作用。

1. 稽留热

体温持续于39℃～40℃，达数天或数周之久，24小时内体温波动不超过1℃，见于大叶性肺炎、伤寒、副伤寒、斑疹伤寒、恙虫病等急性传染病的极期。

2. 弛张热

体温在39℃以上，24小时内波动达2℃或更多，见于结核病、败血症、局灶性化脓性感染、支气管肺炎、渗出性胸膜炎、感染性心内膜炎、风湿热、恶性网状细胞病等，也可见于伤寒和副伤寒。

3. 双峰热

体温曲线在24小时内有两次高热波峰，形成双峰，见于黑热病、恶性疟、大肠杆菌败血症、绿脓杆菌败血症等。

4. 间歇热

热型特点是高热期与无热期交替出现，体温突然上升达39℃以上，往往伴有恶寒或寒战，历数小时后又下降至正常，大汗淋漓，经一至数天后又再突然升高，如此反复发作，是间日疟和三日疟的特点，也可见于局灶性化脓性感染。

5. 再发热

再发热又称回归热，热型特点是高热期与无热期各持续若干天，周期性地互相交替，可见于回归热、鼠咬热等。

6. 波状热

体温在数天内逐渐上升至高峰（39℃以上），然后逐渐下降至常温或微热状态，不久又再发，呈波浪式起伏，可见于布鲁菌病、恶性淋巴瘤、脂膜炎、周期热等。

7. 双相热

第一次热程持续数天，然后经一至数天的解热，又突然发生第二次热程，持续数天而完全解热。此型发热可见于某些病毒感染，如脊髓灰质炎、淋巴细胞脉络丛脑膜炎、登革热、麻疹以及病毒性肝炎等。

8. 不规则热

发热持续时间不定，变动无规律。可见于流感、支气管肺炎、渗出性胸膜炎、感染性心内膜炎、恶性疟、风湿热等。

发热的高低和久暂以及体温曲线的形式，很大程度上取决于人体的反应性，且受治疗的影响。由于小儿对疾病的反应与成人不同，其热型的表现不如成人典型。因此，发热与病情轻重有时不一定平行，仅在未经治疗的典型病例，方可能有典型的热型；加之，近年来抗生素与糖皮质激素广泛应用于临床，热型随之发生变化，因而热型的特点，在疾病的鉴别诊断中已失去其原有的重要性。

（四）诊法提示

发热是许多疾病的常见症状，故对发热病人须多方面调查分析，才能查明病因。一般须从以下几方面进行。

1. 病史采集

详细准确采集病史，注意年龄、发病季节、流行病史，传染病接触史，预防接种史，起病缓急，病种长短，热型和伴随的主要症状。

新生儿可有脱水热。婴幼儿于南方，夏季酷热时可发生暑热证。冬春季以呼吸道感染、流行性脑脊髓膜炎、麻疹等多见；夏秋季以急性肠炎、菌痢、乙型脑炎、伤寒等较多见。传染病常有流行病学史，应仔细询问接触史等。

小儿呼吸道感染、急性传染病等常起病较急，病程较短。结核病、伤寒、血液病、风湿热、暑热证、细菌性心内膜炎等起病稍缓，病程较长，常超过两周。败血症、急性粟粒性肺结核、深部脓肿等呈弛张热；伤寒、副伤寒、斑疹伤寒为稽留热；疟疾多为间歇热；白血病、结缔组织病、恶性肿瘤等，热型不一，无一定规律。热型，在尚未应用抗生素、皮质激素等特殊药物治疗时，对发热的诊断非常重要，但对小婴儿、新生儿诊断价值较小。

询问发热的同时要注意询问各系统的特异性临床表现，如呼吸道感染常有咳嗽、气急。消化道感染常有恶心、呕吐、腹痛、腹泻。泌尿系感染有尿频、尿急、尿痛等。中枢神经疾患，多有呕吐、惊厥、昏迷等。发热伴黄疸常见肝脏的细菌或病毒性炎症、肿瘤；伴多汗者常见于结缔组织病、败血症等；伴寒战者多为细菌感染如败血症、深部脓肿等。早期无特殊性临床症状和体征者，结合病史特点考虑伤寒、败血症、结核病等。

2. 体格检查

检查要详细全面，结合病史及症状，再作深入检查。

口腔在不少发热患儿中，常见有病理改变。如扁桃体炎可见扁桃体红肿或有脓性分泌性；疱疹性咽炎在咽部等处可见疱疹及溃疡；麻疹早期颊黏膜有麻疹黏膜斑；白喉可见咽及扁桃体有白色假膜等。

注意皮疹的分布与形态。金黄色葡萄球菌败血症、链球菌感染常见有猩红热样的皮疹；血液病、流行性脑脊髓膜炎、流行性出血热等皮肤可有出血点；风湿热可见环形红斑；病毒感染、结缔组织病、败血症、细菌性心内膜炎、组织细胞增生症X、皮肤黏膜淋巴结综合征及许多药物都可出现皮疹，但其形态和出现规律各异。

高热时精神状态良好者，常轻度感染。如嗜睡，精神委靡，神志不清，有脑膜刺激征者，提示颅内感染。婴儿颅内感染早期，脑膜刺激征常不明显，但表现神志淡漠、嗜睡、烦躁不安、囟门紧张或饱满等，须警惕颅内感染。

肝脾肿大常规于白血病、结缔组织病、肝胆系统的炎症、伤寒、败血症、疟疾、肿瘤等。周身淋巴结肿大可见于血液病、传染性单核细胞增多症、支原体感染、皮肤黏膜淋巴结综合征等。局部淋巴结肿大、压痛，应注意查找邻近部位有无炎性病灶。

3. 辅助检查

先作一般检查，根据一般性筛选结果，再决定进一步检查项目，尽量避免无目的“撒网”式检查。

血、尿、粪常规检查为筛选的首选项目。白细胞总数和中性粒细胞分类增高，多考虑为细菌性感染；减低者则偏重于病毒或杆菌感染。若怀疑败血症、肠道及泌尿道感染，需分别送血、粪、尿培养。各种穿刺液除常规检查外，有时需送培养或涂片检查。如流行性脑脊髓膜炎患者皮肤瘀点及脑脊液涂片检查可找到脑膜炎双球菌，疟疾患儿血涂片可查找疟原虫，白喉伪膜涂片检查白喉杆菌。

必要时检查肥达反应、外斐反应、嗜异性凝集试验、冷凝集试验等，有助于鉴别诊断。风湿热或类风湿病分别进行抗链球菌溶血素 O（ASO）或类风湿因子检查。疑病毒感染有条件者，可行免疫学方面的早期快速诊断检查。免疫缺陷病致反复感染者可做血清免疫球蛋白及细胞免疫与补体测定。血液病宜做骨髓象检查。怀疑结核病需进行结核菌素试验。怀疑胆道感染者做十二指肠引流液的检查与培养，常可获得有意义的结果。总之，可按病情需要进行有关检查，但需注意分析检查结果时，要摒除由于取样或操作过程等误差与污染而致的假阳性或假阴性。辅助检查对发热性疾病的诊断与鉴别诊断是必不可少的，尤其对仅以发热为主要症状、缺乏脏器损害表现的病人，辅助检查具有更重要的诊断与鉴别诊断价值。

胸部 X 线检查有助于肺与胸部疾病的诊断。其他如恶性肿瘤，可根据部位选做 CT、核磁共振、血管造影、放射性同位素、B 超、活体组织检查等，也属必要。

要点二　应急处理

对高热患者应及时适当降温，以防惊厥及其他不良后果。对既往有高热惊厥史或烦躁不安者，在降温同时给予镇静药。

（一）一般处理

1. 注意休息，观察体温、脉象、呼吸、神志、大小便、出汗等情况的变化。

2. 保持室内空气新鲜及良好的通风，避免冷风冷气直接吹袭，及时擦干汗液，及时松解衣裤以利散热。

3. 饮食宜清淡，忌食肥甘厚味及生冷之品，注意多饮开水，供给充足的热量和水分。

4. 保持大便通畅，观察排泄物性状，注意留取标本，并及时送检。

（二）降温措施

1. 物理降温

（1）环境降温：将患儿放于室温 21℃ ~22℃的环境中，尽量少穿衣服，解开衣扣，室内通风，使患儿的皮肤通过与外界接触，借空气的传导、对流散热，以达到降温的目的。

（2）冰枕：因高热主要是对中枢神经系统的损害，因此，冰枕可减少脑血流量，降低脑耗氧量，起到保护脑细胞的作用。可用冷水、冰块、退热贴等敷头部及颈部、腹股沟、腋窝等大血管处。

（3）酒精或温水擦浴：可用酒精（30% ~50%）或温水（28℃ ~30℃）于四肢、躯干两侧及背部擦浴。擦浴时如患儿出现皮肤苍白或全身皮肤发凉应立即停止。因儿童皮肤娇嫩，酒精可经皮肤吸收，反而加重发热，同时用酒精擦拭患儿身体会造成皮肤快速收缩和舒张，对患儿刺激大，另外可造成酒精中毒，对婴儿和体质虚弱患儿不宜使用酒精擦浴，对新生儿和有血液病患儿禁用。

（4）灌肠：用20℃左右的0.9%氯化钠注射液，婴儿约100～300ml、儿童约300～500ml，按普通灌肠法进行。亦可用中药煎水取汁灌肠，如生石膏30g，柴胡、大黄、金银花、芦根各12g，煎水取汁50～100ml，直肠灌入或保留灌肠，每2～3小时各1次。对疑为中毒型菌痢引起高热或超高热者较为适宜，既可降温，又便于取粪便标本送检。

2. 针刺降温

选大椎、曲池、合谷穴行强刺激，不留针。十宣穴三棱针放血、耳尖放血。

3. 推拿降温

开天门、揉太阳、推三关、推肺经、拿风池等。

4. 药物降温

对未成熟儿、小婴儿及体弱儿一般不用解热剂降温。使用药物降温的适应症：①婴幼儿高热，因小儿高热引起“高热惊厥”；②高热伴头痛、失眠、精神兴奋等症状，影响患者的休息与疾病的康复；②长期发热或高热，经物理降温无效者。需要强调的是解热药只能使发热病人的体温下降至正常，不能消除病因，即所谓“治标不治本”，因此，不宜滥用。<2个月的小婴儿发热多数是由于感染引起的，应将该年龄组的发热作为一个危险体征对待，给予抗感染治疗，盲目应用解热药可能会掩盖潜在的严重感染的症状和体征，应持谨慎态度，原则上不予解热药，以免因退热而忽视对严重感染的及时诊断与治疗。

（1）对乙酰氨基酚：即扑热息痛，其解热作用类似乙酰水杨酸，副作用较少。剂量为口服10～15mg/kg（最大量≤250mg/次），1次/4～6小时，每日3～4次。注意：新生儿忌用，3岁以下小儿慎用。

（2）布洛芬：对高热效果较好。口服每次5～10mg/kg，每6小时1次，每日3～4次。副作用为有胃肠道刺激、皮疹等。

（3）复方氨基比林：即安痛定，临床应用广泛。剂量：<2岁每次0.5～1ml、2～5岁每次1～1.5ml、>5岁每次1.5～2ml，肌肉注射，也可口服。

（4）赖氨酸阿司匹林：每次10～25mg/kg，肌肉注射，优点是也可静脉注射。

（5）人工冬眠：系采用药物及物理降温的方法使机体体温降低，反应消失，其目的是降低机体反应性，使机体度过急性应激状态。对超高热患儿常采用亚冬眠疗法，即氯丙嗪与异丙嗪肌肉注射，每次1～2mg/kg，每2～3小时1次，辅以腹股沟及颈部冰袋降温。

（6）肾上腺糖皮质激素：具有非特异性退热作用，并有抗炎、抗毒、抗过敏作用，必要时，可根据病情选用。但需注意不应将肾上腺糖皮质激素作常规退热剂使用，仅用于超高热时，不可滥用，特别是对患儿持续高热而病情不明时，以免掩盖症状，给诊断造成困难。一般不建议使用肾上腺皮质糖激素退热。

（7）中成药

①清开灵注射液：每支2ml。静脉滴注，1ml/（kg·d），最大剂量不超过20ml，用5%～10%葡萄糖注射液10ml稀释1ml清开灵的比例，1日1次，注意观察药物反应。

②柴胡注射液：2ml/次，肌注；或滴鼻，每次左右鼻孔各2～3滴。

说明：

①阿司匹林与其他退热剂（对乙酰氨基酚和布洛芬）退热效果相当，阿司匹林的不良反应较大，可增加胃溃疡和胃出血的危险；同时还可影响血小板功能，增加出血概率；儿童患病毒感染性疾病时，使用阿司匹林可增加Reye综合征风险。

②安乃近15mg/kg口服和肌肉注射与布洛芬10mg/kg口服比较，疗效相近，但安乃近可引起外周血中性粒细胞减少（发生率约为1/20000）和过敏性休克等严重的不良反应，在美国不使用安乃近作为退热药物应用于儿童。

因此，不推荐安乃近和阿司匹林作为退热药物应用于儿童。

（三）其他对症处理

高热时不显性水分丢失增多，加之食欲减退，应及时补充水分和电解质。口服有困难者给予静脉补液，并注意热量的供给，使用4∶1或5∶1（葡萄糖液∶含钠液）液，可适当予以钾盐等。

曾有过高热惊厥患者在运用退热药的同时，适当应用镇静剂，如安定、苯巴比妥钠等肌注或口服。超高热伴惊厥者，应按惊厥处理。

（四）病因治疗

积极治疗原发病。对于由感染引起的高热，应根据病情选用有效抗生素治疗。对局部感染病灶要及时清除。因非感染性疾病所致的高热，也需根据不同病因采取相应的治疗措施。

细目六　惊厥

要点一　概述

惊厥是小儿常见的急症，尤多见于婴幼儿。由于多种原因使脑神经功能紊乱所致。表现为突然的全身或局部肌群呈强直性和阵挛性抽搐，常伴有意识障碍。小儿惊厥的发病率很高，据统计6岁以下小儿惊厥的发生率约为成人的10～15倍，约5%～6%的小儿曾有过一次或多次惊厥。其原因为：婴幼儿大脑皮层发育未臻完善，因而分析鉴别及抑制功能较差；神经髓鞘未完全形成，绝缘和保护作用差，受刺激后，兴奋冲动易于泛化；免疫功能低下，易感染而致惊厥；血脑屏障功能差，各种毒素容易透入脑组织；某些特殊疾病如产伤、脑发育缺陷和先天性代谢异常等较常见，这些都是造成婴幼儿期惊厥发生率高的原因。惊厥频繁发作或持续状态危及生命或可使患儿遗留严重的后遗症，影响小儿智力发育和健康。

（一）病因

1. 感染性病因

（1）颅内感染：如由细菌、病毒、寄生虫、真菌引起的脑膜炎或脑炎。常表现为反复而严重的惊厥发作，大多出现在疾病初期或极期。伴有不同程度的意识障碍和颅内压增高表现。脑脊液检查对诊断和鉴别诊断有较大帮助。

（2）颅外感染：颅外感染性疾病引起的惊厥发作。

①热性惊厥：是儿科最常见的急性惊厥，见本节后文专述。

②感染中毒性脑病：大多并发于败血症、重症肺炎、细菌性痢疾、百日咳等严重细菌性感染疾病，与感染和细菌毒素导致急性脑水肿有关。通常于原发病极期出现反复惊厥、意识障碍与颅内压增高症状。检查脑脊液除发现压力增高外，常规、生化检查均正常。

2. 非感染性病因

（1）颅内疾病

①颅脑损伤与出血：如产伤、颅脑外伤和脑血管畸形等各种原因引起的颅内出血。伤后立即起病，反复惊厥伴意识障碍和颅内压增高，颅脑 CT 对诊断有重要价值。

②先天发育畸形：如颅脑发育异常、脑积水、神经皮肤综合征等。大多表现为反复发作，常伴有智力和运动发育落后。

③颅内占位性病变：如幕上、大脑半球的肿瘤、囊肿或血肿等。除反复惊厥发作外，伴颅内压增高和定位体征，病情进行性加重，头颅影像学检查对诊断起决定作用。

（2）颅外（全身性）疾病

①缺氧缺血性脑病：如分娩或生后窒息、溺水、心肺严重疾病等。窒息后立即起病，反复惊厥伴意识障碍和颅内压增高，头颅影像学检查对诊断起重要作用。

②代谢性疾病：包括：a. 水、电解质紊乱：重度脱水、水中毒、低血钙、低血镁、低血钠、高血钠和低血糖症均可引起惊厥。患儿均有相应临床表现及其基础病因。血渗透压、电解质和血糖测定有助诊断，病因治疗能迅速控制惊厥发作。b. 肝、肾衰竭和 Reye 综合征：顽固惊厥伴严重肝、肾功能异常及电解质紊乱。c. 遗传代谢性疾病：常见如苯丙酮尿症、半乳糖血症等，表现为进行性加重的惊厥或癫痫发作，有异常代谢相关的特异体征，血、尿中代谢不全产物含量增高。d. 中毒：如杀鼠药、农药和中枢神经兴奋药中毒。大多有顽固惊厥发作伴意识障碍及肝、肾功能损伤。

惊厥常见病因归纳如表 8－1。

表 8－1　惊厥常见病因

	颅内	颅外
热性惊厥	病毒：乙脑、病毒性脑炎 细菌：流脑、化脑、结核性脑炎、脑脓肿 霉菌：新型隐球菌脑膜炎 其他：弓形体病、脑型疟疾等	高热惊厥 中毒性脑病：中毒型痢疾、重症肺炎、败血症、百日咳
无热性惊厥	新生儿产伤 颅内出血 颅脑发育缺陷：脑积水、脑性瘫痪 新生儿胆红素脑病 癫痫、婴儿痉挛症 中枢神经系统疾病后遗症 颅内占位性病变 颅脑损伤 脑水肿	代谢紊乱：低血钙、低血镁、低血糖、低血钠、高血钠、维生素 B_6 缺乏或依赖症 中毒：食物中毒、药物中毒、农药中毒、其他化学物质中毒 遗传代谢病：苯丙酮尿症（PKU）、尼曼匹克氏病 高血压脑病 心脏疾患：阿－斯综合征、法洛四联症漏斗部痉挛

（二）临床表现

惊厥发作前少数可有先兆。如在问诊或体检时，见到下列临床征象的任何一项，应警惕惊厥的发作：极度烦躁或不时“惊跳”，精神紧张；神情惊恐，四肢肌张力突然增加；呼吸突然急促、暂停或不规律（新生儿尤须注意）；体温骤升，面色剧变；瞳孔大小不等；边缘不齐。多数为骤然发作。典型者为突然意识丧失或跌倒，两眼上翻或凝视、斜视，头向后仰或转向一侧，口吐白沫，牙关紧闭，面部、四肢呈强直性或阵挛性抽搐伴有呼吸屏气，紫绀，大小便失禁，经数秒、数分或十数分钟后惊厥停止，进入昏睡状态。在发作时或发作后不久检查，可见瞳孔散大、对光反应迟钝、病理反射阳性等体征，发作停止后不久意识恢复。低钙血症抽搐时，患儿可意识清楚。若意识尚未恢复前再次抽搐或抽搐反复发作呈持续状态者，提示病情严重，可因脑水肿、呼吸衰竭而死亡。如局限性抽搐部位恒定，常有定位意义。部分病例，仅有口角、眼角轻微抽动，或一侧肢体抽动或两侧肢体交替抽动。新生儿惊厥表现为全身性抽动者不多，常表现为呼吸节律不整或暂停，阵发性青紫或苍白，两眼凝视，眼球震颤，眨眼动作或吸吮、咀嚼动作等。发作持续时间不一，有时很短暂，须仔细观察才能作出正确诊断。

引起惊厥的几种常见疾病的临床特点：

1. 高热惊厥

上呼吸道感染、急性扁桃体炎、肺炎及传染病早期等急性感染性疾病高热时，中枢兴奋性增高，神经功能紊乱而致的惊厥，谓之高热惊厥。其发生率很高，据调查5%～8%的小儿曾发生过高热惊厥，占儿童期惊厥原因的30%。其特点是：①好发年龄为6个月至3岁，3岁后发作频数减低，6个月以下、6岁以上极少发生；②上感引起者占60%，常在病初体温急剧升高时发生，体温常达39℃～40℃以上，体温愈高抽搐的机会愈多；③全身性抽搐伴有意识障碍，但惊厥停止后，意识很快恢复；④在一次发热性疾病中，一般只发作1次，很少发作2次以上；⑤抽搐时间短暂，数秒至数分钟，一般不超过5～10分钟；⑥神经系统检查为阴性，脑脊液检查除压力增高，无异常发现；⑦发作后1～2周做脑电图检查为正常；⑧可追询到既往高热惊厥史和家族遗传史，对若干大的家系连锁分析提示常染色体显性遗传伴不同外显率的可能性，基因位点在19p和8q13－21；⑨预后多良好，少数可转变为癫痫（1%～3%）。高热惊厥可分为单纯性（良性）与复杂性（非良性）两类。

单纯性高热惊厥（又称典型高热惊厥）多数呈全身性强直－阵挛性发作，少数也可有其他发作形式，如肌阵挛、失神等。持续数秒至10分钟，可伴有发作后短暂嗜睡。发作后患儿除原发疾病表现外，一切恢复如常，不留任何神经系统体征。在一次发热疾病过程中，大多只有一次，个别有两次发作。约50%的患儿会在今后发热时再次或多次热性惊厥发作，大多数（3/4）的再次发作发生在首次发作后1年内。

少数高热惊厥呈不典型经过，称复杂性高热惊厥。其主要特征包括：①一次惊厥发作持续15分钟以上；②24小时内反复发作≥2次；③局灶性发作；④反复频繁的发作，累计发作总数5次以上。

单纯性高热惊厥与复杂性高热惊厥的主要区别见表8－2。

表 8-2　单纯性和复杂性高热惊厥的区别

特点	单纯性高热惊厥	复杂性高热惊厥
发病率	在热性惊厥中约占 80%	在热性惊厥中约占 20%
发作年龄	6 个月 ~6 岁	任何年龄
神经系统疾病史	无	可有如外伤、窒息、中毒等
发作时的体温	病初体温骤升时，多在 38℃以上	低热也可发生
惊厥发作类型	一般为全身性，对称性	可为一侧性、局限性
惊厥持续时间	短，数秒至数分，极少超过 10 分钟	长，可超过 10~20 分钟
惊厥次数	少，一次疾病中大多仅一次	多，反复发作
神经系统检查	正常	可不正常，如病理征，颅神经麻痹，偏瘫等
脑电图	热退 1~2 周后正常	热退 1~2 周后仍可异常
预后	良好	差，反复发作，癫痫、智能或行为异常等

2. 颅内感染

细菌、病毒、霉菌等侵入中枢神经系统，引起脑膜和脑实质的损害及脑水肿。流行性脑脊髓膜炎常见于冬春季，乙型脑炎多见于夏秋季，而病毒性（散发性）脑炎及结核性脑膜炎常年散发，脑脓肿通常有如中耳炎、败血症及紫绀型先心病等前驱病。颅内感染患儿有发热、头痛、呕吐、嗜睡、惊厥及昏迷，常有脑膜刺激征和锥体束病理征出现。脑脊液检查对流行性脑脊髓膜炎、乙型脑炎、病毒性（散发性）脑炎、结核性脑膜炎、新型隐球菌脑膜炎具有诊断价值。脑脓肿者常有急性感染的症状和体征，颅内高压及定位体征，作头颅 CT 检查可明确诊断，并可确定部位与大小。

3. 中毒性脑病

中毒性脑病是婴幼儿时期比较常见的一种中枢神经系统病变，其主要临床表现是在原发病的过程中，突然出现的中枢神经系统症状。原发病常为败血症、中毒性菌痢、重症肺炎、伤寒、白喉、百日咳等。发病机制不明，脑部病变不是病原体直接侵入中枢神经系统所致。可能是由于病原体产生的毒素直接损害中枢神经系统或机体对感染毒素的一种过敏反应。另外，机体的自体免疫，脑组织缺氧或体液代谢紊乱亦与之有关。病理改变：脑实质有充血、水肿、广泛的小出血点，少数病例有脑小血管损害，无明显炎症表现。临床上常在原发病加剧的基础上，出现急性脑损害，主要表现酷似脑炎如高热、头痛、呕吐、烦躁不安、意识障碍、惊厥、昏迷等。脑膜刺激征阳性，神经系统无定位症状。脑脊液检查除压力稍高，有时蛋白稍增外，无其他异常。轻者脑症状于 24 小时内消失，无后遗症；严重者抽搐频繁，昏迷可持续数日甚或数月，发生去脑强直、角弓反张、呼吸不规则，甚至危及生命。幸存者常遗留智力减退、肢体强直性瘫痪、耳聋、失明等后遗症。

4. 婴儿痉挛症

婴儿痉挛症是小儿癫痫全身性发作的一种特殊类型。病因复杂，部分病例可以是产伤、脑缺氧、苯丙酮尿症、各种颅内炎症以及先天性代谢或发育异常等引起。临床特点：①典型发作为头与躯干急骤前屈，上肢前伸，然后屈曲内收，下肢屈曲偶或直伸，伴短暂意识丧失。少数为突然点头样抽搐，或头向后仰，身体后曲呈角弓反张状；②每次抽搐持续1~2秒钟，经数秒缓解，再次抽搐，往往呈一连串发作；③常在入睡前或刚睡醒时发病，每日数次，数十次，甚至上百次，亦可数日1次，发作停止时往往喊叫一声；④多在1岁以内发病，3~7月发病最多，随着年龄增长，发作渐减少；⑤多数病例伴有明显的智能迟缓，发育落后；⑥脑电图示高峰节律失常，棘波、慢波混杂出现，波幅高；⑦使用促肾上腺皮质激素（ACTH）或肾上腺皮质激素治疗，可控制或减轻发作，脑电图恢复正常。

5. 低血糖症

低血糖症是指由于某些原因，血中葡萄糖含量降低所致的病症。其临床特点：①病前多有吐泻、饥饿、疾病、感染等前驱症；②常在清晨早餐前发病，其表现为恶心呕吐、面色苍白、口渴多汗、疲乏、头晕、心慌、嗜睡甚至惊厥、脉搏细速、血压下降。较大儿童有饥饿感和上腹部不适；新生儿常为精神淡漠，发作性呼吸暂停，体温不升与惊厥等；③空腹血糖测定：婴儿与儿童<40mg/dl，足月新生儿≤30mg/dl，未成熟儿≤20mg/dl。但惊厥可使血糖上升，故血糖测定正常，并不能排除低血糖诊断；④以50%或25%葡萄糖注射液每次1~2ml/kg，静脉注射，轻者口服糖水能控制症状，疗效迅速。严重低血糖可造成永久性脑损害，其结果为智力障碍及反复惊厥发作。

6. 低镁血症

镁的生理作用是维持神经肌肉的正常应激性；抑制神经肌肉接头和交感神经节的乙酰碱释放；对神经系统有镇静作用。当血镁降低时神经肌肉兴奋性及应激性增强。诊断依据为：①有缺镁的病史，如长期厌食、呕吐、腹泻、胃肠引流或长期输液无镁补充或各种原因的多尿、甲状旁腺功能不足等；②神经肌肉兴奋性增强的表现，如对光、声、机械刺激敏感，Chvostek征、Trousseau征试验阳性，情绪激动，肌肉震颤或抽动，心动过速，惊厥等；③血镁低于0.75mmol/L（正常值0.75~1.25mmol/L）。镁负荷试验：静滴硫酸镁0.25mmol/kg，若24小时尿镁排泄量少于输入量的20%；④使用25%硫酸镁0.1~0.2ml/kg肌注治疗有效。钙和镁的生理功能基本相同，二者可能是竞争的，钙能促进镁的排泄，故治疗期间最好不用维生素D和钙剂，否则影响疗效。

7. 中毒

小儿中毒常属意外，多系好奇、无知，或家长、保育人员看管疏忽而误服药物、毒物及误食毒果等所致。常见原因如下：①进食有毒动、植物，如河豚、白果、木薯、桃仁、杏仁、毒蕈及喷洒了农药的瓜果、蔬菜、采食野果－蓖麻子、曼陀罗等；②药品或毒物保管不严，误服中毒，如误服杀鼠药（安妥、磷化锌）、氨茶碱、避孕药甚或误服煤油、汽油等；③食物处理不当而产生毒性，进食过量而致中毒；如喝变质奶类，食用未剔除芽的马铃薯或未煮熟的芸豆角等；④错用或误用药物和有毒物，如医务人员或家长取错药品，用错剂量，使用较大剂量的阿托品、异烟肼或亚硝酸盐误当食盐使用；⑤其他如用有机磷（敌敌畏、敌百虫），有机氯（DDT、六六六）喷洒房间或衣被灭蚊蝇，灭蚤虱；寒冷季节用煤、木炭取暖，不注意通风而CO中毒等。上述中毒均可引起阵发性或强直性惊厥，且常伴昏迷，发绀，呼吸异常等症状，必须提高警惕，及时诊治。

8. 低钙血症

血清钙低于2mmol/L时，称为低钙血症。低钙血症常由甲状旁腺功能减退、食物中含钙不足、维生素 D 代谢障碍引起 1，25 -（OH）$_2$ - D_3 缺乏、高磷酸盐血症、低镁血症、低蛋白血症等引起，可引起神经肌肉的应激性增强，出现手足搐搦、惊厥、谵妄等，日久可导致佝偻病或骨软化病。测定血钙及血浆蛋白可确诊。针对病因，应用钙盐及维生素 D 进行治疗。

要点二 诊法提示

（一）病史采集

惊厥的诊断，关键在于寻找病因。因此在进行急救的同时，应详细采集病史，观察临床表现并细致的体格检查。根据线索再选做必要的辅助检查，多可作出病因诊断。现将其诊断要点介绍如下：

1. 年龄

由于不同年龄发生惊厥原因不同，故寻找病因时要考虑到年龄。

新生儿期：以围产期损伤所致的窒息、颅内出血、缺血缺氧性脑病最为常见，其次为新生儿败血症、化脓性脑膜炎、核黄疸、低镁血症（<1.51mg/ml，<0.6mmol/L）、低钙血症（<7mg/ml，<1.75mmol/L）、有机酸血症、先天性脑畸形及代谢紊乱等。此外，母亲有前置胎盘、先兆流产、产前应用麻醉镇痛药、抗癫痫药物者也应考虑惊厥的可能性。

婴幼儿期：最常见的是高热惊厥，高热常由急性感染性疾病所引起，如急性中毒性菌痢、化脓性脑膜炎、病毒性脑炎等，其次为维生素 D 缺乏所致的手足搐搦症、屏气发作、晕厥、苯丙酮尿症（PKU）、有机酸血症、婴儿痉挛症、婴儿良性肌阵挛、Lennox - Gastaut 综合征等，偶见脑脓肿、先天代谢病、维生素 B_6 依赖症等。有时也应注意到脑发育缺陷、脑损伤后遗症、药物中毒、低血糖症等。

年长儿：中毒性脑病、颅内感染、癫痫、中毒多见。有时须注意颅内占位性病变和高血压脑病等。

2. 季节

某些传染病的发生具有明显的季节性。冬春季应注意流行性脑脊髓膜炎及其他呼吸道传染病，夏秋季应多考虑乙型脑炎及肠道传染病如菌痢、伤寒等。冬末春初时易发生维生素 D 缺乏性手足搐搦症及 CO 中毒。白果、桃仁、苦杏仁中毒都具有一定季节性。

3. 病史

有无发热：有热惊厥多为感染所致，应详细询问传染病接触史及当地的流行情况。个别非感染惊厥有时亦可发热如持续癫痫、白果中毒等。无热惊厥大多为非感染性，应详询出生史、喂养史、智力与体格发育情况，既往类似发作史和误服有毒物质史及或脑外伤史。但严重感染在反应性差的小儿（尤其新生儿）可无发热，有时甚至体温下降。

伴随症状：头痛、呕吐、咳嗽、胸痛、腹泻、大小便情况、意识障碍等。

（二）体格检查

惊厥发作时，应进行紧急止惊，同时注意重点检查生命体征，包括呼吸、心率、瞳孔、面色、神志等，并注意观察惊厥发作的全过程，包括惊厥开始的部位，是全身性或局限性痉挛或强直。惊厥停止后必须进行全面体格检查，要注意精神意识、呼吸、心率、脉搏、血压的变化情况；观察瞳孔的大小、是否对称以及对光反应有无；注意有无发热及感染病灶、有无皮肤疮疡、瘀点瘀斑；注意前囟是否饱满、肌张力有无改变。在全面体检的基础上，重点检查神经系统，尤其查看有无定位体征、脑膜刺激征、病理反射及颅内高压征。

（三）辅助检查

根据病史、体检及其他线索，选择性地进行实验室及其他辅助检查。

1. 血、尿、粪常规

周围血象中白细胞显著增多，中性粒细胞百分数增高常提示细菌性感染；原始幼稚细胞增多，注意脑膜白血病的可能；疑为肠炎、菌痢时、送粪便镜检和培养（必要时冷生理盐水灌肠留取粪便标本）；疑泌尿道疾病者，送尿检查和必要时送尿培养。

2. 血、尿特殊检查

疑苯丙酮尿症时，可做尿三氯化铁试验，或测定血苯丙氨酸含量。

3. 血液生化检查

疑有低血糖、低钙血症、低镁血症或其他电解质紊乱时，需选作血糖、血钙、血镁、血钠、尿素氮及肌酐等测定。

4. 脑脊液检查

对于原因不明的惊厥，有神经系统体征或怀疑有颅内感染时应进行腰椎穿刺，取脑脊液做常规生化检查，必要时作涂片染色和培养。

5. 心电图与脑电图检查

怀疑心源性惊厥者可选做心电图。疑有婴儿痉挛症及其他型癫痫或脑占位性病变可作脑电图，有助于诊断。

6. 头颅 B 超

囟门未闭的婴儿进行头颅 B 超检查有推断病变部位的价值。

7. 其他检查

疑颅内出血、占位性病变和颅脑畸形者，可选作核磁共振成像（MRI）、脑血管造影、头颅 CT 等检查。

（四）鉴别诊断

1. 新生儿期

惊厥发作往往不典型，须与下列三种现象相鉴别。

（1）颤抖：新生儿期出现的一种大幅度、高频率、有节奏的运动，不伴有异常的翻眼、口颊运动，可由刺激诱发；而惊厥的幅度大小不等、低频率、无节奏抽动，不受刺激影响，并常伴有异常的眼或口颊运动。两者较容易区别。

（2）快动眼睡眠期的眼球转动：正常新生儿睡眠期出现，常在入睡开始或接近觉醒时出现眼球在合拢的眼睑下转动，有节奏的运动，常伴面部微笑或怪相，呼吸不规整，但在清醒后这些动作都消失并不再出现，故与惊厥易于区别。难于区别时，可借助于脑电图检查，活动睡眠期的脑电波正常。

（3）早产儿呼吸暂停：一般为20秒，常伴有心律减慢，而惊厥的呼吸暂停时心律则不变。

2. 婴幼儿期和儿童期

惊厥须与其他发作性疾病相鉴别，列举如下。

（1）癔病性抽搐：见于年长儿，女多于男，有情感性诱因，可表现为惊厥，常呈强直性，持续时间较长，不会发生跌倒和跌伤，无舌咬伤和大小便失禁，面色无改变，不发绀，心率、脉搏、呼吸、血压正常，眼球活动正常，瞳孔不扩大，对光反射正常，意识不丧失，无发作后睡眠，用精神暗示疗法能终止发作，而周围有人围观时不易停止发作。在情感因素下有再发倾向。应注意观察发作时表现，排除器质性疾病后谨慎诊断。

（2）晕厥：神经性暂时性脑血流减少可致晕厥，多在疲倦、神经紧张、受恐吓等情况下发生，特别是突然站立时发生。发作时面色苍白、出汗、手脚发冷、心跳缓慢、血压下降、意识短暂丧失，甚至短暂肢体发硬、痉挛，平卧后常会迅速清醒。临床上应详细询问病史、发作时表现，并做脑电图检查等作出相应的诊断。

（3）屏气发作：见于婴幼儿不如意或受恐吓时，先有啼哭，后有屏气、呼吸暂停、发绀，甚至短暂强直或阵挛，发作1分钟左右自然终止，呼吸恢复，发绀消失，并再啼哭，随后入睡，发作频度不一。有发作先兆者，转移注意力后可中止发作。部分患儿年长后可发生晕厥。

（4）习惯性擦腿动作（又称情感交叉性动作或婴儿自淫）：个别婴幼儿出现发作性两腿交叉摩擦，同时面颊潮红，出汗，眼凝视，会阴部有分泌物，带有性色彩，常使家长极为恐慌。一般发生在睡前或刚醒后，也可白天发生，发作时将小儿注意力转移到有兴趣的方面去，能够中止或减少发作。有时会阴部瘙痒或蛲虫病为其发作诱因。脑电图无特异性异常。一般这些症状仅持续一段时间，能自行缓解，年长后大多停止发作。个别病人日后可能出现行为问题。

（5）心源性脑缺氧综合征（阿－斯综合征）：完全性房室传导阻滞、病态窦房结综合征、快速型室性心动过速及QT延长综合征等心律失常时，由于心搏出量突然下降，致脑供血不足和脑缺氧，故出现惊厥或晕厥。发作时先有面色突然死灰，抽搐时由灰色转为青紫色，血循环重建后又突然转红。此与癫痫发作时面色由深红转为紫红，抽搐停止后面色苍白有所不同。心源性脑缺氧综合征是临床上一个严重的症状，诊断和处理不及时可导致生命危险，因此应高度重视。

（6）多发性抽动症：主要特点是经常出现不自主重复快速痉挛，常见眨眼、面肌抽动及颈、肩、上下肢局限性抽动。精神紧张刺激是促发因素。有意识地控制可暂停，睡眠时消失。发作时意识始终清楚，抽动发作时不会出现跌倒。

要点三　应急处理

（一）急救措施

1. 一般处理

（1）保持安静避免不必要的搬动。治疗护理操作也应尽量减少一切不必要的刺激。

（2）保持呼吸道通畅、防止窒息。抽搐时，应平卧，头转向一侧，及时清除口、鼻、咽喉内的分泌物或呕吐物，以防吸入气管而发生窒息。一旦发生窒息，除清除分泌物或呕吐物外，要立即行人工呼吸，口对口呼吸，必要时做气管切开。

（3）防止意外损伤：为防止舌咬伤，可用纱布裹好的压舌板置上下磨牙间。若牙关紧闭，不要强行撬开。为防止掉床跌伤，需有人守护或加用护栏。

（4）防止缺氧性脑损伤：立即给予氧气吸入，必要时可用如 ATP、辅酶 A 等脑细胞营养药物，或可醒后喂予糖水，以防低血糖损伤脑细胞。

（5）神志不清者暂禁食，或插鼻饲管喂食。

2. 控制惊厥

（1）针刺：人中、内关、太冲、涌泉穴，中强刺激，不留针；牙关紧闭配下关、颊车穴；高热配曲池穴；痰多配丰隆穴；十宣三棱针放血。

（2）止痉剂

①安定：常为首选药物，按每次 0.3～0.5mg/kg 静脉缓注（原药不稀释，速度为每分钟 1mg），作用快，1～3 分钟可生效，有时用药后数秒钟止痉。但作用时间短，必要时 15 分钟后重复用一次，一日可重复 3～4 次。注意一次最大量儿童不超过 10mg，婴儿不超过 3mg。有抑制呼吸、心跳和降低血压之弊，曾用过巴比妥药物者，尤须注意。

②苯巴比妥钠：按每次 5～10mg/kg，肌注或静脉注射。新生儿惊厥首选苯巴比妥钠，为控制惊厥的基本药物，但效果较慢，注入后 20～60 分钟才能在脑内达到药物浓度的高峰，故不能使惊厥立即发作停止。但维持时间长，在用安定等控制发作后，可用作维持治疗，巩固疗效。

③10% 水合氯醛：本药作用较快，持续时间较短。每次 0.4～0.6ml/kg 加入 1～2 倍 0.9% 氯化钠注射液灌肠或鼻饲，止惊快，必要时 30 分钟后重复一次。

④副醛：每次 0.05～0.1mg/kg，稀释成 5% 溶液，静脉推注，或每次 0.2ml/kg（最大量不大于每次 5ml）深部肌注，或用每次 0.3ml/kg 加等量 0.9% 氯化钠注射液（1 次不超过 5ml）保留灌肠。本药安全效速，但对呼吸道有刺激，在肝脏解毒，故有肺炎与肝病者慎用。

⑤氯丙嗪：每次 1～2mg/kg，肌注或缓慢静注，与合用对高热惊厥效果更佳。但不宜用于癫痫患儿，否则影响病情观察和疾病诊断。

⑥苯妥英钠：安定注射无效者，可用该药，每次 5～10mg/kg（原药不稀释，稀释后有结晶）静注，推注时间不短于 10 分钟。本药无抑制呼吸现象，但止痉作用缓慢，且有潜在的心律不齐危险。

⑦异戊巴比妥钠（阿米妥钠）：属于快速作用巴比妥类药物，在其他药物无效时可试用。由于本药有抑制呼吸作用，故小婴儿及呼吸衰竭者要慎用。剂量为每次 5mg/kg，肌注或静注。静注时用 10% 葡萄糖液稀释成 1% 溶液，以每分钟 1ml 速度静推，惊厥停止即中止注射。

⑧硫贲妥钠：遇有顽固抽搐不止者，可用硫贲妥钠每次 10～20mg/kg，配成 2.5% 溶液，深部肌注或静脉缓注。但注意勿搬动头部，以免引起喉痉挛。

在使用镇静药物时，勿在短期内频繁轮用多种药物，或连续多次用同一止痉药物，以免发生中毒。

（二）对症处理

1. 降温

高热者应用物理及药物等积极降温。

2. 治疗脑水肿

持续抽搐，视乳头水肿、瞳孔两侧不等，提示脑水肿。可用地塞米松每次0.2～0.4mg/kg，静注每6小时1次。同时给予20%甘露醇每次1～2g/kg快速静滴，每6～8小时1次。必要时可同时选用速尿，增强脱水效果。

3. 维持水和电解质平衡

惊厥患儿无严重液体丢失时液体总量，按80ml/（kg·d）或1000～1200ml/（kg·m^2体表面积），钠1～2mmol/kg，钾1.5mmol/kg补充，使患儿保持轻度脱水及血钠正常偏低状态，以利于控制脑水肿。

（三）病因治疗

1. 感染性疾病

宜选用有效抗感染药物。

2. 低钙血症

5%葡萄糖酸钙10～20ml静脉缓推，或用10%氯化钙每次5～10ml口服，连用7天。第3天可用维生素D。

3. 低镁血症

25%硫酸镁每次0.2～0.4ml/kg肌注，4次以上或5天为1疗程

4. 低血糖症

50%葡萄糖注射液每次2ml/kg静注，并以10%葡萄糖注射液静滴，直至症状完全缓解。

5. 维生素B_6缺乏症

可给予维生素B_6 50～100mg静注或口服，惊厥可于数分钟后停止。

6. 脑脓肿和脑肿瘤

应进行手术治疗，尽可能切除病灶。

7. 癫痫

一旦癫痫诊断确立，发作两次以上，即宜开始抗癫痫治疗。

（四）护理

1. 及时给予吸氧和采取必要措施防止窒息。

2. 专人守护，防止意外损伤。

3. 注意监护，详细记录呼吸、脉搏、血压、体温、精神、神志以及瞳孔变化和惊厥发作情况。

4. 高热者应及时松解衣裤以利散热并采用物理降温。

5. 供给充足的热量和水分，观察排泄物性状，注意留取标本，并及时送检。

（五）预防复发

凡遇到下列情况时，可考虑给予预防性抗惊厥药物：惊厥时间 >30 分钟；惊厥后 1～2 周脑电图异常；家族中有癫痫史的高热惊厥患儿；1 年内高热惊厥 >5 次者。首选药物为苯巴比妥 3～5mg/（kg·d），分 2 次口服，或全日量睡前一次口服，疗程为 2 年或最后 1 次惊厥后 1 年。

细目七　急性心功能不全

要点一　概述

急性心功能不全又称急性心力衰竭，是指在足够静脉回流的情况下，由于心脏泵血功能减退，使心输出量相对或绝对不足，不能满足全身组织代谢需要，因而出现体循环和（或）肺循环淤血的病理状态。根据病理生理与临床表现，小儿急性心功能不全包括急性左心衰竭和急性右心衰竭。左心衰竭以喘促，难以平卧，气短不足以息，心悸怔忡及倦怠乏力，不能耐劳为主症；右心衰竭突出以水肿和淤血（青紫、肝脏肿大）为主症。根据急性心功能不全的临床表现可分属于中医喘证及心悸、怔忡、心痹等范畴。

临床上急性心功能不全可见于小儿各年龄期，但以婴幼儿最多见。其发病有明显的年龄特点，如婴儿期以重症肺炎、急性病毒性心肌炎、输液过多、严重贫血、急性心包填塞较为常见；学龄前及学龄期儿童以急性风湿性心脏病、心肌病、急性肾炎、各种原因导致的高血压等多见。本病是儿科危急重症之一，发病多呈急性经过，如不及时控制，可威胁患儿生命。

年长儿心衰的临床表现与成人相似，而新生儿、婴幼儿则有明显差别。心力衰竭在临床上可有心脏功能减退、肺循环充血、体循环淤血等三个主要方面病理改变。

（一）心脏功能减退的表现

1. 心动过速

安静时心率增快，婴儿 >160 次/分钟，幼儿 >140 次/分钟，儿童 >120 次/分钟。系代偿表现，心率快可增加每分心输出量，但心率增快时，舒张期明显缩短，致心室充盈减低，因而代偿有限。

2. 心脏增大

早期心腔增大，心肌细胞肌节拉长，以增加每搏输出量，但如果肌节过度拉长，收缩力下降。一定时间以后，心肌代偿性肥厚，以增强收缩力。心脏增大是心衰的重要表现，但如发生急骤，心脏来不及增大，则无此表现。

3. 奔马律

舒张期第三或第四心音，同时心率增快，形成三音强弱相近的病理性三音心律，似奔马的节律，是常见的心功能不全的体征。

4. 末梢循环障碍

脉搏无力、血压偏低、四肢末梢发凉及皮肤发花等，是心排血量降低的常见临床征象。

5. 多汗

见于3～4个月的婴儿，特别多见于左向右分流型的先天性心脏病患儿。多汗是由于心排血量降低、交感神经兴奋性增高及儿茶酚胺产生过多。

（二）肺循环淤血的表现

由于左心室收缩和（或）舒张功能不全，致心搏出量减少，左心收缩末期压力增高，残余血量增多，导致左心房压力增高，肺静脉回血阻力大，致肺淤血。因而出现一系列临床表现。

1. 呼吸急促及浅表

呼吸频率大于同年龄正常小儿，婴儿>60次/分钟，儿童>40次/分钟。患儿由于呼吸困难，往往吸吮儿口即须停歇，且发生气促，故进食少且每次喂奶时间较长，喂养困难是小婴儿心衰的重要标志。婴儿哺乳和平卧时，症状可加重，而直抱时可减轻，年长儿则表现为端坐呼吸。

2. 哮鸣音

婴儿出现哮鸣音，往往是左心衰竭的征象。这种呼吸受阻的体征，是由于扩张的肺动脉或左房压迫呼吸道，也可由于呼吸道黏膜水肿所致。

3. 湿性啰音

在婴儿一般并不常听到湿性啰音，它是年长儿左心衰竭的主要体征。这是由于肺淤血，使血浆渗出到肺泡内及肺间质，或因支气管黏膜水肿渗出而产生，有时可见到血性泡沫痰。

4. 发绀

多见于口唇、耳垂及四肢末端。由于肺淤血、肺间质和肺泡内水肿，造成通气功能和气体交换障碍所致。

5. 咳嗽

频繁干咳系间质性肺水肿的早期表现。

（三）体循环静脉淤血表现

体循环静脉淤血即右心衰竭，常继发于左心衰竭所致的肺循环淤血及肺动脉高压。

1. 肝脏肿大

右心衰竭患儿几乎都有肝脏肿大，是右心衰竭最早、最重要的体征之一。在婴幼儿，进行性肝肿大更有意义。较大儿童可诉肝区疼痛及局部压痛，压迫肿大的肝脏时，可见颈静脉随之怒张（肝颈静脉回流征）。

2. 水肿

年长儿下垂性皮下水肿，多发生在颈静脉充盈和肝脏肿大之后，是右心衰竭的典型体征。婴儿因容量血管床相对较大，故一般水肿不明显，有时只在眼睑、面部可见。若短期内体重明显增加，则是水肿的佐证。腹水及全身水肿仅见于缩窄性心包炎及晚期较大患儿。

要点二　诊法提示

（一）病史采集

要注意询问不同年龄心功能不全的特殊表现、诱发因素及既往病史。婴幼儿心功能不全的常见症状为呼吸快速、表浅，喂养困难，烦躁多汗，哭声低弱；肺炎是小儿引起心功能不全最常见的原因，此外，剧烈活动、过度疲劳及情绪激动、洋地黄类药应用不当、输液过多或过快等，常是小儿心力衰竭的主要诱因。既往病史中注意有无可能发生心功能不全的原发病。同时发病年龄、症状出现的时间及演变过程、辅助检查结果、药物治疗的起止时间及用量的具体情况等，均是不容忽视的询问内容。

（二）体格检查

在全面体格检查的基础上，应特别注意以下几方面的体征：精神、意识状态及面色改变；颈部有无颈静脉怒张或颈动脉的异常搏动；呼吸频率、节律的改变；两肺的听诊情况；如肺部闻及中小水泡音，则多为肺炎；心功能不全时肺部湿性啰音可突然增多；心脏是否扩大、节律是否整齐，有无杂音等，如在安静时心率增快，心音明显低钝，或出现奔马律，婴儿>180 次/分，幼儿>160 次/分，不能用发热或缺氧等原因解释者，应考虑心功能不全的存在；肝脏是否在短时间内明显增大．如肝大达肋下 3cm 以上，而不能以横膈下移等原因解释者，为心功能衰竭体循环淤血的表现；下肢有无浮肿，如除外营养不良、肾炎、维生素 B_1 缺乏等原因所造成下肢浮肿者，考虑为右心衰竭的体循环淤血所致。

（三）辅助检查

应做心电图、X 线胸片、超声心动图等检查，用多功能监护仪监测包括心率、呼吸、血压和经皮氧饱和度等指标。动态观察血清电解质、心肌酶谱、心肌钙蛋白、肝肾功能及血气分析等。有些心衰症状和体征特异性不强；反映心脏结构、功能，血流动力学及神经体液激活的指标检测，对诊断心衰和分析其病因有重要意义。

1. 胸部 X 线片

有助于确定心脏增大及肺充血。通常心胸比例超过 0.5，提示心脏增大。正常新生儿及婴儿心胸比例可达 0.55。急性心衰及舒张性心衰时，不一定有心脏增大表现。肺静脉充血、肺间质及肺泡水肿，提示严重左心室功能不全。

2. 心电图

可示房室肥厚、复极波及心律的变化，有助于病因诊断及应用洋地黄药物的参考。

3. 超声心动图

射血分数（EF）正常值为 0.67 ±0.08，缩短分数（FS）正常值为 0.35 ±0.03。如 EF <0.5，FS <0.3 提示心功能不全。多普勒超声显像中，E 峰为心室快速充盈血流速度，A 峰为心房收缩期血流速度，正常 E/A >1。如 E/A <1 为舒张功能障碍。

4. 肺毛细血管楔压

用气囊漂浮导管测定，反映左心前负荷。肺毛细血管楔压正常值为 8 ~ 12mmHg，如 ≥20 mmHg 提示肺淤血、肺水肿及左心衰竭。

5. 中心静脉压

用导管在距右心房5cm内的腔静脉内所测得的压力。反映右心房压力，代表右心室前负荷。正常值为6～12cmH_2O，如>12cmH_2O提示输液过多或右心衰竭；如<6cmH_2O提示血容量不足。

6. 利钠肽

脑利钠肽（BNP）和氨基末端脑利钠肽前体（NT－proBNP）主要由心室肌细胞分泌。心室扩大、心室壁压力增高是刺激脑利钠肽分泌增多的主要因素，并与心衰严重程度相关。

血浆脑利钠肽在出生后最初几天较出生时高，3～4天后下降，稳定在正常水平。血浆脑利钠肽升高也可见于左心室肥厚、肾功能不全及川崎病急性期等疾病。

7. 其他检查

核素心室造影及心肌灌注显像有助于评估心室功能和心肌缺血状况。有些隐匿的心功能不全需要借助多巴酚丁胺负荷超声心动图协助诊断。磁共振显像也可用于评估心功能。有创性血流动力学检查主要用于经过无创性检查而诊断仍然不能明确的病例。

（四）诊断要点

婴幼儿急性心力衰竭诊断标准：

1. 安静时心率增快，婴儿>180次/分钟，幼儿>160次/分钟，不能用发热或缺氧解释者。

2. 呼吸困难，青紫突然加重，安静时呼吸达60次/分钟以上。

3. 肝大达肋下3cm以上，或在密切观察下短时间内较前增大，而不能以横膈下移等原因解释者。

4. 心音明显低钝，或出现奔马律，颈静脉怒张，心脏扩大。

5. 突然烦躁不安，面色苍白或发灰，而不能用原有疾病解释。

6. 尿少、下肢浮肿，以除外营养不良，肾炎、维生素B_1缺乏等原因所造成者。

具有上述1～4项，伴或不伴第5或第6项，即可诊断为心力衰竭。

（五）鉴别诊断

1. 毛细支气管炎或肺炎

因有气促、烦躁、心率增快、面色苍白或发绀、肺气肿使肝下移而误诊为心衰，但吸氧、平喘、镇静可使病情改善，发绀减少，心率恢复。如区别不清则按心力衰竭处理。

2. 急性肾小球肾炎

重症患者因严重循环充血而出现呼吸急促、肺部湿啰音、端坐呼吸、咯吐粉红色泡沫痰、颈静脉怒张、水肿、心脏扩大，但不是真正的心力衰竭，超声心电图检查心功能正常，用呋塞米（速尿）、扩血管药物可使病情缓解。

（六）心衰程度的临床评估

依据纽约心脏病学会（NYHA）提出的一项儿童心脏病患者心功能分级方案可评价心衰程度，主要按患儿症状和活动能力分为4级。

Ⅰ级：体力活动不受限制。学龄期儿童能够参加体育课，并且能和同龄儿童一样活动。

Ⅱ级：体力活动轻度受限。休息时无任何不适，但一般活动可引起疲乏、心悸或呼吸困难。学龄期儿童能够参加体育课，但活动量比同龄儿童小。可能存在继发性生长障碍。

Ⅲ级：体力活动明显受限。少于平时一般活动即可出现症状，例如步行15分钟，就可感到疲乏、心悸或呼吸困难。学龄期儿童不能参加体育活动，存在继发性生长障碍。

Ⅳ级：不能从事任何体力活动，休息时亦有心衰症状，并在活动后加重。存在继发性生长障碍。

小儿亦可参考下列改良 Ross 心衰分级计分法（表8-3）。

表8-3　　改良 Ross 心衰分级计分法

症状和体征	计分		
	0	1	2
病史			
出汗	仅在头部	头部及躯干部（活动时）	头部及躯干部（安静时）
呼吸过快	偶尔	较多	常有
体格检查			
呼吸	正常	吸气凹陷	呼吸困难
呼吸次数（次/分钟）			
0~1岁	<50	50~60	>60
1~6岁	<35	35~45	>45
7~10岁	<25	25~35	>35
11~14岁	<18	>28	>28
心率（次/分钟）			
0~1岁	<160	160~170	>170
1~6岁	<105	105~115	>115
7~10岁	<90	90~100	>100
11~14岁	<80	80~90	>90
肝大（肋缘下）	<2cm	2~3cm	>3cm

注：0~2分无心衰，3~6分轻度心衰，7~9分中度心衰，10~12分重度心衰。

要点三　应急处理

（一）一般处理

1. 绝对卧床休息

不能平卧者，可取半卧位，急性肺水肿者取坐位或半卧位，两腿下垂，以减少下肢静脉回流。尽力避免患儿烦躁、哭闹，必要时可适当应用苯巴比妥等镇静剂。对严重烦躁不安或已发生肺水肿者给予吗啡（0.05mg/kg）皮下注射；婴儿禁用吗啡可予苯巴比妥钠5mg/kg，肌肉注射。

2. 控制水、钠摄入

液体量开始可按65ml/（kg·d）计算，随病情好转，逐渐加量。输液时避免速度过快、液量过多，以防止增加心脏负担。

3. 吸氧

一般采用40%～50%氧气湿化后经鼻管或面罩给氧。急性肺水肿时，患儿呈极度呼吸困难，吐粉红色泡沫痰，应在通氧的湿化瓶中加入50%～70%酒精，每间隔15～30分钟给予吸通过酒精的氧气10分钟，可使肺泡内泡沫破裂，改善气体交换。

4. 呼吸管理

保持空气新鲜，保持呼吸道通畅，必要时吸痰。

5. 饮食

给予容易消化且富有营养的食物。

6. 病因治疗

根据不同的原发病，给予相应的处理。

7. 密切观察病情变化

做好出入量、体温、脉搏、呼吸、血压及药名药量等记录。

（二）病因及合并症的治疗

病因对心衰治疗很重要。小儿心衰的主要原因之一为先天性心脏畸形，尤其是常见的左向右分流型先天性心脏病，应于适当的时机手术根治，避免发生不可逆性肺动脉高压，失去手术良机，内科治疗只是为手术治疗做准备。其他病因也应积极治疗：可用抗生素控制感染性心内膜炎或其他感染；输红细胞以纠正贫血；应用抗心律失常药或电学治疗控制心律失常；心包引流缓解心包填塞；严重肺部疾病患者可使用辅助呼吸措施以改善肺功能。对于急性风湿性心肌炎或心包炎患者，给予肾上腺糖皮质激素也十分重要。高血压和肺动脉高压所导致的心衰，亦须及时治疗病因。此外，心衰患儿可合并心律失常、心源性休克、水电解质紊乱等，均需及时纠正。

（三）急性心衰的药物急救

1. 正性肌力药

（1）洋地黄制剂：洋地黄类药能够增强心肌收缩力，减慢心率，从而增加心排血量，改善体、肺循环，是目前治疗心功能不全的首选药物。洋地黄的剂量和疗效的关系受到多种因素的影响，故用药剂量要根据不同年龄、体重及病情等因素决定（详见表8-4）。常用药物为地高辛，口服负荷量（洋地黄化量）未成熟儿10～20μg/kg，足月新生儿20～30μg/kg，婴幼儿30～40μg/kg，年长儿25～30μg/kg。静脉注射用量为上述量的3/4。有心肌病变（如心肌炎）者，剂量宜适当减少。首次剂量为负荷量的1/2，余量再分2次，每次间隔6～8小时。最后一次负荷量用后12小时，开始给予维持量，每次为负荷量的1/8～1/10，每天2次，间隔12小时。急性心衰也可静注毛花甙C（西地兰），负荷量为：

新生儿 20μg/kg，＜2 岁 30μg/kg，＞2 岁 40μg/kg。首次用负荷量的 1/2～1/3，余量分 2～3 次，每次间隔 6～8 小时。近年来由于洋地黄制剂用量减少，胃肠反应如恶心、呕吐、厌食、腹泻很少见。洋地黄常见毒性反应为心律失常，如早搏、阵发性室上性心动过速、房扑、房颤、阵发性室性心动过速、房室传导阻滞等。

洋地黄中毒的处理包括：①立即停用洋地黄制剂及排钾利尿剂；②对有低钾血症伴快速性心律失常而无Ⅱ度或Ⅲ度以上房室传导阻滞者，应补充钾盐；③根据不同类型心律失常或传导阻滞，使用相应的药物治疗；④可用 F_{ab} 地高辛特异性抗体片段治疗。洋地黄制剂不适用于原发性心室舒张功能障碍，如肥厚型心肌病、限制型心肌病、高血压、主动脉瓣狭窄等。

表 8－4　洋地黄类药物的临床应用（2006 年中华儿科学会心血管学组制订）

洋地黄制剂	给药途径	洋地黄总量（mg/kg）	每日平均维持量
地高辛（每片 0.25mg）	口服	早产儿：0.01～0.02 足月儿：0.02～0.03 婴幼儿：0.03～0.04 年长儿：0.025～0.03	1/4～1/5 洋地黄化量，分 2 次，每 12 小时 1 次
地高辛（0.5mg/2ml）	静脉推注	3/4 口服量，分 2 次	
毛花甙 C（西地兰）（0.4mg/2ml）	静脉推注	新生儿：0.02 ＜2 岁：0.03 ＞2 岁：0.04	

（2）β－肾上腺素受体激动剂：主要适用于心衰患儿对洋地黄制剂疗效不显著或有毒性反应以及血压偏低的患儿。此类药物为环磷酸腺苷（cAMP）依赖性正性肌力药，兼有外周血管扩张作用。常用制剂有多巴胺、多巴酚丁胺。多巴胺常用剂量为每分钟 5～10μg/kg，由输液泵调控（不应与碱性液体同时输入），多巴酚丁胺剂量为每分钟 5～20μg/kg，应尽量采用最小有效量。对特发性肥厚性主动脉瓣下狭窄（IHSS）、房颤、房扑患儿禁忌使用。

（3）磷酸二酯酶抑制剂：此类药属 cAMP 依赖性正性肌力药，兼有外周血管舒张作用。短期应用有良好的血流动力学效应，对心脏病手术后的心衰患儿效果显著，但长期应用不仅不能改善临床情况，反而增加病死率。常用制剂有氨力农和米力农。虽然这两种药物口服均有良好生物利用度，但长期服用，不良反应发生率较高，疗效不佳。因此，目前均用静脉注射。氨力农首剂静注 0.75～1.0mg/kg，必要时可再重复 1 次，然后按每分钟 5～10μg/kg 持续静脉点滴。副作用为心律失常、血小板减少。米力农药效是氨力农的 10 倍，静注首次剂量为每分钟 50μg/kg，10 分钟内给予，以后持续静脉点滴，剂量为每分钟 0.25～0.5μg/kg。

（4）心先安（环磷酸腺苷葡甲胺，MCA）：是人工合成的环磷酸腺苷的衍生物，可提高心肌细胞内 Ca^{2+} 浓度，改善心肌泵血功能，并能扩张外周血管，减轻心脏后负荷。剂量为 2～4mg/kg，溶于葡萄糖 10ml，缓慢静推，每天 1 次，共用 5～7 天。注射后 10～20 分钟起效，1～2 小时高峰，6～8 小时消失。

（5）左西孟旦：是钙增敏剂，治疗心脏手术后和扩张性心肌病的心衰，短期使用有良好疗效。负荷量静脉注射12μg/kg，以后每分钟0.1～0.2μg/kg，一般用24小时。

2. 利尿剂

常用的利尿剂有：①作用于肾小管髓袢的利尿剂如呋塞米（速尿）；②作用于远曲小管皮质稀释段的噻嗪类，如氢氯噻嗪（双氢克尿噻）；③作用于远曲小管远端，如螺内酯（安体舒通），近年来发现它还有抗醛固酮作用，因而对治疗心衰尤为适用。急性心衰时常用静脉注射的呋塞米或布美他尼。利尿剂通常从小剂量开始，逐渐增加到尿量增多。呋塞米剂量与效应呈线性关系，故疗效不佳时可增加剂量。而氢氯噻嗪用到每天3mg/kg就已达最大效应，再增加剂量也难以提高疗效。常用利尿剂的用法与剂量见表8－5。利尿剂的不良作用有：①水电解质丢失，造成脱水和低钾血症、低钠血症、低镁血症，甚至诱发心律失常；②神经激素过度激活，特别是肾素－血管紧张素—醛固酮系统（RAAS），因此应同时使用血管紧张素转换酶抑制剂（ACEI）；③低血压和氮质血症。

表8－5　常用利尿剂的用法与剂量

药物	用法	剂量
呋塞米（速尿）	静注	每次1～2mg/kg
	肌注	每次2～3mg/kg
	口服	每次2～4mg/kg，每日1～3次
依他尼酸（利尿酸钠）	静注	每次0.5～1mg/kg，每日1次
	肌注	每次2～3mg/kg
	口服	每次1～3mg/kg，每日1次
布美他尼	静注或肌注	每次0.015～0.100mg/kg，每日1次
	静滴	每小时0.001～0.025mg/kg
氢氯噻嗪（双氢克尿噻）	口服	每次0.5～1.5mg/kg，每日2次
螺内酯（安体舒通）	口服	每次1～2mg/kg，每日2次
氨苯蝶啶	口服	每次1.0～1.5mg/kg，每日2次
阿米洛利	口服	每次0.05～0.10mg/kg，每日2次

3. 血管扩张剂

血管扩张剂主要用于心室充盈压增高者，可使心排血量增加，而对左室充盈压降低或正常者不宜使用。选用血管扩张剂，应根据患儿血流动力学变化而定：①对肺淤血严重，肺毛细血管嵌压明显增高（>32mmHg），心排血量轻至中度下降者，宜选用静脉扩张药；②对心排血量明显降低，全身血管阻力增加，而肺毛细血管嵌压在正常或略升高时，宜选用小动脉扩张药；③心排血量明显降低，全身血管阻力增加，肺毛细血管嵌压升高时，宜选用均衡扩张小动脉和静脉药物。急性心衰时常用静脉注射的硝酸甘油或硝普钠。

常用血管扩张剂的作用部位、用法与剂量见表8－6。

表 8－6　　常用血管扩张剂的作用部位、用法与剂量

药物	作用部位	用法	剂量	疗效持续时间
酚妥拉明	小动脉	静推	每次 0.1～0.3mg/kg	5～10 分钟
		静滴	每分钟 2.5～15μg/kg	
肼苯达嗪	小动脉	静滴	每分钟 1～5μg/kg	3～5 小时
硝普钠	均衡扩张小动脉、小静脉	静滴	每分钟 0.5～8μg/kg	10 分钟
硝酸甘油	小静脉、小动脉	静滴	每分钟 1～5μg/kg	短暂
		口服	每次 0.5mg	30～40 分钟
硝酸异山梨醇酯	小静脉、小动脉	静输	每分钟 0.5～20μg/kg	短暂

应用血管扩张剂时，需密切观察动脉血压、心排血量，有条件应监测肺毛细血管嵌压。剂量一般从小剂量开始，疗效不明显时再逐渐增加剂量。

4. 心肌能量代谢赋活药

心衰时均伴有明显的心肌能量代谢异常，因此应用药物改善心肌能量代谢，对心衰治疗有一定辅助作用。目前常用的有：①磷酸肌酸（CP）：静脉滴注，每天 1～2g；②果糖二磷酸钠（FDP）：剂量 100～200mg/（kg · d），每日 1 次静脉滴注，速度约为每分钟 10ml（75mg/ml）。FDP 静脉滴注时对血管刺激性较大，小婴儿静脉细，常可因疼痛而引起哭闹，加重心脏负担，因此宜使用口服制剂；③泛癸利酮（辅酶 Q_{10}）：口服剂量每次 10mg，每天 1～2 次。

5. 血管紧张素转换酶抑制剂（ACEI）

儿科常用卡托普利、依那普利和苯那普利。

（1）卡托普利：口服从小剂量开始，7～10 天内逐渐增加至有效量。新生儿用量：每次 0.1～0.5mg/kg，每 8～12 小时 1 次，最大量 4mg/（kg · d）。

（2）依那普利：口服从小剂量开始，于 1～2 周内逐渐加量。新生儿用量：每次 0.05～0.2mg/kg，每 12～24 小时 1 次，最大量 0.4mg/（kg · d）；>1 个月：每次 0.05～0.25mg/kg，每 12～24 小时 1 次，最大量 0.5mg/（kg · d）。注射液可供静脉注射，用量每次 5～10μg/ kg，每 8～24 小时 1 次。

（3）苯那普利：口服剂量从 0.1mg/（kg · d）开始，于 1 周内逐渐增加至 0.3mg/（kg · d），分 1～2 次服用。现已公认 ACEI 为治疗心衰的首选药物，可延长患者寿命，改善生活质量。无症状性心衰单用血管紧张素转化酶抑制剂（ACEI）；有症状者应与利尿药及（或）地高辛联合应用。

6. 中成药应用

（1）生脉注射液：适用于心功能不全，辨证属气阴不足证者，每次 50～100ml，静脉滴注，每天 1～2 次。

（2）参附注射液：适用于心功能不全，辨证属心阳虚衰者，每次 50～100ml，静脉滴注，每天 1～2 次。

（3）复方丹参注射液：适用于心功能不全，辨证兼痰浊阻肺、心血瘀阻者。每次 6～

10ml，用5%葡萄糖注射液稀释后静脉滴注，每天1~2次。

7. 急性心衰性肺水肿的处理

急性左心衰竭多以肺水肿为主要表现。治疗方法是在急性心衰治疗方法的基础上注意以下事项：

（1）供氧与通气支持：一般采用鼻导管或面罩法。有明显动脉二氧化碳分压（$PaCO_2$）升高及氧分压（PaO_2）下降者，可选用机械呼吸，常用持续正压通气（CPAP）和无创正压通气（NIPPY），如效果不佳，则尽快改用呼气末正压通气（PEEP）。

（2）镇静：心衰伴肺水肿的患儿常因缺氧而恐慌、烦躁，应使用镇静剂（如安定、苯巴比妥钠）。烦躁严重者可使用吗啡，不仅可减轻烦躁，并能扩张静脉、减轻前负荷，每次剂量为0.1~0.2mg/kg，静注或肌注。新生儿或有呼吸功能不全者慎用。

（3）利尿剂：静脉注射强力快速利尿剂，如呋塞米、布美他尼等。药物选择和用法见急性心衰的治疗。

（4）洋地黄制剂：应静注快速洋地黄制剂，如地高辛或西地兰。药物选择和用法见急性心衰的治疗。

（5）血管扩张剂：首选静脉血管扩张剂，静脉滴注硝酸甘油或硝普钠。

（6）肾上腺皮质激素：可改善心肌代谢，降低周围血管张力，解除支气管痉挛。常用静脉滴注地塞米松。

（四）非药物治疗

1. 心室辅助装置（VAD）

本法主要用于心衰末期，药物不能控制的心衰，作为心脏移植等待时期的治疗方法。对难治性心衰、心功能NYHA Ⅳ级时，使用上述VAD可延长生命，改善生活质量。

应用VAD可发生继发感染，神经系统、消化系统及血液系统的并发症。亦可发生肾灌注不足，常导致肾功能不全，可用小剂量多巴胺以维持肾血流灌注。如合并水电解质紊乱，如高血钙、低血钙、高血钾等，必须及时纠正。

2. 膜肺（ECMO）

应用指征基本与VAD相似，适用于除心功能不全外，还有因肺部疾病显著缺氧者。ECMO操作较复杂，常见的并发症与VAD相似。

3. 主动脉内球囊反搏（IABP）

对于心脏手术后或心肌炎、心肌病等并发心衰者，药物不能控制时可选用。IABP在小婴儿由于主动脉顺应性好而疗效较差。

4. 心脏移植

复杂先心病、心肌病等各种心脏病所致难治性心衰的终末期，可作心脏移植。严重肺动脉高压或肺部疾病而导致心衰不能控制时，须作心肺同时移植。失败的主要原因是排异反应。

（五）心衰合并心律失常的处理

心衰与心律失常之间的关系较复杂，可由一个病因（如心肌炎、心肌病）同时引起心衰与心律失常，也可由心衰引起心律失常或心律失常引起心衰。心衰猝死患儿半数伴有心室颤动、室性心动过速、Ⅲ度房室传导阻滞和电－机械分离等。

心衰合并心律失常的药物治疗原则为：①非持续性心律失常可不用抗心律失常药；②持续性室性心动过速、心室颤动、室上性心动过速，应使用抗心律失常药；③Ⅰ类和Ⅱ类抗心律失常药减弱心功能，不宜使用；④Ⅲ类抗心律失常药中的胺碘酮不影响心功能，可以使用，负荷量为5~7mg/kg，1小时内静脉滴注，维持量为每分钟5~15μg/kg；⑤Ⅲ度房室传导阻滞需安装起搏器；⑥寻找原因，如血压过低、心肌缺血、低钾血症或低镁血症等，应及时纠正。

细目八　小儿液体疗法

要点一　水、电解质和酸碱平衡紊乱

体液是人体的重要组成部分，保持其生理平衡是维持生命的重要条件。体液的总量分布于血浆、间质及细胞内，前两者合称为细胞外液。年龄愈小，体液总量相对愈多，这主要是间质液的比例较高，而血浆和细胞内液量的比例则与成人相近且波动不大。在胎儿期，25周时体液占体重的85%，其中细胞外液占60%；28周时占体重的80%；在足月儿，体液总量占体重的72%~78%。在新生儿早期，常有体液的迅速丢失，可达体重的5%或更多，即所谓的生理性体重下降，此时婴儿逐渐适应宫外的生活。经此调节后，体液约占体重的65%，在8岁时达成人水平（60%）。体液占体重的比例在婴儿及儿童时期相对保持恒定。在青春期，开始出现因性别不同所致的体内成分不同。正常性成熟男性成人肌肉总量较多而脂肪较少，而女性则有较多的脂肪、较少的肌肉组织。由于体内脂肪在男女性别间的差异，体液总量在男性占体重的60%，而在女性为55%。不同年龄的体液分布见表8－7。

表8－7　　不同年龄儿童的体液分布（占体重的%）

年龄	总量	细胞外液		细胞内液
		血浆	组织液	
足月新生儿	78	6	37	35
1岁	70	5	25	40
2~14岁	65	5	20	40
成人	55~60	5	10~15	40~45

体液的主要成分为水及溶解于其中的溶质，水占91%~92%，溶质中6%~8%为有机溶质，剩余的为无机盐。细胞内液和细胞外液的电解质组成有显著的差别。细胞外液的电解质成分中，正常血浆阳离子主要为Na^+、K^+、Ca^{2+}和Mg^{2+}，其中Na^+含量占该区阳离子总量的90%以上，对维持细胞外液的渗透压起主导作用。血浆主要阴离子为Cl^-、HCO_3^-和蛋白，这3种阴离子的总电荷与总阴离子电位差称为未确定阴离子（undetermined anion，UA），主要由无机硫和无机磷、有机酸如乳酸、酮体等组成。组织间液的电解质组

成除 Ca^{2+} 含量较血浆低一半外，其余电解质组成与血浆相同。细胞内液的电解质测定较为困难，且不同的组织间有很大的差异。细胞内液阳离子以 K^+、Ca^{2+}、Mg^{2+}、和 Na^+ 为主，其中 K^+ 占 78%。阴离子以蛋白质、HCO_3^-、HPO_4^{2-} 和 Cl^- 等离子为主。

儿童因生长发育快；活动量大、机体新陈代谢旺盛；摄入热量、蛋白质和经肾排出的溶质量均较高；体表面积大、呼吸频率快使不显性失水较成人多故对水的需要量大，交换率快等因素，按体重计算，年龄愈小，每日需水量愈多。不同年龄小儿每日所需水量见表 8-8。

表 8-8　小儿每日水的需要量

年龄	每日需水量（ml/kg）
<1 岁	120～160
1～3 岁	100～140
4～9 岁	70～110
10～14 岁	50～90

机体主要通过肾（尿）途径排出水分，其次为经皮肤和肺的不显性失水和消化道（粪）排水，另有极少量的水贮存体内供新生组织增长。正常情况下，水通过皮肤和肺的蒸发，即不显性失水，主要用于调节体温。每天人体产生热量的 1/4 左右是通过皮肤和肺蒸发水分而丧失的，且往往是失去纯水，不含电解质。小婴儿尤其是新生儿和早产儿要特别重视不显性失水量，新生儿成熟度愈低、体表面积愈大、呼吸频率快、体温及环境温度高、环境的水蒸气压越小以及活动量大，不显性失水量就多。不显性失水量不受体内水分多少的影响，即使长期不进水，机体也会动用组织氧化产生和组织中本身含有的水分来抵偿，故在供给水分时应将其考虑在常规补液的总量内。小儿不同年龄的不显性失水量见表 8-9。

表 8-9　不同年龄儿童的不显性失水量

年龄分期	不显性失水量［ml/（kg·d）］
早产儿或足月新生儿：	
750 ～1000g	82
1001～1250g	56
1251～1500g	46
>1500g	26
婴儿	19～24
幼儿	14～17
儿童	12～14

汗液属显性失水，也是调节体温的重要机制，与环境温度及机体的散热机制有关。小儿排泄水的速度较成人快，年龄愈小，出入量相对愈多。婴儿每日水的交换量为细胞外液量的 1/2，而成人仅为 1/7，故婴儿体内水的交换率比成人快 3～4 倍。因婴儿对缺水的耐

受力差，在病理情况下如进水不足同时又有水分继续丢失时，由于肾脏的浓缩功能有限，将比成人更易脱水。

体液中水、电解质、酸碱度、渗透压等的动态平衡依赖于神经、内分泌、肺，特别是肾脏等系统的正常调节功能。小儿的水、电解质、酸碱及食物成分按单位体重的进出量大，尤其是婴儿在生后数月内肾功能不如成人健全，常不能抵御或纠正水或酸碱平衡紊乱，其调节功能极易受疾病和外界环境的影响而失调。由于这些生理特点，水、电解质和酸碱平衡紊乱在儿科临床中极为常见。

（一）脱水

是指水分摄入不足或丢失过多所引起的体液总量尤其是细胞外液量的减少，脱水时除丧失水分外，尚有钠、钾和其他电解质的丢失。体液和电解质的丢失的严重程度取决于丢失的速度及幅度，而丢失体液和电解质的种类反映了水和电解质（主要是钠）的相对丢失率。

1. 脱水的程度

脱水的程度常以丢失液体量占体重的百分比来表示。因病人常有液体丢失的病史及脱水体征，在临床如病人无近期的体重记录，体重下降的百分比常可通过体检及询问病史估计。一般根据前囟、眼窝的凹陷与否、皮肤弹性、循环情况和尿量等临床表现综合分析判断。常将脱水程度分为三度：

（1）轻度脱水：表示有3%～5%体重或相当于30～50ml/kg体液的减少；

（2）中度脱水：表示有5%～10%的体重减少或相当于体液丢失50～100ml/kg；

（3）重度脱水：表示有10%以上的体重减少或相当于体液丢失100～120ml/kg。

2. 脱水的性质

脱水的性质常常反映了水和电解质的相对丢失量，临床常根据血清钠及血浆渗透压水平对其进行评估。血清电解质与血浆渗透压常相互关联，因为渗透压在很大的程度上取决于血清阳离子，即钠离子。低渗性脱水时血清钠低于130mmol/L；等渗性脱水时血清钠在130～150mmol/L；高渗性脱水时血清钠大于150mmol/L。但在某些情况下，如发生在糖尿病病人存在酮症酸中毒时因血糖过高或在病人应用甘露醇后，血浆渗透压异常增高，此时的高渗性脱水也可发生在血清钠水平低于150mmol/L。临床上等渗性脱水最为常见，其次为低渗性脱水，高渗性脱水少见。

脱水的不同性质与病理生理、治疗及预后均有密切的关系。详细的病史常能提供估计失水性质与程度的信息，故应详细询问病人的摄入量与排出量、体重变化、排尿次数及频率、一般状况及儿童的性情改变。当患儿有腹泻数天，摄入水量正常而摄入钠盐极少时，常表现为低渗性脱水；当高热数天而摄入水很少时，将配方奶不正确地配成高渗或使用高渗性液体时，可出现高钠血症；当使用利尿剂、有肾脏失盐因素存在而摄入又不足时，可出现低钠血症。但是，当患儿有原发性或继发性肾源性尿崩症而水的摄入受限时，也可能发生高渗性脱水。一般腹泻的大便呈低渗，随着低渗液体的部分口服补充，使最终的脱水呈等渗性。

3. 临床表现

对于等渗性脱水，细胞内外无渗透压梯度，细胞内容量保持原状，临床表现视脱水的轻重而异，临床表现在很大程度上取决于细胞外容量的丢失量。应注意在严重营养不良儿往往对脱水程度估计过重。眼窝凹陷常被家长发现，其恢复往往是补液后最早改善的体征之一。

（1）轻度脱水：患儿精神稍差，略有烦躁不安；体检时见皮肤稍干燥，弹性尚可，眼窝和前囟稍凹陷；哭时有泪，口唇黏膜略干，尿量稍减少。

（2）中度脱水：患儿精神萎靡或烦躁不安；皮肤苍白、干燥、弹性较差，眼窝和前囟明显凹陷，哭时泪少，口唇黏膜干燥；四肢稍凉，尿量明显减少。

（3）重度脱水：患儿呈重病容，精神极度萎靡，表情淡漠，昏睡甚至昏迷；皮肤发灰或有花纹、弹性极差；眼窝和前囟深凹陷，眼闭不合，两眼凝视，哭时无泪；口唇黏膜极干燥。因血容量明显减少可出现休克症状，如心音低钝、脉搏细速、血压下降、四肢厥冷、尿极少甚至无尿。

表 8-10　轻、中、重度脱水的临床特点

脱水程度		轻度脱水	中度脱水	重度脱水
失水量		3%～5%	5%～10%	>10%
（ml/kg）		30～50	50～100	100～120
神志状况		正 常	精神委靡	神志改变
眼泪		正 常	哭时泪少	哭时无泪
眼窝		轻度凹陷	明显凹陷	深度凹陷
皮肤	湿度	轻度干燥	明显干燥	极度干燥
	弹性	正 常	弹性差	弹性极差
口渴		轻微口渴	明显口渴	烦渴不安
黏膜		略干	干燥	极干
前囟		稍下陷	下陷	明显下陷
尿量		轻微减少	明显减少	无尿
四肢		温	稍凉	厥冷
休克征		无	不明显	有、脉细、血压下降

低渗性脱水时，水从细胞外进入细胞内，使循环容量在体外丢失的情况下，因水向细胞内转移更进一步减少，严重者可发生血压下降，进展至休克。由于血压下降，内脏血管发生反射性收缩，肾血流量减少，肾小球滤过率减低，尿量减少，而出现氮质血症。肾小球滤过率降低的另一后果是进入肾小管内的钠离子减少，因而钠几乎全部被重吸收，加之血浆容量缩减引起醛固酮分泌增加，钠的回吸收更为完全，故尿中钠、氯离子极度减少，尿比重降低。若继续补充非电解质溶液，则可产生水中毒、脑水肿等严重后果。由于低渗性脱水时细胞外液的减少程度相对较其他两种脱水明显，故临床表现多较严重。初期可无口渴的症状，除一般脱水现象如皮肤弹性降低、眼窝和前囟凹陷外，多有四肢厥冷、皮肤发花、血压下降、尿量减少等休克症状。由于循环血量减少和组织缺氧，严重低钠者可发生脑细胞水肿，因此多有嗜睡等神经系统症状，甚至发生惊厥和昏迷。当伴有酸中毒时常

有深大呼吸；伴低血钾时可出现无力、腹胀、肠梗阻或心律失常；当伴有低血钙、低血镁时可出现肌肉抽搐、惊厥和心电图异常等。

高渗性脱水时，水从细胞内转移至细胞外使细胞内外的渗透压达到平衡，其结果是细胞内容量降低。而此时因细胞外液得到了细胞内液体的补充，使临床脱水体征并不明显，皮肤常温暖、有揉面感；神经系统可表现为嗜睡，但肌张力较高，反射活跃。由于细胞外液钠浓度过高，渗透压增高，使体内抗利尿激素增多，肾脏回吸收较多的水分，结果尿量减少。细胞外液渗透压增高后，水由细胞内渗出以调节细胞内外的渗透压，结果使细胞内液减少。因细胞外液减少并不严重，故循环衰竭和肾小球滤过率减少都较其他两种脱水轻。由于细胞内缺水，患儿常有剧烈口渴、高热、烦躁不安、肌张力增高等表现，甚至发生惊厥。由于脱水后肾脏负担明显增加，既要尽量回吸收水分，同时又要将体内废物排出体外，如果脱水继续加重，最终将出现氮质血症。

表 8-11　不同性质脱水的临床表现

	低渗性脱水	等渗性脱水	高渗性脱水
原因及诱因	以失盐为主，补充非电解质过多，常见于病程较长，营养不良和重度脱水者	水与电解质丢失大量相同，常见于病程较短、营养状况较好者	以失水为主，补充高钠液体过多，高热入水量少，大量出汗等
失钠水比	>1	1	<1
血钠浓度（mmol/L）	<130	130～150	>150
口渴	不明显	明显	极明显
皮肤弹性	极差	稍差	尚可
皮肤湿度	黏湿	干燥	干焦
循环衰竭	易有，血压很低	有，血压低	少有，血压正常或稍低
神志	嗜睡或昏迷	精神委靡	烦躁易激惹
尿量	增加→减少	减少	明显减少
尿比重	减低	正常	增高

（二）钾代谢异常

人体内钾主要存在于细胞内，细胞内钾约为150mmol/L细胞液。正常血清钾维持在3.5～5.0mmol/L，它在调节细胞的各种功能中起重要作用。

1. 低钾血症

当血清钾浓度低于3.5mmol/L时称为低钾血症。

（1）病因：低钾血症在临床较为多见，其发生的主要原因有：

①钾的摄入量不足：如长期不能进食或液体疗法时补钾不足。

②由消化道丢失过多：如呕吐、腹泻、各种引流或频繁灌肠而又未及时补充钾。

③肾脏排出过多：如酸中毒等所致的钾从细胞内释出，随即大量地由肾脏排出，临床常遇到重症脱水、酸中毒病儿血清钾多在正常范围，缺钾的症状也不明显。当输入不含钾

的溶液后，由于血浆被稀释，钾随尿量的增加而排出；酸中毒纠正后钾则向细胞内转移；糖原合成时可消耗钾。由于上述原因，使血清钾下降，并出现低钾症状。此外有肾上腺皮质激素分泌过多如Cushing综合征、原发性醛固酮增多症、糖尿病酮症酸中毒、低镁、甲状腺功能亢进、大量利尿、碳酸酐酶抑制剂的应用和原发性肾脏失钾性疾病如肾小管性酸中毒等也可引起低钾。

④钾在体内分布异常：如在家族性周期性麻痹，病人由于钾由细胞外液迅速地移入细胞内而产生低钾血症。

⑤各种原因的碱中毒：碱中毒时，肾小管上皮细胞 H^+-Na^+ 交换减少，使排 H^+ 减少，而 K^+-Na^+ 交换加强，故随尿排钾增多导致低血钾。

（2）临床表现：低钾血症的临床表现不仅决定于血钾的浓度，而更重要的是缺钾发生的速度。当血清钾下降1mmol/L时，体内总钾下降已达10%～30%。此时大多数患儿能耐受；起病缓慢者，体内缺钾虽达到严重的程度，而临床症状不一定很重。一般当血清钾低于3mmol/L时即可出现症状。包括：①神经肌肉兴奋性降低：表现为骨骼肌、平滑肌及心肌功能的改变，如肌肉软弱无力而出现精神委靡、颈软，四肢无力、腹胀、肠鸣音消失，重者出现呼吸肌麻痹或麻痹性肠梗阻、胃扩张；膝反射、腹壁反射减弱或消失；②心肌兴奋性增高：出现心率增快、心脏增大、心律失常、心肌收缩力降低、血压降低，甚至发生心力衰竭；心电图表现为T波低宽、出现U波、QT间期延长，T波倒置以及ST段下降等；③肾损害：低钾使肾脏浓缩功能下降，出现多尿、多饮及夜尿，重者有碱中毒症状。长期低钾可致肾单位硬化、间质纤维化，在病理上与慢性肾盂肾炎很难区分。此外，慢性低钾可使生长激素分泌减少。

（3）低钾血症的治疗：低钾的治疗主要为补钾。一般每天可给钾3mmol/kg，严重低钾者可给4～6mmol/kg。补钾常以静脉输入，但如病人情况允许，口服缓慢补钾可能更安全。应积极治疗原发病，控制钾的进一步丢失。静脉补钾时应精确计算补充的速度与浓度。因细胞对钾的恢复速率有一定的限制，即使对严重低钾病人快速补钾也有潜在危险，包括引起致死性心律失常。肾功能障碍无尿时影响钾的排出，此时应见尿才能补钾。在补钾时应多次监测血清钾水平，有条件者给予心电监护。一般补钾的输注速度应小于每小时0.3mmol/kg，浓度小于40mmol/L（0.3%）。当低钾伴有碱中毒时，常伴有低氯，故采用氯化钾液补充可能是最佳策略。

2. 高钾血症

血清钾浓度≥5.5mmol/L时称为高钾血症。

（1）病因

①肾脏排钾减少：肾衰竭、肾小管性酸中毒、肾上腺皮质功能低下等使排钾减少。

②休克、重度溶血以及严重挤压伤等使钾分布异常。

③钾摄入量过多：静脉输注入钾过多过快、静脉输入大剂量青霉素钾盐，输入库存过久的全血。

（2）临床表现

①心电图异常与心律紊乱：高钾血症时心率减慢而不规则，可出现室性早搏和心室颤动，甚至心搏停止。心电图可出现高耸的T波、P波消失或QRS波群增宽、心室颤动及心脏停搏等。心电图的异常与否对决定是否需治疗有很大帮助。

②神经、肌肉症状：高钾血症时患儿精神委靡，嗜睡，手足感觉异常，腱反射减弱或消失，严重者出现弛缓性瘫痪、尿潴留甚至呼吸麻痹。

（3）治疗：高血钾时，所有的含钾补液及口服补钾必须终止，其他隐性的钾来源，如抗生素、肠道外营养等也应注意。高血钾的治疗包括：快速静脉应用碳酸氢钠 1～3mmol/kg，或葡萄糖加胰岛素（0.5～1g 葡萄糖/kg，每 3g 葡萄糖加 1 单位胰岛素），促使钾进入细胞内，使血清钾降低。沙丁胺醇 5μg/kg，经 15 分钟静脉应用或以 2.5～5mg 雾化吸入常能有效地降低血钾，并能持续 2～4 小时。10% 葡萄糖酸钙 0.5ml/kg 在数分钟内缓慢静脉应用，可对抗高钾的心脏毒性作用，但同时必须监测心电图。除非采用离子交换树脂、血液或腹膜透析，上述方法都只是短暂的措施，体内总钾并未显著减少。此外，对于假性醛固酮增多症，应用氢氯噻嗪常有效。

（三）酸碱平衡紊乱

正常儿童血 pH 值与成人一样，均为 7.4，但其范围稍宽，即 7.35～7.45。人体调节 pH 值在较稳定的水平取决于两个机制：①理化或缓冲机制，作为保护过多的酸或碱丢失；②生理机制，主要为肾脏和肺直接作用于缓冲机制，使其非常有效地发挥作用。血液及其他体液的缓冲系统主要包括两个方面：$NaHCO_3/H_2CO_3$系统和非碳酸氢盐系统。在血液非碳酸氢盐系统，主要为蛋白质钠盐/蛋白质、Na_2HPO_4/NaH_2PO_4等，在间质液几乎无非碳酸氢盐缓冲系统。在细胞内液，$NaHCO_3/H_2CO_3$系统及非碳酸盐缓冲系统均起作用，后者主要由有机磷蛋白及其他成分组成，如红细胞内尚有血红蛋白钾盐/血红蛋白、氧合血红蛋白钾盐/氧合血红蛋白、Na_2HPO_4/NaH_2PO_4、$KHCO_3/H_2CO_3$等缓冲对。

酸碱平衡是指正常体液保持一定的 H^+ 浓度。机体在代谢过程中不断产生酸性和碱性物质，必须通过体内缓冲系统及肺、肾的调节作用使体液 pH 维持在 7.40（7.35～7.45），以保证机体的正常代谢和生理功能。细胞外液的 pH 值主要取决于血液中最重要的一对缓冲物质，即 HCO_3^- 和 H_2CO_3 两者含量的比值。正常 HCO_3^- 和 H_2CO_3 比值保持在 20/1。当某种因素促使两者比值发生改变或体内代偿功能不全时，体液 pH 值即发生改变，超出 7.35～7.45 的正常范围，出现酸碱平衡紊乱。肺通过排出或保留 CO_2 来调节血液中碳酸的浓度，肾负责排酸保钠。肺的调节作用较肾为快，但两者的功能均有一定限度。当肺呼吸功能障碍使 CO_2 排出过少或过多，使血浆中 H_2CO_3 的量增加或减少所引起的酸碱平衡紊乱，称为呼吸性酸中毒或碱中毒。若因代谢紊乱使血浆中 H_2CO_3 的量增加或减少而引起的酸碱平衡紊乱，则称为代谢性酸中毒或碱中毒。出现酸碱平衡紊乱后，机体可通过肺、肾调节使 HCO_3^-/H_2CO_3 的比值维持在 20/1，即 pH 维持在正常范围内，称为代偿性代谢性（或呼吸性）酸中毒（或碱中毒）；如果 HCO_3^-/H_2CO_3 的比值不能维持在 20/1，即 pH 低于或高于正常范围，则称为失代偿性代谢性（或呼吸性）酸中毒（或碱中毒）。常见的酸碱失衡为单纯型（呼酸、呼碱、代酸、代碱）；有时亦出现混合型。

1. 代谢性酸中毒

所有代谢性酸中毒都有下列两种可能之一：①细胞外液酸的产生过多；②细胞外液碳酸氢盐的丢失。前者常见有酮症酸中毒，肾衰时磷酸、硫酸及组织低氧时产生的乳酸增多。后者代谢性酸中毒是由于碳酸氢盐从肾脏或小肠液的丢失，常发生于腹泻、小肠瘘管的引流等。腹泻大便常呈酸性，这是由于小肠液在肠道经细菌发酵作用，产生有机酸，后者与碱性肠液中和，使最终大便仍以酸性为主。霍乱病人由于短期内大量肠液产生，大便呈碱性。代谢性酸中毒时主要的缓冲是碳酸氢盐，也可通过呼吸代偿使 $PaCO_2$ 降低，但通过呼吸代偿很少能使血液 pH 值完全达到正常。呼吸代偿只是改善 pH 的下降（部分代偿），完全代偿取决于肾脏酸化尿液，使血碳酸氢盐水平达到正常，再通过呼吸的重新调节，最终才能使血酸碱平衡达到正常。

根据 HCO_3^- 测定值可将酸中毒分为轻度（18～13mmol/L）、中度（13～9 mmol/L）、重度（<9mmol/L）。轻度酸中毒的症状不明显，常被原发病所掩盖，仅有呼吸稍快，不用血气分析难于作出诊断。重度酸中毒表现为呼吸深而有力，口唇苍白或发绀、恶心、呕吐、心率增快、烦躁不安进而昏睡、昏迷。血浆 pH 值<7.20 时，心率转慢，心肌收缩无力，心输出量减少致低血压，心力衰竭和室颤。酸中毒时血浆 HCO_3^- 和 pH 值降低，H^+ 进入细胞内与 K^+ 交换，导致细胞内液中的 K^+ 降低与细胞外液中 K^+ 的增高，可促发心律失常。酸中毒时血浆游离钙增高，在酸中毒纠正后下降，使原有低钙血症的患儿可能发生手足搐搦或惊厥。新生儿和小婴儿的呼吸代偿功能较差，酸中毒时其呼吸改变常不典型，往往仅有精神委靡、拒食和面色苍白等。

代谢性酸中毒的治疗：①积极治疗缺氧、组织低灌注、腹泻等原发疾病；②采用碳酸氢钠或乳酸钠等碱性药物增加碱储备、中和 H^+。

一般主张当血气分析的 pH 值<7.30 时用碱性药物。所需补充的碱性溶液 mmol 数 = 剩余碱 | BE | 负值 ×0.3×体重（kg），因 5% 碳酸氢钠 1ml = 0.6mmol，故所需 5% 碳酸氢钠量（ml） = | －BE | ×0.5×体重（kg）。一般将碳酸氢钠稀释成 1.4% 的溶液输入；先给以计算量的 1/2，复查血气后调整剂量。纠酸后钾离子进入细胞内使血清钾降低，游离钙也减少，故应注意补钾、补钙。

2. 代谢性碱中毒

代谢性碱中毒的原发因素是细胞外液强碱或碳酸氢盐的增加。主要原因有：①过度的氢离子的丢失，如呕吐或胃液引流导致的氢和氯的丢失，最常见为先天性肥厚性幽门狭窄；②摄入或输入过多的碳酸氢盐；③由于血钾降低，肾脏碳酸氢盐的重吸收增加原发性醛固酮增多症、Cushing 综合征等；④呼吸性酸中毒时，肾脏代偿性分泌氢，增加碳酸氢根重吸收，使酸中毒得到代偿，当应用机械通气后，血 $PaCO_2$ 能迅速恢复正常，而血浆 H_2CO_3 含量仍高，导致代谢性碱中毒；⑤细胞外液减少及近端肾小管 HCO_3^- 的重吸收增加。

代谢性碱中毒时为减少血 pH 的变化，会出现一定程度的呼吸抑制，以 $PaCO_2$ 略升高作为代偿，但这种代偿很有限，因为呼吸抑制时可出现低氧症状，后者又能刺激呼吸。通过肾脏排出 HCO_3^- 使血 pH 降低，此时常见有碱性尿（pH 可达 8.5～9）；当临床上常同时存在低血钾和低血容量时，除非给予纠正，碱中毒常较难治疗。

代谢性碱中毒无特征性临床表现。轻度代碱可无明显症状，重症者表现为呼吸抑制，精神软。当因碱中毒致游离钙降低时，可引起抽搐；有低血钾时，可出现相应的临床症状。血气分析见血浆 pH 值增高，$PaCO_2$ 和 HCO_3^- 增高，常见低氯和低钾。典型的病例尿呈碱性，但在严重低钾时尿液 pH 也可很低。

代谢性碱中毒的治疗包括：①去除病因；②停用碱性药物，纠正水、电解质平衡失调；③静脉滴注生理盐水；④重症者给以氯化铵静脉滴注；⑤碱中毒时如同时存在的低钠、低钾和低氯血症常阻碍其纠正，故必须在纠正碱中毒时同时纠正这些离子的紊乱。

3. 呼吸性酸中毒

呼吸性酸中毒是原发于呼吸系统紊乱，引起肺泡 PCO_2增加所致。临床上许多情况可导致血二氧化碳分压增加，包括呼吸系统本身疾病，如肺炎、肺气肿、呼吸道阻塞（如异物、黏稠分泌物、羊水堵塞、喉头痉挛水肿）、支气管哮喘、肺水肿、肺不张、肺萎陷、呼吸窘迫综合征等；胸部疾病所致呼吸受限，如气胸、胸腔积液、创伤和手术等；神经－肌肉疾病，如重症肌无力、急性感染性多发性神经根炎、脊髓灰质炎等；中枢神经系统疾病如头颅损伤，麻醉药中毒以及人工呼吸机使用不当、吸入 CO_2过多等。呼吸性酸中毒时通过肾脏代偿使血 HCO_3^- 增加，同时伴有肾脏因酸化尿液、氯分泌增加（Cl^- 与 NH_3^- 交换）而致的血氯降低。在血 $PaCO_2 < 60mmHg$ 时常可通过代偿使 pH 维持正常。呼吸性酸中毒时常伴有低氧血症及呼吸困难。高碳酸血症可引起血管扩张，颅内血流增加，致头痛及颅内压增高，严重高碳酸血症可出现中枢抑制，血 pH 降低。

呼吸性酸中毒治疗主要应针对原发病，必要是应用人工辅助通气。

4. 呼吸性碱中毒

呼吸性碱中毒是由于肺泡通气过度增加致血二氧化碳分压降低。其原发病因可为心理因素所致的呼吸过度、机械通气时每分通气量太大，也可见于水杨酸中毒所致的呼吸中枢过度刺激、对 CO_2的敏感性太高所致的呼吸增加。低氧、贫血、CO 中毒时呼吸加快，也可使 $PaCO_2$降低出现碱中毒。

呼吸性碱中毒临床主要出现原发疾病所致的相应症状及体征。急性低碳酸血症可使神经肌肉兴奋性增加和因低钙所致的肢体感觉异常。血气分析见 pH 值增加、$PaCO_2$降低、血 HCO_3^- 浓度降低、尿液常呈酸性。

呼吸性碱中毒的治疗主要针对原发病。

5. 混合性酸碱平衡紊乱

当有两种或以上的酸碱紊乱分别同时作用于呼吸或代谢系统称为混合性酸碱平衡紊乱。当代偿能力在预计范围之外时，就应考虑存在混合性酸碱平衡紊乱。例如糖尿病酮症酸中毒病人同时存在肺气肿，呼吸窘迫综合征（RDS）病人有呼吸性酸中毒与代谢性酸中毒同时存在时。呼吸系统本身的疾病存在阻碍了以通过降低 $PaCO_2$的代偿机制，结果使 pH 值下降显著。当慢性呼吸性酸中毒伴有充血性心力衰竭时，如过度使用利尿剂可出现代谢性碱中毒，此时血浆 HCO_3^- 水平和 pH 值将高于单纯的慢性呼吸性酸中毒。肝功能衰竭时可出现代谢性酸中毒与呼吸性碱中毒，此时 pH 值可能变化不大，但血浆 HCO_3^- 和 $PaCO_2$显著降低。

混合性酸碱平衡紊乱的治疗包括：①积极治疗原发病，保持呼吸道通畅，必要时给以人工辅助通气，使 pH 正常。②对高阴离子间隙性代谢性酸中毒，以纠正缺氧、控制感染和改善循环为主；经机械通气改善肺氧合功能后，代谢性酸中毒亦可减轻或纠正，仅少数病人需补碱性药物；碱性药物应在保证通气的前提下使用。pH 值明显低下时应立即用碱性药物。

要点二　小儿液体疗法的基本疗法

液体疗法是儿科医学的重要组成部分，其目的是维持或恢复正常的体液容量和成分，以保证正常的生理功能。补充液体时，在补水的同时，还补充溶解于水中的各种溶质。溶质包括电解质和非电解质，因此常用液体即有非电解质溶液和电解质溶液。溶液中电解质能维持渗透压，因此其产生的渗透压又称为张力，电解质溶液的渗透压如与正常血浆渗透压相等即为1个张力，也叫等张，如0.9% NaCl为等渗溶液，又是等张溶液；非电解质溶液因非电解质能进入细胞被消耗而不能维持渗透压，因而视为无张力溶液，如5%葡萄糖液，其为等渗溶液，但不是等张溶液。

（一）液体疗法常用溶液及其配制

1. 液体疗法常用溶液

液体疗法时常用非电解质溶液有5%或10%葡萄糖液，而电解质溶液常用氯化钠、氯化钾、乳酸钠、碳酸氢钠和氯化铵等。为适应于不同的液体疗法的需要，将各种溶液按不同的比例配制成混合溶液。

临床常用溶液成分及混合溶液的配制见表8－12。

表8－12 常用溶液成分

溶液	每100ml中液体含量（ml）	阳离子（mmol/L）		阴离子（mmol/L）		钠：氯	张力（张）
		Na^+	K^+	Cl^-	HCO_3^-		
血浆	渗透压300 mmol/L	142	5	103	24	3：2	1
①0.9%氯化钠		154		154		1：1	1
②5%或10%葡萄糖							0
③5%碳酸氢钠		595			595		3.5
④1.4%碳酸氢钠		167			167		1
⑤10%氯化钾			1342	1342			8.9
1：1含钠液	①50：②50	77		77		1：1	1/2
1：2含钠液	①35：②65	54		54		1：1	1/3
1：4含钠液	①20：②80	30		30		1：1	1/5
2：1含钠液	①65：④35	158		100	58	3：2	1
2：3：1含钠液	①33：②50：④17	79		51	28	3：2	1/2
4：3：2含钠液	①45：②33：④22	106		69	37	3：2	2/3

2. 口服补液盐溶液（ORS）

ORS是世界卫生组织（WHO）推荐用以治疗急性腹泻合并脱水的一种溶液，经临床应用取得了良好效果，对发展中国家尤其适用。其理论基础是基于小肠的Na^+－葡萄糖偶联转运Na^+－葡萄糖吸收机制，小肠上皮细胞刷状缘的膜上存在着Na^+－葡萄糖共同载体，此载体上有Na^+－葡萄糖两个结合位点，当Na^+－葡萄糖同时与结合位点相结合时即能运转，并显著增加钠和水的吸收。

WHO推荐的ORS新配方见表8－13。

表 8 - 13 新 ORS 配方和组成

配方		组成	浓度（mmol/L）
氯化钠	2.6g/L	Na^+	75
枸橼酸钠	2.9g/L	K^+	20
氯化钾	1.5g/L	Cl^-	65
葡萄糖	13.5g/L	葡萄糖	75
		枸橼酸根	10
		总渗透压	245mmol/l
		电解质渗透压	170 mmol/l

（二）小儿液体疗法的基本方法

小儿液体疗法实施的基本原则是：供其所需，纠其所偏。由于体液失衡的原因和性质非常复杂，在制定补液方案时必须全面掌握病史、体检和实验资料及患儿的个体差异，分析不同部分液体的需求，确定合理、正确的补液方法、补液量、速度、成分及顺序。

1. 补液成分

液体疗法包括了补充生理需要量，累积损失量及继续丢失量。上述每一部分都可独立地进行计算和补充。例如，对于空腹将接受外科手术的儿童，可能只需补充生理需要量和相应的电解质；而对于腹泻病人则需补充生理需要液、累积损失量和继续丢失量。

（1）生理需要量：生理需要量涉及热量、水和电解质。维持液量和电解质直接与代谢率相关，代谢率的变化可通过糖类、脂肪和蛋白质氧化影响内生水的产生。肾脏的溶质排出可影响水的排出。由于25%的水是通过不显性失水丢失的，能量的产生必然会影响到水的丢失，故正常生理需要量的估计可按能量需求计算，一般按每代谢 100kcal 能量需100 ~ 150ml 水；年龄越小需水越多，故也可按简易计算表计算（见表 8 - 14）。

表 8 - 14 生理需要量简易计算

体重（kg）	每天需液量（ml）
~10kg	100ml/kg
11 ~ 20kg	1000 +（体重 - 10kg）×50ml/kg
>20kg	1500 +（体重 - 20kg）×20ml/kg

生理需要量的需求取决于尿量、大便丢失及不显性失水。大便丢失常可忽略不计，不显性失水占液体丢失的约 1/3，在发热时增加（体温每增加 1℃，不显性失水增加 12%），肺不显性失水在过度通气，如哮喘、酮症酸中毒时增加，在有湿化功能的人工呼吸机应用时肺不显性失水降低。在极低体重儿，不显性失水可多达每天 100ml/kg 以上。

电解质的需求包括每日出汗、正常大小便、生理消耗的电解质等，变化很大。平均钾、钠、氯的消耗量约 2 ~ 3mmol/100kcal。生理需要量应尽可能口服补充，不能口服或不足者可以静脉滴注 1/4 ~ 1/5 张含钠液，同时给予生理需要量的钾。发热、呼吸加快的患儿应适当增加进液量；营养不良者应注意能量和蛋白质补充；必要时用部分或全静脉营养。

（2）补充累积损失量：根据脱水程度及性质补充：即轻度脱水约30~50ml/kg；中度为50~100ml/kg；重度为100~150ml/kg。通常对低渗性脱水补2/3张含钠液；等渗性脱水补1/2张含钠液；高渗性脱水补1/3~1/5张含钠液，如临床上判断脱水性质有困难，可先按等渗性脱水处理。补液的速度取决于脱水程度，原则上应先快后慢。对伴有循环不良和休克的重度脱水患儿，开始应快速输入等渗含钠液（生理盐水或2∶1液）按20ml/kg于30~60分钟输入。其余累积损失量补充常在8~12小时内完成。在循环改善出现排尿后应及时补钾。酸碱平衡紊乱及其他电解质异常的纠正见本节（酸碱平衡紊乱）。对于高渗性脱水，需缓慢纠正高钠血症（每24小时血钠下降<10mmol/L），也可在数天内纠正。有时需用张力较高，甚至等张液体，以防血钠迅速下降出现脑水肿。

（3）补充继续丢失量：在开始补充累积损失量后，腹泻、呕吐、胃肠引流等损失大多继续存在，以致体液继续丢失，如不予以补充将又成为新的累积损失。此种丢失量依原发病而异，且每日可有变化，对此必须进行评估，根据实际损失量用类似的溶液补充。

2. 补液基本方法

（1）口服补液法：适用于中度以下脱水、呕吐不严重的患儿。有明显休克、心肾功能不全或其他严重并发症者及新生儿不宜口服补液。补给累积损失量轻度脱水50~80ml/kg，中度脱水80~100 ml/kg。也可用于重度脱水的扩容后的补液，按100~120ml/kg补给。频频喂给（每5~10分钟喂1次，每次10~20ml），所需液量要求在8~12小时内服完。继续损失量根据实际损失补给。在口服补液过程中要随时注意观察病情变化，如病情加重，则随时改用静脉补液。

（2）静脉补液：适用于严重呕吐、腹泻，伴中、重度脱水的患儿。主要用以快速纠正水电解质平衡紊乱。输用溶液的成分、量和滴注持续时间必须根据不同的脱水程度和性质决定，同时要注意个体化，结合年龄、营养状况、自身调节功能而灵活掌握。各种原因引起的脱水情况不尽相同，应当根据具体情况加以调整补液方案。

静脉补液的实施过程中需做到：三定（定量、定性、定速）、三先（先盐后糖、先浓后淡、先快后慢）、二补（见尿补钾、防惊补钙）、再评估。

现以儿童腹泻为例制订第1天液体疗法如下。

①定输液总量（定量）：包括上述补充累积损失量、继续损失量和生理需要量三部分，故第1天补液总量轻度脱水90~120ml/kg，中度脱水为120~150ml/kg，重度脱水为150~180ml/kg。先按1/2至2/3量给予，余量视病情决定取舍。营养不良儿童（在估计脱水程度时易偏高）、肺炎、心肾功能损伤者、学龄期儿童（其体液组成已接近成人），补液总量应酌减1/4~1/3。

②定输液种类（定性）：原则为先浓后淡，先盐后糖。低渗性脱水补给2/3张，等渗性脱水补给1/2张，高渗性脱水补给1/3~1/5张。若临床上判断脱水性质有困难时，可按等渗脱水补给。脱水一旦纠正，电解质正常后不必将原计划张力的液体全部输完，应当及时修正补液方案，改为1/4~1/5张。

③定输液速度（定速）：原则为先快后慢。补液总量的1/2应在最初8~12小时内补完，输入速度为每小时8~12ml/kg。有休克时先行扩容，用2∶1等张含钠液或1.4%碳酸氢钠，10~20ml/kg（总量不超过300ml）于30~60分钟内静脉注入，以迅速改善有效循

环血量和肾功能，如果以呕吐为主，或是感染性休克为主，亦可直接用等渗的生理盐水快速扩容。扩容所用的液体和电解质包括在最初8～12小时的补液内。余下液体于12～16小时内补完，约每小时5ml/kg。对低渗性脱水的纠正速度可稍快，出现明显水中毒症状如惊厥等时，需用3%氯化钠液滴注，12ml/kg可提高血清钠10mmol/L，以纠正血清钠至125mmol/L为宜。高渗性脱水时补液速度要放慢，总量宜在24小时内均匀输入，纠正高钠以每日降低血清钠10 mmol/L为宜。因处于高渗状态的神经细胞内的钠离子不能很快排出，如低渗液体输入过快，水分易进入脑细胞引起脑水肿，使病情突然恶化。

④纠正酸中毒：当脱水纠正后，组织灌洗得以改善，堆积的乳酸进入血中，易产生和加重酸中毒。因此，补液后更应注意酸中毒的纠正。

⑤纠正低血钾：静脉补钾的原则：a. 见尿补钾，即要在肾功能较好、有尿的情况下补钾，不能过早；b. 浓度不能过高，即每100ml液体中可加入10%氯化钾1～3ml，浓度应＜0.3%；c. 速度不能过快，一天量输入的时间不应少于6～8小时，不能过快，严重的低血钾，要连续补4～6天，亦可口服。

⑥纠正低血钙、低血镁：对于原有营养不良、佝偻病或腹泻较重的病儿，以及已输给了较大量的液体，尿量较多的病儿，均应及时加给葡萄糖酸钙。每日可用葡萄糖酸钙5～10ml加等量10%葡萄糖溶液稀释后缓慢静脉注射。当输液后出现震颤，搐搦或惊厥，用钙剂治疗无效时，应考虑缺镁。可用25%硫酸镁每次0.1ml/kg，深部肌肉注射，每日3～4次，症状缓解后停用。

（季之颖）